Jürgen Klauber
Max Geraedts
Jörg Friedrich
Jürgen Wasem

# Krankenhaus-Report 2012

# Krankenhaus-Report 2012

## Schwerpunkt: Regionalität

Herausgegeben von
Jürgen Klauber, Max Geraedts, Jörg Friedrich und Jürgen Wasem

**Editorial Board**

Gerhard Brenner
Saskia Drösler
Hans-Jürgen Firnkorn
Rolf Hoberg
Hans-Helmut König

Wulf-Dietrich Leber
Markus Lüngen
Michael Monka
Günter Neubauer
Dieter Paffrath

Holger Pfaff
Bernt-Peter Robra
Henner Schellschmidt
Barbara Schmidt-Rettig
Eberhard Wille

**Mit Beiträgen von**

Boris Augurzky
Andreas Beivers
Ute Bölt
Dirk Bürger
Simone Burmann
Guido Büscher
Reinhard Busse
Michael Coenen
Claus Fahlenbrach
Jörg Friedrich
Torsten Fürstenberg
Alexander Geissler
Max Geraedts
Thomas Göbel
Christian Günster
Klaus-Peter Günther
Justus Haucap

Robert Haustein
Günther Heller
Annika Herr
Klaus Jacobs
Elke Jeschke
Csilla Jeszenszky
Alexander Karmann
Uwe Klein-Hitpaß
Helena Kramer
Wulf-Dietrich Leber
Gregor Leclerque
Markus Lüngen
Marc Malik
Jürgen Malzahn
Fritz Uwe Niethard
Wilm Quentin
Claudia Reiche

Bernt-Peter Robra
Julia Röttger
Torsten Schäfer
Torsten Schelhase
David Scheller-Kreinsen
Hendrik Schmitz
Wilhelm F. Schräder
Martin Spangenberg
Jutta Spindler
Philipp Storz-Pfennig
Leonie Sundmacher
Thomas Topf
Jürgen Wasem
Andreas Werblow
Johannes Wolff
Karsten Zich

Mit 102 Abbildungen und 90 Tabellen

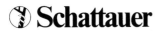 Schattauer

Zuschriften an:

**Susanne Sollmann**
Redaktion Krankenhaus-Report
Wissenschaftliches Institut der AOK (WIdO)
Rosenthaler Straße 31
10178 Berlin

**Bibliografische Information der Deutschen Nationalbibliothek**
Die Deutsche Nationalbibliothek verzeichnet diese Publikation in der Deutschen Nationalbibliografie; detaillierte bibliografische Daten sind im Internet über http://dnb.d-nb.de abrufbar.

**Besonderer Hinweis:**
In diesem Buch sind eingetragene Warenzeichen (geschützte Warennamen) nicht besonders kenntlich gemacht. Es kann also aus dem Fehlen eines entsprechenden Hinweises nicht geschlossen werden, dass es sich um einen freien Warennamen handelt.
Das Werk mit allen seinen Teilen ist urheberrechtlich geschützt. Jede Verwertung außerhalb der Bestimmungen des Urheberrechtsgesetzes ist ohne schriftliche Zustimmung des Verlages unzulässig und strafbar. Kein Teil des Werkes darf in irgendeiner Form ohne schriftliche Genehmigung des Verlages reproduziert werden.

© 2012 by Schattauer GmbH, Hölderlinstraße 3, 70174 Stuttgart, Germany
E-Mail: info@schattauer.de
Internet: www.schattauer.de
Printed in Germany

Lektorat: Lektorat und redaktionelle Bearbeitung durch die Herausgeber
Satz: Ursula Ewert GmbH, Oswald-Merz-Straße 3, 95444 Bayreuth
Druck und Einband: Druckerei Himmer AG, Steinerne Furt 95, 86167 Augsburg

ISBN 978-3-7945-2849-3

# Vorwort

Die Diskussionen um das Gesetz zur Verbesserung der Versorgungsstrukturen in der Gesetzlichen Krankenversicherung (GKV-VStG) haben das gesundheitspolitische Ziel einer flächendeckenden, qualitativ hochwertigen medizinischen Versorgung der Bevölkerung erneut in den Fokus der öffentlichen Aufmerksamkeit gerückt. Dabei stand der wahrgenommene Mangel an medizinischen Angeboten in ländlichen Gebieten bei gleichzeitiger Überversorgung in Ballungsräumen besonders im Blickpunkt. Darüber darf jedoch nicht vergessen werden, dass auch jenseits dieses Sachverhalts markante regionale Unterschiede in der medizinischen Versorgung in Deutschland bestehen. Angesichts der Unterschiedlichkeit der allgemeinen Lebensverhältnisse – genannt seien hier nur die regionalen Besonderheiten hinsichtlich Siedlungsstruktur, Verkehrsnetz oder Altersaufbau der Bevölkerung – hilft es freilich nicht weiter, unterschiedslos eine Gleichförmigkeit der Gesundheitsversorgung einzufordern. Vielmehr kommt es darauf an, adäquate Lösungen für die Anforderungen vor Ort zu finden.

Aus diesem Grund befasst sich die aktuelle Ausgabe des Krankenhaus-Reports mit dem Themenschwerpunkt „Regionalität". Ziel dieses Schwerpunkts ist es, zunächst einmal regionale Unterschiede in der stationären medizinischen Versorgung in Deutschland greifbar zu machen. In der Leistungserbringung existieren erstaunliche regionale Unterschiede, deren Zustandekommen sich nicht pauschal mit dem Hinweis auf unterschiedliche Altersstrukturen, sozioökonomische Faktoren oder regional verschiedene Angebotsstrukturen erklären lässt. Dabei stellt sich auch die Frage nach der Erreichbarkeit von Krankenhäusern und der Anzahl und Lage von Krankenhausstandorten sowie nach der Gewährleistung einer flächendeckend hohen Ergebnisqualität. Eine mögliche wettbewerbliche Weiterentwicklung der stationären Versorgung ist natürlich eng mit der regionalen Sicherstellung verzahnt. Der vorliegende Krankenhaus-Report 2012 hat sich die Aufgabe gesetzt, diese und weitere Aspekte in einem Schwerpunkt aufzugreifen und fundiert darzustellen.

Wie gewohnt widmet sich der Krankenhaus-Report auch in der aktuellen Ausgabe über den Schwerpunkt hinaus weiteren Themen von besonderer Relevanz und Aktualität. Die Beiträge im Diskussionsteil beschäftigen sich mit der möglichen Ausgestaltung der spezialärztlichen Versorgung, der Vergütung technologischer Innovationen in der Krankenhausversorgung wie auch der Qualitätsmessung und den Modellen möglicher qualitätsorientierter Vergütung. Die thematischen Beiträge werden ergänzt durch den bewährten statistischen Teil. Dieser umfasst detaillierte und umfassende Informationen auf Basis der Daten des Statistischen Bundesamtes und des Wissenschaftlichen Instituts der AOK (WIdO). Im Vergleich zu den vorangegangenen Ausgaben wurde das Krankenhaus-Directory deutlich ausgebaut. Neben erweiterten Qualitätskennzahlen zu den verzeichneten Krankenhäusern wurden zusätzlich Angaben zu Marktanteilen und Patientenwegen in das Verzeichnis aufgenommen.

Unser aufrichtiger Dank gilt wie in jedem Jahr den Mitgliedern des Editorial Boards, deren Anregungen, engagierte Unterstützung und praktische Mithilfe den Krankenhaus-Report in seiner vorliegenden Form erst möglich gemacht haben.

Ebenso gedankt sei dem Schattauer Verlag, der den Krankenhaus-Report 2012 in der üblichen professionellen Weise verlegerisch betreut hat.

Schließlich sei auch den Mitarbeiterinnen und Mitarbeitern des WIdO gedankt, namentlich insbesondere Susanne Sollmann, Ursula Mielke und Dr. Gregor Leclerque für die gesamte redaktionelle Betreuung der Veröffentlichung und die Erstellung von Grafiken und Tabellen sowie des Internetauftritts.

Berlin, Essen und Witten, im Dezember 2011
Jürgen Klauber
Max Geraedts
Jörg Friedrich
Jürgen Wasem

# Inhalt

## Teil I Schwerpunktthema: Regionalität

**1 Regionalität – Anmerkungen aus ordnungspolitischer Sicht** ......... 3
Klaus Jacobs, Wilhelm F. Schräder und Jürgen Wasem

| | | |
|---|---|---|
| 1.1 | Einleitung .................................................. | 3 |
| 1.2 | Erstes Regionalbeispiel: Der „Fall City BKK" ................ | 4 |
| 1.2.1 | Die erstmals angeordnete Schließung einer Krankenkasse ........ | 4 |
| 1.2.2 | Regionale Versorgungs- und Ausgabenstrukturen ............... | 6 |
| 1.3 | Zweites Regionalbeispiel: Das Versorgungsstrukturgesetz ........ | 9 |
| 1.3.1 | Sicherung einer flächendeckenden Versorgung ................ | 9 |
| 1.3.2 | „Flexibilisierung und Regionalisierung" bei der Ärztevergütung ... | 9 |
| 1.3.3 | Etablierung eines „sektorverbindenden" Versorgungsbereichs ..... | 10 |
| 1.3.4 | Unterschiedliche Regionalperspektiven ...................... | 11 |
| 1.4 | Perspektiven der regionalen Versorgungssteuerung .............. | 12 |
| 1.4.1 | Analysen regionaler Versorgungsunterschiede ................ | 12 |
| 1.4.2 | Regionalfaktoren als Wettbewerbsfaktor der Kassen ............ | 13 |
| 1.4.3 | Festhalten an überkommenen Instrumenten ................... | 15 |
| 1.4.4 | Verzicht auf ordnungspolitische Klarheit ...................... | 16 |
| | Literatur .................................................. | 18 |

**2 Regionale Unterschiede in der stationären Versorgung: Das ländliche Krankenhaus im Fokus** ....................... 19
Boris Augurzky, Andreas Beivers und Hendrik Schmitz

| | | |
|---|---|---|
| 2.1 | Ausgangslage: zunehmende Heterogenität in der Bundesrepublik .. | 20 |
| 2.2 | Versorgungsstrukturen im ländlichen Raum .................. | 20 |
| 2.3 | Das ländliche Krankenhaus: Definition und Situationsbeschreibung | 23 |
| 2.4 | Wirtschaftliche Lage ländlicher Krankenhäuser ................ | 25 |
| 2.5 | Fazit ..................................................... | 29 |
| 2.6 | Ausblick: Marktbereinigung als Motor der Entwicklung? ......... | 30 |
| | Literatur .................................................. | 30 |

**3 Geografische Variationen in der stationären Versorgung: Internationale Erfahrungen** ................................. 33
Philipp Storz-Pfennig

| | | |
|---|---|---|
| 3.1 | Einleitung ................................................ | 33 |
| 3.2 | Internationale Ergebnisse zu geografischen Variationen .......... | 35 |
| 3.3 | Erfahrungen zur Umsetzung der Ergebnisse in die Versorgungsgestaltung ................................................ | 40 |
| 3.4 | Ausblick für die Krankenhausversorgung in Deutschland ......... | 41 |
| | Literatur .................................................. | 43 |

| | | |
|---|---|---|
| **4** | **Regionale Unterschiede in der Inanspruchnahme von Hüft- und Knieendoprothesen** | **45** |
| | Torsten Schäfer, Csilla Jeszenszky, Klaus-Peter Günther, Jürgen Malzahn und Fritz Uwe Niethard | |
| 4.1 | Einleitung | 46 |
| 4.2 | Methodik | 47 |
| 4.3 | Ergebnisse | 51 |
| 4.3.1 | Absolute Häufigkeiten | 51 |
| 4.3.2 | Hüftgelenksendoprothetik | 51 |
| 4.3.3 | Kniegelenksendoprothetik | 53 |
| 4.3.4 | Zusammenfassende Beurteilung | 55 |
| 4.4 | Diskussion | 56 |
| 4.4.1 | Regionale Unterschiede der Inanspruchnahme im internationalen Vergleich | 56 |
| 4.4.2 | Erklärungsmodelle für regionale Unterschiede der Inanspruchnahme | 57 |
| 4.4.3 | Fazit und Ausblick | 59 |
| | Danksagung | 60 |
| | Literatur | 60 |
| | Anhang | 61 |
| | | |
| **5** | **Regionale Unterschiede bei Hysterektomien und Ovariektomien** | **63** |
| | Max Geraedts und Marc Malik | |
| 5.1 | Einleitung | 63 |
| 5.2 | Methode | 65 |
| 5.3 | Regionale Unterschiede bei der Leistungsinanspruchnahme | 67 |
| 5.4 | Regionale Unterschiede bei der Angebotsdichte | 69 |
| 5.5 | Verhältnis von Leistungsinanspruchnahme und Angebotsdichte | 71 |
| 5.6 | Diskussion | 73 |
| | Danksagung | 75 |
| | Literatur | 75 |
| | | |
| **6** | **Regionale Unterschiede und deren Determinanten im Bereich der Wirbelsäulenchirurgie** | **77** |
| | Torsten Fürstenberg, Karsten Zich und Robert Haustein | |
| 6.1 | Einleitung | 78 |
| 6.2 | Datengrundlagen | 79 |
| 6.3 | Deskriptive Statistiken | 80 |
| 6.4 | Welche Faktoren können Unterschiede der regionalen Operationsraten erklären? | 89 |
| 6.4.1 | Limitationen | 93 |
| 6.5 | Diskussion | 94 |
| | Literatur | 96 |

| | | |
|---|---|---|
| **7** | **Erreichbarkeit von Krankenhäusern**............................ | **97** |
| | Martin Spangenberg | |
| 7.1 | Hintergrund............................................. | 98 |
| 7.2 | Erreichbarkeit von Krankenhäusern der Grundversorgung........ | 99 |
| 7.3 | Mittelbereiche als Versorgungsregionen...................... | 102 |
| 7.4 | Auswirkungen des demografischen Wandels auf die regionale Nachfrage nach Krankenhausleistungen...................... | 105 |
| 7.5 | Handlungsempfehlungen.................................. | 107 |
| | Literatur............................................... | 109 |
| | | |
| **8** | **Auswirkungen einer Zentralisierung von Leistungen auf die Flächendeckung der Versorgung** **Ergebnisse aus einem Modell zur Zentrenbildung**............... | **111** |
| | Markus Lüngen und Guido Büscher | |
| 8.1 | Standortplanung als ungelöste Aufgabe...................... | 111 |
| 8.2 | Rahmenplanung als neues Paradigma........................ | 112 |
| 8.3 | Zusammenführung von Qualitätsmessung und Standortplanung ... | 113 |
| 8.4 | Methodische Umsetzung.................................. | 114 |
| 8.5 | Abschätzung: Zentralisierung in der Onkologie................ | 115 |
| 8.6 | Abschätzung: Zentralisierung in der Wirbelsäulenchirurgie....... | 118 |
| 8.7 | Diskussion und Ausblick.................................. | 119 |
| | Literatur............................................... | 122 |
| | | |
| **9** | **Direktverträge für stationäre Leistungen – Chance für mehr Qualität und Wirtschaftlichkeit im Krankenhaussektor**.................. | **123** |
| | Thomas Göbel und Johannes Wolff | |
| 9.1 | Motivation............................................. | 124 |
| 9.2 | Ziele................................................... | 125 |
| 9.2.1 | Qualitätsziel............................................ | 125 |
| 9.2.2 | Wirtschaftlichkeitsziel.................................... | 126 |
| 9.2.3 | Wettbewerbsziel......................................... | 127 |
| 9.3 | Modell................................................. | 127 |
| 9.3.1 | Verhältnis von Kollektivvertrag und Direktvertrag.............. | 128 |
| 9.3.2 | Leistungsspektrum/Katalog................................ | 129 |
| 9.3.3 | Region................................................. | 130 |
| 9.3.4 | Ausschreibung.......................................... | 131 |
| 9.3.5 | Qualität................................................ | 132 |
| 9.3.6 | Wahlmöglichkeit der Patienten/Versicherten.................. | 133 |
| 9.3.7 | Die Rolle der Bundesländer................................ | 134 |
| 9.3.8 | Korrektiv für überversorgte Regionen........................ | 134 |
| 9.4 | Praxisbeispiel........................................... | 135 |
| 9.4.1 | Kein wirtschaftliches Risiko für die Krankenhäuser............. | 137 |
| 9.4.2 | Krankenhausplanerische Versorgungsgebiete als Grundlage der Ausschreibungsregion................................ | 139 |

| | | |
|---|---|---|
| 9.4.3 | Mindestanzahl von Krankenhäusern für den Wettbewerb | 141 |
| 9.4.4 | Mindestfallzahl und Erreichbarkeit | 141 |
| 9.4.5 | Ausschreibungsregionen innerhalb der Versorgungsgebiete | 142 |
| 9.4.6 | Preise als weiterer Bestandteil der Ausschreibung | 145 |
| 9.4.7 | Auswirkungen auf die Krankenhausplanung des Landes | 145 |
| 9.4.8 | Bewertung des Praxisbeispiels für Direktverträge planbarer stationärer Krankenhausleistungen | 146 |
| 9.5 | Fazit | 146 |
| 9.6 | Literatur | 147 |

**10 Regionalität – wettbewerbliche Überlegungen zum Krankenhausmarkt** ............ 149
Michael Coenen, Justus Haucap und Annika Herr

| | | |
|---|---|---|
| 10.1 | Problemstellung | 150 |
| 10.2 | Qualitäts- und Preiswettbewerb auf dem Krankenhausmarkt | 151 |
| 10.3 | Marktzutrittsschranken durch Dualistik | 152 |
| 10.4 | Krankenhausmärkte in der Fusionskontrolle | 154 |
| 10.4.1 | Räumliche Marktabgrenzung | 154 |
| 10.4.2 | Sachliche Marktabgrenzung | 158 |
| 10.4.3 | Aufgreifschwellen in der Fusionskontrolle | 160 |
| 10.5 | Selektivverträge als Mittel zur Steigerung des Krankenhauswettbewerbs | 161 |
| 10.6 | Fazit | 162 |
| | Literatur | 163 |

**11 Technische Effizienz deutscher Krankenhäuser. Einfluss von Trägerschaft, Rechtsform und regionalem Wettbewerb** .. 165
Alexander Karmann, Bernt-Peter Robra, Thomas Topf und Andreas Werblow

| | | |
|---|---|---|
| 11.1 | Problemstellung | 166 |
| 11.2 | Methoden | 167 |
| 11.2.1 | Effizienzanalyse (DEA, Phase 1) | 167 |
| 11.2.2 | Regressionsanalyse (Phase 2) | 169 |
| 11.3 | Datengrundlage | 170 |
| 11.3.1 | Datenbereinigung | 170 |
| 11.3.2 | Deskriptive Statistiken der Effizienzanalyse (Phase 1) | 171 |
| 11.3.3 | Deskriptive Statistiken der Regressionsanalyse (Phase 2) | 172 |
| 11.4 | Ergebnisse | 173 |
| 11.4.1 | Ergebnisse der DEA | 173 |
| 11.4.2 | Ergebnisse der Regression | 175 |
| 11.5 | Diskussion und Ausblick | 178 |
| | Literatur | 180 |

| 12 | Der Einfluss der Ärztedichte auf ambulant-sensitive Krankenhausfälle ............................................................... 183 |
|---|---|
| | Leonie Sundmacher und Reinhard Busse |

| 12.1 | Einführung............................................... | 184 |
|---|---|---|
| 12.2 | Methodik................................................ | 187 |
| 12.3 | Ergebnisse.............................................. | 188 |
| 12.4 | Diskussion.............................................. | 200 |
| 12.5 | Fazit.................................................... | 201 |
| | Literatur................................................ | 201 |

## Teil II   Zur Diskussion

| 13 | Spezialärztliche Versorgung – Plädoyer für eine Neuordnung ....... 205 |
|---|---|
| | Uwe Klein-Hitpaß und Wulf-Dietrich Leber |

| 13.1 | Ambulante Versorgung durch Vertragsärzte und Krankenhäuser ... | 205 |
|---|---|---|
| 13.1.1 | Begriffsverwirrung „spezialärztliche Versorgung" .............. | 205 |
| 13.1.2 | Die Sektorengrenze – Ein historischer Abriss ................. | 207 |
| 13.1.3 | Argumentationslinie........................................ | 209 |
| 13.2 | Rechtsformen im Überblick................................. | 210 |
| 13.2.1 | Ambulantes Operieren (§ 115 b SGB V)..................... | 210 |
| 13.2.2 | Hochspezialisierte Leistungen, Besondere Erkrankungen (§ 116 b SGB V)........................................... | 211 |
| 13.2.3 | Weitere spezialärztliche Rechtsformen ...................... | 212 |
| 13.3 | Probleme einer empirischen Bestandsaufnahme ................ | 214 |
| 13.4 | Ordnungspolitischer Handlungsbedarf........................ | 217 |
| 13.4.1 | Einheitlicher Rechtsrahmen für spezialärztliche Leistungen....... | 217 |
| 13.4.2 | Abgrenzung der spezialärztlichen Versorgung.................. | 218 |
| 13.4.3 | Spezialärztliche Versorgung nach § 116 b SGB V – Eine Kritik aus Sicht der Krankenkassen..................... | 219 |
| 13.5 | Preis- und Mengenvereinbarungen ........................... | 222 |
| 13.6 | Spezialärztliche Gebührenordnung ........................... | 224 |
| 13.7 | Spezialärztliche Bedarfsplanung ............................. | 226 |
| 13.7.1 | Regionale Disparitäten: Arztmangel trotz Überversorgung?....... | 226 |
| 13.7.2 | „Doppelte Überversorgung" in der spezialärztlichen Versorgung... | 227 |
| 13.7.3 | Ausgestaltung einer spezialärztlichen Bedarfsplanung ........... | 227 |
| 13.8 | Direktverträge für spezialärztliche Leistungen ................. | 232 |
| 13.9 | Sektorenübergreifende Qualitätssicherung .................... | 233 |
| 13.10 | Nächste Schritte........................................... | 234 |
| | Literatur................................................ | 235 |

## 14 Pay-for-Performance – Einsparungen und Bonuszahlungen am Beispiel Hüftendoprothesen-Implantation .......... 237
Jürgen Malzahn, Christian Günster und Claus Fahlenbrach

| | | |
|---|---|---|
| 14.1 | Einleitung ............................................. | 238 |
| 14.2 | P4P in der Hüftendoprothetik........................... | 239 |
| 14.2.1 | Komplikationsbedingte Folgekosten im Folgejahr ......... | 246 |
| 14.2.2 | Gesamtbehandlungskosten für Gelenkersatz und Folgejahr .. | 247 |
| 14.2.3 | Exkurs: Pflegebedürftigkeit ............................ | 247 |
| 14.2.4 | Zwischenfazit......................................... | 249 |
| 14.3 | P4P-Modelle........................................... | 249 |
| 14.4 | Möglichkeiten zur Realisierung eines P4P-Vertrags am Beispiel der Hüftendoprothetik ................................ | 253 |
| 14.5 | Fazit ................................................. | 255 |
| | Literatur ............................................. | 256 |

## 15 Technologische Innovationen und DRGs: Ein Vergleich der Vergütungsinstrumente in elf europäischen Ländern..................... 259
David Scheller-Kreinsen, Wilm Quentin, Claudia Reiche, Julia Röttger, Alexander Geissler und Reinhard Busse

| | | |
|---|---|---|
| 15.1 | Einleitung............................................. | 260 |
| 15.2 | Technologische Innovation ............................. | 261 |
| 15.3 | DRG-gestützte Vergütungssysteme und technologische Innovationen. | 262 |
| 15.4 | Ergebnisse: Vergütung technologischer Innovationen in Europa.... | 264 |
| 15.4.1 | Kurzfristige Vergütungsinstrumente....................... | 264 |
| 15.4.2 | Langfristige Mechanismen.............................. | 267 |
| 15.5 | Diskussion und Schlussfolgerung ........................ | 268 |
| | Literatur ............................................. | 270 |

## 16 Einrichtungsübergreifende Qualitätssicherung der Gallenblasenentfernung auf der Basis von Routinedaten .................. 273
Günther Heller und Elke Jeschke

| | | |
|---|---|---|
| 16.1 | Einführung............................................ | 274 |
| 16.2 | Material und Methoden ............................... | 275 |
| 16.3 | Ergebnisse ............................................ | 276 |
| 16.4 | Diskussion ............................................ | 283 |
| 16.5 | Fazit ................................................. | 285 |
| | Literatur ............................................. | 285 |

## Teil III  Krankenhauspolitische Chronik

**17**  **Krankenhauspolitische Chronik** .............................. 289
Simone Burmann und Dirk Bürger

## Teil IV  Daten und Analysen

**18**  **Die Krankenhausbudgets 2009 und 2010 unter dem Einfluss des KHRG** .............................. 315
Helena Kramer, Gregor Leclerque und Jörg Friedrich

| | | |
|---|---|---|
| 18.1 | Einführung | 315 |
| 18.2 | Gesetzliche Rahmenbedingungen für die Budgetermittlung 2009 und 2010 | 316 |
| 18.3 | Allgemeine Budgetentwicklung | 318 |
| 18.4 | Leistungsentwicklung | 323 |
| 18.4.1 | Leistungsentwicklung im DRG-Bereich | 323 |
| 18.4.2 | Leistungsentwicklung im DRG-Bereich nach Partitionen | 324 |
| 18.4.3 | Leistungsentwicklung im DRG-Bereich nach Hauptdiagnosegruppen | 325 |
| 18.4.4 | Entwicklung der belegärztlichen Leistungserbringung | 326 |
| 18.4.5 | Leistungsentwicklung im Zusatzentgelte-Bereich | 327 |
| 18.5 | Preisentwicklung im DRG-Bereich | 331 |
| 18.5.1 | Entwicklung der Basisfallwerte | 331 |
| 18.5.2 | Preiseffekt aus dem Ende der Konvergenz | 332 |
| 18.5.3 | Preiseffekt aus dem Wegfall des Mehrleistungsabschlags | 332 |
| 18.5.4 | Einfluss des Pflegesonderprogramms | 333 |
| 18.6 | Umsetzung der Vereinbarungsergebnisse | 333 |
| 18.6.1 | Umsetzungszeitpunkte | 333 |
| 18.6.2 | Entwicklung der Zahlbasisfallwerte (Z-Bax) | 335 |
| 18.7 | Fazit | 337 |
| | Anhang | 338 |
| | Literatur | 338 |

**19**  **Statistische Krankenhausdaten: Grund- und Kostendaten der Krankenhäuser 2009** .............................. 341
Ute Bölt

| | | |
|---|---|---|
| 19.1 | Vorbemerkung | 341 |
| 19.2 | Kennzahlen der Krankenhäuser | 342 |
| 19.3 | Die Ressourcen der Krankenhäuser | 345 |
| 19.3.1 | Sachliche Ausstattung | 346 |
| 19.3.2 | Angebot nach Fachabteilungen | 355 |
| 19.3.3 | Personal der Krankenhäuser | 357 |

| | | |
|---|---|---|
| 19.4 | Die Inanspruchnahme von Krankenhausleistungen | 365 |
| 19.4.1 | Vollstationäre Behandlungen | 365 |
| 19.4.2 | Teil-, vor- und nachstationäre Behandlungen | 366 |
| 19.4.3 | Ambulante Operationen | 366 |
| 19.5 | Psychiatrische Krankenhäuser | 367 |
| 19.6 | Kosten der Krankenhäuser | 370 |

| | | |
|---|---|---|
| **20** | **Statistische Krankenhausdaten:** <br> **Diagnosedaten der Krankenhauspatienten 2009** <br> Torsten Schelhase | **377** |
| 20.1 | Vorbemerkung | 377 |
| 20.2 | Kennzahlen der Krankenhauspatienten | 378 |
| 20.3 | Strukturdaten der Krankenhauspatienten | 382 |
| 20.3.1 | Alters- und Geschlechtsstruktur der Patienten | 382 |
| 20.3.2 | Verweildauer der Patienten | 384 |
| 20.3.3 | Regionale Verteilung der Patienten | 386 |
| 20.4 | Struktur der Hauptdiagnosen der Krankenhauspatienten | 388 |
| 20.4.1 | Diagnosen der Patienten | 388 |
| 20.4.2 | Diagnosen nach Alter und Geschlecht | 392 |
| 20.4.3 | Verweildauer bei bestimmten Diagnosen | 396 |
| 20.4.4 | Regionale Verteilung der Diagnosen | 398 |
| 20.5 | Entwicklung ausgewählter Diagnosen 2005 bis 2009 | 401 |
| 20.6 | Ausblick | 402 |

| | | |
|---|---|---|
| **21** | **Fallpauschalenbezogene Krankenhausstatistik: Diagnosen und Prozeduren der Krankenhauspatienten auf Basis der Daten nach § 21 Krankenhausentgeltgesetz** <br> Jutta Spindler | **407** |
| 21.1 | Vorbemerkung | 408 |
| 21.2 | Erläuterungen zur Datenbasis | 409 |
| 21.3 | Eckdaten der vollstationär behandelten Krankenhauspatientinnen und -patienten | 410 |
| 21.4 | Ausgewählte Hauptdiagnosen mit den wichtigsten Nebendiagnosen der Behandelten | 414 |
| 21.5 | Operationen und medizinische Prozeduren | 418 |
| 21.6 | Behandlungsspektrum bei den Patientinnen und Patienten in den Fachabteilungen | 426 |
| 21.7 | Fallzahlen und Erlöse nach DRGs | 433 |

## Teil V  Krankenhaus-Directory

**22  Krankenhaus-Directory 2010**
   DRG-Krankenhäuser im ersten Jahr nach der Budgetkonvergenz ..... 439

Der Krankenhaus-Report 2012 im Internet............................ 527

Autorenverzeichnis................................................ 531

Index............................................................. 551

# Einführung

Gregor Leclerque und Jürgen Klauber

Regionalität ist ein facettenreicher und zunehmend gewichtiger Faktor bei der Beurteilung und Gestaltung der Gesundheitsversorgung. In der aktuellen gesundheitspolitischen Diskussion des Jahres 2011 zeigt sich dies einerseits daran, dass die Sicherstellung der regionalen Versorgung im ländlichen Raum einen wesentlichen Schwerpunkt der Gesetzgebung zum Versorgungsstrukturgesetz (GKV-VStG) darstellt. Zum anderen musste eine Betriebskrankenkasse im Wesentlichen deshalb geschlossen werden, weil sie aufgrund ihrer Versichertenstruktur an eine umfangreiche und kostenintensive großstädtische Angebotsstruktur gebunden war.

In der Tat unterscheiden sich die bestehenden Angebotsstrukturen erheblich. Zwangsläufig ist auch die Rolle der Krankenhäuser verschieden, je nachdem, ob sie sich in einem Ballungsgebiet mit einem umfassenden – mitunter zu umfassenden – Angebot an niedergelassenen Ärzten bewegen oder ob sie in einer ländlichen Region in weitaus stärkerem Maße Notfallversorgung und reguläre ambulante Leistungen übernehmen und erbringen müssen. Unterschiedliche Aufgaben haben für die Kliniken jeweils auch spezifische betriebswirtschaftliche Implikationen und unterschiedliche Perspektiven vor dem Hintergrund der regionalen Angebotsstruktur und der demografischen Entwicklung.

Große regionale Varianzen zeigen sich ebenfalls, wie auch international zu beobachten, bei der Inanspruchnahme stationärer Leistungen. Mitunter unterscheidet sich – auch bei Berücksichtigung anderer Determinanten – die Häufigkeit, mit der bestimmte Eingriffe in der Regionalperspektive erbracht werden, um ein Vielfaches. Neben Unterschieden in der Morbidität sowie sozioökonomischen Merkmalen sind angebotsseitige Effekte, aber auch medizinische Schulen und regional etablierte Behandlungsgepflogenheiten als Erklärungsparameter in Betracht zu ziehen.

An dem Begriff Regionalität hängen neben Angebot und Inanspruchnahme von stationären Leistungen viele weitere Fragestellungen an die künftige Ausgestaltung des Gesundheitssystems: Wie und in welcher regionalen Abgrenzung soll Bedarfsplanung zukünftig erfolgen? Wie sollen die Kompetenzen der gesundheitspolitischen Akteure in regionaler Sicht organisiert werden? Will man mehr Wettbewerb im Krankenhausmarkt erreichen, indem Direktverträge ermöglicht werden, und wie sind dann regionale Wettbewerbsräume abzugrenzen? Wie stellt sich die Qualität der Gesundheitsversorgung in der Regionalperspektive dar?

Die große Bedeutung der Regionalität im Gesundheitswesen allgemein und in der stationären Versorgung im Besonderen war Anlass für die Herausgeber, zentrale Aspekte dieses Themas in einem Schwerpunkt vertieft zu behandeln. Darüber hinaus widmen sich weitere Beiträge im Diskussionsteil Einzelthemen von besonderer Relevanz und Aktualität.

## Schwerpunkt: Regionalität

### Regionalität – Anmerkungen aus ordnungspolitischer Sicht

Regionalität gewinnt zunehmend auch in der gesundheitspolitischen Diskussion an Bedeutung, wie zwei aktuelle Beispiele aus dem Jahr 2011 zeigen: die Schließung der City BKK und die Gesetzgebung zum Versorgungsstrukturgesetz. So ist die Schließung der City BKK mit ihrem Schwerpunkt in Berlin und Hamburg augenfällig mit Regionalfragen einer großstädtischen Versorgungsstruktur verknüpft. Trotz einer weitgehend einheitlichen Regelungslandschaft existieren Unterschiede in den Deckungsquoten, verstanden als das Verhältnis von Zuweisungen aus dem Gesundheitsfonds zu den tatsächlichen Leistungsausgaben. Insbesondere die Leistungsausgaben weisen dabei regionale Divergenzen auf, Unterdeckungen finden sich tendenziell vor allem in städtischen Verdichtungsgebieten. Dabei stellt sich die Frage, inwieweit Akteure vor Ort auf die Höhe dieser Ausgaben einwirken können. Den Krankenkassen steht dafür heute nur ein sehr begrenztes Instrumentarium zur Verfügung. Daran ändert auch das Versorgungsstrukturgesetz (GKV-VStG) wenig. Obgleich dieses Gesetzesvorhaben einer „Flexibilisierung und Regionalisierung" das Wort redet, ist es aus Sicht der Autoren ungeeignet, Lösungen für einen stärker versorgungsorientierten Krankenkassenwettbewerb in regionaler Sicht zu schaffen. (*Beitrag Jacobs/Schräder/Wasem*)

### Regionale Unterschiede in der stationären Versorgung: Das ländliche Krankenhaus im Fokus

Es bestehen merkliche regionale Unterschiede in der Krankenhausdichte. Dies ist angesichts großer Unterschiede in der Bevölkerungsdichte auch nicht verwunderlich. Es stellt sich allerdings die Frage, wie zukünftig eine wohnortnahe stationäre Versorgung sichergestellt werden kann, insbesondere vor dem Hintergrund der sich abzeichnenden demografischen Entwicklung. Eine Betrachtung nach Standort und Trägerschaft zeigt, dass vor allem kleinere Häuser bis 300 Betten im ländlichen Raum, dabei in erster Linie die kommunalen Einrichtungen, wirtschaftlich schlechter dastehen als andere Häuser. Hier ist es nicht unwahrscheinlich, dass ein demografisch bedingter Rückgang der Bevölkerung und damit der Nachfrage nach Krankenhausleistungen die wirtschaftliche Grundlage solcher Häuser weiter erodieren lässt. Dies wäre dann problematisch, wenn die medizinische Versorgung der verbliebenen Bevölkerung hierunter litte. Tatsächlich bestehen jedoch viele Ansatzpunkte – namentlich die Neuausrichtung der Arbeitsteilung zwischen stationärem und ambulantem Bereich und die Bildung größerer ländlicher Grundversorger –, die Versorgung auch in einem solchen Falle zu gewährleisten. Für erfolgreiche Beispiele braucht man nicht einmal ins Ausland zu gehen; vor allem in den neuen Bundesländern gibt es ländliche Regionen, in denen mittels größerer, qualitativ hochwertiger Grundversorger eine wohnortnahe medizinische Versorgung sichergestellt wird. (*Beitrag Augurzky/Beivers/Schmitz*)

### Geografische Variationen in der stationären Versorgung: Internationale Erfahrungen

Bei der Inanspruchnahme von Gesundheitsleistungen lassen sich markante Unterschiede zwischen den Regionen feststellen. Diese bleiben auch erhalten, wenn man

z. B. Determinanten wie Alter und Geschlecht berücksichtigt. Zugleich erweisen sich die beobachteten Divergenzen häufig im Zeitverlauf als ausgesprochen konstant. In der internationalen Fachliteratur werden verschiedene Erklärungsansätze diskutiert, beispielsweise bedarfsseitige und angebotsseitige Faktoren, das Fehlen klarer medizinischer Leitlinien oder unterschiedliche medizinische Schulen wie auch weitere sozialstrukturelle Unterschiede. Angesichts des komplexen Wirkungszusammenhangs verschiedenster Einflussfaktoren ist eine einfache Aufklärung solcher Unterschiede nicht zu erwarten. Dennoch liegt hier ein relevantes Problemfeld vor, das auf entsprechenden weiteren Forschungsbedarf verweist, deuten doch die regionalen Divergenzen auf Unterschiede in der Behandlung hin, die vermutlich teilweise nicht angemessen sind. Dahinter verbergen sich entweder eine suboptimale Versorgung der Patienten oder ein ineffizienter Einsatz knapper Ressourcen. Im schlimmsten Falle kann beides gleichzeitig der Fall sein. (*Beitrag Storz-Pfennig*)

### Regionale Unterschiede in der Inanspruchnahme von Hüft- und Knieendoprothesen

Die regionalen Unterschiede in der Inanspruchnahme von Leistungen in Deutschland lassen sich beispielhaft anhand der Hüft- und Knieendoprothesen zeigen. Solche Unterschiede zwischen Regionen existieren sowohl auf Bundesland- als auch auf Kreisebene. Sie reichen bei der kleinräumigen Analyse bei den Männern für die Hüftendoprothesen bis zum Faktor 2,6 und bei den Kniegelenksendoprothesen bis zum Faktor 4,3. Dieses Phänomen zeigt sich in dieser Form auch in anderen Ländern. Belegbare Unterschiede in der Morbidität allein können diese Inanspruchnahmeunterschiede nicht erklären. Über die deskriptive Darstellung von Versorgungsunterschieden in Deutschland hinaus besteht weiterer Analysebedarf, der eine Reihe möglicher Erklärungsmodelle berücksichtigen muss. Zu nennen sind neben Morbiditätsunterschieden der Einfluss angebotsseitiger Faktoren, unterschiedliche Versorgungsroutinen und medizinische Schulen wie auch der Einfluss unterschiedlicher Patienteninformation, die zu bestimmten Erwartungshaltungen beziehungsweise einem bestimmten Inanspruchnahmeverhalten seitens der Patienten führen. (*Beitrag Schäfer/Jeszenszky/Günther/Malzahn/Niethard*)

### Regionale Unterschiede bei Hysterektomien und Ovariektomien

Auch hinsichtlich der Fallhäufigkeit medizinischer Eingriffe in der operativen Gynäkologie gibt es regional sehr große Unterschiede. Dies lässt sich beispielsweise anhand der Hysterektomien und Ovariektomien zeigen. In einigen Regionen wird ein Vielfaches desjenigen erbracht, was in anderen Regionen üblich ist. Das Ausmaß dieser Unterschiede fällt je nach Regionseinteilung unterschiedlich hoch aus, die Grundtendenz deutlicher Unterschiede bleibt jedoch immer erhalten. Sie reichen bei der Aufteilung Deutschlands in 100 gleich große Regionen bis zum Faktor 2,6 bei Hysterektomien und bis zum Faktor 3,4 bei den Ovariektomien. Doch nicht nur bei der Leistungserbringung, auch hinsichtlich der Versorgungsstruktur gibt es entsprechende Unterschiede. So variiert die Zahl der gynäkologischen Betten bezogen auf die Frauen zwischen den Regionen um mehr als das Vierfache. Die Analyse eines möglichen Zusammenhangs zwischen der vorgehaltenen Zahl von gynäkologischen Betten und der beobachteten Fallhäufigkeit mit dem hier gewählten Modell ergibt keinen Nachweis für eine Angebotsinduzierung. (*Beitrag Geraedts/Malik*)

### Regionale Unterschiede und deren Determinanten im Bereich der Wirbelsäulenchirurgie

In den Jahren 2007 bis 2009 hat die Anzahl der Cage-Implantationen und der Implantationen von Bandscheibenprothesen stark zugenommen. Gleichzeitig ist das Durchschnittsalter der behandelten Patienten gestiegen. Auch für diese Indikationen bestehen große regionale Unterschiede in den Operationshäufigkeiten nach Altersstandardisierung, die beim Vergleich der 10 Prozent der Kreise mit den niedrigsten Werten mit den 10 Prozent der Kreise mit den höchsten Werten bei den Cage-Implantationen den Faktor 4,8 und bei den Bandscheibenprothesen den Faktor 12,8 erreichen. Zudem untersucht der Beitrag auf der Basis eines linearen Regressionsmodells den Einfluss verschiedener Faktoren auf die regionale Variation, wobei die Erklärungskraft der betrachteten Einflussgrößen insgesamt gering ist. Hinsichtlich angebotsseitiger Einflüsse lässt sich eine geringe positive Wirkung der Anzahl der stationären Bettenzahlen auf die Operationsrate von Cage-Implantationen feststellen; andere Faktoren – wie beispielsweise die Anzahl der Krankenhäuser oder der niedergelassenen Fachärzte – zeigen keinen signifikanten Einfluss. Da auch der Erklärungsgehalt weiterer sozioökonomischer Gegebenheiten sehr gering ist, stehen vor allem „surgical signatures", d. h. unterschiedliche regional wirksame stabile Traditionen im Behandlungsgeschehen, z. B. aufgrund fehlender ausreichend konsentierter Behandlungsleitlinien, wie auch das Inanspruchnahmeverhalten der Bevölkerung als weiter zu untersuchende Erklärungsmuster im Raum. (*Beitrag Fürstenberg/Zich/Haustein*)

### Erreichbarkeit von Krankenhäusern

In der öffentlichen Darstellung finden sich immer wieder auch Berichte über einen angeblich drohenden Zusammenbruch der stationären Versorgung in einigen Regionen Deutschlands. Feststellen lässt sich gegenwärtig allerdings, dass sich trotz gesunkener Gesamtzahl der Kliniken die Erreichbarkeit von Krankenhäusern der Grundversorgung – gemessen am Anteil der Bevölkerung mit bestimmten Fahrtzeiten ins nächste Krankenhaus – seit 2003 praktisch nicht verändert hat. Nach wie vor findet sich ein dichtes Grundversorgungsnetz, 73,2 % der Bevölkerung erreichen das nächste Krankenhaus in 10 und 97,5 % in 20 Minuten. Die sich abzeichnenden demografischen Entwicklungen bis 2030, insbesondere der regional unterschiedliche Bevölkerungsrückgang einerseits und der Fallzahlenanstieg infolge gesellschaftlicher Alterung andererseits, könnten gegebenenfalls in einigen Gebieten zu einer reduzierten Erreichbarkeit führen. Dabei sind allerdings die zahlreichen Möglichkeiten, dieser Entwicklung entgegenzuwirken, nicht berücksichtigt. Neben einer besseren Verzahnung von ambulantem und stationärem Sektor und der allgemeinen Verbesserung der Verkehrsinfrastruktur kann die Versorgung der Bevölkerung insbesondere dadurch flächendeckend sichergestellt und verbessert werden, dass die regionale Krankenhausplanung konsequent auf Mittel- und Oberzentren (rund 1 000 Gemeinden) ausgerichtet wird. Dies würde eine gute Erreichbarkeit der Grundversorgung garantieren. Im Extremfall wäre dabei ggf. eine Reduzierung auf ca. 400 Mittelzentren denkbar. (*Beitrag Spangenberg*)

## Auswirkungen einer Zentralisierung von Leistungen auf die Flächendeckung der Versorgung – Ergebnisse aus einem Modell zur Zentrenbildung

Der Beitrag befasst sich mit der Frage der Unterstützung der Krankenhausstandortplanung auf Basis einer empirischen Methode. Anhand einzelner Indikationen aus dem Bereich der Onkologie beziehungsweise Wirbelsäulenchirurgie wird im geografischen Modell aufgezeigt, welche Auswirkungen auf die Wegezeiten zu den Krankenhäusern eine Erhöhung der Mindestfallzahlen und damit eine Konzentration auf eine geringere Anzahl von Standorten hätte. Durch die schrittweise Erhöhung der Mindestfallzahl lassen sich der Konzentrationsprozess sowie die hieraus resultierenden Fahrtzeiten für potenzielle Patienten anschaulich darstellen. Dabei sind erwartungsgemäß bei hochspezialisierten Leistungen deutlich stärkere Effekte auszumachen als bei weniger spezialisierten. Bei Letzteren ist eine stärkere Zentrenbildung mitunter nur mit einer geringfügig längeren Fahrtzeit verbunden. Letztlich ist die Definition konkreter Mindestmengen und die hiermit zusammenhängende Festlegung vertretbarer Wegezeiten freilich eine politische Entscheidung. (*Beitrag Lüngen/Büscher*)

## Direktverträge für stationäre Leistungen – Chance für mehr Qualität und Wirtschaftlichkeit im Krankenhaussektor

Bislang führen vertragswettbewerbliche Ansätze im deutschen Gesundheitssystem ein Schattendasein. Insbesondere im stationären Bereich sind Vertragsmöglichkeiten außerhalb des kollektivvertraglichen Rahmens so gut wie nicht existent, auch wenn vor Jahren schon Modelle des selektiven Kontrahierens für elektive Leistungen politisch diskutiert wurden. Der Beitrag zeigt auf, wie ein solcher Wettbewerb als Wettbewerb um die beste Versorgungsqualität unter Berücksichtigung der regionalen Gegebenheiten ausgestaltet werden kann. In der Diskussion werden zahlreiche Argumente gegen die Möglichkeit von Direktverträgen zwischen Leistungserbringern und Krankenkassen angeführt. Tatsächlich sollten eine Reihe von Bedingungen erfüllt sein, namentlich die Gewährleistung von Qualitätsstandards, die Sicherstellung der Erreichbarkeit und die Existenz einer hinreichenden Anzahl von Krankenhäusern, um eine zu starke Anbieterkonzentration zu verhindern. Hinsichtlich mancher Leistung sind diese Bedingungen für eine Einführung selektiver Verträge in der Tat nicht erfüllt, mitunter nur in bestimmten Regionen, mitunter generell. Es besteht jedoch, wie sich an Beispielen belegen lässt, substanzieller Gestaltungsraum für den Einstieg in Direktverträge, insbesondere in Ballungsgebieten mit einer dichten Anbieterstruktur, hier analysiert für Knieendoprothesen und Geburten in Hessen. Hier wäre es durchaus denkbar, dass Kostenträger und Leistungserbringer selektive Versorgungsverträge vereinbaren und hierüber sowohl die Qualität als auch die Wirtschaftlichkeit der Leistungserbringung fördern und grundsätzlich einen positiven Wettbewerb gleichermaßen zwischen den Krankenhäusern als auch zwischen den Krankenkassen stärken. (*Beitrag Göbel/Wolff*)

## Regionalität – wettbewerbliche Überlegungen zum Krankenhausmarkt

Der Charakter von Krankenhäusern als Wirtschaftsbetriebe wirft einerseits die Frage nach der Wettbewerbskontrolle auf. Andererseits bewegen sich Krankenhäuser in einem hochgradig regulierten Markt. Insbesondere die Krankenhausplanung in Verbindung mit der Investitionsfinanzierung, die im Rahmen des dualen Finanzierungssystems in der Verantwortung der Länder liegt, schafft wettbewerbspolitisch eine besondere Situation. Der Marktzutritt ist im Krankenhausmarkt stark eingeschränkt; auch dem internen Wachstum sind aufgrund bestehender Regulierungen, beispielsweise des Mehr- und Mindererlösausgleichs, enge Grenzen gesetzt. Das Augenmerk der Wettbewerbspolitik richtet sich dementsprechend in den vergangenen Jahren vornehmlich auf die Fusionskontrolle. Dabei wird die Frage aufgeworfen, ob angesichts der auf kleinräumig konstituierte regionale Räume ausgerichteten akutstationären Versorgung die Aufgreifschwellen in der Fusionskontrolle derzeit nicht zu hoch gesetzt sind und damit regional relevante Marktmacht nicht in ausreichendem Maße erfassen. (*Beitrag Coenen/Haucap/Herr*)

### Technische Effizienz deutscher Krankenhäuser. Einfluss von Trägerschaft, Rechtsform und regionalem Wettbewerb

Dieser Beitrag befasst sich mit Fragen von Effizienzunterschieden und der Effizienzentwicklung der deutschen Krankenhäuser und untersucht determinierende Faktoren. Anknüpfend an einen Beitrag aus dem Krankenhaus-Report 2010 geschieht dies auf Basis einer Effizienzfrontanalyse für die Jahre 2002 bis 2008. Dabei ist im Durchschnitt der Krankenhäuser in diesem Zeitraum ein deutlicher Anstieg der Effizienz erkennbar, insbesondere im Jahr 2003, dem Jahr des optionalen Einstiegs in die DRG-basierte Vergütung. In der Regionalbetrachtung weist lediglich das Saarland einen leichten Rückgang auf. Krankenhäuser in privater Trägerschaft konnten ihren moderaten Effizienzvorsprung über die Jahre behaupten. Auf der Grundlage dieser Analyse lassen sich dann mittels einer Regressionsrechnung interne und externe Faktoren bestimmen, mit denen Effizienzunterschiede einhergehen. Dabei kann insbesondere auch die komplexe Beziehung zwischen dem regionalen Wettbewerb auf dem Markt für Krankenhausleistungen und der Effizienz untersucht werden. (*Beitrag Karmann/Robra/Topf/Werblow*)

### Der Einfluss der Ärztedichte auf ambulant-sensitive Krankenhausfälle

Zwischen dem ambulanten und dem stationären Sektor besteht bekanntermaßen sowohl eine substitutive als auch eine komplementäre Beziehung. Insofern ist es interessant zu untersuchen, welche Auswirkungen der ambulante Sektor auf die Zahl vermeidbarer Krankenhausfälle in einer Region besitzt. Zunächst ist festzustellen, dass gemessen an dem zugrunde gelegten Indikationskatalog des National Health Service die Zahl vermeidbarer Krankenhauseinweisungen regional erheblich variiert. Die Analyse auf Ebene der Kreise und kreisfreien Städte zeigt für die Männer im Zeitraum 2005 bis 2008 Unterschiede bis zum Faktor 4,9. Unterstellt man, dass der Katalog so für Deutschland zutrifft und eine ähnliche Dimension für die nicht betrachteten Fälle der Frauen gilt, sind danach in Deutschland pro Jahr insgesamt rund 10 % der Krankenhausfälle vermeidbar. Untersucht man nun den Zusammenhang mit der ambulanten Arztdichte, kann festgestellt werden, dass hier offenkundig verschiedene Effekte zusammenwirken. Zum einen verweist die Analyse darauf, dass eine niedrige Arztdichte zu einer erhöhten Zahl vermeidbarer Krankenhausfälle führen kann. Hier wird eine Versorgung von Patienten, die grundsätzlich ambulant hätte erbracht werden können, durch Krankenhäuser wahrgenommen. Andererseits kann auch eine überdurchschnittliche hohe Dichte niedergelassener Ärzte zu einem Anstieg vermeidbarer Krankenhauseinweisungen führen. Hier ist eine angebotsinduzierte Nachfrage zu vermuten. Hinsichtlich des tatsächlichen Zusammenhangs lassen sich je nach Arztgruppe und Indikation allerdings große Unterschiede ausmachen. (*Beitrag Sundmacher/Busse*)

## Zur Diskussion

### Spezialärztliche Versorgung – Plädoyer für eine Neuordnung

Die strikte Trennung zwischen ambulantem und stationärem Sektor als historisch gewachsenem Spezifikum des deutschen Gesundheitssystems ist ein Dauerbrenner der gesundheitspolitischen Reformdiskussion. Tatsächlich sind in den vergangenen Jahrzehnten zahlreiche Sonderregelungen geschaffen worden, um den Krankenhäusern zu ermöglichen, neben stationären auch ambulante Leistungen zu erbringen. Dies hat freilich zu einem bunten Nebeneinander verschiedenster Formen der „spezialärztlichen" Versorgung geführt, aus denen in vielen Bereichen Inkonsistenzen und Unklarheiten resultieren. Neben unklaren Abgrenzungen von Leistungskatalogen und Erbringungszuständigkeiten sind insbesondere auch eine Vielfalt an Regelungsformen zur Vergütung gewachsen. Institutionelle Gegebenheiten erschweren dabei die Systematisierung. Mittlerweile ist das Finanzvolumen ambulanter Krankenhausleistungen erheblich gewachsen und lag 2010 bei rund 4 Milliarden Euro. Der Beitrag zeigt den Weg zu einer Neuordnung der spezialärztlichen Versorgung im Sinne eines weiten Begriffsverständnisses auf, das die verschiedenen Spielarten spezialärztlicher Versorgung umfasst. Der im Versorgungsstrukturgesetz gewählte Ansatz, beschränkt auf den § 116 b SGB V ohne ausreichende kollektive Regulierung und ohne Schaffung der Möglichkeit für vertragswettbewerbliche Ansätze, wird als klar unzureichend benannt. Im Rahmen der skizzierten umfassenden Lösung würden sich insbesondere auch Optionen bieten, Direktverträge für Teile des Katalogs des ambulanten Operierens (§ 115 b SGB V) zu implementieren. (*Beitrag Klein-Hitpaß/Leber*)

### Pay for Performance – Einsparungen und Bonuszahlungen am Beispiel Hüftendoprothesen-Implantation

Pay for Performance, also die Berücksichtigung der Qualität der Leistung bei der Vergütung von erbrachten Leistungen, ist seit langem ein vieldiskutiertes und mittlerweile auch in zahlreichen Ländern erprobtes Verfahren. Aus Sicht der Autoren kann jedoch nur ein Ansatz sinnvoll sein, der auf Ergebnisqualität fokussiert, die klar indikationsbezogen nachgewiesen wird. Sie verfeinern ein schon im Krankenhaus-Report 2011 skizziertes Modell, aufsetzend auf dem Verfahren Qualitätssicherung mit Routinedaten (QSR) der AOK. Am Beispiel der Hüftendoprothetik wird ermittelt, wie sich Folgekosten entwickeln, wenn Krankenhäuser bessere oder schlechtere Qualität aufweisen, wobei erwartungsgemäß die Folgekosten bei Häusern guter Qualität niedriger liegen. Ausgehend von diesem Analyseergebnis werden Vergütungsmodelle diskutiert, bei denen im Rahmen von Direktverträgen Krankenhäuser an den durch gute Qualität erzielten Einsparungen partizipieren können und mit denen zugleich Anreize gesetzt werden sollen, für die betrachtete Indikation Fälle in diese Häuser mit besserer Versorgungsqualität umzusteuern. (*Beitrag Malzahn/Günster/Fahlenbrach*)

### Technologische Innovationen und DRGs: Ein Vergleich der Vergütungsinstrumente in elf europäischen Ländern

Die Frage, wie technologische Innovationen in die medizinische Versorgung im Krankenhaus Eingang finden und wie sie sich verbreiten, hängt nicht zuletzt davon ab, wie neue Verfahren im Vergütungssystem berücksichtigt werden. Die hier vorgelegte Untersuchung vergleicht elf Länder auf der Basis des EuroDRG-Projekts. Im internationalen Vergleich lässt sich feststellen, dass die einzelnen Länder sehr unterschiedlich mit diesem Thema umgehen. Viele, aber nicht alle Länder nutzen kurzfristige Vergütungsinstrumente, die die DRG-basierte Vergütung ergänzen. Alle untersuchten Länder nutzen langfristige Strategien, um technologische Innovationen in ihr Vergütungssystem zu integrieren. Die dokumentierte große Unterschiedlichkeit der Vorgehensweisen verweist auf weiteren Forschungsbedarf. Im Fokus weiterer vergleichender Analysen sollten die Wirkungen der unterschiedlichen Vergütungsansätze auf die Diffusion technologischer Innovationen ebenso stehen wie auch die weiteren systematischen Unterschiede, z. B. hinsichtlich des Eingangs von technologischen Innovationen in den Leistungskatalog oder des Aktualisierungsrhythmus abrechnungsrelevanter Klassifikationssysteme. (*Beitrag Scheller-Kreinsen/Quentin/Reiche/Röttger/Geissler/Busse*)

### Einrichtungsübergreifende Qualitätssicherung der Gallenblasenentfernung auf der Basis von Routinedaten

In diesem Beitrag wird erstmals für Deutschland ein Qualitätsmessverfahren zur Feststellung von Ergebnisqualität bei der Gallenblasenentfernung unter Einbeziehung der postoperativen Entwicklung auf Basis von Routinedaten vorgestellt. Er skizziert damit zugleich den fachlichen Rahmen der Erweiterung des Klinikvergleichs im AOK-Krankenhausnavigator in der Weissen Liste auf der Basis des Verfahrens Qualitätssicherung mit Routinedaten (QSR) um vergleichende Indikatoren der Ergebnisqualität für die Gallenblasenentfernung. Für die betrachteten Qualitätsindikatoren zeigen sich dabei große Unterschiede zwischen den Kliniken; auch bei der Ermittlung eines allgemeinen risikoadjustierten Qualitätsindex zeigen sich deutliche Unterschiede. Eine Differenzierung nach Raumordnungstypen gibt erste Hinweise auf ein mögliches Qualitätsdefizit in ländlichen Peripherieräumen, wobei hierzu jedoch noch weiterer Untersuchungsbedarf besteht. (*Beitrag Heller/Jeschke*)

## Krankenhauspolitische Chronik, Daten und Analysen, Directory

### Die Krankenhausbudgets 2009 und 2010 unter dem Einfluss des KHRG

Im Jahr 2009 war seitens des Gesetzgebers durch das Krankenhausfinanzierungsreformgesetz (KHRG) eine Reihe von Maßnahmen getroffen worden, die sich budgeterhöhend ausgewirkt haben. Die Krankenhausbudgets sind von 2008 nach 2009 trotz nachträglich beschlossener kostendämpfender Maßnahmen dann auch sehr deutlich um circa 7 % gestiegen. 2010 hat sich dieser Zuwachs etwas abgeschwächt. Er bleibt mit fast 6 % aber immer noch deutlich höher als in den Jahren vor Einführung des KHRG. Für die Kliniken bedeutete dies allein im Jahr 2010 einen Mittelzuwachs von ungefähr drei Milliarden Euro. Dabei wirken sowohl ein Preisanstieg von 2,5 % als auch eine deutliche Fallzahlerhöhung (1,6 %) und eine Verschiebung der Leistungsstruktur hin zu höher vergüteten Leistungen (1,7%) gleichermaßen in Richtung der beobachteten Budgetausweitung. (*Beitrag Kramer/Leclerque/Friedrich*)

Wie in jedem Jahr enthält der Krankenhaus-Report 2012 die **Krankenhauspolitische Chronik** (*Beitrag Burmann/Bürger*). Sie umfasst für einen Jahreszeitraum alle wichtigen Ereignisse im Krankenhausbereich und schreibt damit die langjährige Chronik fort. Die vollständige Chronik seit dem Jahr 2000 ist im Internetportal zum Krankenhaus-Report verfügbar.

Darüber hinaus enthält der Report den üblichen umfassenden Datenteil mit Übersichten, Auswertungen und **Analysen auf Basis der Daten des Statistischen Bundesamtes**. In bewährter Tradition geben diese Beiträge Aufschluss über die Grund- und Kostendaten der Krankenhäuser (*Beitrag Bölt*) und über die Diagnosen beziehungsweise Prozeduren der Krankenhauspatienten sowohl auf Basis der Diagnosestatistik der Krankenhäuser (*Beitrag Schelhase*) als auch der fallpauschalenbezogenen Statistik nach § 21 KHEntgG (*Beitrag Spindler*).

Im **Krankenhaus-Directory** finden sich Angaben zu Grunddaten, Leistungsmengen und Preisen für circa 1 600 Krankenhäuser. Die aktuelle Ausgabe des Directory wurde überdies um weitere krankenhausbezogene Qualitätsinformationen erweitert. Neu ist ebenfalls die Angabe von Informationen zu Patientenwegen und von regionalen Marktanteilen der einzelnen Kliniken.

Teil I Schwerpunktthema:

# Regionalität

(Kapitel 1–12)

# 1 Regionalität – Anmerkungen aus ordnungspolitischer Sicht

Klaus Jacobs, Wilhelm F. Schräder und Jürgen Wasem

### Abstract

In der gesundheitspolitischen Debatte erweist sich „Regionalität" zunehmend als neuer Schlüsselbegriff. Zwei aktuelle „Regionalbeispiele" aus dem Jahr 2011 sollen helfen, unterschiedliche ordnungspolitische Dimensionen dieses Begriffs zu identifizieren: die erstmals durch die Aufsicht erfolgte Schließung einer Krankenkasse, der City BKK, sowie die Gesetzgebung zur Verbesserung der Versorgungsstrukturen in der gesetzlichen Krankenversicherung. Beide Beispiele verweisen auf unterschiedliche Regionaldimensionen: regionale Unterschiede im Versorgungsgeschehen sowie Versuche ihrer Erklärung und der gezielten Beeinflussung. Dabei lassen die aktuell vorgesehenen Reformmaßnahmen jeden Anspruch auf ordnungspolitische Klarheit vermissen. Insbesondere wird die Chance verpasst, den Krankenkassenwettbewerb stärker versorgungsorientiert zu funktionalisieren – gerade auch im Hinblick auf bestehende Versorgungsunterschiede in regionaler Sicht.

In the health policy debate, „regionality" increasingly proves to be a new keyword. Two recent "regional examples" from the year 2011 help to identify different regulatory dimensions of this concept: the fact that for the first time the supervisory authority closed down a health insurance company, the City BKK, and the legislation to improve the supply structure of Statutory Health Insurance in Germany. Both examples refer to different regional dimensions: regional differences in health care provision and attempts to explain and influence them. However, the current reform measures lack any sign of regulatory clarity. In particular, the opportunity to achieve a more supply-oriented competition in health insurance has been missed – especially with regard to current differences in the supply structure from a regional perspective.

## 1.1 Einleitung

Wirtschaftlichkeit und Qualität, Solidarität und Wettbewerb, Bedarfsgerechtigkeit – letztlich sind es immer nur wenige „Schlüsselbegriffe", um die sich praktisch die gesamte gesundheitspolitische Diskussion in Vergangenheit und Gegenwart und gewiss auch in näherer und weiterer Zukunft vorrangig dreht. Allerdings geht es meist um teilweise hochkomplexe Sachverhalte, die mit diesen Begriffen verbunden sind, so dass oftmals – je nach Standpunkt und Perspektive – ganz unterschiedliche Inhalte mit ihnen verknüpft werden. Das gilt auch für den Begriff der „Regionalität", der sich zunehmend als weiterer Schlüsselbegriff in der gesundheitspolitischen Diskussion ausmachen lässt.

Auf die Frage nach den Arbeitsschwerpunkten in den ersten 100 Tagen seiner Amtszeit hat Bundesgesundheitsminister Daniel Bahr Ende August 2010 in verschiedenen Interviews stets drei Themen genannt: neben der akuten Gefahr einer Epidemie des Darmkeims EHEC im Frühsommer 2011 waren dies zum einen der „Fall City BKK" und zum anderen die Vorbereitungen zum „GKV-Versorgungsstrukturgesetz", das in der Presse vielfach auch verkürzt als „Landarztgesetz" bezeichnet wird. Insbesondere diese beiden Themen haben jeweils unmittelbare „Regionalitätsbezüge" und erscheinen deshalb für einen praxisbezogenen Einstieg in diese Thematik geradezu prädestiniert. Deshalb sollen die beiden Themen im Folgenden jeweils kurz dargestellt und im Hinblick auf ihre zentralen „Regionalitäts-Dimensionen" beleuchtet werden. Im Anschluss daran sollen einige Schlussfolgerungen gezogen werden, die sich insbesondere dem aktuellen „Zustand" der (auch regionalen) Versorgungssteuerung widmen.

## 1.2 Erstes Regionalbeispiel: Der „Fall City BKK"

### 1.2.1 Die erstmals angeordnete Schließung einer Krankenkasse

Am 4. Mai 2011 teilte das Bundesversicherungsamt (BVA) öffentlich mit, dass es nach eingehender Prüfung entschieden habe, die City BKK zum 1. Juli 2011 zu schließen. Diese Entscheidung sei laut BVA-Präsident Maximilian Gaßner unvermeidlich, weil die wirtschaftliche Leistungsfähigkeit der Kasse nicht mehr auf Dauer gesichert sei und ein Sanierungskonzept der Kasse insbesondere wegen der außerordentlich hohen Mitgliederabgänge im ersten Quartal 2011 keinen ausreichenden Erfolg gebracht habe. Weiterhin betonte das BVA, dass die finanziellen Probleme der City BKK nicht auf den Gesundheitsfonds zurückzuführen seien – bedingt durch einen großen Anteil Versicherter mit weit überdurchschnittlichen Leistungsausgaben sei die Kasse bereits vor Einführung des Gesundheitsfonds in erheblichen finanziellen Schwierigkeiten und auf finanzielle Unterstützung der anderen Betriebskrankenkassen angewiesen gewesen (BVA 2011a).

Auf große öffentliche Aufmerksamkeit stieß die in der langen Geschichte der GKV erstmalige Schließung einer Krankenkasse durch die zuständige Aufsichtsbehörde vor allem aber auch aufgrund des Verhaltens anderer Kassen, die offenbar kaum etwas unversucht ließen, die um Mitgliedschaft in einer neuen Kasse bemühten Versicherten der City BKK von sich fernzuhalten. So wurden wechselwillige Versicherte von einer Kasse zu einer eigens eingerichteten Geschäftsstelle in ungünstiger Lage beordert, während andere Kassen ihre Geschäftsstellen aufgrund von angeblichen Renovierungsarbeiten gleich ganz schlossen. Abgewimmelte Versicherte berichteten von Auskünften wie „Wir sind schon voll" oder „Wir nehmen keine Mitglieder über 80 Jahre" und dass gezielt der Eindruck erweckt wurde, wonach schon begonnene Behandlungen oder laufende Leistungen – etwa zur Rehabilitation oder Pflege – nach einem Kassenwechsel nicht problemlos fortgesetzt werden könnten („Ob Sie Ihre gewohnten Leistungen bei uns auch bekommen, müssen wir erst einmal gründlich prüfen!"; BVA 2011b).

Dieses vielfach als unwürdig empfundene, in jedem Fall eindeutig rechtswidrige Verhalten etlicher Krankenkassen hat die Aufsichten und Gesundheitspolitiker im Bund und in den betroffenen Ländern auf den Plan gerufen. Dabei wurde unmissverständlich klargestellt, dass jede gesetzliche Krankenkasse zur Aufnahme der Mitglieder der City BKK verpflichtet sei. Zudem sollen die gesetzlichen Vorschriften verschärft werden, um künftig auszuschießen, dass Krankenkassen die Aufnahme von Mitgliedern einer geschlossenen Kasse erschweren oder verhindern – bis hin zur Möglichkeit der Amtsenthebung von Kassenvorständen bei groben Pflichtverletzungen.

Im hier betrachteten Themenkontext sind vor allem die Ursachen der Geschehnisse im „Fall City BKK" von Interesse – sowohl die Ursachen für die beträchtliche wirtschaftliche Schieflage der Kasse, die letztlich zur Anordnung ihrer Schließung geführt hat, als auch die Ursachen für das Verhalten der anderen Krankenkassen, das – diametral entgegengesetzt zum sonst üblichen Interesse jeder Kasse an der Aufnahme von neuen Mitgliedern – explizit auf deren Abwehr ausgerichtet war.

Das Besondere an der City BKK war die starke regionale Konzentration ihrer Versicherten, die ganz überwiegend in Berlin und Hamburg lebten. Die Kasse war 2004 durch Fusion der Betriebskrankenkassen für die Beschäftigten im öffentlichen Dienst der beiden Stadtstaaten entstanden; ein Jahr später schlossen sich noch zwei weitere Betriebskrankenkassen an. Wie schon ihre beiden Vorgängerkassen in Berlin und Hamburg hatte die City BKK einen der höchsten Beitragssätze in der gesamten GKV und verlor ständig Mitglieder. Die Einführung der ab 2009 veränderten Finanzierungsarchitektur der GKV mit dem aus einem GKV-weit einheitlichen Beitragssatz und einem Bundeszuschuss gespeisten Gesundheitsfonds sowie kassenindividuellen Zusatzbeiträgen für den Fall einer Deckungslücke zwischen den risikoadjustierten Fondszuweisungen und den tatsächlichen Kassenausgaben erwies sich für die City BKK als Anfang vom Ende. Um ihre überdurchschnittlich hohen Ausgaben zu decken, musste die Kasse zum 1. April 2010 einen Zusatzbeitrag von 8 Euro pro Monat erheben und diesen zum Jahresbeginn 2011 sogar auf 15 Euro erhöhen, wodurch der anhaltende Mitgliederschwund noch einmal massiv zunahm.

Die zentrale Ursache für das wirtschaftliche Ende der City BKK – ihre hohe regionale Versichertenkonzentration auf die überdurchschnittlich ausgabenintensiven Stadtstaaten Berlin und Hamburg – kann auch das auf Abwehr der City-BKK-Versicherten ausgerichtete Verhalten der anderen Krankenkassen erklären (wenn auch keineswegs entschuldigen). Die bis zum bitteren Ende verbliebenen City-BKK-Versicherten stellten auch unter den Bedingungen des seit 2009 zusammen mit dem Gesundheitsfonds eingeführten morbiditätsorientierten Risikostrukturausgleichs als zentralem Verteilungsschlüssel der Finanzmittel des Gesundheitsfonds – zumindest im Kollektiv – erkennbar „schlechte Versicherungsrisiken" (mit negativen Deckungsbeiträgen) dar (Reichelt 2011: 36).

## 1.2.2 Regionale Versorgungs- und Ausgabenstrukturen

Was lässt sich nun aus diesem aktuellen „Regionalbeispiel" – dem „Fall City BKK" – für das Verständnis des Begriffs der Regionalität ableiten? Zunächst macht das Beispiel deutlich, dass „Regionalität" sowohl versorgungs- als auch finanzierungsseitige Dimensionen umfasst und dass beide Dimensionen jeweils unmittelbar zusammenhängen. Bei der City BKK war die („äußere") Finanzierung der Kasse an Grenzen gestoßen – damit ist gemeint, dass sich der erforderliche kassenindividuelle Zusatzbeitrag am wettbewerblichen Krankenkassenmarkt als nicht durchsetzbar erwies –, weil sich die Versicherten der Kassen in bestimmten Regionen konzentrieren, und zwar mit den Stadtstaaten Berlin und Hamburg ausgerechnet in solchen Regionen, in denen es überdurchschnittlich hohe Leistungsausgaben gibt, die von den Kassen offenbar nicht wirksam beeinflusst werden können. Weil im Risikostrukturausgleich (RSA) – dem zentralen Verteilungsschlüssel der Finanzmittel des Gesundheitsfonds auf die Krankenkassen – seit 2009 neben soziodemografischen Merkmalen auch Morbiditätsindikatoren der Versicherten berücksichtigt werden, sind die überdurchschnittlich hohen Leistungsausgaben allerdings nicht auf eine vergleichsweise besonders ungünstige Morbiditätsstruktur der Versicherten der City BKK zurückzuführen – zumindest soweit Morbiditätsunterschiede im derzeitigen RSA berücksichtigt werden. Vielmehr sorgen offenbar – bei weithin gleicher bzw. durch die Zuweisungen ausgeglichener Morbidität – umfassendere Versorgungsleistungen und/oder höhere Leistungsvergütungen für ein gegenüber dem Bundesmittel überdurchschnittliches Ausgabenniveau[1]. So lässt sich durchaus feststellen, dass der morbiditätsorientierte RSA bereits insofern automatisch regionalisiert (Göpffarth 2011: 23), als in Regionen mit vergleichsweise vielen Kranken entsprechend höhere Zuweisungen fließen (bzw. richtiger: an die Krankenkassen mit den entsprechenden Versicherten), allerdings keineswegs so weit regionalisiert, dass regionalspezifische, vom Bundesdurchschnitt abweichende Mengen- und Preiseffekte des Versorgungsgeschehens bei gegebener Morbidität berücksichtigt würden.

Empirische Untersuchungen auf Basis des Jahresausgleichs 2009 des RSA, also des ersten Jahres, in dem direkten Morbiditätsindikatoren im Ausgleich berücksichtigt wurden, unterstreichen diesen Befund, von dem keineswegs allein die Versicherten der City BKK betroffen waren, sondern der für die Gesamtheit der GKV-

---

1 Pikante Notiz am Rande: Auf der Suche nach den Schuldigen an den hohen Ausgaben der City BKK kam es im Bundestag am 26.05.2011 sogar zu einer (indirekten) Kontroverse zwischen zwei CDU-Abgeordneten: Jens Spahn, gesundheitspolitischer Sprecher der Unionsfraktion, machte die Krankenhauspolitik des Landes Berlin zumindest zu einem Gutteil mitverantwortlich: „Wir können einmal die Frage stellen, wie sehr sich die Gesundheitssenatorin in Berlin darum bemüht hat, die angespannte Kostensituation aufgrund der vielen Krankenhausbetten in Berlin zu entschärfen. Sie trauen sich nicht, entsprechende Entscheidungen zu treffen. Deswegen ist die ärztliche Versorgung in Berlin besonders teuer." (BT-Plenarprotokoll, S. 12657) Dem widersprach Spahns Fraktionskollege Rudolf Henke, zugleich Vorsitzender des Marburger Bundes, in derselben Debatte: „Kleine Korrektur zu der Ausrede, die da vagabundiert (…), man habe ja hier so viele Krankenhausbetten: In Berlin hatten wir Ende 2009 573 Betten auf 100 000 Einwohner, im Bund waren es 615 Betten und in dem Bundesland Nordrhein-Westfalen beispielsweise, aus dem ich stamme, 682 Betten. Es ist aber trotzdem so, dass die City BKK hier in Berlin in Probleme geraten ist." (ebenda, S. 12666)

Abbildung 1–1

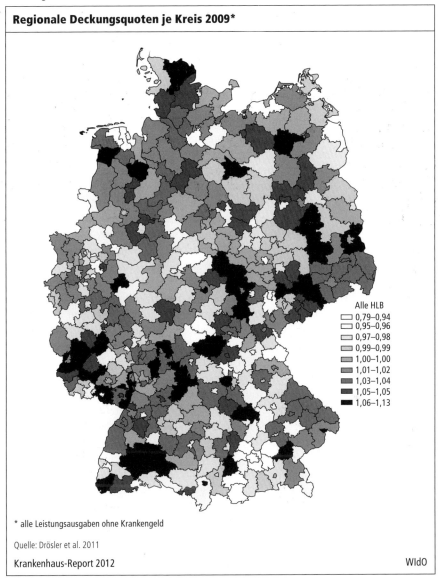

**Regionale Deckungsquoten je Kreis 2009***

Alle HLB
- 0,79–0,94
- 0,95–0,96
- 0,97–0,98
- 0,99–0,99
- 1,00–1,00
- 1,01–1,02
- 1,03–1,04
- 1,05–1,05
- 1,06–1,13

* alle Leistungsausgaben ohne Krankengeld

Quelle: Drösler et al. 2011

Krankenhaus-Report 2012 WIdO

Versicherten in Berlin und Hamburg (sowie ebenfalls in anderen vergleichbaren Großstadtregionen) zutrifft. Im Evaluationsbericht zum Jahresausgleich 2009 im Risikostrukturausgleich des Wissenschaftlichen Beirats zur Weiterentwicklung des Risikostrukturausgleichs (Drösler et al. 2011), den das Bundesgesundheitsministerium Ende September 2011 veröffentlicht hat, findet sich eine grafische Darstellung der Deckungsquoten auf der Ebene der Kreise und kreisfreien Städte (siehe Abbildung 1–1). Damit wird das Verhältnis der Zuweisungen aus dem Gesundheitsfonds – also den nach der jeweiligen Alters-, Geschlechts- und Morbiditätsstruktur standardisierten erwarteten Ausgaben in allen Leistungsbereichen der GKV (ohne Krankengeld) – zu den tatsächlich angefallenen Leistungsausgaben beschrieben, und zwar für fiktive regionale Einheitskrankenkassen auf Kreisebene, also für alle gesetzlich versicherten Einwohner eines Kreises unabhängig von ihrer jeweiligen Krankenkassenzugehörigkeit.

In Hamburg liegt die so ermittelte Deckungsquote unterhalb von 95 Prozent, das heißt, die Krankenkassen bekommen für die in Hamburg lebenden GKV-Versicherten durchschnittlich maximal 94 Prozent der tatsächlich angefallenen Ausgaben zugewiesen. In Berlin liegt die landesweite Deckungsquote für alle GKV-Versicherten zwischen 97 und 98 Prozent und damit zwar ein ganzes Stück über dem Hamburger Wert, aber noch immer klar unterhalb von 100 Prozent. Aber nicht nur in den beiden Stadtstaaten Berlin und Hamburg, sondern auch in anderen großstädtischen Verdichtungsräumen – allerdings keineswegs nur dort – lassen sich ungünstige Deckungsquoten beobachten, wobei beim Blick auf die Landkarte besonders der Großraum München einschließlich der angrenzenden Landkreise ins Auge fällt.

Der Wissenschaftliche Beirat hat untersucht, welches Muster sich bei den Deckungsquoten nach unterschiedlichen Regionstypen erkennen lässt. Dazu hat er Deutschland entsprechend einer siedlungsstrukturellen Typisierung der Kreise und kreisfreien Städte eingeteilt, wie sie vom Bundesinstitut für Bau-, Stadt- und Raumforschung (BBSR) im Rahmen der laufenden Raumbeobachtung vorgenommen wird. Dabei wird zwischen ländlichen Räumen, verstädterten Räumen und Agglomerationsräumen unterschieden. Innerhalb dieser Räume werden als Kernstädte kreisfreie Städte mit mehr als 100 000 Einwohnern ausgewiesen. Außerhalb der Kernstädte werden die Kreise nach der Bevölkerungsdichte typisiert. Bei den insgesamt neun Kreistypen, die auf diese Weise gebildet werden, finden sich Unterdeckungen der tatsächlichen Leistungsausgaben durch die Zuweisungen aus dem Gesundheitsfonds vor allem in den Kernstädten der Agglomerationsräume (mit insgesamt rund 15,5 Millionen Versicherten) und den Kernstädten der verstädterten Räume (mit rund 4,0 Versicherten).

Auf zwei Aussagen des Beirats sei hier besonders hingewiesen; sie betreffen zum einen die Frage nach der Regionsabgrenzung und zum anderen nach der Beeinflussbarkeit der Leistungsausgaben. Zur Regionsabgrenzung stellt der Beirat fest, dass die Abgrenzung sinnvoller Versorgungsregionen eine nach wie vor ungelöste Frage sei (Drösler et al. 2011: 62), dass solche Versorgungsregionen aber „offensichtlich nicht den Bundesländern entsprechen" (ebenda: 72). Was die Beeinflussbarkeit der Leistungsausgaben angeht, verweist der Beirat darauf, dass „die regionalen Steuerungsmöglichkeiten für Kassen (…) sektoral unterschiedlich und regional begrenzt (sind)" (ebenda: 3). Hierauf wird in Abschnitt 1.4 noch zurückzukommen sein.

## 1.3 Zweites Regionalbeispiel: Das Versorgungsstrukturgesetz

### 1.3.1 Sicherung einer flächendeckenden Versorgung

Am 23. September 2011 wurde der Entwurf eines Gesetzes zur Verbesserung der Versorgungsstrukturen in der gesetzlichen Krankenversicherung (GKV-VStG) in erster Lesung im Deutschen Bundestag behandelt. Bereits im Vorblatt zum Gesetzentwurf der Bundesregierung zum GKV-VStG wird der gesetzgeberische Handlungsbedarf unter anderem mit der „unterschiedlichen Versorgungssituation von Ballungsräumen und ländlichen Regionen" begründet. So drohe „insbesondere in ländlichen Regionen ein Mangel an Hausärztinnen und Hausärzten, aber auch an Fachärztinnen und Fachärzten". Deshalb zielten die im GKV-VStG vorgesehenen Maßnahmen – neben anderen Zielen – insbesondere darauf ab, „auch künftig eine flächendeckende wohnortnahe medizinische Versorgung zu sichern" (Bundesregierung 2011: 1 f.).

Vor diesem Hintergrund sollen als zentrale Maßnahmen des GKV-VStG zur Sicherung einer wohnortnahen, flächendeckenden medizinischen Versorgung eine „zielgenauere und regionalen Besonderheiten Rechnung tragende flexible Ausgestaltung der Bedarfsplanung mit erweiterten Einwirkungsmöglichkeiten der Länder, ein Ausbau der Instrumente zur Sicherstellung der ärztlichen Versorgung mit entsprechenden Anreizen auch im Vergütungssystem sowie der Förderung mobiler Versorgungskonzepte sowie Maßnahmen zur besseren Vereinbarkeit von Familie und Beruf gerade auch im ärztlichen Beruf" ergriffen werden (ebenda: 2).

### 1.3.2 „Flexibilisierung und Regionalisierung" bei der Ärztevergütung

Neben Maßnahmen zur verbesserten Sicherstellung einer flächendeckenden Gesundheitsversorgung liegt ein weiterer Schwerpunkt des GKV-VStG in einer Reform des vertragsärztlichen Vergütungssystems, von dem es ausdrücklich heißt, dass es „flexibilisiert und regionalisiert" werden soll: „Zentrale Vorgaben werden zurückgenommen. Die Kassenärztlichen Vereinigungen erhalten mehr Flexibilität bei der Honorarverteilung und die Vertragspartner auf regionaler Ebene mehr Gestaltungsmöglichkeiten bei ihren Vergütungsvereinbarungen" (ebenda: 3).

Konkret ist damit gemeint, dass die erst 2007 mit dem GKV-Wettbewerbsstärkungsgesetz (GKV-WSG) der großen Koalition geschaffene Vergütungsarchitektur in der vertragsärztlichen Versorgung wieder weitgehend aus den noch gar nicht vollständig umgesetzten Angeln gehoben wird. Dies geschieht, indem die Kompetenz des auf Bundesebene agierenden Bewertungsausschusses deutlich abgeschwächt wird und stattdessen den regionalen Kollektivvertragsakteuren – den Kassenärztlichen Vereinigungen und den Landesverbänden der Kassen – neue Differenzierungsmöglichkeiten bei der Vereinbarung der Gesamtvergütungen eröffnet werden. Während der Bewertungsausschuss bislang die Aufgabe hatte, unter Berücksichtigung objektivierbarer Einflussfaktoren (z. B. Morbiditätsveränderungen, Leistungsverlagerung zwischen Sektoren, Ausschöpfung von Wirtschaftlichkeitsreserven) verbindliche Vorgaben und Berechnungsverfahren zur Weiterentwicklung der Gesamtvergütung auf der Ebene der Kassenärztlichen Vereinigungen zu formulieren, soll sich seine Rolle künftig weitgehend darauf reduzieren, Empfehlungen abzugeben. Darüber hinaus sollen die regionalen Vertragspartner die Möglichkeit erhalten, weitere Morbiditätskriterien zu berücksichtigen, die sie für relevant halten[2]. Zudem soll auf die bislang geforderte Vereinbarkeit mit den im RSA geltenden Morbiditätskriterien als vermeintliche „Überregulierung" verzichtet werden.

Eine weitere Maßnahme des GKV-VStG zur Erhöhung von „Flexibilisierung und Regionalisierung" – so die Gesetzesbegründung – betrifft die Honorarverteilung, die künftig in der ausschließlichen Verantwortung der Kassenärztlichen Vereinigungen liegt, die den erforderlichen Honorarverteilungsmaßstab lediglich „im Benehmen" (statt „im Einvernehmen") mit den Krankenkassen festzulegen hat. Lediglich Vorgaben zur Trennung des Vergütungsvolumens in einen haus- und einen fachärztlichen Vergütungsteil sollen im Einvernehmen von Kassenärztlicher Bundesvereinigung und dem GKV-Spitzenverband gemacht werden, während auf weitere Verfahrensvorgaben durch den Bewertungsausschuss verzichtet wird. Allerdings existiert noch eine Vorgabe des Gesetzgebers: Die Kassenärztlichen Vereinigungen sollen in ihrem Honorarverteilungsmaßstab künftig festlegen, dass Angehörige von Arztgruppen, für die eine (drohende) Unterversorgung oder ein zusätzlicher lokaler Versorgungsbedarf festgestellt wurde, von Maßnahmen der Fallzahlbegrenzung oder -minderung ausgenommen werden. Diese Regelung gilt nur für die Behandlung von Versicherten mit Wohnsitz in dem betroffenen Planungsbereich durch die dort tätigen Ärzte. Ferner sollen die Kassenärztlichen Vereinigungen die Möglichkeit erhalten, vernetzte Praxen bzw. Praxisnetze niedergelassener Ärzte gezielt finanziell zu fördern, sofern eigens dafür – jetzt wieder durch die KBV im Einvernehmen mit dem GKV-Spitzenverband – festgelegten Kriterien und Qualitätsanforderungen entsprochen wird.

### 1.3.3 Etablierung eines „sektorverbindenden" Versorgungsbereichs

Eine letzte Maßnahme aus dem GKV-VStG, die hier angesprochen werden soll, betrifft die sog. „ambulante spezialärztliche Versorgung". Damit wird zwar keine dezidierte Regionalisierungsperspektive verknüpft, doch kommt der geplanten Reform ein besonderer Stellenwert im Kontext der Versorgungssteuerung zu. Vorgesehen ist hier, einen „sektorverbindenden Versorgungsbereich" zu etablieren, in dem sowohl Krankenhäuser als auch niedergelassene Fachärzte „unter gleichen Qualifikationsvoraussetzungen und einheitlichen Bedingungen die Versorgung von Patientinnen und Patienten mit besonderen Krankheitsverläufen oder seltenen Erkrankungen sowie bestimmten Leistungen, u. a. auch hochspezialisierten Leistungen, erbringen können" (Bundesregierung 2011: 70). Besonderes Merkmal dieses neuen Versorgungsbereichs, der durch den Gemeinsamen Bundesausschuss versorgungsinhaltlich und hinsichtlich der Qualifikationsanforderungen noch näher konkretisiert werden soll, ist insbesondere der freie Zugang für alle Leistungserbringer, die die festgelegten Anforderungen erfüllen. Das heißt, es soll weder eine formale Zulassung mit Kontrahierungszwang auf der Grundlage einer Bedarfsplanung geben,

---

2 Damit können „quasi nach Belieben Indikatoren wie die regionale Einkommensstruktur, die Arbeitslosenquote, der Anteil der Einpersonenhaushalte etc. herangezogen werden" (Paquet et al. 2011: 263).

noch überhaupt irgendwelche vertragsbasierten Steuerungsmöglichkeiten der Krankenkassen, deren Rolle darauf beschränkt wird, die erbrachten Leistungen zu vergüten – vorläufig nach dem Einheitlichen Bewertungsmaßstab der vertragsärztlichen Versorgung, mittelfristig nach einer noch durch den GKV-Spitzenverband, die Deutsche Krankenhausgesellschaft und die Kassenärztliche Bundesvereineinigung gemeinsam und einheitlich zu entwickelnden diagnosebezogenen Vergütungssystematik und -kalkulation.

Eine regionalpolitische Dimension haben die geplanten Regelungen zur ambulanten spezialärztlichen Versorgung aber doch: Die Länder haben sich im Gesundheitsausschuss des Bundesrates einstimmig dafür ausgesprochen, diese Regelungen aus dem Gesetzgebungsverfahren für das GKV-VStG herauszulösen und zunächst in weitere konstruktive Gespräche mit den Ländern einzutreten, zu denen diese sich ausdrücklich bereit erklären. Die von der Bundesregierung vorgesehene Ausgestaltung des neuen Versorgungsbereichs halten sie für unpraktikabel und mit Regelungslücken und Fehlanreizen befrachtet, die die im deutschen Gesundheitswesen bestehende Schnittstellenproblematik mit ihren Behandlungsbrüchen und Informationsverlusten nach Auffassung der Länder sogar noch vergrößern könnte (Bundesrat 2011: 57). Konkret wird dabei unter anderem moniert, dass kein Zulassungsverfahren für Leistungserbringer vorgesehen sei, dass die Abgrenzung der betroffenen Erkrankungen nicht hinreichend klargestellt sei, dass keine Regelungen zur Vermeidung von medizinisch nicht induzierten Mengenausweitungen und damit von Kostenrisiken für die Krankenkassen vorgesehen seien und dass es keine Bedarfsplanung geben solle und ein vollkommen ungesteuertes Leistungssegment entstehe (ebenda: 57 f.). Ähnliche Kritik – insbesondere fehlende Regelungen zu Mengenbegrenzungen, die Mehrausgaben erwarten lassen – hatte zuvor auch bereits das Bundesfinanzministerium geäußert (BMF 2011).

### 1.3.4 Unterschiedliche Regionalperspektiven

Was bedeutet der Gesetzentwurf zum GKV-VStG im Hinblick auf den Aspekt der Regionalität? Ein unmittelbarer Anlass für das Gesetzesvorhaben liegt in der Feststellung zunehmender regionaler Ungleichgewichte der Gesundheitsversorgung. So drohen vor allem in ländlich strukturierten Regionen wachsende Versorgungslücken, insbesondere in der hausärztlichen Versorgung. Hier sollen entsprechende Gegenmaßnahmen ergriffen werden. Dazu zählt unter anderem, dass den zuständigen Selbstverwaltungsakteuren ermöglicht wird, die bestehende Regionalabgrenzung der vertragsärztlichen Bedarfsplanung kleinräumiger zu gestalten, sodass sie von den heute maßgeblichen Kreisgrenzen abweichen können. Das heißt, dass die Kreisebene im Hinblick auf die Sicherung der angestrebten flächendeckenden Versorgung stellenweise bereits als „zu groß" angesehen wird. Die relevante „Region" – etwa für die hausärztliche Versorgung – ist also offenbar kleiner als ein Kreis oder eine kreisfreie Stadt.

Bei anderen Regelungen bedeutet „Regionalisierung" dagegen, dass die Länderebene gestärkt wird. So erhalten insbesondere die Kassenärztlichen Vereinigungen, deren Regionszuschnitt überwiegend – eine Ausnahme bildet Nordrhein-Westfalen – mit den Bundesländern übereinstimmt, gegenüber heute deutlich erweiterte Verhandlungs- und Regelungskompetenzen. Daneben sollen die Länder aber auch erweiterte Rechte bekommen, etwa zur Mitberatung im Gemeinsamen Bundesausschuss zu Fragen der Bedarfsplanung sowie in den Landesausschüssen (über die sie gleichzeitig die Rechtsaufsicht ausüben sollen) oder zur Beanstandung der von den Kassenärztlichen Vereinigungen im Einvernehmen mit den Krankenkassenverbänden erstellten Bedarfspläne.

## 1.4 Perspektiven der regionalen Versorgungssteuerung

Die beiden betrachteten aktuellen „Regionalbeispiele" machen deutlich, dass mit dem Begriff der Regionalität im gesundheitspolitischen Kontext vor allem drei Perspektiven verbunden sind:
- die Analyse des Versorgungsgeschehens in regionaler Sicht, zunächst als empirische Bestandsaufnahme regionaler Versorgungsdifferenzen,
- der Versuch einer Erklärung und Bewertung der festgestellten Unterschiede sowie
- Ansätze der gezielten Steuerung des regionalen Versorgungsgeschehens, zum Beispiel mit dem Ziel einer Reduktion festgestellter Regionalunterschiede

### 1.4.1 Analysen regionaler Versorgungsunterschiede

Die ersten beiden dieser Perspektiven – die empirische Analyse des Versorgungsgeschehens in regionaler Sicht, verbunden mit Erklärungs- und Bewertungsversuchen – haben in Deutschland derzeit erkennbar Konjunktur. Dies hat zum einen mit dem insgesamt gewachsenen Interesse an Fragen der Versorgungsforschung, zum anderen aber vermutlich auch mit einer gegenüber früher zunehmend verbesserten Datenlage zu tun – sowohl was die grundsätzliche Verfügbarkeit als auch Verarbeitungsmöglichkeiten der erforderlichen Daten angeht.

Jüngstes Beispiel für entsprechende Aktivitäten ist das Ende September 2011 gestartete neue Internetportal „faktencheck-gesundheit.de" der Bertelsmann-Stiftung, das sich – nach dem Vorbild einschlägiger internationaler Vorbilder wie dem „Dartmouth Atlas of Health Care" aus den USA[3] oder dem „Right Care NHS Atlas of Variation in Healthcare" aus England[4] – explizit regionalen Unterschieden in der Gesundheitsversorgung in Deutschland widmet. So können die Internetnutzer beispielsweise erfahren, dass
- der Blinddarm bei Kindern und Jugendlichen in der Stadt Chemnitz – alters- und geschlechtsstandardisiert – nur etwa halb so oft entfernt wird wie im Bundesdurchschnitt, im nicht weit entfernten ostthüringer Kreis Altenburger Land dagegen mehr als doppelt so oft wie im Bundesdurchschnitt und damit mehr als viermal so oft wie in Chemnitz[5];

---

3 www.dartmouthatlas.org
4 www.sepho.org.uk/extras/maps/NHSatlas/atlas.html
5 https://faktencheck-gesundheit.de/regionale-unterschiede/entfernung-des-blinddarms/ (27. Oktober 2011)

- dass die Prostata bei Männern im niedersächsischen Kreis Soltau-Fallingbostel (altersstandardisiert) weniger als halb so oft entfernt wird wie im Bundesdurchschnitt, die entsprechende Häufigkeit in der unmittelbar angrenzenden Stadt Celle dagegen mehr als das 1,3-fache des Bundesdurchschnitts beträgt und diesen Vergleichswert im bereits genannten Altenburger Land sogar um mehr als das Doppelte übersteigt[6].

Solche Unterschiede verlangen nach Erklärungen. Wird im Altenburger Land zu oft „entfernt"? Oder andernorts zu selten – mit möglicherweise problematischen Folgewirkungen? Was sagen die Leitlinien der medizinischen Fachgesellschaften, welche weiteren Erklärungsansätze gibt es – zum Beispiel im Hinblick auf die jeweiligen regionalen Angebote an Leistungserbringern und deren Auslastung (Stichwort: angebotsinduzierte Nachfrage)?

### 1.4.2 Regionalfaktoren als Wettbewerbsfaktor der Kassen

Unabhängig davon, wie die soeben genannten Fragen konkret beantwortet werden, stellt sich nachfolgend die Frage von Korrekturerfordernissen im Hinblick auf die möglichst flächendeckende Umsetzung einer – soweit weitgehend einvernehmlich festgestellt – Best-Practice-Versorgung. Damit wären wir bei der dritten der oben genannten Perspektive von Regionalität angelangt, nämlich der gezielten Steuerung der Versorgung. Hiermit verbinden sich vor allem zwei weitergehende Fragen: zum einen nach den maßgeblichen Steuerungsakteuren bzw. der Steuerungsverantwortung und zum anderen nach den zweckmäßigen Steuerungsinstrumenten.

Wenn man noch einmal den „Fall City BKK" betrachtet, wird deutlich, dass diese Fragen in der aktuellen deutschen „Steuerungspraxis" oft gar nicht einfach zu beantworten sind. Der empirische Befund, dass die GKV-Versicherten in den beiden Stadtstaaten Berlin und Hamburg – nach Alters-, Geschlechts- und Morbiditätsstandardisierung (gemäß aktuellem RSA) – überdurchschnittlich hohe Leistungsausgaben verursachen, betraf offensichtlich nicht allein die City BKK. Im Unterschied zu anderen Krankenkassen wies die City BKK jedoch eine (zu) hohe Versichertenkonzentration in diesen beiden überdurchschnittlich ausgabenintensiven Regionen auf. Dagegen hatte zum Beispiel das AOK-System seine entsprechenden „Sorgenkinder" in Berlin und Hamburg – nach jahrelanger Finanzhilfe – durch Fusionen vor einem ähnlichen Schicksal wie dem der City BKK bewahrt: die AOK Hamburg durch Fusion mit der AOK Rheinland (zum 01.07.2006) und die AOK Berlin durch Fusion mit der AOK für das Land Brandenburg (zum 01.01.2010) und der AOK Mecklenburg-Vorpommern (zum 01.01.2011) zur AOK Nordost. Bei den bundesweit agierenden Krankenkassen wie der Barmer GEK, der DAK oder der TK gibt es ohnehin keine derart ausgeprägte regionale Konzentration der Versicherten.

Vor diesem Hintergrund könnte man die Verantwortung für die Kassenschließung der City BKK somit der Kasse selbst zuschieben, die sich nicht erfolgreich um einen passenden Fusionspartner bemüht hat, bzw. dem BKK-System, das keine ent-

---

6 https://faktencheck-gesundheit.de/regionale-unterschiede/entfernung-der-prostata/ (27. Oktober 2011)

sprechende Lösung realisiert hat. Doch spränge diese Sicht letztlich wohl zu kurz, weil sie den Befund der überdurchschnittlich hohen Leistungsausgaben ausklammert. Wenn alle GKV-Versicherten in Berlin und Hamburg (und weiteren Großstädten in Agglomerationsräumen) überdurchschnittlich hohe Leistungsausgaben verursachen, reichen die auf bundesdurchschnittlichen Ausgabenwerten basierenden Zuweisungen aus dem Gesundheitsfonds offenbar systematisch nicht aus, um die tatsächlichen Ausgaben zu decken. Also könnte man die Fondszuweisungen für Versicherte in überdurchschnittlich ausgabenintensiven Regionen ein Stück erhöhen (und notwendigerweise woanders entsprechend kürzen) – das entspräche dann im Prinzip der Forderung nach Einführung eines Regionalfaktors im Risikostrukturausgleich, wie sie vor allem aus südlichen Ländern immer wieder erhoben wird und auch schon Gegenstand eines – für die damaligen Antragsteller Baden-Württemberg, Bayern und Hessen allerdings abschlägigen – Urteils des Bundesverfassungsgerichts im Jahr 2005 war (BVerfG 2005). Eine andere Sicht vertritt Maximilian Gaßner, Präsident des für die Durchführung des RSA zuständigen Bundesversicherungsamtes (BVA), der aus dem „Drama der Diskriminierung der City BKK-Mitglieder" den Schluss zieht, dass „die Zuweisungen aus dem Fondssystem für chronisch Kranke zu verbessern sind" (Gaßner 2011: 3).

Andere Reformvorschläge setzen nicht bei der Höhe der Fondszuweisungen, sondern beim regionalen Zuschnitt der kassenspezifischen (Zusatz-) Beitragsregionen an; danach sollen die Krankenkassen – je nach Modell obligatorisch oder optional – Zusatzbeiträge regional differenziert kalkulieren, um dadurch innerhalb einzelner Regionen – insbesondere solcher, die wie Berlin und Hamburg durch überdurchschnittlich hohe Leistungsausgaben gekennzeichnet sind – unverzerrte Wettbewerbsbedingungen zwischen regional begrenzt und überregional tätigen Krankenkassen zu erreichen (Wasem et al. 2007). Daneben hat dieser Vorschlag aber auch eine Verteilungsdimension: Die offenbar systematisch überdurchschnittlich hohen Leistungsausgaben in bestimmten Regionen können sowohl auf eine „bessere" Versorgung als auch auf geringere Versorgungseffizienz (oder eine Kombination von beidem) zurückzuführen sein – in jedem Fall erschiene es „gerecht", wenn die in einer solchen Region lebenden GKV-Versicherten dies mit einem vergleichsweise etwas höheren Zusatzbeitrag zu bezahlen hätten (für Versicherte in relativ ausgabengünstigen Regionen würde das Umgekehrte gelten).

Damit ist man dann unmittelbar wieder bei der Frage angekommen, ob und wie Leistungsausgaben beeinflusst werden können. Dabei gibt es gewiss Faktoren, die außerhalb des unmittelbaren Einflussbereichs der Krankenkassen liegen – sei es „einheitlich und gemeinsam" oder kassenindividuell –, etwa die Bedeutung der regionalen Krankenhauslandschaft, die maßgeblich durch die Krankenhausplanung der Länder bestimmt wird. Aus Kassensicht besteht in Bezug auf jedes in den Krankenhausplan eines Landes aufgenommene Krankenhaus Kontrahierungszwang zum festgelegten Einheitspreis. Auch auf die vertragsärztliche Bedarfsplanung hatten die Krankenkassen bislang nur begrenzten Einfluss, auch wenn es in diesem Leistungssegment gewisse „Öffnungsoptionen" in Form von Selektivverträgen in der hausarztzentrierten und der „besonderen ambulanten ärztlichen Versorgung" gibt.

## 1.4.3 Festhalten an überkommenen Instrumenten

Hier schließt sich nun der Kreis vom ersten Regionalbeispiel, dem „Fall City BKK", zum zweiten Regionalbeispiel, dem GKV-VStG. Dort nämlich kommen Krankenkassen als unmittelbare Gestalter der (regionalen) Gesundheitsversorgung praktisch gar nicht vor, und wenn doch, dann bestenfalls „gemeinsam und einheitlich" als gesetzlich verordnete Zwangskartelle, aber in keinem Fall als wettbewerbliche Vertragsakteure. Mit der Idee eines funktionalen Kassenwettbewerbs um die ständige Verbesserung von Qualität, Wirtschaftlichkeit und Präferenzorientierung der Gesundheitsversorgung hat das GKV-VStG nicht das Geringste zu tun – man kann sogar im Gegenteil behaupten, dass das Rad insoweit noch ein Stück zurückgedreht wird, als insbesondere dem Kollektivvertragsakteur Kassenärztliche (Bundes-) Vereinigung – wie oben beschrieben – zusätzliche Zuständigkeiten und Befugnisse eingeräumt werden. Das hat auch speziell mit der Aufgabe regionaler Versorgungssteuerung unmittelbar zu tun.

So wird das Instrumentarium der vertragsärztlichen Bedarfsplanung mit den Kassenärztlichen Vereinigungen als zentrale Akteure nicht grundsätzlich infrage gestellt, obwohl dieses Instrumentarium in der Vergangenheit weder zur Vermeidung von (akuter oder drohender) Unterversorgung noch zum Abbau von Überversorgung geschaffen worden ist, sondern lediglich dazu gedient hat, regionale Überversorgung wenigstens auf das bestehende Maß zu begrenzen. Warum dieses Instrumentarium – wenn auch modifiziert – jetzt plötzlich in der Lage sein soll, einen nennenswerten Beitrag zur Verhinderung von Unterversorgung zu leisten, erscheint vor diesem Hintergrund schwer nachvollziehbar. Das Problem der Ansiedlung von Ärzten in strukturschwachen Regionen lag in der Vergangenheit ja nicht etwa darin, dass bei der Bedarfsplanung nicht genug freie Arztsitze ausgewiesen wurden, sondern dass solche freien Sitze nicht besetzt werden konnten. Die Besetzung von Arztsitzen – das ist die eigentliche Funktion des Sicherstellungsauftrags, den die Kassenärztlichen Vereinigungen schon in der Vergangenheit ganz offenkundig nicht in ausreichendem Maße erfüllen konnten.

Das zentralplanwirtschaftliche Regime mit Bedarfsplanung und Zulassung, verknüpft mit erwerbslebenslangem Kontrahierungszwang der Krankenkassen gegenüber den Vertragsärzten, ist auch deshalb weithin unflexibel, weil es auf der Annahme einer starren (limitationalen) Produktionsfunktion der vertragsärztlichen Versorgung basiert, bei der den Ärzten die absolute Schlüsselrolle für die Versorgung zugeschrieben wird. Insbesondere im Bereich der Primärversorgung ist die Entwicklung in vielen anderen westlichen Ländern – auch solchen mit geringer Bevölkerungsdichte – dagegen längst über einzelarztzentrierte Versorgungsmodelle hinausgegangen – etwa durch die verstärkte Einbindung nichtärztlicher Gesundheitsberufe in Versorgungsteams oder durch den gezielten Einsatz telemedizinischer Instrumente (Jacobs und Schulze 2011). Was dazu nunmehr in ersten vorsichtigen Ansätzen im GKV-VStG erkennbar wird, mag bei der Reformresistenz der Ärzteschaft in Deutschland durchaus bemerkenswert erscheinen, doch gegenüber den Entwicklungen in anderen Ländern – und angesichts des nachgewiesenen Problemlösungspotenzials – ist es eher dürftig.

Grundsätzlich steht die Stärkung der Rolle der Kassenärztlichen Vereinigungen durch das GKV-VStG im Widerspruch zu der allseits immer wieder – zumindest rhetorisch – bekundeten Notwendigkeit, die starre sektorale Trennung zwischen der ambulanten und stationären Versorgung zu überwinden[7]. In der Vergangenheit hatte der Gesetzgeber gute Gründe dafür, innovative Versorgungsformen der sektorübergreifenden Versorgung im Rahmen von wettbewerblichen Vertragsmodellen zu fördern. Anstatt die Ursachen für den derzeit in dieser Frage unübersehbaren Attentismus zu beseitigen – ein wesentlicher Grund liegt kassenseitig erkennbar in dem Bestreben, einen kassenindividuellen Zusatzbeitrag so lange wie irgend möglich zu verhindern (Greß et al. 2010: 18) –, drohen sich die Voraussetzungen für das Zustandekommen von (wettbewerblichen) Selektivverträgen sogar noch weiter zu verschlechtern – etwa weil es durchaus fraglich erscheint, ob auf der Regionalebene, auf der die Fortschreibung der Gesamtvergütungen künftig verhandelt werden soll, jeweils leistungsgerechte Bereinigungsverfahren gefunden werden können (Paquet et al. 2011: 264), ohne die Selektivverträge jedoch keine Substitution des kollektivvertraglich vereinbarten Versorgungsgeschehens bewirken können.

### 1.4.4 Verzicht auf ordnungspolitische Klarheit

Führt man sich zudem den oben skizzierten Ordnungsrahmen vor Augen, der für den neuen Versorgungssektor der ambulanten spezialärztlichen Versorgung geplant ist („Wer kann, der darf") – ein Bereich, der 2004 unter der Bezeichnung „hochspezialisierte ambulante Behandlung im Krankenhaus" sogar fast als ein vertragswettbewerbliches Vorzeigeprojekt (wenngleich mit mangelnder Anreizkompatibilität) gestartet war (Cassel et al. 2008: 172) –, kann man das Gesamtregime der Versorgungssteuerung, das nach dem GKV-VStG zu erwarten ist, nur als kompletten „Steuerungswirrwarr" bezeichnen. Dabei hatte etwa die Arbeitsgruppe Gesundheit der Unionsfraktion im Bundestag im Februar 2010 in einem Beschlusspapier noch zutreffend analysiert, dass es bei den anstehenden Vorhaben notwendig sei, „grundsätzlich das Verhältnis von Kollektiv- und Selektivvertrag in der medizinischen Versorgung in Deutschland zu bestimmen". Derzeit gebe es „eine Vielzahl von zum Teil widersprüchlichen, jedenfalls nicht immer eindeutigen Regelungen, bei denen einerseits mehr Wettbewerb und Vertragsfreiheit propagiert wird, andererseits aber Zwangsmechanismen greifen, ohne die Frage der dauerhaften Sicherstellung der flächendeckenden Versorgung im Nebeneinander von Kollektiv- und Selektivvertrag zufriedenstellend zu beantworten". Deshalb müsse eine Reihe von Fragen „in absehbarer Zeit abschließend geklärt werden", wozu unter anderem die Fragen zählten, „ob und inwieweit Selektivverträge den Kollektivvertrag tatsächlich ersetzen oder „nur" ergänzen (Add-on) sollen" bzw. „wie im Falle von den Kollektivvertrag ersetzenden Leistungen im Selektivvertrag die notwendige Budgetbereinigung möglichst einfach und zeitnah erfolgen kann, ggf. in Form von Pauschalen" (CDU/CSU 2010: 16f.).

Unabhängig davon, wie diese Fragen im Einzelnen beantwortet worden wären, hätte dies in jedem Fall einen wichtigen Beitrag zu mehr ordnungspolitischer Klar-

---

7 Dasselbe gilt im Übrigen auch für die offenkundig nach wie vor vollständig fehlende Bereitschaft der Länder, ihre Planungshoheit im Krankenhausbereich zumindest nicht schon zu Beginn von Reformgesprächen für absolut sakrosankt zu erklären.

heit bedeutet. Im weiteren Gesetzgebungsverfahren wurden derartige Fragen – vor allem auch zur flächendeckenden Sicherstellung der Versorgung im Spannungsfeld von Kollektiv- und Selektivvertrag (Greß et al. 2011) – jedoch explizit gar nicht erst gestellt und im Entwurf zum GKV-VStG implizit zulasten jeglicher vertragswettbewerblichen Steuerungsperspektive beantwortet. Die im Koalitionsvertrag der Bundesregierung bekundete Absicht „Wir wollen, dass die Krankenversicherungen genügend Spielraum erhalten, um im Wettbewerb gute Verträge gestalten zu können und regionalen Besonderheiten gerecht zu werden" (CDU/CSU/FDP 2009: 85) ist im Rahmen des GKV-VStG jedenfalls kein Stück realisiert worden.

Damit wird – nicht zum ersten Mal – die Chance vertan, den durch die Einführung von Gesundheitsfonds und Zusatzbeitrag intensivierten Krankenkassenwettbewerb stärker im Hinblick die Versorgungssteuerung zu funktionalisieren. Zwar enthält der Entwurf zum GKV-VStG auch Maßnahmen, die unter der Überschrift „Stärkung wettbewerblicher Handlungsmöglichkeiten der Krankenkassen" firmieren (Bundesregierung 2011: 72), doch hat dies letztlich vor allem Alibicharakter, weil wenigstens die Wettbewerbsrhetorik bedient werden soll, wenn es schon keine nennenswerte Wettbewerbssubstanz gibt. Das gilt zumindest, solange man bei Kassenwettbewerb in erster Linie an Vertragswettbewerb denkt – also das Zustandekommen von Versorgungsverträgen zwischen Krankenkassen und Anbietern von Versorgungsleistungen unterhalb der Ebene von starrer Plan- und Kollektivwirtschaft. Die jetzt unter der Überschrift „Wettbewerb" vorgesehenen Handlungsmöglichkeiten der Kassen – insbesondere erweiterte Satzungsoptionen – haben jedenfalls mit Versorgungssteuerung und dem Ziel der Verbesserung von Qualität und Wirtschaftlichkeit der Gesundheitsversorgung nicht das Geringste zu tun.

Diese Einschätzung ist nicht zuletzt gerade auch in regionaler Sicht bedauerlich. Wenn es gelingen soll, künftig mehr Ärzte aufs Land zu bringen, geht das nach übereinstimmender Einschätzung nicht allein durch mehr Geld, aber wohl auch kaum ohne spürbare ökonomische Anreize. Diese zu finanzieren wäre wohl kein großes Problem, wenn die gleichzeitig zuhauf bestehende Über- und Fehlversorgung (Letztere hier insbesondere in Gestalt ineffizienter Versorgungsstrukturen) gezielt abgebaut würde, sodass dadurch nicht nur Finanzmittel eingespart werden könnten, sondern zugleich auch die relative Attraktivität der von Unterversorgung bedrohten Regionen erhöht würde (Greiner 2011: 140). Dazu wird es nun jedoch nicht kommen. Damit werden sich die regionalen Versorgungsunterschiede mutmaßlich kaum nennenswert reduzieren. Für die wachsende Zahl an empirischen Versorgungsforschern mag das zwar durchaus von Interesse sein, für die betroffenen Bürger aber wohl eher ein Ärgernis – und zwar sowohl im ländlichen Raum, wo Versorgungsengpässe an der Tagesordnung bleiben dürften, als auch in Ballungszentren, deren oft unabgestimmte und ineffizient organisierte Über- und Hochversorgung weiterhin von den Beitragszahlern finanziert werden muss.

## Literatur

Bundesministerium der Finanzen (BMF). Schreiben an das Bundesministerium für Gesundheit zum Entwurf eines Gesetzes zur Verbesserung der Versorgungsstrukturen in der gesetzlichen Krankenversicherung. Mimeo, 05.07.2011.

Bundesrat. Empfehlungen der Ausschüsse zu Punkt 39 der 886. Sitzung des Bundesrates am 23.09.2011. Bundesrats-Drucksache 456/1/11 vom 15.09.2011.

Bundesregierung. Entwurf eines Gesetzes zur Verbesserung der Versorgungsstrukturen in der gesetzlichen Krankenversicherung (GKV-Versorgungsstrukturgesetz – GKV-VStG). Bundestags-Drucksache 17/6906 vom 05.09.2011.

Bundesverfassungsgericht (BVerfG). Urteil zum Risikostrukturausgleich vom 18.7.2005; www.bundesverfassungsgericht.de/entscheidungen/rs20050718_2bvf000201.html (Zugriff: 10.10.2011).

Bundesversicherungsamt (BVA). Bundesversicherungsamt schließt City BKK zum 1. Juli 2011. Pressemitteilung vom 04.05.2011 (BVA 2011a).

Bundesversicherungsamt (BVA). Alle Krankenkassen müssen Mitglieder der City BKK übernehmen. Bundesversicherungsamt wird Verhalten der Kassen streng überwachen. Pressemitteilung vom 10.05.2011 (BVA 2011b).

Cassel D, Ebsen I, Greß S, Jacobs K, Schulze S, Wasem J. Vertragswettbewerb in der GKV. Möglichkeiten und Grenzen vor und nach der Gesundheitsreform der großen Koalition. Bonn: Wissenschaftliches Institut der AOK (WIdO) 2008.

CDU/CSU, Arbeitsgruppe Gesundheit der Bundestagsfraktion. Das Angebot vom Bedarf des Patienten her gestalten – 14 Vorschläge für eine Reform der medizinischen Versorgung in Deutschland, beschlossen am 22.02.2010.

CDU, CSU, FDP: Wachstum. Bildung. Zusammenhalt. Der Koalitionsvertrag zwischen CDU, CSU und FDP, 26.10.2009; www.cdu.de/doc/pdfc/091026-koalitionsvertrag-cducsu-fdp.pdf (Zugriff: 10.10.2011).

Drösler S, Hasford J, Kurth BM, Schaefer M, Wasem J, Wille E. Evaluationsbericht zum Jahresausgleich 2009 im Risikostrukturausgleich. Gutachten des Wissenschaftlichen Beirats zur Weiterentwicklung des Risikostrukturausgleichs vom 22.06.2011; www.bmg.bund.de/morbi-rsa (26. September 2011).

Gaßner M. Vorwort zum Tätigkeitsbericht des Bundesversicherungsamtes 2010. Bonn 2011; 3–4.

Greiner W. Ist Bedarfsplanung und Wettbewerb ein Widerspruch? Die Krankenversicherung, Heft 5/2011, 138–40.

Göpffarth D. Regionalmerkmale im Risikostrukturausgleich. Ein Beitrag zum funktionalen Wettbewerb und zu bedarfsgerechter Versorgung? In: Repschläger U, Schulte C, Osterkamp N (Hrsg). Gesundheitswesen aktuell 2011; 16–40.

Greß S, Ebsen I, Jacobs K, Wasem J. Sicherstellung im Spannungsfeld von Kollektiv- und Selektivverträgen. In: Jacobs K, Schulze S (Hrsg). Sicherstellung der Gesundheitsversorgung. Neue Konzepte für Stadt und Land. Berlin: KomPart 2011; 117–39.

Greß S, Jacobs K, Schulze S. GKV-Finanzierungsreform: schwarz-gelbe Irrwege statt gezielter Problemlösungen. Gesundheits- und Sozialpolitik 2010; 64 (4): 14–27.

Jacobs K, Schulze S. Sicherstellung der Gesundheitsversorgung: mehr Vielfalt und Produktivität statt fortgesetzter Planwirtschaft. In: dies. (Hrsg). Sicherstellung der Gesundheitsversorgung. Neue Konzepte für Stadt und Land. Berlin: KomPart 2011; 141–64.

Paquet R, Schräder WF, Sehlen S. Mehr Rationalität in der vertragsärztlichen Vergütung. Vorschläge zur Weiterentwicklung. Die Krankenversicherung 2011; 9: 259–64.

Reichelt H. Kassensturz: Der Schlusspfiff hat ein Nachspiel. G+G Gesundheit und Gesellschaft 2011; 14 (6): 34–40.

Singhammer J, Spahn J. Zwischenbilanz der Gesundheitspolitik. Mimeo, 13.09.2011.

Wasem J, Greß S, Jacobs K. Gesundheitsfonds und Regionaldebatte I: Ordnungspolitischer Rahmen. In: Göpffarth D, Greß S, Jacobs K, Wasem J (Hrsg). Jahrbuch Risikostrukturausgleich 2007: Gesundheitsfonds. St. Augustin: Asgard 2007; 139–62.

# 2 Regionale Unterschiede in der stationären Versorgung: Das ländliche Krankenhaus im Fokus

Boris Augurzky, Andreas Beivers und Hendrik Schmitz

**Abstract**

Die geodemografische Entwicklung wird dazu führen, dass v. a. strukturschwache ländliche Räume, insbesondere in den neuen Bundesländern, neben der Alterung spürbare Bevölkerungseinbußen erleiden werden. Die derzeitige Krankenhausinfrastruktur kann daher in manchen Gebieten nicht voll aufrechterhalten werden. Basierend auf den Analysen des Krankenhaus Rating Reports (KRR) 2011 beobachten wir, dass schon heute die wirtschaftliche Lage der ländlichen Grundversorger (bis 300 Betten) am schlechtesten aussieht, gefolgt von den städtischen Grundversorgern. Ländliche und städtische Spezialisten liegen dagegen im Durchschnitt. Große Versorger (über 300 Betten) weisen die beste wirtschaftliche Lage auf – sowohl im ländlichen als auch im städtischen Raum. Allerdings stehen ländliche und städtische Grundversorger in nicht-kommunaler Hand signifikant besser da als kommunale. Bei der ländlichen Grundversorgung ist daher erstens über eine Strukturanpassung, wie größere oder spezialisierte Einheiten nachzudenken – egal ob in kommunaler oder anderer Trägerschaft – und zweitens ist zu diskutieren, weshalb kleine ländliche Grundversorger in nicht-kommunaler Hand weit besser abschneiden als solche in kommunaler Hand.

The geodemographic development will lead to significant losses of an already ageing population in underdeveloped rural areas, especially in the new German Länder. This means that in some areas the existing hospital infrastructure cannot be fully maintained. Based on the analysis of the Krankenhaus rating Report (KRR) 2011, we observe that even today the economic situation of rural primary care hospitals (up to 300 beds) is the worst, followed by urban primary care hospitals. Rural and urban specialist clinics, on the other hand, showed average results. Large hospitals (more than 300 beds) have the best economic situation – both in rural and urban areas. However, non-municipal rural and urban primary care hospitals score significantly better than those in public ownership. Therefore, a structural adjustment of rural primary care should be considered which would induce bigger or specialized units – whether in public or other ownership. In addition it should be discussed why small rural primary care hospitals in non-municipal ownership score far better than those in municipal ownership.

## 2.1 Ausgangslage: zunehmende Heterogenität in der Bundesrepublik

In der Bundesrepublik Deutschland gilt generell das Postulat der „gleichwertigen Lebensverhältnisse". Demzufolge hat die Raumordnung nach § 1 ROG (Raumordnungsgesetz) in allen Teilräumen Deutschlands diese herzustellen. So müssen die Infrastruktureinrichtungen wie Krankenhäuser für ihre Adressaten mit einem zumutbaren Aufwand erreichbar sein. Um in Deutschland eine Flächendeckung über das gesamte Bundesgebiet sicherzustellen, wird auf planerischer Seite versucht, eine Dekonzentration von Krankenhausbetrieben zu erreichen und viele kleinere Krankenhausstandorte im Raum zu verteilen (Beivers 2010).

Vor diesem Hintergrund gewinnt die prognostizierte geodemografische Entwicklung, die in den einzelnen Regionen Deutschlands sehr unterschiedlich sein wird, an enormer Bedeutung. So wird die Bevölkerung keineswegs überall in Deutschland zurückgehen. Vielmehr zeigt sich auf der regionalen Ebene der Kreise ein Nebeneinander von Wachstum und Schrumpfung, wobei die Zahl der Kreise mit abnehmender Bevölkerung künftig stark ansteigen wird. Die natürliche Bevölkerungsentwicklung ist die Hauptursache für den fortschreitenden säkularen Prozess der Alterung. Alterung findet überall statt, in West und Ost, Stadt und Land – jedoch mit unterschiedlicher Dynamik und Intensität (BBR, 2005).

Die aktuellen Diskussionen zum Versorgungsstrukturgesetz (Bundesministerium für Gesundheit 2011) beschäftigen sich auch mit diesem Thema. Das Gesetz bezieht sich ganz bewusst auf die zu erwartenden regionalen Versorgungsdisparitäten. Gezielte Maßnahmen, wie beispielsweise im Bereich der Gewinnung von Ärztinnen und Ärzten im ländlichen Raum wie auch die Neujustierung der sektorenübergreifenden Zusammenarbeit in unterversorgten Regionen, zeigen die Brisanz und Aktualität des Untersuchungsgegenstandes auf.

## 2.2 Versorgungsstrukturen im ländlichen Raum

Strukturschwache ländliche Räume, insbesondere in den neuen Bundesländern, werden neben der Alterung spürbare Bevölkerungseinbußen erleiden. Es ist daher davon auszugehen, dass die derzeitige Krankenhausinfrastruktur in den betroffenen Gebieten nicht in vollem Umfang aufrechterhalten werden kann. Vor dem Hintergrund einer wachsenden Patientenmobilität wird darüber hinaus ein stark differenziertes medizinisches Leistungsangebot im ländlichen Raum in Frage gestellt.

Es erscheint offensichtlich, dass im ländlichen Raum neue, ökonomisch tragbare Versorgungsformen geschaffen werden müssen. Hierbei hilft der Blick auf die sehr heterogenen Versorgungsstrukturen in der Bundesrepublik (Augurzky et al. 2010). So variiert die Krankenhausdichte in Deutschland erheblich (Abbildung 2–1). In Bayern, in Teilen Baden-Württembergs, im Saarland, in Teilen Rheinland-Pfalz, in Nordhessen, Niedersachsen und Schleswig-Holstein gibt es überdurchschnittlich viele Krankenhäuser je Einwohner. Zunächst ist dies nicht verwunderlich: In Regionen mit einer geringen Bevölkerungsdichte sind grundsätzlich mehr Krankenhäuser je Einwohner zu erwarten als in dicht besiedelten Gebieten. Tat-

Abbildung 2–1

**Krankenhausdichte 2008; Plan- und Vertragskrankenhäuser nach Regierungsbezirken je 1 Mio. Einwohner**

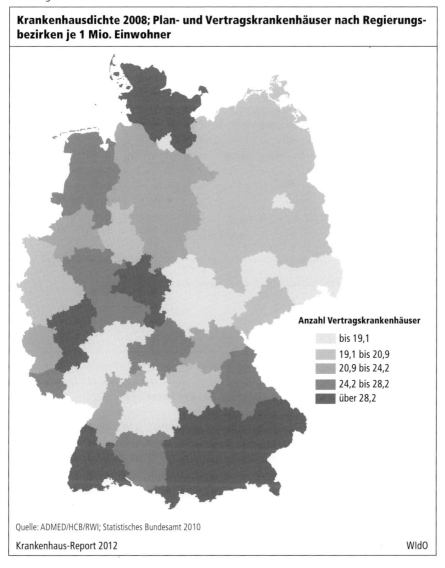

Quelle: ADMED/HCB/RWI; Statistisches Bundesamt 2010
Krankenhaus-Report 2012 WIdO

sächlich zeigt sich für Westdeutschland näherungsweise ein solcher Zusammenhang (Abbildung 2–2). Erstaunlich ist allerdings, dass die neuen Bundesländer bei gleicher Bevölkerungsdichte wie Bayern mit rund einem Drittel weniger Krankenhäusern je Einwohner auskommen, dafür aber mit durchschnittlich größeren Häusern ausgestattet sind (Abbildung 2–3). Mithin stellt sich die Frage, ob schon heute tatsächlich jedes Krankenhaus versorgungsrelevant ist.

In manchen Gegenden werden außerdem erhebliche Bevölkerungsrückgänge die in den zentralen Orten gebündelte Infrastruktur – wie die ländlichen Krankenhäuser – gefährden (Beivers und Spangenberg 2008), weil Wirtschaftlichkeits-

Abbildung 2–2

**Krankenhausdichte und Bevölkerungsdichte 2009**

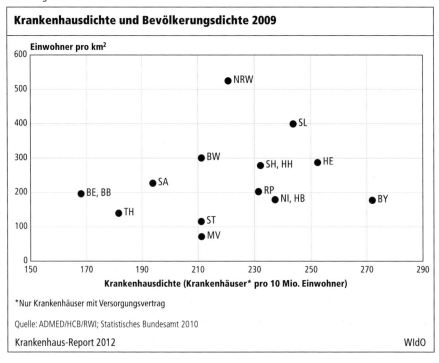

*Nur Krankenhäuser mit Versorgungsvertrag

Quelle: ADMED/HCB/RWI; Statistisches Bundesamt 2010

Krankenhaus-Report 2012 WIdO

Abbildung 2–3

**Krankenhausgröße und Anteil kleiner Krankenhäuser 2008**

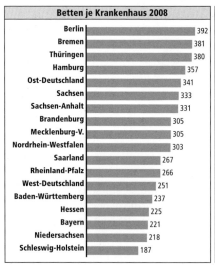
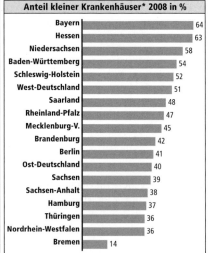

* unter 200 Betten

Quelle: ADMED/HCB/RWI; Statistisches Bundesamt 2010

Krankenhaus-Report 2012 WIdO

schwellen unterschritten werden können. Nach Prognosen des BBR (Bundesamt für Bauwesen und Raumordnung 2006a und 2006b) wird sich gemäß der heutigen Situation bei rund 120 Mittelzentren ein wirtschaftliches Tragfähigkeitsproblem ergeben, weil die Bevölkerungsmindestzahl von rund 35 000 Einwohnern im Verflechtungsbereich unterschritten wird. Besondere Problemräume sind vor allem die Altmark, Uckermark, Prignitz und die Niederlausitz in den neuen Bundesländern (Pütz und Spangenberg 2006). Inwiefern jedoch die ländlichen Krankenhäuser heute schon in ihrer Tragfähigkeit gefährdet sind und ob der Grund dafür primär ihre örtliche Lage ist, gilt es im Folgenden zu klären.

## 2.3 Das ländliche Krankenhaus: Definition und Situationsbeschreibung

Zunächst ist der Prototyp des „ländlichen Krankenhauses" zu definieren und seine ökonomische Lage im Status quo darzustellen. Basierend auf den Ergebnissen des Krankenhaus Rating Reports 2011 (KRR 2011; Augurzky et al. 2011) wird der Frage nachgegangen, ob und warum ländliche Krankenhäuser im Vergleich zu städtischen häufiger in ihrer Existenz gefährdet sind.

Im ersten Schritt ist hierfür der Begriff der „Ländlichkeit" zu konkretisieren. Je nach Bevölkerungsdichte und Zentralität einzelner Orte werden die Regionen in Deutschland vom BBR einzelnen siedlungsstrukturellen Regions- und Kreistypen zugeordnet. Dabei teilen sich die Regionstypen in drei Oberkategorien auf: Agglomerationsräume, verstädterte und ländliche Räume. Die jeweiligen Kreistypen werden in insgesamt neun feinere siedlungsstrukturelle Kreistypen ausdifferenziert. Zur Definition der Ländlichkeit greifen wir nach Rücksprache mit dem BBR auf die siedlungsstrukturellen Kreistypen zurück. Die Typen 4, 7, 8 und 9 bilden im Aggregat die Variable „Land", alle übrigen Kreistypen (1, 2, 3, 5 und 6) die Variable „Stadt"[1].

Das Krankenhaus, das vor allem die wohnortnahe Versorgung der Bevölkerung sicherstellen soll, wird als ein Plankrankenhaus der Grundversorgung („Grund") mit maximal 300 Betten definiert (Beivers und Spangenberg 2008). Weitere Selektionskriterien sind erstens die Vorhaltung von mindestens zwei Fachabteilungen, davon mindestens die Chirurgie und Innere Medizin, sowie zweitens eine Mindestgröße von 50 Betten. Das impliziert zum Beispiel, dass Krankenhäuser mit nur der Fachabteilung Psychiatrie/Psychosomatik ausgeschlossen wurden. Darüber hinaus gibt es einige größere ländliche Krankenhäuser mit über 300 Betten („Land, Groß"), die ebenfalls die ländliche Versorgung sicherstellen. Spezialkliniken („Spezial") dagegen sind Krankenhäuser mit bis zu 300 Betten, die nicht in die Klassifikation „Grund" fallen. Abbildung 2–4 gibt einen ersten Überblick zur gewählten Klassifikation. Demzufolge

---

1 Die siedlungsstrukturellen Kreistypen teilen sich auf in: (1) Kernstädte in Agglomerationsräumen, (2) hochverdichtete Kreise in Agglomerationsräumen, (3) verdichtete Kreise in Agglomerationsräumen, (4) ländliche Kreise in Agglomerationsräumen, (5) Kernstädte in verstädterten Räumen, (6) verdichtete Kreise in verstädterten Räumen, (7) ländliche Kreise in verstädterten Räumen, (8) ländliche Kreise höherer Dichte, (9) ländliche Kreise geringerer Dichte (BBR 2006; 2006a).

Abbildung 2–4

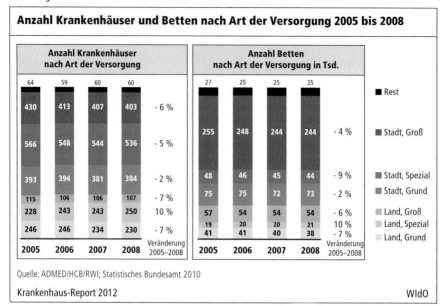

Quelle: ADMED/HCB/RWI; Statistisches Bundesamt 2010
Krankenhaus-Report 2012

gab es im Jahr 2008 insgesamt 230 ländliche Grundversorger und 107 ländliche Großversorger zur Sicherstellung der flächendeckenden Versorgung der Bevölkerung im ländlichen Raum, komplettiert von 250 ländlichen Spezialkliniken.

Abbildung 2–4 stellt zusätzlich die Veränderung der Zahl der Krankenhäuser und Betten über die Zeit dar. Zwischen 2005 und 2008 ging die Zahl der ländlichen Grundversorgungskrankenhäuser um 7 % zurück, während die der städtischen Grundversorger nur um 2 % sank. Auch bei der Zahl der Betten war die Kapazitätsstreichung stärker als bei städtischen Grundversorgern. Im Vergleich zu allen anderen Krankenhäusern und den städtischen Spezialkliniken fällt die Reduktion jedoch nicht höher aus. Bei den größeren Versorgern scheint es im Ländlichen indessen keinen größeren Kapazitätsabbau gegeben zu haben als bei den städtischen.

Interessant ist auch die Betrachtung der Veränderung des Basisfallwerts (BFW)[2] und des Casemix-Index (CMI) nach Art der Versorgung (Abbildung 2–5). Durch die Konvergenz auf zunächst landeseinheitliche BFW kam es zu Gewinnern und Verlierern. Die Krankenhäuser in ländlichen Räumen (Grund, Spezial und Groß) gehörten zu den Konvergenzgewinnern – bedingt durch ihre niedrigen Ausgangswerte, gefolgt von den städtischen Grundversorgern. Allerdings können auch Überlagerungen mit Kataloganpassungen nicht ausgeschlossen werden. Gerade große Krankenhäuser konnten ihre relative Position durch eine Detaillierung des DRG-Katalogs verbessern. Tatsächlich zeigt die Veränderung des CMI, dass insbesondere die spezialisierten Krankenhäuser (unabhängig von ihrer Lage) ihren CMI erhöhen

---

2 Es gilt darauf hinzuweisen, dass bei einer Betrachtung der Basisfallwerte auch generelle Anstiegseffekte wie die allgemeine Preissteigerungsrate Einfluss haben.

Abbildung 2–5

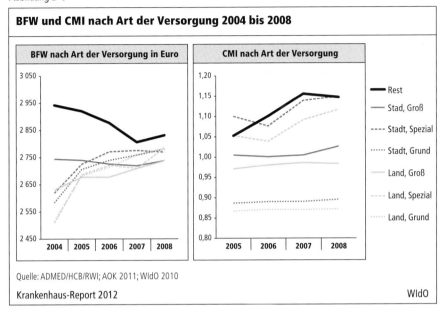

Quelle: ADMED/HCB/RWI; AOK 2011; WIdO 2010
Krankenhaus-Report 2012                                    WIdO

konnten, wohingegen die Grundversorger in Stadt und Land deutlich zurückliegen. Neben Katalogeffekten kann dies ein Indiz für die bereits angesprochene Abwanderung der Patienten, v. a. der schwereren Fälle, in die spezialisierte Versorgung sein.

## 2.4 Wirtschaftliche Lage ländlicher Krankenhäuser

Im Folgenden wird, basierend auf den Ergebnissen der Sonderanalyse „Ländliche Versorgung" des KRR 2011 (vgl. Augurzky et al. 2011), die wirtschaftliche Lage der verschiedenen Gruppen von Krankenhäusern, für die die Jahresabschlussdaten vorliegen, analysiert (Abbildung 2–6).[3] Es zeigt sich, dass vor allem die ländlichen Krankenhäuser der Grundversorgung ökonomische Probleme aufweisen. Dies spricht dafür, dass sie in erster Linie Strukturprobleme haben. Zwar scheint auch die Lage, d. h. Stadt versus Land, einen gewissen Einfluss zu haben. Grundversorger auf dem Land haben eine um 0,4 Prozentpunkte höhere Ein-Jahres-Ausfallwahrscheinlichkeit (Probability of Default, PD) als städtische Grundversorger, ländliche Spezialkliniken haben dagegen die gleiche PD wie städtische. Jedoch sind die Unterschiede zwischen Grundversorgern und Spezialkliniken signifikant größer als zwischen Stadt und Land. Zwischen den ländlichen und städtischen großen Krankenhäusern, die Grundversor-

---

[3] Die Jahresabschlussdaten in unserer Stichprobe umfassen insgesamt 1 017 Krankenhäuser. Sie setzen sich zusammen aus 145 ländlichen Grundversorgern, 70 ländlichen Spezialkliniken und 80 ländlichen Großversorgern sowie 264 städtischen Grundversorgern, 182 städtischen Spezialkliniken und 276 städtischen Großversorgern.

Abbildung 2–6

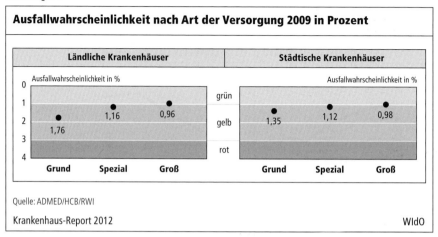

**Ausfallwahrscheinlichkeit nach Art der Versorgung 2009 in Prozent**

Quelle: ADMED/HCB/RWI
Krankenhaus-Report 2012 WIdO

gungsleistungen anbieten, ist ebenfalls kein Unterschied festzustellen. Vielmehr haben die größeren Krankenhäuser generell eine geringere PD als alle anderen. Ein ähnliches Bild ergibt sich bei Betrachtung der Krankenhäuser in der Ampelklassifikation und nach der Höhe des Jahresüberschusses (Abbildung 2–7).[4]

Abbildung 2–7

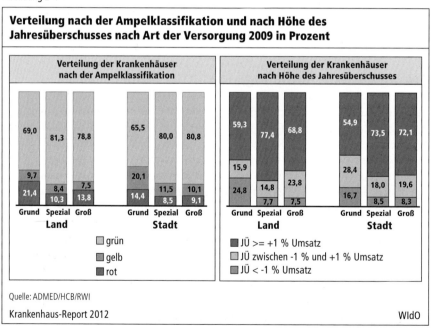

**Verteilung nach der Ampelklassifikation und nach Höhe des Jahresüberschusses nach Art der Versorgung 2009 in Prozent**

Quelle: ADMED/HCB/RWI
Krankenhaus-Report 2012 WIdO

---

4 Die Ampelklassifikation hinterlegt Ausfallwahrscheinlichkeiten von bis zu 1 % mit grün, zwischen 1 und 2,6 % mit gelb und von mehr als 2,6 % mit rot.

Abbildung 2–8

**Ausfallwahrscheinlichkeit nach Art der Versorgung und Trägerschaft 2009 in Prozent**

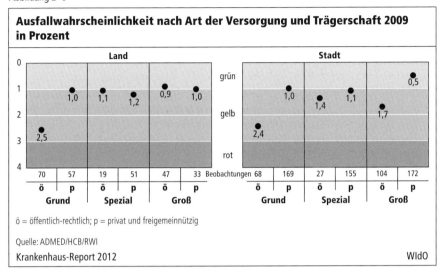

ö = öffentlich-rechtlich; p = privat und freigemeinnützig

Quelle: ADMED/HCB/RWI
Krankenhaus-Report 2012                                                        WIdO

Eine Erklärung für die zu beobachtenden Unterschiede in der Ausfallwahrscheinlichkeit könnte eine regional unterschiedliche Trägerstruktur sein. Da sich die PD privater und freigemeinnütziger Krankenhäuser kaum unterscheiden, sowie zur Vermeidung zu kleiner Stichprobenzahlen, werden im Folgenden diese beiden Trägerschaften zusammengefasst („nicht-kommunal") und gemeinsam mit den kommunalen Häusern verglichen (Abbildung 2–8). Jetzt nivellieren sich die zuvor beobachteten strukturellen Unterschiede zwischen Grund- und Spezialkliniken. Stattdessen zeigt sich die generell schlechtere wirtschaftliche Lage der kommunalen Kliniken. Bei den Nicht-kommunalen scheinen weder Lage noch Art der Versorgung einen wesentlichen Einfluss auf ihre Ausfallwahrscheinlichkeit zu haben. Kommunale Kliniken der Grundversorgung haben dagegen eine deutlich schlechtere PD. Interessanterweise liegen zwischen großen Versorgern auf dem Land keine trägerspezifischen Unterschiede vor. Indessen schneiden große kommunale Versorger in der Stadt signifikant schlechter ab als nicht-kommunale.

Bei der Betrachtung der ländlichen Versorgung und der Beantwortung der Frage, inwiefern die dortigen Krankenhäuser gefährdet sind, handelt es sich primär um eine strukturelle Frage (d. h. Grund versus Spezial sowie kommunal versus nichtkommunal) und nicht um eine der räumlichen Lage. Bezieht man die ländlichen Großversorger („Land, Groß") mit ein, hat neben der Spezialisierung auch die Größe einen positiven Einfluss. Offenbar führt der relativ hohe Anteil kommunaler Kliniken der Grundversorgung in ländlichen Regionen (54 % im Jahr 2008) zum schlechteren Abschneiden der ländlichen Krankenhäuser insgesamt. Berücksichtigt man außerdem die Bevölkerungsprognose 2030 des BBR auf Basis der einzelnen Kreistypen, werden die ländlichen – aber auch städtischen – Krankenhausstandorte v. a. in den neuen Bundesländern mit einer erheblichen Schrumpfung ihrer Bevölkerung konfrontiert sein. Dies wird die betroffenen Krankenhausstandorte – unabhängig von der Trägerschaft – vor erhebliche Herausforderungen stellen – sowohl in

Bezug auf die Anzahl der Patienten als auch was die Akquise von Personal angeht. Es ist davon auszugehen, dass die ohnehin schon mit wirtschaftlichen Problemen konfrontierten Grundversorgungskrankenhäuser in öffentlich-rechtlicher Trägerschaft dadurch besonders belastet werden. Welche Auswirkungen dies auf die Sicherstellung der wohnortnahen Versorgung haben wird und ob die für diesen Fall vorgesehenen Sicherstellungszuschläge nach § 5 KHEntgG eine Lösung sind, gilt es noch im Einzelnen zu diskutieren. Offenbar sind größere Einheiten und nichtkommunale Grundversorger auf dem Land wirtschaftlich stabiler.

Die geringe Bevölkerungsdichte in Teilen Bayerns, Niedersachsens und Ostdeutschlands relativiert sich jedoch, wenn man über die nationalen Grenzen schaut. In vielen europäischen Ländern liegt die Bevölkerungsdichte deutlich niedriger als in den genannten Regionen (Augurzky et al. 2010). Trotzdem ist ihre Krankenhausdichte nicht höher, sondern sogar niedriger als in Deutschland, ohne dass die Gesundheitsversorgung dort mangelhaft ist. Eine detaillierte Analyse zur Erreichbarkeit von Krankenhäusern in Deutschland weist auf sehr kurze Wegezeiten im Status quo hin (Pütz und Spangenberg 2006). Rund drei Viertel der Bevölkerung erreichen mit dem PKW innerhalb von zehn Minuten und über 95 % innerhalb von 20 Minuten das jeweils nächste Krankenhaus mit Grundversorgungsleistungen. Darüber hinaus haben Berechnungen zu Standortoptimierungen auf Basis des bestehenden Straßen- und Verkehrsnetzes ergeben, dass wesentlich weniger Standorte ausreichen würden, um eine bestimmte Erreichbarkeitsvorgabe für alle Bürger in der Bundesrepublik umzusetzen. Gibt man einen Mindeststandard von 30 Minuten PKW-Fahrzeit vor, würden danach bundesweit rund 350 Standorte ausreichen (Pütz und Spangenberg 2006). Dies zeigt, dass derzeit nicht generell von einer Gefährdung der Versorgung – selbst bei vereinzelten Standortschließungen – auszugehen ist. Jedoch gilt es immer den Einzelfall gesondert zu prüfen.

Es wird von zentraler Bedeutung sein, dass die betroffenen Regionen beginnen, sich rechtzeitig auf die zu erwartenden Probleme einzustellen. Dies bedeutet konkret, Lösungsvorschläge zu erarbeiten und ökonomische Anreize so zu setzen, dass auch in Zukunft die Sicherstellung einer hochwertigen, wirtschaftlichen und flächendeckenden Versorgung der Bevölkerung mit Krankenhausleistungen gewährleistet werden kann. Wie im Versorgungsstrukturgesetz thematisiert, dürfte insbesondere in den ländlichen Gebieten eine stärkere Verzahnung des ambulanten und stationären Sektors im Sinne einer sektorenübergreifenden, regionalen Gesundheitsversorgung zielführend sein. Hier könnten jedoch auch die Medizinischen Versorgungszentren – komplettiert um stationäre Kapazitäten zur Durchführung einer hochwertigen Erst- und Notfallversorgung – noch stärker als bisher angedacht einen signifikanten Beitrag leisten. Als weitere und auch im Gesetz in ähnlicher Form aufgenommene Punkte ist durchaus denkbar, dass Krankenhäuser in den betroffenen Regionen die ambulante fachärztliche Versorgung mit übernehmen und mobile Hausärzte sowie mobile Pflegekräfte unterstützend zur Sicherung der wohnortnahen Versorgung eingesetzt werden.

## 2.5 Fazit

Im ländlichen Raum müssen neue, ökonomisch tragfähige Versorgungsformen geschaffen werden. Der innerdeutsche Vergleich zeigt, dass dies machbar ist. Einige Bundesländer kommen mit deutlich weniger, aber größeren Krankenhausstandorten aus als andere – und dies bei vergleichbarer Bevölkerungsdichte. So besitzt z. B. Sachsen bezogen auf die Einwohnerzahl deutlich weniger, aber größere Standorte als Bayern. Gleichzeitig weisen die sächsischen Krankenhäuser eine überdurchschnittlich gute wirtschaftliche Lage auf. Dies gilt in ähnlicher Weise auch für die anderen neuen Bundesländer. Effiziente Krankenhausstrukturen nutzen offenbar den Krankenhäusern. Sie nutzen aber auch den Bürgern, weil damit bei gleichen Kosten eine höhere Qualität und Patientenzufriedenheit erreicht werden können (Augurzky et al. 2011) und außerdem die Versorgung nachhaltig gewährleistet werden kann.

2008 gab es insgesamt 230 ländliche Grund- und 107 ländliche Großversorger zur Sicherstellung der flächendeckenden Versorgung der Bevölkerung im ländlichen Raum, komplettiert von 250 ländlichen Spezialkliniken. Als Grundversorger sind Krankenhäuser mit 50 bis 300 Betten definiert, die mindestens die Fachabteilungen Chirurgie und Innere Medizin vorhalten. Die Analyse der Jahresabschlüsse zeigt, dass v. a. die ländlichen Krankenhäuser der Grundversorgung ökonomische Probleme aufweisen. Städtische Grundversorger schneiden leicht besser ab. Großversorger, sowohl ländliche als auch städtische, weisen das beste Rating auf. Spezialisten besitzen ebenfalls ein überdurchschnittliches Rating.

Segmentiert nach Trägerschaft erreichen nicht-kommunale ländliche Grundversorger ein ebenso gutes Rating wie die Großversorger und die Spezialisten. Offenbar ist die ländliche Grundversorgung nicht unbedingt unwirtschaftlicher zu erbringen. Jedoch scheint die ländliche Grundversorgung in kommunaler Hand nicht besonders von Erfolg gekrönt zu sein. In Verbindung mit der geodemografischen Entwicklung wird dies die betroffenen Krankenhausstandorte vor erhebliche Herausforderungen stellen. Es ist davon auszugehen, dass die schon angeschlagenen Grundversorger in öffentlich-rechtlicher Trägerschaft dabei besonders belastet werden.

Vor diesem Hintergrund ist erstens über die Schließung mancher kommunaler Grundversorger, zweitens über die Bildung größerer kommunaler Einheiten unter einem Dach und drittens über Privatisierungen nachzudenken. Zwar können dadurch in ländlichen Regionen die Distanzen zum nächsten Krankenhaus größer werden, gleichzeitig würden davon aber die jetzt schon wirtschaftlicher arbeitenden Krankenhäuser profitieren und die durchschnittliche Behandlungsqualität für die Patienten könnte vermutlich sogar steigen. Die Versorgungssicherheit dürfte dabei kaum gefährdet sein.

## 2.6 Ausblick: Marktbereinigung als Motor der Entwicklung?

Damit stellt sich die Frage nach dem Motor der dafür nötigen Marktbereinigung. Hierbei besteht das Problem, dass eine breite Mehrheit zwar davon profitieren, aber eine kleine Minderheit – zumindest „gefühlt" – verlieren würde. Während sich die Mehrheit jedoch nicht organisiert und für ihren – bezogen auf den Einzelnen – kleinen „Gewinn" eintritt, werden sich die von einer Kapazitätsreduktion betroffenen Krankenhäuser und Kommunen sehr lautstark organisieren und sich gegen jede Veränderung stellen. Insofern wird die Kommunalpolitik keine Marktbereinigung unterstützen. Aber auch die Landespolitik kann hier kaum mit positiven Wählerstimmen rechnen und wird sich dezent zurückhalten.

Indirekt können aber die Banken in ihrer Funktion als Fremdkapitalgeber als Katalysator einer Marktbereinigung fungieren, indem sie Investitionsentscheidungen von Krankenhäusern über die Kreditvergabe bzw. Nicht-Vergabe maßgeblich mitbestimmen. Sie unterstützen damit eine effiziente Kapitalallokation im Krankenhausbereich. Nichtsdestoweniger wäre es hilfreich, wenn auch die über die Krankenversicherungen gebündelte Nachfrage stärkeren Einfluss auf das Leistungsangebot nehmen könnte. Damit würde die Marktbereinigung im Sinne des Patienten und des Beitragszahlers erfolgen. Vor dem Hintergrund der Passivität der Landespolitik sind daher Elemente des selektiven Kontrahierens von Krankenversicherungen unumgänglich. Leider finden derartige Elemente zu wenig Eingang im aktuellen Versorgungsstrukturgesetz. Es bleibt daher abzuwarten, zu welchen Ergebnissen der Markt von sich aus – auch ohne begünstigende staatliche Rahmenbedingungen – im Bereich der ländlichen Versorgung führen wird.

## Literatur

AOK. Vereinbarte Basisfallwerte. Bonn 2011. www.aok-gesundheitspartner.de/bund/krankenhaus/budgetverhandlung/basisfallwerte/index.html.

Augurzky B, Krolop S, Gülker R, Schmidt CM, Schmidt H, Schmitz H, Schwierz C, Terkatz S. Krankenhaus Rating Report 2010 – Licht und Schriften. RWI Materialien, Heft 59. Essen 2010.

Augurzky B, Gülker R, Krolop S, Schmidt CM, Schmidt H, Schmitz H, Terkatz S. Krankenhaus Rating Report 2011 – Die fetten Jahre sind vorbei. RWI Materialien, Heft 67. Essen 2011.

Beivers A. Ländliche Krankenhausversorgung in Deutschland: Eine gesundheitsökonomische Analyse, Europäische Hochschulschriften. Frankfurt a. Main: Peter Lang Internationaler Verlag der Wissenschaften 2010.

Beivers A, Spangenberg M. Ländliche Krankenhausversorgung im Fokus der Raumordnung, in: Informationen zur Raumentwicklung IzR, 1/2008. Bonn: Bundesamt für Bauwesen und Raumordnung 2008; 91–9.

Bundesamt für Bauwesen und Raumordnung (Hrsg). Raumordnungsbericht 2005. Berichte, Band 21. Bonn 2005.

Bundesamt für Bauwesen und Raumordnung (Hrsg). Perspektiven der Raumentwicklung in Deutschland. Bonn/Berlin 2006a.

Bundesamt für Bauwesen und Raumordnung (Hrsg). Raumordnungsprognose 2020/2050: Bevölkerung, private Haushalte, Erwerbspersonen, Wohnungsmarkt. Berichte, Band 23. Bonn 2006b.

Bundesministerium für Gesundheit. Entwurf eines Gesetzes zur Verbesserung der Versorgungsstrukturen in der gesetzlichen Krankenversicherung. Stand vom 3. August 2011. Berlin.

Klauber J, Geraedts M, Friedrich J (Hrsg). Krankenhaus-Report 2010. Schwerpunkt: Krankenhausversorgung in der Krise? Stuttgart: Schattauer 2010.

Pütz T, Spangenberg M. Zukünftige Sicherung der Daseinsvorsorge. Wie viele Zentrale Orte sind erforderlich?, in: Informationen zur Raumentwicklung, Heft 6/7.2006, Bonn: Bundesamt für Bauwesen und Raumordnung 2006, 337–44.

Statistisches Bundesamt. Verzeichnis der Krankenhäuser und Vorsorge- und Rehabilitationseinrichtungen in Deutschland 2008. Wiesbaden 2010.

# 3 Geografische Variationen in der stationären Versorgung: Internationale Erfahrungen

Philipp Storz-Pfennig

## Abstract

Immer wieder sind erhebliche unerklärte Variationen von Krankenhaus- und anderen Gesundheitsleistung zwischen Leistungserbringern oder Regionen in Ländern beobachtet worden, für die solche Analysen durchgeführt wurden. Selbst wenn bedarfsbezogene Faktoren und Ergebnisunterschiede einbezogen werden, verbleiben in der Regel noch erhebliche Unterschiede. Vor dem Hintergrund zunehmender Leistungszahlen, der Alterung, medizinischer Innovationen und steigender Kosten – und insbesondere bezogen auf das Ziel einer zunehmend evidenzbasierten Gesundheitsversorgung – sind solche Variationen beunruhigend. Dennoch ist es bisher nur begrenzt gelungen, solch offenkundig fragwürdige Variationen zu reduzieren. Daher werden neue Ansätze benötigt, mit deren Hilfe die Ursachen erkannt und Verbesserungsmöglichkeiten angestoßen werden können. Falls Ergebnisse die Erwartungen bestätigen, dass die Versorgung angebots- und erlösorientiert statt bedarfsorientiert und Leistungen zudem vermehrt mit fraglicher Evidenzbasierung erbracht werden, sind praktische Konsequenzen erforderlich.

Substantial unexplained variation in the provision of hospital and other health care services among providers or regions has consistently been noted in a number of countries in which such analysis have been conducted. Even when available information on need factors as well as outcomes are included, sustained variation typically remains. In the context of increasing service use, aging, innovation and rising costs – and especially when aiming at evidence based health care – such variation is annoying. Still, the reduction of obviously questional variation has met with limited success to date. New initiatives to address the sources of, and potential remedies for, such unwanted variation are therefore needed. If results confirm expectations of supply instead of need driven care and the increased utilization of services with a questionable evidence base, consequence are called for.

## 3.1 Einleitung

Obwohl die „Entdeckung" des Phänomens erheblicher Variationen beim Ausmaß der Leistungen zwischen geografischen Regionen (*(small) area variation*) mittlerweile Jahrzehnte alt ist (Wennberg und Gittelsohn 1973), so hat sich der wesentliche

Befund bis heute kaum verändert. Nach wie vor sind z. B. in einigen Regionen der Vereinigten Staaten ganz erheblich (teilweise bis um den Faktor drei oder mehr) höhere Leistungszahlen gegenüber anderen Regionen zu beobachten (Dartmouth-Atlas 2008) und auch in Großbritannien werden ähnliche Probleme wahrgenommen (NHS-Atlas 2010). Die fachliche und politische Diskussion dieser Befunde wird aktuell intensiv geführt (Bach und Skinner 2010; MEDPAC 2009; AHA 2009). Im Spannungsfeld geplanter oder begonnener Reformen des US-Gesundheitswesens mit dem hauptsächlichen Ziel, Versicherungsschutz für alle zu erreichen, Bemühungen um eine evidenzbasierte Gesundheitsversorgung (Mushlin und Ghomrawi 2010) und einer gleichzeitig wirkenden ökonomischen Krise ist die Schärfe der Diskussion begreiflich. In Deutschland sind Ergebnisse solcher vergleichenden Analysen bisher nur in weniger prominentem Umfang bekannt geworden (s. Abschnitt 3.4 unten), insbesondere existiert bisher keine umfassende Initiative wie u. a. in den Vereinigten Staaten oder in Großbritannien. Es spricht aber vieles dafür, dass auch hierzulande erhebliche erklärungsbedürftige Variationen bestehen, da – bei allen Systemunterschieden – grundsätzlich ähnliche Faktoren auf die Gestaltung der Versorgung einwirken dürften. Ein aktuelles Projekt der Bertelsmann-Stiftung beabsichtigt, künftig regelmäßig zu „Regionalen Variationen im deutschen Gesundheitswesen" Analysen und Berichte zu erstellen. Damit könnte möglicherweise zukünftig auch in Deutschland eine den genannten internationalen Projekten vergleichbare Informations- und Analyseplattform entstehen.

Nun sind (pro-Kopf-)Unterschiede in den regionalen Leistungsmengen sicherlich nicht per se als problematisch zu betrachten. Folgen sie Bedarfsfaktoren, d. h. im Wesentlichen der Morbidität, sodass Regionen mit höherem Bedarf auch höhere Leistungsmengen verzeichnen, so ist dies ja erwünscht und kann zumindest als ein Hinweis auf eine bedarfsgerechte Versorgung verstanden werden. Daher müssen erstens Bedarfsfaktoren bzw. die Morbidität (oder etwa deren demografische Determinanten) in den verglichenen Gebieten in die Gegenüberstellung des Leistungsgeschehens einfließen. Zugleich stellt sich zweitens die Frage, ob und wie höhere Leistungsmengen die erzielten gesundheitlichen Ergebnisse beeinflussen. Führen höhere Leistungsmengen zu besseren Ergebnissen, so ist dies zumindest ein Hinweis darauf, dass diese Leistungen angemessen sind. In diesem Zusammenhang ist schließlich drittens zu fragen, ob normative Maßstäbe des angemessenen Leistungsniveaus gefunden werden können – wobei das „Niveau" letztlich als summarisches Ergebnis vieler einzelner Therapieentscheidungen zustande kommt, die von Ärzten und Patienten, aber auch in einem institutionellen Rahmen getroffen werden. In Bezug auf die Krankenhausbehandlung sollte dies unmittelbar einsichtig sein. Bedeutend ist sicherlich auch, welche Akteure auf welchen Ebenen das Leistungsgeschehen beeinflussen. Auch wenn es wünschenswert erscheint, möglichst viele der genannten Einflussfaktoren zu berücksichtigen, so sind doch auch Variationen zu beobachten, die daran zweifeln lassen, dass z. B. eine Morbiditätsadjustierung im Einzelnen immer benötigt wird. Schon Wennberg und Gittelsohn (1973), die eine kleinräumige, vergleichende Analyse von 13 Krankenhauseinzugsbereichen (*hospital referral regions*) im US-Bundesstaat Vermont durchgeführt hatten, bemerkten: „Die Wahrscheinlichkeit [dass einem Kind/Jugendlicher bis zum Alter von 20 Jahren die Mandeln entfernt wurden] beträgt über 66 % in dem Gebiet mit den höchsten Raten, im Gegensatz zu Raten von 16–22 % in den vermutlich demografisch ähnlichen benachbarten Gebieten. Es sind keine Daten verfügbar, die es uns erlauben würden, die Variationen mit der Prävalenz der Mandelentzündung in Beziehung zu setzen. Es erscheint wahrscheinlicher, dass diese Unterschiede mit unterschiedlichen Überzeugungen der Ärzte hinsichtlich der Indikationen und der Wirksamkeit der Operation in Beziehung stehen." [Übersetzung durch Verfasser]

Im Folgenden werden einzelne Ergebnisse wesentlicher internationaler Projekte zur Ermittlung solcher Variationen bzw. regionaler Disparitäten vorgestellt. Dabei ist keine vollumfängliche, systematische Erfassung aller Ergebnisse jemals zu dieser Thematik international publizierter Analysen und Studien beabsichtigt. Der Fokus liegt vielmehr auf Projekten, die einen umfassenden, auf das jeweilige Gesamtsystem bezogenen Ansatz verfolgen. Auch geht es hier nicht darum, nationale Gesundheitssysteme zu vergleichen (sehr umfassend versucht und kontrovers aufgenommen wurde z. B. der globale Systemvergleich der WHO im World Health Report 2000). Fortlaufende Projekte etwa der OECD, die Versorgungsindikatoren oder das Ausmaß vermeidbarer Sterblichkeit zwischen den Mitgliedsstaaten vergleichend erheben und analysieren (aktuell z. B. Drösler et al. 2009; Gay et al. 2011), haben zwar generell eine ähnliche Zielsetzung wie intranationale Vergleiche. Hier stellen sich allerdings eine Reihe spezifischer Probleme, bezogen auf die Vergleichbarkeit von Datengrundlagen, Versorgungssettings und anderer – nach wie vor stark nationalstaatlich dominierter – Rahmenbedingungen. Zweifellos können solche Vergleiche, etwa innerhalb der Europäischen Union, zukünftig an Bedeutung gewinnen, besonders falls sich auch in Bezug auf die Gesundheitssysteme eine stärkere politische und soziale Integration abzeichnet.

An die Darstellung der Ergebnisse schließt sich eine kritische Analyse der bisherigen Erfolge oder deren Ausbleiben bei der Reduzierung solcher Disparitäten und die vermuteten Gründe an. Schließlich wird ein Ausblick auf sinnvolle Ansätze für Deutschland gegeben, die die internationalen Erfahrungen berücksichtigen.

## 3.2  Internationale Ergebnisse zu geografischen Variationen

Die Analysen zu geografischen Variationen der Gesundheitsversorgung in den Vereinigten Staaten durch das „Dartmouth-Atlas"-Projekt (www.dartmouthatlas.org) stellen sicherlich die umfangreichste Unternehmung ihrer Art dar. Seit den 1990er-Jahren werden kontinuierlich umfassende und zum Teil sehr detaillierte Analysen zu unterschiedlichen Leistungen, insbesondere auch Krankenhausleistungen, veröffentlicht. Diese basieren ganz überwiegend auf (Abrechnungs-)Daten von Medicare-Versicherten (65-jährige und älter). Das Ergebnis einer solcher Analyse ist beispielhaft in Abbildung 3–1 dargestellt. In relativ groben Gliederung der US-Bundesstaaten (die Analysen des Dartmouth-Atlas beruhen häufig auch auf einer Gliederung der 306 *hospital referral regions*) zeigen sich deutliche Variationen in Bezug auf die Krankenhausausgaben chronisch kranker Patienten[1] in den letzten

---

1 Einbezogen wurden Patienten mit Krebs, Herzinsuffizienz, COPD, Demenz, Diabetes, (kardio-)vaskulären Erkrankungen, Nierenversagen und schweren chronischen Lebererkrankungen.

Abbildung 3–1

**Abweichungen der Krankenhausausgaben in den letzten zwei Lebensjahren vom nationalen Durchschnitt (Medicare-Patienten, verstorben 2001–2005)**

| 1,20 bis 1,28 | | 1,00 bis < 1,20 | | 0,85 bis < 1,00 | | 0,70 bis < 0,85 | | | |
|---|---|---|---|---|---|---|---|---|---|
| NJ | $59 379 (1,28) | MA | $55 348 (1,19) | MI | $45 995 (0,99) | KY | $41 314 (0,89) | ME | $38 846 (0,84) |
| CA | $57 914 (1,25) | DC | $54 725 (1,18) | DE | $45 661 (0,98) | GA | $40 862 (0,88) | WV | $38 793 (0,84) |
| NY | $55 718 (1,20) | MD | $54 304 (1,17) | OK | $44 608 (0,96) | AL | $40 811 (0,88) | VA | $38 735 (0,83) |
| LA | $52 827 (1,14) | AK | $44 164 (0,95) | MO | $40 793 (0,88) | NE | $38 459 (0,83) | | |
| CT | $52 760 (1,14) | AZ | $43 851 (0,94) | SC | $40 726 (0,88) | MN | $38 186 (0,82) | | |
| NV | $51 571 (1,11) | HI | $43 682 (0,94) | WA | $40 649 (0,88) | NM | $37 632 (0,81) | | |
| TX | $50 905 (1,10) | MS | $43 082 (0,93) | IN | $40 583 (0,87) | WI | $37 218 (0,80) | | |
| FL | $50 810 (1,09) | OH | $42 926 (0,92) | UT | $40 310 (0,87) | OR | $35 679 (0,77) | | |
| IL | $47 857 (1,03) | CO | $42 595 (0,92) | AR | $40 193 (0,87) | ID | $35 518 (0,77) | | |
| RI | $47 790 (1,03) | TN | $42 478 (0,92) | KS | $39 873 (0,86) | WY | $35 249 (0,76) | | |
| PA | $46 624 (1,00) | NH | $42 003 (0,90) | NC | $39 818 (0,86) | MT | $35 114 (0,76) | | |
| VT | $41 514 (0,89) | SD | $34 296 (0,74) | | | | | | |
| IA | $33 864 (0,73) | | | | | | | | |
| ND | $32 523 (0,70) | | | | | | | | |

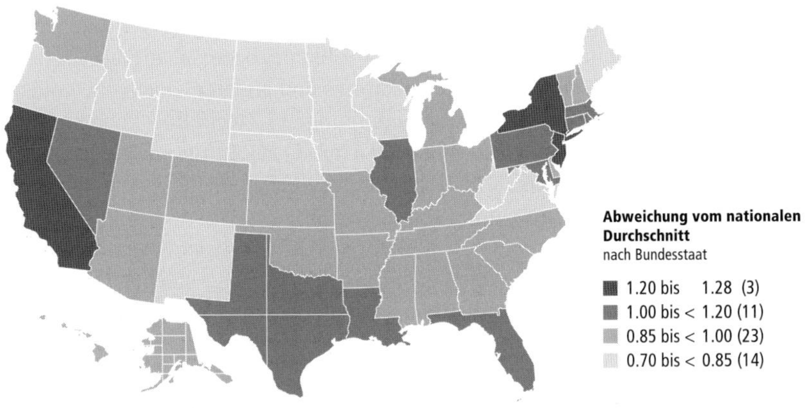

Abweichung vom nationalen Durchschnitt nach Bundesstaat

■ 1.20 bis 1.28 (3)
■ 1.00 bis < 1.20 (11)
■ 0.85 bis < 1.00 (23)
▫ 0.70 bis < 0.85 (14)

Quelle: Dartmouth Atlas 2008; © Crown Copyright. All rights reserved. DH 100020290. 2010
Krankenhaus-Report 2012                                                           WIdO

beiden Lebensjahren (in denen ein hoher Anteil der gesamten Ausgaben anfällt). In den Bundesstaaten mit den höchsten Krankenhausausgaben liegen die Werte zum Teil um den Faktor zwei höher als in den Staaten mit den geringsten Ausgaben. Im Mittel wurden rund 25 000 $ aufgewendet, in einigen Staaten jedoch 20 % bis maximal 46 % mehr (rund 37 000 $), in anderen Staaten erheblich weniger (minimal nur 68 % des nationalen Durchschnitts, mithin rund 17 000 $). Die Daten waren dabei bereits um die Einflüsse von Alter, Geschlecht, ethnischer Zugehörigkeit und Multimorbidität im Rahmen der einbezogenen chronischen Erkrankungen Krebs, Herzinsuffizienz, COPD, Demenz, Diabetes, Kardiovaskuläre Erkrankungen, Nierenversagen, schwere chronische Lebererkrankungen bereinigt, sodass die Unterschiede nicht auf diese Faktoren zurückgeführt werden können.

Im Rahmen des „Dartmouth-Atlas"-Projektes wurden und werden jedoch nicht nur generelle Übersichten, sondern auch differenzierte Analysen unter sehr unterschiedlichen regionalen (z. T. auch sehr kleinräumigen, bis auf einzelne Stadtteile

Abbildung 3–2

**Verteilung der Häufigkeit orthopädisch/chirurgischer Prozeduren zwischen 306 hospital referral regions standardisiert am nationalen Mittelwert (1,0) 2002–2003**

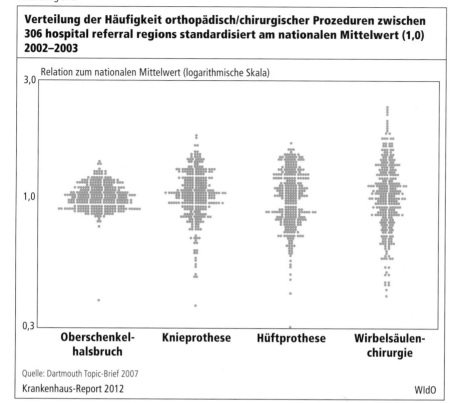

Quelle: Dartmouth Topic-Brief 2007
Krankenhaus-Report 2012                                            WIdO

differenzierten) und medizinisch-inhaltlichen Aspekten erstellt. Ein solches Beispiel zeigt Abbildung 3–2.

Die Ergebnisse stammen aus einer Analyse unterschiedlicher Leistungen, die insbesondere unter dem Aspekt ihrer Sensitivität in Bezug auf Patientenpräferenzen und auf Beeinflussbarkeit durch die Leistungserbringer untersucht wurden (*preference/supply sensitive care*). Das beispielhafte Ergebnis kann so interpretiert werden, dass für eine Leistung mit nahezu zwingender Indikationsstellung – hier beim Oberschenkelhalsbruch – in der Tat die Variation deutlich geringer ausfällt als für Leistungen, bei denen von wesentlich größeren Spielräumen bei der Indikationsstellung ausgegangen werden kann. Insbesondere hinsichtlich der Chirurgie im Bereich des Rückens (Wirbelsäulenchirurgie) stellt sich sicherlich die Frage nach Über- oder Fehlversorgung. Generell ist der Dartmouth-Atlas weniger als ein jeweils abgeschlossener Bericht oder eine einzelne Veröffentlichung, sondern vielmehr als eine komplexe Folge unterschiedlicher Analysen, Publikationen und Darstellungen aufzufassen.

Der „NHS Atlas of Variation in Healthcare" (NHS-Atlas 2010) wurde im November 2010 erstmals publiziert und berichtet über regionale Leistungsmengen und Kosten in verschiedenen Versorgungsbereichen in Großbritannien. Dazu werden unterschiedliche Daten und Indikatoren präsentiert und die Ergebnisse im Hinblick

Abbildung 3–3

**Regionale Verteilung der Ausgaben für Hysterektomien pro 1 000 Einwohner (152 Primary Care Trusts, alters- und geschlechtsbereinigt) 2010**

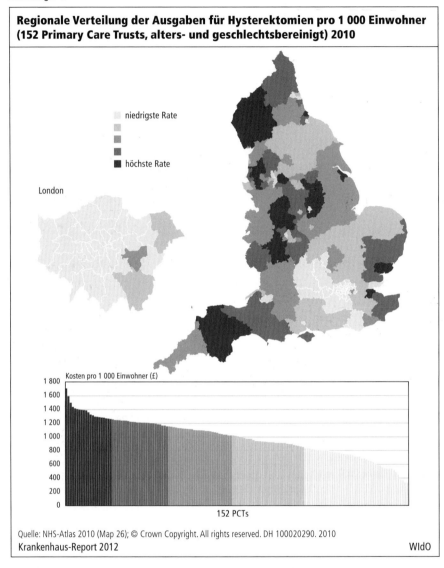

Quelle: NHS-Atlas 2010 (Map 26); © Crown Copyright. All rights reserved. DH 100020290. 2010
Krankenhaus-Report 2012　　　　　　　　　　　　　　　　　　　　　　　　　　　WIdO

auf die vorgefundene Variation, mögliche Ursachen und Problematiken diskutiert. Beispielhaft zeigt Abbildung 3–3 die regionale Variation der Ausgaben für Hysterektomien pro 1 000 Einwohner (alters- und geschlechtsbereinigt), gegliedert nach den 152 *Primary Care Trusts* des Nationalen Gesundheitsdienstes (NHS, National Health Service).

Die Ausgaben reichen dabei von unter 400 £ bis über 1 600 £ pro Tausend Einwohner. Selbst wenn jeweils die fünf höchsten und die fünf geringsten Werte nicht berücksichtigt werden, ergibt sich noch eine Variation um nahezu den Faktor drei. Die zu beobachtende erhebliche Variation kommentieren die Autoren mit dem Hinweis, dass es sich bei Hysterektomien um Operationen handle – oder jedenfalls in der Vergangenheit gehandelt habe, "*for which the culture of the gynaecological service influenced the rate. Furthermore, the views of women themselves contributed to the operative rate*" (NHS-Atlas 2010: 77). Die Angemessenheit oder Unangemessenheit von Hysterektomien wird nicht nur in England (Malhotra und Jacobson 2007a; b), sondern auch in anderen Gesundheitssystemen (HCIC 2010) und auch in Deutschland (Lademann et al. 2005) diskutiert, wobei jeweils unterschiedliche Sachverhalte und Indikationen einbezogen werden. Die Betrachtung einer (regionalen) Verteilung, wie in Abbildung 3–3 exemplarisch dargestellt, führt sicherlich zumindest zu der Frage, ob Präferenzunterschiede der Patientinnen wesentliche Anteil der Unterschiede erklären können oder ob nicht doch regionale „Praxisstile" oder andere, anbieterseitige Faktoren verantwortlich sein dürften.

Insgesamt werden im NHS-Atlas sehr unterschiedliche Versorgungs- und Angebotsaspekte berichtet und entsprechend unterschiedliche Prozesse und Strukturen bei dem Versuch, die jeweils vorgefundenen Variationen zu erklären, berücksichtigt. Der NHS-Atlas ist primär nach größeren Erkrankungsgebieten (Krebserkrankungen, metabolische, psychische, neurologische Erkrankungen, Herz-Kreislauf-, Muskel-Skelett-Erkrankungen etc.) gegliedert. Eine besonders differenzierte Darstellung, die sozio-demografische und Lebensqualitätsaspekte einbezieht, wird bezogen auf die Implantation von Hüft-Endoprothesen gegeben (NHS-Atlas 2010: 66 ff.). Dabei trat das beunruhigende Ergebnis zutage, dass nicht nur erhebliche Variationen des Zeitpunktes im Erkrankungsverlauf, zu dem eine Implantation ggf. vorgenommen wurde, und der möglicherweise bereits eingetretenen Lebensqualitätseinschränkungen präoperativ festgestellt wurden. Es konnte vielmehr auch beobachtet werden, dass die Interventionen vergleichsweise seltener in Bevölkerungsgruppen vorgenommen worden waren, bei denen zugleich von einem höheren bzw. dringenderen Bedarf ausgegangen werden musste (NHS-Atlas 2010: 67).

Neben den vorgestellten internationalen Projekten aus den Vereinigten Staaten und Großbritannien werden auch in Spanien mit dem VPM-Atlas (Atlas of Variations in Medical Practice in the Spanish National Health System) und in Australien (Atlas of Avoidable Hospitalisations in Australia: ambulatory care-sensitive conditions) ähnliche Ansätze verfolgt. Die Ergebnisse aus Spanien sind nur in begrenztem Umfang in englischer Sprache verfügbar (www.atlasvpm.org). Für Australien liegt ein umfangreicher Bericht zu vermeidbaren Hospitalisierungen auch in geografischer Differenzierung nach Regionen vor (Page et al. 2007). Dabei werden solche Hospitalisierungen betrachtet, von denen angenommen werden konnte, dass sie durch eine bessere ambulante und insbesondere eine bessere ambulante Primärversorgung hätten verhindert werden können. Wesentliche Anteile entfielen dabei auf Diabetes-Komplikationen sowie respiratorische und kardiovaskuläre Erkrankungen. Die regionalen Unterschiede waren mindestens teilweise auf unterschiedliche sozio-ökonomische Bedingungen zurückzuführen, mit höheren Raten in Gebieten mit ungünstigeren Bedingungen.

Es ist davon auszugehen, dass weitere Einzelanalysen zu Praxis- und regionalen Variationen in verschiedenen Ländern und Behandlungssettings durchgeführt bzw. publiziert wurden, teilweise auch im Kontext geografisch-epidemiologischer Analysen (z. B. Riva et al. 2007). Eine systematische Recherche hierzu wurde nicht angestellt, da der Schwerpunkt dieses Beitrags auf vergleichsweise umfassenden systembezogenen und nationalen Initiativen lag und auch nicht die generelle Frage nach (sozio-)geografischen Determinanten von Gesundheit und Krankheit gestellt wurde – auch wenn diese zur Erklärung geografischer Variationen beitragen mögen.

## 3.3 Erfahrungen zur Umsetzung der Ergebnisse in die Versorgungsgestaltung

Das Ziel der Analyse regionaler Variationen kann im Grunde nur sein, Informationen darüber zu liefern, welche Veränderungen der Leistungen und der Anbieterstrukturen der untersuchten Regionen notwendig wären, damit für die regionalen Unterschiede lediglich Bedarfsunterschiede begründend wären. Grundsätzlich kann dieses erstrebte Ziel sowohl eine Reduktion als auch eine Expansion von Leistungen implizieren oder mit Veränderungen des „Mix" an Interventionen verbunden sein. Dabei kann eine fundamentale Asymmetrie postuliert werden: Höhere Leistungsmengen, Ausgaben, Arzt- oder Krankenhauszahlen sind nur dann gerechtfertigt, wenn damit dem Bedarf besser entsprochen wird und bessere Ergebnisse erzielt werden. Die hier exemplarisch vorgestellten Analysen zeigen jedoch überwiegend an, dass in erheblichem Umfang unnötige Leistungen erbracht werden. Wennberg (2010) kommt in einem aktuellen Resümee – zumindest bezogen auf die Vereinigten Staaten – erstens zu dem Schluss, dass in der Regel keine Verschlechterung der Versorgung befürchtet werden müsse, wenn ein weit überdurchschnittliches Leistungsausmaß reduziert wird. Zweitens wird deutlich, dass es enormer Anstrengungen bedarf, um die gleichsinnig wirkende Bestimmungskraft einer ärztlich bestimmten Medizin und einer Industrie, die wesentliche Anteile des Sozialprodukts beansprucht, zugunsten einer an Bedürfnissen und Bedarf orientierten Gesundheitsversorgung umzugestalten.

Letztlich zeigt schon die recht hohe zeitliche Konstanz dieser im Grundsatz immer wiederkehrenden Befunde deutlich, dass Veränderungen zum Besseren offenbar nur schwer zu erreichen sind. In einer Analyse aus den Vereinigten Staaten (CBO 2008) zeigen sich allerdings auch unterschiedliche Entwicklungen. Auf der Grundlage der Betrachtung von Leistungsausgaben hat die geografische Variation im Medicare-System seit Mitte der 1990er-Jahre abgenommen, während die Variation bezogen auf die gesamten Gesundheitsausgaben kontinuierlich angestiegen ist (die Vereinigten Staaten weisen im Vergleich zu Kanada und Großbritannien in dieser Analyse generell eine hohe Variation auf). Dies legt es nahe anzunehmen, dass hier systematische – wenn auch im Einzelnen unaufgeklärte – Prozesse zugrunde liegen, die im Zeitverlauf die bestehenden Ungleichheiten noch vergrößern können, falls gegensteuernde Aktivitäten nicht unternommen werden oder nicht ausreichend wirksam sind. Hier wird allerdings u. a. die Einführung pauschalierender Vergütungssysteme als mögliche Ursache und insofern wirksame Maßnahme der tendenziellen Reduktion der Variation im Medicare-System angenommen. Als Grund für dennoch bisher eher bescheidene Erfolge bei der Reduktion ungewollter Variation wird auch angeführt, dass gerade der „unerklärliche" Charakter der nach Berücksichtigung erklärbarer Faktoren verbleibenden Unterschiede politisch initiierte Regelungen erschwere (Gold 2004). Auch der häufig zusammenfassende Charakter der Variationsindikatoren (z. B. wenn die Gesamtheit der Leistungsausgaben verglichen wird) bietet zunächst keine klaren Anhaltspunkte. Werden dagegen spezifischere Größen (wie z. B. die Häufigkeit bestimmter chirurgischer Eingriffe) verwendet, so sind zwar die möglichen Adressaten für Veränderungen klarer, aber politische Regelungsmöglichkeiten auf vermutlich eher globaler Ebene (z. B. gesamte Vergütungssysteme betreffend) womöglich nicht hinreichend zielgenau.

Naturgemäß ist professioneller und politischer Widerstand zu erwarten, wenn gestützt auf Analysen zu nicht erklärbaren Variationen, die unnötige Leistungen implizieren, Maßnahmen zu deren Abbau diskutiert werden. Hier werden einige intensive Debatten geführt, aktuell vor allem wiederum in den Vereinigten Staaten (Bach und Skinner 2010, MEDPAC 2009, AHA 2009). Diese beziehen sich teilweise auf methodische Einzelfragen bestimmter Analysen (Bach und Skinner 2010) und insbesondere auf die Rolle unterschiedlicher regionaler Preis- und Kostenstrukturen. Diese führen möglicherweise zu einer Reduktion von Variationen, insofern diese in Form von Ausgabengrößen formuliert werden. Auch an anderer Stelle (NHS-Atlas 2010) wird deutlich, dass grundlegende Fragen der Vergleichbarkeit zuverlässig beantwortet werden müssen, um zu aussagekräftigen Ergebnissen zu kommen, die dann auch klaren Handlungsbedarf signalisieren.

Während die meisten Analysen ein klares Signal geben, dass auch international weitgehend einheitlich unerwünschte Variationen bestehen, sind Erkenntnisse über Eingriffsmöglichkeiten bisher eher spärlich. Dies mag daran liegen, dass solche Aktivitäten sehr systemspezifisch in Bezug auf Kapazitätsplanung, Vergütungssysteme und die entsprechenden politischen Aushandlungsprozesse (deren spezifische Regelungen bisweilen in der „naiven" Außenbetrachtung unverständlich wirken mögen) konzipiert werden müssen und Informationen über solche Bemühungen auch in geringerem Umfang öffentlich bekannt werden. Es hat darüber hinaus den Anschein, dass – beinahe paradox – gerade die Größe und Ubiquität des zu vermutenden Problems, das die Analysen zu unerwünschten Variationen regelmäßig anzeigen, ein gezieltes Handeln eher verhindern. Andererseits ist jedoch anzumerken, dass viele Bemühungen um die Verbesserung von Evidenzbasierung, Qualität und Wirtschaftlichkeit auch durch Erkenntnisse aus Analysen des hier vorgestellten Typs gestützt werden. Diese gewinnen damit Plausibilität und Legitimation, ohne dass immer ausdrücklich oder gar exklusiv auf ihre Ergebnisse Bezug genommen wird oder werden muss.

## 3.4 Ausblick für die Krankenhausversorgung in Deutschland

Die Bemühungen, nicht durch Bedarf oder Ergebnisse legitimierte Variationen zu erkennen und zu reduzieren, wurden im Zeitverlauf intensiviert. Sie generieren wichtige, aktuelle Debatten. Ein ähnlicher Ansatz sollte auch für Deutschland verfolgt werden. Die internationalen Beispiele können hier durchaus vorbildlich sein. Die Ergebnisse werden aller Erwartung nach auch in Deutschland bestehende gravierende Variationen aufdecken. Sollte sich dies bestätigen, so besteht zwingend

Handlungsbedarf, da zentrale Kriterien der angemessenen Leistungserbringung wie Nutzen, Notwendigkeit und Wirtschaftlichkeit in Frage gestellt wären.

Internationale Projekte zeigen, dass Fragen sehr unterschiedlich sachlich und räumlich differenziert gestellt werden können – von globalen Betrachtungen der Gesamtausgaben bis hin zu Verteilung einzelner Leistungen auf einzelne Krankenhäuser. Beispielsweise haben Swart et al. (2008) die Möglichkeit dargelegt, die räumlich unterschiedliche Verteilung von Strukturen und Leitungen bezogen auf die potenzielle Nutzung von Abrechnungsdaten auch in Deutschland zu analysieren. Kleinräumige Analysen zu Unterschieden der Sterblichkeit bzw. vermeidbaren Sterblichkeit (Lazitis et al. 2011; Sundmacher et. al 2011), teilweise auch unter der – allerdings nur sehr generellen – Berücksichtigung von Versorgungsstrukturen, zeigten keinen signifikanten Einfluss der medizinischen Versorgung auf die Mortalität. Dominierend waren – kaum überraschend – sozio-ökonomische Faktoren. Aspekte des Zugangs zu Versorgungsangeboten im Krankenhausbereich hat u. a. Kortevoß (2006) beschrieben. Auch im Rahmen der Krankenhausplanung wurden vereinzelt regionale Morbiditäts- und Versorgungsanalysen angefertigt (z. B. Schneider et al. 2000). Ohmann (2002) hatte schon früher dargelegt, dass auch in Deutschland erhebliche geografische Variation bei medizinischen Leistungen zu beobachten sind. Offenkundig scheinen im Einzelfall sowohl wissenschaftliche Hypothesen über bekannte Problemfelder als auch u. U. politische Opportunitäten – legitim im Sinne von Möglichkeiten politischer Veränderung – die Analysen zu motivieren. Nicht alle Ansätze beziehen sich klar auf die kritische Analyse von Leistungsmengenunterschieden und deren Ursachen, sondern widmen sich z. B. Fragen des Zugangs zur Versorgung oder sozio-ökonomischen Determinanten der Gesundheit. Die vorgestellten internationalen Projekte sind dagegen klarer fokussiert.

Gegenwärtig werden Versorgungs-, Wirtschaftlichkeits- und Qualitätsprobleme in der deutschen Gesundheitsversorgung häufig von recht unterschiedlichen Ausgangslagen her betrachtet. Zum einen wird das Gesamtsystem in den Blick genommen und unter Gesichtspunkten sektoraler oder sektorenübergreifender Betrachtungen, die die Krankenhausversorgung einschließen, vorwiegend strukturelle Probleme benannt. Auch werden z. B. Wirtschaftlichkeitsfragen gestellt, für die globale Antworten versucht wurden, die wesentlich auf regionalen Vergleichen basieren (Augurzky et al. 2009), oder es werden Probleme des Zusammenwirkens und der Anreizstrukturen im ambulanten, stationären oder spezialärztlichen Bereich thematisiert, wie z. B. in den jüngsten Diskussionen zum sogenannten Versorgungsgesetz. Zum anderen werden einzelne Leistungen, Arzneimittel oder Behandlungsmethoden spezieller medizinischer Fachdisziplinen in den Blick genommen. Auch auf die Bedeutung unerklärter Variationen wurde hierbei im Kontext des deutschen Gesundheitssystems bereits hingewiesen (Frosch et al. 2010). Die verschiedenen Behandlungsverfahren können in diesem Kontext daraufhin untersucht werden, ob ihre Anwendung im Horizont evidenzbasierter Medizin notwendig sind und ob die erwarteten Ergebnisse tatsächlich erzielt werden. Auch hierzu können regionale Vergleiche einen Beitrag leisten, nicht zuletzt weil das Faktum hoher Variabilität in der Anwendung von Verfahren auch Unsicherheiten über deren Wertigkeit signalisieren kann (z. B. Plüddemann et al. 2010, betreffend Auswahlkriterien für die Bewertung diagnostischer Verfahren).

Zusammenfassend ist somit festzuhalten, dass vermutlich auch in Deutschland erhebliche Variationen in der Krankenhausversorgung bestehen, die wahrscheinlich vor allem in Hinweisen auf Über- und Fehlversorgung resultieren. Trotz sicherlich bestehender Schwierigkeiten, hier Verbesserung herbeizuführen, sind eine Reihe von Fragen zu stellen und ggf. praktische Konsequenzen zu ziehen: 1. Lässt sich, unter Berücksichtigung von Bedarfsfaktoren ein Zusammenhang zwischen der Angebotsdichte und der Leistungsdichte erkennen, sodass Hinweise auf Angebots- statt Bedarfsorientierung vorliegen? – Hier erschienen dann u. a. Eingriffe auf strukturell-planerischer Ebene erforderlich, 2. Gibt es Hinweise, dass die aus Preis- und Kosten- sowie Vergütungsstrukturen resultierende Erlössituation von Krankenhäusern, unabhängig von Bedarfsfaktoren, mit der Leistungsmenge in Zusammenhang steht? – Dies müsste dann zur Überprüfung von Vergütungsregelungen führen. 3. Zeigen sich Zusammenhänge zwischen dem Ausmaß der Variationen, der Evidenzbasierung und der Qualitätserkenntnis bei bestimmen Leistungen? – Dann sollten solche Leistungen insbesondere im Hinblick auf deren Evidenzbasierung, Nutzen und Qualität überprüft werden.

## Literatur

AHA. Trendwatch. Geographic Variation in Health Care Spending: A Closer Look. American Hospital Association. November 2009. www.aha.org/aha/trendwatch/2009/twnov09geovariation.pdf (15. Juni 2011).

Augurzky B, Tauchmann H, Werblow A, Felder S. Effizienzreserven im Gesundheitswesen. RWI-Materialien 2009, Heft 49. http://www.rwi-essen.de/publikationen/rwi-materialien/13/ (15. Juni 2011).

Bach PB, Skinner J, Staiger D, Fisher ES. The Debate over Regional Variation in Health Care Spending. N Engl J Med 2010; 362: 7.

CBO. Geographic Variation in Health Care Spending. The Congress of the United States. Congressional Budget Office. February 2008. http://www.cbo.gov/ftpdocs/89xx/doc8972/02-15-Geog Health.pdf (15. Juni 2011).

Dartmouth Atlas. Tracking the Care of Patients with Severe Chronic Illness. The Dartmouth Atlas of Health Care 2008. The Dartmouth Institute for Health Policy and Clinical Practice 2008. http://www.dartmouthatlas.org/downloads/atlases/2008_Chronic_Care_Atlas.pdf (15. Juni 2011).

Dartmouth Topic-Brief 2007. Preference-Sensitive Care. http://www.dartmouthatlas.org/downloads/reports/preference_sensitive.pdf (15. Juni 2011).

Drösler S, Romano P, Wei L. Health Care Quality Indicators Project: Patient Safety Indicators Report 2009. OECD Health Working Papers 2009, No. 47.

Frosch DL, Härter M, Simon D, Mulley AG. Variation und Verteilungsgerechtigkeit. Patientenpräferenzen berücksichtigen. Deutsches Ärzteblatt 2010; Jg. 107: Heft 43.

Gay JG, Paris V, Devaux M, de Looper M. "Mortality Amenable to Health Care in 31 OECD Countries: Estimates and Methodological Issues", OECD Health Working Papers, No. 55, OECD Publishing. http://dx.doi.org/10.1787/5kgj35f9f8s2-en.

Gold M. Geographic variation in Medicare per capita spending: Should policy-makers be concerned? Research Synthesis Report No. 6, July 2004. The Robert Wood Johnson Foundation. http://www.rwjf.org/files/research/RWJF%20Medicare%20SYNTHESIS%20July04.pdf (15. Juni 2011).

HCIC. Health Care in Canada 2010. Canadian Institute for Health Information, Dezember 2010. http://secure.cihi.ca/cihiweb/products/HCIC_2010_Web_e.pdf (15. Juni 2011).

Kortevoß A. Krankenhausplanung unter Bedingungen der German Diagnosis Related Groups. In: Klauber J, Robra BP, Schellschmidt H. Krankenhaus-Report 2006; 87–100.

Lademann J, Kolip P, Deitermann B, Bucksch J, Schwarze M. Gesundheit von Frauen und Männern im mittleren Lebensalter. Gesundheitsberichterstattung des Bundes. Berlin: Robert Koch-Institut 2005.

Lazitis N, Sundmacher L, Busse R. Regionale Unterschiede der Lebenserwartung in Deutschland auf Ebene der Kreise und kreisfreien Städte und deren möglichen Determinanten. Gesundheitswesen 2011; 73: 217–28.

Malhotra N, Jacobson B. Save to Invest. Developing criteria-based commissioning for planned health care in London. Commissioning for Equity Series. London Health Observatory. 2007a. http://www.lho.org.uk/ (15. Juni 2011).

Malhotra N, Jacobson B. Save to Invest. Developing criteria-based commissioning for planned health care in London (Executive Summary). Commissioning for Equity Series. London Health Observatory. 2007b. http://www.lho.org.uk/ (15. Juni 2011).

MEDPAC. Measuring Regional Variation in Service Use. Medical Payment Advisory Commission. Report to the Congress. Dezember 2009. http://www.medpac.gov/documents/Dec09_Regional-Variation_report.pdf (15. Juni 2011).

Mushlin AI, Ghomrawi H. Health Care Reform and the Need for Comparative-Effectiveness Research. New England J Med 2010; 362 (3).

NHS Atlas 2010. The NHS Atlas of Variation in Healthcare. Reducing unwarranted variation to increase value and improve quality. http://www.rightcare.nhs.uk/atlas (15. Juni 2011).

Ohmann C. Methoden der Erfassung regionaler Ungleichheiten der Versorgung. Arzneim.-Forsch./Drug Res. 2002; 52, No. 4: 330–1.

Page A, Ambrose S, Glover J, Hetzel D. Atlas of Avoidable Hospitalisations in Australia: ambulatory care-sensitive conditions. Public Health Information Development Unit. April 2007. http://www.aihw.gov.au/ (01. Juli 2011).

Plüddemann A, Heneghan C, Thompson M, Roberts M, Summerton N, Linden-Phillips L, Packer C, Price CP. Prioritization criteria for the selection of new diagnostic technologies for evaluation. BMC Health Services Research 2010; 10: 109.

Riva M, Gauvin L, Barnett TA. Toward the next generation of research into small area effects on health: a synthesis of multilevel investigations published since July 1998. Epidemiol Community Health 2007; 61: 853–61.

Schneider M, Müller U, Hofman U. Zukunftsorientierte Praxisstudie für die Krankenhausplanung in Nordrhein-Westfalen. Gutachten für die Krankenhausgesellschaft Nordrhein-Westfalen und die Ärztekammern Nordrhein und Westfalen-Lippe. 2000. www.aekno.de/downloads/aekno/praxisstudie.pdf (01. Juli 2011).

Sundmacher L, Kimmerle J, Latzitis N, Busse R. Vermeidbare Sterbefälle in Deutschland: Räumliche Verteilung und regionale Konzentrationen. Gesundheitswesen 2011; 73: 229–37.

Swart E, Deh U, Robra BP. Die Nutzung der GKV-Daten für die kleinräumige Analyse und Steuerung der stationären Versorgung. Bundesgesundheitsblatt – Gesundheitsforschung – Gesundheitsschutz 2008; 51, 10: 1183–92.

Wennberg J, Gittelsohn A. Small Area Variation in Health Care Delivery. Science 1973; 182: 1102–8.

Wennberg JE. Tracking Medicine. A Researchers Quest to understand Health Care. Oxford University Press 2010.

WHO. The World Health Report 2000. Health Systems: Improving Performance. World Health Organization 2000.

# 4 Regionale Unterschiede in der Inanspruchnahme von Hüft- und Knieendoprothesen

Torsten Schäfer, Csilla Jeszenszky, Klaus-Peter Günther, Jürgen Malzahn und Fritz Uwe Niethard

## Abstract

Der endoprothetische Ersatz von Hüft- und Kniegelenk ist Bestandteil der Routineversorgung und wird bedingt durch den demografischen Wandel vermutlich weiter zunehmen. Aus Sicht der Versorgungsforschung sind regionale Unterschiede in der Operationshäufigkeit von besonderem Interesse, da sie Hinweise insbesondere für eine Überversorgung geben können.

Das Ziel dieser Untersuchung war es, geografische Versorgungsunterschiede für den Hüft- und Kniegelenksersatz in Deutschland anhand eines großen Kollektivs von gesetzlich Versicherten darzustellen.

Es wurden insgesamt 1 436 344 Fälle von stationär versorgten AOK Versicherten der Jahre 2005 bis 2009 analysiert. Die Eingriffe zur primären Hüft- und Kniegelenksendoprothetik wurden anhand von OPS-Codes definiert und rohe wie auch altersstandardisierte Eingriffsraten berechnet. Die geografische Analyse und Darstellung, auch nach Geschlechtern stratifiziert, erfolgte auf Bundesland- und Kreisebene mithilfe des Programms InstantAtlas™.

Insgesamt lagen die rohen (und altersstandardisierten) Raten für den Hüft- und Kniegelenksersatz bei 280,6 (150,7) bzw. 217,2 (134,1) pro 100 000 und Jahr. Für die Inanspruchnahme des künstlichen Hüftgelenkersatzes zeigten sich große regionale Unterschiede bis zum Faktor 2,6. Besonders hohe Operationsraten fanden sich in Bayern, Thüringen und Teilen Nordwestdeutschlands. Bei der Kniegelenksendoprothetik waren die regionalen Versorgungsunterschiede noch ausgeprägter und erreichten in der kleinräumigen Analyse bei den Männern den Faktor 4,3. Wiederum zeichnen sich die Bundesländer Bayern und Thüringen, aber auch Teile Hessens und Niedersachsens durch eine überdurchschnittliche Inanspruchnahme aus.

Diese umfassende Analyse zeigt auf insgesamt hohem Versorgungsniveau erhebliche geografische Unterschiede für den künstlichen Hüft- und Kniegelenksersatz innerhalb Deutschlands. Diese Daten sollen Diskussionen über Versorgungsunterschiede anregen und als Ausgangspunkt für weitere hypothesengerichtete Analysen und Studien dienen.

Knee and hip replacements have become daily routine in health service and the demand will supposedly increase with the demographic change. From a health services research perspective geographical analyses are of specific interest as they may indicate potential oversupply.

With this analysis, which is based on the members of the largest legal health insurance company in Germany (AOK), we aim at describing regional differences in the supply of hip and knee replacement.

A total of 1 436 344 in-patient cases of the years 2005 to 2009 were analysed and the surgical categories defined by OPS codes. Crude and age-standardised replacement rates were calculated and given for both sexes and for two geographical patterns (federal states and counties) by using the software InstantAtlas™.

Overall, the crude (and age-standardised) rates for hip and knee replacement were 280.6 (150.7), i. e. 217.2 (134.1) per 100 000 and year. We observed large regional differences up to factor 2.6 for hip replacement, with the federal states Bavaria and Thuringia and parts of Northwest Germany exhibiting the highest rates. The regional differences were even more pronounced for knee replacement, reaching factor 4.3 in small area analyses for men. Again Bavaria and Thuringia and parts of Hesse and Lower Saxony showed high supply rates.

By these analyses we proved remarkable geographical differences in the hip and knee replacement rates within Germany on an overall high supply level. These data are meant to promote discussions and further hypothesis-driven research in this area.

## 4.1 Einleitung

Es gibt zahlreiche Hinweise und Beispiele aus Versorgungsstudien in Deutschland und (Sachverständigen-) Gutachten für eine Unter-, Über- oder Fehlversorgung. Letzteres schließt auch die ungleiche Verteilung von Ressourcen im Gesundheitswesen ein. Von besonderem Interesse für eine Analyse sind Gesundheitsdienstleistungen, die vom demografischen Wandel – möglicherweise in regionaler Abhängigkeit – beeinflusst sind und die eher einer Über- oder Fehlversorgung unterliegen. Das Ziel der vorliegenden Arbeit ist es, die Versorgungsunterschiede bundesweit beschreibend darzustellen, um daraus perspektivisch Erklärungsansätze und Handlungsgrundlagen ableiten zu können.

Aus internationalen und wenigen nationalen epidemiologischen Studien sind die Häufigkeit und sozialmedizinische Bedeutung degenerativer Erkrankungen des Bewegungssystems bekannt. Insbesondere Arthrosen der Hüft- und Kniegelenke sind nicht nur mit einer oft erheblichen Einschränkung von Mobilität und Lebensqualität verbunden, sondern stellen auch einen wesentlichen Grund für die Inanspruchnahme von Versorgungsleistungen dar (Merx et al. 2007). Die Bone and Joint Decade 2000–2010 hat auf die sozioökonomischen Folgen muskuloskelettaler Erkrankungen – vorrangig der Arthrose – wiederholt hingewiesen. Mit den gegenwärtigen demografischen Veränderungen ist eine Zunahme dieser altersassoziierten Probleme zu erwarten. Zugleich lassen Wechselwirkungen mit systemischen Erkrankungen, die ebenfalls zu einer Einschränkung der Mobilität führen (insbesondere Stoffwechsel-, Herz-Kreislauf- und neurodegenerative Erkrankungen), einen substanziellen Anstieg des Versorgungs- und Pflegebedarfs erwarten.

Detaillierte Untersuchungen zur Epidemiologie muskuloskelettaler Erkrankungen sind bislang überwiegend im angloamerikanischen (z. B. NHANES – National

Health and Nutrition Examination Survey) und skandinavischen Raum (z. B. Zoetermeer Survey) erfolgt. Die Prävalenz der Hüft- und Kniegelenksarthrose variiert international allerdings sehr stark zwischen 0,5 % und 36 % (Sun et al. 1997). Jüngere populationsbezogene Studien aus Norwegen und Frankreich geben die Prävalenz für die Hüftgelenksarthrose mit 5,5 % bzw. 5,0 % und für die Kniegelenksarthrose mit 7,1 % bzw. 7,6 % an (Grotle et al. 2008; Roux et al. 2008). Mit der von 1998 bis 2003 im BMBF-Förderschwerpunkt Rheumaepidemiologie durchgeführten „Ulmer Arthrosestudie" konnten zwar erstmals detaillierte Daten zu den Risikofaktoren und der Komorbidität bei Hüft- und Kniegelenkarthrose an einem deutschen Patientenkollektiv erhoben werden (Günther et al. 1998; Stürmer et al. 1998), die Ergebnisse lassen sich jedoch nicht ohne Weiteres auf Bevölkerungsebene übertragen. In einer bevölkerungsbezogenen Querschnittstudie wurde die Prävalenz der Osteoarthrose in Deutschland mit 18,7 % eingeschätzt (Kohler und Ziese 2004). Verschiedene operative, einschließlich endoskopische, Verfahren haben Einzug in die Routineversorgung gehalten. Im Jahr 2007 lagen die Inzidenzraten der Hüft-Operationen bei 3,8 % und der Knie-Operationen bei 6,6 % (Günster et al. 2011). Entsprechend der Gesundheitsberichterstattung des Bundes wurden im Jahre 2009 insgesamt 213 174 stationäre Implantationen einer Endoprothese am Hüftgelenk durchgeführt (GBE Bund 2011). Damit nimmt dieser Eingriff Platz 7 unter allen Operationen ein und macht einen Anteil von 1,5 % am Gesamtoperationsaufkommen aus. Für das gleiche Jahr wurden 159 137 Implantationen einer Endoprothese am Kniegelenk verzeichnet, was dem 16. Platz in der Rangliste und einem Anteil von 1,1 % an allen Operationen entspricht. Entsprechend dem demografischen Wandel ist mit einer Zunahme des Bedarfs an der operativen Versorgung in Deutschland in den nächsten Jahrzehnten zu rechnen, so wie er auch für andere Länder prognostiziert wird (Kurtz et al. 2007).

Vor dem Hintergrund fehlender einheitlicher und akzeptierter Indikationsstandards für diese operativen Eingriffe, Unterschieden in den Patienten- und Versorgerpräferenzen und eines regional unterschiedlichen Versorgungsangebots ist mit großen geografischen Unterschieden in der Durchführungshäufigkeit dieser Eingriffe in Deutschland zu rechnen.

Obwohl – wie geschildert – muskuloskelettale Erkrankungen und die assoziierten operativen Eingriffe auch unter Public-Health-Gesichtspunkten bedeutsame Entitäten darstellen, sind sie in Deutschland bislang noch nicht im Detail im Sinne der Versorgungsforschung untersucht worden.

## 4.2 Methodik

**Datenquelle**
Die hier verwendeten Daten wurden vom Wissenschaftlichen Institut der AOK (WIdO) gemäß § 301 SGB zur Verfügung gestellt und repräsentieren alle AOK-Versicherten in Deutschland der Jahre 2005–2009.

## Falldefinitionen und Fallpopulation

Für die Falldefinition wurden aus den bundesweiten Abrechnungsdaten die stationär behandelten AOK-Patienten und die belegärztliche Leistungen betrachtet. Die Fallgruppen wurden anhand 5-stelliger OPS-Codes (Operationen- und Prozedurenschlüssel) definiert. Es resultierten die beiden Obergruppen:
- Implantation einer Endoprothese am Hüftgelenk und
- Implantation einer Endoprothese am Kniegelenk

Im Anhang sind die Falldefinitionen auf der Basis der OPS-Codes aufgeführt. In der hier durchgeführten Analyse wurde nicht nach der Indikation für die Implantation unterschieden. Die ermittelten Raten beziehen sich dementsprechend nicht nur auf arthrosebedingte Eingriffe.

In Tabelle 4–1 sind die Größen der Fallgruppen nach Jahren dargestellt. Es gab Fälle, für die eine Prozedur mehrfach pro Jahr dokumentiert war. Um auszuschließen, dass Nachbehandlungen, Doppeldokumentationen usw. in die Auswertung eingehen, wurde festgelegt, dass eine Prozedur pro Patient pro Jahr nur einmal gezählt wird. Mit einer anderen Prozedur bzw. mit der gleichen Prozedur im folgenden Jahr ist der Patient ggf. mehrfach in der Auswertung enthalten.

## Nennerpopulation

Die Nennerpopulation stellt die Gesamtheit der AOK-Versicherten Deutschland dar, die im jeweiligen Berichtsjahr mindestens einen Tag bei der AOK versichert waren (Tabelle 4–2). Für die Ratenberechnungen wurden die Nennerpopulationen der jeweiligen geografischen Einheiten gewählt.

Tabelle 4–1
**Fallpopulationen nach Jahren**

| Jahr | N | Männl. (%) |
|---|---|---|
| 2005 | 252 953 | 38,8 |
| 2006 | 269 062 | 39,6 |
| 2007 | 295 680 | 40,3 |
| 2008 | 306 394 | 40,5 |
| 2009 | 312 255 | 40,9 |

Tabelle 4–2
**Nennerpopulationen nach Jahren**

| Jahr | N | Männl. (%) |
|---|---|---|
| 2005 | 27 015 154 | 47,6 |
| 2006 | 26 687 735 | 47,7 |
| 2007 | 26 186 814 | 47,7 |
| 2008 | 25 386 473 | 47,7 |
| 2009 | 25 157 559 | 47,7 |

Für die Analysen standen somit Informationen von insgesamt 130 433 735 Datensätzen zur Verfügung. Mit den rund 25 Mio. Versicherten der AOK werden knapp ein Drittel der deutschen Bevölkerung repräsentiert. Die AOK hat mit 34 % den höchsten Marktanteil. Die Daten können somit als aussagekräftig für die gesetzlich Versicherten in Deutschland und insbesondere auch als geeignet für die geografischen Analysen angesehen werden. Nicht abgebildet sind Privatversicherte, die gewöhnlich einer höheren Sozialschicht angehören.

**Analyse regionaler Unterschiede**
Für die Analyse und Darstellung wurde das Programm InstantAtlas™ (Version 6.4.0, Designer, Publisher, Style Editor) der Firma GeoWise Ltd., Edinburgh, Scotland verwendet.

Als geografische Einheiten für die Darstellung im Atlas wurden die 16 Bundesländer sowie die 414 Kreise und kreisfreien Städte (Gebietsstand 1. Januar 2011) gewählt. Die Patienten wurden aufgrund der 5-stelligen PLZ durch das WIdO den geografischen Einheiten zugeordnet. Auf Ebene der Bundesländer erfolgte die Berechnung getrennt für die Jahre 2005–2009, die Darstellungen in diesem Beitrag zu den Bundesländern beziehen sich immer auf das Jahr 2009. Auf Kreisebene erfolgte aus Fallzahlgründen eine kumulierte Gesamtdarstellung für den zur Verfügung stehenden Zeitraum.

Das geografische Kartenmaterial stammt vom Bundesamt für Kartographie und Geodäsie[1]. Nicht alle PLZ konnten eindeutig einem Kreis oder Bundesland zugeordnet werden. Die PLZ von 52 381 der 1 436 821 Datensätze insgesamt (3,6 %) ließ keine eindeutige Zuordnung zu einem Kreis zu. Diese Problematik war räumlich gleich verteilt, sodass diese PLZ und die zugehörige Nennerbevölkerung ausgeschlossen wurden. Diese Angabe gilt für alle Jahre und bezieht sich auf die Zahl vor der Eliminierung der doppelten Fälle.

Die PLZ von 3 493 der 1 436 821 Datensätze insgesamt (0,2 %) ließ keine eindeutige Zuordnung zu einem Bundesland zu. In diesem Fall wurde der Sitz der Krankenkasse als Zuordnungskriterium verwendet und die Fälle in den Auswertungen belassen. Für 2 558 Fälle gab es keine Angabe des Wohnortes. Die Fälle wurden ausgeschlossen.

Die Daten für Bremen des Jahres 2009 sind nur für das erste Halbjahr dokumentiert. In der Bundesland-Analyse wurde daher Bremen für 2009 komplett zensiert. Die Daten 1. Halbjahr Bremen sind in der Kreisauswertung enthalten, da hier über fünf Jahre aggregierte Daten verwendet wurden. Das 1. Halbjahr Bremen beinhaltet nicht nur im Bremen wohnhafte Fälle. Die 1 164 Fälle wohnen zu 70,7 % im Bundesland Bremen und zu 27,7 % in Niedersachsen. Die restlichen 1,6 % verteilen sich

---

1 Die Daten sind mit folgendem Nutzungshinweis des Amtes verbunden: Die nachfolgenden Daten dürfen für private und firmeninterne Zwecke entgeltfrei genutzt werden. Darüber hinaus sind die Vervielfältigung, Verbreitung und öffentliche Zugänglichmachung mit nachfolgender Quellenangabe ohne Einschränkungen gestattet, sofern sie unentgeltlich erfolgen. Quellenangabe: © Bundesamt für Kartographie und Geodäsie, Frankfurt am Main, 2011. Vervielfältigung, Verbreitung und öffentliche Zugänglichmachung, auch auszugsweise, mit Quellenangabe gestattet. Eine darüber hinausgehende Nutzung ist ohne Erlaubnis nicht gestattet. Bitte wenden Sie sich in diesen Fällen an unseren Geodatenvertrieb, der mit Ihnen eine auf Ihre Bedürfnisse abgestimmte Lizenzvereinbarung abschließen wird.

Tabelle 4–3

**Rohe und altersstandardisierte Operationsraten zur primären Hüft- und Kniegelenksendoprothetik nach Bundesländern 2009**

| Bundesländer | Hüftoperationen | | Knieoperationen | |
|---|---|---|---|---|
| | Rohe Rate pro 100 000 | altersst. Rate pro 100 000 | Rohe Rate pro 100 000 | altersst. Rate pro 100 000 |
| Baden-Württemberg | 304,7 | 145,2 | 230,2 | 132,8 |
| Bayern | 229,5 | 166,9 | 170,7 | 159,7 |
| Berlin | 336,9 | 120,0 | 204,5 | 89,5 |
| Brandenburg | 234,2 | 147,8 | 153,1 | 121,9 |
| Bremen | 232,8 | k. D. | 166,6 | k. D. |
| Hamburg | 286,3 | 137,0 | 224,4 | 100,3 |
| Hessen | 270,3 | 148,6 | 222,3 | 138,1 |
| Mecklenburg-Vorpommern | 255,0 | 150,4 | 203,3 | 108,6 |
| Niedersachsen | 282,1 | 168,0 | 245,2 | 149,0 |
| Nordrhein-Westfalen | 321,8 | 147,8 | 244,9 | 121,9 |
| Rheinland-Pfalz | 290,3 | 155,1 | 172,1 | 146,9 |
| Saarland | 380,9 | 147,5 | 225,7 | 137,0 |
| Sachsen | 301,0 | 148,9 | 243,4 | 132,1 |
| Sachsen-Anhalt | 358,1 | 142,5 | 295,2 | 134,2 |
| Schleswig-Holstein | 408,3 | 163,5 | 286,6 | 129,4 |
| Thüringen | 359,9 | 158,2 | 312,9 | 153,9 |

k.D. keine Daten

Krankenhaus-Report 2012 WIdO

auf neun Bundesländer. Für die Kreise heißt das: 47,3 % Stadt Bremen, 23,5 % Bremerhaven, 9,6 % Cuxhaven, 4,3 % Diepholz, 3,7 % Osterholz, 2,2 % Verden und viele weitere. Es kann davon ausgegangen werden, dass dadurch ein sehr geringer Fehler auch für Niedersachsen bzw. die Kreise Bremerhaven, Cuxhaven etc. in den Auswertungen gegeben ist.

Für manche Auswertungskategorien waren auf Kreisebene nur sehr wenige Fälle vorhanden. Wenn für diese Kategorien weniger als 25 Fälle vorlagen, wurde dieser Kreis auf „keine Daten" gesetzt.

Für die geografische Analyse wurden altersstandardisierte Raten pro 100 000 Versicherte berechnet. Als Vergleichsstandard wurde der Europastandard in zehn Jahresgruppen genutzt, da damit die größte Vergleichbarkeit zu international publizierten Daten erreicht werden kann. Damit sind die Raten der einzelnen geografischen Einheiten untereinander in Bezug auf das Alter vergleichbar. Vergleichbarkeit besteht ebenfalls zu Raten anderer Ereignisse, die mit dem gleichen Standard standardisiert wurden. Die Altersstandardisierung mit dem Europastandard führt für die Eingriffe, die für gewöhnlich in einem höheren Alter durchgeführt werden (Gelenkersatz), dazu, dass die adjustierte Rate bisweilen deutlich niedriger als die rohe Rate ist (vgl. Tabelle 4–3). Bei Eingriffen, die im Durchschnitt in einem Alter durchgeführt werden, das dem Europastandard entspricht (Arthroskopien), sind die Unterschiede zwischen standardisierter und roher Rate z. T. nur gering.

Die Unterschiede in den Operationsraten wurden grafisch durch entsprechende Farbgebung für die jeweils automatisch berechneten Quintile dargestellt. Zu beachten ist, dass die Quintilsgrenzen für die jeweiligen Darstellungen berechnet sind und sich daher unterscheiden. Dementsprechend stehen die Farbkodierungen in unterschiedlichen Abbildungen auch für unterschiedliche absolute Ratenunterschiede. Für jede Darstellung sind die exakten Quintilsgrenzen in der Legende angegeben.

## 4.3 Ergebnisse

### 4.3.1 Absolute Häufigkeiten

Im genannten Untersuchungszeitraum wurden insgesamt 365 958 primäre Implantationen einer Endoprothese am Hüftgelenk und 283 282 primäre Implantationen einer Endoprothese am Kniegelenk durchgeführt.

Um den Unterschied zwischen den rohen und altersstandardisierten Raten zu verdeutlichen, wurden diese nach Bundesländern getrennt tabellarisch aufgelistet (Tabelle 4–3). Zu beachten ist, dass in den folgenden Kapiteln und grafischen Darstellungen **ausschließlich altersstandardisierte Raten** wiedergegeben sind.

### 4.3.2 Hüftgelenksendoprothetik

**Hüftgelenksendoprothetik: Regionale Unterschiede nach Bundesländern 2009**
Die Rate der Hüftgelenksimplantationen schwankt innerhalb der Bundesländer zwischen 137 in Hamburg und 168 in Niedersachsen, insgesamt also um 22,6 %. Das Flächenland mit der niedrigsten Implantationsrate ist Sachsen-Anhalt mit 142,5. Auffällig ist die relativ hohe Rate in Bayern, Niedersachsen und Schleswig-Holstein (Abbildung 4–1).

Bei den Frauen zeichnet sich ein ähnliches Bild ab wie in der Gesamtgruppe. Die Raten reichen von 136 für Berlin bis 178,8 für Niedersachsen und schwanken damit um maximal 31,5 %. Unter den Flächenstaaten weist wiederum Sachsen-Anhalt mit 146,8 die niedrigste Rate auf. Das Bild mit auffällig hohen Raten in Bayern, Niedersachsen und Schleswig-Holstein findet sich auch bei den Frauen.

Leichte Veränderungen im regionalen Muster ergeben sich bei den Männern. Die Raten reichen von 98,3 in Hamburg bis 154,5 in Bayern und schwanken damit um maximal 57,2 %. Unter den Flächenländern zeigt Nordrhein-Westfalen mit 121,7 die niedrigste Rate. Unter den drei Ländern mit den höchsten Raten wird bei den Männern Schleswig-Holstein von Thüringen abgelöst. Interessanterweise bleibt damit aber das Muster mit einer starken Mittelachse innerhalb Deutschlands erhalten.

**Hüftgelenksendoprothetik: Regionale Unterschiede nach Kreisen 2005–2009**
Die Darstellung der Versorgung auf Kreisebene (Abbildung 4–2) zeigt große regionale Unterschiede. Die niedrigste Rate wurde für Neustadt a. d. Weinstrasse mit 106,1 errechnet. Die höchste Rate erreichte Neustadt a. d. Aisch mit 215,8. Damit schwankt die Versorgung maximal rund um den Faktor 2. Verglichen mit der Auf-

Abbildung 4–1

**Hüftgelenksendoprothetik: Regionale Unterschiede nach Bundesländern 2009**

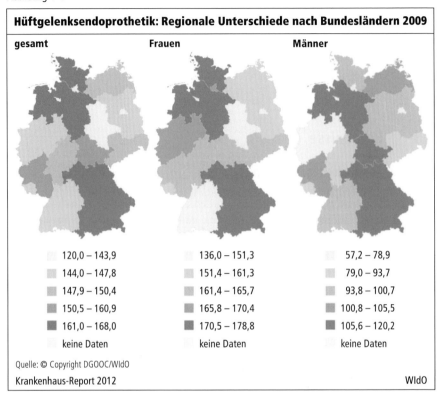

teilung nach Bundesländern bleiben versorgungsstarke Regionen in Bayern und Thüringen erhalten. Eindeutig ist die fast durchgängig geringere Versorgung in allen Bundesländern der ehemaligen DDR. Auffällig ist weiterhin eine Häufung von Regionen mit hohen Versorgungsraten im äußersten Nordwesten der Republik und die gerade gegenüber Bayern deutlich geringere Versorgungshäufigkeit in Baden-Württemberg.

Für die Gruppe der Frauen zeigt sich ein ähnlich klares Bild der regionalen Versorgungsunterschiede. Die niedrigste Rate wurde für Pirmasens mit 114,7 errechnet. Die höchste Rate erreichte der Landkreis Hof mit 228,8. Damit schwankt die Versorgung bei den Frauen maximal um den Faktor 2. Erhalten bleiben die versorgungsstarken Regionen in Bayern auch wiederum im Vergleich zu Baden-Württemberg. Eindeutig ist die fast durchgängig geringere Versorgung in allen Bundesländern der ehemaligen DDR. Auffällig ist weiterhin eine Häufung von Regionen mit hohen Versorgungsraten im äußersten Nordwesten der Republik.

Verglichen mit der Gruppe der Frauen ergeben sich bei den Männern einige Unterschiede bei der geografischen Versorgungsvarianz. Die Raten schwanken hier zwischen 79,4 in Offenbach am Main und 206,5 in Garmisch-Partenkirchen und damit mit einem Faktor von 2,6 stärker als bei den Frauen. Erhalten bleibt die fast flächendeckende hohe Versorgung in Bayern und nördlichen Teilen Schleswig-Holsteins. Auch die tendenziell niedrigere Versorgungsquote in allen Bundesländern

Abbildung 4–2

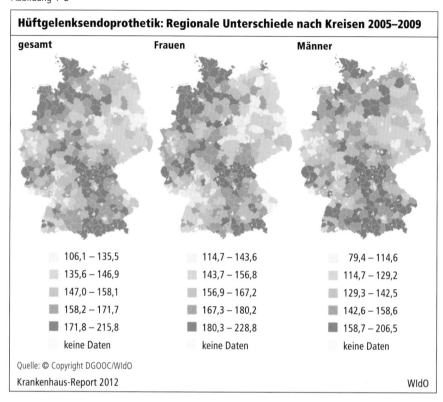

der ehemaligen DDR bleibt bis auf wenige Ausnahmen erhalten. Erstmals zeigen sich in dieser Analyse vergleichsweise hohe Versorgungsquoten in südlichen Teilen Baden-Württembergs.

### 4.3.3 Kniegelenksendoprothetik

**Kniegelenksendoprothetik: Regionale Unterschiede nach Bundesländern 2009**
Die Rate der Kniegelenksimplantationen schwankt innerhalb der Bundesländer zwischen 89,5 in Berlin und 159,7 in Bayern, insgesamt also um 78,4 %. Das Flächenland mit der niedrigsten Implantationsrate ist Mecklenburg-Vorpommern mit 108,6. Auffällig ist – ähnlich wie bei den Hüftgelenksimplantationen in der Gruppe der Männer – die relativ hohe Rate in Bayern, Niedersachsen und Thüringen (Abbildung 4–3).

Bei den Frauen zeichnet sich ein ähnliches Bild ab wie in der Gesamtgruppe. Die Raten reichen von 121,5 für Berlin bis 192 für Bayern und schwanken damit um maximal 58 %. Unter den Flächenstaaten weist wiederum Mecklenburg-Vorpommern mit 142,9 die niedrigste Rate auf. Das Bild mit auffällig hohen Raten in Bayern, Niedersachsen und Thüringen findet sich auch bei den Frauen.

Leichte Unterschiede im regionalen Muster ergeben sich bei den Männern. Die Raten reichen von 106,9 in Rheinland-Pfalz bis 120,2 in Bayern und schwanken

Abbildung 4–3

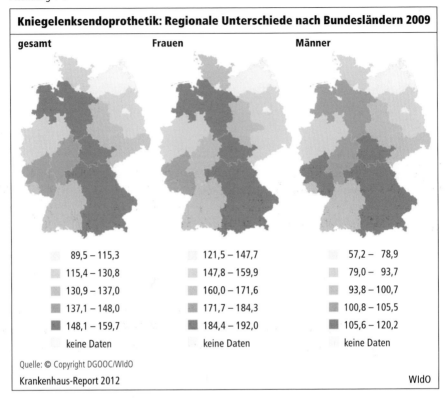

damit weniger stark um maximal 12,4 %. Unter den drei Ländern mit den höchsten Raten wird bei den Männern Niedersachsen von Rheinland-Pfalz abgelöst. Tendenziell zeigt sich eine geringe Versorgungsquote im Nordosten (Mecklenburg-Vorpommern, Brandenburg).

**Kniegelenksendoprothetik: Regionale Unterschiede nach Kreisen 2005–2009**
Die Darstellung der Versorgung mit Knieendoprothesen auf Kreisebene zeigt große regionale Unterschiede (Abbildung 4–4). Die niedrigste Rate wurde für Cottbus mit 69,1 errechnet. Die höchste Rate erreichte Neustadt a. d. Aisch mit 219,5. Damit liegt die Versorgung in der hessischen Region um den Faktor 3,2 höher als in Cottbus. Verglichen mit der Aufteilung nach Bundesländern bleiben versorgungsstarke Regionen in Bayern, Hessen und Thüringen erhalten. Daneben fallen Einzelregionen wie Prignitz oder Trier durch eine überdurchschnittliche Versorgungsrate auf. Auffällig ist die gerade gegenüber Bayern deutlich geringere Versorgungshäufigkeit in Baden-Württemberg sowie in nahezu allen Ländern der früheren DDR.

Für die Gruppe der Frauen zeigt sich ein ähnlich klares Bild der regionalen Versorgungsunterschiede. Die niedrigste Rate wurde für Cottbus mit 81,3 errechnet. Die höchste Rate erreichte Hersfeld-Rotenburg mit 272,2. Damit schwankt die Versorgung bei den Frauen maximal um den Faktor 3,3. Erhalten bleiben die versorgungsstarken Regionen in Bayern, Hessen und Thüringen auch wiederum im Ver-

Abbildung 4–4

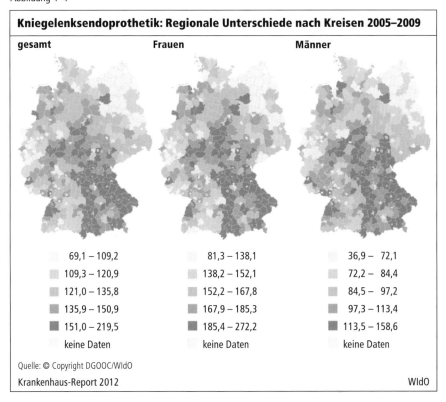

**Kniegelenksendoprothetik: Regionale Unterschiede nach Kreisen 2005–2009**

gesamt: 69,1 – 109,2 / 109,3 – 120,9 / 121,0 – 135,8 / 135,9 – 150,9 / 151,0 – 219,5 / keine Daten

Frauen: 81,3 – 138,1 / 138,2 – 152,1 / 152,2 – 167,8 / 167,9 – 185,3 / 185,4 – 272,2 / keine Daten

Männer: 36,9 – 72,1 / 72,2 – 84,4 / 84,5 – 97,2 / 97,3 – 113,4 / 113,5 – 158,6 / keine Daten

Quelle: © Copyright DGOOC/WIdO
Krankenhaus-Report 2012          WIdO

gleich zu Baden-Württemberg. Eindeutig ist die fast durchgängig geringere Versorgung in allen Bundesländern der ehemaligen DDR.

Für die Gruppe der Männer ergeben sich im Vergleich zu den Frauen keine wesentliche Unterschiede in der geografischen Versorgungsvarianz. Die niedrigste Rate wurde für Flensburg mit 36,9 errechnet. Die höchste Rate erreichte Neustadt a. d. Aisch mit 158,6. Damit schwankt die Versorgung bei den Männern, deutlicher als bei den Frauen, maximal um den Faktor 4,3. Erhalten bleiben die versorgungsstarken Regionen in Bayern, Hessen und Thüringen auch wiederum im Vergleich zu Baden-Württemberg. Daneben fallen Einzelregionen wie Prignitz oder Cuxhaven durch eine überdurchschnittliche Versorgungsrate auf. Eindeutig ist die fast durchgängig geringere Versorgung in allen Bundesländern der ehemaligen DDR.

### 4.3.4 Zusammenfassende Beurteilung

Für die Inanspruchnahme des künstlichen Hüftgelenkersatzes zeigen sich große regionale Unterschiede bis zum Faktor 2,6. Besonders hohe Operationsraten finden sich in Bayern, Thüringen und Teilen Nordwestdeutschlands, was in einem vergröberten Muster einem vertikal durch die Mitte Deutschlands verlaufenden Band hoher Inanspruchnahme entspricht. Dagegen ist die Inanspruchnahme in fast allen Regionen Ostdeutschlands, aber auch in Baden-Württemberg unterdurchschnittlich. In der für die Geschlechter differenzierten Darstellung fällt auf, dass für die Männer auch in Baden-Württemberg Regionen hoher Inanspruchnahme bestehen.

Bei der Kniegelenksendoprothetik sind die regionalen Versorgungsunterschiede noch ausgeprägter und erreichen in der kleinräumigen Analyse bei den Männern den Faktor 4,3. Wiederum zeichnen sich die Bundesländer Bayern und Thüringen, aber auch Teile Hessens und Niedersachsens durch eine überdurchschnittliche Inanspruchnahme aus, während die Versorgung in den Ländern der ehemaligen DDR durchgängig geringer ist, insbesondere in Mecklenburg-Vorpommern und Brandenburg.

Anzumerken ist, dass sowohl im Falle der Hüft- als auch der Knieendoprothesen die regionalen Unterschiede bezüglich der Kreise auf gemittelten Werten der Jahre 2005–2009 basieren und so im Vergleich zu der aktuellen Verteilung etwaige Trendeffekte beinhalten.

## 4.4 Diskussion

### 4.4.1 Regionale Unterschiede der Inanspruchnahme im internationalen Vergleich

Es ist mittlerweile bekannt, dass die Versorgungshäufigkeit mit Hüft- und Kniegelenksendoprothesen im internationalen Vergleich sehr unterschiedlich ist (Merx et al. 2003). Darüber hinaus gibt es auch regionale Unterschiede in einzelnen Ländern.

Die gewählte Standardbevölkerung für die einzelnen Länder ist zwar teilweise unterschiedlich, die folgenden Publikationen stellen aber trotzdem wertvolle Informationen dar, in erster Linie über die möglichen Erklärungsansätze der regionalen Unterschiede. Für den Vergleich von relativen Versorgungsunterschieden in den international untersuchten Regionen ist der Unterschied in der Auswahl der Standardbevölkerung zudem unerheblich.

So sind beispielsweise in Teilen vergleichbare Untersuchungen zu diesem Projekt in den **USA** unter dem US Dartmouth Atlas Project veröffentlicht worden (Fisher et al. 2010; dartmouthatlas.org). Für die Versorgung z. B. mit Knie- oder Hüftgelenksendoprothetik wurden hier auf der Basis von Krankenhauszuweisungsregionen Häufigkeitsunterschiede für die genannten Operationen um den Faktor 4 gefunden. Als Ursachen werden Präferenzen der Versorger vermutet. Detaillierte Analysen im Hinblick auf verschiedene operative Eingriffe oder Erklärungen zu den beschriebenen Unterschieden erfolgten hier allerdings nicht.

Auch aus **Großbritannien** liegen Daten zur regionalen Variabilität der Inanspruchnahme von Implantationen von Knie- und Hüftgelenken vor (Judge et al. 2009). Andy Judge und Kollegen publizierten regionale adjustierte Raten, die zwischen 124 und 344 für die Hüftendoprothetik rund um den Faktor 3 variieren und für die Knieendoprothetik vergleichbar zwischen 107 und 314 schwanken. Als erklärender Faktor konnte neben dem Alter vor allem die Entfernung zum Versorgungszentrum identifiziert werden.

Auch aus **Dänemark** werden für die Implantation von Hüftgelenken regionale Unterschiede um bis zu 40 % berichtet. Die Rate war dabei in Universitätskliniken

(16,5) deutlich geringer als in anderen Versorgungseinrichtungen (96,9). Zur Erklärung der Versorgungsunterschiede wurden verschiedene Variablen untersucht, wie die Dichte an orthopädischen Chirurgen, Alter, Bevölkerungsdichte, Arthrosehäufigkeit, Schweregrad, Kosten oder Bruttosozialprodukt. Einen Erklärungswert für die Unterschiede erwies jedoch keine dieser Variablen (Pedersen et al. 2005).

Eine deutlich größere, nämlich um den Faktor 2–3 schwankende geografische Variabilität der Inanspruchnahme von Implantationen von Hüftgelenken wurde aus **Finnland** berichtet (Mäkelä et al. 2010). Dabei hatte sich die Gesamtrate im Beobachtungszeitraum zwischen 1998 (67) und 2005 (112) rund verdoppelt. Wiederum waren Populations- und Orthopädendichte und sozioökonomische Faktoren, aber auch die Distanz zum Versorgungszentrum keine Variablen, die zur Erklärung der geografischen Unterschiede beitragen konnten.

### 4.4.2 Erklärungsmodelle für regionale Unterschiede der Inanspruchnahme

**Regionale Unterschiede in der Morbidität für die Hauptindikation Arthrose**
Prinzipiell könnten sich die regionalen Versorgungsunterschiede durch unterschiedlichen Bedarf erklären, wenn beispielsweise die Prävalenz der Arthrose auch entsprechend regional unterschiedlich wäre. Dazu gibt es für Deutschland kaum verlässliche Angaben. Die verfügbaren Daten beruhen meist auf Befragungen und Eigeneinschätzungen oder Angaben zu ärztlicherseits diagnostizierten Arthrosen. Der telefonische Gesundheitssurvey (GEDA) des RKI hat in den Jahren 2008/09 insgesamt 21 262 Erwachsene erfasst und dabei nach ärztlicherseits diagnostizierter Arthrose gefragt. Die Lebenszeitprävalenz insgesamt und in verschiedenen Regionen Deutschlands ist in Tabelle 4–4 aufgeführt.

Zwar wird für Westdeutschland eine leicht höhere Arthroseprävalenz als für Ostdeutschland angegeben. Dies kann aber die starken regionalen Versorgungsunterschiede nicht erklären. Die höchste Prävalenz fand sich mit 26,8 % in den Bundesländern Hessen, Rheinland-Pfalz und Saarland („Mitte"). Dies könnte teilweise die hohe Inanspruchnahme z. B. in Hessen erklären. In Bayern allerdings, das sich durchgängig durch eine sehr hohe Inanspruchnahme auszeichnet, war die Prävalenz

Tabelle 4–4
**Lebenszeitprävalenz der Arthrose in Regionen Deutschlands**

| Region | Prävalenz |
| --- | --- |
| Deutschland | 22,1 |
| Ost | 20,9 |
| West | 22,4 |
| Nordwest | 22,2 |
| NRW | 21,2 |
| Mitte | 26,8 |
| Bayern | 20,6 |
| Baden-Württemberg | 22,4 |

mit 20,6% sogar noch etwas niedriger als in Ostdeutschland (20,9%), das insgesamt eine deutlich geringere Eingriffsrate aufwies.

Weniger verlässlich sind die Eigenangaben zur Lebenszeitprävalenz der Arthrose. Nach dem Bundesgesundheitssurvey 1998 berichten Männer und Frauen ab dem 60. Lebensjahr in Westdeutschland deutlich häufiger, unter Arthrose zu leiden. Zwar könnte ein Teil der ost-westdeutschen Versorgungsunterschiede dadurch erklärt werden, allerdings sind diese Eigenangaben wenig valide.

**Angebotsgesteuerte Versorgung**
Es ist gut bekannt, dass mit der Anzahl an Dienstleistern auch entsprechende Leistungen generiert werden. Für dieses Beispiel der Gelenkendoprothetik ist die internationale Literatur allerdings widersprüchlich. Durch kleinräumige Analysen unter Berücksichtigung der Verteilung von Versorgungseinrichtungen soll versucht werden, diesen Zusammenhang weiter aufzuklären.

**Struktur des Angebots**
Die Verfügbarkeit von Fach- und Unikliniken bzw. anderer Versorgungszentren variiert je nach Bundesland und Region. Eine genauere Aussage bedarf einer gründlichen Analyse, wie sie z.B. in Dänemark erfolgt ist.

**Wirtschaftliche Interessen**
Unbestritten sind Knie- und Hüftgelenksimplantationen für die stationären Versorgungseinrichtungen ein interessanter wirtschaftlicher Faktor. Schwieriger wird es sein, diesen Faktor konkret mit der Versorgungsplanung, Patientenacquise oder Indikationsstellung in Zusammenhang zu bringen.

**Versorgungsroutinen und Präferenzen der Anbieter**
Es gibt regional unterschiedliche Versorgungsroutinen („Schulen"), nach denen definierte Krankheitsbilder behandelt werden. Dies spiegelt eine z.T. regional unterschiedliche Aus- und Weiterbildung mit entsprechend unterschiedlichen Versorgungspräferenzen wider. Ein Beispiel ist die zwischen Ost- und Westdeutschland deutlich unterschiedliche Versorgung des Leistenbruchs mit einer klaren Präferenz zum stationären und operativen Vorgehen in Westdeutschland (Abbildung 4–5). Es ist denkbar, dass ähnliche Versorgungspräferenzen und Unterschiede in der Indikationsstellung zu einem Teil der gefundenen geografischen Versorgungsvariabilität beitragen.

**Information und Präferenzen der Patienten**
Je mehr die Versorgung mit künstlichen Hüft- und Kniegelenken zu einem Routineeingriff geworden ist, umso höher werden die Erwartungen der Patienten. Die Erfolgsaussichten könnten über- und die Risiken unterschätzt werden, was insgesamt aber die Bereitschaft für derartige operative Eingriffe und entsprechende Nachfrage erhöht. Eine realistische Aufklärung der Patienten über erwartbare Erfolge und potenzielle Risiken, das Aufzeigen von Behandlungsalternativen und eine engere und standardisierte Indikationsstellung könnten helfen, eine Überversorgungsstruktur abzubauen. Man kann vermuten, dass die hier angesprochenen Faktoren auch regional unterschiedlich ausgeprägt sind; dies zu belegen bedarf aber weiterer Untersuchungen.

Abbildung 4–5

**Krankenhauspatienten mit Leistenbruch**

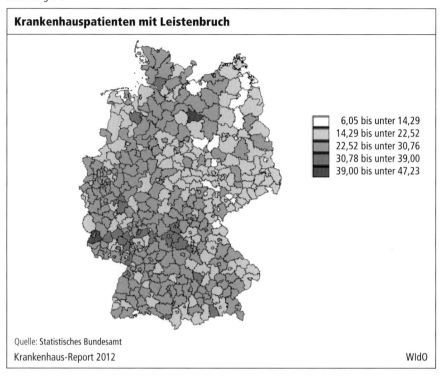

6,05 bis unter 14,29
14,29 bis unter 22,52
22,52 bis unter 30,76
30,78 bis unter 39,00
39,00 bis unter 47,23

Quelle: Statistisches Bundesamt
Krankenhaus-Report 2012                                                WIdO

### 4.4.3 Fazit und Ausblick

Erstmals konnten für Deutschland auf der Basis eines großen Datensatzes von gesetzlich Versicherten aussagekräftige Analysen bezüglich der regionalen Unterschiede in der Versorgung mit Hüft- und Kniegelenksendoprothesen sowohl auf Ebene der Bundesländer als auch auf Kreisebene gemacht werden. Es ergaben sich zum Teil erhebliche Versorgungsunterschiede mit einem geografischen Muster, das eine hohe Versorgung in Mitteldeutschland von Bayern über Thüringen und Hessen bis nach Nordwestdeutschland zeigt.

Dieser zunächst deskriptive Ansatz dient als Diskussionsgrundlage für die Versorgungsvariabilität in diesem Bereich und soll die Diskussion über die verschiedenen denkbaren Ursachen befördern. Soweit möglich sollen vertiefte Analysen der Sekundärdaten, aber auch Folgestudien dazu beitragen, die spezifischen Ursachen für Versorgungsunterschiede in Deutschland zu erklären. Konkret ist geplant, die Analysen im Hinblick auf die Diagnosestellung zur Endoprothese (Arthrose vs. Trauma) zu differenzieren. Auch Daten über die Versorgungsdichte an entsprechenden Zentren bzw. bei Orthopäden sollten in der weiteren Analyse berücksichtigt werden. Ein interessanter Ansatz ergäbe sich durch die systematische Erfassung der Patientenperspektive (Informationsquellen, Aufklärung, Erwartungshaltung, Risikobewertung) auch im regionalen Vergleich. Schließlich ist die systematische Auswertung vergleichbarer internationaler Studien von Bedeutung, um weitere Erklärungsansätze für Deutschland formulieren zu können.

## Danksagung

Wir danken den Mitarbeitern des Wissenschaftlichen Instituts der AOK (WIdO), insbesondere Herrn Jürgen-Bernhard Adler und Herrn Christian Günster, für die Bereitstellung der Daten, die freundliche Unterstützung und die angenehme Kooperation.

Herrn Dr. rer. nat. Ron Pritzkuleit vom Institut für Krebsepidemiologie, Lübeck danken wir besonders für die Unterstützung bei der Datenaufbereitung und -analyse im Zusammenhang mit der angewandten Software (InstantAtlas).

## Literatur

Fisher E, Bell JE, Tomek IM, Esty AR, Goodman DC. Trends and regional variation in hip, knee and shoulder replacement. A Dartmouth Atlas Surgery Report. April 6 2010. http://www.dartmouthatlas.org/downloads/reports/Joint_Replacement_0410.pdf.

GBE Bund. http://www.gbe-bund.de/ (01. Juli 2011).

Grotle M, Hagen K, Natvig B, Dahl F, Kvien T. Prevalence and burden of osteoarthritis: results from a population survey in Norway. J Rheumatol 2008; 35: 677–84.

Günster C, Klose J, Schmacke N (Hrsg). Versorgungs-Report 2011. Schwerpunkt: Chronische Erkrankungen. Stuttgart: Schattauer 2010.

Günther KP, Stürmer T, Sauerland S, Zeissig I, Sun Y, Kessler S, Scharf, HP, Brenner H, Puhl W. Prevalence of generalised osteoarthritis in patients with advanced hip and knee osteoarthritis: The Ulm Osteoarthritis Study. Ann Rheum Dis 1998; 57: 717–23.

Judge A, Welton NJ, Sandhu J, Ben-Shlomo Y. Geographical variation in the provision of elective primary hip and knee replacement: the role of socio-demographic, hospital and distance variables. J Public Health (Oxf.) 2009 Sep; 31(3): 413–22.

Kohler M, Ziese T. Beiträge zur Gesundheitsberichterstattung des Bundes. Telefonischer Gesundheitssurvey des Robert Koch-Instituts zu chronischen Krankheiten und ihren Bedingungen. Berlin: Robert Koch-Institut 2004.

Kurtz S, Ong K, Lau E, Mowat F, Halpern M. Projections of Primary and Revision Hip and Knee Arthroplasty in the United States from 2005 to 2030. J Bone Joint Surg Am. 2007; 89: 780–5.

Mäkelä KT, Peltola M, Häkkinen U, Remes V. Geographical variation in incidence of primary total hip arthroplasty: a population-based analysis of 34,642 replacements. Arch Orthop Trauma Surg 2010 May; 130 (5): 633–9.

Merx H, Dreinhöfer K, Schräder P, Stürmer T, Puhl W, Günther KP, Brenner H. International variation in hip replacement rates. Ann Rheum Dis 2003; 62: 222–6.

Merx H, Dreinhöfer K, Günther KP. Sozialmedizinische Bedeutung der Arthrose in Deutschland. Z Orthop 2007; 145: 421–9.

Pedersen AB, Johnsen SP, Overgaard S, Søballe K, Sørensen HT, Lucht U. Regional variation in incidence of primary total hip arthroplasties and revisions in Denmark, 1996–2002. Acta Orthop 2005 Dec; 76 (6): 815–22.

Roux C, Saraux A, Mazieres B, Pouchot J, Morvan J, Fautrel B, Testa J, Fardellone P, Rat A, Coste J, Guillemin F, Euller-Ziegler L, Group. KO. Screening for hip and knee osteoarthritis in the general population: predictive value of a questionnaire and prevalence estimates. Ann Rheum Dis 2008; 67: 1406–11.

Stürmer T, Sun Y, Sauerland S, Zeissig I, Günther KP, Puhl W, Brenner H. Serum Cholesterol and Osteoarthritis. The Baseline Examination of the Ulm Osteoarthritis Study. J Rheumatology 1998; 25: 1827–32.

Sun Y, Stürmer T, Günther K, Brenner H. Inzidenz und Prävalenz der Cox- und Gonarthrose in der Allgemeinbevölkerung. Z Orthop Ihre Grenzgeb 1997; 135: 184–92.

# Anhang

Anhang-Tabellen 1 und 2

## Anhang 1
### OPS-Codes: Implantation einer Endoprothese am Hüftgelenk

| | |
|---|---|
| 5820x0 | Sonstige: Nicht zementiert |
| 5820x1 | Sonstige: Zementiert |
| 5820x2 | Sonstige: Hybrid (teilzementiert) |
| 5820y | N.n.bez. |
| 582000 | Totalendoprothese: Nicht zementiert |
| 582001 | Totalendoprothese: Zementiert |
| 582002 | Totalendoprothese: Hybrid (teilzementiert) |
| 582020 | Totalendoprothese, Sonderprothese: Nicht zementiert |
| 582021 | Totalendoprothese, Sonderprothese: Zementiert |
| 582022 | Totalendoprothese, Sonderprothese: Hybrid (teilzementiert) |
| 582030 | Femurkopfprothese: Nicht zementiert |
| 582031 | Femurkopfprothese: Zementiert |
| 582040 | Duokopfprothese: Nicht zementiert |
| 582041 | Duokopfprothese: Zementiert |
| 582050 | Gelenkpfannenstützschale: Nicht zementiert |
| 582051 | Gelenkpfannenstützschale: Zementiert |
| 582070 | Gelenkschnapp-Pfanne: Nicht zementiert |
| 582071 | Gelenkschnapp-Pfanne: Zementiert |
| 582072 | Gelenkschnapp-Pfanne: Hybrid (teilzementiert) |
| 582080 | Oberflächenersatzprothese: Nicht zementiert |
| 582081 | Oberflächenersatzprothese: Zementiert |
| 582082 | Oberflächenersatzprothese: Hybrid (teilzementiert) |
| 582090 | Schenkelhalserhaltende Femurkopfprothese [Kurzschaft-Femurkopfprothese] |
| 582092 | Schenkelhalserhaltende Femurkopfprothese [Kurzschaft-Femurkopfprothese]: Ohne Pfannenprothese, nicht zementiert |
| 582093 | Schenkelhalserhaltende Femurkopfprothese [Kurzschaft-Femurkopfprothese]: Ohne Pfannenprothese, zementiert |
| 582094 | Schenkelhalserhaltende Femurkopfprothese [Kurzschaft-Femurkopfprothese]: Mit Pfannenprothese, nicht zementiert |
| 582095 | Schenkelhalserhaltende Femurkopfprothese [Kurzschaft-Femurkopfprothese]: Mit Pfannenprothese, zementiert |
| 582096 | Schenkelhalserhaltende Femurkopfprothese [Kurzschaft-Femurkopfprothese]: Mit Pfannenprothese, hybrid (teilzementiert) |

## Anhang 2
## OPS-Codes: Implantation einer Endoprothese am Kniegelenk

| Code | Beschreibung |
|---|---|
| 5822a1 | Endoprothese mit erweiterter Beugefähigkeit, ohne Patellaersatz: Zementiert |
| 5822a2 | Endoprothese mit erweiterter Beugefähigkeit, ohne Patellaersatz: Hybrid (teilzementiert) |
| 5822b1 | Endoprothese mit erweiterter Beugefähigkeit, mit Patellaersatz: Zementiert |
| 5822b2 | Endoprothese mit erweiterter Beugefähigkeit, mit Patellaersatz: Hybrid (teilzementiert) |
| 5822c | Interpositionelles nicht verankertes Implantat |
| 5822d0 | Bikompartimentelle Teilgelenkersatzprothese, ohne Patellaersatz: Nicht zementiert |
| 5822d1 | Bikompartimentelle Teilgelenkersatzprothese, ohne Patellaersatz: Zementiert |
| 5822d2 | Bikompartimentelle Teilgelenkersatzprothese, ohne Patellaersatz: Hybrid (teilzementiert) |
| 5822 | Bikompartimentelle Teilgelenkersatzprothese, mit Patellaersatz: Nicht zementiert |
| 58220 | Bikompartimentelle Teilgelenkersatzprothese, mit Patellaersatz: Zementiert |
| 582200 | Bikompartimentelle Teilgelenkersatzprothese, mit Patellaersatz: Hybrid (teilzementiert) |
| 5822x0 | Sonstige: Nicht zementiert |
| 5822x1 | Sonstige: Zementiert |
| 5822x2 | Sonstige: Hybrid (teilzementiert) |
| 5822y | N.n.bez. |
| 582200 | Unikondyläre Schlittenprothese: Nicht zementiert |
| 582201 | Unikondyläre Schlittenprothese: Zementiert |
| 582202 | Unikondyläre Schlittenprothese: Hybrid (teilzementiert) |
| 582210 | Bikondyläre Oberflächenersatzprothese, ungekoppelt, ohne Patellaersatz: Nicht zementiert |
| 582211 | Bikondyläre Oberflächenersatzprothese, ungekoppelt, ohne Patellaersatz: Zementiert |
| 582212 | Bikondyläre Oberflächenersatzprothese, ungekoppelt, ohne Patellaersatz: Hybrid (teilzementiert) |
| 582220 | Bikondyläre Oberflächenersatzprothese, ungekoppelt, mit Patellaersatz: Nicht zementiert |
| 582221 | Bikondyläre Oberflächenersatzprothese, ungekoppelt, mit Patellaersatz: Zementiert |
| 582222 | Bikondyläre Oberflächenersatzprothese, ungekoppelt, mit Patellaersatz: Hybrid (teilzementiert) |
| 582230 | Bikondyläre Oberflächenersatzprothese, teilgekoppelt, ohne Patellaersatz: Nicht zementiert |
| 582231 | Bikondyläre Oberflächenersatzprothese, teilgekoppelt, ohne Patellaersatz: Zementiert |
| 582232 | Bikondyläre Oberflächenersatzprothese, teilgekoppelt, ohne Patellaersatz: Hybrid (teilzementiert) |
| 582240 | Bikondyläre Oberflächenersatzprothese, teilgekoppelt, mit Patellaersatz: Nicht zementiert |
| 582241 | Bikondyläre Oberflächenersatzprothese, teilgekoppelt, mit Patellaersatz: Zementiert |
| 582242 | Bikondyläre Oberflächenersatzprothese, teilgekoppelt, mit Patellaersatz: Hybrid (teilzementiert) |
| 582260 | Scharnierendoprothese ohne Patellaersatz: Nicht zementiert |
| 582261 | Scharnierendoprothese ohne Patellaersatz: Zementiert |
| 582262 | Scharnierendoprothese ohne Patellaersatz: Hybrid (teilzementiert) |
| 582270 | Scharnierendoprothese mit Patellaersatz: Nicht zementiert |
| 582271 | Scharnierendoprothese mit Patellaersatz: Zementiert |
| 582272 | Scharnierendoprothese mit Patellaersatz: Hybrid (teilzementiert) |
| 582280 | Patellaersatz: Patellarückfläche, nicht zementiert |
| 582281 | Patellaersatz: Patellarückfläche, zementiert |
| 582283 | Patellaersatz: Patellofemoraler Ersatz, nicht zementiert |
| 582284 | Patellaersatz: Patellofemoraler Ersatz, zementiert |
| 582285 | Patellaersatz: Patellofemoraler Ersatz, hybrid (teilzementiert) |
| 582290 | Sonderprothese: Nicht zementiert |
| 582291 | Sonderprothese: Zementiert |
| 582292 | Sonderprothese: Hybrid (teilzementiert) |

# 5 Regionale Unterschiede bei Hysterektomien und Ovariektomien

Max Geraedts und Marc Malik

## Abstract

Für Hysterektomien und Ovariektomien bei benignen Grunderkrankungen sind international regionale Versorgungsvariabilitäten vielfach belegt. Auf der Basis von AOK-Daten aus dem Jahr 2008 bestätigt der Beitrag diesen Befund auch für Deutschland. Bei einer Aufteilung Deutschlands in 100 etwa gleich große Regionen bestehen bei Hysterektomien regionale Unterschiede in der Leistungsinanspruchnahme um den Faktor 2,6 und bei Ovariektomien um den Faktor 3,4. Gleichzeitig variiert die regionale Versorgungsstruktur immens, indem sich die Zahl der Fachabteilungsbetten pro Kopf der weiblichen Bevölkerung bis zu einem Faktor von 4,4 unterscheiden. Der ebenfalls international belegte Zusammenhang zwischen hoher Angebotsdichte und hoher Leistungsinanspruchnahme kann jedoch für Deutschland nicht bestätigt werden. Stattdessen müssen alternative Erklärungsmöglichkeiten für die regionale Versorgungsvariabilität, vor allem eine regional unterschiedliche Indikationsstellung weiter erforscht werden.

Variations for hysterectomy and oophorectomy rates for benign conditions have been observed between small areas in many countries. Using 2008 AOK data, the article confirms this finding for Germany. When dividing Germany in 100 approximately evenly sized areas, utilization rates for hysterectomies differ by a factor of 2.6 and for oophorectomies by a factor of 3.4. At the same time, the regional hospital infrastructure varies immensely in that the rate for gynecological beds per woman differs by a factor of 4.4. However, the association between high density of providers and high utilization rates that has also been shown internationally could not be confirmed for Germany in our analysis. Instead, alternative explanations for the observed regional variation have to be explored, mainly regional differences in the indications to operate.

## 5.1 Einleitung

Hysterektomien und Ovariektomien zählen zu den häufigsten Eingriffen in der operativen Gynäkologie. Sofern diese Eingriffe bei benignen Grunderkrankungen vorgenommen werden, müssen hohe Anforderungen an die Indikationsstellung beachtet werden. Beide Eingriffsarten stehen unter dem Verdacht, dass es teilweise zu einer unberechtigten Indikationsausweitung und damit Überversorgung der Bevölkerung kommt. Bereits Wennberg berichtete in seinem 1973 publizierten, die so genannte *small area variation analysis* begründenden Artikel unter anderem von einer regionalen Versorgungsvariabilität der Hysterektomieraten im US-Staat Vermont um den Faktor 3 (Wennberg 1973). Unterschiede in den Hysterektomieraten wurden aber nicht nur in einzelnen Staaten, sondern auch im internationalen Vergleich festgestellt. So berichteten Coulter et al. bereits 1988 über eine regionale Variabilität innerhalb von England und Wales um den Faktor 1,5 sowie zwischen England und den USA um den Faktor 2,5, jedoch zwischen Norwegen sowie Schweden und den USA um den Faktor 6 (Coulter et al. 1988). Neuere Untersuchungen internationaler Unterschiede in den Raten einzelner Indikationen für Hysterektomien ergeben weiterhin beträchtliche Unterschiede (Subramanian et al. 2009; Fernandez et al. 2009).

Für Deutschland zeigten Geraedts et al. im Rahmen einer Qualitätssicherungsstudie an 42 Kliniken, dass die Ausprägungen der Qualitätsindikatoren zu fraglichen Indikationen bei Hysterektomien und bei Ovariektomien beträchtlich variierten. Der Interquartilabstand betrug hier bei Hysterektomien 3–6 % und bei Ovariektomien 22–37 % (Geraedts et al. 1998). Die hier betrachteten Qualitätsindikatoren erfassen die Rate der Hysterektomien bei benigner Grunderkrankung an unter 35-Jährigen und die Rate isolierter Adnexeingriffe ohne pathologischen Befund. Die in dieser Studie entwickelten Qualitätsindikatoren gingen später in die auch aktuell noch bestehende externe Qualitätssicherung der operativen Gynäkologie über. Aktuell liegen weiterhin noch erhebliche Variationen bei der Rate dieser Indikatoren vor, die für eine fragliche Indikationsstellung stehen. Beim Qualitätsindikator zu Hysterektomien beträgt der Interquartilabstand 0,9–2,9 % und beim Indikator zu Ovariektomien 10–26 %, wobei hier eine Änderung der Rechenregel zu niedrigeren Ausprägungen im Vergleich zu den Zahlen aus dem Jahr 1994 führt (AQUA 2010).

Dabei muss bedacht werden, dass beide Eingriffsarten erstens weiterhin in hoher Frequenz stattfinden und zweitens mit nicht unerheblichen Nebenwirkungen einhergehen können. Außer den üblichen Risiken jeder Operation – wie beispielsweise anästhesiologische Komplikationen, postoperative Blutungen oder Infektionen – stehen bei der Hysterektomie vor allem psychosexuelle Beschwerden und bei der Ovariektomie Sterblichkeitserhöhungen in der Diskussion (McPherson K 2005; Larson 2011). Unangemessene Eingriffe sollten also tunlichst vermieden werden.

Dass unangemessene Eingriffe im Bereich der Hysterektomien oder Ovariektomien in Deutschland eine Rolle spielen, ließe sich vermuten, wenn größere regionale Unterschiede existierten, die vermutlich nicht mit Unterschieden in der Verteilung der zugrunde liegenden Morbidität begründet sind. Weitergehende Analysen der die Variabilität bedingenden Faktoren könnten letztlich dabei helfen, eine unangemessen hohe Variabilität der Versorgung zu vermeiden.

Als erster Schritt auf dem Weg zur Vermeidung einer potenziell unangemessenen Variabilität soll im vorliegenden Beitrag zunächst das Ausmaß und die Lokalisierung potenziell unangemessener Variabilität der Versorgung in der operativen Gynäkologie untersucht werden. Daneben wird der Frage nachgegangen, ob es bei Hysterektomien oder Ovariektomien Hinweise für eine angebotsinduzierte Nachfrage gibt, indem der Zusammenhang zwischen der Inanspruchnahme dieser Eingriffe und der Angebotsdichte im Bereich der Gynäkologie analysiert wird.

## 5.2 Methode

**Daten / Falldefinition**

Basis der Analysen waren die § 301 Daten der AOK zu stationären Aufenthalten aus dem Jahr 2008. Als Aufgreifkriterium wurden zunächst auf der Basis der OPS-Version 2008 alle Fälle mit den Schlüsselnummern 5-652*, 5-653*, 5-682*, 5-683* (Ovariektomien, Salpingoovariektomien, subtotale Uterusexstirpation, Uterusexstirpation) isoliert. Zu jedem Fall mit mindestens einer der genannten Prozeduren lagen Daten zur abgerechneten DRG, der Haupt- und Nebendiagnosen sowie zum Alter und der fünfstelligen Postleitzahl des Wohnortes der Versicherten vor. Zudem waren jedem Fall das Institutionskennzeichen und der Fachabteilungsschlüssel des den Eingriff vornehmenden Krankenhauses zugeordnet.

Die Fälle wurden weiter spezifiziert, indem zunächst alle Fälle ausgeschlossen wurden, die nicht in einer gynäkologischen Fachabteilung (Schlüsselnummer 24*) durchgeführt worden waren. Weiterhin wurden alle Fälle ausgeschlossen, bei denen eine maligne Hauptdiagnose vorlag (ICD-10-GM-2008: C00*-C97*, D00*-D09*, D37*-D48*).

Insgesamt resultierten nach Bereinigung 48 268 Fälle, von denen 38 994 Fälle Hysterektomien inklusive eventuell zusätzlicher Ovariektomien und 9 274 Fälle isolierte Ovariektomien aufwiesen. Diese Fälle bildeten den Ausgangspunkt der weiteren Analysen.

**Analyse regionaler Unterschiede**

Die Analyse kleinräumiger Versorgungsvariabilität wird in Deutschland dadurch erschwert, dass eine eindeutige Zuordnung von Postleitzahlregionen zu Gebietskörperschaften nicht möglich ist, da Postleitzahlregionen auch über die Grenzen definierter Verwaltungseinheiten reichen. Dadurch können Fälle, die aufgrund des Datenschutzes nur anhand der fünfstelligen Postleitzahlregion des Wohnortes verortet werden können, nicht eindeutig in Kreisen oder Städten lokalisiert werden. Zudem lassen sich weitere, für die Analyse regionaler Unterschiede eventuell wichtige Einflussfaktoren nicht eindeutig den Fällen zuordnen; dies gilt insbesondere für verschiedene soziodemographische Variablen, die in offiziellen Datensätzen an Gebietskörperschaften gekoppelt sind.

Darüber hinaus erschwert die äußerst ungleiche Verteilung von Einwohnern und Flächen in Deutschland insbesondere die bundeslandbezogene regionale Analyse. Indem Bürger der angrenzenden Flächenstaaten regelmäßig auch Versorgungsangebote der Stadtstaaten in Anspruch nehmen, können bundeslandbezogene Auswertungen eigentlich nur verzerrte Ergebnisse liefern. Potenzielle Korrekturen dieses Faktors sind aufwändig und trotzdem oftmals nur unzureichend.

In Anbetracht der Tatsachen, dass einerseits für die Inanspruchnahme stationärer medizinischer Leistungen die Entfernung zum Krankenhaus und nicht die Zugehörigkeit zu einem Kreis oder einer Stadt eine wesentliche Rolle spielt und andererseits die Falldaten postleitzahlbezogen vorlagen, wurde im vorliegenden Beitrag eine konsequent flächenbezogene Analyse durchgeführt. Dazu wurde das Gebiet Deutschlands in annähernd gleich große Flächen aufgeteilt, die sich jeweils aus einzelnen Postleitzahlregionen zusammensetzen. Um unterschiedliche Aggregatslevel erfassen zu können, wurden drei verschiedene Flächenaufteilungen analysiert, die Deutschland mithilfe des Geoinformationssystems Regiograph Planung 11® in 20, 50 und 100 jeweils aus fünfstelligen Postleitzahlgebieten zusammengesetzten, in etwa gleich große Regionen unterteilen.

Zur Berechnung der regionalen Unterschiede in der Leistungsinanspruchnahme wurden alle Fälle der AOK-Statistik anhand der Postleitzahl des Wohnorts der Patientinnen den einzelnen neu definierten Regionen zugeordnet. Um eventuelle Unterschiede in der Leistungsinanspruchnahme auszugleichen, die allein aufgrund einer unterschiedlichen Altersverteilung der Bevölkerung in den neu definierten Regionen bedingt sein könnten, wurde die Fallzahl in den Regionen mithilfe einer direkten Altersstandardisierung auf der Basis der so genannten neuen europäischen weiblichen Standardbevölkerung adjustiert. Zudem wurde eine Hochrechnung der Gesamtfallzahlen für die Regionen auf der Basis der AOK-versicherten Fälle vorgenommen, indem der jeweilige Anteil der AOK-versicherten weiblichen Bevölkerung an allen weiblichen Versicherten in den einzelnen Altersklassen berücksichtigt wurde. Dazu lagen ebenfalls Daten der AOK vor, die nach PLZ-Regionen und in acht Altersklassen unterteilt waren (–19 Jahre, 20–29 Jahre, 30–39 Jahre, …, 80+).

Die aus den Analysen resultierenden Werte werden im Beitrag deskriptiv tabellarisch in der Form „Hysterektomien/100 000 Frauen/Jahr/Region" bzw. „Ovariektomien/100 000 Frauen/Jahr/Region" und kartographisch in Form unterschiedlich kolorierter Regionen dargestellt.

**Leistungsinanspruchnahme und Angebotsdichte**
Ein möglicher Zusammenhang zwischen der Leistungsinanspruchnahme pro Region und der jeweiligen Angebotsdichte wurde in folgender Form analysiert: Zunächst wurden die Krankenhäuser Deutschlands mit einer gynäkologischen Fachabteilung aufgrund ihrer Adressangaben exakt im Geoinformationssystem Regiograph® verortet. Die Angebotsdichte pro Region wurde in Form der fachbezogenen, also gynäkologischen Bettendichte (Bettenanzahl in den gynäkologischen Fachabteilungen pro 100 000 Frauen/Region) operationalisiert. Hierzu wurden die Daten aus dem Krankenhausverzeichnis 2008 des Statistischen Bundesamts (Statistisches Bundesamt 2010) sowie die weiblichen Gesamtbevölkerungsdaten aus Regiogaph® verwendet. Der Quotient aus dem Faktor Leistungsinanspruchnahme (Fälle/100 000 Frauen/Jahr/Region) und dem Faktor gynäkologische Bettendichte (gynäkologische Betten/100 000 Frauen/Jahr/Region) stellt sich dann als einfache Verhältniszahl „Fälle/Bett" dar.

Zur Prüfung, ob zwischen den beiden Faktoren Leistungsinanspruchnahme und Bettendichte ein linearer Zusammenhang besteht, wurde der Korrelationskoeffizient für die verschiedenen Aggregationslevel (20, 50 und 100 Regionen) berechnet und statistisch abgesichert. Zudem wurde ein möglicher Zusammenhang mithilfe einer Poisson-Regression sowie einer linearen Regression multivariat analysiert, wobei in die Modelle pro Region die Fallzahlen und Altersverteilung der AOK-Versicherten sowie die gynäkologischen Bettendichten eingingen.

## 5.3 Regionale Unterschiede bei der Leistungsinanspruchnahme

Erwartungsgemäß belegen die Analysen der regionalen Variabilität bei Hysterektomien und Ovariektomien für alle Aggregationslevel beträchtliche Unterschiede zwischen den Regionen. Dabei fallen die Unterschiede bei Ovariektomien durchschnittlich größer aus als bei Hysterektomien.

**Hysterektomien**

Tabelle 5-1 zeigt für die verschiedenen Aggregationslevel die deskriptiv-statistischen Verteilungsparameter. Bei Hysterektomien unterscheiden sich die Raten in den Regionen bis zu einem Faktor 1,6 bei einer Aufteilung der Fläche Deutschlands in 20 etwa gleich große Regionen, während dieser Faktor 1,9 bei 50 und 2,6 bei 100 Regionen beträgt.

Die grafische Aufbereitung der regionalen Unterschiede in der Leistungsinanspruchnahme bei benignen Hysterektomien zeigt die Abbildung 5-1. Als schwarze Punkte sind die Kliniken mit gynäkologischen Fachabteilungen in Deutschland vermerkt. Die Hysterektomieraten sind in sechs gleich große Klassen gruppiert, wobei die Spannweite der Raten bei der feinsten Aufgliederung Deutschlands in 100 Regionen die Klassengrenzen festlegt.

Wie bereits bei der Analyse der Spannweiten offensichtlich wurde, steigt mit der Feingliederung Deutschlands von 20 über 50 bis zu 100 Regionen die Versorgungsvariabilität an: Das Farbspektrum wird bunter. Eine einfache Erklärung für die bis zum Faktor 2,6 reichenden Unterschiede in der standardisierten Leistungsinanspruchnahme lässt sich nicht erkennen. Die Regionen mit den höchsten Fallraten liegen verteilt über Deutschland, mit Extremwerten in wenig besiedelten Regionen in der Mitte Deutschlands sowie im Nordosten und Nordwesten. Jedoch existieren auch wenig besiedelte Gebiete mit geringen Fallraten. Genauso wenig lässt sich ein Zusammenhang zwischen der Anzahl und Verteilung von gynäkologischen Kliniken in den Regionen und den Fallraten grafisch erkennen.

Tabelle 5-1

**Verteilungsparameter der Variabilität der Leistungsinanspruchnahme bei Hysterektomien in Abhängigkeit vom Aggregationslevel der Regionen im Jahr 2008**

| Aggregationslevel | Anzahl Hysterektomien pro 100 000 Frauen | | |
|---|---|---|---|
| | Durchschnitt | Median | Spannweite (Faktor) |
| 20 Regionen | 269,8 | 270,0 | 203,1–328,7 (1,6) |
| 50 Regionen | 275,0 | 271,4 | 183,3–354,9 (1,9) |
| 100 Regionen | 280,5 | 275,7 | 173,9–448,4 (2,6) |

Krankenhaus-Report 2012 WIdO

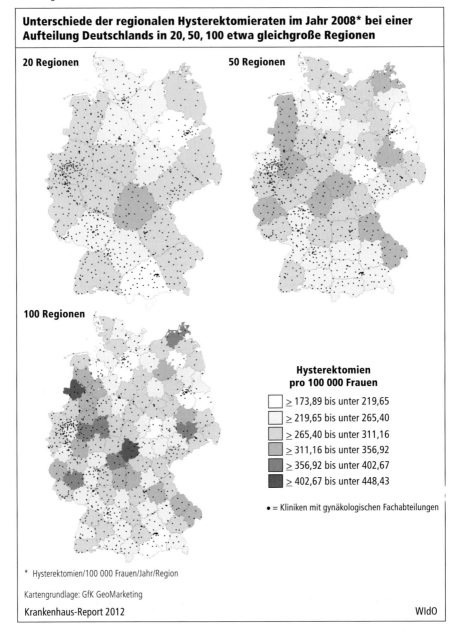

Abbildung 5–1

**Unterschiede der regionalen Hysterektomieraten im Jahr 2008\* bei einer Aufteilung Deutschlands in 20, 50, 100 etwa gleichgroße Regionen**

20 Regionen

50 Regionen

100 Regionen

Hysterektomien pro 100 000 Frauen

- ≥ 173,89 bis unter 219,65
- ≥ 219,65 bis unter 265,40
- ≥ 265,40 bis unter 311,16
- ≥ 311,16 bis unter 356,92
- ≥ 356,92 bis unter 402,67
- ≥ 402,67 bis unter 448,43

• = Kliniken mit gynäkologischen Fachabteilungen

\* Hysterektomien/100 000 Frauen/Jahr/Region

Kartengrundlage: GfK GeoMarketing

Krankenhaus-Report 2012　　　　　　　　　　　　　　　　　　　　　　　　　　WIdO

**Tabelle 5-2**

Verteilungsparameter der Variabilität der Leistungsinanspruchnahme bei Ovariektomien in Abhängigkeit vom Aggregationslevel der Regionen im Jahr 2008

| Aggregationslevel | Anzahl Ovariektomien pro 100 000 Frauen | | |
|---|---|---|---|
| | Durchschnitt | Median | Spannweite (Faktor) |
| 20 Regionen | 67,2 | 66,4 | 54,7–101,9 (1,9) |
| 50 Regionen | 68,1 | 65,4 | 51,1–115,9 (2,3) |
| 100 Regionen | 68,7 | 65,1 | 40,8–137,0 (3,4) |

Krankenhaus-Report 2012 WIdO

**Ovariektomien**

Tabelle 5-2 zeigt für die verschiedenen Aggregationslevel die deskriptiv-statistischen Verteilungsparameter. Bei Ovariektomien unterscheiden sich die Raten in den Regionen bis zu einem Faktor 1,9 bei einer Aufteilung der Fläche Deutschlands in 20 etwa gleich große Regionen. Bei 50 Regionen beträgt dieser Faktor 2,3 und bei 100 Regionen beträgt er 3,4.

Die grafische Aufbereitung der regionalen Unterschiede in der Leistungsinanspruchnahme bei benignen Ovariektomien zeiget die Abbildung 5-2. Als schwarze Punkte sind die Kliniken mit gynäkologischen Fachabteilungen in Deutschland vermerkt. Die Ovariektomieraten sind wiederum in sechs gleich große Klassen gruppiert, wobei die Spannweite der Raten bei der feinsten Aufgliederung Deutschlands in 100 Regionen die Klassengrenzen festlegt.

Wie bereits bei der Analyse der Spannweiten offensichtlich wurde, steigt mit der Feingliederung Deutschlands von 20 über 50 bis zu 100 Regionen auch bei Ovariektomien die Versorgungsvariabilität an: das Farbspektrum wird bunter. Im Unterschied zur Hysterektomie scheint bei der standardisierten Leistungsinanspruchnahme von Ovariektomien jedoch eine Tendenz erkennbar zu sein, indem alle Gebiete mit besonders hohen Fallraten im Nordosten Deutschlands lokalisiert sind. Eine vergleichsweise geringe Ovariektomierate liegt dagegen in Nordbayern/Nord-Württemberg vor. In der Rhein-Ruhr-Region, in der eine besonders hohe Bettendichte herrscht, liegt eine durchschnittliche Fallrate vor. Hinweise für einen Zusammenhang zwischen Besiedlung und Fallraten lassen sich aus der grafischen Analyse jedoch nicht ableiten.

## 5.4 Regionale Unterschiede bei der Angebotsdichte

Vergleichbar zur Leistungsinanspruchnahme unterscheidet sich auch die regionale Angebotsdichte im Bereich der Gynäkologie. Tabelle 5-3 verdeutlicht die deskriptiv-statistischen Verteilungsparameter für die Angebotsdichte (gynäkologische Betten pro 100 000 Frauen/Jahr/Region) in Bezug auf die drei Aggregationslevel. Während sich die Angebotsdichte bei einer Aufteilung Deutschlands in 20 etwa gleich große Regionen nur um den Faktor 1,6 unterscheidet, steigt dieser Faktor bei einer Aufteilung auf 50 Regionen auf 2,6 und bei 100 Regionen auf 4,4. Pro 100 000 Frauen finden sich in den

Abbildung 5–2

**Unterschiede der regionalen Ovariektomieraten im Jahr 2008\* bei einer Aufteilung Deutschlands in 20, 50, 100 etwa gleichgroße Regionen**

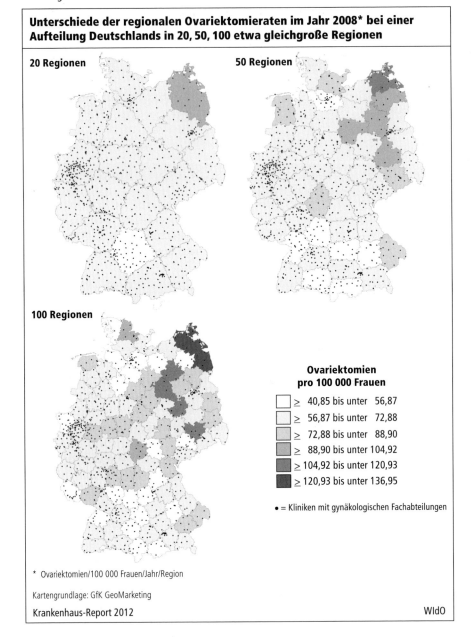

\* Ovariektomien/100 000 Frauen/Jahr/Region

Kartengrundlage: GfK GeoMarketing

Krankenhaus-Report 2012 WIdO

Tabelle 5–3
**Verteilungsparameter der Angebotsdichte in der Gynäkologie in Abhängigkeit vom Aggregationslevel der Regionen im Jahr 2008**

| Aggregationslevel | gynäkologische Betten pro 100 000 Frauen | | |
|---|---|---|---|
| | Durchschnitt | Median | Spannweite (Faktor) |
| 20 Regionen | 86,1 | 86,1 | 65,9–103,0 (1,6) |
| 50 Regionen | 85,6 | 87,0 | 47,1–120,4 (2,6) |
| 100 Regionen | 87,5 | 87,3 | 32,5–143,4 (4,4) |

Krankenhaus-Report 2012 WIdO

Regionen zwischen 32,5 (nördlich von München) und 143,4 (nördlich von Trier) gynäkologische Betten.

## 5.5 Verhältnis von Leistungsinanspruchnahme und Angebotsdichte

Auch beim Verhältnis von Leistungsinanspruchnahme und Angebotsdichte belegen die Analysen der regionalen Variabilität bei Hysterektomien und Ovariektomien für alle Aggregationslevel beträchtliche Unterschiede zwischen den Regionen. Dabei fallen die Unterschiede wiederum bei Ovariektomien durchschnittlich größer aus als bei Hysterektomien.

Tabelle 5–4 zeigt für den Quotienten aus Fallrate (Anzahl Hysterektomien bzw. Ovariektomien pro 100 000 Frauen/Jahr/Region) und Angebotsdichte (gynäkologische Betten pro 100 000 Frauen/Jahr/Region) die entsprechenden deskriptiv-sta-

Tabelle 5–4
**Verteilungsparameter der Quotienten sowie Korrelationskoeffizienten („r") der Beziehung aus Fallrate und Angebotsdichte bei Hysterektomien und Ovariektomien in Abhängigkeit vom Aggregationslevel der Regionen im Jahr 2008**

| Aggregations-level | Fälle pro Bett | | | | | | | |
|---|---|---|---|---|---|---|---|---|
| | Durchschnitt | | Median | | Spannweite (Faktor) [r] | | | |
| | Hyst* | Ovar* | Hyst | Ovar | Hyst | | Ovar | |
| 20 Regionen | 3,14 | 0,79 | 3,12 | 0,77 | 2,56–3,60 (1,4) | [0,58] | 0,61–1,23 (2,0) | [–0,01] |
| 50 Regionen | 3,29 | 0,82 | 3,23 | 0,75 | 2,16–5,78 (2,7) | [0,35] | 0,56–1,63 (2,9) | [0,07] |
| 100 Regionen | 3,35 | 0,82 | 3,06 | 0,74 | 1,76–7,82 (4,4) | [0,14] | 0,32–1,82 (5,7) | [0,04] |

Hyst* = Hysterektomien; Ovar* = Ovariektomien

Krankenhaus-Report 2012 WIdO

Abbildung 5–3

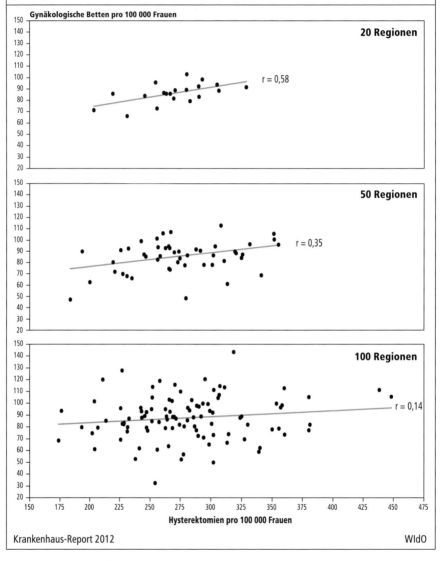

Streudiagramme und Regressionsgeraden inklusive Korrelationskoeffizienten „r" der Beziehung zwischen Hysterektomie-Fallrate und Bettendichte im Jahr 2008 für eine Aufteilung Deutschlands in 20, 50 und 100 Gebiete

Krankenhaus-Report 2012 — WIdO

tistischen Verteilungsparameter. Zudem sind die Korrelationskoeffizienten für die drei Aggregationslevel angeführt.

Alle Vergleichsparameter unterscheiden sich im Hinblick auf das Aggregationslevel und die Eingriffsart. Während sich Durchschnitt und Median des Quotienten aus Fällen und Betten zwischen den beiden Eingriffsarten um den Faktor vier unterscheiden, fallen die durchschnittlichen Unterschiede zwischen den drei Aggregationsleveln jeweils gering aus. Dagegen nimmt die Spannweite mit der Feingliederung der Regionen zu. Bei Hysterektomien steigt der Quotient „Fälle/Bett" im Vergleich der Region mit dem niedrigsten Quotienten zur Region mit dem höchsten Quotienten um den Faktor 1,4 bei einer Aufteilung auf 20 Regionen bis zum Faktor 4,4 bei einer Aufteilung Deutschlands auf 100 Regionen. Die regionale Versorgungsvariabilität wird noch deutlicher bei der Ovariektomie, wo der Quotient von einem Faktor von 2,0 bei 20 Regionen bis zum Faktor 5,7 bei 100 Regionen steigt.

Bei den Ovariektomien bemisst sich der Korrelationskoeffizient für alle drei Aggregationslevel auf weniger als 0,1, sodass kein linearer Zusammenhang festgestellt werden kann. Dagegen deuten die Analysen bei den Hysterektomien zunächst darauf hin, dass zumindest ein schwacher linearer Zusammenhang existiert. Abbildung 5–3 verdeutlicht die Korrelationen zwischen Fallrate und Bettendichte für die Aufteilung Deutschlands in 20, 50 und 100 Gebiete in Form von Streudiagrammen.

Die Grafiken machen deutlich, dass der mutmaßliche lineare Zusammenhang mit der Feingliederung des Landes abnimmt. Während bei einer Aufteilung Deutschlands auf 20 Regionen der Korrelationskoeffizient mit 0,58 noch auf einen solchen Zusammenhang hindeutet, nimmt dieser Wert bei einer Aufteilung auf 50 Regionen auf 0,35 ab und sinkt letztlich bei einer Aufteilung auf 100 Regionen auf einen Wert von 0,14. Die Streudiagramme veranschaulichen, dass bei zunehmender Feingliederung also nicht mehr von einem linearen Zusammenhang zwischen der Leistungsinanspruchnahme und der Angebotsdichte ausgegangen werden kann. Stattdessen scheinen wenige extreme Regionen bei einer geringen regionalen Gliederung eine Scheinkorrelation zu bewirken.

Diese bivariaten Analyseergebnisse werden bei einer multivariaten Analyse sowohl in einem Poisson-Regressionsmodell als auch einem linearen Regressionsmodell bestätigt. Keines der Modelle passt die empirischen Daten so weit an, dass bei einer ausreichenden Modellgüte von einem Zusammenhang zwischen dem Faktor Fallrate und dem Faktor Angebotsdichte gesprochen werden kann. Die eingangs formulierte Hypothese muss also verworfen werden. Eine unerwünschte angebotsinduzierte Nachfrage lässt sich mit den vorliegenden Daten also nicht als Erklärung für die hohe regionale Versorgungsvariabilität anführen.

## 5.6 Diskussion

Die international seit langem beobachtete regionale Versorgungsvariabilität bei Hysterektomien aufgrund benigner Erkrankungen lässt sich für Deutschland aktuell bestätigen. Zudem liegt auch bei Ovariektomien eine beträchtliche Versorgungsvariabilität vor. Als Erklärung für dieses Phänomen kann jedoch nicht eine Abhängigkeit von der regionalen Angebotsdichte herangezogen werden. Stattdessen muss weiter nach alternativen Erklärungsmöglichkeiten gesucht werden.

Unsere Analysen auf der Basis von AOK-Daten belegen eindrucksvoll, dass sowohl bei Hysterektomien als auch in noch größerem Umfang bei Ovariektomien, die aufgrund von benignen Erkrankungen durchgeführt werden, beim regionalen Vergleich Unterschiede in der Leistungsinanspruchnahme um den Faktor 2,6 bzw. 3,4 vorliegen. Insofern bestätigt die Untersuchung mit Daten aus dem Jahr 2008 die bereits 1973 von Wennberg für den US-Staat Vermont erstmals gezeigte Versorgungsvariabilität auch für Deutschland (Wennberg 1973). Zudem machen die Analysen deutlich, dass auch im Hinblick auf die gynäkologische Versorgungsstruktur große Unterschiede existieren. Regionen mit annähernd gleicher Fläche unterscheiden sich in der Zahl der Fachabteilungsbetten pro Kopf der weiblichen Bevölkerung bis zu einem Faktor von 4,4. Von einer annähernd gleichartigen Versorgung in den verschiedenen Regionen Deutschlands kann also bei weitem nicht gesprochen werden.

Gründe für die Versorgungsvariabilität lassen sich viele vermuten. Neben einer unterschiedlichen Morbidität wären vor allem Unterschiede bei der Indikationsstellung zu nennen, die bei Hysterektomien auch eine Sozialschichtabhängigkeit zeigen (Cooper et al. 2008). Der international immer wieder belegte Zusammenhang zum Leistungsangebot ließ sich für die hier betrachteten Eingriffsarten jedoch nicht bestätigen. Da Unterschiede in der Verteilung der Morbidität in dem hier grafisch gezeigten Muster unwahrscheinlich sind, kann als Erklärung für die unterschiedliche Leistungsinanspruchnahme vor allem eine regional unterschiedliche Indikationsstellung vermutet werden.

Die große Variabilität im Quotienten aus Fallrate und Bettendichte kann auch nicht auf eine angebotsinduzierte Nachfrage zurückgeführt werden. Stattdessen könnten Effizienzunterschiede vorliegen, die eine höhere Fallzahl pro Bett erklären könnten. Inwiefern hierbei regional unterschiedliche Anreize existieren, die trotz einheitlicher Vergütung auf der Basis des DRG-Systems verbleiben, lässt sich nur spekulieren. Ein möglicher Einfluss der Angebotsdichte im ambulanten Sektor ließ sich im Rahmen der vorliegenden Studie nicht verifizieren, sollte aber in zukünftigen Studien berücksichtigt werden.

Eine weitere Erklärung für die Unterschiede könnten methodische Artefakte sein. Zumindest für den Quotienten Fälle/Bett könnte eine Rolle spielen, dass die Analysen nicht auf der Basis der tatsächlichen Lage und Einzugsgebiete von Krankenhäusern, sondern auf der Basis eines nur die Flächen berücksichtigenden Modells durchgeführt wurden. Dadurch könnten Verzerrungen entstehen, gerade wenn große Kliniken in Randbereichen der aus 5-stelligen Postleitzahlbezirken zusammengesetzten Regionen liegen. Eine Erklärung für die Unterschiede in der standardisierten Leistungsinanspruchnahme wäre dies aber nicht. Ein weiteres methodisches Problem könnte die Standardisierung mit der europäischen Standardbevölkerung darstellen, die tendenziell eine Reduzierung der Fallraten bewirkt hat, wobei die unterschiedliche Wirkung in eher „älteren" im Vergleich zu „jüngeren" Regionen Verzerrungen zufolge haben könnte. Als Erklärung für die beträchtlichen regionalen Unterschiede sind diese möglichen methodischen Probleme unseres Erachtens aber nicht ausreichend.

Letztlich verbleibt als Forschungsaufgabe eine detaillierte Analyse möglicher weiterer Einflussfaktoren und vor allem der Indikationsstellung in solchen Regionen, die extrem hohe bzw. niedrige Werte bei der Leistungsinanspruchnahme und dem Quotienten aus Fallrate und Bettendichte gezeigt haben, um so dem Phänomen der regionalen Versorgungsvariabilität auf die Spur zu kommen. Dazu wird es nötig sein, weitere Daten, zum Beispiel aus der Soziodemografie, Besiedlung, ambulanten Versorgung und Infrastruktur verfügbar zu machen und in das Analysemodell einzuspeisen.

## Danksagung

Dem WIdO möchten wir für die Bereitstellung der Daten danken. Zudem gilt unser Dank Herrn Professor Krummenauer für die Unterstützung bei den multivariaten Analysen.

## Literatur

AQUA. Bundesauswertung zum Verfahrensjahr 2009 15/1 Gynäkologische Operationen. www.sqg.de/downloads/Bundesauswertungen/2009/bu_Gesamt_15N1-GYN-OP_2009.pdf

Cooper R, Lucke J, Lawlor DA, Mishra G, Chang J-H, Ebrahim S, Kuh D, Dobson A. Socioeconomic position and hysterectomy: a cross-cohort comparison of women in Australia and Great Britain. J Epidemiol Community Health 2008 Dez; 62 (12): 1057–63.

Coulter A, McPherson K, Vessey M. Do British women undergo too many or too few hysterectomies? Soc Sci Med 1988; 27 (9): 987–94 (5. 2011).

Fernandez H, Farrugia M, Jones SE, Mauskopf JA, Oppelt P, Subramanian D. Rate, type, and cost of invasive interventions for uterine myomas in Germany, France, and England. J Minim Invasive Gynecol 2009 Feb; 16 (1): 40–6.

Geraedts M, Koester H, Berg D, Rauskolb R, Scheidel P, Selbmann H.K. Qualitätssicherung in der operativen Gynäkologie. Band 98 der Schriftenreihe des Bundesministeriums für Gesundheit. Bundesministerium für Gesundheit (Hrsg.) Baden-Baden: Nomos 1998.

Larson CA. Evidence-based medicine: an analysis of prophylactic bilateral oophorectomy at time of hysterectomy for benign conditions. Curr Oncol 2011 Feb; 18 (1): 13–5.

McPherson K, Herbert A, Judge A, Clarke A, Bridgman S, Maresh M, Overton C. Psychosexual health 5 years after hysterectomy: population-based comparison with endometrial ablation for dysfunctional uterine bleeding. Health Expect 2005 Sep; 8 (3): 234–43.

Statistische Ämter des Bundes und der Länder. Verzeichnis der Krankenhäuser und Vorsorge- oder Rehabilitationseinrichtungen Deutschland. Wiesbaden: Statistisches Bundesamt 2010.

Subramanian D, Szwarcensztein K, Mauskopf JA, Slack MC. Rate, type, and cost of pelvic organ prolapse surgery in Germany, France, and England. Eur. J. Obstet. Gynecol. Reprod. Biol 2009 Juni; 144 (2): 177–81.

Wennberg J, Gittlsohn A. Small Area Variations in Health Care Delivery. Science 1973; 1102–8.

# 6 Regionale Unterschiede und deren Determinanten im Bereich der Wirbelsäulenchirurgie

Torsten Fürstenberg, Karsten Zich und Robert Haustein

## Abstract

Der Beitrag untersucht regionale Variationen der stationären Leistungserbringung von der Implantation von Cages bei einer Wirbelkörperversteifung und der Implantation von Bandscheibenendoprothesen basierend auf der fallpauschalenbezogenen Krankenhausstatistik. Beide Verfahren zeigen deutliche Zunahmen der Fallzahlen im Zeitraum 2007 bis 2009, bei den Cage-Implantationen um jahresdurchschnittlich 30 % und bei den Bandscheibenendoprothesen um 10 %. Gleichzeitig hat sich bei ersteren die Altersstruktur deutlich verschoben. Besonders starke Zunahmen der Operationsraten zeigten sich bei den 65- bis 74-Jährigen: von 5,0 im Jahr 2007 auf 9,3 je 10 000 Einwohner dieser Altersgruppen im Jahr 2009.

Regionale Variationen sind bei den Bandscheibenendoprothesen deutlicher ausgeprägt als bei den Cage-Implantationen. Der Gini-Koeffizient beträgt für die Cage-Implantationen 0,24 und für die Implantation von Bandscheibenendoprothesen 0,39. Die 10 % der Kreise mit den höchsten Operationsraten bei Cage-Implantationen weisen nach Altersstandardisierung im Mittelwert eine um den Faktor 4,8 höhere Operationsrate auf als die 10 % der Kreise mit den niedrigsten Operationsraten. Bei den Bandscheibenendoprothesen beträgt dieser Faktor 12,8.

Anhand eines linearen Regressionsmodells wurde der Einfluss von Merkmalen der Morbidität der Bevölkerung, der Angebotskapazitäten und -strukturen des stationären und ambulanten Sektors sowie sozio-demografische Variablen auf die Operationsraten bestimmt. Insgesamt ist die Erklärungskraft dieser Einflussgrößen gering. Die deutlichen regionalen Unterschiede der Operationsraten sind eher als Indikatoren für unterschiedliche „surgical signatures" in den einzelnen Regionen zu deuten.

Aufgrund der hohen ökonomischen Bedeutung der untersuchten Operationen sollten die regionalen Unterschiede hinsichtlich der möglichen Ursachen, insbesondere unterschiedlicher „surgical signatures" und des Inanspruchnahmeverhaltens der Bevölkerung sowie bezüglich der indikationsspezifischen Unterschiede weiter untersucht werden.

This article analyses regional variations of inpatient health care services for the implantation of cages in case of a spinal fusion and the implantation of disc prostheses. The analysis is based on data from the Federal Statistical Office on Diagnosis Related Groups, diagnoses and procedures of hospital inpatients ("Fallpauschalenbezogene Krankenhausstatistik"). Both surgical procedures show clear increases in the number of cases between 2007 and 2009, cage implantations increased with an annual average of 30% and disc prostheses 10%. Furthermore, there has been a considerable shift in the age structure for cage implantations. The highest increases in the operation rate can be seen in the age groups 65 to 74 years from 5.0 in 2007 to 9.3 per 10,000 inhabitants in this age groups in 2009.

Regional variations are more explicit for disc prostheses than for cage implantations. The Gini coefficient is 0.24 for cage implantations and 0.39 for disc prostheses. For cage implantations the districts with the highest operation rates show a 4.8 times higher operation rate after age standardisation than the districts with the lowest operation rates. For disc prostheses this coefficient amounts to 12.8.

The influence of the population's morbidity characteristics, supply capacities and structures of the inpatient and the outpatient sector as well as the influence of socio-demographic variables on operation rates was quantified by means of a linear regression model. All in all, these parameters have little explanatory power. The considerable regional variations between operation rates can rather be interpreted as indicators for different "surgical signatures".

Due to the high economic relevance of the analysed surgical procedures, further research on the identified regional differences concerning possible causes, especially with regard to different "surgical signatures", utilization of medical services and indication-related differences should be conducted.

## 6.1 Einleitung

Im Zeitraum 2006 bis 2008 hat sich in Deutschland der Casemix insgesamt um 1,1 Mio. Punkte erhöht, was einer jahresdurchschnittlichen Steigerung um 3,2% entspricht.[1] Zu den Basis-DRGs mit den deutlichsten Steigerungen des Casemix in diesem Zeitraum zählen neben den Basis-DRGs aus den Bereichen Langzeitbeatmung, Implantation von Defibrillatoren und Endoprotheseneingriffe am Kniegelenk auch die Eingriffe an der Wirbelsäule und hier insbesondere Wirbelkörperfusionen.

Die Basis-DRGs I06, I09, I19 und I45[2] erzielten im Zeitraum 2006 bis 2008 einen jahresdurchschnittlichen Casemix-Zuwachs um 65 Tsd. Casemix Punkte (jahresdurchschnittlich +16,4%) und eine Fallzahlsteigerung um 15,5%. Zudem nahm

---

1 Allein im Bereich der Hauptdiagnosegruppe 08 (Krankheiten und Störungen an Muskel-Skelett-System und Bindegewebe) stieg der Casemix um 277 Tsd. Punkte von 3,1 auf 3,4 Mio. Punkte um jahresdurchschnittlich 4,4%. Dies entsprach der deutlichsten absoluten Steigerung aller Hauptdiagnosegruppen. Auch die Fallzahlen stiegen im Bereich der Hauptdiagnosegruppe 08 im Zeitraum 2006 bis 2008 mit 2,9% von 2,3 auf 2,5 Mio. Fälle überdurchschnittlich stark. Parallel zu den Steigerungen der Fallzahl und des Casemix stieg im Bereich der Hauptdiagnosegruppe 08 auch der Casemix-Index in diesem Zeitraum überdurchschnittlich um jahresdurchschnittlich 1,5% im Vergleich zu 1,1 % im Durchschnitt aller Fälle (vgl. Fürstenberg et al. 2011).
2 Wirbelkörperfusionen und Implantationen von Bandscheibenendoprothesen.

der Anteil der leistungserbringenden Krankenhäuser, also der Krankenhäuser, die eine G-DRG mindestens einmal abrechnen, deutlich zu. Bei der G-DRG I09D (Wirbelkörperfusion ohne äußerst schwere oder schwere CC [...]) nahm der Anteil der leistungserbringenden Krankenhäuser von 40,8 % (694) im Jahr 2006 auf 49,8 % (825) im Jahr 2008 zu (Fürstenberg et al. 2011).

Auch die Analyse der durchgeführten Prozeduren im Krankenhaussektor zeigt, dass die Zahl der durchgeführten Prozeduren im Zeitraum 2004 bis 2008 im Bereich der Operationen an der Wirbelsäule um jahresdurchschnittlich 18 % deutlich zugenommen haben.

Studien aus den USA (Rajaee et al. 2011; Deyo et al. 2006) und der Schweiz (Widmer et al. 2009) zeigen neben ähnlich deutlichen Veränderungen der Operationshäufigkeiten auch einen überproportionalen Anstieg des durchschnittlichen Alters der Patienten (Rajaee et al. 2011) und zudem deutliche regionale Variationen in diesem Leistungssegment.

Vor dem Hintergrund der deutlichen Wachstumstendenzen in diesen Leistungsbereichen soll untersucht werden, ob die Leistungsinanspruchnahme im interregionalen Vergleich auch in Deutschland Unterschiede aufweist und ob erklärende Faktoren für ggf. vorliegende regionale Disparitäten identifiziert werden können.

Analysiert werden in der folgenden Untersuchung die Osteosynthese durch intervertebrale Cages (Wirbelkörperversteifungen mit Hilfe von in den Zwischenwirbelraum eingebrachten Metallkäfigen) und die Implantationen von Bandscheibenendoprothesen (Bandscheibenersatz unter teilweisem Erhalt der Bewegungsfreiheit des betroffenen Wirbelsegments), da diese Leistungen eine überdurchschnittliche Mengenentwicklung aufweisen und sie anhand der dokumentierten Prozeduren eindeutig identifiziert werden können.

## 6.2 Datengrundlagen

Datenquelle für die Operationshäufigkeiten der Jahre 2007 bis 2009 war die DRG-Statistik des Statistischen Bundesamtes auf Ebene der endständigen OPS-Codes (Statistisches Bundesamt 2007–2009). Bei der Statistik handelt es sich um eine Vollerhebung. Grundgesamtheit sind sämtliche durchgeführten und gemäß der Deutschen Kodierrichtlinien dokumentierten Prozeduren/Operationen der im jeweiligen Jahr entlassenen Patienten mit einer vollstationären Behandlung in Krankenhäusern, die nach dem DRG-Vergütungssystem abrechnen und dem Anwendungsbereich des § 21 KHEntgG unterliegen (17,2 Mio. Fälle im Jahr 2009).[3]

In die Untersuchung eingeschlossen wurden Behandlungsfälle mit einer Cage-Implantation oder einer Implantation einer Bandscheibenendoprothese. Die Leistungen wurden anhand der entsprechenden OPS-Codes (5-835.8* bzw. 5-839.1*) voneinander abgegrenzt.

---

3 Nicht berücksichtigt sind somit insbesondere Krankenhausaufenthalte in psychiatrischen oder psychotherapeutischen Einrichtungen.

Die regionale Zuordnung der durchgeführten Operationen erfolgte nach dem Wohnort der Patienten zu 412 Kreisen (Landkreise und kreisfreie Städte).

Als Datenbasis für die Analyse von Determinanten für regionale Unterschiede in den Operationshäufigkeiten wurde eine umfangreiche Datenbank erstellt. Insgesamt wurden hierbei über 200 relevante Indikatoren mit einem Regionalbezug zumindest auf Kreisebene[4] aus verschiedenen Bereichen (stationäre und ambulante Strukturen und Kapazitäten, sozioökonomische Größen, medizinische Leistungserstellung) zusammengestellt bzw. berechnet. Datenquellen für diese Variablen waren die folgenden Veröffentlichungen:

- Indikatoren und Karten zur Raum- und Stadtentwicklung in Deutschland und in Europa (INKAR) des Bundesinstituts für Bau-, Stadt- und Raumforschung im Bundesamt für Bauwesen und Raumordnung
- Regionaldatenbank Deutschland der Statistischen Ämter des Bundes und der Länder[5]
- Bericht des Bewertungsausschusses über die Entwicklung der Vergütungs- und Leistungsstruktur in der vertragsärztlichen Versorgung für das 1. bis 4. Quartal 2009 und Stellungnahme der Bundesregierung (Bundestags-Drucksache 17/4000)
- Statistisches Bundesamt: Verzeichnis der Krankenhäuser und Vorsorge- oder Rehabilitationseinrichtungen (Krankenhausverzeichnis)
- Qualitätsberichte der Krankenhäuser gemäß § 137 Abs. 3 Nr. 4 SGB V des Jahres 2008 im Format der Bereitstellung durch den Gemeinsamen Bundesausschuss
- Landesbasisfallwerte in der Zusammenstellung des AOK-Bundesverbandes

Die regionale Differenzierung erfolgte für die Variablen auf Ebene der 412 Kreise (Landkreise und kreisfreie Städte).

## 6.3  Deskriptive Statistiken

Tabelle 6–1 stellt die Entwicklung der Zahl der dokumentierten Prozeduren für die Anzahl durchgeführter Cage-Implantationen, die Anzahl implantierter Cages[6] sowie die Anzahl implantierter Bandscheibenendoprothesen dar. Für alle untersuchten Leistungen zeigen sich deutliche jahresdurchschnittliche Zunahmen der Operationshäufigkeiten. Die Zahl der Cage–Implantationen nahm mit jahresdurchschnittlich 32 % am deutlichsten zu.

---

4 Einzelne Indikatoren weisen einen Bezug lediglich zum Bundesland (z. B. die Landesbasisfallwerte) oder zum KV-Bezirk (z. B. vertragsärztliche Arzt- und Fallzahlen sowie Honorarangaben) auf. Diese werden gesondert betrachtet.

5 www.regionalstatistik.de

6 Anhand der dokumentierten OPS-Codes, die bei den Cage-Implantationen und bei den Bandscheibenendoprothesen-Implantationen auch hinsichtlich deren Anzahl differenziert sind, kann sowohl die Zahl der Eingriffe als auch die Zahl der Implantate ermittelt werden.

Tabelle 6–1
## Anzahl der untersuchten Leistungen (2007–2009)

| Leistung | OPS-Code | 2007 | 2008 | 2009 | Δ 07–09 (p.a.) |
|---|---|---|---|---|---|
| Cage-Implantationen | 5-835.8* | 19 402 | 25 840 | 33 647 | 31,7 % |
| Anzahl Cages | 5-835.8* | –* | 34 330 | 45 490 | –32,5 % |
| Anzahl Bandscheibenprothesen | 5-839.1* | 6 052 | 6 908 | 7 372 | 10,4 % |

\* Die Anzahl der implantierten Cages kann aufgrund von Änderungen im OPS-Katalog für 2007 nicht bestimmt werden

Quelle: Statistisches Bundesamt
Krankenhaus-Report 2012  WIdO

Die Altersverteilung der Operationshäufigkeiten und deren Veränderung im Zeitverlauf können vor dem Hintergrund der beschriebenen Mengenentwicklung Hinweise auf altersspezifische Einflussgrößen geben.

Abbildung 6–1 zeigt die bundesdurchschnittlichen altersspezifischen Operationsraten für Cage-Implantationen je 10 000 Einwohner im Vergleich der Jahre 2007 und 2009. Insgesamt stieg die Zahl der durchgeführten Cage-Implantationen je 10 000 Einwohner deutlich von 2,4 im Jahr 2007 auf 4,1 im Jahr 2009 (jahresdurchschnittlich +32 %). Zusätzlich zeigt sich im Zeitraum 2007 bis 2009 eine deutliche Verschiebung hin zu älteren Patienten.

Während in den Altersgruppen der 65- bis 74-jährigen die Operationsrate von 5,0 auf 9,2 je 10 000 Einwohner dieser Altersgruppen um 4,2 Operationen stieg (jahresdurchschnittlich +36 %), zeigte sich in den Altersgruppen der 40- bis 64-jäh-

Abbildung 6–1

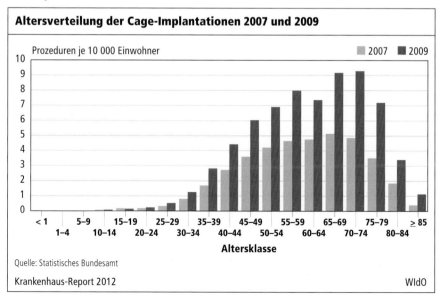

Quelle: Statistisches Bundesamt
Krankenhaus-Report 2012  WIdO

Abbildung 6–2

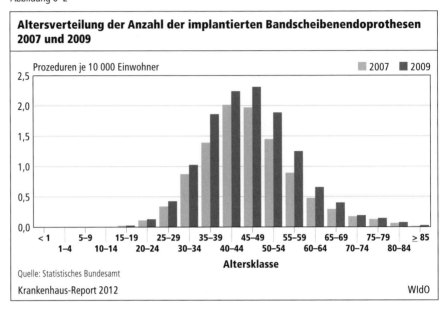

**Altersverteilung der Anzahl der implantierten Bandscheibenendoprothesen 2007 und 2009**

Quelle: Statistisches Bundesamt
Krankenhaus-Report 2012                                                                 WIdO

rigen ein geringerer absoluter Anstieg von 3,9 auf 6,4 je 10 000 Einwohner (jahresdurchschnittlich +29 %).

Entsprechend der Indikationsstellung weisen Patienten mit einer Bandscheibenendoprothesen-Implantation eine gänzlich andere Altersstruktur auf als Patienten mit einer Cage-Implantation. Auch das Durchschnittsalter unterscheidet sich deutlich (ca. 46,2 Jahre bei den Bandscheiben-Prothesen bzw. 57,8 Jahre bei den Cage-Implantationen im Jahr 2009).[7]

Die Zahl der durchgeführten Bandscheibenendoprothesen-Implantationen je 10 000 Einwohner hat sich im Vergleich zu den Cage-Implantationen von 0,74 im Jahr 2007 auf 0,90 im Jahr 2009 „lediglich" um jahresdurchschnittlich 10 % erhöht. Die deutlichsten Steigerungen der Operationsraten zeigten sich hier in den Altersgruppen der 35- bis unter 60-jährigen mit einer durchschnittlichen Zunahme um 0,36 Bandscheibenendoprothesen je 10 000 Einwohner dieser Altersgruppen (vgl. Abbildung 6–2).

Die kartographische Darstellung der regionalen Verteilung der Operationshäufigkeiten kann ggf. sowohl vorhandene regionale Unterschiede als auch deren regionale Verteilung transparent machen. Aufgrund der beschriebenen Altersabhängigkeit der Operationsraten wurden diese vor Eingang in die Analysen anhand einer direkten Altersstandardisierung (gemäß Standardbevölkerung Deutschland 1987) um altersspezifische Einflussfaktoren bereinigt. Die angegebenen Operationsraten

---

[7] Das Durchschnittsalter stieg bei den Bandscheibenendoprothesen-Implantationen im Zeitraum 2007 bis 2009 um 0,4 Jahre, bei den Cage-Implantationen hingegen um 1,2 Jahre.

Abbildung 6–3

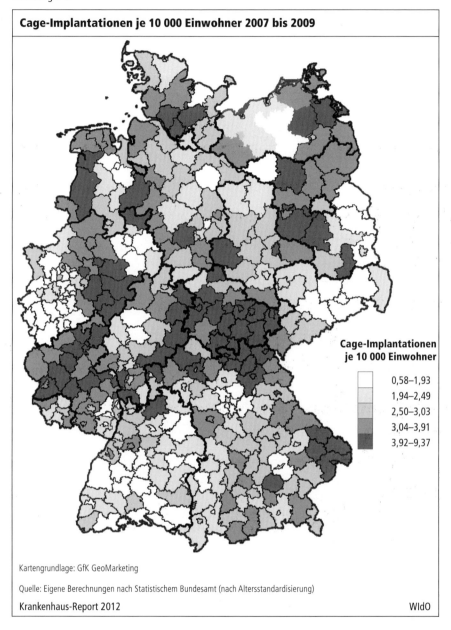

**Cage-Implantationen je 10 000 Einwohner 2007 bis 2009**

Cage-Implantationen je 10 000 Einwohner
- 0,58–1,93
- 1,94–2,49
- 2,50–3,03
- 3,04–3,91
- 3,92–9,37

Kartengrundlage: GfK GeoMarketing
Quelle: Eigene Berechnungen nach Statistischem Bundesamt (nach Altersstandardisierung)
Krankenhaus-Report 2012                                                                 WIdO

Abbildung 6–4

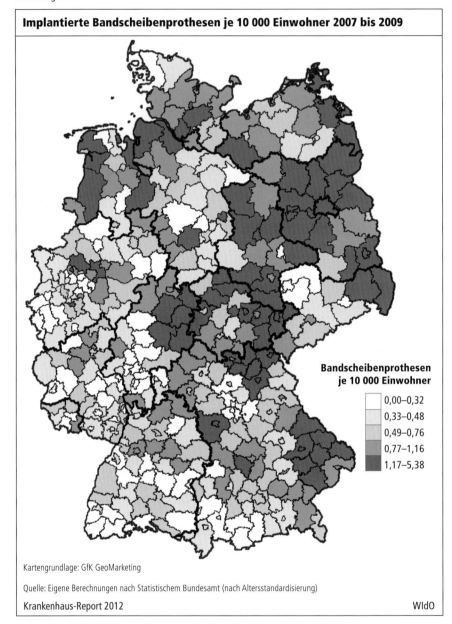

Implantierte Bandscheibenprothesen je 10 000 Einwohner 2007 bis 2009

entsprechen somit nicht der Realität, lassen aber einen interregionalen Vergleich der Operationsraten zu.[8]

Die regionale Verteilung der Cage-Implantationen je 10 000 Einwohner im Mittel der Jahre 2007 bis 2009 zeigt in der kartographischen Darstellung deutliche regionale Unterschiede, die sich zunächst allerdings abgesehen von den auffallend hohen Operationsraten in den Bundesländern Thüringen, Schleswig-Holstein und Hessen und niedrigen Operationsraten in den Bundesländern Nordrhein-Westfalen und Sachsen relativ heterogen über Deutschland verteilen und keine klaren Verteilungsmuster zeigen (vgl. Abbildung 6–3). Die 10 % der Kreise mit den höchsten Operationsraten unterscheiden sich nach Altersstandardisierung im Mittelwert (Median) von den 10 % der Kreise mit den niedrigsten Operationsraten um den Faktor 4,8 (4,5) (vgl. auch Tabelle 6–3).

Die regionale Verteilung der Anzahl implantierter Bandscheibenendoprothesen je 10 000 Einwohner zeigt in der kartographischen Darstellung ein Ost-West-Gefälle (vgl. Abbildung 6–4). Insbesondere die Bundesländer Brandenburg, Thüringen, Sachsen-Anhalt und Berlin weisen überdurchschnittliche Operationsraten auf. Die Bundesländer Saarland, Rheinland-Pfalz, Baden-Württemberg und Nordrhein-Westfalen haben hingegen die deutlichsten unterdurchschnittlichen Operationsraten.

Die 10 % der Kreise mit den höchsten Operationsraten unterscheiden sich nach Altersstandardisierung im Mittelwert (Median) von den 10 % der Kreise mit den niedrigsten Operationsraten um den Faktor 12,8 (10,6).

Anhand der kartographischen Darstellungen lassen sich regionale Unterschiede zwar identifizieren und lokalisieren, ihr Ausmaß kann hiermit jedoch nicht ermittelt werden.

Anhand der Lorenz-Kurven und der Gini-Koeffizienten für die untersuchten Leistungen werden daher im Folgenden die Ausmaße der regionalen Disparitäten bzw. der relativen Konzentration und deren Entwicklung im Zeitverlauf untersucht und anhand einer Kennzahl vergleichbar gemacht.

Die Lorenz-Kurve stellt dar, welche Anteile der insgesamt dokumentierten Prozeduren auf welche Anteile der Bevölkerung entfallen. Auf der Abszisse sind hierbei die Anteile an der Gesamtbevölkerung und auf der Ordinate die Anteile an der Anzahl der insgesamt je Leistung dokumentierten Prozeduren abgetragen. Die Daten sind auf Kreisebene aggregiert und nach aufsteigender Operationsrate je 10 000 Einwohner sortiert. Im Falle einer (theoretischen) Gleichverteilung, d. h. einer identischen Operationshäufigkeiten je Einwohner in allen Kreisen, würde die Lorenz-Kurve der perfekten Gleichverteilungsgerade (45°-Linie) entsprechen.

Der Gini-Koeffizient ist ein Maß der Disparität und entspricht dem Verhältnis aus der Fläche zwischen der perfekten Gleichverteilungsgerade und der Lorenz-Kurve und der Fläche unter der perfekten Gleichverteilungsgerade. Er kann Werte zwischen 0 (Gleichverteilung) und 1 (vollständige Konzentration) annehmen.

---

[8] Aufgrund der Altersstruktur der Standardbevölkerung werden die Operationsraten nach Altersstandardisierung für Cages im Durchschnitt um ca. 14 % und bei Bandscheibenendoprothesen um ca. 8 % geringer ausgewiesen als die realen Operationsraten.

Abbildung 6–5

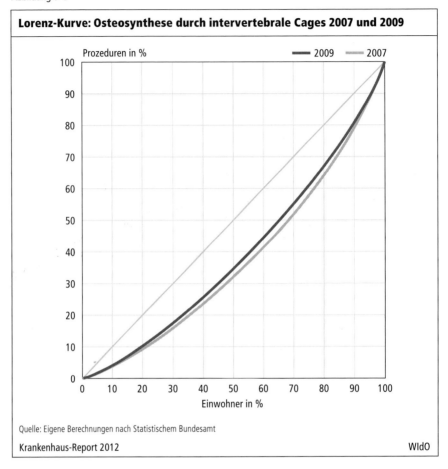

**Lorenz-Kurve: Osteosynthese durch intervertebrale Cages 2007 und 2009**

Quelle: Eigene Berechnungen nach Statistischem Bundesamt
Krankenhaus-Report 2012 WIdO

Um regionale Unterschiede der Altersstruktur der Bevölkerung zu berücksichtigen, wurden alle Lorenz-Kurven und auch die Gini-Koeffizienten anhand der altersadjustierten Operationshäufigkeiten ermittelt.

Bei der Zahl der Osteosynthesen durch intervertebrale Cages zeigt sich eine Verringerung der Disparität von einem Gini-Koeffizienten von 0,262 im Jahr 2007 auf 0,225 im Jahr 2009. Die Verteilungskurve für das Jahr 2009 läuft hier deutlich näher an der perfekten Gleichverteilungsgerade als die Verteilungskurve des Jahres 2007. Während auf die 20 % der Bevölkerung in den Kreisen mit den höchsten Operationsraten hier im Jahr 2007 noch 36 % aller Osteosynthesen durch intervertebrale Cages entfielen, verringerte sich dieser Anteil auf 33 % im Jahr 2009 (vgl. Abbildung 6–5).

Bei der Zahl der implantierten Bandscheibenendoprothesen zeigt sich eine deutlichere Ungleichverteilung (vgl. Abbildung 6–6). Der Gini-Koeffizient beträgt für diese Leistung 0,393. Ein Vergleich der einzelnen Jahreswerte ist aufgrund zu geringer Operationshäufigkeiten nicht möglich, sodass die Daten für die Jahre 2007 bis

Abbildung 6–6

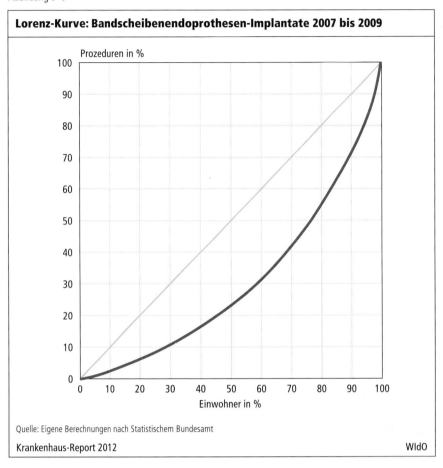

Lorenz-Kurve: Bandscheibenendoprothesen-Implantate 2007 bis 2009

Quelle: Eigene Berechnungen nach Statistischem Bundesamt
Krankenhaus-Report 2012    WIdO

2009 zusammengefasst wurden. Deutlich wird die Disparität der Versorgung dadurch, dass auf 10 % der Bevölkerung in den Kreisen mit den höchsten Operationsraten 29 % der Bandscheibenendoprothesen-Implantationen entfallen bzw. auf 50 % der Bevölkerung in den Kreisen mit den geringsten Operationsraten 23 % der Bandscheibenendoprothesen-Implantationen.

Der Gini-Koeffizient bei Cage-Implantationen hat sich im Zeitraum 2007 bis 2009 kontinuierlich verringert (vgl. Tabelle 6–2). Bestehende regionale Disparitäten werden somit geringer. Die Verringerung des Koeffizienten ging hier mit insgesamt deutlichen Steigerungen der Operationsraten im Zeitraum 2007 bis 2009 einher. Um eine Einschätzung der Größe des Koeffizienten zu ermöglichen, stellt die Tabelle auch Vergleichswerte für den (im Zeitverlauf stabilen und deutlich geringeren) Gini-Koeffizienten bei Hüft-TEP und bei der Einkommensverteilung der Bevölkerung als einer nicht-medizinischen Kennzahl dar.

Tabelle 6–3 zeigt die Durchschnittswerte, die Mediane und die Grenzwerte der Operationshäufigkeiten nach Verteilungsdezilen.

Tabelle 6–2
## Gini-Koeffizient der untersuchten Leistungen (2007, 2008, 2009)

| Leistung | OPS-Code | 2007 | 2008 | 2009 |
|---|---|---|---|---|
| Cage Implantationen | 5-835.8* | 0,262 | 0,237 | 0,225 |
| Anzahl Cages | 5-835.8* | – | 0,248 | 0,238 |
| Anzahl Bandscheibenprothesen | 5-839.1* | | 0,393[2] | |
| Vergleichswerte | | | | |
| Hüft-TEP (5-820.*) | 5-820.* | 0,071 | 0,070 | 0,070 |
| Einkommensverteilung (Äquivalenzeinkommen)[1] | | 0,29 | 0,29 | 0,29 |

[1] Vgl. Statistische Ämter des Bundes und der Länder, Tabelle A.3 Gini-Koeffizient der Äquivalenzeinkommen. http://www.amtliche-sozialberichterstattung.de/
[2] Wert für 2007 bis 2009

Quelle: Eigene Berechnungen nach Statistischem Bundesamt
Krankenhaus-Report 2012                                                                 WIdO


Tabelle 6–3
## Operationsraten je 10 000 Einwohner nach Verteilungsdezilen

| Dezil* | Cage-Implantationen (2007 bis 2009) | | | Bandscheibenendoprothesen (2007 bis 2009) | | |
|---|---|---|---|---|---|---|
| | Mittelwert | Median | Grenzwert** | Mittelwert | Median | Grenzwert** |
| 1. | 2,05 | 2,10 | 2,60 | 0,19 | 0,20 | 0,26 |
| 2. | 2,93 | 2,97 | 3,23 | 0,29 | 0,30 | 0,32 |
| 3. | 3,43 | 3,39 | 3,62 | 0,36 | 0,36 | 0,41 |
| 4. | 3,80 | 3,82 | 4,05 | 0,45 | 0,45 | 0,49 |
| 5. | 4,26 | 4,26 | 4,51 | 0,54 | 0,54 | 0,59 |
| 6. | 4,77 | 4,81 | 5,04 | 0,66 | 0,68 | 0,77 |
| 7. | 5,28 | 5,37 | 5,67 | 0,84 | 0,84 | 0,93 |
| 8. | 6,24 | 6,22 | 6,79 | 1,06 | 1,03 | 1,17 |
| 9. | 7,16 | 7,15 | 7,79 | 1,31 | 1,38 | 1,65 |
| 10. | 9,92 | 9,44 | 20,22 | 2,44 | 2,12 | 5,39 |
| **Dezilverhältnisse** | | | | | | |
| 90/10 | 4,83 | 4,49 | – | 12,84 | 10,60 | – |

\* Ein Dezil umfasst jeweils 10% der Kreise. Betrachtet wird aufsteigend sortiert die Folge der Kreise nach der Operationsrate je 10 000 Einwohner. Im 1. Dezil befinden sich entsprechend die Regionen mit der geringsten Operationsrate und im 10. Dezil die Regionen mit den höchsten Operationsraten
\*\* Maximalwert im Dezil

Quelle: Eigene Berechnungen nach Statistischem Bundesamt
Krankenhaus-Report 2012                                                                 WIdO

## 6.4 Welche Faktoren können Unterschiede der regionalen Operationsraten erklären?

Die Betrachtung der Operationshäufigkeiten von Cage-Implantationen auf Kreisebene im Vergleich der Jahre 2007 und 2009 zeigt einen deutlichen Zusammenhang zwischen den Operationsraten im Jahr 2007 und im Jahr 2009 (vgl. Abbildung 6–7). In Regionen, in denen es im Jahr 2009 unter- oder überdurchschnittliche Operationsraten gab, war dies bereits im Jahr 2007 gehäuft der Fall. Dies kann auch für die Zahl der implantierten Bandscheibenendoprothesen nachgewiesen werden (vgl. Abbildung 6–8).

Die Korrelation zwischen der durchschnittlichen Operationsrate der Cage-Implantationen im gesamten Zeitraum 2007 bis 2009 in einer Region und der entsprechenden Operationsrate für Bandscheibenendoprothesen ist hingegen deutlich schwächer ausgeprägt (vgl. Abbildung 6–9).

Die Korrelation zwischen den altersstandardisierten Operationsraten der Cage-Implantationen und der Bandscheibenendoprothesen-Implantationen wurde im Folgenden für Merkmale überprüft, für die ein kausaler Zusammenhang auf das allgemeine Leistungsgeschehen empirisch nachgewiesen wurde oder postuliert werden kann und die zudem auf regionaler Ebene zur Verfügung standen.

Abbildung 6–7

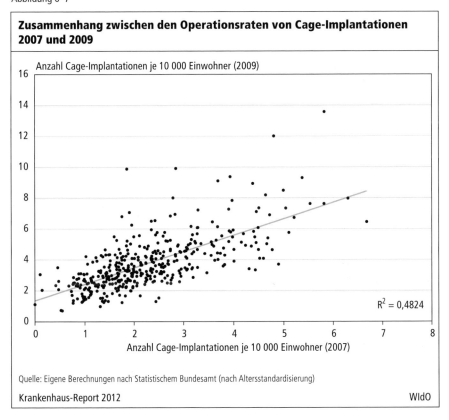

**Zusammenhang zwischen den Operationsraten von Cage-Implantationen 2007 und 2009**

$R^2 = 0,4824$

Quelle: Eigene Berechnungen nach Statistischem Bundesamt (nach Altersstandardisierung)
Krankenhaus-Report 2012                                                                    WIdO

Abbildung 6–8

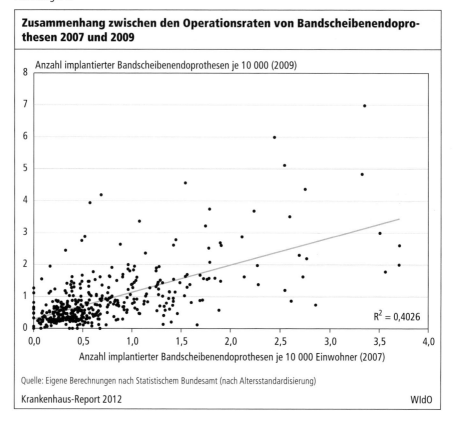

Zusammenhang zwischen den Operationsraten von Bandscheibenendoprothesen 2007 und 2009

Quelle: Eigene Berechnungen nach Statistischem Bundesamt (nach Altersstandardisierung)
Krankenhaus-Report 2012  WIdO

Hierzu zählen Merkmale der Morbidität der Bevölkerung, der Angebotskapazitäten und der Angebotsstrukturen des stationären, aber auch des ambulanten Leistungssektors sowie des Preises. Zusätzlich wurden soziodemografische Merkmale wie die Einkommenshöhe, der Bildungsstatus und der Anteil der Alleinlebenden und der Regionstyp (Stadt oder Land) berücksichtigt. Die zusammengefassten Kreistypen „Ländliches Umland" und „Ländlicher Raum" wurden zu dem Merkmal „Land" aggregiert.

Das Variablenset wurde exemplarisch um die Operationsraten anderer Leistungen mit in den letzten Jahren stark zunehmenden Fallzahlen ergänzt, um die Entwicklung der Leistungsstrukturen abzubilden.

Tabelle 6–4 berichtet die ermittelten Korrelationskoeffizienten für die abschließend ausgewählten Indikatoren. Die dargestellten Korrelationen mit Operationsraten anderer Leistungen (sämtliche Leistungen wurden ebenfalls vor Prüfung des Zusammenhangs altersstandardisiert), die in den letzten Jahren deutliche Fallzahlsteigerungen bzw. Casemix-Steigerungen aufwiesen, wurden im Rahmen der vorliegenden Analyse nicht weiter untersucht. Sie bedürfen einer weiteren Überprüfung.

Auch die dargestellte Korrelation zwischen der Anzahl von Cage-Implantationen und der Zahl der Bandscheibenendoprothesen-Implantationen bedarf einer

Abbildung 6–9

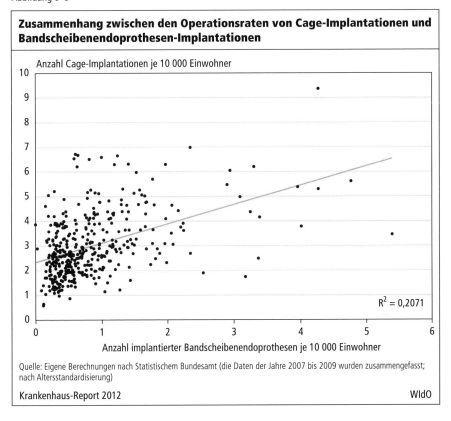

**Zusammenhang zwischen den Operationsraten von Cage-Implantationen und Bandscheibenendoprothesen-Implantationen**

Quelle: Eigene Berechnungen nach Statistischem Bundesamt (die Daten der Jahre 2007 bis 2009 wurden zusammengefasst; nach Altersstandardisierung)

Tabelle 6–4
**Pearson-Korrelationskoeffizienten für ausgewählte Merkmale auf Ebene der 412 Kreise**

| Variable | Cage-Implantationen | Bandscheibenprothesen |
|---|---|---|
| Operationsrate (Bandscheibenendoprothese) | 0,46 ** | – |
| Operationsrate (Cage-Implantation) | – | 0,46 ** |
| Fachärzte je 100 000 Einwohner | –0,11 * | –0,11 * |
| Orthopäden je 100 000 EW+ | –0,20 ** | –0,19 ** |
| Lebenserwartung | –0,28 ** | –0,24 ** |
| Land | 0,21 ** | 0,31 ** |
| Singlehaushalte | –0,10 | –0,16 ** |
| Anteil Schulabgänger ohne Hauptschulabschluss | 0,11 * | 0,15 ** |
| Haushaltseinkommen je EW | –0,21 ** | –0,30 ** |
| Anzahl Krankenhäuser | –0,13 * | –0,08 |
| Betten (Neurochirurgie & Orthopädie) je 10 000 Einwohner | 0,04 | 0,06 |
| Landesbasisfallwert+ | 0,03 | –0,18 ** |
| Operationsrate (Knie-TEP) | 0,33 ** | 0,17 ** |
| Operationsrate (Defibrillatorimplantation) | 0,23 ** | 0,15 ** |

** $p<0{,}01$; * $p<0{,}05$; + nicht auf Kreisebene verfügbar

Tabelle 6–5
**Ergebnisse der Regressionsmodelle**

| Variable | Cage-Implantation | | Bandscheibenprothesen | |
|---|---|---|---|---|
| | Koeffizient | Koeffizient (St) | Koeffizient | Koeffizient (St) |
| Fachärzte je 100 000 EW | –0,003* | –0,1176 | 0,001 | 0,068 |
| | (0,002) | | (0,012) | |
| Anzahl Krankenhäuser | –0,014 | –0,0482 | 0,01* | 0,058 |
| | (0,013) | | (0,0055) | |
| Anzahl Betten in Neurochirurgie und Orthopädie je 10 000 Einwohner | 0,03** | 0,1097 | 0,006 | 0,04 |
| | (0,014) | | (0,0089) | |
| Lebenserwartung | –0,261*** | –0,2396 | –0,057 | –0,091 |
| | (0,067) | | (0,0374) | |
| Anteil Schulabgänger ohne Hauptschulabschluss (in %) | 0,01 | 0,0155 | 0,014 | 0,039 |
| | (0,033) | | (0,0189) | |
| Verfügbares Haushaltseinkommen je Einwohner (in €) | –0,00001 | –0,001 | –0,001** | –0,166 |
| | (0,001) | | (0,0003) | |
| Ländliche Region | 0,207 | 0,0813 | 0,295*** | 0,2 |
| | (0,139) | | (0,0905) | |
| Anteil Singlehaushalte (in %) | –0,009 | –0,0246 | –0,037*** | –0,174 |
| | (0,021) | | (0,0133) | |
| Konstante | 24,14*** | 5,163 | 7,255*** | 2,75 |
| | (–5,163) | | (2,75) | |
| Adjustiertes $R^2$ | 0,114 | | 0,155 | |

*** $p<0,01$, ** $p<0,05$, * $p<0,1$; robuste Standardfehler in Klammern angegeben

Quelle: Eigene Berechnungen nach Statistischem Bundesamt

weiteren Überprüfung und wurde nicht in das Regressionsmodell aufgenommen.

Zudem wurden keine Merkmale berücksichtigt, die nicht auf Ebene der 412 Kreise zur Verfügung standen (Landesbasisfallwert, Orthopäden je 100 000 Einwohner).

Anhand der im Pre-Selektionsprozess identifizierten kreisbezogenen Variablen wurde der Einfluss dieser Größen auf die altersstandardisierten Implantationsraten von Cages und Bandscheibenendoprothesen untersucht. Hierbei wurde jeweils ein lineares Regressionsmodel verwendet, das mittels der Kleinst-Quadrate-Methode geschätzt wurde. Für beide Schätzungen wurden die gleichen Einflussvariablen verwendet. Die Ergebnisse der Regressionsmodelle werden in Tabelle 6–5 dargestellt. Hierbei zeigen sich für die beiden betrachteten Prozeduren deutliche Unterschiede.

Bei den Cage-Implantationen zeigt sich ein signifikanter Einfluss der Lebenserwartung auf Kreisebene. Dabei zeigt sich ein negativer Zusammenhang zwischen der Höhe der Lebenserwartung und der Operationshäufigkeit; eine niedrigere Lebenserwartung (höhere regionale Morbidität) geht mit einer Zunahme der Operationshäufigkeit einher.

Die stationären Bettenkapazitäten im Bereich der Neurochirurgie und Orthopädie je 10 000 Einwohner zeigen dagegen einen leicht positiven Zusammenhang mit der Operationsrate von Cage-Implantationen.

Für die anderen untersuchten Einflussvariablen konnte kein deutlich signifikanter Einfluss auf die regionalen Operationshäufigkeiten ermittelt werden. Das Modell kann nur einen relativ geringen Teil der regionalen Unterschiede (adjustiertes $R^2$ = 11,4 %) erklären.

Bei den Bandscheibenendoprothesen zeigt sich ein signifikanter negativer Einfluss des Anteils an Singlehaushalten und des Haushaltseinkommens auf die Operationsraten. Zudem kann ein positiver Einfluss von ländlichen Regionen auf die Operationsraten nachgewiesen werden. Die Indikatoren der stationären und ambulanten Versorgungsstrukturen haben wie auch die Lebenserwartung in dem Modell keinen Einfluss auf die Operationsraten von Bandscheibenoperationen. Das Modell kann mit einem adjustierten Bestimmtheitsmaß von 15,5 % ebenfalls nur einen relativ geringen Teil der regionalen Unterschiede erklären.

### 6.4.1 Limitationen

Die Zuordnung der durchgeführten Operationen zu der Untersuchungsebene Kreis erfolgte nach dem Wohnort des Patienten. Dieser Zuordnung folgen i. d. R. auch die verwendeten sozioökonomischen Indikatoren. Die Strukturparameter der stationären Versorgung wurden hingegen nach dem Sitz des Krankenhauses, unabhängig vom Wohnort des behandelten Patienten, der Region zugeordnet. Dies gilt auch für die Merkmale des ambulanten Versorgungsbereichs. Dennoch ist davon auszugehen, dass ein Großteil des regionalen Versorgungsbedarfs durch das regionale Versorgungsangebot gedeckt wird.

Die Analyse basiert auf den dokumentierten OPS-Codes. Theoretisch sind Mehrfachkodierungen der analysierten OPS-Codes möglich, sodass die Operationshäufigkeiten nicht mit der Fallzahl gleichgesetzt werden können. Bei der Osteosynthese durch intervertebrale Cages und der Implantation von Bandscheibenendoprothesen sind solche Mehrfachkodierungen jedoch unwahrscheinlich und es ist von sehr geringen und unsystematischen Abweichungen auszugehen.

Die unterschiedlichen Diagnosen wurden nicht berücksichtigt.[9] Dies gilt auch für ggf. unterschiedliche regionale Morbiditätsspektren oder Indikationsstellungen, die zu Fehlschätzungen beitragen könnten. Die Morbidität auf Ebene der Kreise fließt durch Berücksichtigung der Altersstruktur und der Lebenserwartung in die Auswertung ein. Direkte Morbiditätsmessungen waren nicht möglich.

Wichtige, die stationäre Leistungserbringung möglicherweise beeinflussende Faktoren wie Angaben zur ambulanten Versorgungs- und Leistungsstruktur sind im Unterschied zum stationären Sektor regelmäßig auf regionaler Ebene (Kreisebene) nicht verfügbar.[10] Auch der Anteil der Versicherten nach dem Versicherungsverhältnis ist auf dieser Regionalebene nicht verfügbar.

---

9 Zum Beispiel des Anteils der versorgten Wirbelfrakturen.
10 Die Ärztedichte insgesamt stand als Indikator zur Verfügung, spezifische Arztgruppen konnten auf Ebene der Kassenärztlichen Vereinigungen berücksichtigt werden.

Die aufgrund der Datenaggregation nicht mögliche Geschlechtsdifferenzierung könnte dazu beitragen, dass auch nach Altersstandardisierung die Operationsraten bei deutlichen geschlechtsspezifischen Unterschieden z. B. im Bereich der Bandscheibenendoprothesen unter- bzw. überschätzt werden. Der Anteil der Frauen an der Gesamtbevölkerung in den für Bandscheibenendoprothesen dominierenden Altersgruppen zwischen 35 und 59 Jahren schwankt in den 412 Kreisen allerdings lediglich zwischen 47 und 52 %.[11] Dennoch sollten geschlechtsspezifische und diagnosespezifische Unterschiede bei zukünftigen Untersuchungen berücksichtigt werden.

## 6.5 Diskussion

Im Rahmen der Analyse konnten deutliche regionale Variationen der altersstandardisierten Operationsraten sowohl für Cage-Implantationen als auch für die Implantation von Bandscheibenendoprothesen festgestellt werden. Die 10 % der Kreise mit den höchsten Operationsraten bei Cage-Implantationen weisen im Mittelwert eine um den Faktor 4,8 höhere Operationsrate auf als die 10 % der Kreise mit den niedrigsten Operationsraten. Bei den Bandscheibenendoprothesen beträgt dieser Faktor den Wert 12,8.

Grundsätzlich können drei Erklärungsansätze für die mögliche Ursache dieser regionalen Unterschiede in den Operationshäufigkeiten diskutiert werden:
- Regional unterschiedliche Morbidität der Bevölkerung, die Unterschiede in den Behandlungshäufigkeiten und den Behandlungsregimes erforderlich machen
- Angebotsseitige regionale Unterschiede, die dazu führen, dass bei identischer Morbidität unterschiedliche Operationshäufigkeiten bestehen
- Unterschiedliches Nachfrageverhalten der Versicherten unabhängig von deren Morbidität

Auch nach einer Altersstandardisierung bestehen weiterhin regionale Morbiditätsunterschiede, die sich z. B. darin äußern, dass eine geringere regionale Lebenserwartung die Operationsraten bei Cage-Implantationen tendenziell erhöht. Darüber hinaus wurde die Morbidität nicht berücksichtigt. Auch vor dem Hintergrund der beschriebenen Limitationen lassen sich die um den Faktor 4,8 unterschiedlichen Operationsraten hiermit jedoch mit hoher Wahrscheinlichkeit nicht erklären.

Auch internationale Untersuchungen zur Entwicklung der Zahl und der regionalen Disparitäten von Operationen an der Wirbelsäule, die z. T. differenziert nach spezifischen Indikationsstellungen – also mit einer feineren Berücksichtigung der Morbidität – durchgeführt wurden, konnten neben deutlichen Zunahmen insbesondere von Fusionsraten (auch wenn die Operationsraten nicht direkt miteinander verglichen werden können) starke regionale Variationen feststellen (Weinstein et al. 2006; Widmer et al. 2009).

---

11 Für die Spondylodesen (OPS-Kode: 5-836*) wurde eine Vergleichsberechnung vorgenommen. Der Mittelwert der Abweichung der berechneten Erwartungswerte nach alleiniger Altersstandardisierung von den berechneten Erwartungswerten nach Alters- und Geschlechtsadjustierung beträgt auf Ebene der 412 Kreise im Mittel 0,25 % (maximal 1,4 %) und ist somit zu vernachlässigen.

Es konnte ermittelt werden, dass die Zahl der aufgestellten Betten in den Fachbereichen Orthopädie und Neurochirurgie die regionalen Unterschiede in sehr geringem Ausmaß erklärt, allerdings zeigt sich dies ausschließlich für die Cage-Implantationen und nicht für die Bandscheibenendoprothesen. Für die Wettbewerbsintensität hingegen, die über die Anzahl leistungserbringender Krankenhäuser in dem Modell berücksichtigt wurde, konnte kein Einfluss auf die regionalen Unterschiede festgestellt werden. Auch für die Anzahl der niedergelassenen Fachärzte war kein Einfluss auf die regionalen Unterschiede nachweisbar.

Regionale Variationen der Entscheidungsfindung für oder gegen eine Behandlungsoption auf Ebene der behandelnden Ärzte können dagegen ebenso wenig wie Variationen der Präferenzen der Bevölkerung anhand der vorhandenen Daten abgebildet werden. Regionale unterschiedliche „surgical signatures" können aber zumindest für einen Teil der beschriebenen regionalen Unterschiede verantwortlich sein.

„Surgical signatures" beschreiben auffällige, über die Zeit weitgehend stabile regionale Unterschiede in den Operationshäufigkeiten spezifischer Eingriffe, auch in benachbarten Regionen mit ähnlichen demografischen und sozioökonomischen Merkmalen der Bevölkerung und ähnlichen bzw. identischen Vergütungssystemen. Die ermittelten regionalen Unterschiede der Operationsraten können als Ausdruck klinischer Unsicherheiten hinsichtlich des Behandlungsregimes z.B. aufgrund fehlender konsentierter Behandlungsleitlinien gedeutet werden.

Die vorgefundenen deutlichen regionalen Unterschiede der Operationsraten, die nur zu geringen Teilen durch Indikatoren der Angebotsstruktur und sozioökonomische Faktoren erklärt werden, sprechen in Verbindung mit den hohen Zusammenhängen zwischen den Operationshäufigkeiten der untersuchten Leistungen in den Jahren 2007 und 2009 für solche regionsspezifischen „surgical signatures" sowohl im Bereich der Cage-Implantationen als auch der Implantation von Bandscheibenendoprothesen.

Auch die hohe Anzahl von Krankenhäusern, die im Bereich der Wirbelsäulenchirurgie in den Markt eintreten (der Anteil leistungserbringender Krankenhäuser hat sich innerhalb der Jahre 2006 bis 2008 für die DRG I09D von 41% auf 50% deutlich erhöht), kann in Verbindung mit den vielfältigen Behandlungsmöglichkeiten und den technischen Neuerungen und Weiterentwicklungen im Bereich der Verfahren der Wirbelsäulenchirurgie dazu beitragen, dass sich klinische Unsicherheiten hinsichtlich des Behandlungsregimes kaum abbauen und sich unterschiedliche regionsspezifische Operationsraten herausbilden oder bestehen bleiben. Hierzu könnten auch die fehlenden konsentierten Behandlungsleitlinien für den Bereich der Wirbelsäulenchirurgie beitragen.

Bei bestimmten Diagnosen (degenerative Wirbelsäulenerkrankungen) konnte in einer in den USA durchgeführten Studie ein direkter Zusammenhang zwischen niedrigerem Alter des Chirurgen und der zunehmenden Empfehlung für ein operatives Vorgehen ermittelt werden (Irwin et al. 2005a; Irwin et al. 2005b). Hohe regionale Variationen der Operationsraten im Bereich der Wirbelsäulenchirurgie werden als Indikatoren für ein Fehlen eines ärztlichen Konsens des Behandlungsregimes angenommen (Deyo und Mirza 2006).

In anderen Ländern beschäftigen sich Wissenschaftler schon lange mit der Darstellung regionaler Unterschieden der Gesundheitsversorgung, deren Ursachen und den Möglichkeiten unerwünschte Variationen zu reduzieren (vgl. z. B. The Dartmouth Atlas of Health Care 2008[12]; The NHS Atlas of Variation in Healthcare[13] (Appleby et al. 2011).[14] In Deutschland stehen die Analysen und Diskussionen hierzu noch am Anfang (Frosch et al. 2010).

Die in dieser Untersuchung vorgefundenen Unterschiede der Operationsraten konnten im Rahmen der vorliegenden Untersuchung nicht nach erwünschten (z. B. aus einer patientenzentrierten Versorgung resultierende Unterschiede) und ggf. unerwünschten regionalen Variationen differenziert werden.

Aufgrund der hohen ökonomischen Bedeutung der untersuchten Operationen sollten die vorgefundenen deutlichen regionalen Unterschiede jedoch hinsichtlich der möglichen Ursachen aufgrund unterschiedlicher „surgical signatures" und des Inanspruchnahmeverhaltens der Bevölkerung sowie bezüglich der indikationsspezifischen Unterschiede weiter untersucht werden.

## Literatur

Appleby J, Raleigh V, Frosini F u a. Variations in health care. www.kingsfund.org.uk.
Deyo RA, Mirza SK. Trends and Variations in the Use of Spine Surgery. Clinical Orthopaedics and Related Research 2006; 443: 139–46.
Frosch DL, Härter M, Simon D, Mulley AG. Variation und Verteilungsgerechtigkeit: Patientenpräferenzen berücksichtigen. Dtsch Arztebl 2010; 107 (43): A 2100–4.
Fürstenberg T, Laschat M, Zich K u. a. G-DRG-Begleitforschung gemäß § 17b Abs. 8 KHG. Endbericht des zweiten Forschungszyklus (2006 bis 2008). Untersuchung im Auftrag des deutschen DRG-Instituts (InEK). Düsseldorf: Deutsche Krankenhaus Verlagsgesellschaft mbH 2011.
Gray M, DaSilva P. The NHS Atlas of Variation in Healthcare. www.rightcare.nhs.uk.
Irwin ZN, Hilibrand A, Gustavel M u. a. Variation in surgical decision making for degenerative spinal disorders. Part I: lumbar spine. Spine 2005a; 30 (19): 2208.
Irwin ZN, Hilibrand A, Gustavel M u. a. Variation in surgical decision making for degenerative spinal disorders. Part II: cervical spine. Spine 2005b; 30 (19): 2214.
Rajaee SS, Bae HW, Kanim LE, Delamarter RB. Spinal Fusion in the United States: Analysis of Trends from 1998 to 2008. Spine 2011 Feb 9. Published Ahead-of-Print.
Statistisches Bundesamt: Fallpauschalenbezogene Krankenhausstatistik (DRG-Statistik). Operationen und Prozeduren der vollstationären Patientinnen und Patienten in Krankenhäusern. Sonderauswertung des Statistischen Bundesamtes 2007, 2008, 2009.
Weinstein JN, Lurie JD, Olson P u. a. United States trends and regional variations in lumbar spine surgery: 1992–2003. Spine 2006; 31 (23): 2707.
Wennberg JE, Fisher ES, Goodman DC, Skinner J. Tracking the care of patients with severe chronic illness: the Dartmouth atlas of health care 2008. Hanover, NH: The Dartmouth Atlas Project 2008. www.dartmouthatlas.org.
Widmer M, Matter P, Staub L, Schoeni-Affolter F, Busato A. Regional variation in orthopedic surgery in Switzerland. Health & Place 2009; 15 (3): 791–8.

---

12  www.dartmouthatlas.org
13  www.rightcare.nhs.uk
14  In Deutschland hat die Bertelsmann-Stiftung im Jahr 2011 die Initiative für gute Gesundheitsversorgung (INIgG) gegründet, die Beispiele für regionale Unterschiede analysieren, interpretieren und veröffentlichen will.

# 7 Erreichbarkeit von Krankenhäusern

Martin Spangenberg

**Abstract**

Die aktuelle Analyse der Erreichbarkeit von Krankenhäusern zeigt, dass 73,2 % der Bevölkerung in 10 Minuten und 97,5 % in 20 Minuten das nächste Krankenhaus der Grundversorgung erreichen. Damit ist die Situation 2008 im Vergleich zu 2003 nahezu unverändert, obwohl sich im selben Zeitraum die Gesamtzahl der Krankenhäuser von 2 197 auf 2 083 verringert hat. Sollte die Zahl der Krankenhausstandorte zukünftig sinken, etwa aufgrund der Bevölkerungsentwicklung oder von Konzentrationsprozessen im Markt, kommt es neben neuen Versorgungsformen für die Aufrechterhaltung einer gut erreichbaren stationären Grundversorgung darauf an, die richtigen Krankenhausstandorte zu erhalten. Eine kreisbezogene Planungsebene ist hier eher ungeeignet, da beispielsweise zum Teil sehr große ländliche Planungskreise existieren. Sinnvoller ist die Orientierung am Raster der landesplanerisch ausgewiesenen zentralen Orte und dabei für die Krankenhäuser der Grundversorgung an Mittel- und Oberzentren (rund 1 000 Gemeinden). Analysen zeigen, dass man für die Sicherstellung der Grundversorgung auch mit deutlich weniger zentralen Orten auskommen kann, im Extremfall wäre z. B. eine Halbierung der Mittelzentren auf ca. 400 möglich. Das lässt den Schluss zu, dass ein räumlich optimiertes Standortnetz von Krankenhäusern der Grund- und Regelversorgung ebenfalls mit weitaus weniger Standorten auskommen könnte, ohne dass daraus substanzielle Einbußen bei der Erreichbarkeit resultierten.

The analysis of hospital accessibility shows that 73.2% of the population are able to reach the nearest primary care hospital in 10 minutes and 97.5% in 20 minutes. This means that the situation in 2008 compared to 2003 remained virtually the same, although the total number of hospitals has declined from 2 197 to 2 083 in the same period of time. Should the number of hospital sites decrease in the future as a result of the development of the population or concentration processes in the market, it is important that apart from new forms of health care, the right locations should be maintained in order keep up an easily accessible primary care. A county-based planning level is rather inappropriate since some of the rural planning areas are very large. Ian orientation by the grid of the central places in regional planning makes more sense, which would include primary care hospitals at medium-sized and main commercial centres (approximately 1,000 municipalities). Analyses show that in order to ensure primary health care, much less central locations would be needed and that in extreme cases only half of the regional centres would suffice, leaving around 400. This suggests that a spatially optimized site network of hospitals for basic and standard care would also work with far fewer sites without incurring substantial losses in accessibility.

## 7.1 Hintergrund

Die stationäre medizinische Versorgung findet in Deutschland in Krankenhäusern sowie Vorsorge- und Rehabilitationseinrichtungen statt. Dabei teilten sich im Jahr 2009 2 084 Krankenhäuser die akutstationäre Versorgung (Statistisches Bundesamt 2011a, 8).

Akutkrankenhäuser werden in der Krankenhausplanung nach Versorgungsstufen unterschieden.[1] Krankenhäuser der Grund- oder Regelversorgung sollen flächendeckend die wohnraumnahe Versorgung sichern. Krankenhäuser höherer Versorgungsstufen verfügen über ein breites Spektrum an Fachabteilungen und versorgen überörtliche Einzugsbereiche. Die Maximalversorgung, die häufig Universitätsklinika erbringen, konzentriert sich dagegen auf einzelne zentrale Standorte. Fachkrankenhäuser verfügen über Versorgungsangebote einzelner Fachgebiete wie beispielsweise Psychiatrie oder Neurologie.

Die Versorgungsstufen sind für eine bundesweite Darstellung der akutstationären Versorgung nur eingeschränkt anwendbar, da die Länder bei Anzahl und Zuordnung der Versorgungsstufen uneinheitlich verfahren. Zudem haben die Umstrukturierungsprozesse in den Krankenhäusern sowie die Entwicklung des tatsächlichen Leistungsgeschehens in den letzten Jahren gezeigt, dass die statische Einteilung der Versorgungsstufen die Versorgungsrealität nur ungenau abbildet.

Die abgestufte Versorgung steht jedoch einer bedarfsgerechten Versorgung nicht entgegen. Vielmehr sichert sie die Qualität der Leistungsangebote und ihre wirtschaftlich notwendige Auslastung. Die Krankenhauslandschaft bestimmt nicht nur die Versorgungsverhältnisse, sie stellt auch einen beträchtlichen Wirtschaftsfaktor dar. In den Jahren 1992 bis 2009 sind die Gesundheitsausgaben je Einwohner von 2 020 Euro stetig auf 3 400 Euro angestiegen. Dies belegt neben der steigenden finanziellen Belastung auch die regionalwirtschaftliche Bedeutung des Gesundheitswesens. Von den Gesundheitsausgaben in Höhe von 278 345 Mio. Euro im Jahr 2009 entfallen 70 998 Mio. Euro auf die Krankenhäuser (Statistisches Bundesamt 2011b). Der Anteil der Ausgaben für Krankenhäuser an den Gesundheitsausgaben liegt damit 2009 bei 25,5 %, also gut einem Viertel.

Die räumliche Verteilung der Krankenhausstandorte ist stark an Zentren und damit verbunden auch an regionalen Bevölkerungsschwerpunkten ausgerichtet, wobei in den Großstädten die höchsten Versorgungsgrade erreicht werden. Das bedeutet, dass dort Leistungen auch für die Umlandbevölkerung der Zentren erbracht werden. Hohe Versorgungsgrade sind aber auch in den ländlichen Kreisen zu beobachten; dabei handelt es sich oft um landschaftlich attraktive Tourismusregionen mit Kurbetrieb.

Die Ausstattung mit Krankenhauskapazitäten war seit der Einführung der bundeseinheitlichen Krankenhausstatistik 1991 bis zum Jahr 2008 rückläufig, wenn auch mit verminderter Dynamik in den letzten Jahren. Im Jahr 2009 ist ein Krankenhaus hinzugekommen (Statistisches Bundesamt 2011a, 10). Zwischen 1991 und

---

1 Einen Überblick über die Strukturen der Krankenhausplanungen der Länder liefert die Zusammenstellung der Deutschen Krankenhausgesellschaft (DKG 2010).

2009 ist die Zahl der Krankenhäuser insgesamt um 13,6% zurückgegangen, die Zahl der aufgestellten Betten im gleichen Zeitraum sogar um 24,4%. Danach standen mit insgesamt 503 341 Betten im Jahr 2009 durchschnittlich 615 Betten je 100 000 Einwohner zur Verfügung. Im Bundesdurchschnitt lag die Bettenauslastung 2009 bei 77,5%.

Gegenläufig entwickeln sich die Behandlungen: Die Zahl der vollstationären Behandlungsfälle ist von 1991 bis 2009 um 22,2% von knapp 14,6 Mio. auf über 17,8 Mio. Patienten angewachsen. Gleichzeitig konnte die durchschnittliche Verweildauer der Patienten von 14,0 Tagen auf 8,0 Tage reduziert werden. Das entspricht einer Absenkung um 42,9%. Der Anteil der Krankenhäuser in privater Trägerschaft ist gegenüber 1991 mit 14,8% im Jahr 2009 mit 32,0% mehr als doppelt so hoch (Statistisches Bundesamt 2011a, 8).

Die Bettenplanung ist zentraler Bestandteil der Krankenhausplanung der Länder. Die Qualität der Bereitstellung von Krankenhausleistungen für die Bevölkerung lässt sich mit der Bettendichte in einer Region allerdings nur unzureichend bewerten. Zum einen muss in der Planung berücksichtigt werden, welche Leistungen in der Region tatsächlich nachgefragt werden. Zum anderen ist für die Krankenhausgrundversorgung die Erreichbarkeit der Krankenhäuser in der Fläche von entscheidender Bedeutung und wichtiges Kriterium für eine Einschätzung des Versorgungsgrads der Bevölkerung.

Die Sicherstellung einer angemessenen medizinischen Versorgung der Bevölkerung ist eine wichtige Aufgabe öffentlicher Daseinsvorsorge, die dem Sozialstaatsprinzip entspringt. Die derzeit gute Versorgungslage ist in einigen Regionen und Bereichen der Gesundheitsversorgung allerdings zusehends gefährdet, weil davon auszugehen ist, dass nicht alle Krankenhäuser dem vermehrten Wettbewerbsdruck standhalten können. Zuletzt hat der Krankenhaus Rating Report 2011 des RWI Schließungen von 10% der Krankenhäuser bis zum Jahr 2020 vorausgeschätzt (RWI 2011). Aber nicht nur Schließungen von Krankenhäusern können Patientenwege verlängern – Selektivverträge der Krankenkassen mit bestimmten Häusern könnten den gleichen Effekt haben.[2]

## 7.2 Erreichbarkeit von Krankenhäusern der Grundversorgung

Vermehrte Beachtung erlangte das Thema der Erreichbarkeit von Krankenhäusern im Zusammenhang mit der verpflichtenden Einführung der Fallpauschalen im Jahr 2004. Mit der Einführung des neuen leistungsbezogenen Vergütungssystems wurden verstärkt Marktelemente in die Krankenhausfinanzierung eingebracht. Leistungsstrukturen und Leistungskapazitäten sollen auf den tatsächlichen medizinischen Bedarf ausgerichtet werden. Bei zunehmendem Wettbewerb unter den Krankenhäusern ist als Folge möglicher Spezialisierungen auch ein räumlicher

---

2 Den Erreichbarkeitsfolgen widmet sich eine Studie der Hans-Böckler-Stiftung: vgl. Albrecht et al. 2010.

Spezialisierungsprozess von Krankenhausleistungen zu erwarten. Diese versprechen zwar steigende Qualität bei sinkenden Stückkosten pro Behandlung, bedeuten aber auch Einbußen bei der Krankenhauserreichbarkeit in der Fläche. Auch wenn die Patienten zum Teil lange Wege auf sich nehmen und bei elektiven Leistungen bewusst nicht immer das wohnortnächste Krankenhaus ansteuern, bleibt die Krankenhauserreichbarkeit ein wichtiges Planungskriterium (Friedrich und Beivers 2009).

Mögliche Folge ist eine verstärkte Leistungskonzentration insbesondere in Ballungsräumen durch Zusammenschlüsse bzw. Schließungen von Standorten. Krankenhäuser in peripheren Lagen, die infolge des Sicherstellungsauftrages auch unwirtschaftliche Behandlungsleistungen übernehmen müssen, sehen sich gegenüber anderen Häusern im Wettbewerbsnachteil. Um negativen Folgen hieraus für die Versorgung der Bevölkerung entgegenzuwirken, können in ihrer Tragfähigkeit gefährdete Krankenhausstandorte in ländlichen Räumen gefördert werden. Das Krankenhausfinanzierungsgesetz eröffnet hier die Möglichkeit eines Sicherstellungszuschlages (§ 17 b KHG), um Krankenhäuser zu erhalten und damit eine wohnraumnahe Grundversorgung zu sichern (Feststellung zuschlagfähiger Krankenhäuser und Gewährung eines Sicherstellungszuschlages).

Nur drei Bundesländer konkretisieren Ansprüche an eine wohnortnahe stationäre Versorgung mit Standardvorgaben für die Erreichbarkeit von Krankenhäusern (Winkel et al. 2010): In Hessen sollen Notfallkrankenhäuser in 20 bis maximal in 30 Minuten erreichbar sein. Mecklenburg-Vorpommern gibt eine maximale Entfernung zu Akutkrankenhäusern von 25 bis 30 km an, Nordrhein-Westfalen operationalisiert „Wohnortnähe" mit einer Maximaldistanz von 15 bis 20 km. Bei einer angenommenen Durchschnittsgeschwindigkeit von 60 km/h entspricht dies einem Erreichbarkeitsmindeststandard von maximal 20 Minuten Fahrzeit.

Das Bundesamt für Bauwesen und Raumordnung (BBR) hat – unterstützt vom Wissenschaftlichen Institut der AOK (WIdO) – im Jahr 2004 eine Erreichbarkeitsanalyse für Krankenhäuser der Grundversorgung durchgeführt, um die Einhaltung entsprechender Erreichbarkeitsvorgaben zu überprüfen. Die Analyseergebnisse flossen in das Kapitel „Öffentliche Daseinsvorsorge" im Bundesraumordungsbericht 2005 (BBR 2005) ein und wurden darüber hinaus u. a. im Krankenhaus-Report 2005 veröffentlicht (Spangenberg und Schürt 2006). Eine aktuelle Analyse der Krankenhauserreichbarkeit des Bundesinstituts für Bau-, Stadt- und Raumforschung (BBSR) im BBR im Zuge der Erarbeitung des kommenden Raumordnungsberichts liefert nahezu die gleichen Ergebnisse.

Die dabei zum Stand 2008 betrachteten 1 700 Krankenhäuser der Grundversorgung sind jeweils durch länderübergreifend einheitliche Kriterien definiert: Die Untersuchungen machen aufgrund der Unterschiede in den Krankenhausplanungen den Grundversorgungsbegriff nicht an der Versorgungsstufe, sondern an der Vorhaltung von Fachabteilungen der drei Disziplinen Chirurgie, Innere Medizin und Gynäkologie/Geburtshilfe fest. Zu Einrichtungen der Grundversorgung wurden dabei Krankenhäuser gezählt, wenn sie über eine chirurgische oder internistische Fachabteilung (mit mehr als fünf Betten) oder eine gynäkologische Abteilung verfügen. In den Fällen, in denen die Bettenzahlen in diesen Fachabteilungen nicht betriebsstättenscharf vorliegen, wurde gestützt auf Fallzahlen des WIdO eine Schätzung vorge-

Abbildung 7–1

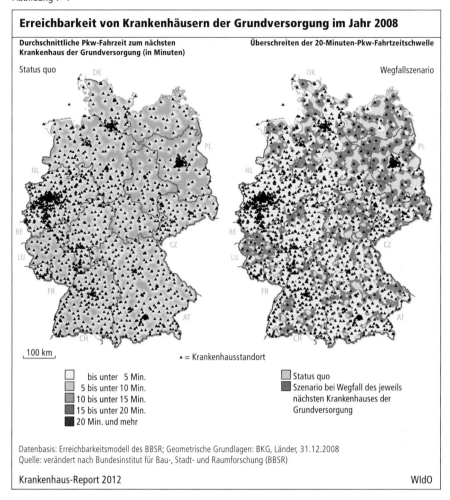

Datenbasis: Erreichbarkeitsmodell des BBSR; Geometrische Grundlagen: BKG, Länder, 31.12.2008
Quelle: verändert nach Bundesinstitut für Bau-, Stadt- und Raumforschung (BBSR)

nommen.³ Ergänzend flossen die Krankenhauspläne der Länder als Informationsgrundlage ein.

Abbildung 7–1 (linke Karte) zeigt das Ergebnis der aktuellen Erreichbarkeitsanalyse für die insgesamt 1 700 in die Untersuchung einbezogenen Krankenhausstandorte, die sich nur sehr gering gegenüber denen der gleichen Untersuchung für den Raumordnungsbericht 2005 unterscheiden, weil trotz des Bettenabbaus nur wenig Krankenhausstandorte wegfielen.

Legt man die notwendige PKW-Fahrzeit zur Erreichung des nächsten Krankenhausstandortes zugrunde, so befinden sich aktuell nahezu drei Viertel der Bevölke-

---

[3] Auch aus den Qualitätsberichten der Krankenhäuser gehen die Bettenzahlen an einzelnen Betriebsstätten nicht immer eindeutig hervor. Der Schätzung der Bettenzahl aus Fallzahlen und Verweildauer liegen als durchschnittliche Annahmen zugrunde: Auslastung 0,85, Verweildauer in Tagen: Chirurgie 7,3; Frauenheilkunde und Geburtshilfe 4,8, Innere Medizin 6,8.

Tabelle 7–1
**Bevölkerung nach Fahrzeitklassen**

| Kumulierte Anteile in % | 2008 | 2003 |
| --- | --- | --- |
| unter 5 Minuten | 33,3 | 34,0 |
| unter 10 Minuten | 73,1 | 73,9 |
| unter 15 Minuten | 90,9 | 91,4 |
| unter 20 Minuten | 97,5 | 97,6 |
| 20 Minuten und mehr | 100 | 100 |

Krankenhaus-Report 2012 WIdO

rung (73,2%) innerhalb eines 10-Minuten-Radius und 97,5% innerhalb eines 20-Minuten-Radius um das jeweils nächste Krankenhaus der Grundversorgung. Lediglich 2,5% der Bundesbevölkerung benötigen mehr als 20 Minuten zum nächstgelegenen Krankenhaus. Die betroffenen Gebiete liegen zum größten Teil in den neuen Ländern.

Der Anteil der Bevölkerung, der nicht innerhalb von 20 Minuten ein Krankenhaus der Grundversorgung erreicht, fiel gegenüber der Untersuchung aus dem Jahr 2004 nur um 0,2 Prozentpunkte. Demnach hat sich die Zugänglichkeit von Krankenhäusern der Grundversorgung gemessen an der PKW-Fahrzeit zwischen 2003 und 2008 für die Wohnbevölkerung kaum vermindert (siehe Tabelle 7–1).

Die Abweichungen sind vor dem Hintergrund der teilweise unterschiedlichen Erhebungsgrundlagen der Krankenhausbetriebsstätten nicht signifikant. Der Versorgungsgrad der Bevölkerung gemessen an der Erreichbarkeit von Krankenhäusern und damit die flächendeckende Krankenhausversorgung können allgemein weiterhin als sehr gut eingestuft werden.

Besondere Aufmerksamkeit verdienen dabei nach wie vor diejenigen Krankhausstandorte, deren räumliche Lage derart isoliert ist, dass sich bei ihrem Wegfall die regionale Versorgungssituation durch längere Anfahrtswege über tolerierbare Verhältnisse hinaus verschlechtern würde. Dies wird deutlich, wenn die Folgen eines fiktiven Wegfalls von Standorten auf die Erreichbarkeiten dargestellt werden, um die Abhängigkeit von vielen einzeln gelegenen Standorten aufzuzeigen. Diese regional bedeutsamen Krankenhäuser würden im Falle einer Schließung große, unterversorgte Gebiete hinterlassen. In Abbildung 7–1 (rechte Karte) sind diejenigen Gebiete grau eingefärbt, von denen aus ein Krankenhaus der Grundversorgung bei Wegfall des nächstgelegenen Krankenhausstandortes mit dem Pkw erst in 20 Minuten oder mehr zu erreichen wäre.

## 7.3 Mittelbereiche als Versorgungsregionen

Die Ergebnisse der oben dargestellten Erreichbarkeitsanalysen gehen in die Laufende Raumbeobachtung BBSR – als eine Art bundesweites Frühwarnsystem zur Ermittlung benachteiligter Räume – ein. Wichtigste räumliche Bezugsebene der Laufenden Raumbeobachtung bildet die Kreisebene mit 412 Kreisen, davon 111 kreis-

Abbildung 7–2

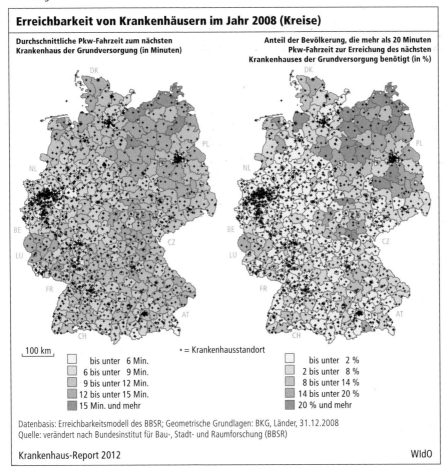

freie Städte und 301 Landkreise. Die beiden Karten in Abbildung 7–2 zeigen beispielhaft zwei aus den Analyseergebnissen abgeleitete Kreisindikatoren:
- durchschnittliche Pkw-Fahrzeit zum nächsten Krankenhaus der Grundversorgung 2008, in Minuten
- Anteil der Bevölkerung, der 2008 mehr als 20 Minuten Pkw-Fahrzeit zur Erreichung des nächsten Krankenhauses der Grundversorgung benötigte, in %

Die Kreisebene ist wegen der hohen Datenverfügbarkeiten und der Verantwortlichkeiten der Oberbürgermeister und Landräte in vielfältigen Aufgabenbereichen eine wichtige Analyseebene. Als Planungs- oder Versorgungsregionen sind die Kreise allerdings wegen ihres rein administrativen Zuschnitts wenig geeignet. Das gilt auch für die bisher übliche kreisscharfe Bedarfsplanung der Kassenärztlichen Bundesvereinigung (KBV). Zu groß zugeschnittene Planungsräume verwischen insbesondere in ländlich-peripheren Räumen mit (zunehmend) großen Kreisgebieten die örtlichen Problemlagen.

Tabelle 7–2
**Grundstufen zentraler Orte**

| Zentralörtliche Grundstufe | Typische Ausstattung | Versorgungsbereich |
|---|---|---|
| Oberzentrum (118 Gemeinden) | Fachhandel, größere Banken und Kreditinstitute, (Fach-)Hochschule, Schwerpunktkrankenhaus, wissenschaftliche Bibliothek, Sportstadion, Fernbahnhof | Oberbereich |
| Mittelzentrum (893 Gemeinden) | Warenhaus, Krankenhaus, Fachärzte, Hotel, Altenpflegeheim, Theater, Museum, Jugendeinrichtung, weiterführende Schule, Bibliothek, größere Sportanlage, Bahnhof | Mittelbereich |
| Grund-/Kleinzentrum (2716 Gemeinden) | Postfiliale, Bank, Einzelhandel, Allgemeinarzt, Zahnarzt, Apotheke, Kindertageseinrichtung, Grundschule, Sportstätte | Nahbereich |

Krankenhaus-Report 2012 WIdO

Dem trägt beispielsweise der Beschluss des Landesausschusses der Ärzte und Krankenkassen Rechnung mit der Regelung, dass seit November 2010 die Mittelbereiche als Bezugsräume betrachtet werden.[4] Mittelbereiche sind die funktional und nach Erreichbarkeitskriterien abgegrenzten Versorgungsbereiche von Mittelzentren.[5]

In den Raumordnungsplänen der Länder sind rund 1 000 Mittelzentren (inklusive der Oberzentren, die auch mittelzentrale Funktionen tragen) festgelegt. Die Ebene der Mittelzentren bildet eine Grundsstufe in den hierarchischen Zentrale-Orte-Systemen der Länder mit Oberzentren, Mittelzentren sowie Grund- und Kleinzentren. Zentrale Orte sind Gemeinden, die nicht nur sich selbst, sondern ihr Umland innerhalb eines Versorgungsbereiches mit Angeboten sozialer Infrastruktur versorgen.

Die Zentrale-Orte-Konzepte der Landesplanungen unterscheiden sich in den einzelnen Abstufungen zentraler Orte und den entsprechenden Ausweisungskriterien. Für die Grundstufen zentraler Orte lassen sich aber typische Ausstattungsmerkmale festhalten (Tabelle 7–2).

Landesplanerische Kataloge der für Mittelzentren anzustrebenden Ausstattung umfassen die über die örtliche Grundversorgung hinausgehenden Einrichtungen des gehobenen Bedarfs. Dazu zählen nach Entschließung vom 8. Februar 1968 der Ministerkonferenz für Raumordnung (MKRO) Krankenhäuser der Grundversorgung mit den drei Fachabteilungen Chirurgie, Innere Medizin und Gynäkologie. Raumordnungsklauseln in den gesetzlichen Grundlagen bei Planung und Controlling der ambulanten und der stationären medizinischen Versorgung sollen sicherstellen, dass die Planungen am System der zentralen Orte ausgerichtet werden. Mittelbereiche wären demnach gute Planungs- und Versorgungsregionen für Krankenhäuser der Grundversorgung.

---

4 Gemäß Landesausschuss der Ärzte und Krankenkassen für den Bereich der Kassenärztlichen Vereinigung Brandenburg: Beschluss Nr. 54/10 – Verfahren des Landesausschusses der Ärzte und Krankenkassen zur Feststellung von bestehender oder drohender Unterversorgung gemäß §§ 100 Abs. 1 Satz 1 und Abs. 3 SGB V, S. 3.
5 In aktuellen Raumordnungsplänen ist Sachsen-Anhalt das einzige Flächenland, für das bisher keine landesplanerische Grundlage zur Abgrenzung von Mittelbereichen existiert.

Hinzu kommt, dass das „Zentrale-Orte-Konzept" – genauso wie in Zeiten des Wachstums – ein wichtiges Orientierungsraster liefert, wenn es darum geht, in Räumen mit Bevölkerungsrückgang die Standortnetzen von Infrastrukturangeboten auszudünnen und sich auf tragfähige Zentren zu konzentrieren.

## 7.4 Auswirkungen des demografischen Wandels auf die regionale Nachfrage nach Krankenhausleistungen

Insgesamt wird im Gesundheitsbereich mit einer Zunahme der Nachfrage gerechnet, die sich auch aus dem altersspezifischen Inanspruchnahmeverhalten ergibt. Selbst bei einer Abnahme der Gesamtbevölkerung führt die Zunahme älterer Menschen zu einem erhöhten Bedarf an medizinischen Leistungen, wie entsprechende Modellrechnungen belegen (Statistische Ämter des Bundes und der Länder 2008).

Bestimmend sind hierfür altersspezifische Nachfrageprofile (Abbildung 7–3). Sie unterscheiden sich für Männer und Frauen zwar bei den mittleren Altersgruppen – mit einem lokalen Maximum bei den Frauen im Alter von ca. 30 Jahren, was vor allem auf die mit Schwangerschaften und Geburtshilfe verbundenen Leistungen zurückzuführen ist. Für die großen Leistungsbereiche der Krankenhäuser, Arznei-

Abbildung 7–3

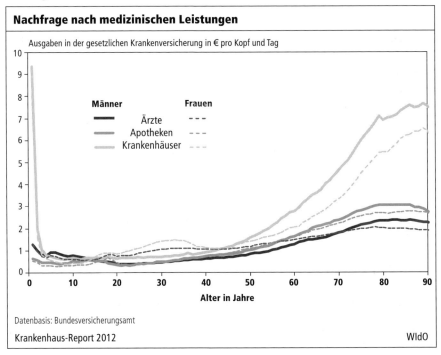

Abbildung 7–4

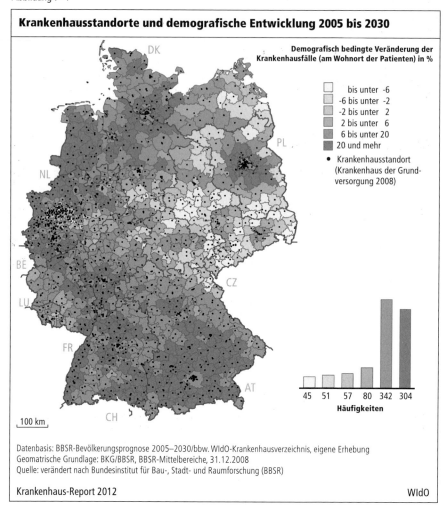

mittel und Ärzte sind aber die Gemeinsamkeiten der Geschlechter bei der Zunahme der Nachfrage in höherem Alter ausschlaggebend.

Die Zunahme der Inanspruchnahme von Leistungen mit dem Alter ist bei Krankenhäusern besonders ausgeprägt. Grundsätzlich ist daher davon auszugehen, dass die Zunahme der Zahl älterer Menschen vor allem bei den Krankenhäusern zu einer Steigerung oder Stabilisierung der Nachfrage führt. Aus der Verknüpfung der prognostizierten Bevölkerungszahlen und deren alters- und geschlechtsspezifischer Zusammensetzung mit dem entsprechenden Nachfrageverhalten ergibt sich insgesamt eine Zunahme der Nachfrage um rund 16 % im Westen und um gut 6 % im Osten.

Eine nach Mittelbereichen regional differenzierte Betrachtung auf Basis der kleinräumig regionalisierten Bevölkerungsprognose des BBSR (Abbildung 7–4) zeigt trotz alternder Bevölkerung auch Teilräume mit einem erwarteten Rückgang der Nachfrage bis 2030. Davon betroffen sind vor allem die im Süden der neuen Länder außerhalb der Agglomerationsräume Leipzig und Dresden und dem Kernraum von Thüringen gelegenen Gebiete. Diese Regionen haben gegenwärtig – wie auch schon zu DDR-Zeiten – eine vergleichsweise „alte" Bevölkerung. Dort ist die künftige demografische Alterung, gemessen an der Ausgangslage, weniger ausgeprägt. Vor allem in diesen Räumen muss für größere Gebiete mit entsprechenden Tragfähigkeitsproblemen gerechnet werden. Allerdings ist hier das Standortnetz dichter als etwa in den dünn besiedelten Räumen Mecklenburg-Vorpommerns und Nordbrandenburgs.

Die Rückgänge der Krankenhausfallzahlen setzen meist erst ab ca. 2015/2020 ein, in den nächsten zehn Jahren dürfte es noch keine nennenswerten, demografisch bedingten Abnahmen geben. Nicht berücksichtigt ist bei diesen Berechungen, dass durch den medizinischen Fortschritt zum Beispiel die Verweildauern in Krankenhäusern tendenziell geringer werden oder stationäre Behandlungen durch ambulante ersetzt werden können. Solche (nichtdemografischen) Einflussfaktoren reduzieren zusätzlich die Nachfrage nach Krankenhausbehandlungen.

Abgesehen von den genannten Räumen mit demografisch stagnierender oder rückläufiger Nachfrage überwiegen die Regionen mit einer demografisch bedingten Zunahme der Krankenhausfälle. In diesen Räumen sind mögliche Schließungen von Krankenhäusern und eine entsprechende Verschlechterung der Versorgungssituation also weniger durch rückläufige Nachfrage als durch andere betriebswirtschaftliche Kriterien denkbar.

Überlagert man die obigen Ergebnisse (Abbildung 7–1, rechte Karte) mit der zu erwartenden Nachfrage (Abbildung 7–4), dann lassen sich Räume identifizieren, die im doppelten Sinne als gefährdet angesehen werden können: Eine demografisch sinkende Nachfrage erzeugt Tragfähigkeitsprobleme, die Schließung von Standorten würde jedoch die Versorgungs- und Erreichbarkeitssituation wiederum verschlechtern. Diese Konstellation gibt es in Teilen der Nord- und Osthälfte der neuen Länder. Dagegen würde in den nachfrageschwachen Räumen im Süden von Sachsen-Anhalt, in Sachsen und in Thüringen eine Schließung von Standorten erkennbar geringere Lücken in die Versorgungslandschaft schlagen.

## 7.5 Handlungsempfehlungen

Für die Krankenhauslandschaft in ihrem Strukturwandel (Privatisierung, Einführung von Fallpauschalen, etc.) und zunehmender Unternehmenskonzentration hilft die Konzentration von (verbleibenden) Krankenhausstandorten an zentralen Orten, eine abgestufte stationäre Gesundheitsversorgung flächendeckend zu sichern. Dabei ist die strukturpolitische Bedeutung der Krankenhäuser als wichtige regionale Wirtschaftsunternehmen und Arbeitgeber für den ländlichen Raum nicht zu vernachlässigen. Insbesondere die Mittelzentren sind im ländlichen Raum als „Pflöcke", „Knotenpunkte" oder „stabilisierende Anker" von hoher regionaler Bedeutung.

Die Ausrichtung der Krankenhausstandorte am Netz der zentralen Orte verbessert zusätzlich die Krankenhauserreichbarkeit, denn Verkehrsverbindungen und -erschließungen sind ebenfalls am Zentrale-Orte-System ausgerichtet[6]. Ihre Erreichbarkeit wird auch noch insofern verbessert, als Besuche mit Besorgungen bei an anderen zentralen Orten gebündelten Einrichtungen verknüpfbar sind. Gut ausgestattete zentrale Orte sorgen auch dafür, Wohn- und Arbeitsort für die an der Primärversorgung beteiligten Ärzte und das Personal der Krankenhäuser attraktiv zu halten.

Die im Sommer 2006 von den für Raumordnung zuständigen Ministern beschlossenen Leitbilder zur Raumentwicklung (vgl. „Leitbild 2: Daseinsvorsorge sichern", BMVBS 2006) setzten besonders auf realistische Anpassungen des zentralörtlichen Systems als Reaktion auf die Gefährdung der Leistungen und Einrichtungen durch die Folgen des demografischen Wandels und knapper werdender öffentlicher Mittel[7]. Dabei besteht für die Bundesländer erheblicher Spielraum für eine Straffung der Zentrale-Orte-Systeme. Eine bundesweite Analyse der räumlichen Verteilung von zentralen Orten des BBR kommt zu dem Ergebnis, dass zur Erfüllung der üblichen landesplanerischen Tragfähigkeits- und Erreichbarkeitskriterien nur die Hälfte der derzeit ausgewiesenen Mittelzentren benötigt wird (Pütz und Spangenberg 2006). Im Extremfall einer Halbierung der derzeitig ausgewiesenen Mittelzentren auf ca. 400 könnte auch zukünftig die Versorgung mit tragfähig ausgelasteten Einrichtungen der Daseinsvorsorge des gehobenen Bedarfs, wie etwa Krankenhäusern der Grundversorgung aufrechterhalten werden.

Mobilitätssicherung in nachfrageschwachen ländlichen Regionen auch für Personen, die nicht mit dem Auto fahren können oder wollen, sollte deshalb ein zentraler Bestandteil von Konzepten und Strategien zur Sicherung der Daseinsvorsorge sein. Eine Strategie, die Tragfähigkeitsproblemen entgegentreten soll, muss darauf abzielen, notwendige Konzentrationsmaßnahmen mit einer qualitativen Verbesserung des Infrastrukturangebotes zu verbinden.

Wenn in von Abwanderungen betroffenen ländlichen Regionen die Auslastung von Infrastruktureinrichtungen gefährdet ist, müssen zentralörtliche Netze ausgedünnt werden oder Lösungen etwa in der Funktionsteilung in Städteverbünden gesucht werden. Auch im Gesundheitsbereich kann auf temporäre, mobile und flexible Angebotsformen zurückgegriffen werden, wie „Gesundheitszentren" mit mehreren Allgemein-/Fachärzten; Nutzung von Krankenhauseinrichtungen durch ambulante Mediziner, temporär-mobile Behandlungsangebote oder Ansätze der Telemedizin. In der Fläche könnte die wohnortnahe Versorgung durch Portalkliniken gesichert werden, die Patienten nach einer Erstversorgung und telemedizinisch vernetzter Diagnose an spezialisierte Kliniken verteilen.

Neben der Modernisierung und Flexibilisierung der Versorgungsstruktur ist ein gezieltes regionalisiertes Monitoring erforderlich. Das bedeutet eine fortlaufende Beobachtung der sich wandelnden regionalen Versorgungsstrukturen und der Auswirkungen des demografischen Wandels, auch im Ländervergleich. Eine dazu geeignete räumliche Bezugsebene bilden die Mittelbereiche als Versorgungsbereiche der Mittelzentren.

---

6 So definiert die RIN Erreichbarkeitsanforderungen für unterschiedliche Funktionsstufen von Verbindungen zwischen und zu zentralen Orten sowohl im motorisierten Individualverkehr als auch im öffentlichen Verkehr (Forschungsgesellschaft für Straßen- und Verkehrswesen 2008).
7 Zur Rolle der Raumordnung in der Gesundheitsversorgung siehe auch Spangenberg 2008.

# Literatur

Albrecht M. et al. Ausweitung selektivvertraglicher Versorgung – Auswirkungen auf die Gesundheitsversorgung und Anforderungen an den zukünftigen regulatorischen Rahmen. Edition Hans-Böckler-Stiftung, Bd. 252. Düsseldorf 2010.

Bundesamt für Bauwesen und Raumordnung (BBR) (Hrsg). Raumordnungsbericht 2005. Berichte Bd. 21, Bonn 2005.

Bundesministerium für Verkehr, Bau und Stadtentwicklung (BMVBS) (Hrsg). Leitbild 2: Daseinsvorsorge sichern. In: Leitbilder und Handlungsstrategien für die Raumentwicklung in Deutschland. Verabschiedet von der Ministerkonferenz für Raumordnung am 30.06.2006.

Deutsche Krankenhausgesellschaft (DKG). Anlage zum DKG-Rundschreiben Nr. 275/2010 vom 16.09.2010. Bestandsaufnahme zur Krankenhausplanung und Investitionsfinanzierung in den Bundesländern. Stand: September 2010.

Forschungsgesellschaft für Straßen- und Verkehrswesen (FGSV). Richtlinien für integrierte Netzgestaltung (RIN). Ausgabe 2008 = FGSV-Nr. 121. Köln 2009.

Friedrich J, Beivers A. Patientenwege ins Krankenhaus: Räumliche Mobilität bei Elektiv- und Notfallleistungen am Beispiel von Hüftendoprothesen. In: Klauber J, Robra BP, Schellschmidt H (Hrsg). Krankenhaus-Report 2008/2009. Stuttgart: Schattauer 2009; 155–81.

Pütz T, Spangenberg M. Zukünftige Sicherung der Daseinsvorsorge. Wie viele Zentrale Orte sind erforderlich? In: BBR (Hrsg). Gleichwertige regionale Lebensverhältnisse? IzR 6/7.2006.

Rheinisch-Westfälisches Institut für Wirtschaftsforschung (RWI) (Hrsg). Krankenhaus Rating Report 2011 – Die fetten Jahre sind vorbei. Essen 2011.

Spangenberg M, Schürt A. Die Krankenhausversorgung in Deutschland unter Raumordnungsaspekten – Status quo und Szenarien. In: Klauber J, Robra BP, Schellschmidt H (Hrsg). Krankenhaus-Report 2005. Stuttgart: Schattauer 2006; 205–19.

Spangenberg M. Auch die Raumordnung ist gefragt. Land in Form – Magazin für den ländlichen Raum. Bd. Gesundheit und medizinische Versorgung im ländlichen Raum. Bonn: Deutsche Vernetzungsstelle ländlicher Raum 2008.

Statistische Ämter des Bundes und der Länder. Demografischer Wandel in Deutschland. Heft 2: Auswirkungen auf Krankenhausbehandlungen und Pflegebedürftige im Bund und in den Ländern. Wiesbaden 2008.

Statistisches Bundesamt. Grunddaten der Krankenhäuser 2009, Fachserie 12 Reihe 6.1.1. Wiesbaden 2011a.

Statistisches Bundesamt. Gesundheitsausgaben in Deutschland. www.gbe-bund.de 2011b. (22. Juli 2011).

Winkel R et al. Standardvorgaben der infrastrukturellen Daseinsvorsorge. Bundesministerium für Verkehr, Bau und Stadtentwicklung (Hrsg). BMVBS-Online-Publikation 13/10. Bonn 2010.

# 8 Auswirkungen einer Zentralisierung von Leistungen auf die Flächendeckung der Versorgung

Ergebnisse aus einem Modell zur Zentrenbildung

Markus Lüngen und Guido Büscher

### Abstract

Basierend auf einem Beitrag im Krankenhaus-Report 2011 (Lüngen und Büscher 2011) entwickeln die Autoren das bestehende Modell hinsichtlich der Berücksichtigung von KH-Kapazitäten und Qualität weiter. Im Ergebnis wird für ausgewählte Indikationen dargestellt, wie viele (und welche) Standorte im Zuge einer Optimierung von Wegezeiten gegenüber der aktuellen Situation verbleiben sollten bzw. wie viele und welche entfallen könnten. Der Beitrag verdeutlicht auch die Chancen und Risiken dieser empirischen/methodischen Unterstützung bei der Standortplanung.

Based on an article in Krankenhaus-Report 2011, the authors further develop the existing model for hospital site planning, taking into account hospital capacity and quality. As a result, the authors show for selected indications how many (and which) hospital sites should remain in the course of an optimization of travel time compared to the current situation and how many and which hospital might be dispensable. The article also illustrates the chances and risks of this empirical/methodological site planning method.

## 8.1 Standortplanung als ungelöste Aufgabe

Mit der Einführung der umfassenden fallpauschalierten Vergütung für akutstationäre Leistungen im Jahr 2003/2004 hatte der Gesetzgeber in Deutschland den 20-jährigen Rückstand auf andere Gesundheitssysteme aufgeholt und teilweise sogar überholt. Anders als im Ausland wurden die Diagnosis-Related Groups (DRGs) sowohl flächendeckend als auch mit einem fein ausdifferenzierten System zur Messung der (ökonomischen) Fallschwere eingeführt. Durch eine weitgehend geglückte institutionelle Betreuung des weiteren Prozesses hielten sich die Verwerfungen in Grenzen.

Weitgehend ungeklärt – ob nun gewollt oder auch nicht – blieb jedoch die Frage, welche Auswirkungen das neue Vergütungssystem auf die Qualität der Versorgung hat. Bis heute existiert keine verlässliche Studie, die Aussagen zu den Folgen der DRG-Nutzung in Deutschland auf patientenrelevante Qualitätsdimensionen zulässt. Angesichts der Tragweite und häufigen Betonung der Relevanz akutstationärer Versorgung für das Wohl der Bevölkerung ist dieser Umstand erstaunlich. Die nun fertiggestellten Gutachten der Begleitforschung der DRG-Einführung in Deutschland können der Foschungsfrage keine wesentlichen Aspekte hinzufügen (IGES 2011). Die Forschung musste notgedrungen auf eine Vergleichsgruppe verzichten, teilweise sogar auf Datenreihen, die vor Einführung der DRGs beginnen. So herrscht wohl bei allen Beteiligten weiterhin die Hoffnung vor, dass DRGS ohne Schäden für die Patienten eingeführt wurden und zumindest die Transparenz über Ressourcen- und Patientenströme verbessert wurde.

Aus Sicht der Forschung ist ebenso erstaunlich, dass die weiteren Möglichkeiten der DRGs zur verbesserten Planung von Standorten und deren Kapazitäten beziehungsweise Schwerpunkten noch nicht ernsthaft angegangen wurden. Da die Einführung von DRGs jedoch auf Bundesebene erfolgte, die Umsetzung von Standortplanung hingegen insbesondere auf Landesebene geschieht, scheint eine einheitliche Vorgehensweise auch zukünftig wenig wahrscheinlich. Die oftmals als Vorteil des Föderalismus gepriesene Vielfalt und Möglichkeit zur wettbewerblichen Entdeckung bester Vorgehensweisen hat sich bisher in Bezug auf eine rationale Krankenhausplanung kaum eingestellt. Bis auf einige tastende Versuche in der Umsetzung der Monistik und den Rückzug der Länder auf eine Rahmenplanung hat es auch acht Jahre nach Einführung der DRGs, zehn Jahre nach den ersten konkreten Diskussionen und 30 Jahre nach Vorstellung der ersten DRG-Systeme keine fundamentalen Vorschläge oder gar Umsetzungen gegeben. Das im internationalen Vergleich vergleichsweise beherzte Umsetzen der DRG-Einführung fand keine Entsprechung in einer ebenso beherzten Umsetzung der Standortplanung oder Zentralisierung. Angesichts der in der Literatur vielfach dokumentierten Bedeutung von Zentren für die Qualität der Versorgung ist dies ein ernsthafter Mangel, gerade weil DRGs eine methodische Erneuerung der Zentrumsdefinition erlauben. Die gleichzeitige Diskussion von Versorgungsproblemen in ländlichen Regionen, insbesondere der hierbei in den Vordergrund gestellte Arztmangel, verschärft die Auswirkungen der Versäumnisse noch.

## 8.2 Rahmenplanung als neues Paradigma

Ein gewisser Konsens in der deutschen Diskussion zur Standortplanung scheint lediglich darin zu bestehen, dass die Länder sich auf eine wie auch immer zu definierende Rahmenplanung zurückziehen sollen. Der Sachverständigenrat widmete dieser Herangehensweise in seinem Gutachten 2007 ein Kapitel. Demnach soll Krankenhaus-Rahmenplanung aus drei Elementen bestehen: die Zulassung von Krankenhäusern, das Monitoring der Versorgungsstrukturen und die Vermeidung von Unterversorgung (BT-Drucksache 16/6339, Ziff 483). Der Vorschlag stellt heraus, dass der Schutz vor Überversorgung explizit nicht als Aufgabe der Krankenhausplanung angesehen wird, sondern ein „unternehmerisches Risiko" der Krankenhäuser (nicht der Krankenkassen oder deren Mitglieder) darstellt. Die Vermeidung von angebotsinduzierter Nachfrage sehen die Sachverständigen dagegen als Aufgabe der Kassen und der Ärztekammer an.

Inwieweit diese Sichtweise historisch mit Evidenz hinsichtlich der Wirksamkeit unterfüttert werden kann, soll hier nicht geklärt werden. Sicher scheint zu sein, dass eine solche Rahmenplanung genügend Behandlungskapazitäten schafft, die den Wünschen der Länder nach wirtschaftlicher Kraft und Arbeitsplätzen entgegenkommen. Auch werden wohl genügend Versicherte in Krankenhäusern behandelt, um die geschaffenen Kapazitäten zu nutzen. Skepsis ist allerdings angebracht, ob tatsächlich innerhalb der Strukturen behandelt wird, die den Versicherten bestmögliche Qualität versprechen können. Inwieweit eine Rahmenplanung, wie sie vom Sachverständigenrat skizziert wurde, eine für den Patienten optimierte und für die Gesellschaft effiziente Versorgungsstruktur schafft, kann zumindest als diskussionswürdig eingeschätzt werden.

Rahmenplanung muss nach unserem Verständnis vielmehr dafür sorgen, dass nicht nur Unterversorgung, sondern auch Überversorgung vermieden wird. Neben der Mengenplanung muss zudem Krankenhausplanung dafür sorgen, dass Strukturen nicht zufällig, sondern regelhaft die Voraussetzungen für beste Qualität erfüllen. Wird Zentrenbildung und regionale flächendeckende Versorgung dem Wettbewerb oder einem reinen Monitoring überlassen, wird nahezu jedes Krankenhaus in absehbarer Zeit den Titel „Zentrum" tragen und die elementare Frage, was ein Zentrum überhaupt evidenzbasiert an Strukturen und Prozessen auszeichnen muss, auf ein Minimum an Strukturparametern reduziert.

## 8.3 Zusammenführung von Qualitätsmessung und Standortplanung

Erwähnt wurde bereits der Verzicht auf eine aussagekräftige Begleitforschung zur DRG-Einführung. Doch auch die fortlaufende externe Qualitätssicherung steckt weiterhin in den Kinderschuhen. Erst mit der Umstellung auf eine verpflichtende Publikation von ersten Prozess- und Ergebnisparametern in den Qualitätsberichten der Krankenhäuser wurde eine Kultur des aufgeklärten Patienten ermöglicht. Gestritten werden kann über Umfang, Aussagekraft und Datenvalidität der bestehenden externen Qualitätssicherung nach § 137 SGB V. Dass überhaupt ein Umdenken eingesetzt hat, ist ein hoffnungsvolles Zeichen.

Was nun folgen muss, ist die Kombination der Qualitätsaussagen mit der planerischen Umsetzung. Ein Standort mit besserer Qualität muss in der Standortplanung gegenüber einem Standort mit schlechterer Qualität bevorzugt behandelt werden. Sofern es zudem stimmt, dass Versicherte und Patienten nur bedingt in der Lage sind, Qualitätsinformationen zu lesen, zu gewichten und in ihren Wahlhandlungen umzusetzen, muss der Staat oder die den Patienten vertretende Krankenversicherung diese Aufgabe übernehmen. Am konsequentesten und frühestmöglich erfolgt dies bereits im Rahmen der Planung.

Leider findet diese Zusammenführung von Qualitätsdaten und Planungsdaten bisher kaum statt. Ursache hierfür sind die erst zögerliche Umsetzung von flächendeckenden Qualitätsmessungen (auch aufgrund fehlender verarbeitbarer Daten in früheren Jahren); die fehlende wissenschaftliche Durchdringung des Zusammenhangs von Struktur, Prozess und Ergebnis; die fehlenden Kenntnisse über die Präferenzen der Versicherten bei der Abwägung zwischen Entfernung und möglichem Qualitätsgewinn; und schließlich die fehlenden Instrumente zur Umsetzung einer als optimal erkannten Planung. Wegweisende Projekte gab es allerdings. Zu nennen ist das Projekt „Qualitätssicherung mit Routinedaten" (QSR) des Wissenschaftlichen Instituts der AOK (WIdO) mit Kooperationspartnern zur Nutzung von Abrechnungsdaten in der Qualitätsmessung (AOK-Bundesverband et al. 2007), die Auswertungen zum Zusammenhang von Menge und Qualität (etwa stellvertretend für den deutschen Raum Heller et al. 2002), die Abschätzungen zur flächendeckenden Versorgung von Spangenberg und Schürt 2006. Rückschläge ergaben sich sicher durch die (nun rechtlich ausgetragene) Diskussion um die Festsetzung von Mindestmengen durch den G-BA (Pressemitteilung des Gemeinsamen Bundesausschusses 2011) oder auch die leider ohne fundierte wissenschaftliche Untermauerung betriebene ambulante Öffnung der Krankenhäuser für Hochspezialleistungen, die im Extremfall erhebliche Auswirkungen auf Kapazitäten und Qualität haben könnten.

## 8.4 Methodische Umsetzung

Aus medizinischer Sicht begründbar scheint die Aussage zu sein, dass nicht die Entfernung zum nächsten beliebigen Krankenhaus entscheidend für die Versicherten ist, sondern die zum nächsten Krankenhaus, das sie adäquat versorgen kann. Für elektive Eingriffe kann diese Entfernung größer ausfallen als für Notfallversorgungen. Für Behandlungen, die mit einem einmaligen Besuch in einer Episode medizinisch abgeschlossen werden, kann die Entfernung ebenfalls größer sein als für Behandlungen mit Intervallen und erforderlichen Mehrfachbesuchen.

Daraus ergibt sich, dass nicht eine einzige Krankenhausstandortkarte als Ergebnis einer optimierten Planung zu erwarten ist, sondern eine Vielzahl von Standortkarten, jeweils optimiert für ein medizinisch zusammenhängendes Fachgebiet, innerhalb dessen Ärzte und Teams Synergieeffekte erzielen können. In welchen Fachgebieten mit welcher Abgrenzung Synergien zu erwarten sind, wurde bisher wenig erforscht. Die Kreativität, mit der Zentren benannt und abgegrenzt werden, gibt Potenzial für zukünftige Evaluationen der Ergebnisqualität.

Um sich der Frage einer rationalen Planung im Umfang eines Artikels überhaupt empirisch zu nähern, soll nachfolgend anhand von zwei rein abrechnungstechnisch gut abgrenzbaren Leistungen der Onkologie und der Orthopädie eine optimierte Standortplanung abgeschätzt werden. Datengrundlage hierfür sind die tatsächlich von den Standorten erbrachten Leistungen innerhalb eines Jahres. Abgegrenzt werden die Daten über die DRG. Für die Abschätzung werden zunächst alle Häuser betrachtet, welche die entsprechenden DRGs im Jahr 2009 abgerechnet haben. Für alle Postleitzahl-Bereiche (PLZ) in einem Luftlinienradius von 150 km wurde dann die zeitlich kürzeste Fahrtzeit mit einem Fahrzeug (vom Mittelpunkt des PLZ-Bereiches) zu einem der Krankenhäuser innerhalb des Luftlinienradius bestimmt. Diese tatsächlich vorhandenen Strukturen mit Krankenhäusern, Wohnbereichen nach Postleitzahlen und Wegenetz nennen wir Basisszenario.

Ausgehend von diesem Szenario wurden Zentren gebildet, indem die Mindestfallzahl auf 10 Fälle (DRGs) für das Jahr 2009 erhöht wurde. Die Mindestfallzahl wurde zunächst willkürlich – ohne systematische Ableitung aus der Literatur – gegriffen. Dies dient als Einstieg, um die dynamische Anhebung einer (später medizinisch und qualitativ begründeten) Mindestfallzahl verdeutlichen zu können. Für unsere Argumentation ist es demnach unbedeutend, ob die begründbare Mindestfallzahl bei 10, 20 oder 50 Fällen pro Jahr liegen wird, da es um die Dynamik der Standortplanung im Zuge der Verschärfung der Mindestfallzahl geht.

Mit Variierung der Mindestfallzahl wurden jeweils die durchschnittliche Fahrtzeit und der Median der PLZ-Bereiche berechnet. Zudem musste die Situation vermieden werden, dass Bewohner einzelner PLZ-Bereiche kein Krankenhaus in einer akzeptablen Fahrtzeit erreichen können. Aus diesem Grund wurde auch die maximale Zeit der kürzesten Wege betrachtet.

## 8.5 Abschätzung: Zentralisierung in der Onkologie

Für die Onkologie wurde die DRG A15 (Knochenmarktransplantation/Stammzelltransfusion, autogen) betrachtet. Es handelt sich um einen sehr schweren Eingriff, bei dem unterstellt werden kann, dass Patienten eine hohe Präferenz für ein qualitativ hochstehendes Zentrum mit einer entsprechenden Fallzahl haben.

Für das Jahr 2009 wurden im Datensatz 3 269 Fälle identifiziert, die in 95 Häusern behandelt wurden. In Abbildung 8–1 (links) sind Kennzahlen der Verteilung der Fallzahlen der Krankenhäuser dargestellt, die mindestens einen Fall behandelten. Demnach werden im Median 24 Fälle pro Jahr behandelt. In Abbildung 8–1 (rechts) ist ein Säulendiagramm dieser Verteilung dargestellt. Wie zu vermuten, ist deutlich die rechtsschiefe Verteilung zu erkennen. Dies bedeutet, dass es viele Häuser mit wenigen Fällen und gleichzeitig wenige Häuser mit vielen Fällen gibt.

Abbildung 8–1

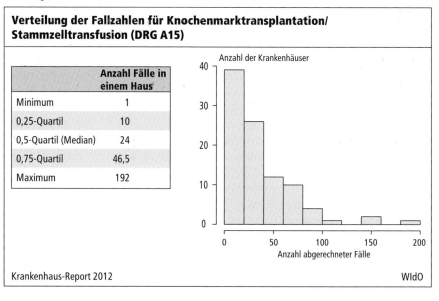

Tabelle 8–1

**Mindestfälle, Fahrtzeiten und Anzahl an Zentren für DRG A15 (Knochenmarktransplantation/Stammzelltransfusion)**

| Mindestanzahl Fälle pro Jahr | Anzahl Zentren in Deutschland | Mittelwert der Fahrtzeit (h:mm) | Median der Fahrtzeit (h:mm) | Maximale Fahrtzeit, um das nächste Zentrum zu erreichen (h:mm) |
|---|---|---|---|---|
| 1 | 95 | 0:34 | 0:33 | 2:44 |
| 10 | 72 | 0:37 | 0:34 | 2:44 |
| 15 | 64 | 0:38 | 0:36 | 3:26 |
| 20 | 57 | 0:40 | 0:37 | 3:26 |
| 25 | 46 | 0:42 | 0:40 | 3:26 |
| 50 | 22 | 0:53 | 0:50 | 3:26 |

Krankenhaus-Report 2012　　　　　　　　　　　　　　　　　　　　　　　　　　　WIdO

Von jedem Postleitzahlbezirk ist im Basisszenario der heutigen Versorgungssituation eine der 95 Kliniken innerhalb von maximal 2 Stunden und 44 Minuten (im Folgenden dargestellt als 2:44 Stunden) mit dem Pkw zu erreichen, der Mittelwert beträgt 0:35 Stunden (Tabelle 8–1). Wird die heute gültige Mindestfallzahl von einem Fall pro Jahr erhöht (im ersten Schritt auf 10 Fälle pro Jahr), so reduziert sich erwartungsgemäß die Anzahl der möglichen Zentren in Deutschland. Auf der anderen Seite erhöht sich jedoch die Fahrtzeit. Für unterschiedliche Mindestfälle sind die Fahrtzeiten und die Anzahl an Zentren in Tabelle 8–1 dargestellt. Würde die Behandlung nur noch auf Häuser mit mindestens 25 oder mehr Fällen beschränkt, würde die Zahl der Krankenhäuser von 95 auf 46 deutlich (um etwa die Hälfte) reduziert. Die maximale Fahrtzeit würde sich um 26 % von 2:44 Stunden auf 3:26 Stunden verlängern. Bei der durchschnittlichen Fahrtzeit würde dies jedoch lediglich zu einem geringen Anstieg von 0:34 auf 0:42 Stunden (also einer Erhöhung von acht Minuten) führen. Wird die Mindestzahl der Behandlungen weiter erhöht, so ließe sich z. B. bei einer Mindestfallzahl von 50 die Anzahl der Zentren auf 22 reduzieren. Dies ist eine Reduzierung auf rund ein Viertel der Zentren im heutigen Basisszenario. Die maximale Fahrtzeit läge weiterhin bei 3:36 Stunden und die durchschnittliche Fahrtzeit würde 0:53 Stunden betragen. Eine weiter vorangetriebene Zentrenbildung würde zu einer deutlichen Erhöhung sowohl der maximalen Fahrtzeit als auch der durchschnittlichen Fahrtzeit führen.

In einer starken Zentralisierung würde für 20 Zentren eine Fahrtzeit von durchschnittlich 0:56 Stunden beziehungsweise 0:57 Stunden im Median aufgewendet werden. Die flächendeckende Versorgung wäre nicht mehr gewährleistet, wenn man davon ausgeht, dass eine Fahrtzeit von 5:36 Stunden bereits eine erhebliche Reise bedeutet.

Die regionale Verteilung wird in Abbildung 8–2 dargestellt. Demnach ergibt sich bei der vergleichsweise geringen Fallzahl der DRG A15 auch heute (Mindestfallzahl 1) keine homogene Verteilung über Regionen. Diese Inhomogenität verstärkt sich, wenn die Mindestfallzahl angehoben wird. Einige Bundesländer werden keinen Standort mehr haben, der die Leistung anbietet. Andere Bundesländer (etwa NRW) werden dagegen weiterhin mehrere Standorte aufweisen, da die Mindestfallzahl weiterhin mehrere Standorte erlaubt und eine (wenn auch geringe) Verkürzung

Abbildung 8–2

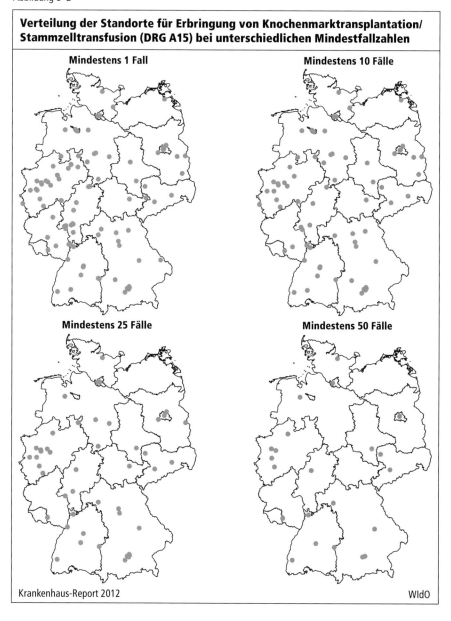

Verteilung der Standorte für Erbringung von Knochenmarktransplantation/ Stammzelltransfusion (DRG A15) bei unterschiedlichen Mindestfallzahlen

der Fahrzeit eintritt. Diskutiert werden sollte daher, inwiefern bei diesen extremen Ausprägungen der Regionalisierung auch politische Eingriffe in eine Standortplanung notwendig sind. Umgekehrt kann diskutiert werden, ob bei einer Mindestfallzahl von beispielsweise 25 weiterhin vier nah beieinander liegende Zentren mit 30 Fällen aufrecht erhalten werden oder aber ein Zentrum mit weit über 100 Fällen errichtet wird. Die Antwort muss letztendlich nicht (nur) gesundheitsökonomisch, sondern medizinisch begründet werden.

## 8.6 Abschätzung: Zentralisierung in der Wirbelsäulenchirurgie

In der Wirbelsäulenchirurgie wurden die Fälle der DRG I06 (Komplexe Eingriffe an der Wirbelsäule), I09 (Bestimmte Eingriffe an der Wirbelsäule) und I10 (Andere Eingriffe an der Wirbelsäule) zusammenfassend betrachtet. Dabei wurde unterstellt, dass es zwischen diesen Fallgruppen zu medizinischen Synergieeffekten kommen kann. Bei der Wirbelsäulenchirurgie handelt es sich, anders als in der Endoprothetik, um eine vergleichsweise spezialisierte Behandlung, bei der die Erfahrung und Qualität des Eingriffs entscheidend für das Ergebnis sein kann.

In dem vorliegenden Datensatz konnten 78 414 Fälle für das Jahr 2009 identifiziert werden, die in 899 Häusern behandelt wurden. Da nur für 895 Häuser die Fahrtzeiten vorlagen, wurden vier Häuser mit ca. 160 Fällen aus der weiteren Auswertung eliminiert. Pro identifiziertem Haus werden somit durchschnittlich rund 87 Fälle pro Jahr behandelt. Auch bei der Fallzahl der Wirbelsäulenchirurgie ist – wie zu erwarten – eine deutlich rechtsschiefe Verteilung zu erkennen (Abbildung 8–3).

Wie auch bei der Abschätzung für die Onkologie wird unterstellt, dass eine erhöhte Fallzahl ein positive Auswirkung auf die erreichbare Qualität hat. Sofern mindestens 25 Fälle pro Jahr behandelt werden müssen, verringert sich die Zahl der Standorte von 895 auf 555. Dies sind noch rund 62 % der ursprünglichen Anzahl an Krankenhäusern. Auf der anderen Seite erhöht sich die durchschnittliche Fahrtzeit mit drei Minuten von 0:16 Stunden auf 0:19 Stunden nur geringfügig. Auch bei der maximalen Fahrtzeit ist nur von einer Verlängerung von sieben Minuten auszugehen (2:10 Stunden gegenüber 2:17 Stunden). Würde die notwendige Mindestfallzahl mutig auf 100 Fälle erhöht, würde dies zu einer Verlängerung der durchschnittlichen Fahrtzeit um weitere vier Minuten auf 25 Minuten führen. Die maximale

Abbildung 8–3

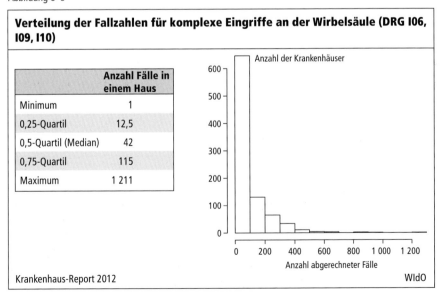

Tabelle 8–2
**Mindestfälle, Fahrtzeiten und Anzahl an Zentren für DRG I06 (Komplexe Eingriffe an der Wirbelsäule), I09 (Bestimmte Eingriffe an der Wirbelsäule) und I10 (Andere Eingriffe an der Wirbelsäule)**

| Mindestanzahl Fälle pro Jahr | Anzahl Zentren in Deutschland | Mittelwert der Fahrtzeit (h:mm) | Median der Fahrtzeit (h:mm) | Maximale Fahrtzeit, um das nächste Zentrum zu erreichen (h:mm) |
|---|---|---|---|---|
| 1 | 895 | 0:16 | 0:15 | 2:10 |
| 10 | 703 | 0:17 | 0:16 | 2:15 |
| 25 | 555 | 0:19 | 0:17 | 2:17 |
| 50 | 414 | 0:21 | 0:20 | 2:17 |
| 75 | 308 | 0:23 | 0:22 | 2:17 |
| 100 | 254 | 0:25 | 0:23 | 2:17 |
| 150 | 176 | 0:29 | 0:26 | 2:35 |
| 200 | 122 | 0:32 | 0:29 | 2:35 |
| 250 | 82 | 0:38 | 0:35 | 3:05 |
| 300 | 56 | 0:44 | 0:41 | 4:01 |

Krankenhaus-Report 2012 WIdO

Fahrtzeit würde weiterhin bei 2:17 Stunden liegen. Insgesamt scheinen Mindestfallzahlen für die Wirbelsäulenchirurgie in der hier betrachteten Abgrenzung weitaus weniger sensible Auswirkungen auf Anfahrtszeiten hervorzurufen als in der bereits spezialisierten und insgesamt weniger häufigen schweren onkologischen Behandlung (Tabelle 8–2).

Die regionale Verteilung der Standorte bei Erhöhung der Mindestfallzahlen (siehe Abbildung 8–4) zeigt für die Wirbelsäulenchirurgie, dass die Dichte mit steigenden Anforderungen an die Eingriffe pro Einrichtung abnimmt. Deutlicher als bei eher selten erbrachten DRGs bleibt die regionale Homogenität der Verteilung jedoch erhalten. Zudem wird deutlich, dass es Sprünge bei der Zentralisierung gibt. Die Unterschiede zwischen geringen Mindestmengen von etwa 50 pro Einrichtung und 150 bzw. 250 pro Einrichtung führen zu einer sichtbaren Konsolidierung. Darüber hinausgehende Steigerungen der Mindestfallzahlen führen hingegen nicht zu einer wesentlichen Reduzierung der regionalen Abdeckung.

## 8.7 Diskussion und Ausblick

Die Zusammenführung des Steuerungspotenzials von DRGs mit Qualitätsaussagen und Methoden der Standortplanung ist bisher unbefriedigend gelöst. Neben Fragen der Umsetzbarkeit sind insbesondere auch methodische Fragen, etwa der sinnvollen Zusammenfassung von DRGs, noch nicht befriedigend gelöst und diskutiert worden. Es besteht ein klarer Auftrag insbesondere auch an die Wissenschaft und medizinische Fachgesellschaften.

Die empirischen Auswirkungen der Zentrenbildung können durch die verbesserte Verfügbarkeit von Abrechnungsdaten und deren Kombinierbarkeit mit Geo-

Abbildung 8–4

**Verteilung der Standorte für komplexe Eingriffe an der Wirbelsäule (DRG I06, I09, I10) bei unterschiedlichen Mindestfallzahlen**

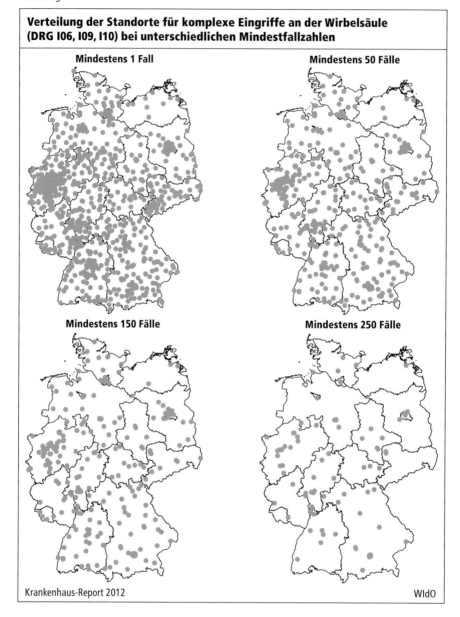

Krankenhaus-Report 2012  WIdO

daten erheblich besser abgeschätzt werden. Die Diskussion wird versachlicht und pauschalen Argumenten eines Abbaus der Versorgung in der Fläche kann differenzierter entgegnet werden.

Planbare Leistungen eignen sich dabei besser für Abschätzungen als Notfallbehandlungen, auch wenn letztere sicher auch eine interessante Herausforderung darstellen, da der generelle Zusammenhang zwischen Menge und Qualität ebenfalls Gültigkeit besitzen kann.

Unsere Ergebnisse für die Bereiche der Onkologie und der Orthopädie zeigen, dass wenig überraschend eine Zentrenbildung zu einer Abnahme der Standorte und einer Verlängerung der Fahrzeit führt. Bedeutsam und neu ist hingegen die Dynamik des Prozesses. In der hochspezialisierten Onkologie werden durch Mindestfallzahlen rasch Entfernungen notwendig, die eine flächendeckende Versorgung gefährden können. Insbesondere die maximalen Entfernungen für Patienten aus exponierten regionalen Lagen steigen enorm an. Nicht übersehen werden darf allerdings, dass bereits heute den Einwohnern einiger Regionen lange Anfahrtswege abverlangt werden. Auch die heutige Standortlandkarte besteht nicht aus einem homogenen Netz, sondern entstand aus Vorlieben der Krankenhausbetreiber und wohl auch aus Zufall. Diesen Prozess zu begleiten und dabei die Versorgung insgesamt zu verbessern, dürfte die zentrale Herausforderung der Krankenhausplanung sein.

Ein zweites zentrales Ergebnis der Untersuchung besteht darin, dass die heutige Diskussion um Mindestmengen bei bereits sehr spezialisiert angebotenen Leistungen verfehlt ist. Statt sich mit unfruchtbaren Diskussion um sehr niedrige Mindestmengen bei seltenen Eingriffen zu verausgaben, sollte die Diskussion auf Masseneingriffe gelenkt werden. Seltene Eingriffe haben sowieso die Tendenz, sich auf wenige Standorte zu beschränken. Häufige Eingriffe trauen sich jedoch viele Standorte zu. Das Beispiel der Orthopädie (Wirbelsäulenchirurgie) zeigt plastisch, welches Potenzial für Zentralisierung vorliegt. Studien mit eindeutigen Aussagen zum Zusammenhang zwischen Zentrumsgröße und Qualität sind dringend notwendig. Können oder sollen diese Studien nicht erstellt werden, muss alternativ die Qualitätsmessung aus der gesetzlichen Dokumentation herangezogen werden.

Unsere Methode und Argumentation hat natürlich auch Einschränkungen, die nicht verschwiegen werden sollen. Der Vorteil der Methode besteht sicher darin, dass nicht nur nach dem Gießkannenprinzip Zentren über das Land verteilt werden, sondern konkrete Regionen mit ihren Anfahrtstrecken eingebunden werden können. Die politische Entscheidung, ob eine exponierte Region ebenfalls mit einem Zentrum innerhalb eines Radius von einer Stunde Fahrzeit versorgt werden muss, kann aus gesundheitsökonomischer Sicht zwar vorbereitet, nicht jedoch beantwortet werden.

Eine dringend notwendige Erweiterung der Methode ist die Einbeziehung von weiteren Qualitätsparametern in die Auswahl und Reihung der Standorte. Statt einer reinen Mindestfallzahl sollte in einem Algorithmus zunächst eine Reihung der (bestehenden) Standorte nach Qualität vorgenommen werden und darauf aufbauend die optimierte Zuweisung der Fallzahlen bis zu einer Kapazitätsobergrenze. Erst dann wird der Qualität eine höhere Priorität eingeräumt als einer unbedingt kurzen Anfahrtszeit. Inwieweit dies den tatsächlichen Prioritäten der Patienten entspricht, bleibt natürlich offen. Auch besteht erheblicher Bedarf an Expertise.

Von uns umgesetzt wird derzeit ein Algorithmus, der beginnend mit dem qualitativ schlechtesten Haus Fälle auf andere Krankenhäuser mit höherer Qualität und zumutbarer Entfernung verteilt. Auch hierbei wird die medizinisch sinnvolle Entität nicht verlassen. Eine zumutbare Entfernung ist dabei entweder definiert als geringere Entfernung oder aber als eine Entfernung bis zu einer maximalen Fahrtstrecke oder Fahrtzeit, die letztendlich politisch abwägend vorgegeben werden muss.

Können alle bisher versorgten Patienten verteilt werden, so kann das Krankenhaus für diese medizinische Entität geschlossen werden. Können nicht alle Patienten verteilt werden, muss das Krankenhaus für die Versorgung bestehen bleiben, der Wunsch der Anwohner der Region dabei vorausgesetzt, dass sie bereit sind, Qualität gegen Zeit zu tauschen. Der Kompromiss aus Entfernung und Qualität sieht somit für jede Entität unterschiedlich aus. Während bei Entität A möglicherweise recht viele Häuser geschlossen werden können, da die Fälle von fast allen Häusern angeboten werden, kann dies bei einer Entität B aus Gründen der Erreichbarkeit abgelehnt werden.

Wir befürworten eine offensive Diskussion der Standortplanung für stationäre Behandlungskapazitäten. Wir glauben nicht, dass ein reines Monitoring und eine Vermeidung von Unterversorgung quasi automatisch dazu führen, dass Patienten in Deutschland in ihrer Region eine optimierte Versorgung vorfinden werden. Vielmehr befürworten wir eine aktive Steuerung der Kapazitäten durch geeignete Institutionen und Mechanismen, innerhalb derer dann die Versorgung wettbewerblich und effizient bereitgestellt werden kann.

## Literatur

AOK-Bundesverband, FEISA, HELIOS Kliniken, WIdO (Hrsg). Qualitätssicherung der stationären Versorgung mit Routinedaten (QSR). Abschlussbericht. Bonn 2007.

IGES. G-DRG-Begleitforschung gemäß § 17 Abs. 8 KHG. Endbericht des Zweiten Forschungszyklus (2006–2008). Berlin, Juni 2011.

Heller G, Richardson DK, Schnell R, Misselwitz B, Künzele W, Schmidt S. Are we regionalized enough? Early-neonatal deaths in low-risk births by the size of delivery units in Hesse, Germany 1990–1999. International Journal of Epidemiology 2002; 31: 1061–68.

Lüngen M, Büscher G. Wo in Deutschland sollen Krankenhäuser stehen? Ein empirischer Vorschlag. In: Klauber J, Geraedts M, Friedrich J, Wasem J (Hrsg). Krankenhaus-Report 2011. Stuttgart: Schattauer 2011; 197-208.

Pressemitteilung des Gemeinsamen Bundesausschusses vom 26. Januar 2011: LSG-Beschluss stellt Mindestmengen für planbare Krankenhausleistungen insgesamt in Frage.

Sachverständigenrat. Gutachten 2007 – Kooperation und Verantwortung. Voraussetzungen einer zielorientierten Gesundheitsversorgung.

Spangenberg M, Schürt A. Die Krankenhausversorgung in Deutschland unter Raumordnungsaspekten. In: Klauber J, Robra B, Schellschmidt H (Hrsg). Krankenhaus-Report 2005. Stuttgart: Schattauer 2006; 205–19.

# 9 Direktverträge für stationäre Leistungen – Chance für mehr Qualität und Wirtschaftlichkeit im Krankenhaussektor

Thomas Göbel und Johannes Wolff

**Abstract**

Bislang existiert weder eine gesetzliche Möglichkeit für einen Vertragswettbewerb im Bereich vollstationärer Leistungen noch ein einheitliches Grundmodell der Krankenkassen, wie dieser Wettbewerb gestaltet werden könnte. Das vorgeschlagene Modell stellt zu diesem Zweck die Qualität der stationären Leistungen in den Mittelpunkt des Vertragswettbewerbs zwischen Krankenhäusern und Krankenkassen für ausgewählte, planbare, stationäre Leistungen und vereint damit bestehende Ansätze neu. Ziele der Krankenkassen in diesem Modell sind die Verbesserung der Qualität stationärer Leistungen, indem die Kassen nicht mehr verpflichtet sind, mit Krankenhäusern mit schlechter Qualität zu kontrahieren, die Verbesserung der Wirtschaftlichkeit durch die Möglichkeit Preisverhandlungen zu führen sowie die Verbesserung des Charakters des Wettbewerbs selbst durch die Schaffung der Möglichkeit, die Versorgung im Sinne der Versicherten und Patienten zu gestalten. Das dazu notwendige Modell wird hinsichtlich der relevanten Parameter spezifiziert und anhand eines Praxisbeispiels für Knieendoprothesen-Implantationen und Geburten auf das Bundesland Hessen übertragen. Dabei wird der Definition einer für den Wettbewerb geeigneten Region besondere Beachtung geschenkt.

Currently, there is neither a legal option for a managed competition for inpatient services nor do the health insurance funds use a standardized basic model on how to shape this competition. For this purpose, the suggested model focuses on the quality of inpatient care in the managed competition between hospitals and health insurance funds. The model aims at selected, predictable inpatient services, thereby combining existing approaches in a new way. In this model, the health insurance funds' objectives are to improve the quality of inpatient care by relieving the funds from the obligation to contract with hospitals with poor quality, and to increase economic efficiency by allowing price negotiations. Another target is to improve the nature of managed competition by creating the possibility to offer health care services which are in line with the insurees and patients' needs. The required model is specified in terms of the relevant parameters and projected on the German state Hesse, using the practical example of implantations of knee endoprostheses and births. Particular attention is given to the definition of a suitable region for managed competition.

## 9.1 Motivation

Das selektive Kontrahieren im deutschen Gesundheitswesen ist keine Erfolgsgeschichte. Im Gegenteil: Die zahlreichen Versuche, vertragswettbewerbliche Elemente im deutschen Gesundheitswesen zu installieren, können als gescheitert bezeichnet werden[1], dienen zum Teil mehr dem Marketing der Krankenkassen als der Versorgung[2] oder kränkeln in Umfang und Wirkung auf die Versorgung[3]. Allenfalls im Bereich der Arznei-, Heil- und Hilfsmittel kann man von einer gewissen positiven Wirkung auf die Versorgung sprechen, auch wenn es enorme Startschwierigkeiten gab.

Im stationären Versorgungssektor existiert bislang kein einziges vertragswettbewerbliches Instrument allein für vollstationäre Leistungen. Wie lässt sich diese ziemlich einmalige Versagensbilanz des Vertragswettbewerbs erklären, zumal die positiven Wirkungen der sozialen Marktwirtschaft in fast allen anderen Sektoren der deutschen Wirtschaft unbestritten sind und auch durch die Wissenschaft, insbesondere für den stationären Versorgungssektor, gesehen werden (vgl. Sachverständigenrat 2010/2011, S. 42; Monopolkommission 2006/2007 und 2008/2009)? Ist Vertragswettbewerb im deutschen Gesundheitswesen aufgrund der Beschaffenheit des Gutes nicht möglich? Ist der kollektivvertragliche Rahmen als alternative Versorgungsform zu dominant oder sind die gesetzlichen Regelungen möglicherweise unzureichend? Im Folgenden soll die handlungsleitende Frage beantwortet werden, welchen Anspruch an ein erfolgreiches vertragswettbewerbliches Modell für stationäre Leistungen gestellt werden muss bzw. welchen Regeln es folgen sollte.

Die bislang angebotenen vertragswettbewerblichen Modellideen der Krankenkassen konnten nicht in jeder Hinsicht überzeugen – es fehlten teilweise Antworten auf essenzielle Fragen, die verschiedenen Konzepte waren nicht miteinander vereinbar oder bisweilen sehr einseitig auf Kostendämpfung fixiert. Von der homöopathischen Dosis Vertragswettbewerb bis zur De-facto-Abschaffung des Kollektivvertrags war alles im Angebot (vgl. AOK-Bundesverband 2007; VdAK/AEV 2007; BKK Bundesverband 2007; BARMER Ersatzkasse 2007; Techniker Krankenkasse 2007) .

Im Folgenden soll der Versuch unternommen werden, bei gleichzeitiger Beantwortung der oben gestellten Frage und evolutionärer Weiterentwicklung der vertragswettbewerblichen Modelle der Krankenkassen ein Modell für geeignete vollstationäre Leistungen zu entwerfen. Dieses Modell soll dem ökonomischen Prinzip dergestalt folgen, dass das Verhältnis aus Mitteleinsatz (Fallpauschale) und Ertrag (Qualität der Behandlung) gegenüber dem kollektivvertraglichen Modell verbessert wird (Referenzpunktvergleich). Die dahinter liegende Annahme ist, dass die für die Gesundheitsversorgung zur Verfügung stehenden Mittel knapp sind und entsprechend ertragsmaximierend eingesetzt werden sollen. Beide einfachen Formen des ökonomischen Prinzips, das Minimumprinzip (mit minimalem Mitteleinsatz einen vorgegebenen Ertrag erreichen) wie auch das Maximumprinzip (bei vorgegebenem Mitteleinsatz einen möglichst hohen Ertrag zu erzielen) eignen sich, um das Modell

---

[1] Vergleiche § 116 b SGB V alte Fassung, § 73 b SGB V.
[2] Vergleiche § 73 c SGB V, § 140 ff. SGB V.
[3] Vergleiche § 63 SGB V, § 116 b Abs. 1 SGB V.

im Ergebnisvergleich zum Kollektivvertrag zu bewerten. Dass der Qualitätsbegriff hochgradig komplex ist, sei dabei akzeptiert, nicht aber, dass sich Qualität nicht messen oder vertraglich definieren ließe, worauf später im Text noch eingegangen werden soll.

Aus Sicht der Krankenkassen soll der Vertragswettbewerb dazu dienen, die Versorgung der Patienten/Versicherten mit planbaren, stationären Leistungen im stationären Sektor durch Wettbewerb der Leistungserbringer und Krankenkassen untereinander zu verbessern (im Weiteren kurz Direktvertrag genannt). Dieses Ziel kann wiederum in drei Unterziele unterschieden werden, denen folgende Hypothesen zugrunde liegen:

1. Qualitätsziel: Die Ergebnisqualität planbarer, stationärer Leistungen lässt sich durch Direktverträge verbessern.
2. Wirtschaftlichkeitsziel: Die Wirtschaftlichkeit planbarer, stationärer Leistungen lässt sich durch Direktverträge verbessern.
3. Wettbewerbsziel: Der Wettbewerb zwischen den Krankenkassen und den Leistungserbringern wird durch die Direktverträge stärker im Sinne der Patienten geführt.

Im Folgenden soll für jedes der drei Ziele gezeigt werden, dass es zu seiner Durchsetzung der Direktverträge bedarf, bevor das Modell anschließend in seinen einzelnen Komponenten definiert und anhand eines Praxisbeispiels konkret angewandt wird.

## 9.2 Ziele

### 9.2.1 Qualitätsziel

Der Kollektivvertrag verpflichtet die Krankenkassen zum Kontrahieren mit jedem nach §§ 108, 109 SGB V zugelassenen Leistungserbringer. Dies bedeutet, dass Krankenkassen jede angebotene Qualität stationärer Leistungen vergüten müssen, egal ob diese Qualität schlecht oder sehr gut ist.[4] Unterdurchschnittliche Ergebnisqualität der Krankenhäuser bleibt sowohl im gegenwärtigen Vergütungssystem des Kollektivvertrags als auch bei der Krankenhausplanung der Bundesländer ohne Konsequenzen. Folglich verbleibt schlechte Qualität im Markt, da sie nicht direkt über die Vergütung oder die Krankenhausplanung sanktioniert wird. Um es deutlich zu sagen: Es wird derzeit wissentlich hingenommen, dass Patienten vermeidbare Komplikationen erleiden. Die gegenwärtig fehlende Verzahnung von Vergütung, Krankenhausplanung und Qualitätssicherung ist suboptimal. Krankenkassen beobachten gravierende Qualitätsunterschiede zwischen Leistungserbringern, wie sich bspw. über Routinedaten feststellen lässt (vgl. Mohrmann und Koch 2011).

Der Zeitpunkt scheint für die Einführung von Direktverträgen sehr geeignet: Die DRG-Einführungsphase ist abgeschlossen, es ist Routine in die DRG-Entwick-

---

4 Vergleiche § 7 Abs. 2 KHEntgG.

lung gekommen. Die Ergebnisse des zweiten Zyklus der DRG-Begleitforschung bestätigen – auf Basis einer mit Routinedaten der Krankenkassen durchgeführten Analyse – konstante Mortalitätsraten und Arzt-Patienten-Kontakte nach einem Krankenhausaufenthalt. Dies spricht für eine unveränderte Qualität der stationären Behandlung nach der DRG-Einführung (vgl. Fürstenberg et al. 2010). Nun ist es an der Zeit, die Qualität stationärer Behandlung nicht nur zu bewahren, sondern zu steigern. Dazu müssten die einzelnen Bundesländer als Planungsbehörde die Krankenhäuser mit nachweislich schlechter Behandlungsqualität von der Vorsorgung der Patienten ausschließen. Dies scheint jedoch aufgrund unterschiedlicher politischer Interessen wenig realistisch. Direktverträge bieten somit die Chance, die Qualität der stationären Behandlung im Sinne der Patienten zu steigern, indem gezielt Krankenhäuser mit überdurchschnittlicher Qualität unter Vertrag genommen werden. Die Fallpauschalen selbst, aber auch die Leistungsabbildung per ICD-Kodes und OPS-Ziffern haben einen so hohen Differenzierungsgrad erreicht, dass längst nicht mehr nur die Kostenhomogenität, sondern auch qualitätsdifferenzierende Merkmale, z. B. über Routinedaten, gemessen werden können. Die Direktvertragsmöglichkeit bietet die Chance, im freiwilligen Vertragswettbewerb zwischen Krankenhäusern und Krankenkassen bei gegebenen Preisen zu besserer Qualität zu kommen.

### 9.2.2 Wirtschaftlichkeitsziel

Den von der Leistungserbringerseite vielfach beschworenen Qualitätswettbewerb wollen die Krankenkassen auch. Auf die manipulative Alternativfrage nach Qualitäts- oder Preiswettbewerb fällt allerdings die Antwort anders aus: Aus Sicht der Krankenkassen schließen sich Preis- und Qualitätswettbewerb – auch im Sinne des oben formulierten ökonomischen Prinzips – nicht aus. Warum sollte die Preisdimension mit all ihren nützlichen Funktionen für vollstationäre Leistungen dauerhaft ausgeblendet bleiben, zumal sie wie oben beschrieben zur schnellen Durchsetzung guter Qualität dringend notwendig ist? Durch Preisverhandlungen können bislang ungehobene Wirtschaftlichkeitsreserven gehoben werden, indem vom Einheitspreis in beiderseitigem Einvernehmen innerhalb des Direktvertrags abgewichen werden kann. Für die Existenz dieser Wirtschaftlichkeitsreserven gibt es mannigfache Beweise, ohne auf die Gewinnsituation mancher Kliniken im Detail zu blicken (vgl. Burmann et al. 2008). Allein die unterschiedlichen Landesbasisfallwerte (LBFW) zeigen die Dimension dieser Wirtschaftlichkeitsreserven zwischen den Bundesländern. Warum sollte es in Rheinland-Pfalz nicht möglich sein, mit dem Landesbasisfallwert von Mecklenburg-Vorpommern oder Schleswig-Holstein die Patienten ebenso gut zu versorgen? Am Beispiel der hoch standardisierten Knieendoprothesen-Implantation illustriert, kostete der Eingriff 2010 in Rheinland-Pfalz 7 668,96 Euro, während er in Schleswig-Holstein nur 7 017,59 Euro kostete. Zu den 651,37 Euro landesbezogener Kostendifferenz sind keinerlei systematische Qualitätsunterschiede bekannt. Ein Zusammenhang zwischen einem hohen Landesbasisfallwert und einer überdurchschnittlichen Qualität besteht nachweislich nicht. Das Bundesministerium für Gesundheit (BMG) ist mittlerweile dem gesetzlichen Auftrag des § 10 Abs. 13 KHEntgG zur wissenschaftlichen Untersuchung der unterschiedlichen Höhe der Landesbasisfallwerte nachgekommen und hat die wissenschaftliche Studie vergeben. Aus Sicht der Verfasser ist aber nicht mit substanziellen Gründen für die unterschiedliche Höhe zu rechnen. Vielmehr dürften historisch fortgeschriebene Budgets ursächlich sein. Da eine qualitativ hochwertige Versorgung auch in anderen Ländern zum Preisniveau von Schleswig-Holstein realisierbar ist, kann eindeutig von Effizienzreserven ausgegangen werden. Direktverträge bieten die Chance, im freiwilligen Vertragswettbewerb zwischen Krankenhäusern und Krankenkassen bei gegebener Qualität zu wirtschaftlicheren Preisen zu kommen.

### 9.2.3 Wettbewerbsziel

Einerseits konkurrieren die Leistungserbringer um zu behandelnde Patienten (Behandlungsmarkt), andererseits die Krankenkassen um Versicherte (Versicherungsmarkt) (vgl. Albrecht et al. 2010; 18). In beiden Fällen zeigt sich aber mittlerweile, dass der Wettbewerb leider nicht in ausreichender Form um die besten Versorgungsangebote geführt wird, da die bestehenden gesetzlichen Rahmenbedingungen den erforderlichen Wettbewerb auf dem Vertragsmarkt konterkarieren. Krankenhäuser legen Indikationen in Fällen mit vermeintlich hohen Deckungsbeiträgen (Endoprothetik, Bandscheibenoperationen etc.) sehr weit aus, während Krankenkassen im Wettbewerb darauf fokussiert sind, positive Deckungsbeiträge ihrer Versicherten zu erreichen (vgl. Fürstenberg et al. 2010). Dies spricht dafür, dass ausreichend Anreize sowohl der Leistungserbringer im Wettbewerb wie auch der Krankenkassen untereinander um die Gunst der Patienten/Versicherten existieren, es aber keine adäquaten Möglichkeiten gibt, diese in einen positiven Wettbewerb um die beste Versorgung zu kanalisieren. Um es deutlich zu sagen: Der Wettbewerb sollte so geführt werden, dass Krankenhäuser und Krankenkassen zu Ergebnissen kommen, die dem Versicherten und insbesondere dem Patienten dienen. Obwohl die Krankenkassen inzwischen wie Wirtschaftsunternehmen agieren – so sind sie seit kurzem insolvenzfähig –, haben sie bisher so gut wie keine Möglichkeiten, die stationäre Versorgung in nennenswertem Umfang mitzugestalten. Sowohl die Mittelzuweisung aus dem Gesundheitsfonds und der morbiditätsorientierte Risikostrukturausgleich als auch die Krankenhausfinanzierung und die vertragsärztliche Vergütung sind zum überwiegenden Teil bundeseinheitlich oder landeseinheitlich fixiert und bieten kaum Möglichkeiten, durch eigene Managemententscheidungen im Wettbewerb zu bestehen. Die grundsätzlich positiv zu bewertende Idee des Wettbewerbs im Gesundheitswesen wird in Mitleidenschaft gezogen. Die Direktvertragsmöglichkeit bietet die Chance, im freiwilligen Vertragswettbewerb zwischen Krankenhäusern und Krankenkassen endlich Wettbewerb um die beste Versorgung des Patienten/Versicherten im Sinne des ökonomischen Prinzips zu schaffen.

## 9.3 Modell

Das Modell, mit dem die genannten Ziele erreicht werden könnten, lässt sich wie folgt zusammenfassen: Die Krankenkassen können definierte planbare stationäre Leistungen regional ausschreiben.

## 9.3.1 Verhältnis von Kollektivvertrag und Direktvertrag

Viele der bislang existierenden vertragswettbewerblichen Formen kranken an der schlecht definierten Beziehung zum Kollektivvertrag. Beispielsweise wirken Verträge zur integrierten Versorgung auch nach fast einer Dekade immer noch in vielerlei Hinsicht wie Fremdkörper im Kollektivvertrag oder sind die Regelungen zur Bereinigung der ambulanten Direktverträge so kompliziert, dass jeglicher Erfolg dieses Modells von vornherein nahezu ausgeschlossen ist. Für den Erfolg der Direktverträge innerhalb des stationären Sektors ist die Verzahnung von Kollektivvertrag und Direktvertrag von entscheidender Bedeutung. Direktverträge sollen dabei den Kollektivvertrag nicht ersetzen, sondern gezielt ergänzen.

Erstes Ziel der Krankenkassen in der Diskussion um Direktverträge ist, schlechte bzw. unterdurchschnittliche Qualität bei planbaren Leistungen vom Markt auszuschließen, ohne dabei Leistungen zu rationieren. Mit Krankenhäusern, die definierte Qualitäts-/Preisanforderungen im Sinne des ökonomischen Prinzips nicht garantieren können, sollten die Krankenkassen keine planbaren Leistungen mehr vereinbaren müssen. Der unbedingte, leistungserbringerspezifische Kontrahierungszwang des Kollektivvertrags muss für planbare stationäre Leistungen aus diesem Grund entfallen, nicht aber der versicherten- und leistungsbezogene Kontrahierungszwang. Für alle Versicherten wird die Krankenkasse immer die betreffenden Leistungen absichern müssen. Dies kann aber weiterhin im Rahmen des bisherigen Kollektivvertrages oder im Direktvertragsmodell geschehen. Der Kollektivvertrag wird um die Option der Direktverträge lediglich ergänzt und nicht ersetzt („2-Säulen-Modell"). Werden keine Direktverträge geschlossen, so dient der Kollektivvertrag als „kollektives Netz", gibt also die Sicherheit, dass jeder Patient/Versicherte jederzeit in jedem Krankenhaus behandelt werden kann und die Krankenhausbehandlung auch vergütet wird. Die Möglichkeit, Direktverträge zu schließen, sollte der einfachen Formel folgen: „Die Krankenkasse kann …". Einer Ersatzvornahmemöglichkeit des Vertragsabschlusses bedarf es aufgrund des „kollektiven Netzes" nicht.[5]

Bisherige wettbewerbliche Vertragsmodelle haben die Vergütungsmechanismen des Krankenhausentgeltgesetzes (KHEntgG) meist verkompliziert. Dabei kann durch die Möglichkeit der Direktverträge die Vergütungssystematik der Krankenhäuser auch vereinfacht werden, indem folgende zwei Punkte umgesetzt werden:
1. Grundlagen des DRG-Systems und der Qualitätssicherung gelten im Kollektiv- und Direktvertrag.
2. Keine Budgetbereinigung durch Wegfall der Erlösausgleichsmechanismen (§ 4 Abs. 9 KHEntgG) und des Mehrleistungsabschlages (§ 4 Abs. 2a KHEntgG) für die betroffenen Leistungen.

Notwendig ist, dass alle kollektivvertraglichen Regelungen zur Datenübermittlung, Kodierung, DRG-Gruppierung, DRG-Kalkulation, zu Zu- oder Abschlägen und allem voran zur kollektivvertraglichen Qualitätssicherung ihre verpflichtende Gül-

---

[5] Das Negativbeispiel eines fremdbestimmten Direktvertrags wie im Falle der Hausarztverträge wird so vermieden.

tigkeit auch innerhalb der Direktverträge behalten.[6] Dies setzt voraus, dass Direktvertrag und Kollektivvertrag grundsätzlich in beide Richtungen überführbar und vergleichbar bleiben, d. h. die Leistungsinhalte auf Basis von ICD und OPS durch DRG-Fallpauschalen identisch definiert sind. Nur so lassen sich die für die kollektivvertragliche Verhandlung der Landesbasisfallwerte und die Krankenhausplanung notwendigen Leistungsvolumina übergreifend ermitteln. Im Umgang mit dem Landesbasisfallwert werden die Casemixvolumina der Leistungen für die Kollektivvertragsverhandlung ausgegliedert, sofern ein Direktvertrag geschlossen wurde. Diese Leistungsmengen sind von den kollektivvertraglichen Vorschriften des Landesbasisfallwertes nicht betroffen. Werden die Direktverträge gekündigt oder laufen sie aus, werden die entsprechenden Leistungen in das reguläre Erlösbudget des Krankenhauses einbezogen. Auch im Rahmen der Landesbasisfallwertverhandlungen wird das Casemixvolumen wieder berücksichtigt, ohne dabei – wie bei der Ausgliederung – Kostendegressionsargumente anzuwenden.

Für die planbaren stationären Leistungen – unabhängig ob im Kollektiv- oder Direktvertrag – sind die Mengensteuerungsinstrumente der Erlösausgleiche und des Mehrleistungsabschlags nicht mehr erforderlich. In den Ballungszentren, wie z. B. dem Rhein-Main-Gebiet, könnten die Krankenkassen planbare Leistungen, wie z. B. Geburten oder Hüftendoprothesen-Implantationen, bei einzelnen Krankenhäusern mit einer guten bzw. überdurchschnittlichen Qualität zu angemessenen Preisen über einen Direktvertrag absichern.[7] Die Gestaltung der Preise im Rahmen des Direktvertrages obliegt dabei den Krankenhäusern und Krankenkassen, sodass der Erlösausgleich und der Mehrleistungsabschlag entfallen können. In ländlichen Regionen, wie z. B. Osthessen, werden einzelne Krankenhäuser eine Monopolstellung für die Erbringung von Leistungen haben, sodass das Modell hier nicht greift. Allerdings besteht für die Krankenhäuser auch keine wettbewerblich ausgelöste Motivation zur Steigerung der Leistungen bzw. ein geringes Potenzial, da sie in der Region bereits eine marktbeherrschende Stellung haben.

### 9.3.2 Leistungsspektrum/Katalog

Für Direktverträge im stationären Sektor eignen sich ausschließlich planbare Leistungen, bei denen eine Wahlmöglichkeit des Patienten vorausgesetzt werden kann. Alle für den Patienten unvorhersehbaren Leistungen scheiden aus (notfallähnlicher Charakter). Ein Katalog möglicher Direktvertragsleistungen wurde bereits in der Hochphase der ersten Diskussion über vertragswettbewerbliche Möglichkeiten im stationären Sektor in einer Expertengruppe entwickelt. Dieser auf DRGs basierende Katalog ist weiterhin aktuell und zwischenzeitlich trotz der jährlichen DRG-Weiterentwicklung stabil über DRGs beschrieben (z. B. P67 Neugeborener Einling, I44 Endoprothesen-Implantation am Kniegelenk, D30 Tonsillektomie). Dies liegt nicht zuletzt daran, dass die betreffenden Leistungen nicht nur planbar, sondern in der Regel auch hochstandardisiert sind. Da diese Leistungen planbar sind, ist die

---

6 Bis auf die Zu- und Abschläge aufgrund von Erlösausgleichen und aufgrund von Mehrleistungsabschlägen.
7 Vergleiche Analysen im Praxisbeispiel, Abschnitt 9.4.

oben beschriebene Tendenz zur weiten Indikationsstellung durch Krankenhäuser besonders ausgeprägt (z. B. I09 Wirbelkörperfusion, C08 ECCE, F49 invasive kardiologische Diagnostik). Um dem Phänomen angebotsinduzierter Nachfrage zu begegnen, eignet sich ein auf dauerhafte Vertragspartnerschaft ausgelegtes Direktvertragskonstrukt vermutlich besonders gut. Im Vergleich zum Versuch des Gesetzgebers, über den Mehrleistungsabschlag des Problems Herr zu werden, ist der Direktvertrag vermutlich die rationalere und erfolgversprechendere Variante.

Die Größe des Direktvertragskatalogs lässt sich entsprechend variieren, sodass verschiedene Einstiegswinkel in das Direktvertragsmodell möglich sind. In seiner damaligen weiten Form umfasst er ca. drei Mio. stationäre Fälle, das entspricht ca. 15 % der stationären Leistungen insgesamt. In einem ersten Schritt ließe sich der abschließende und verbindliche Katalog auf z. B. ausgewählte Indikationen im Bereich der Endoprothetik, Gynäkologie oder Augenheilkunde begrenzen. Ein geringerer Einstiegswinkel durch Begrenzung der Indikationen ist Veränderungen in der Art des hier beschriebenen Direktvertragsmodells in jedem Falle vorzuziehen. Eine Erstvorgabe des DRG-basierten Kataloges könnte analog des § 116 b SGB V durch das BMG per Gesetz erfolgen und den schiedsstellenfähigen Auftrag zur Ergänzung des Katalogs durch die Partner der Selbstverwaltung beinhalten. Alternativ könnte auch der Gemeinsame Bundesausschuss (G-BA) den Auftrag zur Konkretisierung und Ergänzung des Katalogs erhalten. In diesem Zusammenhang ist es wichtig, dass das BMG klare, empirisch prüfbare Kriterien vorgibt, nach denen der Katalog sukzessive erweitert werden kann. Entsprechend der sich so ergebenden Leistungen kann die Krankenkasse dann DRG-spezifische Direktverträge schließen.

### 9.3.3 Region

Eine der unverzichtbaren Voraussetzungen für Direktvertragswettbewerb ist eine entsprechend vitale Konkurrenzsituation unter den Leistungserbringern und die Möglichkeit, einen relevanten Markt für die Ausschreibung zu definieren. Ein Wettbewerb um Qualität und Preis wird nur dort entstehen können, wo die Leistungserbringerdichte in Bezug auf die Direktvertragskatalogleistungen innerhalb des relevanten Marktes groß genug ist. Im Sinne der vielschichtigen Definitionen des „relevanten Marktes" kommt es primär auf die Nachfragesubstituierbarkeit des planbaren Eingriffs an. Da der Preis als Maßzahl für die Substituierbarkeit des Gutes „planbare Krankenhausleistung" entfällt, können hilfsweise die Transaktionskosten herangezogen werden. Die Transaktionskosten wiederum werden ganz wesentlich durch die räumliche Nähe bzw. die zeitliche Erreichbarkeit beeinflusst. Der relevante Markt und die Intensität der Konkurrenzsituation lässt sich also in Abhängigkeit der (räumlichen und zeitlichen) Entfernung zu den nächsten Krankenhäusern beschreiben, die die betreffende Leistung ebenfalls erbringen. Darüber hinaus ist der relevante Markt von der Art des Eingriffs selbst abhängig. Für bestimmte DRGs sind die Patienten eher bereit weitere Strecken zu fahren als für andere. „Der für die Würdigung einer Wettbewerbsfrage maßgebliche Markt wird somit durch eine Kombination des sachlich und des räumlich relevanten Marktes bestimmt." (Europäische Kommission 1997; Randnummer 9) Der Grad des Wettbewerbs kann anhand des Herfindahl-Index (vgl. Abschnitt 9.4.3) gemessen werden. Die Frage der Regionsdefinition ist von zentraler Wichtigkeit, da sie den Erfolg des Direktvertragswettbewerbs zentral bestimmt. Zu klein oder zu wettbewerbsarm geschnittene Regionen würden Wettbewerb von vornherein behindern. Diese Frage ist auch einer der schwächsten Punkte früherer Krankenkassenkonzepte, da sie weitgehend unbeantwortet geblieben ist. Im Rahmen der praktischen Beispiele soll in Abschnitt 9.4.2 exemplarisch eine solche Region definiert werden.

### 9.3.4 Ausschreibung

Im Gegensatz zu früheren Krankenkassenmodellen ist die Ausschreibung der Direktverträge innerhalb der definierten Region nicht länger umstritten. Direktverträge sollen durch die DRG-spezifische Ausschreibung der Direktvertragskatalogleistungen für die Versorgungsregion zustande kommen. Die Krankenkassen schreiben dazu (ggf. in Losen) den Versorgungsbedarf ihrer Versicherten in der Region, die Qualitäts- und Preisanforderungen aus. Die Krankenkassen können sich im Rahmen des § 69 SGB V auch zu Vertragsgemeinschaften zusammenschließen. Da der Abschluss von Direktverträgen mit Krankenhäusern derzeit nicht gesetzlich geregelt ist, ist die konkrete Ausgestaltung auch nicht mit § 69 Abs. 2 SGB V zu beantworten, sondern lediglich über grundlegende Regelungen des Gesetzes gegen Wettbewerbsbeschränkungen (GWB). Die Voraussetzungen des öffentlichen Auftraggebers und Auftrages sind erfüllt: Die Krankenkassen schließen als öffentliche Auftraggeber nach § 98 Nr. 2 GWB Verträge mit Krankenhäusern ab, die nach § 99 Abs. 4 GWB als Dienstleistungsverträge zu qualifizieren wären. Diese Verträge sind entgeltlich. Das Kartellvergaberecht wäre somit grundsätzlich anwendbar.

Die Besonderheit des Direktvertragsmodells besteht darin, dass die Verträge nicht nur mit einem, sondern mit mehreren Anbietern abgeschlossen werden sollen. Die Entscheidung, mit wie vielen Anbietern der Auftraggeber kontrahieren will, obliegt dabei allein dem Auftraggeber. Entscheidend ist hingegen die korrekte Durchführung der Auswahlentscheidung (Ermessensausübung, Benennung der Auswahlkriterien usw.). Dass der öffentliche Auftraggeber über einen zu beschaffenden Gegenstand oder eine Dienstleistung mehrere Verträge abschließen kann, zeigt auch die gesetzliche Möglichkeit der Losaufteilung. Gerade im Bereich der „Beschaffung im Gesundheitswesen" sind Vertragsabschlüsse mit mehreren Vertragspartnern oft anzutreffen und aufgrund der Besonderheiten der im SGB V geregelten Vertragstypen wahrscheinlich auch nicht anders umsetzbar (vgl. § 73 b SGB V, dort Abs. 4 Satz 4, oder aber § 73 c Abs. 3 oder § 127 SGB V). Diese Verträge können mit einem oder mehreren Vertragspartnern abgeschlossen werden. Aus vergaberechtlicher Sicht bestehen also wahrscheinlich keine Bedenken, einen Vertrag mit bspw. 80 % der Krankenhäuser abzuschließen, solange dies im Vergabeverfahren transparent gemacht wird.

Die Leistungserbringer der betreffenden Region können sich anschließend auf das Angebot bewerben. Um den Realitäten der Krankenhausplanung Rechnung zu tragen, sollte die Möglichkeit sich zu bewerben dabei auf zugelassene Leistungserbringer nach § 108 SGB V beschränkt bleiben. Darüber hinaus sollte möglichst zu einem fest definierten Stichtag im Jahresrhythmus mit der Dauer einer Ausschreibungsperiode von vier Jahren ausgeschrieben werden, um Planbarkeit zu garantieren.

## 9.3.5 Qualität

Teil des ausgeschriebenen Angebots werden in jedem Fall Qualitätsindikatoren sein. Wie vielfältig der Kosmos der Qualitätsindikatoren derzeit ist, wird bei einem Blick in den Qualitätsindikatorenthesaurus (Quinth) des GKV-Spitzenverbandes deutlich, in dem rund 2 000 Qualitätsindikatoren aus der ambulanten und stationären Medizin gelistet sind.[8] Es stehen sowohl struktur-, prozess- als auch ergebnisqualitative Indikatoren zur Auswahl. Qualität vertragsfähig zu machen, dürfte vor diesem Hintergrund gelingen (vgl. bspw. Qualitätssicherung mit Routinedaten (QSR)).[9] Es wird aber auch deutlich, dass es für einen fairen transparenten Wettbewerb immer einer vergleichbaren, einheitlichen und kollektiven Qualitätssicherung als Mindeststandard bedarf, um bspw. im Rahmen einer vergleichenden Wahl der Versicherten auch die Wahlentscheidung über ihre Krankenkasse davon abhängig machen zu können.

Wenn über Qualität im Krankenhaus diskutiert wird, ist zwischen der Prozess-, Struktur- und Ergebnisqualität grundsätzlich zu unterscheiden. Die Strukturqualität beschreibt die Qualität der Leistungserstellung und umfasst die personellen Voraussetzungen, d. h. den Facharztstandard, die technische Ausstattung einer Institution, die räumlichen Gegebenheiten und die Ablauforganisation. Die Teilnahme an Qualitätssicherungsmaßnahmen, Qualitätszirkeln und Weiterbildungsveranstaltungen sind weitere Indikationen für Strukturqualität. Die Prozessqualität beschreibt sämtliche diagnostischen und therapeutischen Maßnahmen innerhalb eines Versorgungsablaufs, die unter Berücksichtigung der individuellen Krankheitsmerkmale eines Patienten ergriffen werden oder nicht. Bei der Prozessqualität stellt sich somit die Frage nach dem „Wie" der Behandlung. Wie wird diagnostiziert/therapiert? Wie läuft der Behandlungsprozess ab? Prozessqualität bezieht sich direkt auf medizinische Fragen. Die Ergebnisqualität bezieht sich auf das Behandlungsergebnis. Die Beurteilung von Ergebnisqualität hängt in hohem Maße davon ab, ob deren Zielsetzung erreicht wurde. Wichtig dabei ist die Patientenzufriedenheit in Bezug auf die Behandlung und das erreichte Ergebnis.[10] Bei Direktverträgen wird die Ergebnisqualität im Fokus stehen, ohne die Struktur- und insbesondere die Prozessqualität unberücksichtigt zu lassen. Struktur- und Prozessqualität müssen differenziert betrachtet werden, denn die Erfahrungen mit Vorgaben zur Strukturqualität, z. B. anhand der Mindestmengen für die Knieendoprothesen-Implantation, haben gezeigt, dass die Krankenhäuser diese durch Ausweitung der Indikationsstellung umgehen. Das ursprüngliche Ziel der Mindestmengen bei Knieendoprothesen-Implantationen, eine Erhöhung der Qualität durch eine Leistungskonzentration, wurde nicht erreicht. Am 17.08.2011 hat das Landessozialgericht (LSG) Berlin-Brandenburg sogar die Mindestmenge von 50 Knieendoprothesen-Implantationen aufgehoben, weil für das Gericht der Zusammenhang zwischen Qualität und Menge nicht hinreichend belegt war.[11] In der mündlichen Begründung des Urteils hat das LSG darauf hingewiesen, dass das Urteil nicht nur für die klagende Klinik in Brandenburg, sondern für alle Krankenhäuser und Krankenkassen in Deutschland gelte. Das Urteil vom

---

8 Vergleiche http://quinth.gkv-spitzenverband.de
9 Vergleiche www.wido.de/qsr-verfahren.html
10 Vergleiche www.g-ba.de/institution/themenschwerpunkte/qualitaetssicherung/ergebnisqualitaet/
11 Vergleiche Pressemitteilung des Landessozialgerichts Berlin-Brandenburg vom 18.08.2011

17.08.2011 ist zwar noch nicht rechtskräftig, zeigt aber, dass Direktverträge mit verbindlicher Ergebnisqualität dringend erforderlich sind.

Dass die Ergebnisqualität bereits heute gemessen werden kann, beweisen einzelne Indikatoren der Qualitätssicherung nach § 137 SGB V und auch die QSR-Indikatoren des AOK-Bundesverbandes.

### 9.3.6  Wahlmöglichkeit der Patienten/Versicherten

Die Krankenhauswahlfreiheit der Versicherten soll grundsätzlich nicht eingeschränkt werden. Entscheidend für die Wirksamkeit der Direktverträge ist jedoch, dass die einzelnen Angebote und die Qualität der Versorgung für die Patienten/Versicherten transparent sind. Diese Transparenz ist erforderlich, damit in einer Region die Patienten von den Krankenhäusern A und B in das Krankenhaus C mit einer überdurchschnittlichen Qualität umgesteuert werden können. Im Vergleich zu früheren Überlegungen soll diese Umsteuerung nicht verpflichtend durch Malusregelungen, also „Bestrafung" der Versicherten geschehen, sondern durch Information und direkte Ansprache oder Wahltarife. Die Information der Patienten/Versicherten sollte einerseits direkt durch die Ärzte erfolgen, die eine Krankhauseinweisung ausstellen. Über die Praxissoftware könnten die Ärzte bei einer Ausstellung einer Krankenhauseinweisung die Krankenhäuser mit einem Direktvertrag inklusive der Qualitätsbeschreibungen angezeigt bekommen, um die Patienten direkt zu informieren.[12] Andererseits sollte auch den Krankenkassen gesetzlich erlaubt werden, ihre Versicherten gezielt über die unterschiedliche Qualität in den Krankenhäusern zu informieren. Warum sollten die Krankenkassen, sobald ihnen eine bestimmte Indikation bekannt wird, die einen Krankenhausaufenthalt erfordert (z. B. Schwangerschaft), ihre Versicherten nicht kontaktieren und ein Krankenhaus in der Region mit überdurchschnittlicher Qualität empfehlen? Warum sollen die angehenden Eltern nicht auch die Ergebnisqualität der Krankenhäuser bei Entbindungen in ihre Auswahlentscheidung mit einbeziehen? Eine weitere Möglichkeit wäre, die Direktverträge mit Wahltarifen der Krankenkassen zu verbinden. So könnten sich Versicherte im Rahmen eines Wahltarifs freiwillig dafür entscheiden, sofern eine planbare Krankenhausbehandlung erforderlich wird, nur in die Direktvertragskrankenhäuser der Krankenkasse zu gehen. Ein solcher Wahltarif würde zwar die Wahlfreiheit der Versicherten einschränken, aber gleichzeitig die Versorgung in überdurchschnittlich guten Krankenhäusern ermöglichen. Jede Krankenkasse soll hierzu ein individuell geeignetes Steuerungsinstrumentarium anwenden dürfen, was wiederum auch Malusregelungen einschließen kann. Die gesetzlichen Grundlagen, um diese Instrumente in der Satzung der Krankenkasse zu verankern, sind per Gesetz zu schaffen. Man muss sich in diesem Zusammenhang immer wieder verdeutlichen, dass von der Umsteuerung durch Direktverträge nur einzelne im Direktvertragskatalog befindliche Leistungen in bestimmten Regionen in einem Teil der Krankenhäuser mit schlechter Qualität betroffen sind. Das heißt, der Patient hat durch die Steuerungsmaßnahmen der Krankenkassen keinen Nachteil, sondern einen spürbaren Vorteil, da das Risiko von Komplikationen nach einer Operation durch die Behandlung in einem Krankenhaus mit nachweislich besserer Ergebnisqualität sinkt. Dass die flä-

---

12  Vergleiche www.gevko.de/

chendeckende Versorgung der Bevölkerung in Ballungsräumen bei ausgewählten planbaren Leistungen mit der Tendenz zur angebotsinduzierten Nachfrage zusammenbricht, steht nicht zu befürchten.

### 9.3.7 Die Rolle der Bundesländer

Die Bundesländer sind gemäß § 6 Krankenhausfinanzierungsgesetz (KHG) verpflichtet, zur Gewährleistung einer bedarfsgerechten Versorgung der Bevölkerung mit leistungsfähigen, eigenverantwortlich wirtschaftenden Krankenhäusern einen Krankenhausplan aufzustellen – der sogenannte „Sicherstellungsauftrag". Die Krankenhausgesetze in den einzelnen Bundesländern regeln die Details der Krankenhauspläne. Die Krankenhausplanung wird daher in den jeweiligen Bundesländern sehr unterschiedlich gehandhabt. Die Möglichkeit der Direktverträge wird den „Sicherstellungsauftrag" der Länder auch nicht einschränken, sondern die Funktion der Landesbehörden noch weiter stärken. Die Landesbehörden werden weiterhin Krankenhauspläne aufstellen und dort Krankenhäuser definieren, die für die Notfallversorgung der Bevölkerung unabdingbar sind. Als Vorbild könnte hier Hessen dienen. In Hessen hat das Land Krankenhäuser definiert, die für die Notfallversorgung der Bevölkerung unabdingbar sind.[13] Die Notfallleistungen sowie die nicht planbaren (notfallähnlichen) Leistungen werden im Rahmen des Kollektivvertrages zwischen Krankenkassen und Krankenhäusern vereinbart – die Länder sind durch die Genehmigung gemäß § 14 KHEntgG beteiligt. Die Rolle der Länder für die planbaren Leistungen wird in der Überwachung der ausreichenden regionalen Leistungsvereinbarung im Kollektivvertrag sowie im Direktvertrag liegen. Den Ländern obliegt eine Monitoringfunktion. Die Befürchtung, dass Krankenkassen planbare Leistungen rationieren würden, kann entkräftet werden, da die Krankenkassen den Landesbehörden eine ausreichende Vereinbarung von planbaren Leistungen in einer Region nachweisen sollten.

### 9.3.8 Korrektiv für überversorgte Regionen

Derzeit liegt die Auslastung der stationären Kapazitäten bundesweit bei lediglich 77,5 % und damit deutlich unter einer wirtschaftlichen Auslastung in Höhe von 85 %.[14] Die Befürchtungen, dass die Einführung des Vertragswettbewerbs zur Schließung von Krankenhäusern führen würde, sind unberechtigt. In Abschnitt 9.4.1 wird deutlich, dass die Implementierung der Direktvertragsmöglichkeit für planbare stationäre Leistungen keine wirtschaftlichen Risiken für Krankenhäuser

---

13 Im Hessischen Krankenhausrahmenplan 2009 wird die Notfallversorgung im Krankenhaus als enge Verzahnung zwischen dem Rettungsdienst und dem Krankenhaus beschrieben. Krankenhausplanerisch wird daher der im Jahr 2005 eingeschlagene Weg, dass in der Regel innerhalb von 20 Minuten, maximal jedoch innerhalb von 30 Minuten, ein Krankenhaus durch den Rettungsdienst nach Aufnahme des Notfallpatienten erreichbar sein muss, fortgesetzt. Ein an der Notfallversorgung in Hessen teilnehmendes Krankenhaus sollte in der Regel 15 bis 25 Kilometer, maximal jedoch 30 bis 35 Kilometer von jedem mit einem bodengebundenen Rettungsfahrzeug zugänglichen Notfallort in Hessen entfernt sein.

14 Vergleiche www.destatis.de/, Pressemitteilung Nr. 286 vom 16.08.2010.

birgt. Sofern stationäre Kapazitäten abgebaut werden, so wird dies nicht wegen der Direktverträge geschehen, sondern aufgrund der unwirtschaftlichen Auslastung in den deutschen Krankenhäusern.

## 9.4 Praxisbeispiel

Im Folgenden wird am Beispiel des Bundeslandes Hessen das in Abschnitt 9.3 beschriebene Modell der Direktverträge für planbare stationäre Leistungen angewandt. Das Bundesland Hessen eignet sich für die Analysen, weil hier sämtliche

Abbildung 9–1

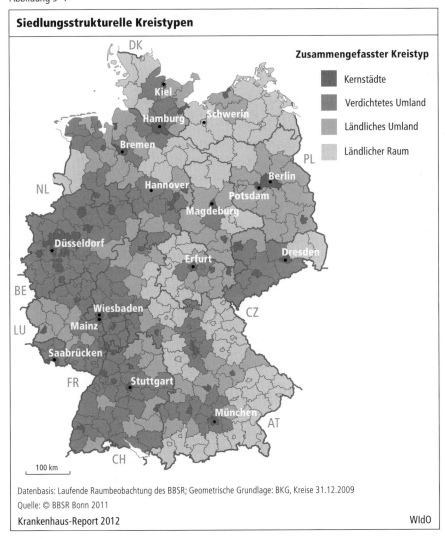

Tabelle 9–1

**Ausgewählte planbare stationäre Leistungen**

|  | Knieendoprothesen | Geburten[1] |
|---|---|---|
| DRG 2009 | I44* | P60*, P65*, P66*, P67*, O01*, O02*, O60* |
| Fallzahlen | mittel | sehr hoch |
| Casemixindex | hoch | niedrig |
| Grad der Planbarkeit | sehr hoch | sehr hoch |

[1] Bei den Geburten werden sowohl die DRGs für Neugeborene P6** als auch die DRGs für die Mütter O** in die Analysen aufgenommen

Krankenhaus-Report 2012     WIdO

siedlungsstrukturellen Kreistypen gemäß der Definition des Bundesinstitutes für Bau-, Stadt- und Raumforschung (BBSR)[15] vorhanden sind (Abbildung 9–1).

Folgende Fragen, die seit Jahren von den Befürwortern und den Kritikern der Direktverträge für den stationären Sektor diskutiert werden, sollen analysiert und beantwortet werden:

- Welche Auswirkungen haben Direktverträge auf das Leistungsportfolio der Krankenhäuser?
- Wie verändert sich die Versorgung der Versicherten/Patienten hinsichtlich der Erreichbarkeit der Krankenhäuser?
- Wie und durch wen werden die Ausschreibungsregionen für die planbaren stationären Leistungen definiert?
- Wird der Sicherstellungsauftrag der Länder durch Direktverträge bei planbaren Leistungen gefährdet?

Aus dem möglichen Katalog planbarer Leistungen werden die Knieendoprothesen und die Geburten von gesunden Neugeborenen für die weiteren Analysen ausgewählt. Die Knieendoprothesen werden seit Jahren immer wieder als potenzielle Leistungen neben den Hüftendoprothesen für Direktverträge genannt. Die Geburten wurden bisher weniger diskutiert, sind aber aufgrund der hohen Fallzahlen und des hohen Informationsbedürfnisses der Versicherten sehr interessant. Zur Leistungsbezeichnung werden die entsprechenden DRGs gemäß Tabelle 9–1 für die Analysen ausgewählt. Bei den Geburten werden die Leistungen der Früh- und Risikogeburten (Level 1 und 2) ausgeschlossen, da diese Leistungen aufgrund der G-BA-Richtlinie nur in ausgewählten Zentren vereinbart und erbracht werden können (G-BA 2009). Die Leistungsmenge wird durch die für das Budgetjahr 2009 zwischen den hessischen Krankenhäusern und Krankenkassen vereinbarten Fallpauschalen beschrieben.[16] Um die Kompatibilität mit dem Fallpauschalensystem zu gewährleisten, werden die DRGs und nicht wie in anderen Modellen die OPS-Kodes oder Fachabteilungen als Grundlage herangezogen (Albrecht et al. 2010). Damit ist die in Abschnitt 9.3.1 beschriebene enge Verzahnung von Kollektiv- und Direktvertrag

---

15 Vergleiche www.bbsr.bund.de/, Stand 12.08.2011.
16 Anlage E1 der Aufstellung der Entgelte und Budgetermittlung (AEB) nach § 11 Abs. 4 KHEntgG.

gewährleistet. Die erforderliche Transparenz für die Krankenhausplanung einerseits und die Leistungsentwicklung für die Verhandlung des Landesbasisfallwerts andererseits bleiben erhalten.

### 9.4.1 Kein wirtschaftliches Risiko für die Krankenhäuser

Im Jahr 2009 haben 76 Krankenhäuser in Hessen die Leistungen für Knieendoprothesen und 67 Krankenhäuser die Leistungen für Geburten mit den Krankenkassen vereinbart. Die Knieendoprothesen haben in der Anlage E1 einen Anteil von 1,09 % der vereinbarten Fallpauschalen und 2,63 % des vereinbarten Casemixvolumens. Die Geburten haben bei den im E1 vereinbarten Fallpauschalen in Hessen einen Anteil von 10,06 % und hinsichtlich des vereinbarten Casemixvolumens einen Anteil von 5,34 %. Beide Leistungsbereiche kommen zusammen auf einen Anteil des Casemix von 7,97 %. Vor dem Hintergrund der jährlichen Steigerungsraten des vereinbarten Casemixvolumens in der Vergangenheit in Höhe von regelmäßig über 3 %[17] erscheint das Casemixvolumen für Direktverträge eher gering und stellt für die Krankenhäuser kein wirtschaftliches Risiko dar, zumal es sich hier um die Daten aller Krankenkassen in Hessen handelt. Jedoch müssen für eine belastbare Bewertung die Auswirkungen für das einzelne Krankenhaus unter Beachtung der krankenhausspezifischen Anteile dieser Leistungen und des Zuschnitts einer Ausschreibungsregion detaillierter bewertet werden.

Wie aus den Abbildungen 9–2 und 9–3 ersichtlich ist die Anzahl der Krankenhäuser, deren Casemixanteil für die beiden Leistungsbereiche jeweils größer als 10 % ist, überschaubar. So erbringen in Hessen rund 13 % der Krankenhäuser, die Knieendoprothesen im Leistungsportfolio haben, mehr als 10 % ihres Gesamtcasemixes durch Knieendoprothesen. Insgesamt erbringen diese 13 % der Krankenhäuser jedoch rund 26 % der gesamten Knieendoprothesen in Hessen. Dass wenige Krankenhäuser in Hessen rund ein Viertel des Casemix der planbaren Knieendoprothesen abbilden, kann eine Folge der Mindestmengenregelung[18] in diesem Bereich sein. Eine weitere Erklärung ist, dass sich hier auch orthopädische Fachkrankenhäuser wiederfinden. Bei den Geburten liegt der Anteil der Krankenhäuser, die mehr als 10 % ihres Casemix innerhalb dieses Leistungsbereichs erbringen, bei 10,5 %. Jedoch beträgt der Anteil dieser Häuser nur rund 4 % der gesamten Geburtsleistungen in Hessen.

Auf den ersten Blick erscheinen die Auswirkungen von Direktverträgen auf die einzelnen Krankenhäuser im Bereich der Knieendoprothesen größer zu sein als im Bereich der Geburten. Allerdings ist an dieser Stelle die Auswirkung der Definition der Ausschreibungsregion noch nicht betrachtet worden.

---

17 Quelle: Daten gem. § 21 KHEntgG. Jährliche Steigerungsrate 2005: +3,60 %, 2006: +3,08 %, 2007: +3,75 %, 2008: +3,11 %, 2009: +4,32 %.

18 Vergleiche G-BA, Vereinbarung gemäß § 137 Abs. 1 Satz 3 Nr. 3 (alte Fassung) SGB V, die eine Mindestmenge von 50 Leistungen je Krankenhaus vorgibt. Hintergrund der Mindestmenge ist ein Zusammenhang von Menge und Qualität in diesem Bereich, d. h. je höher die erbrachte Menge, umso besser die erbrachte Qualität.

Abbildung 9–2

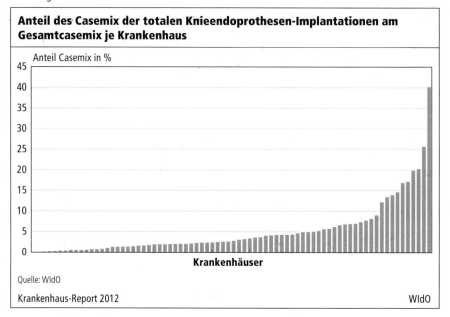

Abbildung 9–3

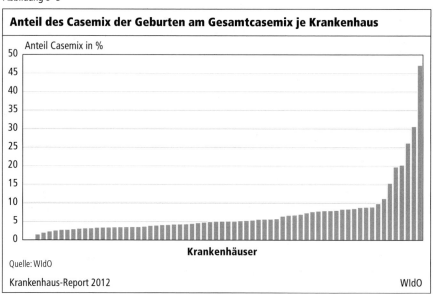

## 9.4.2 Krankenhausplanerische Versorgungsgebiete als Grundlage der Ausschreibungsregion

Die entscheidende Weiterentwicklung im vorliegenden Konzept der Direktverträge für planbare stationäre Leistungen ist die Fokussierung auf die Ergebnisqualität und die Ausschreibung der Leistungen in definierten Regionen. Die Bildung von Ausschreibungsregionen ist u. a. sinnvoll, weil einerseits ein Mindestmaß an Wettbewerb auf Seiten der Krankenhäuser vorhanden sein muss und andererseits die Versicherten/Patienten innerhalb annehmbarer Fahrzeiten ein Krankenhaus für die planbare Behandlung erreichen müssen. Der Zuschnitt von Ausschreibungsregionen kann grundsätzlich in unterschiedlicher Art und Weise und durch verschiedene Beteiligte erfolgen. Unabhängig davon, ob die Ausschreibungsregionen von der jeweiligen Planungsbehörde (hier das Hessische Sozialministerium (HSM)) oder von den Krankenkassen gebildet werden, ob die Ausschreibungsregionen für alle Krankenkassen identisch oder kassenindividuell sind, sind folgende Parameter für die Definition der Ausschreibungsregion von grundlegender Bedeutung:

- Erfüllung der **Qualitätsanforderungen** (z. B. QSR-Kennzahlen) von Krankenhäusern.
- **Mindestanzahl** von Krankenhäusern, d. h. mindestens drei Krankenhäuser konkurrieren jeweils um Patienten für Knieendoprothesen bzw. Geburten.
- **Mindestfallzahl** im auszuschreibenden Leistungsbereich, um die Transaktionskosten der Direktverträge zu kompensieren (Kosten-Nutzen-Betrachtung), die indikationsspezifisch und kassenspezifisch variieren kann.
- **Erreichbarkeit** der Krankenhäuser durch die Versicherten/Patienten in angemessener Zeit, wobei die maximale Fahrzeit indikationsspezifisch variieren kann: Für die Implantation einer Knieendoprothese kann sie höher sein als im Falle einer Geburt.

Im vorliegenden Beispiel wird davon ausgegangen, dass die Krankenkassen die Ausschreibungsregionen in Hessen definieren können. Das HSM übernimmt die Monitoringfunktion und überwacht, ob die Krankenkassen die Parameter zur Definition von Ausschreibungsregionen einhalten.

Die im Modellteil genannten Kreistypen des BBSR zeigen für Hessen, dass im Rhein-Main-Gebiet hochverdichtete Kreise und Kernstädte vorhanden sind, während in Osthessen ländliche Strukturen vorzufinden sind. Um die These zu analysieren, dass Direktverträge überwiegend in Ballungszentren zur Erreichung der im Modellteil definierten Ziele geeignet sind, werden beide Regionen im Vergleich untersucht. Die Krankenhausplanung erfolgt in Hessen bereits regional für insgesamt sechs sogenannte Versorgungsgebiete. In Osthessen bildet das Versorgungsgebiet Fulda/Bad Hersfeld die Landkreise Bad Hersfeld, Fulda und den Vogelsbergkreis ab. Im Rhein-Main-Gebiet werden vom Versorgungsgebiet Frankfurt/Offenbach die kreisfreien Städte Frankfurt und Offenbach sowie die Landkreise Hochtaunuskreis, Main-Taunus-Kreis, Landkreis Offenbach und Main-Kinzig-Kreis abgedeckt. Für die Definition der Ausschreibungsregionen wird im Folgenden auf die vorhandenen regionalen Planungsstrukturen (Versorgungsgebiete) zurückgegriffen. Der Vorteil ist, dass die Direktverträge der Krankenkassen für identische Gebiete gelten

Abbildung 9–4

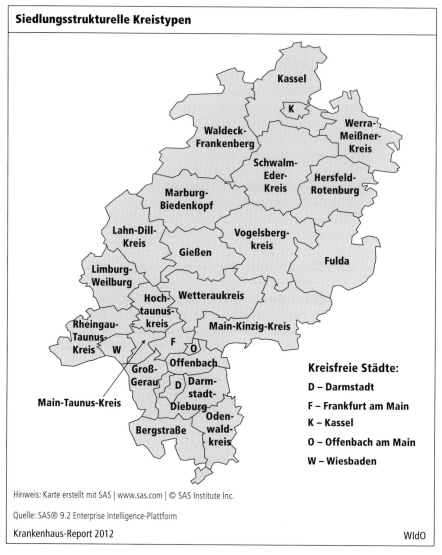

würden und auch im Einklang mit der Krankenhausplanung stehen würden (Abbildung 9–4).

Für die Analyse im Rahmen dieses Beitrags wird unterstellt, dass es in beiden Versorgungsgebieten Krankenhäuser gibt, welche die Qualitätsanforderungen erfüllen.[19] Der Schwerpunkt der Analyse wird auf die übrigen drei Parameter gelegt (Mindestanzahl, Mindestfallzahl, Erreichbarkeit).

---

19 Hinsichtlich der Möglichkeiten, die Ergebnisqualität der Krankenhausbehandlung zu messen, vgl. Mohrmann und Koch 2011.

Tabelle 9–2
Analyse der Versorgungsgebiete als Ausschreibungsregion

| Leistung | Ausschreibungs-region | Anzahl der Krankenhäuser | Herfindahl-Index | Max. Entfernung in km | Max. Autofahrtzeit in Minuten | Anzahl Fallpauschalen |
|---|---|---|---|---|---|---|
| Geburt | Fulda/Bad Hersfeld | 7 | 0,26 | 113,36 | 85,83 | 5 733 |
| Geburt | Frankfurt/Offenbach | 17 | 0,07 | 112,18 | 70,30 | 36 300 |
| Knie | Fulda/Bad Hersfeld | 8 | 0,18 | 113,36 | 85,83 | 1 373 |
| Knie | Frankfurt/Offenbach | 21 | 0,07 | 120,52 | 77,40 | 2 810 |

Krankenhaus-Report 2012                                                                                   WIdO

### 9.4.3 Mindestanzahl von Krankenhäusern für den Wettbewerb

Mit Hilfe des Herfindahl-Index soll die Konzentration des Wettbewerbs in den einzelnen Regionen gemessen werden. Im Rahmen des Kartellrechts wird der Herfindahl-Index oft angewandt, um die marktbeherrschende Stellung eines oder mehrerer Anbieter nachzuweisen Der Herfindahl-Index als kumulativer Index berücksichtigt dabei die Marktanteile aller Unternehmen. Liegt der Indexwert bei 1, so trägt ein Merkmalsträger die gesamte Merkmalssumme und es handelt sich um ein Monopol. Bei Parität nimmt der Index den Wert 1/n an. Jedes Unternehmen bedient ein n-tel des Marktes. Je größer die Marktanteile eines Unternehmens sind, desto stärker werden diese bei der Indexberechnung durch die Quadratur hervorgehoben. Je mehr Anbieter es am Markt gibt, desto niedriger ist c. p. der Indexwert. Der Herfindahl-Index liegt in anderen Branchen meistens im unteren Drittel seines Wertebereichs. Ab einem Herfindahl-Index von < 0,1 kann man von sehr starkem Wettbewerb sprechen (vgl. Eckey et al. 2008).[20] In Tabelle 9–2 werden die Ergebnisse für die beiden Versorgungsgebiete dargestellt. Die Mindestanzahl von Krankenhäusern und damit eine ausreichende Wettbewerbssituation auf dem Behandlermarkt sind in beiden Versorgungsgebieten sowohl für die Knieendoprothesen als auch die Geburten gegeben. Es gibt jeweils mehr als drei Krankenhäuser in den Versorgungsgebieten, welche die Leistungen erbringen. Der Herfindahl-Index spiegelt eine hohe Wettbewerbsintensität wider. Somit scheint auf den ersten Blick die These, dass Direktverträge in ländlichen Regionen nicht machbar sind, widerlegt.

### 9.4.4 Mindestfallzahl und Erreichbarkeit

Unter Berücksichtigung von Mindestfallzahl und Erreichbarkeit zeigt sich allerdings ein differenziertes Bild. Hinsichtlich der Mindestfallzahlen bilden die Geburten[21] in beiden Versorgungsgebieten eine gute Grundlage für Direktverträge.

---

20  Berechnung des Herfindahl-Index mit $HI = \sum_{i=1}^{n} i^2$ mit $\frac{1}{n} \leq HI \leq 1$

21  Bei den Fallzahlen für die Geburten ist zu beachten, dass die Anzahl der Fallpauschalen nicht der Anzahl der Geburten entspricht, da bei den Fallpauschen sowohl die Fallpauschale für die Mutter als auch die Fallpauschale für das Neugeborene gezählt wird. Um näherungsweise die Fallzahl zu ermitteln, ist die Anzahl der Fallpauschalen zu halbieren.

Selbst wenn die Fallzahlen aufgrund des Belegungsanteils einer Krankenkasse sich reduzieren und aufgrund der oben beschriebenen Steuerungsmechanismen eine Umsteuerung nicht zu 100 % erfolgreich eintreten kann, wird sich der Aufwand für die Ausschreibung der Leistungen rentieren. Bei den Knieendoprothesen scheidet die Möglichkeit der Direktverträge im Versorgungsgebiet Fulda/Bad Hersfeld aufgrund der Fallzahl jedoch aus. Selbst für eine Krankenkasse mit einem Belegungsanteil von 30 % würde die Fallzahl bei einer angenommenen hohen Umsteuerungsquote von 80 % lediglich 329 Fälle p. a. betragen.

Kritisch sind jedoch in beiden Versorgungsgebieten sowohl für die Knieendoprothesen als auch die Geburten die Fahrzeiten für die Patienten zu bewerten. Die Fahrzeiten würden bei der Konzentration in lediglich einem Krankenhaus im jeweiligen Versorgungsgebiet die 1-Stunden-Fahrzeitgrenze deutlich übersteigen (vgl. Tabelle 9–2). Das HSM hat im Rahmen der Krankenhausplanung für die Ausweisung der an der Notfallversorgung teilnehmenden Krankenhäuser die Erreichbarkeit innerhalb von 20, maximal 30 Minuten mit einem bodengebunden Rettungsfahrzeug definiert. Unter Beachtung des hohen Grades der Planbarkeit der Knieendoprothesen und Geburten könnten aber durchaus längere Fahrzeiten angesetzt werden, als dies im Rahmen der Notfallrettung getan wird. Selbst wenn die maximale Fahrzeit der Versicherten/Patienten auf 60 Minuten für die Knieendoprothesen und 45 Minuten für die Geburten erhöht würde, müssten im Rahmen des Ausschreibungsmodells die Versorgungsgebiete noch unterteilt werden, da in beiden Versorgungsgebieten die maximale Fahrzeit deutlich höher sein würde. Im Versorgungsgebiet Frankfurt/Offenbach läge die maximale Fahrzeit für die Geburten bei ca. 70 Minuten.

### 9.4.5 Ausschreibungsregionen innerhalb der Versorgungsgebiete

Im ersten Schritt werden die beiden Versorgungsgebiete innerhalb der kreisfreien Städte bzw. Landkreise in Anlehnung an die hessische Krankenhausplanung abgegrenzt. In jeder kreisfreien Stadt bzw. in jedem Landkreis soll in mindestens einem der an der Notfallversorgung teilnehmenden Krankenhäuser eine Fachabteilung Frauenheilkunde und Geburtshilfe vorgehalten werden.[22] In der Tabelle 9–3 wird deutlich, dass eine Bildung von Ausschreibungsregionen auf Basis der kreisfreien Städte bzw. Landkreise wenig sinnvoll erscheint. Die Möglichkeit für Direktverträge entfällt allein aufgrund der ersten Voraussetzung (Mindestanzahl von Krankenhäusern und Wettbewerbsstrukturen) im Versorgungsgebiet Fulda/Bad Hersfeld für beide Leistungsbereiche vollständig. Im Versorgungsgebiet Frankfurt/Offenbach[23] kann zwar jeweils eine Ausschreibungsregion für die Stadt Frankfurt und den Main-Kinzig-Kreis gebildet werden, allerdings scheidet der Main-Kinzig-Kreis als Ausschreibungsregion für die Knieendoprothesen aufgrund der zu geringen Fallzahlen[24]

---

22 Vergleiche Hessischer Krankenhausrahmenplan 2009 (Seite 33).
23 Offenbach umfasst folgende kreisfreien Städte und Landkreis: Stadt Frankfurt, Stadt Offenbach, Landkreis Offenbach, Main-Taunus-Kreis, Hoch-Taunus-Kreis, Main-Kinzig-Kreis.
24 Unter der Annahme, dass eine Krankenkasse mit einem Belegungsanteil von 30 % und einer Steuerungsquote von 80 % ein Ausschreibungslos bildet, beträgt die Fallzahl für die Knieendoprothesen im Main-Kinzig-Kreis lediglich 134 p. a.

Tabelle 9–3
**Analyse der kreisfreien Städte und Landkreise als Ausschreibungsregion**

| Leistung | Ausschreibungsregion | Anzahl der Krankenhäuser | Herfindahl-Index | Max. Entfernung in km | Max. Autofahrtzeit in Minuten | Anzahl Fallpauschalen |
|---|---|---|---|---|---|---|
| Geburt | Vogelsbergkreis | 2 | 0,98 | 48,90 | 46,78 | 766 |
| Geburt | Landkreis Fulda | 3 | 0,42 | 40,72 | 37,37 | 4292 |
| Geburt | Landkreis Hersfeld-Rotenburg | 2 | 0,53 | 53,54 | 45,13 | 675 |
| Geburt | Kreisfreie Stadt Frankfurt | 8 | 0,15 | 23,99 | 26,80 | 20738 |
| Geburt | Kreisfreie Stadt Offenbach | 2 | 0,52 | 6,63 | 11,80 | 3665 |
| Geburt | Landkreis Offenbach | 2 | 0,62 | 35,50 | 26,18 | 2044 |
| Geburt | Main-Taunus-Kreis | 1 | 1,00 | 23,64 | 24,47 | 1779 |
| Geburt | Hochtaunuskreis | 1 | 1,00 | 27,68 | 27,55 | 2058 |
| Geburt | Main-Kinzig-Kreis | 3 | 0,36 | 70,97 | 47,50 | 6016 |
| Knie | Vogelsbergkreis | 3 | 0,37 | 57,61 | 46,78 | 302 |
| Knie | Landkreis Fulda | 3 | 0,38 | 40,72 | 37,37 | 434 |
| Knie | Landkreis Hersfeld-Rotenburg | 2 | 0,58 | 53,54 | 45,13 | 637 |
| Knie | Kreisfreie Stadt Frankfurt | 10 | 0,15 | 23,99 | 26,80 | 1671 |
| Knie | Kreisfreie Stadt Offenbach | 1 | 1,00 | 6,63 | 11,80 | 88 |
| Knie | Landkreis Offenbach | 2 | 0,54 | 35,50 | 26,18 | 155 |
| Knie | Main-Taunus-Kreis | 2 | 0,51 | 28,83 | 27,37 | 117 |
| Knie | Hochtaunuskreis | 2 | 0,52 | 33,97 | 35,45 | 221 |
| Knie | Main-Kinzig-Kreis | 4 | 0,30 | 74,62 | 47,50 | 558 |

Krankenhaus-Report 2012 WIdO

für einen Teil der Krankenkassen ebenfalls aus. Die maximalen Autofahrzeiten für die Versicherten/Patienten liegen innerhalb der kreisfreien Städte und Landkreise in den definierten Zeitgrenzen bzw. teilweise sogar deutlich darunter.

Folglich sind die Ausschreibungsregionen städte- und landkreisübergreifend zu bilden. Im ländlich strukturierten Versorgungsgebiet Fulda/Bad Hersfeld entfällt die Direktvertragsmöglichkeit für Knieendoprothesen und Geburten allerdings auch dann. Entweder fehlt hier der Wettbewerb zwischen den Krankenhäusern oder die Fahrzeiten für die Versicherten/Patienten werden zu lang. Die in Tabelle 9–4 aufgelisteten unterschiedlichen Varianten der Regionsbildung Fulda/Bad Hersfeld zeigen, dass z. B. Variante II für die Geburten ein bezüglich Fallzahl und Wettbewerbsintensität interessanter Zuschnitt für den Vogelsbergkreis und Fulda wäre. Es gibt rund 2500 Geburten p. a. in fünf Krankenhäusern. Allerdings betrüge die maximale Fahrzeit schon zwischen den einzelnen Krankenhäusern fast 80 Minuten. Die lange Fahrzeit wird seitens der Versicherten/Patienten nicht zu einer breiten Annahme des Angebotes führen, sodass die Steuerungsansätze der Krankenkassen sehr wahrscheinlich ins Leere laufen werden. Die Möglichkeit der Direktverträge ist in ländlich strukturierten Regionen kein praxistaugliches Modell und wird sich auf die Ballungszentren beschränken.

Tabelle 9–4
**Varianten der Regionsbildungen im Versorgungsgebiet Fulda/Bad Hersfeld**

| Variante | Leistung | Ausschreibungsregion | Anzahl der Krankenhäuser | Herfindahl Index | Max. Entfernung in km | Max. Autofahrtzeit in Minuten | Anzahl Fallpauschalen |
|---|---|---|---|---|---|---|---|
| I | Geburt | Vogelsbergkreis | 2 | 0,98 | 48,90 | 46,78 | 766 |
|  | Geburt | Fulda/Bad Hersfeld | 5 | 0,32 | 101,62 | 76,62 | 4 967 |
| II | Geburt | Vogelsbergkreis/ Fulda | 5 | 0,32 | 93,98 | 79,10 | 5 058 |
|  | Geburt | Bad Hersfeld | 2 | 0,53 | 53,54 | 45,13 | 675 |
| III | Geburt | Vogelsbergkreis/ Bad Hersfeld | 4 | 0,39 | 113,36 | 85,83 | 1 441 |
|  | Geburt | Fulda | 3 | 0,42 | 40,72 | 37,37 | 4 292 |
| I | Knie | Vogelsbergkreis | 3 | 0,37 | 57,61 | 46,78 | 302 |
|  | Knie | Fulda/Bad Hersfeld | 5 | 0,27 | 101,62 | 76,62 | 1 071 |
| II | Knie | Vogelsbergkreis/ Fulda | 6 | 0,19 | 93,98 | 79,10 | 736 |
|  | Knie | Bad Hersfeld | 2 | 0,58 | 53,54 | 45,13 | 637 |
| III | Knie | Vogelsbergkreis/ Bad Hersfeld | 5 | 0,30 | 113,36 | 85,83 | 939 |
|  | Knie | Fulda | 3 | 0,38 | 40,72 | 37,37 | 434 |

Krankenhaus-Report 2012                                                                 WIdO

Für das Versorgungsgebiet Frankfurt/Offenbach gestaltet sich dagegen die Bildung von Ausschreibungsregionen einfacher und realisierbar. Dabei wird auch deutlich, dass bei der Bildung der Regionen für die jeweiligen Leistungsbereiche die Städte und Landkreise nicht identisch sein müssen. Der Main-Kinzig-Kreis bildet bei Knieendoprothesen und Geburten jeweils eine eigene Region. Der Hochtaunuskreis fällt aufgrund der maximalen Fahrzeit bei den Geburten aus der Ausschreibungsregion Frankfurt/Offenbach/Main-Taunus-Kreis heraus. Die Fahrzeit würde sich bei Erweiterung der Ausschreibungsregion um den Hochtaunuskreis von ca. 38 Minuten auf ca. 52 Minuten erhöhen und damit die definierte maximale Fahrzeit von 45 Minuten übersteigen (Tabelle 9–5).

Somit könnten jeweils für die einzelnen Regionen (ausgenommen die Geburten im Hochtaunuskreis) die Leistungen ausgeschrieben werden, wobei für die Geburten die Mengen in verschiedene Lose aufgeteilt werden könnten. Unter der Annahme, dass eine Krankenkasse einen Belegungsanteil von 30 % und eine Steuerungsquote von 80 % hat, könnten für Frankfurt/Offenbach/Main-Taunus-Kreis die Geburten in zwei Losen mit jeweils 2 300 Fällen oder in drei Losen mit jeweils 1 150 Fällen ausgeschrieben werden. Für die Knieendoprothesen würde diese Krankenkasse zwei Lose mit jeweils 270 Fällen ausschreiben. Für die Geburten könnte diese Krankenkasse ebenfalls zwei Lose für die Geburten mit jeweils 360 Fällen bilden. Für die Knieendoprothesen würde die Ausschreibung lediglich 134 Fälle umfassen, sodass hier eine Ausschreibung entfallen würde.

Grundsätzlich können die in Hessen vom Sozialministerium definierten sechs Versorgungsregionen als Ausschreibungsregion herangezogen werden. Innerhalb

Tabelle 9–5
Bildung der Ausschreibungsregionen im Versorgungsgebiet Frankfurt/Offenbach

| Leistung | Ausschreibungs-region | Anzahl der Krankenhäuser | Herfindahl-Index | Max. Entfernung in km | Max. Autofahrtzeit in Minuten | Anzahl Fallpauschalen |
|---|---|---|---|---|---|---|
| Geburt | Städte Frankfurt, Offenbach und Landkreise Offenbach, Main-Taunus-Kreis | 13 | 0,10 | 62,15 | 37,92 | 28 226 |
| Geburt | Hochtaunuskreis | 1 | 1,00 | 27,68 | 27,55 | 2 058 |
| Geburt | Main-Kinzig-Kreis | 3 | 0,36 | 70,97 | 47,50 | 6 016 |
| Knie | Städte Frankfurt, Offenbach und Landkreise Offenbach, Main-Taunus-Kreis, Hochtaunuskreis | 17 | 0,09 | 74,90 | 52,38 | 2 252 |
| Knie | Main-Kinzig-Kreis | 4 | 0,30 | 74,62 | 47,50 | 558 |

Krankenhaus-Report 2012 WIdO

der Ausschreibungsregionen können in einem zweiten Schritt nach den vier Kriterien Qualitätsanforderungen, Mindestanzahl der Krankenhäuser, Mindestfallzahlen und Erreichbarkeit die Ausschreibungslose gebildet werden. Eine Ausschreibung einzelner Lose wird überwiegend in Ballungszentren – wie im vorliegenden Beispiel im Rhein-Main-Gebiet – erfolgen. Damit wird deutlich, dass die regionale Betrachtung im Rahmen von Direktverträgen elementar ist.

### 9.4.6 Preise als weiterer Bestandteil der Ausschreibung

In den bisherigen Ausführungen ist der Preis als Ausschreibungsgegenstand nicht näher betrachtet worden. Neben den Anforderungen an die Ergebnisqualität der Krankenhäuser wird der Preis für die Leistung eine wichtige Rolle im Rahmen der Ausschreibung bilden. Die Krankenhäuser können aufgrund der ausgeschriebenen Fallmengen die Preise für die Leistungen kalkulieren und insbesondere Mengenrabatte, z. B. bei Medizinprodukten, in die Preiskalkulation einfließen lassen.

### 9.4.7 Auswirkungen auf die Krankenhausplanung des Landes

Die Krankenhausplanung des HSM wird durch die Möglichkeit der Direktverträge in diesen beiden Leistungsbereichen nicht konterkariert. Seit dem 01.01.2011 werden in Hessen durch das HSM gemäß dem Hessischen Krankenhausgesetz (HKHG) keine Bettenkapazitäten, sondern lediglich Fachgebiete je Krankenhaus geplant. Die Verschiebung von Kapazitäten in den beiden Leistungsbereichen Knieendoprothesen und Geburten zwischen einzelnen Krankenhäusern durch die Direktverträge bewegt sich somit in dem Rahmen, der vom Land vorgegeben wird. Voraussetzung dafür ist natürlich, dass sich die Krankenkassen bei der Ausschreibung von planbaren stationären Leistungen an der Krankenhausplanung des Landes orientieren müssen, d. h. Geburten auch nur mit Krankenhäusern vereinbaren können, die eine entsprechende, durch das Land ausgewiesene Fachabteilung vorhalten. Das HSM kann weiterhin die Krankenhäuser definieren, die für die Notfallversorgung unabdingbar sind und den Sicherstellungsauftrag durch die Erteilung der Versorgungsaufträge für einzelne Leistungsbereiche ausüben.

### 9.4.8 Bewertung des Praxisbeispiels für Direktverträge planbarer stationärer Krankenhausleistungen

Das Beispiel zeigt, dass die Bildung von Ausschreibungsregionen in den Ballungszentren orientiert an den Planungsgebieten der Länder möglich ist. Für die Bildung von Ausschreibungslosen, um in einer Ausschreibungsregion nicht nur ein Krankenhaus zu berücksichtigen, ist allerdings bei der Entwicklung des Kataloges planbarer stationärer Leistungen auf eine ausreichende Fallzahl für die Leistungsbereiche zu achten.

## 9.5 Fazit

Auf den vorhergehenden Seiten wurde sowohl mittels theoretischer Beschreibung des Direktvertragsmodells als auch durch die Übertragung des Modells in ein Praxisbeispiel für das Bundesland Hessen gezeigt, dass es auf die eingangs gestellten handlungsleitenden Fragen Antworten gibt, die für die Schaffung einer gesetzlichen Möglichkeit für Direktverträge für planbare Leistungen sprechen. Vertragswettbewerb im deutschen Gesundheitswesen ist für planbare stationäre Leistungen aufgrund der Beschaffenheit des Gutes möglich. Die gesetzliche Ausgestaltung sollte sich in ihren Grundsätzen am beschriebenen Modell orientieren, um die Ziele Steigerung der Qualität, Steigerung der Wirtschaftlichkeit und Schaffung eines die Versorgung verbessernden Wettbewerbs um die Patienten durch Direktverträge zu erreichen. Die zentrale Ausrichtung des Direktvertragsmodells an der Qualität der Behandlung hilft dabei, Patientenleid durch den Ausschluss schlechter Behandlungsqualität zu vermeiden. Der Patient wird wieder mehr in den Mittelpunkt des Vertragsgeschehens gerückt. Entscheidend werden dabei zukünftig insbesondere das Miteinander von Kollektivvertrag und Direktvertrag, allem voran aber die Frage nach der Akzeptanz der direktvertraglichen Angebote durch die Patienten und Versicherten sein. Gelingt es den Krankenkassen, neben dem Kollektivvertrag direktvertragliche Angebote für die Patienten und Versicherten zu schaffen, die durch Steigerung von Qualität und Wirtschaftlichkeit überzeugen und den Patienten durch Information in die Lage versetzen, bewusst über den Ort seiner planbaren Behandlung zu entscheiden, kann das Nebeneinander der Vertragsformen ein zukunftsfähiges Versorgungsmodell für stationäre Leistungen in Ballungsräumen werden. Die stationäre Versorgung bliebe dann nicht länger von den positiven Wirkungen des Wettbewerbs ausgeschlossen.

## 9.6 Literatur

Albrecht M. Ausweitung selektivvertraglicher Versorgung – Auswirkungen auf die Gesundheitsversorgung und Anforderungen an den zukünftigen regulatorischen Rahmen. Studie im Auftrag der Hans-Böckler-Stiftung. Endbericht. Berlin 2010.

AOK-Bundesverband. Elektiv wird selektiv – Ein Vorschlag für einen nach Krankenhausleistungen differenzierenden Ordnungsrahmen ab 2009. Bonn 2007. Im Internet abrufbar unter: http://www.aok-gesundheitspartner.de

BARMER Ersatzkasse. Ordnungspolitischer Rahmen zur Zukunft der Krankenhausversorgung ab 2009 – Positionen der BARMER Ersatzkasse. Wuppertal 2007.

BKK-Bundesverband. Ordnungspolitischer Rahmen ab 2009 im Krankenhausbereich – Das Modell des BKK-Systems. Die BKK 10/2007.

Burmann S, Malzahn J, Wehner C. Kliniken in Not? Gesundheit und Gesellschaft 2008; 06: 30–5.

Eckey HF, Kosfeld R, Türck M. Deskriptive Statistik, Grundlagen, Methoden, Beispiele. 5. Auflage. Wiesbaden: Gabler 2008.

Europäische Kommission. Bekanntmachung der Kommission über die Definition des relevanten Marktes im Sinne des Wettbewerbsrechts der Gemeinschaft (97/C 372/03). 1997.

Fürstenberg T, Zich K, Nolting HD, Laschat M, Klein S, Häussler B. Endbericht des zweiten Forschungszyklus zur G-DRG-Begleitforschung gemäß § 17b Abs. 8 KHG. 2010. Im Internet abrufbar unter: http://www.g-drg.de

Gemeinsamer Bundesausschuss (G-BA). Vereinbarung des G-BA über Maßnahmen zur Qualitätssicherung der Versorgung von Früh- und Neugeborenen vom 20.09.2005. Zuletzt geändert am 20.08.2009.

Hessisches Sozialministerium. Hessischer Krankenhausplan 2009. http://www.hessen-agentur.de/mm/mm001/727_Krankenhausrahmenplan_2009.pdf.

Mohrmann M, Koch V. Selektivverträge im Krankenhausbereich als Instrument zur Verbesserung von Qualität und Effizienz. In: Klauber J, Geraedts M, Friedrich J, Wasem J (Hrsg). Krankenhaus-Report 2011. Stuttgart: Schattauer 2011; 61–79.

Monopolkommission. Siebzehntes Hauptgutachten der Monopolkommission „Weniger Staat, mehr Wettbewerb", 2006/2007. Im Internet abzurufen unter: http://www.monopolkommission.de/.

Monopolkommission. S Achtzehntes Hauptgutachten der Monopolkommission „Mehr Wettbewerb, wenig Ausnahmen", 2008/2009. Im Internet abzurufen unter: http://www.monopolkommission.de/.

Sachverständigenrat zur Begutachtung der gesamtwirtschaftlichen Entwicklung. Chancen für einen stabilen Aufschwung. Jahresgutachten 2010/2011; 42.

Techniker Krankenkasse. Eckpunkte der Techniker Krankenkasse für die Ausgestaltung des ordnungspolitischen Rahmens der Krankenhausfinanzierung nach Beendigung der Konvergenzphase 2009. Hamburg 2007. Im Internet abzurufen unter: www.tk.de.

Verband der Angestelltenkrankenkassen/Arbeiterersatzkassenverband (VdAK/AEV). Inhalte und Ziele einer Ersatzkassen-Krankenhausstrategie für die Zeit nach der Konvergenzphase. Siegburg 2007.

# 10 Regionalität – wettbewerbliche Überlegungen zum Krankenhausmarkt*

Michael Coenen, Justus Haucap und Annika Herr

## Abstract

In den letzten Jahren haben die durch das Bundeskartellamt behandelten Fusionskontrollverfahren im Krankenhaussektor zu einer anhaltenden wettbewerbsökonomischen Debatte geführt. Als eine wichtige Erkenntnis hat sich hierbei ergeben, dass für den überwiegenden Bereich der akutstationären Krankenhausversorgung von einer vergleichsweise engen räumlichen Marktabgrenzung auszugehen ist, der Wettbewerb zwischen Krankenhäusern daher „in der Region" ausgetragen wird. Das vorliegende Papier untersucht Regionalität und Krankenhauswettbewerb unter verschiedenen Aspekten: Insbesondere beleuchten wir die marktverschließenden Wirkungen der dualistischen Krankenhausfinanzierung, gehen auf die besondere Problematik von Krankenhäusern in der Fusionskontrolle ein und arbeiten das Ob und Wie wesentlicher Konsequenzen von Regionalität in der Versorgung mit Krankenhausleistungen heraus. Zudem greifen wir den Vorschlag der Monopolkommission auf, die Fusionskontrolle im Krankenhausbereich zu verschärfen, um der Regionalität der Krankenhausmärkte gerecht zu werden.

The increasing number of hospital mergers over the last few years has led to some debate over form and degree of competition between hospitals. An important conclusion was that the geographic definition of the relevant market should be rather narrow when considering inpatient care units. Thus, competition between hospitals takes place "in the region". This paper analyses regionalism and hospital competition, highlighting several aspects: We shed light on the market-foreclosing effects of the dual financing system, discuss the special features of hospitals within the German merger control regime and underline the consequences of regionalism for the provision of hospital care. In addition, we follow the proposal made by the German Monopolies Commission to strengthen the merger control regime in order to subject more regional mergers to merger control.

---

* Wir möchten Jürgen Wasem für die hilfreichen Anmerkungen und Verbesserungsvorschläge zu unserem Beitrag danken.

## 10.1 Problemstellung

Der deutsche Krankenhausmarkt ist stark reguliert. Die Gründe liegen zum einen darin, dass der sensible Gesundheitsbereich besonders hohe Qualitätserfordernisse stellt und Patienten die Qualität nur schwer beurteilen können. Zum anderen ist durch das Versicherungsprinzip bei Krankenhausleistungen die Gruppe der Leistungsempfänger, also die Patienten im Krankenhaus, zum Leistungszeitpunkt nicht identisch mit der Gruppe der Kostenträger, der Gemeinschaft der Versicherten also. Hieraus resultiert eine Reihe von Anreizproblemen, welche die Regulierung beherrschen soll: Zu nennen ist beispielsweise das Problem der Negativauslese bei der Krankenversicherungswahl oder unerwünscht angebotsinduzierte Nachfrage durch die Leistungserbringer im Gesundheitswesen, hier im Speziellen durch die Krankenhäuser.

Hinzu kommt, dass die ambulante Versorgung durch niedergelassene Ärzte auf der einen Seite und die stationäre Versorgung in Krankenhäusern auf der anderen Seite in Deutschland voneinander getrennt sind und inkonsistent finanziert werden. Während sich der ambulante Sektor vollständig aus den Mitteln der Krankenversicherungen trägt, herrscht im stationären Sektor eine dualistische Finanzierung vor, in der lediglich die Betriebskosten der Krankenhäuser durch die Krankenversicherungen abgedeckt, die Investitionskosten derselben jedoch prinzipiell durch die Bundesländer getragen werden. Hierbei ist zwar zu konstatieren, dass die Bundesländer sich zunehmend aus der Investitionsfinanzierung zurückziehen. Nichtsdestotrotz ist in den Landeskrankenhausgesetzen eine Sicherstellungsverantwortung der Bundesländer (und der Kommunen) für die Krankenhausversorgung auch in strukturschwachen Regionen festgeschrieben.

Die vielfältigen Regulierungseingriffe auf dem Krankenhausmarkt werfen die Frage auf, welche Rolle Wettbewerb auf diesem überhaupt spielen kann und soll. In den letzten Jahren haben die durch das Bundeskartellamt geprüften Fusionen im Krankenhaussektor zu einer anhaltenden wettbewerbsökonomischen Debatte über den Wettbewerb im Krankenhauswesen geführt. Als eine wichtige Erkenntnis hat sich hierbei ergeben, dass für den überwiegenden, im Einzelfall jedoch nicht unbedingt maßgeblichen Bereich der akutstationären Krankenhausversorgung von einer vergleichsweise engen räumlichen Marktabgrenzung auszugehen ist, der Wettbewerb zwischen Krankenhäusern daher „in der Region" ausgetragen wird. Abschnitt 10.2 bietet einen Überblick über die für diesen Wettbewerb zentralen Rahmenbedingungen und Regulierungen für deutsche Krankenhäuser. Abschnitt 10.3 befasst sich mit den marktverschließenden Wirkungen der dualistischen Krankenhausfinanzierung. Abschnitt 10.4 geht auf die besondere Problematik von Krankenhäusern in der Fusionskontrolle ein und arbeitet das Ob und Wie wesentlicher Konsequenzen von Regionalität in der Versorgung mit Krankenhausleistungen heraus. Abschnitt 10.5 kommentiert kurz die Probleme des Wettbewerbs mit Hilfe von Selektivverträgen im Krankenhauswesen, und Abschnitt 10.6 fasst die wesentlichen Befunde zusammen.

## 10.2 Qualitäts- und Preiswettbewerb auf dem Krankenhausmarkt

Wettbewerb ist kein wirtschaftspolitisches Ziel an sich, sondern ein Instrument zur Erreichung wirtschaftlicher Ziele. In der Debatte um die geeignete Ausgestaltung der Rahmenbedingungen des Krankenhausmarktes wird mit Verweis auf die spezifischen Charakteristika von Krankenhausleistungen teilweise bestritten, dass Wettbewerb hier ein zielführendes Instrument sein kann. Über die wirtschaftlichen Ziele auf dem Krankenhausmarkt gibt es weit weniger Streit: Erwünscht ist der effiziente Einsatz knapper Mittel in der Krankenhausversorgung, eine hohe Versorgungsqualität, die anhaltende Gesundheitssicherung der Bevölkerung und die Schaffung von Strukturen im Krankenhaussektor für Innovation und Fortschritt. Diese sollen sich entlang der Präferenzen der Bürger entwickeln, für die der Krankenhaussektor betrieben wird und die ihn finanzieren (vgl. Bataille und Coenen 2009, 119; Monopolkommission 2008a, Tz. 872).

Allerdings wird auch die Sicherstellungsverantwortung der Bundesländer und Gemeinden betont, welche die besondere Form der dualistischen Finanzierung im Krankenhaussektor begründet. Die Systematik sieht vor, dass die laufenden Krankenhausbetriebskosten aus den Mitteln der Krankenversicherer finanziert werden, wogegen die Krankenhausinvestitionskosten von den jeweiligen Bundesländern zu decken sind.

Auf dem deutschen Krankenhausmarkt findet der Wettbewerb zwischen Anbietern unter sehr speziellen Rahmenbedingungen statt. Preiswettbewerb ist aufgrund der Preisregulierung auf dem Krankenhausmarkt – von ganz wenigen Ausnahmen abgesehen – bedeutungslos. Stationäre Krankenhausleistungen werden durch die Krankenversicher über DRG-Fallpauschalen bundeslandeinheitlich vergütet. Regionaler Preiswettbewerb innerhalb eines Bundeslandes ist damit ausgeschlossen. Eine etwaige Preisdifferenzierung der Krankenhäuser gegenüber unterschiedlichen Krankenversicherungen ist dadurch weitestgehend ausgeschlossen. Ein geringfügiger Preiswettbewerb findet zwischen den Krankenhäusern ausschließlich im Bereich der integrierten Versorgung, bei freiwilligen Leistungen und Wahlleistungen statt. Aufgrund der weitreichenden Regulierung der Krankenhausentgelte durch das DRG-System können Krankenhäuser ihre Marktmacht nicht dazu einsetzen, Preise missbräuchlich anzuheben (vgl. Monopolkommission 2008a, Tz. 817 f.).

Obgleich daher die ansonsten durch Marktmacht induzierten allokativen Effizienzverluste ausgeschlossen werden können, ist gleichwohl damit zu rechnen, dass Marktmacht den Qualitätswettbewerb zwischen den Kliniken unter den gegebenen Rahmenbedingungen beeinträchtigen kann. Durch gesetzliche Qualitätsvorgaben ist die Wahrung eines einheitlichen Qualitätsniveaus wegen der Heterogenität des Leistungsspektrums von Krankenhäusern faktisch nicht möglich. Neben dem Heilungserfolg, der für sich bereits sehr schwer zu beurteilen ist, erstreckt sich der Qualitätsbegriff zudem auf Wartezeiten, Hotelqualitäten der Krankenhäuser, die Ausstattung der Zimmer, die Freundlichkeit des Personals oder die Güte der Verpflegung. Jedoch ist auch der Qualitätswettbewerb bei Krankenhausleistungen durch Regulierung eingeschränkt. Insbesondere wäre Transparenz über das Leistungsgeschehen eine wichtige Voraussetzung für sein Funktionieren. Eine wirkliche Qualitätstransparenz ist jedoch weder für Fachleute noch für Patienten und selbst für die Krankenkassen kaum gegeben (vgl. Monopolkommission 2008a, Tz. 819–23).

Die nach § 108 SGB V zugelassenen Krankenhäuser sind seit 2005 zur Erstellung eines Qualitätsberichts verpflichtet, der gemäß § 137 SGB V durch die Krankenkassen veröffentlicht wird. Erhoben werden in erster Linie Daten, die eine externe vergleichende Qualitätssicherung zulassen und den Krankenhäusern für bestimmte Leistungsbereiche ein Benchmarking ihrer eigenen Ergebnisqualität ermöglichen. Für Patienten, die einweisenden Mediziner und die Krankenkassen schaffen diese Verfahren jedoch nur wenig Transparenz, da die Ergebnisse für die einzelnen Krankenhäuser weitgehend anonymisiert werden. Zur Beteiligung der Patienten wäre daher vor allen Dingen gefordert, leicht verständliche und für Vergleiche geeignete Informationsangebote zur Qualität von Krankenhausleistungen vorzuhalten. Ohne eine hinlängliche Qualitätstransparenz sind die Patienten bei ihrer Wahlentscheidung jedoch auf den Rat der einweisenden Ärzte und die individuellen subjektiven Erfahrungen Dritter angewiesen (Mund-zu-Mund-Propaganda).[1]

Viele Krankenhäuser hegen Vorbehalte gegenüber Qualitätstransparenz, da Krankenhausleistungen hochkomplex sind, die Einschätzung von Qualität der subjektiven Wahrnehmung in einem hohen Maße ausgesetzt ist, der Heilerfolg stark von der Komplexität und Schwere der konkret behandelten Fälle abhängt und dies eine an Zahlen gemessene objektive Beurteilung selten erlaubt. Diese Feststellung gilt jedoch für einen weiten Bereich von Dienstleistungen mit langfristigen vertraglichen Beziehungen. Fortschritte ließen sich schon dadurch erzielen, dass Krankenhäuser gezielter als bisher mit Qualitätsindikatoren und Behandlungsmethoden werben und so Qualitätsindikatoren als Signale im Wettbewerb um Patienten einsetzen könnten. Dem Einsatz von Werbung durch Krankenhäuser im Wettbewerb um Patienten setzen gegenwärtig jedoch das Heilmittelwerbegesetz und die Berufsordnung der Ärzte enge Grenzen (vgl. Monopolkommission 2008a, Tz. 821).

## 10.3 Marktzutrittsschranken durch Dualistik

Neben regulierungsbedingten Wettbewerbshemmnissen sind die deutschen Krankenhausmärkte zudem durch erhebliche administrative Marktzutrittsschranken abgeschottet. Zur Sicherstellung der Krankenhausversorgung nehmen die Bundesländer gemäß § 6 Abs. 1 KHG die Krankenhausplanung vor und legen Investitionsprogramme auf. Diese sollen die Krankenhausversorgung wirtschaftlich sichern, eine bedarfsgerechte Versorgung der Bevölkerung mit leistungsfähigen, eigenverantwortlich wirtschaftenden Krankenhäusern gewährleisten und zu sozial tragbaren Pflegesätzen beitragen. Die Krankenhausplanung eines Bundeslandes ermittelt für

---

1 Empirische Untersuchungen belegen zudem, dass Verhaltensänderungen bei den Krankenhausbetreibern, also stetige Anpassungen im Wettbewerb vor allen Dingen in jenen Bereichen auftreten, in denen die Qualität durch die Patienten leicht zu beobachten ist. Hingegen führt Wettbewerbsdruck in allen übrigen Bereichen zu einer Qualitätsreduktion. Diese ist naheliegend, denn die Krankenhäuser leiten ihre Ressourcen vor allen Dingen in jene Bereiche, die für die Nachfrageentscheidungen der Patienten relevant sind (vgl. Propper et al. 2008).

jede Region Zahl und Art der Krankenhausbetten anhand von Kennzahlen wie der Bevölkerungszahl, der Verweildauer im Krankenhaus und der Bettenauslastung. Krankenhäuser müssen nach § 8 Abs. 1 KHG in den Krankenhausplan des jeweiligen Bundeslandes aufgenommen werden, um in den Genuss der staatlichen Förderung zu gelangen. Die Aufnahme in den Krankenhausplan verpflichtet sie zugleich durch einen Versorgungsvertrag der Bundesländer mit den Landesverbänden der Krankenkassen und den Verbänden der Ersatzkassen, versicherte Personen zu behandeln. Außer den Plankrankenhäusern besitzen nur sehr wenige Vertragskrankenhäuser einen entsprechenden Versorgungsvertrag, der sie zur Abrechnung von Leistungen gegenüber den Krankenkassen berechtigt. Von der Investitionsförderung sind Nicht-Plankrankenhäuser grundsätzlich ausgenommen (vgl. Monopolkommission 2008a, Tz. 824).

Dem Grundsatz nach tragen in der gegenwärtigen dualistischen Krankenhausfinanzierung die Bundesländer gemäß § 4 KHG in Verbindung mit § 9 KHG mit ihrer Investitionsförderung die Investitionskosten der Krankenhäuser, wogegen der laufende Betrieb der Krankenhäuser gemäß § 17b KHG aus den Leistungsvergütungen der Krankenkassen zu decken sind. Diese duale Form der Finanzierung ist ökonomisch problematisch, denn sie entzieht Krankenhäuser unternehmerischem Denken, das gerade im Rahmen regionaler Wettbewerbsbeziehungen bedeutend ist. Stattdessen wird zentral geplant. Diese zentralistische Planung muss Nachfrageentwicklungen triftig prognostizieren und zutreffende Kenntnisse über die zukünftig gesellschaftlich erwünschte Versorgung mit stationären Krankenhausleistungen haben. Um Krankenhauskapazitäten und technische Ausstattungen in der Fläche festlegen zu können, wird weiterhin Wissen über die zukünftige Bevölkerungsentwicklung, also quantitative Veränderungen *und* qualitative Veränderungen, die die Bevölkerungsstruktur betreffen, benötigt. Da es bei der Investitionsförderung insbesondere um Neubau, Umbau und Erweiterung von Krankenhäusern geht, muss die Planung außerdem über den erwarteten Nutzungszeitraum der Bauten, also etwa mindestens 15 bis 25 Jahre, zutreffende Vorhersagen treffen.

Die Grundsätze zur Investitionsförderung wurden 2009 durch das Krankenhausfinanzierungsreformgesetz (KHRG) modifiziert. Die Bundesländer haben hierdurch ab 2012 die Wahl, die einzelfallbezogenen Leistungsvergütungen nach DRG durch einen neuen leistungsorientierten Investitionsaufschlag zu ergänzen oder weiterhin zum Instrument der Einzelförderung von Investitionen zu greifen. Aus wettbewerbspolitischer Sicht ist bedauerlich, dass der Gesetzgeber nicht von Vornherein auf diese Wahlmöglichkeit verzichtet hat und die Bundesländer stattdessen dazu verpflichtete, Investitionstätigkeit ausschließlich durch leistungsorientierte Aufschläge auf die DRG-Fallpauschalen zu vergüten. Denn die Abtrennung der Investitionsförderung von den Leistungsvergütungen im Krankenhausbereich verzerrt den Wettbewerb zwischen Krankenhäusern und niedergelassenen Ärzten bei den ambulanten Leistungen, verzerrt die Entscheidungen der Krankenhäuser über den Einsatz von Arbeit und Kapital und schwächt schließlich den Leistungswettbewerb der Krankenhäuser untereinander, da das Investitionsrisiko eines Krankenhauses nicht unbedingt durch entsprechende Fallzahlen abgedeckt werden muss. Ungünstig ist weiterhin, dass die Mehr- und Mindererlösausgleiche des § 4 Abs. 9 KHEntgG durch das Krankenhausfinanzierungsreformgesetz nicht beseitigt wurden. Mit diesen ist im Wesentlichen eine Erlösplanung verbunden, die Fallzahlen festschreibt und wettbewerbliche Vorstöße einzelner Krankenhäuser, mithin die Erschließung größerer Marktanteile im Wettbewerb um Patienten sanktioniert (vgl. Bataille und Coenen 2009, 120 und 124f.).

Im Hinblick auf die Regionalität in der Krankenhausversorgung durch DRG-Fallpauschalen ist von einer gewissen Bedeutung, dass die Finanzierung der Krankenhäuser über Fallpauschalen den Krankenhäusern tendenziell Anreize setzt, die Verweildauer der Patienten im Krankenhaus zu begrenzen. Dies hat in den letzten Jahren die Behandlungsbeziehungen zwischen dem ambulanten und dem stationären Sektor ausgeweitet, da Nachsorgeleistungen im Zuge einer Krankenhausbehandlung teilweise im ambulanten Bereich einer Region anfallen. Diese Nachsorgeleistungen werden gelegentlich auch explizit zwischen Krankenhäusern auf der einen und niedergelassenen Ärzten auf der anderen Seite vertraglich geregelt.[2] Eine starke Abhängigkeit des Krankenhaussektors von der ambulanten Nachsorge kann ggf. in Regionen problematisch werden, in denen eine Unterversorgung mit niedergelassenen Ärzten herrscht. Solche Regionen finden sich typischerweise im ländlichen Raum, in dem Patienten ohnehin bereits überdurchschnittlich lange Wege zu ihrem nächstgelegenen Krankenhaus zurücklegen müssen.

## 10.4 Krankenhausmärkte in der Fusionskontrolle

### 10.4.1 Räumliche Marktabgrenzung

Da internes Wachstum von Krankenhäusern durch die öffentliche Krankenhausplanung nur sehr begrenzt möglich ist, spielt das externe Wachstum von Krankenhäusern, insbesondere bei privaten Krankenhausträgern, eine wichtige Rolle. Seit fast zehn Jahren befasst sich daher auch das Bundeskartellamt mit Krankenhausfusionen. Dabei wurde bisher nur für sehr wenige Zusammenschlussvorhaben überhaupt ein sogenanntes Hauptprüfverfahren eingeleitet, in dem etwaige wettbewerbsbeschränkende Wirkungen kritisch untersucht werden. Insgesamt kam es in vier Fällen zu einer Freigabe des Fusionsvorhabens unter Auflagen und in weiteren vier Fällen zu einer Untersagung. In drei der vier Untersagungsfälle, nämlich Rhön Klinikum/Grabfeld, Asklepios Kliniken Hamburg/Krankenhaus Mariahilf und Universitätsklinikum Greifswald/Kreiskrankenhaus Wolgast, wurde im Anschluss an die Untersagung jeweils eine Ministererlaubnis gemäß § 42 GWB beantragt und ein Beschwerdeverfahren vor dem Oberlandesgericht Düsseldorf eingeleitet. Durch diese Fälle wurde ein recht breiter öffentlicher Diskurs über die Rolle der Fusionskontrolle im Krankenhaussektor und die Fusionskontrollpraxis des Bundeskartellamtes ausgelöst (vgl. Monopolkommission 2008a, Tz. 810).

Für die räumliche Marktabgrenzung in der Fusionskontrolle nimmt das Bundeskartellamt eine Betrachtung der tatsächlichen Patientenströme der im Rahmen des Fusionsvorhabens relevanten Krankenhäuser vor, um das aus Nachfragersicht rele-

---

2 Vergleiche zur vertraglichen Struktur dieser Behandlungsbeziehungen genauer Monopolkommission 2008a, Tz. 822.

vante Bild der Austauschbeziehungen zu ermitteln (Bedarfsmarktkonzept).[3] Das Bundeskartellamt fragt hierzu in allen potenziellen Wettbewerbskrankenhäusern Anzahl und Herkunft der Patienten nach Postleitzahlengebieten ab. Anschließend werden mehrere Postleitzahlengebiete um die an dem Zusammenschlussvorhaben beteiligten Krankenhäuser zu regionalen Einheiten zusammengefasst. Es ergeben sich dann für jedes Krankenhaus die jeweiligen Patientenanteile nach Postleizahlengebieten. Sie geben hinsichtlich des Krankenhausangebotes einen Hinweis darauf, ob zwei Krankenhäuser ihre Leistungen im selben Postleitzahlengebiet anbieten. Von größerer Bedeutung ist jedoch die nachfrageseitige Betrachtung. Hierzu erstellt das Bundeskartellamt eine Übersicht der Marktanteile, die die einzelnen Krankenhäuser in jeder Region erzielt haben. Hieraus wird die Eigenversorgungsquote jeder Region als Summe der Marktanteile der in der Region selbst gelegenen Krankenhäuser ermittelt. Eine hohe Eigenversorgungsquote deutet dann auf eine in sich geschlossene Versorgungsregion hin und damit auf einen abgeschlossenen räumlich relevanten Markt. Zunächst wird von der kleinstmöglichen Region um ein Krankenhaus ausgegangen und die Gebietsgrenze dann sukzessive erweitert, wenn die Eigenversorgungsquote zu gering ist. Bei Erweiterung der Regionen werden zusätzliche Krankenhäuser in die Betrachtung aufgenommen, die Eigenversorgungsquote sollte daher tendenziell ansteigen (vgl. Monopolkommission 2008a, Tz. 542–8).

Sowohl Bundeskartellamt als auch Monopolkommission gehen davon aus, dass auf Krankenhausmärkten sachlich und räumlich heterogene Anbieter- und Nachfragergruppen agieren, für die keine jeweils gleichermaßen angemessene Marktabgrenzung gewählt werden kann. Krankenhausleistungen werden vor Ort erbracht, was aus Nachfragersicht den Aufwand von Wegekosten erfordert. Je nach Behandlungsbedarf und Krankheitsbild und den Vorlieben des Einzelnen kann das Gewicht dieser Wegekosten nun sehr unterschiedlich sein. Patienten werden nur bereit sein, ein weiter entferntes Krankenhaus aufzusuchen, wenn der Nutzenmehrwert die zusätzlichen Wegekosten übersteigt. Zu den Wegekosten sind hierbei nicht nur die direkten Transportkosten in die Betrachtung einzubeziehen, sondern sämtliche Wegekosten, also auch die Opportunitätskosten der Zeit sowie ggf. die Häufigkeit von erwünschten Patientenbesuchen durch Verwandte und Bekannte. Es ist nachvollziehbar, dass weitere Entfernungen umso häufiger in Kauf genommen werden, je planbarer ein Eingriff ist und je größer die Bedeutung für Gesundheit und Leben des Patienten ist.

Abbildung 10–1 belegt, dass bevölkerungsreiche Regionen mehr Krankenhäuser vorhalten als bevölkerungsarme Regionen. Dies lässt vermuten, dass es in Ballungszentren, in denen mehrere Krankenhäuser in geringer Distanz zueinander liegen, vor allem bei Wahlleistungen zu mehr Wettbewerb um die Patienten, zu größeren Auswahlmöglichkeiten sowie zu geringeren Wegekosten kommt. Auf der Angebotsseite können zugleich Skalenerträge gehoben werden, Spezialisierungen stattfinden und die Verzahnung mit ambulanten Spezialisten wirkungsvoller ausgestaltet werden.

Eine Berechnung der Zahl der Krankenhäuser in verschiedenen Radien um jedes einzelne der 1 592 deutschen Krankenhäuser, die 2008 im Krankenhaus-Direc-

---

3 Für eine Analyse der räumlichen Abgrenzung des Krankenhausmarktes durch das Bundeskartellamt und ihre Alternativen vgl. auch Kuchinke und Kallfaß 2007.

Abbildung 10–1

**Karte aller deutschen Krankenhäuser aus dem Krankenhaus-Directory des Krankenhaus-Reports 2008\***

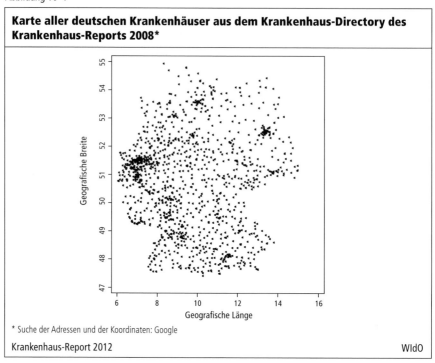

\* Suche der Adressen und der Koordinaten: Google

Krankenhaus-Report 2012  WIdO

tory des Krankenhaus-Reports verzeichnet waren und deren Adressen identifiziert werden konnten,[4] zeigt jedoch, dass es für 30% der Krankenhäuser keinen deutschen Nachbarn in einem Umkreis von 10 km (für sechs sogar in einem Umkreis von 30 km) gibt. 40% der öffentlichen, 27% der privaten und nur 20% der freigemeinnützigen Krankenhäuser fallen in diese Kategorie.

In Abbildung 10–2 werden diese durch Karos dargestellt. Gefüllte Karos repräsentieren die 70 Krankenhäuser, die im Umkreis von 20 km keinem Nachbarn gegenüber stehen und hauptsächlich in den neuen Bundesländern zu finden sind. Im Durchschnitt sehen sich Krankenhäuser in einem Umkreis von 10 km fünf Wettbewerbern gegenüber (maximal sind es 39 Wettbewerber). Nach Trägerschaft unterschieden zeigt sich, dass die 512 öffentlichen Krankenhäuser, die im Durchschnitt deutlich größer sind, mit 3,2 Wettbewerbern innerhalb von 10 km regional weniger Wettbewerb ausgesetzt sind als die 667 freigemeinnützigen (6,1 Wettbewerber) und 399 privaten (5,6 Wettbewerber) Krankenhäuser.[5] Hier fällt auf, dass sich freigemeinnützige Krankenhäuser eher in Ballungsräumen ansiedeln. Welche Auswirkungen unterschiedliche Trägerschaften auf den Wettbewerb zwischen Krankenhäusern haben, wird in der Gesundheitsökonomik diskutiert (vgl. beispielsweise

---

4 Anm.: Zu 30 Krankenhäusern konnten die Koordinaten nicht ermittelt werden.
5 Die Größe der benachbarten Krankenhäuser geht in diese deskriptiven Erläuterungen nicht ein. Bei zwölf Krankenhäusern ist die Trägerschaft unbekannt.

Abbildung 10-2

**Karte aller deutschen Krankenhäuser aus dem Krankenhaus-Directory des Krankenhaus-Reports 2008\* ohne Wettbewerber**

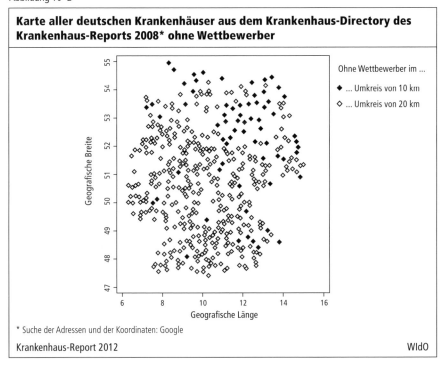

\* Suche der Adressen und der Koordinaten: Google
Krankenhaus-Report 2012         WIdO

Herr 2011). Bei einer Betrachtung der durch das Bundeskartellamt bearbeiteten Fusionskontrollverfahren im Krankenhaussektor fällt auf, dass überwiegend Fusionen, an denen private Krankenhäuser beteiligt waren, untersagt oder lediglich unter Auflagen genehmigt wurden. Diese Beobachtung dürfte auch mit der Tatsache zusammenhängen, dass private Krankenhausketten eher die für Fusionskontrollverfahren kritischen Aufgreifschwellen erreichen. Fusionskontrollrechtlich problematisch waren dabei in erster Linie Krankenhausmärkte im ländlichen Raum mit einer geringeren Wettbewerbsintensität.[6] In einer der wenigen Studien, die Regionalität im Krankenhausmarkt untersuchen, zeigen Felder und Tauchmann (2009) jedoch, dass die regionalen Unterschiede in der Effizienz der Krankenhausproduktion, die in ihrer Studie durch Mortalitätsraten auf Kreisebene gemessen wird, vor allem durch bundeslandspezifische fixe Effekte erklärt werden können und weniger durch räumliche Abhängigkeiten zwischen den Kreisen. Dieses Ergebnis könnte, wie oben argumentiert, durch die bundeslandspezifische Planung und Finanzierung der Krankenhäuser und fehlende regionale Preiskonkurrenz sowie unvollständigen Qualitätswettbewerb erklärt werden.

Für die Bewertung der Wettbewerbsbedingungen auf dem Krankenhausmarkt ist eine Schwierigkeit, dass die Qualitätstransparenz unvollkommen ist. Durch zu-

---

6 Für Überblicke über die durch das Bundeskartellamt bearbeiteten maßgeblichen Fusionskontrollverfahren im Krankenhaussektor vgl. Kuchinke und Kallfaß 2006; Bangard 2007.

nehmenden Qualitätswettbewerb der Krankenhäuser sollte auch ein zunehmend größerer räumlich relevanter Markt erschlossen werden. Daher bringt das Bundeskartellamt auch keine starren Eigenversorgungsquoten zur Anwendung, sondern versucht den individuellen Gegebenheiten der Krankenhausmärkte vor Ort und den an einem Zusammenschlussvorhaben beteiligten Krankenhäusern bei seiner räumlichen Marktabgrenzung gerecht zu werden. Im Allgemeinen nimmt das Bundeskartellamt für Krankenhausmärkte eine vergleichsweise enge räumliche Marktabgrenzung vor, die dem verbreiteten Nachfrageinteresse nach einer wohnortnahen Versorgung entspricht (vgl. Monopolkommission 2008a, Tz. 548). Allerdings führt dies in Verbindung mit einer tendenziell weiten sachlichen Marktabgrenzung des Bundeskartellamtes zumindest theoretisch nicht unbedingt zu zutreffenden Ergebnissen. Denn eine Krankenhausversorgung in der Region ist vermutlich gerade bei elektiven, planbaren Eingriffen nicht prioritär.

### 10.4.2 Sachliche Marktabgrenzung

Vor der räumlichen Marktabgrenzung steht die sachliche Abgrenzung des Krankenhausmarktes. Das Bundeskartellamt hat seit 2004 sein spezifisches System für die Abgrenzung des sachlich wie räumlich relevanten Krankenhausmarktes sukzessive weiterentwickelt (vgl. Bangard 2007, 192). In sachlicher Hinsicht grenzt das Bundeskartellamt den Krankenhausmarkt überwiegend als Gesamtangebot stationärer Krankenhausleistungen ab. Das Krankenhaus wird gewissermaßen als Sortimentsanbieter betrachtet. Hierbei beschränkt sich das Bundeskartellamt ausdrücklich auf akutstationäre Leistungen, die durch Plankrankenhäuser erbracht werden. Mithin spielen ambulante Krankenhausleistungen ebenso wenig eine Rolle wie medizinische Leistungen, die von Rehabilitationseinrichtungen oder von Anbietern, die ausschließlich privat abrechnen, erbracht werden. Eine Differenzierung findet auch nicht hinsichtlich unterschiedlicher Angebotstiefen statt. Eine Ausnahme hiervon bildete erstmals die sachliche Marktabgrenzung im Zusammenschlussverfahren Klinikum Region Hannover/Landeskrankenhaus Wunstorf. Da das Landeskrankenhaus Wunstorf eine rein psychiatrische Klinik ist, wurde hier erstmals nur der Markt für stationäre psychiatrische Krankenhausleistungen abgegrenzt. Bei der Übernahme von Fachkliniken durch Allgemeinkrankenhäuser wird somit der sachlich relevante Markt durch das Bundeskartellamt durchaus enger abgegrenzt.

Bei Fusionen von Allgemeinkrankenhäusern wird hingegen ein breiter allgemeiner Krankenhausmarkt abgegrenzt, unabhängig von der eventuellen Angebotsheterogenität der beteiligten Kliniken. Diskussionswürdig ist die Frage, ob das Krankenhaus mit allen seinen Angeboten insgesamt den sachlich relevanten Markt festlegt oder vielmehr beispielsweise eine Abgrenzung nach den jeweiligen Fachbereichen der beteiligten Kliniken vorgenommen werden sollte. Letztere wurde vom Oberlandesgericht Düsseldorf in seiner Entscheidung im Fall Rhön Klinikum AG erwogen.[7] Alternativ ließe sich eine sachliche Marktabgrenzung entlang bestimmter Gruppen von DRG-Fallpauschalen vornehmen.

---

7 OLG Düsseldorf vom 11. April 2007, VI Kart 6/05 (V), WuW/E DE-R 1958.

Die sachliche Abgrenzung eines einheitlichen Marktes für akut stationäre Krankenhausdienstleistungen gründet das Bundeskartellamt auf eine Untersuchung, die es 2006 für den Krankenhaussektor in Bayern vorgenommen hat (vgl. Bangard 2007, 198f.). Die Untersuchung zeige, dass es sowohl hinsichtlich der Tiefe des Angebots als auch hinsichtlich der Versorgungspraxis zwischen unterschiedlichen Fachbereichen erhebliche Verflechtungen gebe (vgl. Monopolkommission 2008a, Tz. 535–41). 82,7 % aller in den untersuchten Krankenhäusern behandelten Fälle können demnach bereits in Krankenhäusern der Regelversorgung behandelt werden und bedürfen keiner spezialisierten Maximalversorgung. Auch die Maximalversorger selbst behandeln zu 68,5 % Fälle der Regelversorgung, stünden mithin mit ihren Angeboten in direkter Konkurrenz zu Allgemeinkrankenhäusern der Regelversorgung. Über die unterschiedlichen Fallgruppenklassifikationen der DRG hinweg ergibt sich eine vergleichbare Überschneidung. Die meisten Fälle nach DRG sind demnach nicht fachabteilungsspezifisch. Das heißt, dass dieselbe DRG in unterschiedlichen Krankenhäusern oder sogar in demselben Krankenhaus in unterschiedlichen Fachabteilungen behandelt wird. Eine Marktabgrenzung nach Fachabteilungen würde dann die Wettbewerbsbeziehungen nicht korrekt reflektieren. Nur in den Abteilungen Augenheilkunde sowie Gynäkologie und Geburtshilfe sind über 90 % der behandelten Fälle überwiegend in den entsprechenden Fachabteilungen behandelt worden. Bei acht weiteren Fachabteilungen hingegen sind unter 10 % der Fälle ausschließlich diesen Fachabteilungen zuzuordnen.

Die meisten Leistungen von Krankenhäusern lassen sich, so die Schlussfolgerung des Bundeskartellamtes, daher nicht trennscharf in Versorgungsstufen oder Fachabteilungen untergliedern. Eine Aufteilung des sachlich relevanten Marktes nach Fachbereichen berücksichtigt dann nicht, dass größere Krankenhäuser spezialisierte Fachabteilungen vorhalten und daher unterschiedliche Fälle spezifischer zuordnen können als kleinere Krankenhäuser, die eine größere Variation von Fällen in allgemeinen Abteilungen behandeln, etwa in der Chirurgie oder in der Inneren Medizin. Die Monopolkommission hat hingegen eingewendet, dass die sachliche Marktabgrenzung von Spezialmärkten nach bestimmten Behandlungsclustern in den DRG, sprich nach bestimmten Krankheitsbildern, als relevant nicht ausgeschlossen werden kann, um eine den tatsächlichen Marktgegebenheiten besser entsprechende sachliche Marktabgrenzung zu erhalten. Nach der Untersuchung des Bundeskartellamtes erscheint dies bislang jedoch nur für die Fachbereiche Augenheilkunde, Psychiatrie sowie Gynäkologie und Geburtshilfe angezeigt (vgl. Monopolkommission 2008a, Tz. 540).

Eine weiter gefasste sachliche Marktabgrenzung kommt tendenziell solchen Fusionsvorhaben entgegen, an denen Spezialkliniken oder Krankenhäuser mit im Vergleich zu anderen regionalen Konkurrenzhäusern herausgehobenen Spezialabteilungen (beispielsweise Maximalversorger) beteiligt sind. Ihren Spezialleistungen fällt dann in einem auf allgemeine akutstationäre Krankenhausleistungen abgegrenzten Markt ein geringeres Marktanteilsgewicht zu.

Die Monopolkommission hat darauf hingewiesen, dass die Untersuchung des Bundeskartellamtes einen Hinweis darauf gibt, dass die sachliche Marktabgrenzung eines einheitlichen Marktes für akutstationäre Krankenhausleistungen hinsichtlich der Versorgungstiefe zu ungenau ist, wenn Zusammenschlussvorhaben betrachtet werden, bei denen sich beispielsweise ein Maximalversorger mit einem Krankenhaus der Regelversorgung zusammenschließen möchte. So werden bei einem bayerischen Maximalversorger durchschnittlich in etwa einem Drittel der Versorgungsfälle Leistungen erbracht, die über die Regelversorgung hinausgehen (vgl. Monopolkommission 2008a, Tz. 541). Demgegenüber bieten Krankenhäuser der Regelversorgung nur in Einzelfällen Leistungen über ihre Versorgungsstufe hinaus an. Die Monopolkommission hat daher vorgeschlagen, den Markt nach denjenigen DRG-Fallgruppen abzugrenzen, in denen mindestens zwei der an einem Zusammenschluss beteiligten Unternehmen eine Mindestanzahl an Fällen abgerechnet haben.

### 10.4.3 Aufgreifschwellen in der Fusionskontrolle

Vor dem Hintergrund der Bedeutung einer Marktabgrenzung, die für einen weiten Bereich des Angebotsspektrums von Krankenhäusern auf regionale Wirtschaftsräume zu beschränken ist, hat die Monopolkommission vorgeschlagen, die Aufgreifschwellen für Fusionsvorhaben von Krankenhäusern abzusenken. Der Vorschlag wurde insbesondere formuliert, da die Betrachtung von Zusammenschlussvorhaben auf dem Krankenhausmarkt durch das Bundeskartellamt unter Beachtung der regulären Aufgreifschwellen typischerweise nur dann möglich wird, wenn an dem Zusammenschlussvorhaben Krankenhäuser mit weitreichenden Beteiligungen in anderen Regionen oder anderen Branchen beteiligt sind. Diese Beteiligungen haben jedoch bei der vorherrschenden Regionalität der nachfrageorientierten räumlichen Marktabgrenzung des Krankenhausmarktes keinen Einfluss auf die wettbewerbliche Bedeutung des Zusammenschlussvorhabens. Deutlich wurde dies im Fall des Zusammenschlussvorhabens Universitätsklinikum Greifswald/Kreiskrankenhaus Wolgast.[8]

Im Hinblick auf die Verbundklausel des § 36 Abs. 2 Satz 1 GWB und die allgemeine Aufgreifschwelle des § 36 Abs. 1 Ziff. 1 GWB ist festzustellen, dass vornehmlich kritische Fusionsvorhaben von der Notifizierungspflicht für Unternehmenszusammenschlüsse erfasst werden sollen. Im Falle des Universitätsklinikums Greifswald und des Kreiskrankenhauses Wolgast war das Zusammenschlussvorhaben jedoch nur aus dem – mit dem Fall in einem untergeordneten Zusammenhang stehenden – Grund anmeldepflichtig, dass dem Universitätsklinikum die gesamten Umsätze des Landes Mecklenburg-Vorpommern aus unternehmerischer Tätigkeit (inklusive der Umsätze der landeseigenen Lottogesellschaft) zugerechnet wurden. Zwar hat das Oberlandesgericht Düsseldorf in seiner Entscheidung vom Mai 2008 die Berechnung des Bundeskartellamts korrigiert, indem den Umsätzen des Landes Mecklenburg-Vorpommern lediglich die Umsätze der Landeslottogesellschaft abzüglich der Gewinnausschüttungen zuzurechnen sind, diese – umstrittene – Auslegung ändert jedoch nichts an der aus ökonomischer Sicht im Prinzip problematischen Zurechnung der unterschiedlichen Umsatzquellen bei heterogenen Verbundunternehmen. In dem Zusammenschlussverfahren Kliniken Ludwigsburg-Bietigheim/Enzkreis-Kliniken wurden die fusionskontrollrechtlichen Umsatzschwellen nur unter Zurechnung der Umsätze der Sparkasse Ludwigsburg erreicht.[9]

---

[8] Vergleiche Monopolkommission 2008a, Tz. 511–5, und für das Sondergutachten der Monopolkommission zu diesem Zusammenschlussvorhaben Monopolkommission 2008b.

[9] Vergleiche für eine Diskussion der Zurechnung von Konzernumsätzen bei Krankenhauszusammenschlüssen auch Bangard 2007, 206–12.

Die hilfsweise Erfassung wettbewerbsökonomisch relevanter Krankenhauszusammenschlüsse durch Zurechnung des Umsatzes von mit den Antragstellern verbundenen, gegebenenfalls branchenfremden Unternehmen ist auf dem Krankenhausmarkt aus zweierlei Gründen problematisch: Zum einen lässt sich argumentieren, dass im Falle einer kommunalen Krankenhausträgerschaft Zusammenschlussvorhaben zwar häufiger kartellrechtlich geprüft werden sollten, weil hier erstens stärkere politisch beeinflusste Quersubventionierungspotenziale zu befürchten sind, und zweitens die besonders problematische gewinnsteigernde Fusion zur Vorbereitung einer anstehenden Privatisierung der öffentlichen Krankenhäuser vorgenommen werden kann (vgl. Kuchinke und Kallfaß 2006, 1001f.). Allerdings muss diese Untersuchung prinzipiell bei allen relevanten Krankenhauszusammenschlüssen mit kommunaler Beteiligung vorgenommen werden können, und zwar unabhängig davon, ob die betroffene Kommune oder das betroffene Bundesland nun zufällig noch Umsätze aus dem Betrieb von Sparkassen, Müllverbrennungsanlagen oder Lotteriegesellschaften erzielt. Zum anderen ist besonders vor dem Hintergrund einer auf Krankenhausmärkten tendenziell auf einen engen regionalen Raum vorzunehmenden räumlichen Marktabgrenzung eine stärkere Beteiligung der Fusionskontrolle bei Krankenhauszusammenschlüssen anzuraten. Bei systematisch auf regionale Räume beschränkten Wettbewerbsbeziehungen greifen hohe Aufgreifschwellen in der Fusionskontrolle nicht früh genug und lassen daher Krankenhauszusammenschlüsse unbeachtet, die zur Vermachtung regional eng begrenzter Krankenhausmärkte führen können. Die in § 36 GWB festgelegten Aufgreifschwellen gehen implizit von einer überregionalen Marktabgrenzung aus. Fusionen, bei denen die Umsätze der beteiligten Unternehmen die Aufgreifschwelle nicht erreichen, werden (im Sinne einer Heuristik) pauschal als unkritisch eingestuft und daher nicht aufgegriffen. Bei Märkten, die systematisch regional abzugrenzen sind (wie z. B. auch der Markt für regionale Tagespresse) sind die Aufgreifschwellen dann systematisch zu hoch. Die Monopolkommission hat deswegen vorgeschlagen, die Aufgreifschwellen für Krankenhauszusammenschlüsse abzusenken (wie dies auch bei der Pressefusionskontrolle der Fall ist). Zur Bestimmung der Umsätze von Krankenhausunternehmen soll demnach das Dreifache der Umsatzerlöse zum Ansatz gebracht werden, mithin die Aufgreifschwelle auf ein Drittel des im GWB ansonsten üblichen Maßes abgesenkt werden (vgl. Monopolkommission 2008a, Tz. 515).

## 10.5 Selektivverträge als Mittel zur Steigerung des Krankenhauswettbewerbs

Die Monopolkommission hat in ihrem 17. Hauptgutachten zudem die Einführung spezieller Optionstarife für die Krankenhausversorgung in der gesetzlichen Krankenversicherung vorgeschlagen (vgl. Monopolkommission 2008a, Tz. 855ff.). Diese Optionstarife sollen die Steuerungsmöglichkeiten der Krankenkassen ausweiten. Genauer gesagt sollen die Krankenkassen für Optionstarife mit einzelnen Krankenhäusern selektive Versorgungsverträge abschließen, die den Versicherten die Möglichkeit eröffnen, durch ein freiwilliges Opting-out zwar nicht auf den Leistungsumfang des Vollversicherungsschutzes zu verzichten, wohl aber auf die freie Auswahl des Krankenhauses, in dem eine Behandlung erbracht werden soll. Für die Krankenkassen würde dies bedeuten, dass sie zur Sicherstellung der Behandlung ihrer Versicherten im Optionstarif selektive Versorgungsverträge mit geeigneten Krankenhäusern über das gesamte Leistungsangebot des gesetzlichen Standardtarifs, mithin über die Behandlung sämtlicher Diagnosen des DRG-Katalogs, abschließen müssen. Anzumerken ist jedoch – gerade im Hinblick auf die Regionalität – dass diese Art des Wettbewerbs mit Hilfe von Selektivverträgen vor allem in städtischen Bereichen gut funktionieren kann, während seine Wirksamkeit im ländlichen Bereich aufgrund der relativ geringen Krankenhausdichte nur sehr begrenzt zum Einsatz kommen kann.

## 10.6 Fazit

In den vergangenen acht Jahren haben die durch das Bundeskartellamt durchgeführten Fusionskontrollverfahren im Krankenhaussektor zu einer anhaltenden wettbewerbsökonomischen Debatte geführt. Als eine wichtige Erkenntnis hat sich hierbei ergeben, dass für den überwiegenden Bereich der akutstationären Krankenhausversorgung von einer vergleichsweise engen räumlichen Marktabgrenzung auszugehen ist. Der Wettbewerb zwischen Krankenhäusern wird „in der Region" ausgetragen.

Der Zusammenhang von Regionalität und Wettbewerb auf dem Krankenhausmarkt ist in der Literatur jedoch bislang wenig untersucht. Der vorliegende Beitrag zeigt, dass weiterhin diskussionswürdig bleibt, ob und wie Wettbewerb in dem vorliegenden Regulierungsrahmen eine Rolle spielen kann. Die bundeslandeinheitliche Vergütung von Krankenhausleistungen durch DRG-Fallpauschalen unterbindet den Preiswettbewerb zwischen Krankenhäusern. Wettbewerb zwischen Kliniken kann jedoch die Qualität des heterogenen Leistungsspektrums von Krankenhäusern beeinflussen. Bei der Abschätzung von Wettbewerbseffekten stellen sich auf Krankenhausmärkten jedoch mehrschichtige Probleme: Erstens ist die Qualität des Krankenhausoutputs selbst schwer messbar, wobei zudem eine Vielzahl regionaler, aber auch überregionaler Faktoren Qualitätsunterschiede erklären könnte. Zweitens ist die Krankenhauslandschaft in Deutschland historisch und demografisch bedingt heterogen. Hierdurch unterscheiden sich die Wettbewerbsbedingungen in den unterschiedlichen Regionen stark.

Erste deskriptive Ergebnisse belegen diese regional bedingten Wettbewerbsunterschiede. Vor allem in ländlichen Regionen sind die Entfernungen zwischen Krankenhäusern hoch und damit der Wettbewerb schwächer als in Ballungsräumen. Diese Aspekte sollten allerdings empirisch weiter fundiert und hierbei der Effekt des Wettbewerbs von den Einflüssen umgebender Rahmenbedingungen und demografischer Entwicklungen isoliert werden.

Schließlich ist aus wettbewerbspolitischer Sicht anzumerken, dass bei systematisch auf regionale Räume beschränkten Wettbewerbsbeziehungen die hohen Aufgreifschwellen in der Fusionskontrolle nicht früh genug greifen und daher Krankenhauszusammenschlüsse unbeachtet bleiben, die zur Vermachtung regional eng begrenzter Krankenhausmärkte führen können. Die Monopolkommission hat deswegen vorgeschlagen, die Aufgreifschwellen für Krankenhauszusammenschlüsse absenken. Zur Bestimmung der Umsätze von Krankenhausunternehmen soll das Dreifache der Umsatzerlöse zum Ansatz gebracht werden, mithin die Aufgreifschwelle auf ein Drittel des im GWB ansonsten üblichen Maßes abgesenkt werden, um auch regionale Monopol- bzw. Oligopolbildungen unterbinden zu können.

## Literatur

Bangard A. Krankenhausfusionskontrolle. ZWeR 2007; 2: 183–238.
Bataille M, Coenen M. Monistik in der Krankenhausfinanzierung – Ist der Anfang gemacht?, Wirtschaftsdienst 2009; 89 (2), 119–27.
Felder S, Tauchmann H. Regional Differences in the Efficiency of Health Production: an Artefact of Spatial Dependence? Ruhr Economic Papers 2009; 112.
Herr A. Quality and Welfare in a Mixed Duopoly with Regulated Prices: The Case of a Public and a Private Hospital, German Economic Review 2011; 12.
Kuchinke BA, Kallfaß HH. Aktuelle Kontroversen bezüglich der ökonomischen Beurteilung von Krankenhauszusammenschlüssen in Deutschland, WuW 2006, 10: 991–1003.
Kuchinke BA, Kallfaß HH. Die Praxis der räumlichen Marktabgrenzung bei Krankenhauszusammenschlüssen in den USA und in Deutschland: Eine wettbewerbsökonomische Analyse, ZWeR 2007, 3: 319–37.
Monopolkommission. Weniger Staat, Mehr Wettbewerb, Siebzehntes Hauptgutachten. Bundestagsdrucksache 16/10140, 2008a.
Monopolkommission. Zusammenschlussvorhaben der Asklepios Kliniken Hamburg GmbH mit der Krankenhaus Mariahilf gGmbH/Zusammenschlussvorhaben des Universitätsklinikums Greifswald mit der Kreiskrankenhaus Wolgast gGmbH. Sondergutachten 52 und 53. Baden-Baden: Nomos 2008b.
Propper C, Burgess S, Gossage D. Competition and Quality: Evidence from the NHS Internal Market 1991–9. Economic Journal 2008; 118: 138–70.

# 11 Technische Effizienz deutscher Krankenhäuser. Einfluss von Trägerschaft, Rechtsform und regionalem Wettbewerb

Alexander Karmann, Bernt-Peter Robra, Thomas Topf und Andreas Werblow

## Abstract

Der vorliegende Beitrag untersucht die Entwicklung der Effizienz deutscher Krankenhäuser für die Jahre 2002 bis 2008. Die anonymisierten Krankenhausdaten des Forschungsdatenzentrums der Statistischen Landesämter dienen als Datenbasis.

In einem ersten Schritt werden die Effizienzwerte der einzelnen Krankenhäuser in einer sog. Effizienzfrontanalyse (Data Envelopment Analysis, DEA) ermittelt. Output der DEA ist die Anzahl der Fälle, die in einem Krankenhaus behandelt werden. Die Fallschwere wird über den mittleren Schweregrad der wichtigsten Fachabteilungen berücksichtigt. Inputs sind die Zahl der Vollkräfte und die Sachkosten in konstanten Preisen (2005). In einem zweiten Schritt prüft eine Regression den Einfluss exogener Faktoren auf diese Effizienzwerte. Zu den exogenen Faktoren zählen Wettbewerbsindikatoren, die sowohl den Standort des Krankenhauses (Landkreis) als auch das Einzugsgebiet des Krankenhauses abbilden, wobei im letzteren Fall auch die durchschnittliche Entfernung der Patienten zum Krankenhaus berücksichtigt wird.

Die durchschnittliche Effizienz der Krankenhäuser im Untersuchungssample ist zwischen den Jahren 2002 und 2008 um 10 Prozentpunkte angestiegen, am stärksten im Jahr 2003. Im Jahr 2008 erzielten die beiden „besten" Bundesländer eine durchschnittliche Effizienz von über 80 Prozent, das Schlusslicht hatte eine Effizienz von ca. 70 Prozent. Die größte Effizienzsteigerung konnten die Häuser in Berlin verzeichnen, während sich die Krankenhäuser im Saarland über den Untersuchungszeitraum verschlechterten.

Private Krankenhäuser sind signifikant effizienter als öffentliche Eigenbetriebe, öffentliche Krankenhäuser in privater Rechtsform und freigemeinnützige Krankenhäuser.

Regionaler Wettbewerb, gemessen über den Herfindahl-Hirschman-Index (HHI), und Effizienz stehen in einem positiven Zusammenhang. Andererseits sind hohe Marktanteile der einzelnen Krankenhäuser mit einer höheren Effizienz verbunden. Die nachfrageseitige Marktbestimmung über das Einzugsgebiet hat einen stärkeren Einfluss auf die Effizienz eines Krankenhauses als die geographische Standortabgrenzung.

This study investigates the efficiency development of German hospitals for the years 2002 through 2008 using publicly available data from the Federal Statistical Office.

As a first step, efficiency scores of the individual hospitals are calculated, using input oriented Data Envelopment Analysis (DEA), a type of efficiency frontier analysis. The output for the efficiency calculation is defined as the number of inpatients treated in a hospital, adjusted for severity by the average case mix index of the most important departments. The inputs are approximated by the number of fulltime employee equivalents and the operating expenses in 2005 constant prices.

In a second step the influence of exogenous factors is examined using regression analysis. Measures of the competitive environment derived from the location (county) and the catchment area of a hospital are employed in two separate models. Additionally, the average travelling distance of a patient to the hospital is included in the catchment area model.

The average efficiency of hospitals in the study sample increased during the years 2002 through 2008 by 10 percentage points, with the greatest gain in 2003. In 2008 the federal states (Bundesländer) with the best average hospital efficiency reached average efficiency scores of up to 80 percent, while the most inefficient reached only 70 percent. The biggest increase in efficiency was observed in Berlin, while the hospitals in the Saarland saw a decrease in average efficiency.

Privately owned hospitals are significantly more efficient than publicly-operated/publicly-owned hospitals, privately-operated/publicly-owned hospitals and not for profit hospitals.

The degree of regional competition, measured by the Herfindahl-Hirschman-Index (HHI), has a positive association with efficiency. On the other hand, a larger market share of a given hospital leads to a higher efficiency level. The indicators derived from the demand side market definition (using the catchment area) were seen to have a greater influence on hospital efficiency than the indicators derived from the geographical market definition.

## 11.1 Problemstellung

Der vorliegende Beitrag untersucht die Entwicklung der Effizienz deutscher Krankenhäuser auf Krankenhausebene für die Jahre 2002 bis 2008. Er schreibt damit eine frühere Analyse um ein weiteres Beobachtungsjahr fort (Werblow et al. 2010). Hauptaugenmerk der vorliegenden Untersuchung gilt dem Einfluss von Krankenhausträgerschaft bzw. -rechtsform auf die technische Effizienz der Krankenhäuser. Während frühere Untersuchungen des deutschen Krankenhausmarktes (Herr 2008; Tiemann und Schreyögg 2009; Werblow et al. 2010; Herwartz und Strumann (2010) und Herr et al. (2011) nur zwischen öffentlichen, freigemeinnützigen und privaten Trägern unterscheiden, differenzieren wir in diesem Beitrag die öffentlichen Krankenhäuser nach ihren Rechtsformen (privatrechtlich und nicht privatrechtlich[1].

Eine weitere Ergänzung zu früheren Arbeiten ist die differenziertere Betrachtung von Wettbewerbswirkungen auf die Effizienz der Krankenhäuser. So berücksichtigen wir zusätzlich zum Herfindahl-Hirschman-Index (Maß für den Wettbewerb im Raum) auch den Marktanteil eines Krankenhauses. Damit tragen wir der Beobachtung Rechnung, dass Märkte mit einer gleich hohen Marktkonzentration sehr unterschiedliche Verteilungen der individuellen Marktanteile beinhalten können (vgl. Chua et al. 2011). Die Marktgegebenheiten können auch durch die Marktdurchdringung einer bestimmten Trägerform beeinflusst sein (vgl. Horwitz und Nichols 2009). Daher wollen wir in diesem Beitrag auch der Frage nachgehen, ob ein Markt mit einem hohen Anteil privater Krankenhäuser einen positiven Einfluss auf die Effizienz eines Krankenhauses (unabhängig von dessen Trägerschaft) in diesem Markt ausübt.

In Abschnitt 11.2 sind die verwendeten Methoden beschrieben (zweistufige Schätzung mit DEA und Regression). Abschnitt 11.3 stellt die Datengrundlage vor. Abschnitt 11.4 enthält unsere Ergebnisse. Im letzten Abschnitt fassen wir die Ergebnisse zusammen und geben einen Ausblick.

## 11.2 Methoden

Übereinstimmend mit einem Großteil der Veröffentlichungen zur Effizienzanalyse von Krankenhäusern wird ein Zwei-Phasen-Modell gewählt (siehe Hollingsworth 2008). In der ersten Phase werden die Effizienzwerte der einzelnen Häuser durch die Data Envelopment Analysis (DEA) bestimmt. In der zweiten Phase werden die Effizienzwerte auf verschiedene exogene Faktoren regressiert. Dieses Vorgehen erlaubt es, die Wirkung von Rahmenbedingungen auf die Effizienz der Krankenhäuser zu untersuchen.

### 11.2.1 Effizienzanalyse (DEA, Phase 1)

Die Data Envelopment Analysis nutzt die lineare Programmierung zur Bestimmung der Effizienzgrenze.[2] Krankenhäuser, die auf der Effizienzgrenze liegen, dienen als Referenzmaßstab für die Bestimmung der Effizienz anderer Häuser (siehe Charnes et al. 1978). Die Effizienzgrenze der Krankenhäuser wurde unter der Annahme konstanter Skalenerträgen bestimmt (CRS – Constant Return to Scale).[3] Eine Effizienz-

---

[1] Krankenhäuser in nicht privatrechtlicher Rechtsform können noch in rechtlich selbständige und rechtlich unselbständige unterschieden werden.
[2] Die DEA ist daher eine nichtparametrische Methode. Beispiele für parametrische Methoden zur Effizienzbestimmung sind SFA (Stochastic Frontier Analysis) oder COLS (Corrected Ordinary Least Squares).
[3] Wir gehen hier entsprechend vereinfachend von der Annahme aus, dass eine proportionale Erhöhung aller Inputs eine proportionale Erhöhung der Outputs nach sich zieht. Für eine Untersuchung mit va-

berechnung unter CRS wird auch als technische Effizienzuntersuchung bezeichnet.[4] Wir führen eine inputorientierte[5] Effizienzbetrachtung durch, da es für die Krankenhäuser tendenziell einfacher ist, den Input zu variieren als den Output. Es ist z. B. leichter für ein Krankenhaus, die Personalzusammensetzung zu verändern als Anzahl und Schweregradmix der Patienten.

Der besondere Vorteil der DEA besteht in der Möglichkeit, mehrere Inputs und Outputs simultan betrachten zu können. Jedoch ist die Methode anfällig für Messfehler und Ausreißer.[6] Aus diesem Grund wurde eine ausführliche Datenbereinigung und Ausreißeranalyse vor der Berechnung der Effizienzwerte durchgeführt.

Als Approximation für den Output eines Krankenhauses wird die Anzahl der behandelten Fälle gewählt. Dieses Vorgehen steht in Übereinstimmung mit ähnlichen Studien (vgl. Hollingsworth 2008) und ist durch die Annahme begründet, dass ein Krankenhausaufenthalt in der Regel notwendig geworden ist und den Gesundheitszustand des Patienten tatsächlich verbessert. Das Krankenhaus wäre damit ein sogenannter perfekter Sachverwalter für die Patienten (vgl. bspw. Breyer et al. 2005). Um mögliche Qualitätsunterschiede zwischen den Häusern berücksichtigen zu können, wird die Krankenhausmortalität[7] als Qualitätsindikator in der Analyse eingeführt.

Zur Berücksichtigung der Heterogenität der Krankenhäuser werden die Fallzahlen der Krankenhäuser abteilungsspezifisch analysiert, und zwar mit den beiden häufigsten Fachabteilungen Chirurgie und Innere Medizin sowie mit einer „Restkategorie" für die Fälle der übrigen Abteilungen. Damit wird sichergestellt, dass Krankenhäuser nicht allein aufgrund ihrer Fachabteilungsstruktur ungünstig bewertet werden.[8] Die Fallzahlen in den Fachabteilungen jedes Krankenhauses werden mit dem durchschnittlichen Schweregrad in der jeweiligen Fachabteilung gewichtet. Den Schweregrad bewerten wir mit Hilfe eines Schweregradindexes, der zuvor extern auf der Basis der CMI-Definition für jedes Krankenhaus (fachabteilungsspezifisch) und Jahr geschätzt wurde (siehe dazu Werblow et al. 2010; Werblow und Schoffer 2011). Dabei wurde der Schweregrad auf Basis des Klassifikationssystems aus dem Jahres 2007 auf alle anderen Jahre übertragen. Den so gewichteten Output kann man auch als die kumulierten Bewertungsrelationen der Fachabteilung verstehen. Er ist unabhängig von den Entwicklungsschritten des DRG-Katalogs.

Für die Inputs wird auf die allgemeine Produktionstheorie zurückgegriffen. Der Faktor Arbeit wird mit Personal, unterteilt nach ärztlichem Personal, Pflegepersonal und sonstigem Personal, approximiert. Als Näherung für den Faktor Kapital wählen wir die medizinischen und die sonstigen Sachkosten. Tabelle 11–1 gibt die Inputs und Outputs wieder.

---

riablen Skalenerträgen siehe Werblow et al. (2010), welche gezeigt haben, dass sich die Ergebnisse unter beiden Annahmen nur wenig unterscheiden.
4 Bei einer technischen Effizienzuntersuchung werden keine Preise oder Kosten betrachtet.
5 Bei einer inputorientierten Untersuchung wird die Effizienzgrenze durch diejenigen Krankenhäuser gebildet, die bei gegebenem Output den geringsten Input benötigen.
6 Für eine Gegenüberstellung der Vor- und Nachteile der DEA und SFA siehe Scheller-Kreinsen et al. (2011), S. 85.
7 Auch Krankenhausletalität genannt.
8 Dieses Vorgehen führt allerdings auch dazu, dass viele kleinere Krankenhäuser, die diesem Auswahlkriterium oftmals nicht genügen, damit ausgeschlossen werden.

Tabelle 11–1
**In- und Outputs der Effizienzanalyse (DEA)**

| Outputs | Fälle Chirurgie | Anzahl – adjustiert für unterschiedliche Schweregrade |
|---|---|---|
| | Fälle Innere Medizin | Anzahl – adjustiert für unterschiedliche Schweregrade |
| | Fälle restliche Fachabteilungen | Anzahl – adjustiert für unterschiedliche Schweregrade |
| Inputs | Ärztliches Personal | Anzahl Vollkräfte |
| | Pflege-Personal | Anzahl Vollkräfte |
| | Sonstiges Personal | Anzahl Vollkräfte |
| | Medizinische Sachkosten | in konstanten Preisen (2005) |
| | Sonstige Sachkosten | in konstanten Preisen (2005) |

Krankenhaus-Report 2012                                                                                       WIdO

### 11.2.2 Regressionsanalyse (Phase 2)

Unterschiede in den Effizienzwerten der Krankenhäuser können nicht nur im Management der Häuser begründet liegen. Vielmehr beeinflussen auch nichtbetrachtete krankenhausspezifische oder externe Faktoren die Effizienz der Häuser. Aus diesem Grund wird nach der Effizienzberechnung eine Regressionsanalyse zur Erklärung der Effizienzunterschiede angeschlossen (zweite Phase). Als abhängige Variable werden die berechneten Effizienzwerte (unter konstanten Skalenerträgen) der Krankenhäuser der einzelnen Jahre definiert. Als Beispiele für krankenhausspezifische Faktoren, die noch nicht in der Effizienzanalyse berücksichtigt wurden, zählen die Anzahl der Fachabteilungen, die Trägerschaft, ein Maß für die genutzten medizinischen Großgeräte sowie die Betten (unterschieden in Anzahl aufgestellter Betten und Anzahl Spezialbetten). Als Umweltfaktoren können politische und geographische Unterschiede (zum Beispiel Stadt/Land, Ost/West), der Anteil privater Krankenhäuser im Kreis oder der Schweregrad im Kreis[9] angesehen werden.

Zur Messung des Einflusses der Wettbewerbsintensität und des Marktanteils werden zwei Marktabgrenzungen eingeführt: einerseits das nachfrageseitige Einzugsgebiet, das sich aus den Herkunftskreisen von 90 % aller Patienten eines Krankenhauses bestimmt, andererseits eine angebotsseitige Marktabgrenzung nach dem jeweiligen Kreis, in dem das Krankenhaus seinen Sitz hat (siehe dazu auch Gresenz et al. 2004).[10] Beide Marktabgrenzungen werden in jeweils einer eigenen Regression untersucht.

Eine Besonderheit des Modells in der zweiten Phase ist seine Panelstruktur, d. h. wir betrachten die Krankenhäuser über die Zeit. Diese Struktur der Daten erlaubt Aussagen über die Existenz krankenhausspezifischer Unterschiede, die wir in einer einperiodigen Querschnittsanalyse nicht hätten treffen können. In letzterem Fall wären diese Effekte im allgemeinen Störterm verschwunden. Mit der Paneldatenstruktur können wir hingegen – unter bestimmten Annahmen – die sonst unbeobachtbare Heterogenität der Krankenhäuser abbilden.

---

9  Hierzu wird der durchschnittliche Schweregrad aller Fälle in einem Kreis berechnet.
10 Siehe zur Bestimmung des Einzugsgebietes Werblow et al. (2010).

Eine Schwierigkeit bei der Anwendung der Regression ist die beschränkte Verteilung der Effizienzwerte von 0 bis 1. Obwohl der Kleinste-Quadrate-Schätzer (KQ) auch in diesem Fall erwartungstreu ist, birgt er die Gefahr, dass geschätzte Werte außerhalb des Intervalls 0 bis 1 liegen können und die Varianz der Störterme nicht konstant ist. Weiterhin beschreiben Simar und Wilson (2007), dass durch die Methodik der DEA die Effizienzwerte der verschiedenen Einheiten miteinander korreliert sind.

In der Literatur wurden für diese Probleme mehrere Lösungen vorgeschlagen (siehe Simar und Wilson 2007). Im Gegensatz zu Simar und Wilson (2007), die eine mit dem Bootstrap-Verfahren trunkierte Regression vorschlagen, wird in der folgenden Analyse – wie auch in Werblow et al. (2010) – eine KQ-Schätzung im Panel genutzt. Damit nehmen wir die Effizienzwerte in der zweiten Phase als gegeben an und berücksichtigen nicht deren Datengenerierungsprozess. Wir folgen im Weiteren der Argumentation von McDonald (2009), der zeigen konnte, dass die KQ-Schätzung bei der Analyse der DEA-Effizienzwerte konsistente Schätzergebnisse liefert, wenn für Heteroskedastizität der Störterme kontrolliert werden kann (siehe zur Methodik Werblow et al. 2010).

## 11.3 Datengrundlage

Die analysierten Krankenhausdaten stammen aus der amtlichen Krankenhausstatistik. Sie wurden uns unter Nutzung von Datenfernverarbeitung vom Forschungsdatenzentrum der Statistischen Landesämter zur Verfügung gestellt.[11]

### 11.3.1 Datenbereinigung

Wie bei jeder empirischen Untersuchung – besonders aber bei der DEA als nichtparametrischer Effizienzmessungsmethode – sollten die Daten auf Ausreißer untersucht werden. Deshalb wird eine umfassende Analyse der Daten auf Unvollständigkeit, Fehler und sonstige außergewöhnliche Beobachtungen vorangestellt. Dabei wurde das Verfahren von Werblow et al. (2010) übernommen.

Zur Gewährleistung der Stabilität der Ergebnisse der DEA werden nur solche allgemeinen Krankenhäuser, die in jedem Jahr eine Abteilung für Chirurgie und eine für Innere Medizin sowie mindestens eine weitere Fachabteilung im Haus hatten, in der Analyse berücksichtigt. In Erweiterung zur Studie von Werblow et al. (2010) werden außerdem alle Kliniken ausgeschlossen, die weniger als zehn Ärzte beschäftigen, da ansonsten sehr kleine und Spezialkrankenhäuser die Effizienzberechnung verzerren können.

Von den 1 781 allgemeinen Krankenhäusern konnten nach der Datenbereinigung 1 013[12] im Jahr 2008 analysiert werden. Dies entspricht 57 % Prozent der all-

---

11 Wir danken den Mitarbeitern des Forschungsdatenzentrums Kamenz für die Unterstützung der Auswertung.
12 Werblow et al. (2010) analysierten 1 036 Krankenhäuser.

gemeinen Krankenhäuser in Deutschland.[13] Anders gesagt: Bei 43 % der Häuser genügten die Daten und/oder die Struktur der Häuser nicht den methodischen Anforderungen, so dass diese Häuser von der Analyse ausgeschlossen wurden. Es handelt sich um ein unbalanciertes Panel, in dem nicht jedes Krankenhaus für den kompletten Zeitraum in das Untersuchungssample aufgenommen wird. Wie in Werblow et al. (2010) beschrieben wurde ein Krankenhaus mit unplausiblen Variationen im Zeitverlauf für die Variablen aufgestellte Betten, Pflegetage insgesamt, Entlassungen (insgesamt) sowie Vollkräftezahlen und Kosten in den drei Personalkategorien für alle Jahre aus der Sample entfernt. Im Gegensatz dazu wurden Häuser mit unzulässigen Einzelwerten nur für das entsprechende Jahr aus dem Untersuchungssample entfernt.

Der Anteil der untersuchten Krankenhäuser variiert zwischen Ländern und Trägern. So schwankt der Anteil in den Ländern zwischen 31 % und 81 %. Am geringsten ist der Anteil auswertbarer Krankenhäuser an allen Krankenhäusern in Berlin und Schleswig-Holstein. Bei den Trägern werden vor allem viele kleine private Häuser (insbesondere in Bayern) durch die Datenbereinigung ausgeschlossen.[14] Entsprechend analysieren wir mit der vorliegenden Untersuchung die Effizienz der mittleren bis großen Krankenhäuser in Deutschland.

### 11.3.2 Deskriptive Statistiken der Effizienzanalyse (Phase 1)

Für den gesamten Untersuchungszeitraum 2002 bis 2008 können insgesamt 7 418 Beobachtungen analysiert werden. Dabei wird ein Großteil der Häuser über mehrere Jahre erfasst. Im Durchschnitt werden 1 059,7 Krankenhäuser pro Jahr analysiert. Die deskriptiven Statistiken der In- und Outputs für das Jahr 2008 sind in Tabelle 11–2 dargestellt.

Tabelle 11–2
**In- und Outputs für das Jahr 2008**

| | Variable | Mittelwert | Std. Abw. | Min | Max |
|---|---|---|---|---|---|
| Outputs | Fälle Chirurgie | 3.961,17 | 2.703,54 | 121,81 | 35.750,18 |
| | Fälle Innere Medizin | 5.246,73 | 5.160,74 | 410,40 | 75.493,02 |
| | Fälle restliche Fachabteilungen | 5.418,16 | 8.493,70 | 48,72 | 78.515,98 |
| Inputs | Ärztliches Personal | 107,63 | 155,79 | 10,07 | 2.066,80 |
| | Pflege-Personal | 232,16 | 247,27 | 21,97 | 2.974,13 |
| | Sonstiges Personal | 308,85 | 484,59 | 25,73 | 5.758,07 |
| | Medizinische Sachkosten in Millionen | 10,4 | 16,1 | 0,7 | 16,3 |
| | Sonstige Sachkosten in Millionen | 10,8 | 15,5 | 0,9 | 23,0 |

N = 1013

Krankenhaus-Report 2012   WIdO

---

13 Im Jahr 2007 waren es 1 025 Häuser, von denen vollständige Daten vorlagen.
14 Wir danken Herrn Dr. Boris Augurzky vom RWI für seine Anmerkungen zu diesem Sachverhalt.

Im Jahr 2008 wurden gemeinsam in der Chirurgie und der Inneren Medizin im Durchschnitt mehr als 70% aller Fälle eines Krankenhauses behandelt. Insgesamt wurden in einem Krankenhaus durchschnittlich 108 ärztliche, 232 pflegerische und 309 sonstige nicht-ärztliche Vollkräfte eingesetzt. Es wurden 10,4 Millionen Euro für medizinische und 10,8 Millionen Euro für sonstige Sachkosten benötigt.

### 11.3.3 Deskriptive Statistiken der Regressionsanalyse (Phase 2)

In Tabelle 11–3 finden sich die deskriptiven Statistiken der in der Regression verwendeten Variablen.

Bei den Einflussfaktoren lassen sich interne Rahmenbedingung sowie externe Umweltbedingungen unterscheiden. Bei diesen Faktoren handelt es sich überwiegend um Variablen, die auch schon in der Analyse von Werblow et al. (2010) verwendet worden sind. Daher werden im Folgenden nur Faktoren näher erläutert, die neu in die Analyse hineingekommen sind.

Tabelle 11–3
**Verwendete Variablen (2008)**

| Variable | Mittelwert | Std.abw. |
|---|---|---|
| Effizienzwert (CRS) | 0,784 | 0,116 |
| Wert med. Großgeräte (in Mio. Euro) | 4,427 | 6,744 |
| Anzahl Fachabteilungen | 6,454 | 3,397 |
| Anzahl aufgestellter Betten (in 1 000)[1] | 0,388 | 0,322 |
| Anteil aufgestellter Betten (Intensiv) | 0,046 | 0,020 |
| Anteil aufgestellter Betten (Beleg) | 0,057 | 0,092 |
| Universitätskliniken (Dummy) | 0,032 | 0,175 |
| Krankenhausmortalität | 0,027 | 0,008 |
| HHI (Kreis) | 0,359 | 0,241 |
| HHI (Einzugsgebiet) | 0,160 | 0,144 |
| Marktanteil Kreis | 0,192 | 0,280 |
| Marktanteil Einzugsgebiet | 0,046 | 0,110 |
| Entfernung (Einzugsgebiet)[2] in km | 6,803 | 7,743 |
| Anteil privater Krankenhäuser im Kreis | 0,248 | 0,255 |
| Schweregrad im Kreis | 0,988 | 0,124 |
| Anteil freigemeinnütziger Träger* | 0,437 | 0,496 |
| Anteil privater Träger* | 0,122 | 0,328 |
| Anteil öffentlicher Träger in privatrechtlicher Form* | 0,273 | 0,446 |
| Anteil Stadtstaat* | 0,050 | 0,219 |
| Anteil Ost* | 0,163 | 0,369 |

N = 1013
* Der Anteil bezieht sich auf die Anzahl der Krankenhäuser
[1] Es ist zu beachten, dass die Daten der amtlichen Statistik „Komplex-Kliniken" als ein Krankenhaus ausweisen (siehe dazu Destatis 2008)
[2] Die Entfernung der Patienten, die aus dem Standortkreis des Krankenhauses kommen, geht mit 0 km in die Berechnung des Durchschnitts ein

Universitätskliniken unterscheiden sich in ihrer Produktionsstruktur deutlich von anderen Krankenhäusern. Deshalb führen wir eine Dummy-Variable für die Universitätskliniken in die Analyse ein. Identifiziert werden die Universitätskliniken anhand des Vorhandenseins von Betten, die durch das Hochschulbauförderungsgesetz gefördert werden.

Um einen genaueren Einblick in die Wirkung von Wettbewerb auf die Effizienz zu erlangen, wird neben dem Herfindahl-Hirschman-Index (HHI) des Krankenhausstandortes auch der Marktanteil eines Hauses als erklärende Variable berücksichtigt. Chua et al. (2011) konnten in ihrer Studie einen positiven Zusammenhang zwischen Effizienz und dem Agieren in einem Markt, der besonders durch viele privatwirtschaftlich operierende Krankenhäuser geprägt ist, feststellen. Dieser Zusammenhang soll nun auch in Deutschland überprüft werden. Daher wird bei der Analyse mit der angebotsseitigen Marktabgrenzung der Anteil von privaten Krankenhäusern im Kreis mit aufgenommen.

Öffentliche Träger haben die Möglichkeit, ihre Krankenhäuser als rechtlich unselbständig (z. B. Eigenbetriebe) oder rechtlich selbständig (z. B. Gesellschaft öffentlichen Rechts) oder in privatrechtlicher Form (z. B. GmbH) zu führen. Der Einfluss des öffentlichen Trägers ist entsprechend abhängig von der Rechtsform. Als Erweiterung zu früheren Untersuchungen werden die Träger der Krankenhäuser in vier Gruppen unterteilt: Öffentlicher Träger in nicht privatrechtlicher Form[15], öffentlicher Träger in privatrechtlicher Form, freigemeinnütziger Träger und privater Träger. Die Gruppe der Krankenhäuser öffentlicher Träger in nicht privatrechtlicher Form dient in der Regression als Basisgruppe.

Weiterhin wird im Vergleich zur Studie von Werblow et al. (2010) der durchschnittliche Schweregrad der Fälle eines Kreises als erklärende Variable berücksichtigt. Ziel ist es zu überprüfen, ob Krankenhäuser in Regionen, die durch eine höhere Fallschwere gekennzeichnet sind, die Effizienz – auch nach Berücksichtigung der Krankheitsschwere in den Krankenhausabteilungen – noch weiter steigern.

## 11.4 Ergebnisse

### 11.4.1 Ergebnisse der DEA

Tabelle 11–4 gibt einen Überblick über die Entwicklung der technischen Effizienzwerte unter der Annahme von konstanten Skalenerträgen (CRS) bei inputorientierter Berechnung. Die durchschnittliche Effizienz der Krankenhäuser hat im Untersuchungszeitraum zugenommen. Jedoch ist zu bedenken, dass Effizienz bei der DEA immer im Vergleich mit den Besten gemessen wird. Deswegen kann die Zunahme der allgemeinen Effizienz auch auf eine Abnahme der Performance bei den Referenzhäusern zurückzuführen sein. Für eine tiefergreifende Analyse der Effizi-

---

15 Das bedeutet in öffentlich rechtlich unselbständiger und in öffentlicher, rechtlich selbständiger Form.

Tabelle 11–4
**Durchschnittliche Effizienz (CRS) der Krankenhäuser (2002–2008)**

| Jahr | Anzahl Krankenhäuser | Mittelwert | Standardabweichung |
| --- | --- | --- | --- |
| 2002 | 1116 | 0,685 | 0,14 |
| 2003 | 1099 | 0,737 | 0,13 |
| 2004 | 1074 | 0,755 | 0,13 |
| 2005 | 1056 | 0,752 | 0,12 |
| 2006 | 1035 | 0,756 | 0,12 |
| 2007 | 1025 | 0,775 | 0,11 |
| 2008 | 1013 | 0,784 | 0,12 |

Krankenhaus-Report 2012 WIdO

enzentwicklung über die Zeit eignet sich der Malmquist-Produktivitätsindex. Er erlaubt es, die Effizienzentwicklung in zwei Komponenten zu zerlegen: die Veränderung der Technologie und die Verschiebung der Effizienzgrenze; eine bessere Vergleichbarkeit zwischen verschieden Messzeitpunkt wird so möglich. (Färe et al. 1992).[16]

Die größte Zunahme der Effizienz findet sich 2003, d. h. gerade vor der obligatorischen Einführung der DRG-Vergütung. Die Krankenhäuser in den einzelnen Bundesländern unterscheiden sich stark in ihrer technischen Effizienz. Im Jahr 2002

Abbildung 11–1

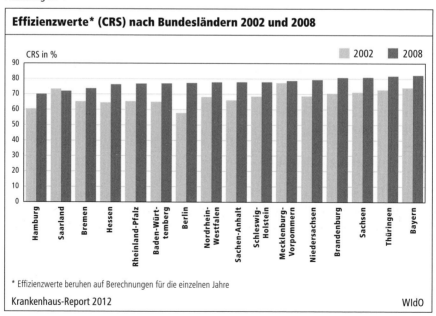

**Effizienzwerte* (CRS) nach Bundesländern 2002 und 2008**

* Effizienzwerte beruhen auf Berechnungen für die einzelnen Jahre
Krankenhaus-Report 2012 WIdO

---

16 Mit dem Malmquist-Index kann auch der DRG-Katalogeffekt genauer untersucht werden.

Tabelle 11–5
**Durchschnittliche Effizienz nach Trägern und Jahr (CRS)**

|  | 2002 | 2003 | 2004 | 2005 | 2006 | 2007 | 2008 |
|---|---|---|---|---|---|---|---|
| Öffentlicher Träger in nicht privatrechtlicher Form[1] | 69,20% | 71,70% | 74,10% | 75,10% | 74,70% | 76,80% | 77,90% |
| Öffentlicher Träger in privatrechtlicher Form | 67,30% | 74,60% | 74,90% | 74,60% | 75,90% | 76,50% | 77,90% |
| Freigemeinnütziger Träger | 68,00% | 74,10% | 76,10% | 74,40% | 74,90% | 77,50% | 78,30% |
| Privater Träger | 71,70% | 78,10% | 78,40% | 80,30% | 79,00% | 81,00% | 80,60% |

[1] D. h. in öffentlich-rechtlicher und unselbständiger und in öffentlicher, rechtlich selbständiger Form

Krankenhaus-Report 2012                                                                                             WIdO

erreichten die „besten" Länder[17] (Mecklenburg-Vorpommern, dicht gefolgt von Bayern) Effizienzwerte von 77,3% bzw. 74,1%. Die Schlusslichter waren Berlin und Hamburg mit 57,8% und 60,4%. Im Jahr 2008 konnten für Thüringen und Bayern, die beiden „besten" Bundesländer, Effizienzwerte von über 80% bestimmt werden. Das Schlusslicht Hamburg erreichte 2008 einen Effizienzwert von ca. 70% (Abbildung 11–1) (vgl. auch Werblow und Robra 2006).

Die technische Effizienz nimmt bei den Krankenhäusern aller Trägerarten zu (Tabelle 11–5). Die Unterschiede der Durchschnittswerte sind gering. Die Zuwächse sind auf alle Trägerarten mehr oder weniger gleichmäßig verteilt. Die privaten Träger konnten ihren leichten Vorsprung über die Jahre halten.[18]

## 11.4.2 Ergebnisse der Regression

Zur Unterscheidung der verschiedenen räumlichen Abgrenzungen (Kreis und Einzugsgebiet) wurden zwei Regressionen durchgeführt. Die Ergebnisse beider Regressionen sind in jeweils einer Spalte in der Tabelle 11–6 dargestellt. Aufgrund von technischen Besonderheiten werden für die nachfrageseitige Marktabgrenzung der Schweregrad und der Anteil der privaten Krankenhäuser nicht mit betrachtet. Das gewählte Paneldesign bestätigt sich.[19]

Bei der Trägerschaft konnten die Ergebnisse aus Werblow et al. (2010) bestätigt und erweitert werden. Private Träger sind mindestens schwach signifikant effizienter als Häuser öffentlicher Träger in **nicht** privatrechtlicher Form. Auch die Häuser öffentlicher Träger in privatrechtlicher Form sind effizienter als nicht-privatwirtschaftlich geführte. Häuser in freigemeinnütziger Trägerschaft unterscheiden sich hingegen nicht signifikant von öffentlichen Häusern in nicht-privatrechtlicher Rechtsform. Damit zeigt sich insgesamt, dass privatwirtschaftlich geführte Kran-

---

17 Das heißt die Länder mit den durchschnittlich höchsten Effizienzwerten der in diesem Bundesland liegenden Krankenhäuser.
18 In einer weiterführenden Untersuchung sollten die Anreize für die Wahl einer bestimmten Rechtsform untersucht werden.
19 Siehe letzte Zeile Tabelle 11–6. So sollte die bei der DEA nichtbeobachtbare Heterogenität der Häuser in der Erklärung der Unterschiede der Effizienz berücksichtigt werden.

Tabelle 11-6
## Determinanten der Effizienz (abh. Variable DEA-CRS, einzelne Jahre gepoolt)

| Variable | Marktabgrenzung angebotsseitig (Kreis) | | | Marktabgrenzung nachfrageseitig (Einzugsgebiet) | | |
|---|---|---|---|---|---|---|
| | Koeffizient | | Std. fehler | Koeffizient | | Std. fehler |
| Wert med. Großgeräte (in Mio. Euro) | 0,002 | ** | 0,001 | 0,002 | ** | 0,001 |
| Wert med. Großgeräte (in Mio. Euro)^2 | −0,068 | *** | 0,021 | −0,061 | *** | 0,021 |
| Anzahl Fachabteilungen | −0,015 | *** | 0,004 | −0,017 | *** | 0,004 |
| Anzahl Fachabteilungen^2/1000 | 0,001 | ** | 0,000 | 0,001 | *** | 0,000 |
| Anzahl aufgestellter Betten in 1000 | −0,277 | *** | 0,040 | −0,204 | *** | 0,039 |
| Anzahl aufgestellter Betten^2/1000 | 155,663 | *** | 27,774 | 114,128 | *** | 26,797 |
| Anzahl aufgestellter Betten^3/1000 | −20,206 | *** | 4,104 | −14,860 | *** | 3,913 |
| Anteil aufgestellter Betten (intensiv) | −0,256 | ** | 0,130 | −0,195 | | 0,132 |
| Anteil aufgestellter Betten (Beleg) | 0,169 | *** | 0,032 | 0,166 | *** | 0,032 |
| Mortalität | −3,302 | *** | 0,820 | −2,874 | *** | 0,854 |
| Mortalität^2 | 20,658 | * | 12,069 | 19,985 | | 12,678 |
| Dummy öffentlicher Träger in privatrechtlicher Form = 1 | 0,007 | * | 0,004 | 0,007 | * | 0,004 |
| Dummy Freigemeinnützig = 1 | −0,004 | | 0,006 | −0,004 | | 0,006 |
| Dummy Privat = 1 | 0,015 | ** | 0,008 | 0,014 | * | 0,008 |
| Dummy Stadtstaat = 1 | −0,053 | *** | 0,015 | −0,021 | | 0,014 |
| Dummy Ostdeutschland = 1 | 0,047 | *** | 0,008 | 0,057 | *** | 0,008 |
| Dummy Universitätsklinikum = 1 | −0,095 | *** | 0,028 | −0,103 | *** | 0,028 |
| HHI (Kreis bzw. Einzugsgebiet) | −0,061 | ** | 0,027 | −0,059 | ** | 0,030 |
| Marktanteil (Kreis bzw. Einzugsgebiet) | 0,093 | *** | 0,023 | 0,057 | * | 0,030 |
| Entfernung (Einzugsgebiet) in m | | | | 0,002 | *** | 0,001 |
| Entfernung (Einzugsgebiet)^2 in km | | | | −0,0002 | ** | 0,0001 |
| Anteil privater Krankenhäuser Kreis | −0,003 | | 0,009 | | | |
| Schweregrad Kreis | 0,239 | *** | 0,017 | | | |
| Dummy Jahr 2003 = 1 | 0,045 | *** | 0,004 | 0,052 | *** | 0,004 |
| Dummy Jahr 2004 = 1 | 0,061 | *** | 0,004 | 0,069 | *** | 0,004 |
| Dummy Jahr 2005 = 1 | 0,049 | *** | 0,004 | 0,066 | *** | 0,004 |
| Dummy Jahr 2006 = 1 | 0,053 | *** | 0,004 | 0,070 | *** | 0,004 |
| Dummy Jahr 2007 = 1 | 0,074 | *** | 0,004 | 0,089 | *** | 0,004 |
| Dummy Jahr 2008 = 1 | 0,087 | *** | 0,004 | 0,098 | *** | 0,004 |
| Konstante | 0,666 | *** | 0,027 | 0,852 | *** | 0,022 |
| N | 7418 | | | 7204 | | |
| R^2 | 0,208 | | | 0,168 | | |
| Sigma(u) | 0,088 | | | 0,087 | | |
| Sigma (e) | 0,073 | | | 0,075 | | |
| Rho | 0,587 | | | 0,574 | | |
| Test Var (ui) = 0 | 6115 | *** | | 5649 | *** | |

*** signifikant auf dem 1%-Signifikanzniveau, ** signifikant auf dem 5%-Signifikanzniveau, * signifikant auf dem 10%-Signifikanzniveau

Krankenhaus-Report 2012                                            WIdO

kenhäuser (öffentliche in privatrechtlicher Form und private) effizienter wirtschaften als Krankenhäuser in anderer Trägerschaft.

In beiden Regressionen hat der Herfindahl-Hirschman-Index als Wettbewerbsmaß für den Kreis bzw. für das Einzugsgebiet einen negativen Einfluss auf die Effizienz, d. h. je höher der Index (1 = Monopol), desto geringer ist die Effizienz. Jedoch ist es möglich, dass zwei Märkte mit dem gleichen HHI unterschiedliche Marktanteilsverteilungen haben (vgl. Rhoades 1995 und Chua et al. 2011).[20] Entsprechend sollte die Analyse des Wettbewerbs um eine Marktanteilsuntersuchung ergänzt werden. Im vorliegenden Fall führt nach Berücksichtigung des HHI eine Zunahme des Marktanteils zu einer Zunahme der Effizienz, d. h. Krankenhäuser mit einem hohen Marktanteil in einem Markt mit vielen Krankenhäusern sind effizienter als kleine Krankenhäuser im gleichen Markt.

Im Gegensatz zu den Ergebnissen aus Chua et al. (2011) und Horwitz und Nichols (2009) konnte kein Zusammenhang zwischen dem Anteil der privatwirtschaftlich organisierten Häuser im Markt und der Effizienz anderer Krankenhäuser festgestellt werden.

Ein Haus mit vielen Großgeräten hat eine höhere Effizienz als ein Haus mit wenigen. Der negative Quadratterm zeigt, dass dieser Einfluss mit weiteren Geräten abnimmt. Weitere krankenhausspezifische Variablen sind die Anzahl der Betten und die Anzahl der Fachabteilungen. Für besonders kleine Häuser sind beide Effekte negativ. Allerdings führt für größere Häuser eine Zunahme der Fachabteilungen (ab acht Fachabteilungen) auch zu einer Zunahme der Effizienz. Bei den Betten ergibt sich ein ähnliches Bild, jedoch erst ab einer Größe von mehr als ca. 1 100 Betten (u-förmiger Verlauf). Der Anteil der Intensivbetten, als weiteres Maß für die Fallschwere, hat keinen bzw. nur einen schwach signifikanten negativen Einfluss auf die Effizienz. Der Anteil der Belegbetten an der Gesamtbettenzahl hat dagegen eine signifikant positive Auswirkungen auf die fallbezogene Performance eines Hauses. Universitätskliniken erreichen trotz Berücksichtigung der Fallschwere signifikant schlechtere Effizienzergebnisse als andere Krankenhäuser, was mit ihrer Kuppelproduktion (Lehre, Forschung und Versorgung) zusammenhängen dürfte (vgl. Ott 2003).[21] Die Krankenhäuser mit einer geringen Mortalität (negatives Vorzeichen) weisen eine höhere Effizienz auf als solche mit einer hohen Mortalität. Das kann als Hinweis für einen positiven Zusammenhang zwischen Effizienz und Qualität gewertet werden.

Unabhängig von der Marktabgrenzung weisen Krankenhäuser in Stadtstaaten signifikant schlechtere Effizienzwerte auf als solche in Flächenstaaten. Bei der Unterscheidung zwischen ost- und westdeutschen Einrichtungen schneiden in beiden Regressionen die ostdeutschen Häuser signifikant besser ab. Dies ist auch in Abbildung 11–1 erkennbar, bei der ostdeutsche Bundesländer vordere Plätze belegen. Als

---

20 Siehe auch Abschnitt 11.1 zum Herfindahl-Index.
21 Eine Kuppelproduktion kann verglichen mit den Stand-alone-Kosten, die für die drei Kernprozesse Lehre-Forschung-Krankenversorgung sonst je gesondert aufgebracht werden müssten, dennoch eine sehr effiziente Form der Leistungserbringung sein. Solange auf diese Weise Synergien entstehen, kann nicht von einer „Quersubvention" der drei Bereiche untereinander gesprochen werden.

mögliche Erklärungen können die höheren Investitionsquoten und die geringeren Personalausgaben in Ostdeutschland angesehen werden.[22]

Bei einer nachfrageseitigen Marktabgrenzung ist die Effizienz mit der Entfernung, die die Patienten zurücklegen, positiv assoziiert. Das könnte ein Hinweis darauf sein, dass effiziente Häusern im regionalen Umfeld als besonders attraktiv gelten oder dass effiziente Häuser über die sonst schon berücksichtigten Merkmale (vor allem: Ost-West; HHI) hinaus besonders in Regionen mit einer geringen Krankenhausdichte operieren.

Krankenhäusern, die in einem Umfeld mit besonders vielen schweren Fällen operieren, gelingt es besonders gut, effizient zu behandeln: der Schweregrad auf Kreisebene hat einen signifikant positiven Zusammenhang mit der Effizienz bei angebotsseitiger Marktabgrenzung.

## 11.5 Diskussion und Ausblick

Die hier fortgeschriebene Analyse der Effizienzentwicklung deutscher Krankenhäuser zeigt im Berichtszeitraum 2002 bis 2008 eine Zunahme der technischen Effizienz um rund 10 Prozentpunkte – von durchschnittlich 68,5 % auf 78,4 %. Es besteht allerdings noch ein deutliches Effizienzpotenzial mit relativ großen Unterschieden zwischen den Bundesländern und mit vergleichsweise geringen Unterschieden zwischen den Trägergruppen.

Die Krankenhäuser konnten ihre Effizienzunterschiede im Laufe des Untersuchungszeitraums abbauen (Basisjahr 2002). Diese Bild bestätigt bereits vorangegangen Studien des deutschen Krankenhaussektors (Herr et al. 2011; Augurzky und Schmitz 2010; Herwartz und Strumann 2010; Tiemann und Schreyögg 2010; Werblow et al. 2010).

Private Krankenhäuser sind wie schon in Werblow et al. (2010) zuvor im Durchschnitt effizienter als Krankenhäuser anderer Träger. Dazu sind jedoch die Ausschlusskriterien der vorliegenden Studie zu berücksichtigen. Um die DEA mit einer hinlänglich homogenen Gruppe von Krankenhäusern durchzuführen, wurde ein Teil der Häuser von der Analyse ausgeschlossen. 2008 waren dies 27 % der Krankenhäuser in öffentlich rechtlicher Trägerschaft (unselbständig), 20 % der Häuser in öffentlich-rechtlicher Trägerschaft (selbständig), 21 % der Häuser in öffentlicher Trägerschaft (privatrechtlich), 34 % der freigemeinnützigen Krankenhäuser und sogar 77 % der Krankenhäuser privater Träger. In der letztgenannten Gruppe finden sich viele kleine Krankenhäuser, sodass die durchschnittlichen Ergebnisse der in der Analyse verbliebenen Gruppe privater Krankenhäuser zwar ein Beispiel für die anderen Krankenhäuser in der Analyse geben, aber nicht auf alle privaten Häuser verallgemeinert werden können.

---

22 Eine Bestätigung dieser Interpretation findet sich in den Untersuchungen von KPMG (Penter und Arnold 2009, Augurzky 2009b) und im Krankenhaus Rating Report (Augurzky et al. 2009a).

Die Krankenhäuser in den einzelnen Bundesländern unterscheiden sich teilweise stark in ihrer technischen Effizienz.[23] So erreichen die Häuser in Bayern und Thüringen im Jahr 2008 im Durchschnitt die höchsten Effizienzwerte. Eine neuere Untersuchung, die auch die Effizienz auf Bundeslandebene untersucht (allerdings mit der SFA), kommt teilweise zu anderen Ergebnissen hinsichtlich der Reihung der Bundesländer wie auch hinsichtlich der durchschnittlichen Effizienz. Insbesondere die unterschiedliche Reihung der Bundesländer dürfte auf Unterschiede in der Sampleauswahl zurückzuführen sein (vgl. Augurzky und Schmitz 2010).[24]

Nachfrageseitiger regionaler Wettbewerb gemessen über den HHI ist mit höherer Krankenhauseffizienz verbunden. Es gibt darüber hinaus aber offensichtlich noch komplexe Beziehungen der Effizienz der Krankenhäuser mit deren regionalem Marktanteil, mit der Wanderungsbereitschaft der Patienten zu leistungsfähigeren Krankenhäusern und mit dem Niveau der Krankheitsschwere stationärer Fälle in der Region, gemessen über einen regional aggregierten Casemix-Index.

Aus methodischer Sicht sind zwei weitere Schritte wünschenswert: Erstens, flankierend zur Regressionsanalyse, ein stratifizierter Vergleich der Krankenhäuser mit hoher, mittlerer und geringer Effizienz in der Effizienzfrontanalyse. Zweitens eine Kreuzvalidierung zwischen einer Bilanzanalyse, wie sie für die Stichprobe der Krankenhäuser im Krankenhaus-Rating-Report durchgeführt wird (Augurzky et al. 2011), und einer Effizienzfront-Analyse derselben Krankenhäuser. Es würde sich dann zeigen, wie das in der vorliegenden Analyse verwendete Effizienzkonzept, das mit der Fallschwere gewichtete Fallzahlen als Output mit Personal und Sachmitteln als Inputs in Beziehung setzt, mit Merkmalen der Bilanzanalyse zusammenhängt, z. B. mit der Investitionsquote der Krankenhäuser.

Bei der Weiterentwicklung der Leistungsvergütung im stationären Sektor stehen die Krankenhäuser vor der ökonomischen Aufgabe, bei gegebenen fallbezogenen Vergütungen möglichst viele Fälle mit einem ausreichenden Deckungsbeitrag zu erarbeiten oder sich auf ein wirtschaftlich auskömmliches Fallspektrum zu spezialisieren. Die Krankenkassen haben die Aufgabe, die Versorgung ihrer Versicherten sicherzustellen und ihre Fälle in leistungsfähige Häuser zu lenken, dabei deren wirtschaftliches Verhalten zu fördern und weniger effiziente Krankenhäuser entweder aus der Versorgung zu nehmen oder ihnen Anreize zu mehr Effizienz zu geben. Das setzt letztlich ein Abgehen vom Einheitspreissystem voraus. Ein Zwischenschritt vor Selektivverträgen könnten Zielvereinbarungen zwischen Krankenkassen und Krankenhäusern sein, deren steuernde Wirksamkeit bisher erst unzureichend überprüft worden ist (Robra et al. 1998).

Die Annahme, dass Krankenhausaufenthalte grundsätzlich nutzenstiftend und deswegen ein pragmatisch relevantes Outputmerkmal für die Effizienzanalyse sind, kann im Licht der Ergebnisse von Prüfungen auf vermeidbare Krankenhausaufenthalte (sog. „primäre Fehlbelegung") in Frage gestellt werden. Unser Effizienzmaß „Fälle pro Input" ist zwar auf der betriebswirtschaftlichen Ebene korrekt, bedarf aber auf der bevölkerungsbezogenen Ebene der Kritik. Die sog. „sekundäre Fehlbe-

---

23 Effizienzunterschiede zwischen den Bundesländern im Krankenhaussektor konnten mit anderen Methoden auch schon Augurzky et al. (2009a) und Augurzky und Schmitz (2010) feststellen.
24 So schneidet bspw. Hamburg in der angesprochenen Studie sehr gut ab, während die Hansestadt bei uns an letzter Position rangiert.

legung", d. h. unnötig lange Krankenhausaufenthalte, verschlechtert dagegen unmittelbar unser Effizienzmaß. Systematisch zu kurze Krankenhausaufenthalte würden dagegen in unserer Operationalisierung als Effizienzvorteil erscheinen. Verweildauer-Informationen der amtlichen Krankenhaus-Statistik könnten noch zusätzlich als Determinanten der Effizienz berücksichtigt werden. Stichprobenprüfungen zum Behandlungs- und Abrechnungsverhalten der Krankenhäuser nach § 17c KHG (vgl. Dirschedl und Mohrmann 2008) werden dagegen nicht systematisch und flächendeckend durchgeführt. Ihre Ergebnisse können nicht mit den Informationen der Forschungsdatenzentren verknüpft werden. Nach Einschätzung des MDK ermöglichen diese Abrechnungsprüfungen den Krankenkassen, Rückforderungen von 1,5 Mrd. Euro jährlich zu stellen und den Krankenhäusern, Prozesse und Dokumentation zu verbessern (MDK 2010).

## Literatur

Augurzky B, Budde R, Krolop S, Schmidt C.M., Schmidt H, Schmitz H, Schwierz C, Terkatz S. Krankenhaus Rating Report 2009 – Im Auge des Orkans, RWI: Materialien 51. Essen 2009a.

Augurzky B, Tauchmann H, Werblow A, Felder S. Effizienzreserven im Gesundheitswesen RWI: Materialien 49. Essen 2009b.

Augurzky B, Schmitz H. Effizienz von Krankenhäusern in Deutschland im Zeitvergleich. RWI Projektbericht: Endbericht 2010.

Augurzky B, Gülker R, Krolop S, Schmidt CM, Schmidt H, Schmitz H, Terkatz S. Krankenhaus Rating Report 2010 – Licht und Schatten, RWI: Materialien 59. Essen 2011.

Breyer F, Zweifel P, Kifmann M. Gesundheitsökonomie. Berlin: Springer 2005.

Charnes A, Cooper WW, Rhodes E.: Measuring the efficiency of decision making units. European Journal of Operational Research 1978; 3 (4): 429–44.

Chua CL, Palangkaraya A, Yong J. Hospital Competition, Technical Efficiency and Quality. Economic Record 2011; 87: 252–68.

Destatis. Verzeichnis der Krankenhäuser und Vorsorge- und Rehabilitationseinrichtungen in Deutschland. Wiesbaden 2008.

Dirschedl P, Mohrmann M. Stichprobenprüfungen nach § 17c KHG: Methodik, praktische Erfahrungen und Ergebnisse in Baden-Württemberg. In: Klauber J, Robra BP, Schellschmidt H (Hrsg). Krankenhaus-Report 2007; Schwerpunkt: Krankenhausvergütung – Ende der Konvergenz? Stuttgart: Schattauer 2008, 195–210.

Färe R, Grosskopf S, Lingren B, Ross P. Productivity changes in Swedish pharmacies 1980–1989: A non-parametric Malmquist approach. Journal of Productivity Analysis 1992; 3: 85–101.

Gresenz CR, Rogowski J, Escarce J. Updated variable-radius measures of hospital competition. Health Services Research 2004, 39 (2): 417–30.

Herr A. Cost and technical efficiency of German hospitals: does ownership matter? Health Economics 2008; 17: 1057–71.

Herr A, Schmitz H, Augurzky B. Profit efficiency and ownership of German hospitals. Health Economics 2011; 20: 660–74.

Herwartz H, Strumann C. Spatial Interdependence of Hospital Efficiency in Germany: Workingpaper. Kiel 2010.

Hollingworth B. The Measurement of Efficiency and Productivity of Health Care Delivery. Health Economics 2008; 17: 1107–28.

Horwitz JR, Nichols A. Hospital ownership and medical services: Market mix, spillover effects, and nonprofit objectives. Journal of Health Economics 2009; 28 (5): 924–37.

McDonald J. Using least squares and tobit in second stage DEA efficiency analyses. European Journal of Operational Research 2009, 197: 792–8.

MDK. Abrechnungsprüfungen der MDK in Krankenhäusern sind angemessen, wirtschaftlich und zielführend. Zahlen und Fakten der MDK-Gemeinschaft. Positionspapier der MDK-Gemeinschaft, 22. November 2010.
http://www.mds-ev.de/media/pdf/Informationspapier_KH-Abrechnungspruefungen.pdf (14. Juni 2011).

Penter V, Arnold C. Zukunft deutsches Krankenhaus. Baumann Fachverlage 2009.

Ott R. Grenzen und Lösungsansätze einer Kostenzuordnung auf Forschung, Lehre und Krankenversorgung in Universitätsklinika. München: Bayerisches Staatsinstitut für Hochschulforschung und Hochschulplanung, Monographien: Neue Folge, Band 65 (zugl.: München Univ., Diss. 2003 / D19).

Rhoades SA. Market share inequality, the HHI, and other measures of the firm-composition of a market. Review of Industrial Organization 1995;10: 657–74.

Robra BP, Swart E, Klas P, Leber WD. Zielvereinbarungen zwischen Kostenträgern und Krankenhäusern als Instrument zur Beeinflussung der Krankenhausverweildauer. Gesundheitswesen, 1998; 60: 211–6.

Scheller-Kreinsen D, Geissler A, Street A, Busse R. Leistungsbewertung von deutschen Krankenhäusern Stärken, Schächen und Vergleichbarkeit der bekannten Methoden. Gesundheistökonomie und Qualitätsmanagement 2011; 16: 85–95.

Simar L, Wilson P. Estimation and inference in two-stage, semi-parametric models of production processes. Journal of Econometrics 2007; 136: 31–64.

Steinmann L, Dittrich G, Karmann A, Zweifel P. Measuring and Comparing the (In)Efficiency of German and Swiss Hospitals. European Journal of Health Economics 2004; 5: 216–26.

Tiemann O, Schreyögg J. Effects of Ownership on Hospital Efficiency in Germany, BuR – Business Research 2009; 2: 114–45.

Werblow A, Robra BP. Einsparpotenziale im medizinfernen Bereich deutscher Krankenhäuser – eine regionale Effizienzfront-Analyse. In: Klauber J, Robra BP, Schellschmidt H (Hrsg).Krankenhaus-Report 2006; Schwerpunkt: Krankenhausmarkt im Umbruch. Stuttgart: Schattauer 2007; 133–51.

Werblow A, Schoffer O. CMI-Schätzung 2002–007. Mimeo, TU Dresden 2011 (auf Nachfrage bei den Autoren erhältlich).

Werblow A, Karmann A, Robra BP. Effizienz, Wettbewerb und regionale Unterschiede in der stationären Versorgung. In: Klauber J, Geraedts M, Friedrich J (Hrsg). Krankenhaus-Report 2010; Schwerpunkt: Krankenhausversorgung in der Krise. Stuttgart: Schattauer 2011; 41–70.

# 12 Der Einfluss der Ärztedichte auf ambulant-sensitive Krankenhausfälle

Leonie Sundmacher und Reinhard Busse

## Abstract

Ambulant-sensitive Krankenhausfälle (ASK) oder auch potenziell vermeidbare Krankenhausaufenthalte werden diejenigen Hospitalisierungen genannt, die durch effektive Behandlung im ambulanten Sektor hätten verhindert werden können. Die vorliegende Studie untersucht den Zusammenhang zwischen ansteigender Vertragsarztdichte und standardisierten ASK bei Männern auf Ebene der 413 deutschen Kreise und kreisfreien Städte.

Im Rahmen eines generalisierten linearen Regressionsmodells wurde der Einfluss ansteigender Versorgungsdichte verschiedener Arztgruppen auf verschiedene Indikationsgruppen ambulant-sensitiver Krankenhausfälle untersucht. Innerhalb der Modelle wurden nicht-lineare Einflüsse der ärztlichen Versorgungsdichte auf die ASK-Raten modelliert und für Lebensstil, Lebenserwartung, Altersverteilung, Umwelteinflüsse, sozioökonomische Faktoren und Entfernungen zu Versorgungszentren kontrolliert.

Unsere Ergebnisse zeigen, dass in einem mittleren Bereich der vorgefundenen Versorgungsdichten, ein Anstieg der standardisierten Anzahl ambulant-tätiger Ärzte stark mit sinkenden ASK-Raten korreliert. In diesen mittleren Bereich der Vertragsarztdichte fällt die deutliche Mehrheit der 413 Kreise und kreisfreien Städte. Bei starkem Wettbewerb kehrt sich dieser Zusammenhang bei einigen Facharztgruppen jedoch um und eine sehr hohe Facharztdichte ist mit steigenden ASK-Raten verbunden.

The rate of hospital admissions due to ambulatory care sensitive conditions (ACSCs) has widely been accepted as a measure for access and quality in primary care. Ambulatory care sensitive conditions represent a range of conditions for which hospitalization should be avoidable because the disease or condition has been prevented from occurring, or because individuals have had access to timely and effective primary care. The aim of the present study is to investigate the relationship between increasing physician density and ACSCs on the level of the 413 German counties and urban districts.

We investigated the impact of increasing density of various groups of physicians on different ACSCs indication groups using a generalized linear regression model over four years (2005–2008). Non-linear influences on ACSCs rates of physician density were modelled and tested. We further controlled for lifestyle, life expectancy, age distribution, environmental factors, socio-economic factors and distances to medical treatment centres in the models.

> Our results showed that in a medium range of physician density, an increase in the number of statutory health insurance physicians correlated with decreasing ACSCs rates. The majority of the 413 counties and urban districts fall into this medium range of physician density. With strong competition, however, this effect was reversed so that a very high density of specialists was associated with increasing ACSCs rates.

## 12.1 Einführung

Ambulant-sensitive Krankenhausfälle (ASK) oder auch potenziell vermeidbare Krankenhausaufenthalte werden diejenigen Hospitalisierungen genannt, die durch effektive Behandlung im ambulanten Sektor hätten verhindert werden können (Purdy et al. 2009). Indikationen werden als ambulant-sensitive Krankenhausfälle klassifiziert, weil ein Krankenhausaufenthalt entweder durch effektive Akutbehandlung im ambulanten Sektor (zum Beispiel bei Dehydrierung und Gastroenteritis) oder durch effektive präventive Maßnahmen hätten verhindert werden können. Letztere Gruppe lässt sich aufteilen in chronische Erkrankungen, bei denen effektive sekundärpräventive Behandlungen im ambulanten Sektor einen späteren Krankenhausaufenthalt hätten verhindern können, und Erkrankungen, deren Auftreten durch primärpräventive Aktivitäten im ambulanten Sektor hätten gänzlich vermieden werden können (wie zum Beispiel Impfung gegen Masern) (Purdy et al. 2009).

Die meisten Studien zum Thema ambulant-sensitive Krankenhausfälle stammen aus den USA, wo das Instrument in der 90er Jahren von Weissmann et al. (1992) mit dem Ziel entwickelt wurde, sowohl den Zugang zum ambulanten Sektor als auch dessen Qualität bzw. Effektivität zu messen. Das Instrument der ASK misst die Effektivität des ambulanten Sektors direkt anhand von Behandlungsergebnissen (d. h. der vermeidbaren Zahl an Fällen) und vermeidet die oft in Studien getroffene Annahme, dass eine quantitative Zunahme der Inanspruchnahme (beispielsweise der Anzahl der Arzt-Patienten-Kontakte) zu einer besseren Qualität der Versorgung führt. Darüber hinaus kann die standardisierte Anzahl an ASK auch ein Indikator für eine ineffiziente Verwendung von Ressourcen im Gesundheitswesen sein. Per Definition sind ASK meist ungeplante ressourcenintensive Krankenhausaufenthalte, die im Vergleich zu einer effektiven Behandlung im ambulanten Sektor monetäre Zusatzkosten erzeugen. Zudem entstehen auch immaterielle Kosten durch den Verlust von Lebensqualität infolge der Verschlechterung der Erkrankung, die eine Behandlung im Krankenhaus notwendig werden ließ.

Kataloge von ASK werden derzeit nicht nur in den USA, sondern auch in Spanien, Australien und England zusammengestellt und evaluiert. Deutschland verfügt noch über keinen offiziellen Katalog ambulant-sensitiver Krankenhausfälle. Für diese Studie greifen wir daher auf den Katalog des englischen National Health Service (NHS) zurück (nach Purdy et al. 2009). In Tabelle 12–1 sind die 19 Indikationen aufgelistet, die der NHS zu den vermeidbaren Krankenhausfällen zählt.

Viele empirische Analysen konnten einen naheliegenden negativen Einfluss des ambulanten Sektors auf ASK dokumentieren (Ansari et al. 2006; Bindman et al. 1995; Falik et al. 2001; Greineder et al. 1995; Laditka 2004). Laditka untersuchte

Tabelle 12–1
**Liste der vermeidbaren Krankenhausfälle (ASK)***

| Alle vermeidbaren Krankenhausbehandlungen | ICD-10-Codes |
|---|---|
| Angina Pectoris | I20, I24.0, I24.8, I24.9 |
| (Kongestive) Herzinsuffizienz | I11.0, I50, J81 |
| Influenza und Pneumonie | J10, J11, J13, J14, J15.3, J15.4, J15.7, J15.9, J16.8, J18.1 |
| Epilepsie und Krampfzustände | G40, G41, R56, O15 |
| Diabetes Mellitus mit Komplikationen | E10.0–E10.8, E11.0–E11.8, E12.0–E12.8, E13.0–E13.8, E14.0–E14.8 |
| Essentielle Hypertonie | I10, I11.9 |
| Dehydierung and Gastroenteritis | E86, K52.2, K52.8, K52.9 |
| Erkrankungen der unteren Atemwege | J20, J41, J42, J43, J47 |
| HNO-Infektionen | H66, H67, J02, J03, J06, J31.2 |
| Phlegmone, Akute Lymphadenitis, etc.. | L03, L04, L08.0, L08.8, L08.9, L88, L98.0 |
| Ulcus des Magens und des Zwölffingerdarms | K25.0–K25.2, K25.4–K25.6, K26.0–K26.2, K26.4–K26.6, K27.0–K27.2, K27.4–K27.6, K28.0–28.2, K28.4, K28.6 |
| Mundhöhlen- und Zahnerkrankungen | A69.0, K02, K03, K04, K05, K06, K08, K09.8, K09.9, K12, K13 |
| Asthma | J45, J46 |
| Eisenmangelanämie | D50.1, D50.8, D50.9 |
| Nierenbecken- und Nierenentzündungen | N10, N11, N12, N13.6 |
| Durch Impfung vermeidbare Krankheiten | A35, A36, A37, A80, B05, B06, B16.1, B16.9, B18.0, B18.1, B26, G00.0 M01.4 |
| Wundbrand | R02 |
| Krankheiten bedingt durch Mangelernährung | E40, E41, E42, E43, E55.0, E64.3 |
| Akute Salpingitis und Oophoritis, Entzündungen im weiblichen Becken | N70, N73, N74 |

* nach Purdy et al. 2009

den Einfluss der Ärztedichte auf ASK anhand von Daten aus 31 urbanen US-amerikanischen Regionen aus den Jahren 1984 bis 1990. Er schätzte die Wahrscheinlichkeit eines Arztbesuchs mit Hilfe eines Discrete-Time-Hazard-Modells auf der Analyseebene des Individuums und zeigte, dass Regionen mit sehr geringer Ärztedichte ein hohes Risiko für ASK aufweisen, während Regionen mit mittlerer Ärztedichte mit einem signifikant geringeren ASK-Risiko assoziiert sind. In Regionen mit einer sehr hohen Ärztedichte wiederum stieg das ASK-Risiko wieder stark an. Für den ersten Zusammenhang macht er Zugangsbarrieren und Mängel im ambulanten Sektor verantwortlich. Den zweite Zusammenhang interpretierte er als einen Hinweis auf angebotsinduzierte Hospitalisierungen.

Wir beziehen uns auf die Ergebnisse und Argumentation von Laditka (2004), untersuchen im Gegensatz zu ihm jedoch den Einfluss steigender Ärztedichte auf die Entwicklung der ASK-Rate innerhalb einer generalisierten linearen Regression anhand eines Paneldatensatzes auf Ebene der deutschen Kreise und kreisfreien

Städte. Auf Basis dieses Modells testen wir zwei Hypothesen, die aus der Arbeit von Laditka abgeleitet sind: Die erste Hypothese besagt, dass eine geringe Ärztedichte mit einer hohen ASK-Rate verbunden ist. Durch eine Steigerung der Ärztedichte sinkt die ASK-Rate. Ambulante Versorgung ist – gemäß der Definition der ASK – ein Substitut für die stationäre Versorgung und jeder zusätzliche niedergelassene Arzt reduziert die ASK-Rate. Die zweite Hypothese besagt, dass eine sehr hohe Ärztedichte wiederum einen Anstieg der ASK durch angebotsinduzierte Nachfrage bewirken kann. Stationäre Versorgung ist dann ein Komplement zur ambulanten Versorgung.

Das Arzt-Patienten-Verhältnis ist gekennzeichnet durch eine Informationsasymmetrie. Im Gegensatz zum Arzt kann der Patient die Notwendigkeit, Effektivität und Qualität einer medizinischen Maßnahme nicht beurteilen. In der ökonomischen Theorie wird das Arzt-Patienten-Verhältnis daher als eine Prinzipal-Agenten-Beziehung interpretiert, in welcher der nicht-informierte Prinzipal (der Patient) den Agenten (seinen Arzt) beauftragt, Entscheidungen in seinem Interesse zu treffen. Kommt es zu einem starken Anstieg der Ärztedichte und somit zu einem Wettbewerbsschock, konkurrieren Ärzte um Patienten und Behandlungen. In dieser Situation erlaubt das besondere Arzt-Patienten-Verhältnis dem Arzt, die Nachfrage des Patienten nach ärztlichen Leistungen auszuweiten, d.h. der Arzt als Anbieter von Leistungen induziert Nachfrage nach Leistungen. Allerdings kann man nur von Angebotsinduktion sprechen, sofern der Patient die Behandlung nicht nachgefragt hätte, hätte er die gleiche Information und Ausbildung wie der Arzt gehabt. Das heißt, es werden Leistungen nicht aus objektiv nachvollziehbaren Gründen erbracht, sondern allein, um die Einnahmen des Arztes stabil zu halten. Diese auf dem Konstrukt der angebotsinduzierten Nachfrage aufbauende Argumentation ist allerdings nur plausibel, wenn das Interesse der ambulanten Ärzte eng mit dem der Krankenhäuser verknüpft ist. Im deutschen Gesundheitswesens ist dies der Fall, wenn ambulante (Fach-)Ärzte nicht zuvorderst als Gatekeeper agieren, sondern auch über Belegbetten in Krankenhäusern verfügen und den Patienten damit sowohl ambulant als auch stationär betreuen. Denkbar wäre diese Situation auch, wenn Ärzte sogenannte „Zuweiserprämien" dafür erhalten, dass sie Patienten in ein Krankenhaus eingewiesen haben. Ob dies tatsächlich in einem großen Umfang geschieht, ist jedoch sehr fraglich.

Betrachtet man beide Hypothesen zusammen, würde man einen U-förmigen Verlauf der ASK in Abhängigkeit von der Ärztedichte erwarten: Bei einem geringen Versorgungsgrad mit Ärzten ist die Zahl an ASK hoch. Mit steigender Ärztedichte nimmt die Zahl an ASK ab, bis die effektive Arztdichte überschritten wird und die ASK-Rate wieder ansteigt.

In der Fachliteratur wurde in den letzten drei Jahrzehnten lebhaft über die empirische Beweisbarkeit von Angebotsinduktion diskutiert (Feldman and Sloan 1988; Folland et al. 1997; Labelle et al. 1994; Reinhardt 1987; Reinhardt 1999; Rice and Labelle 1989). Im Zentrum der Debatte stand das Problem, dass eine hohe Korrelation zwischen Ärzte- und Behandlungsdichte nicht zwingend Angebotsinduktion nachweist. Eine solche Korrelation kann auch bestehen, wenn medizinische Behandlungspraktiken (Gewohnheiten, z.B. die Erbringung bestimmter Leistungen im stationären bzw. ambulanten Sektor) zwischen Gebieten variieren, Ärzte eine Überschussnachfrage abarbeiten, die höhere Ärztedichte dazu führt, dass die Opportunitätskosten eines Arztbesuchs sinken (z.B. geringerer Zeitaufwand für den

Patienten) oder eine hohe Ärztedichte mit einem intensiveren und besseren Angebot und einer höheren, intendierten Inanspruchnahme und somit mit einer höheren Qualität verbunden ist. Das Konzept der ASK sieht allerdings vor, dass ein effektiver ambulanter Sektor solche potenziell vermeidbaren Krankenhausfälle stetig abbaut, sodass ein Wendepunkte in der Entwicklung der ASK-Rate hin zu einem Anstieg bei sehr hoher Ärztedichte entweder Angebotsinduktion oder in der Regressionsanalyse nicht erfasste Strukturunterschiede zwischen den Kreisen und kreisfreien, nicht aber einen Anstieg der Qualität abbilden würde.

Es ist allerdings wichtig darauf hinzuweisen, dass das Konzept der ASK ein nicht unumstrittenes theoretisches Konstrukt ist. Fraglich ist zum Beispiel, ob eine hohe standardisierte Anzahl von Hospitalisierungen infolge von essentieller Hypertonie oder Erkrankungen der unteren Atemwege in einem effektiven ambulanten Sektor tatsächlich vermieden werden kann oder ob sich diese Fälle nicht größtenteils dem Einfluss eines Arztes entziehen.

Ziel dieser Studie ist es, den Zusammenhang zwischen ansteigender Vertragsärztedichte und standardisierten ASK innerhalb eines generalisierten linearen Modells auf Basis eines Paneldatensatzes zu untersuchen. Dies ist unseres Wissens die erste Studie in Deutschland, die systematisch den Einfluss der Vertragsärztedichte in Deutschland auf ASK untersucht und somit auch den Einfluss der ambulanten Versorgung auf die Fallzahl im stationären Sektor analysiert.

## 12.2 Methodik

Für diese Untersuchung wurden die Daten der Krankenhaus- und der Bevölkerungsstatistik für den Zeitraum von 2005 bis 2008 der Statistischen Landesämter auf Ebene der Kreise und kreisfreien Städte genutzt, beschränkt auf die männliche Bevölkerung. Die Krankenhausstatistik liegt in Deutschland seit 1998 nach ICD-10-Diagnosen vor und erfasst alle vollstationär aufgenommenen Patienten. Die Definition eines ASK orientiert sich am Katalog des englischen National Health Service (NHS) (siehe Purdy et al. 2009).

Für die grafische Darstellung der regionalen Unterschiede wurde der Mittelwert der Zahl an ASK pro 100 000 Männer auf Kreisebene aus den Jahren 2005 bis 2008 verwendet, um so die Anzahl der Krankenhausfälle in kleinen Kreisen und kreisfreien Städten weniger empfindlich für zufällige Schwankungen und auftretende Extremwerte in einzelnen Jahren zu machen und somit die statistische Validität der Ergebnisse zu heben.

Die Krankenhausfälle wurden auf Basis der Patientenwohnorte, nicht der Behandlungsorte erfasst. Dies schließt eine Verzerrung der Ergebnisse zu Ungunsten der kreisfreien Städte aus, die gerade in ländlichen Regionen die stationäre Versorgung umliegender Landkreise übernehmen. Der verzerrende Effekt unterschiedlicher Altersstrukturen in den Kreisen und kreisfreien Städten auf die Anzahl an Krankenhausfällen wird in der deskriptiven Darstellung der ASK-Raten nicht berücksichtigt, während in der Regression hierfür kontrolliert wird.

In den Tabellen und Karten beziffert die ASK-Rate den Mittelwert der Anzahl der vermeidbaren Krankenhausfälle pro 100 000 Männer für den Zeitraum 2005 bis

2008. In den Karten werden die ASK-Raten grafisch in Quartilen dargestellt: Die 25 % der Kreise und kreisfreien Städte mit der geringsten ASK-Rate sind weiß und das Viertel mit der höchsten ASK-Rate dunkel gefüllt. Die mittleren Quartile liegen zwischen diesen Farbpolen.

In der anschließenden Regression wurde der Zusammenhang zwischen der Ärztedichte (alle Vertragsärzte, Hausärzte, alle Fachärzte sowie einzelne Facharztgruppen) und der Zahl an ASK pro 100 000 Männer in einem Jahr innerhalb eines generalisierten linearen Panelmodells geschätzt. Die Zahl an ASK in verschiedenen Jahren im selben Kreis bzw. derselben kreisfreien Stadt sind nicht unabhängig voneinander. Um dies zu berücksichtigen, wurden Random Intercepts für jeden Kreis bzw. jede kreisfreie Stadt in die Regression eingefügt. Da die Ärztedichte nicht unbedingt linear auf die ASK einwirkt, wurden mehrere Einflüsse der Ärztedichte (linear bis Polynom der vierten Ordnung) getestet und die beste Spezifikation mit Hilfe ökonometrischer Tests (Ramsey RESET, Pregibon-Test sowie visuelle Diagnostik der Residuen) selektiert. Dieser geschätzte Zusammenhang wurde anschließend in einer Grafik mit Ärztedichte auf der horizontalen Achse und den geschätzten ASK-Raten auf der vertikalen Achse dargestellt. Alle Kontrollvariablen wurden in dieser Schätzung am Mittelwert konstant gehalten. Die Grafiken lassen sich so interpretieren, dass in einem „durchschnittlichen" Kreis, der in Bezug auf die Kontrollvariablen dem Durchschnitt aller deutschen Kreise in den Jahren 2005 bis 2008 entspricht, die Ärztedichte variiert und die ASK-Rate allein durch die Ärztedichte determiniert wird.

In der Regression wurden die standardisierte Lebenserwartung als Approximation für unterschiedliche Morbiditätsniveaus zwischen den Kreisen, der geschätzte Anteil der Raucher, die durchschnittliche Feinstaubbelastung, mehrere sozioökonomische Indikatoren (Arbeitslosenquote, privates Haushaltseinkommen und Anteil der Studierenden) sowie die Entfernung zum nächsten Krankenhaus und Oberzentrum (beides gemessen in PKW-Minuten) als Kontrollvariablen berücksichtigt. Um für Unterschiede bezüglich der Alters- und Bevölkerungszahl zwischen Kreisen und kreisfreien Städten zu adjustieren, wurde die Anzahl der in den Kreisen lebenden Männer berücksichtigt sowie die Anteile der Bevölkerung in verschiedenen Altersgruppen. Die Daten stammen vom Bundesinstitut für Bau-, Stadt- und Raumforschung, dem Sozioökonomischen Panel (SOEP) und dem Umweltbundesamt.

## 12.3 Ergebnisse

Tabelle 12–2 zeigt eine Übersicht der ASK-Raten pro 100 000 Männer, aufgeschlüsselt nach Indikationen. Im Zeitraum von 2005 bis 2008 wurden in einem durchschnittlichen Kreis jährlich etwa 2 445 ASK pro 100 000 Männer dokumentiert[1]. Der häufigste ASK für Männer war Angina Pectoris (462 pro 100 000 Männer) gefolgt von Herzinsuffizienz (416 pro 100 000 Männer) sowie Influenza und Pneumo-

---

1 Dies entspricht in etwa fünf Prozent aller jährlichen Krankenhausfälle im Zeitraum von 2005 bis 2008.

Tabelle 12-2
**Anzahl der ambulant-sensitiven Krankenhausfälle pro 100 000 Männer nach Indikationen, 2005 bis 2008**

|  | Mittelwert | Standardfehler | Minimum | Maximum |
|---|---|---|---|---|
| Alle vermeidbaren Krankenhausbehandlungen | 2 444,43 | 537,39 | 940,90 | 4 629,14 |
| Angina Pectoris | 462,44 | 167,40 | 94,08 | 1 378,78 |
| (Kongestive) Herzinsuffizienz | 415,90 | 124,51 | 156,56 | 1 016,97 |
| Influenza und Pneumonie | 327,24 | 86,68 | 103,41 | 892,24 |
| Epilepsie und Krampfzustände | 234,48 | 59,55 | 37,30 | 603,13 |
| Diabetes Mellitus mit Komplikationen | 230,62 | 86,36 | 54,24 | 724,73 |
| Essentielle Hypertonie | 185,34 | 82,75 | 41,95 | 1 547,16 |
| Dehydierung and Gastroenteritis | 142,38 | 52,67 | 32,83 | 547,03 |
| Erkrankungen der unteren Atemwege | 114,66 | 43,33 | 20,34 | 366,65 |
| HNO-Infektionen | 90,87 | 35,85 | 18,64 | 297,94 |
| Phlegmone, Akute Lymphadenitis, etc. | 72,19 | 23,79 | 9,99 | 174,40 |
| Ulcus | 66,66 | 18,05 | 15,26 | 162,54 |
| Mundhöhlen- und Zahnerkrankungen | 37,02 | 21,34 | 4,07 | 139,35 |
| Asthma | 33,18 | 23,09 | 2,38 | 462,90 |
| Eisenmangelanämie | 12,47 | 7,40 | 0,00 | 67,71 |
| Nierenbecken- und Nierenentzündungen | 10,14 | 9,58 | 0,00 | 110,03 |
| Durch Impfung vermeidbare Krankheiten | 4,92 | 3,62 | 0,00 | 28,27 |
| Wundbrand | 2,47 | 3,02 | 0,00 | 28,72 |
| Krankheiten bedingt durch Mangelernährung | 1,45 | 1,90 | 0,00 | 18,82 |
| Akute Salpingitis und Oophoritis, Entzündungen im weiblichen Becken | 0,00 | 0,00 | 0,00 | 0,00 |

Krankenhaus-Report 2012 WIdO

nie (327 pro 100 000 Männer). HNO-Infektionen lagen mit einer Fallzahl von 91 pro 100 000 Männer im Mittelfeld und Krankheiten bedingt durch Mangelernährung waren äußerst selten (1,45 pro 100 000 Männer).

Die Zahl der ASK pro 100 000 Männer in den 413 Kreisen und kreisfreien Städten rangiert zwischen einem Minimum von 941 und einem Maximum von 4 629. Die Daten sind nicht altersstandardisiert. Zu den Kreisen mit der niedrigsten ASK-Rate zählen die Universitätsstadt Ulm, die kreisfreie Stadt Heidelberg und der Landkreis Aschaffenburg, während Zweibrücken, der Uecker-Randow-Kreis und Ostvorpommern zu den Kreisen mit der höchsten ASK-Rate zählen. Die Verteilung der ASK bei Männern (Abbildung 12–1) zeigt eine deutlich höhere Rate vermeidbarer Krankenhausfälle in Mecklenburg-Vorpommern, Sachsen-Anhalt, Nordrhein-Westfalen, dem Saarland, Thüringen und im Osten Bayerns. Eine kleinräumige Darstellung ermöglicht es, die heterogene Verteilung der ASK zwischen und innerhalb von Bundesländern zu erkennen. Cluster von ähnlich strukturierten Kreisen, auch über die Landesgrenzen hinweg, werden nun sichtbar (siehe Abbildung 12–2).

Die Vertragsarztdichte in den 413 Kreisen und kreisfreien Städten rangiert zwischen einem Minimum von 70 im Saalkreis und einem Maximum von 382 in Hei-

Abbildung 12–1

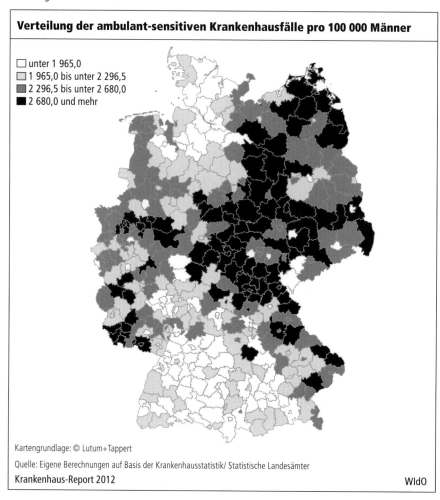

**Verteilung der ambulant-sensitiven Krankenhausfälle pro 100 000 Männer**

- unter 1 965,0
- 1 965,0 bis unter 2 296,5
- 2 296,5 bis unter 2 680,0
- 2 680,0 und mehr

Kartengrundlage: © Lutum+Tappert
Quelle: Eigene Berechnungen auf Basis der Krankenhausstatistik/ Statistische Landesämter
Krankenhaus-Report 2012                                                                                               WIdO

delberg. Die geographische Verteilung der Vertragsarztdichte (Abbildung 12–2) zeigt deutliche Konzentrationen in Kreisen mit einer höheren Bevölkerungsdichte sowie in kreisfreien Städten, die von Landkreisen eingeschlossen werden (beispielsweise kreisfreie Stadt Hof und Landkreis Hof), in Kreisen mit medizinischen Fakultäten und in der Südspitze Deutschlands. Im Osten Deutschlands und in ländlichen Gebieten ist die Vertragsarztdichte deutlich geringer.

In den Tabellen 12–3 und 12–4 sind die Ergebnisse der Paneldatenregression festgehalten. Der Einfluss der Vertragsarztdichte sowie der Facharztdichte auf die ASK-Rate wurde in der Form eines Polynoms dritter Ordnung (S-Kurve) geschätzt (Tabelle 12–3). Der Einfluss der Hausärzte auf die ASK-Rate folgte eher einem konkaven, quadratischen Zusammenhang. Eine Schätzung in Form eines Polynoms dritter Ordnung lieferte jedoch ähnliche Ergebnisse (hier nicht dargestellt). Tabelle 12–4 zeigt den Einfluss der Internisten pro 100 000 Einwohner auf die ASK-Rate

Abbildung 12-2

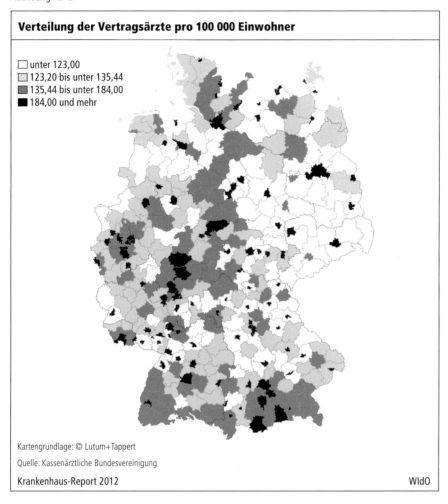

**Verteilung der Vertragsärzte pro 100 000 Einwohner**

☐ unter 123,00
☐ 123,20 bis unter 135,44
▨ 135,44 bis unter 184,00
■ 184,00 und mehr

Kartengrundlage: © Lutum+Tappert
Quelle: Kassenärztliche Bundesvereinigung
Krankenhaus-Report 2012                                         WIdO

infolge von Hypertonie und Herzinsuffizienz. Interessanterweise liegen hier zwei gänzlich unterschiedliche Zusammenhänge vor. Ein Anstieg der Dichte der Internisten senkt die ASK-Rate infolge von Herzinsuffizienz anscheinend stetig (die einzelnen Koeffizienten sind zwar nicht signifikant, aber ein kombinierter F-Test der gesamten Ärztevariablen ergibt hohe Signifikanz sowohl bei den Internisten als auch bei den HNO-Ärzten), während der Zusammenhang zwischen Internisten und der ASK-Rate der Indikationsgruppe Hypertonie abermals einer S-Kurve folgt (vgl. Abbildung 12–3). Der Effekt von HNO-Ärzten auf Hospitalisierungen infolge von HNO-Infektionen ist in der Tendenz positiv.

Auch die Kontrollvariablen liefern interessante Ergebnisse. Wie erwartet ist eine hohe Lebenserwartung mit niedrigeren ASK-Raten assoziiert, der Koeffizient ist mit Ausnahme der Indikation Hypertonie in allen Modellen signifikant. Der Raucheranteil ist positiv mit den ASK-Raten korreliert, die Größe der Standardfehler

Tabelle 12-3

**Generalisiertes lineares Modell mit Random Effects (alle Vertragsärzte, Hausärzte, Fachärzte)**

| | ASK-Raten alle Indikationen | | | | | | | | |
|---|---|---|---|---|---|---|---|---|---|
| | Modell 1 | | | Modell 2 | | | Modell 3 | | |
| | Koeff. | Standardf. | p-Werte | Koeff. | Standardf. | p-Werte | Koeff. | Standardf. | p-Werte |
| Alle Vertragsärzte pro 100 000 | 8,439 | 2,049 | *** | x | | | x | | |
| Alle Vertragsärzte pro 100 000 ^2 | 0,047 | 0,013 | *** | x | | | x | | |
| Alle Vertragsärzte pro 100 000 ^3 | 0,000 | 0,000 | ** | x | | | x | | |
| Hausärzte pro 100 000 | x | | | 12,504 | 3,892 | *** | x | | |
| Hausärzte pro 100 000 ^2 | x | | | -0,098 | 0,038 | ** | x | | |
| Fachärzte pro 100 000 | x | | | x | | | 5,907 | 1,91 | ** |
| Fachärzte pro 100 000 ^2 | x | | | x | | | -0,050 | 0,02 | ** |
| Fachärzte pro 100 000 ^3 | x | | | x | | | 0,000 | 0,000 | * |
| Standardisierte Lebenserwartung | -36,936 | 6,946 | *** | -33,718 | 6,908 | *** | -36,940 | 6,97 | *** |
| Krankenhausbetten pro 100000 | 0,795 | 0,508 | | 0,387 | 0,490 | | 0,701 | 0,51 | |
| Anteil an Rauchern | 29,916 | 128,318 | | 1,135 | 130,874 | | 28,277 | 129,13 | |
| Durchschnittliche Feinstaubwerte | -0,353 | 3,125 | | 0,822 | 3,059 | | -0,358 | 3,12 | |
| Arbeitslosenrate | -3,487 | 3,161 | | -3,376 | 3,147 | | -5,118 | 3,13 | |
| Privates Haushaltseinkommen | -0,611 | 0,111 | *** | -0,658 | 0,111 | *** | -0,657 | 0,11 | *** |
| Anteil der Studierenden | -0,781 | 0,610 | | -0,970 | 0,612 | | -0,791 | 0,61 | |
| Entfernung zum nächsten Krankenhaus in PKW Minuten | -26,407 | 8,177 | ** | -24,573 | 8,163 | ** | -23,524 | 8,28 | ** |
| Entfernung zum nächsten Oberzentrum | 6,300 | 1,198 | *** | 7,329 | 1,188 | *** | 6,264 | 1,22 | *** |
| Anteil männlicher Einwohner zwischen 18 und 25 Jahre | 52,989 | 21,335 | * | 51,172 | 21,357 | * | 50,742 | 21,37 | * |
| Anteil männlicher Einwohner zwischen 25 und 30 Jahre | 0,743 | 25,949 | | -22,433 | 24,674 | | -2,929 | 26,22 | |
| Anteil männlicher Einwohner zwischen 30 und 50 Jahre | 30,048 | 18,284 | * | 23,321 | 18,139 | | 32,054 | 18,30 | * |
| Anteil männlicher Einwohner zwischen 50 und 65 Jahre | 46,602 | 10,820 | *** | 47,728 | 10,920 | *** | 45,152 | 10,86 | *** |

Tabelle 12-3
**Fortsetzung**

| | ASK-Raten alle Indikationen | | | | | | | | |
|---|---|---|---|---|---|---|---|---|---|
| | Modell 1 | | | Modell 2 | | | Modell 3 | | |
| | Koeff. | Standardf. | p-Werte | Koeff. | Standardf. | p-Werte | Koeff. | Standardf. | p-Werte |
| Anteil männlicher Einwohner über 65 Jahre | 111,778 | 11,428 | *** | 105,078 | 11,238 | *** | 111,716 | 11,470 | *** |
| Anzahl der Männer absolut | –0,000 | 0,000 | | 0,000 | 0,000 | | –0,000 | 0,000 | |
| Konstante | 1 366,878 | 1 034,690 | | 1 632,540 | 1 034,698 | | 1 681,161 | 1 032,990 | |
| Anzahl der Beobachtung | 1 652 | | | 1 652 | | | 1 652 | | |
| Anzahl der Kreise | 413 | | | 413 | | | 413 | | |
| Variation zwischen den Kreisen | 0,556 | | | 0,546 | | | 0,543 | | |
| Variation innerhalb der Kreise | 0,116 | | | 0,119 | | | 0,119 | | |
| R Quadrat insgesamt | 0,529 | | | 0,520 | | | 0,517 | | |

\* Signifikant auf 10 % Niveau, \*\* Signifikant auf 5 % Niveau, \*\*\* Signifikant auf 1 % Niveau

Krankenhaus-Report 2012 WIdO

Tabelle 12–4
**Generalisiertes lineares Modell mit Random Effects (Internisten, HNO–Ärzte)**

| | Hypertonie | | | Herzinsuffizienz | | | HNO-Infektionen | | |
|---|---|---|---|---|---|---|---|---|---|
| | Koeff. | Standardf. | p-Werte | Koeff. | Standardf. | p-Werte | Koeff. | Standardf. | p-Werte |
| Internisten pro 100000 | 4,588 | 1,508 | ** | -1,555 | 1,765 | | x | x | |
| Internisten pro 100000 ^2 | -0,123 | 0,042 | ** | 0,012 | 0,050 | | x | x | |
| Internisten pro 100000 ^3 | 0,001 | 0,000 | ** | -0,000 | 0,000 | | x | x | |
| HNO-Ärzte pro 100000 | x | | | x | | | 9,647 | 9,536 | |
| HNO-Ärzte pro 100000 ^2 | x | | | x | | | -3,759 | 3,061 | |
| HNO-Ärzte pro 100000 ^3 | x | | | x | | | 0,487 | 0,385 | |
| HNO-Ärzte pro 100000 ^4 | x | | | x | | | -0,019 | 0,016 | |
| Standardisierte Lebenserwartung | -3,098 | 1,778 | * | -8,699 | 2,008 | *** | -1,204 | 0,711 | * |
| Krankenhausbetten pro 100.000 | 0,131 | 0,103 | | 0,021 | 0,134 | | 0,020 | 0,044 | |
| Anteil an Rauchern | 22,587 | 21,440 | | 26,956 | 31,931 | | 5,224 | 10,150 | |
| Durchschnittliche Feinstaubwerte | 0,653 | 0,514 | | 0,312 | 0,759 | | 0,230 | 0,245 | |
| Arbeitslosenrate | -2,844 | 0,690 | *** | -6,372 | 0,853 | *** | 1,176 | 0,288 | *** |
| Privates Haushaltseinkommen | -0,076 | 0,021 | ** | -0,122 | 0,029 | *** | -0,026 | 0,009 | ** |
| Anteil der Studierenden | -0,170 | 0,111 | | -0,437 | 0,156 | ** | -0,064 | 0,051 | |
| Entfernung zum nächsten Krankenhaus in PKW Minuten | -3,788 | 1,438 | ** | -1,822 | 2,065 | | -1,522 | 0,659 | * |
| Entfernung zum nächsten Oberzentrum | 0,783 | 0,201 | *** | 1,002 | 0,296 | ** | 0,561 | 0,094 | *** |
| Anteil männlicher Einwohner zwischen 18 und 25 Jahre | 17,856 | 4,659 | *** | 9,850 | 5,853 | * | 4,621 | 1,999 | * |
| Anteil männlicher Einwohner zwischen 25 und 30 Jahre | 0,444 | 5,355 | | 28,218 | 6,854 | *** | 4,274 | 2,285 | * |
| Anteil männlicher Einwohner zwischen 30 und 50 Jahre | 7,529 | 3,465 | * | 14,474 | 4,711 | * | 2,505 | 1,548 | |
| Anteil männlicher Einwohner zwischen 50 und 65 Jahre | 19,969 | 2,248 | *** | 24,811 | 2,901 | *** | 4,635 | 0,976 | *** |
| Anteil männlicher Einwohner über 65 Jahre | 14,012 | 2,458 | *** | 33,750 | 3,131 | *** | 1,926 | 1,039 | * |
| Anzahl der Männer absolut | 0,000 | 0,000 | ** | 0,000 | 0,000 | * | -0,000 | 0,000 | |
| Konstante | -498,885 | 209,436 | | -466,022 | 271,691 | | -68,614 | 91,013 | |

Tabelle 12-4
**Fortsetzung**

| | Hypertonie | | | Herzinsuffizienz | | | HNO-Infektionen | | |
|---|---|---|---|---|---|---|---|---|---|
| | Koeff. | Standardf. | p-Werte | Koeff. | Standardf. | p-Werte | Koeff. | Standardf. | p-Werte |
| Anzahl der Beobachtung | 1 652 | | | 1 652 | | | 1 652 | | |
| Anzahl der Kreise | 413 | | | 413 | | | 413 | | |
| Variation zwischen den Kreisen | 0,437 | | | 0,489 | | | 0,429 | | |
| Variation innerhalb der Kreise | 0,141 | | | 0,303 | | | 0,005 | | |
| R Quadrat insgesamt | 0,366 | | | 0,464 | | | 0,361 | | |

* Signifikant auf 10 % Niveau, ** Signifikant auf 5 % Niveau, *** Signifikant auf 1 % Niveau

Krankenhaus-Report 2012 WIdO

Abbildung 12–3

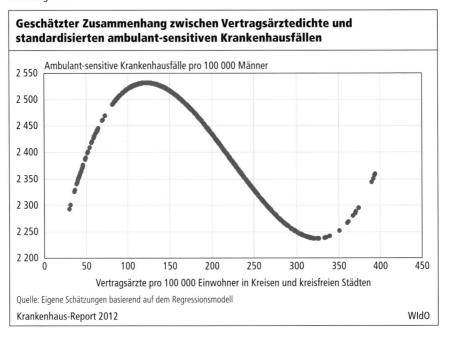

Quelle: Eigene Schätzungen basierend auf dem Regressionsmodell
Krankenhaus-Report 2012 WIdO

(insbesondere in den ersten drei Modellen) lässt jedoch Zweifel an der Güte der Variable aufkommen. Die Vorzeichen der durchschnittlichen Feinstaubbelastung wechseln, sind aber durchweg nicht signifikant. Die Koeffizienten der sozioökonomischen Faktoren verhalten sich meist wie erwartet: Privates Haushaltseinkommen ist signifikant negativ mit ASK-Raten korreliert. Ähnlich verhält sich der Anteil an Studierenden in einem Kreis, der jedoch nur bei Hypertonie und Herzinsuffizienz signifikant ist. Nur die Arbeitslosenrate ist, mit Ausnahme der HNO-Fälle, negativ mit ASK-Raten assoziiert. Die Entfernung zum nächstgelegenen Krankenhaus in PKW-Minuten ist signifikant – mit Ausnahme der Indikation Herzinsuffizienz – negativ mit ASK-Raten assoziiert, während die schnelle Erreichbarkeit von Oberzentren die ASK-Rate senkt.

Die Abbildungen 12–4 bis 12–8 visualisieren den in der Regression geschätzten Zusammenhang zwischen Ärztedichte und vermeidbaren Krankenhausbehandlungen. Der Zusammenhang zwischen Vertragsärztedichte und ASK-Raten pro 100 000 Männer folgt einer S-Kurve. Bei einer niedrigen Vertragsärztedichte ist die ASK-Rate relativ hoch bei 2 300 angesiedelt und steigt mit jedem zusätzlichen Vertragsarzt an, bis die Kurve ein absolutes Maximum bei ca. 120 Vertragsärzten pro 100 000 Einwohner erreicht. Auf dieses absolute Maximum folgt mit steigender Vertragsärztedichte eine abnehmende ASK-Rate bis zu einem globalen Minimum bei einer ASK-Rate von ca. 2 200 und einer Vertragsärztedichte von 320. Ab diesem Dichtegrad steigen beide Parameter wieder an. Es wird deutlich, dass relativ wenige Beobachtungen in den Bereichen einer hohen und einer niedrigen Ärztedichte angesiedelt sind.

Abbildung 12–4

**Geschätzter Zusammenhang zwischen Hausärztedichte und standardisierten ambulant-sensitiven Krankenhausfällen**

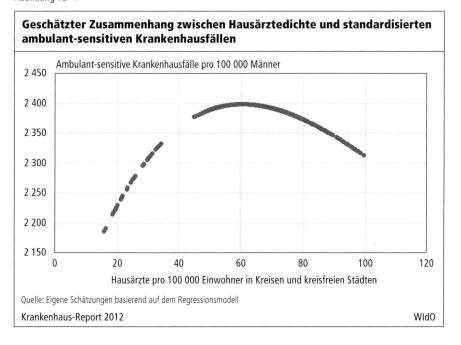

Quelle: Eigene Schätzungen basierend auf dem Regressionsmodell
Krankenhaus-Report 2012                                                                 WIdO

Abbildung 12–5

**Geschätzter Zusammenhang zwischen Fachärztedichte und standardisierten ambulant-sensitiven Krankenhausfällen**

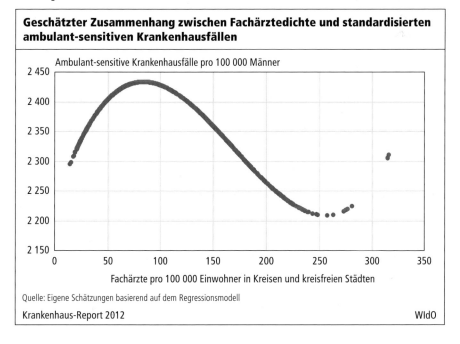

Quelle: Eigene Schätzungen basierend auf dem Regressionsmodell
Krankenhaus-Report 2012                                                                 WIdO

Abbildung 12–6

**Geschätzter Zusammenhang zwischen Internistendichte und standardisierten ambulant-sensitiven Krankenhausfällen infolge von Hypertonie**

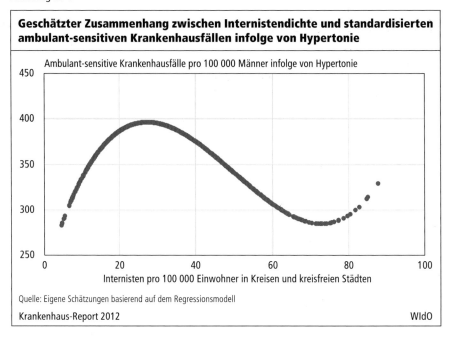

Quelle: Eigene Schätzungen basierend auf dem Regressionsmodell
Krankenhaus-Report 2012 WIdO

Abbildung 12–7

**Geschätzter Zusammenhang zwischen Internistendichte und standardisierten ambulant-sensitiven Krankenhausfällen infolge von Herzinsuffizienz**

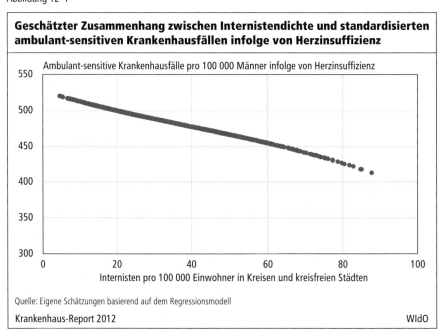

Quelle: Eigene Schätzungen basierend auf dem Regressionsmodell
Krankenhaus-Report 2012 WIdO

Wird der Einfluss der Hausärzte und Fachärzte getrennt voneinander dargestellt, so wird deutlich, dass der Einfluss der Hausarztdichte einem quadratischen, konkaven Zusammenhang folgt. Eine geringe Hausarztdichte ist mit einem niedrigeren, aber ansteigenden Niveau von ASK assoziiert (in diesen Bereich fallen jedoch wieder nur wenige Beobachtungen). Dies erreicht ein globales Maximum bei 2 400 ASK pro 100 000 Männer und einer Hausarztdichte von 60 pro 100 000 Einwohner. Weitere Hausärzte führen zu einer Senkung der ASK-Rate (Abbildung 12–4). Die Facharztdichte ähnelt dem Zusammenhang zwischen der Vertragsarztdichte und der gesamten ASK-Rate und folgt wiederum einer S-Kurve mit einer leicht geringeren negativen Steigung (Abbildung 12–5).

Der Einfluss einzelner Facharztgruppen pro 100 000 Einwohner auf indikationsspezifische ASK fällt unterschiedlich aus. Wie bereits oben beschrieben folgt der Einfluss der Internisten pro 100 000 Einwohner auf Hypertonie der schon beschriebenen S-Kurve, während die ASK-Rate infolge von Herzinsuffizienz fast linear mit einem Anstieg der Internisten pro 100 000 Einwohner sinkt (Abbildungen 12–6 und 12–7). Die Effekte der HNO-Ärzte auf Hospitalisierungen infolge von HNO-Infektionen sind in der Tendenz positiv. Je mehr HNO-Ärzte pro 100 000 Einwohner, desto mehr Hospitalisierungen. Allerdings nehmen die Hospitalisierungen im Bereich einer Ärztedichte zwischen zwei und sechs HNO-Ärzte pro 100 000 Einwohner leicht ab, um dann wieder relativ stark zu steigen (Abbildung 12–8).

Abbildung 12–8

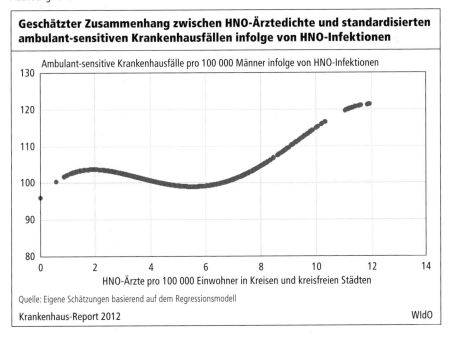

Quelle: Eigene Schätzungen basierend auf dem Regressionsmodell
Krankenhaus-Report 2012 WIdO

## 12.4 Diskussion

Die vorliegende Studie gibt einen detaillierten Überblick über die regionalen Unterschiede in Bezug auf ASK bei Männern und damit auch über die räumliche Heterogenität der Versorgungsrealität in Deutschland. Es wurden zwei Hypothesen innerhalb eines generalisierten linearen Modells mit Random Effects untersucht. Die erste Hypothese besagte, dass eine geringe Vertragsärztedichte mit einer hohen ASK-Rate und eine mittlere Dichte mit einer niedrigeren ASK-Rate einhergehen. Die zweite Hypothese lautete, dass eine sehr hohe Arztdichte mit einem Anstieg der ASK-Rate verbunden ist. In den Modellen wurde weiterhin für Lebensstil, Lebenserwartung, Altersverteilung, Umwelteinflüsse, sozioökonomische Faktoren und Entfernungen zu Versorgungszentren kontrolliert.

Die quantitative Überprüfung der ersten Hypothese zeigte, dass eine sehr niedrige Arztdichte – entgegen Hypothese 1 – oft mit einem relativ niedrigen Niveau von ASK-Raten assoziiert ist. Jeder zusätzliche Haus- und Facharzt steigert jedoch die ASK-Rate in der Gesamtbetrachtung.

Eine Ausnahme bildet der beobachtete Zusammenhang bei der Indikation Herzinsuffizienz. Hier liegt bei einer geringen Internistendichte wie erwartet eine hohe ASK-Rate infolge von Herzinsuffizienz vor, die mit steigender Anzahl an Internisten pro 100 000 Einwohner stetig sinkt. Dies könnte darauf hinweisen, dass der Zusammenhang zwischen Vertragsarztdichte und ASK-Raten nicht nur zwischen den Arztgruppen, sondern auch zwischen Indikationen stark variiert. Bei einem eher versorgungsintensiven Krankheitsbild wie der Herzinsuffizienz ist der Zusammenhang linear negativ, während die Gesamtbetrachtung und auch die Betrachtung der ASK-Raten infolge von Hypertonie den Schluss zulassen, dass bei einer sehr geringen Arztdichte kaum hospitalisiert wird. Hier vermuten wir, dass Erkrankungen die zu einer Hospitalisierung führen könnten, bei einer sehr geringen Arztdichte nicht diagnostiziert werden, da die Bereitschaft von Patienten zu Konsultationen niedrig oder der Zugang zum ambulanten Sektor erschwert ist. Jeder zusätzliche Vertragsarzt steigert dann die Anzahl der diagnostizierten Patienten und weist diese aufgrund einer sehr hohen Arbeitsbelastung oder eines Mangels an verfügbaren Fachärzten direkt in das Krankenhaus ein.

Nach Erreichen eines (meist) globalen Maximums folgt, entsprechend Hypothese 1, ein Bereich mittlerer Ärztedichte, in dem jeder zusätzliche Vertragsarzt pro 100 000 effektiv die ASK-Rate senkt. In diesem meist sehr ausgeprägten Bereich ist der ambulante Sektor ein effektives Substitut für stationäre Behandlungen. Dieser Zusammenhang bleibt für Hausärzte und Internisten in Bezug auf Herzinsuffizienz auch bei einer sehr hohen Ärztedichte bestehen. In diesen mittleren Bereich der Vertragsarztdichte fällt der Großteil der 413 Kreise und kreisfreien Städte.

Die Ergebnisse im Bereich einer sehr hohen Versorgung mit Fachärzten, insbesondere HNO-Ärzten (bei anderen Arztgruppen sind Hinweise auf Angebotsinduktion kaum ausgeprägt), könnten Hypothese 2 bestätigen: Bei HNO-Ärzten nimmt die Anzahl potenziell vermeidbarer Hospitalisierungen infolge von HNO-Infektionen ab einer Dichte von sechs HNO-Ärzte pro 100 000 Einwohner zu. Dies könnte ein Hinweis auf Angebotsinduktion sein, da ambulant-tätige HNO-Ärzte auch diejenige Arztgruppe mit den meisten Belegärzten sind und sie somit ein Interesse haben könnten, Patienten bei sehr hohem Wettbewerbsdruck sowohl ambulant als auch stationär zu betreuen.

Interessanterweise sieht die Bedarfsplanung der Kassenärztlichen Bundesvereinigung im Optimum eine HNO-Arztdichte von 2,4 bis 5,9 HNO-Ärzte pro 100 000 Einwohner vor, die in unserer Regression den Bereich kennzeichnet, in dem HNO-Ärztedichte und ASK-Rate negativ korrelieren. Eine HNO-Arztdichte oberhalb dieser Werte würde Überversorgung kennzeichnen. Wie bereits in der Einleitung diskutiert, gibt es empirisch allerdings keine Möglichkeit, einwandfrei Angebotsinduktion nachzuweisen, da der Einfluss dritter, in der Regression nicht erfasster Faktoren (Korrelation zwischen hoher Morbidität und hoher HNO-Arztdichte) nicht auszuschließen ist.

## 12.5 Fazit

Unsere Ergebnisse zeigen, dass in einem mittleren Bereich der vorgefundenen Versorgungsdichten ein Anstieg der standardisierten Anzahl ambulant-tätiger Ärzte stark mit sinkenden ASK-Raten korreliert. In diesem mittleren Bereich der Vertragsarztdichte fällt die deutliche Mehrheit der 413 Kreise und kreisfreien Städte. Bei starkem Wettbewerb kehrt sich dieser Zusammenhang bei einigen Facharztgruppen jedoch um; eine sehr hohe Fachärztedichte ist somit mit steigenden ASK-Raten verbunden.

## Literatur

Ansari Z, Laditka JN, Laditka SB. Access to health care and hospitalization for ambulatory care sensitive conditions. Medical Care Research and Review 2006; 63: 719–41.

Bindman AB, Chattopadhyay A, Osmond DH, Huen W, Bacchetti P. The impact of Medicaid managed care on hospitalizations for ambulatory care sensitive conditions. Health Services Research 2005; 19–38.

Bindman AB, Grumbach K, Osmond D, Komaromy M, Vranizan K, Lurie N, Billings J, Stewart A. Preventable hospitalizations and access to health care. Journal of the American Medical Association 1995; 274: 305–11.

Falik M, Needleman J, Wells BL, Korb J. Ambulatory care sensitive hospitalizations and emergency visits: experiences of Medicaid patients using federally qualified health centers. Medical Care 2001; 39: 551–61.

Feldman, R, Sloan F. Competition among physicians, revisited. Journal of Health Politics, Policy, and Law 1988; 13 (2): 239–61.

Folland S, Goodman AC, Stano M. The Economics of Health Care. 2nd Edition. Upper Saddle River, NJ: Prentice Hall, 1997.

Greineder DK, Loane KC, Parks P. Reduction in resource utilization by an asthma outreach program. Archives of Pediatric and Adolescent Medicine 1995; 149: 415–20.

Labelle RJ, Stodart G, Rice TH. A re-examination of the meaning and importance of supplier-induced demand. Journal of Health Economics 1994; 13 (3): 347–68.

Laditka JN, Laditka SB. Insurance status and access to primary health care: disparate outcomes for potentially preventable hospitalization. Journal of Health and Social Policy 2004; 19: 81–100.

Purdy S, Griffin T, Salisbury C, Sharp C. Ambulatory care sensitive conditions: terminology and disease coding need to be more specific to aid policy makers and clinicians. Public Health 2009; 123: 169–73.

Reinhardt UE. The economist's model of physician behavior. Journal of the American Medical Association 1999; 218: 462–5.

Reinhardt UE. The theory of physician-induced demand: reflections after a decade. Journal of Health Economics 1987; 4: 187–93.

Rice TH, Labelle RJ. Do physicians induce demand for medical services? Journal of Health Politics, Policy, and Law 1989; 14 (3): 587–600.

River NJ, Folland S, Stano M. Small area variations: a critical review of propositions methods and evidence. Medical Care Review 1990; 47 (4): 421–65.

Weissman JS, Gatsonis C, Epstein AM. Rates of avoidable hospitalization by insurance status in Massachusetts and Maryland. Journal of the American Medical Association 1992; 268 (17): 2388–94.

Teil II

# Zur Diskussion

(Kapitel 13–16)

# 13 Spezialärztliche Versorgung – Plädoyer für eine Neuordnung

Uwe Klein-Hitpaß und Wulf-Dietrich Leber

## Abstract

In den letzten 20 Jahren sind im deutschen Sozialrecht fast zwei Dutzend Rechtsformen für die ambulante Krankenhausbehandlung entstanden. Unter dem Begriff „spezialärztliche Versorgung" steht eine gesetzliche Neuordnung an, um einen Rechtsrahmen zu schaffen, der gleichermaßen für Krankenhausambulanzen und für Vertragsärzte gilt. Aus Sicht der Krankenkassen gilt es, Verhandlungsstrukturen mit Mengen- und Preissteuerung zu schaffen, die sich an den Stimmenverhältnissen im Gemeinsamen Bundesausschuss orientieren. Vorrangig ist dies im Bereich des ambulanten Operierens. Für Hochschulambulanzen, psychiatrische Institutsambulanzen und die teilstationäre Versorgung sollten differenzierte Gebührenordnungen entwickelt werden, um die Quartalspauschalen zu ersetzen und so breitflächig die Substitution stationärer Leistungen zu ermöglichen.

In the past 20 years, nearly two dozen legal forms for outpatient medical treatment came into being within the German social legislation. The term "highly specialized medical care" marks the need for a legal reform to set up a regulatory framework which applies to outpatient departments of hospitals as well as panel doctors. From the health insurance funds' perspective, it is necessary to create negotiating structures with quantity and price control which are based on the proportion of votes in the Federal Joint Committee (G-BA). This refers predominantly to the area of outpatient surgery. A differentiated fee schedule should be developed for outpatient departments of university hospitals, psychiatric outpatient clinics and for partially ambulant care in order to replace quarterly flat rates and to pave the way for a widespread substitution of inpatient services.

## 13.1 Ambulante Versorgung durch Vertragsärzte und Krankenhäuser

### 13.1.1 Begriffsverwirrung „spezialärztliche Versorgung"

Das deutsche Recht kennt inzwischen fast zwei Dutzend unterschiedlicher Rechtsformen, in denen Krankenhäuser ambulant tätig sind. Für diesen Bereich, in dem Krankenhäuser und Vertragsärzte gleichermaßen an der Versorgung teilnehmen, hat sich seit Kurzem der Begriff „spezialärztliche Versorgung" durchgesetzt. Ursächlich hierfür ist, dass sich ein Großteil der Leistungen durch einen hohen Spezialisierungsgrad, durch komplexe Behandlungsroutinen (oft im Umfeld von stationären

**Tabelle 13–1**

**Kategorien ambulanter Krankenhaustätigkeiten**

| 1 | Ambulante Krankenhaustätigkeit | Ambulantes Operieren<br>Hochspezialisierte Leistungen, Besondere Erkrankungen<br>Hochschulambulanzen<br>Psychiatrische Institutsambulanzen<br>Sozialpädiatrische Zentren<br>Spezialambulanzen an Kinderkliniken<br>Vor- und nachstationäre Behandlung<br>Teilstationäre Behandlung<br>Stundenfälle im DRG-System<br>Notfallambulanzen |
|---|---|---|
| 2 | (Temporäre) Nebentätigkeit von Krankenhausärzten in ambulanter Versorgung | Ermächtigung<br>Ermächtigung bei Unterversorgung |
| 3 | Kooperationen des Krankenhauses | Medizinische Versorgungszentren (MVZ)<br>Integrierte Versorgung |
| 4 | Tätigkeit von niedergelassenen Ärzten im Krankenhaus oder „als Klinik" | Belegärzte<br>Praxisklinik<br>Honorararzt |
| 5 | Sonderformen | Disease Management Programme (DMP) |

Krankenhaus-Report 2012 WIdO

Krankenhausaufenthalten) und teilweise durch die Notwendigkeit der Behandlung durch fachübergreifende Behandlungsteams auszeichnen. Nimmt man allerdings die Eingangsdefinition, nämlich die Tatsache, dass die Leistungen gleichermaßen durch Krankenhäuser wie durch Vertragsärzte erbracht werden, dann gehören auch einige einfache Operationen zum spezialärztlichen Leistungsspektrum, dann nämlich, wenn diese Teil des Kataloges für ambulante Krankenhausleistungen nach § 115 b SGB V sind.

Der Bereich ambulanter Krankenhaustätigkeit kann in unterschiedliche Kategorien aufgeteilt werden (vgl. Tabelle 13–1). Als „spezialärztlich" sollen im Folgenden nur solche Tätigkeiten bezeichnet werden, bei denen das Krankenhaus als Institution ambulante Versorgung übernimmt (vgl. Kategorie 1 in Tabelle 13–1). Außerhalb der Betrachtung bleibt die ambulante Versorgung durch einzelne Ärzte, die im Rahmen von Ermächtigungen Teil der vertragsärztlichen Versorgung sind. Auch Kooperationen des Krankenhauses im Rahmen der integrierten Versorgung oder im Rahmen von Medizinischen Versorgungszentren werden im Folgenden nicht unter die spezialärztliche Versorgung subsumiert.[1]

Allenthalben wird hier gesetzlicher Handlungsbedarf gesehen, um die widersprüchlichen und zersplitterten Regelungen in einem neuen Ordnungsrahmen zu harmonisieren. Die Kassenärztliche Bundesvereinigung (KBV), die Deutsche Krankenhausgesellschaft (DKG) und der GKV-Spitzenverband haben hierfür erste Konzepte vorgelegt (KBV 2010; DKG 2011; GKV-Spitzenverband April 2011).

---

1 Ein Überblick zu allen Rechtsformen inklusive jenen ambulanten Krankenhaustätigkeiten, die im Folgenden nicht als „spezialärztlich" bezeichnet werden (Kategorie 2 bis 4), findet sich in Leber/Wolff 2011, „Ambulante Krankenhausleistungen – Rechtsformen im Überblick", 163–180.

Im Entwurf eines Versorgungsstrukturgesetzes (GKV-VStG) (BMG 2011) hat nun die Bundesregierung – anders als in der gesundheitspolitischen Diskussion – den Begriff „spezialärztliche ambulante Versorgung" in einem sehr viel engeren Sinne und als neue Überschrift für den bisherigen § 116 b SGB V verwendet. Die Diskussion wird auf Weiteres deshalb durch eine begriffliche Unschärfe gekennzeichnet sein: „Spezialärztlich" wird einerseits im weiten Sinne für den gesamten Versorgungsbereich benutzt, bei dem ambulant tätige Krankenhäuser und Vertragsärzte gleichermaßen tätig sind, und er wird andererseits als enge Begriffsbildung im Sinne der Rechtsform des § 116 b benutzt, also die Versorgung durch hochspezialisierte Leistungen und Versorgung von seltenen Krankheiten sowie solchen mit besonderem Verlauf. Im Verlauf dieser Erörterung wird „spezialärztlich" im weiten Sinne verwendet.

### 13.1.2 Die Sektorengrenze – Ein historischer Abriss

Die vielfach diskutierte starre Trennung von ambulanter und stationärer Versorgung in Deutschland ist ein Paradebeispiel für die Pfadabhängigkeit gesundheitspolitischer Strukturen. Die Anfänge dieser international einmaligen Sektorengrenze reichen weit in die deutsche Geschichte zurück, genau gesagt bis zum Behandlungsmonopol der Kassenärztlichen Vereinigungen, das am Ende der Weimarer Republik geschaffen wurde und bis heute die Grundstruktur für die ambulante Behandlung bildet. Am Anfang des letzten Jahrhunderts war die gesundheitspolitische Debatte vor allem von den Auseinandersetzungen zwischen Krankenkassen einerseits und den Kassenärzten andererseits gekennzeichnet. Letztere haben sich zur Durchsetzung besserer Vergütung und zur Durchsetzung einer unbeschränkten Zulassung stark gewerkschaftlich organisiert.[2] Im sogenannten Berliner Abkommen gelang es den Ärzten 1913 erstmals, die Zulassung zur kassenärztlichen Versorgung in die Hand eines gemeinsam getragenen „Vertragsausschusses" (später Zulassungsausschuss) zu geben und die Zahl der Zulassungen je Versicherten gesetzlich vorzugeben. Im Gefolge von verlorenem Weltkrieg und Weltwirtschaftskrise kam es Ende der 20er Jahre zu erheblichen Einsparbemühungen. Als eine Art Ausgleich für den Verzicht auf weitere finanzielle Forderungen wurden mit der Brüningschen Notverordnung vom 08.12.1931[3] die Kassenärztlichen Vereinigungen gegründet und den Ärzten ein Vertragsmonopol zugestanden. Die Krankenkassen durften fortan weder mit Krankenhäusern noch mit einzelnen Ärzten Verträge zur ambulanten Versorgung ihrer Versicherten abschließen. Im Rahmen der sogenannten Aufbaugesetzgebung der Nationalsozialisten wurde die Position der Kassenärztlichen Vereinigungen weiter verfestigt.

Die Spitze ihrer Machtentfaltung erreichten die Kassenärztlichen Vereinigungen in der Adenauerzeit der Bundesrepublik Deutschland. Durch das Kassenarztgesetz von 1955[4] verstetigte sich das Behandlungsmonopol, das beschönigend den Titel „Sicherstellungsauftrag" trägt. Auch belegärztliche Vergütung und die Vergütung

---
2 Im Jahre 1900 erfolgte der Zusammenschluss zum Verband der Ärzte Deutschlands (Leipziger Verband – Hartmannbund).
3 Notverordnung des Reichspräsidenten und der Reichsregierung vom 08.12.1931 (RGBl. I, 718).
4 Gesetz über das Kassenarztrecht (GKAR) vom 17.08.1955.

von Hochschulambulanzen waren Teil einer Gesamtvergütung, die „mit befreiender Wirkung" an die Kassenärztlichen Vereinigungen zu zahlen war. Durch Ermächtigungen, Hochschulambulanzen und Belegarztwesen reichte die Gestaltungsmacht der Kassenärztlichen Vereinigungen bis in die Krankenhäuser hinein.

Das Behandlungsmonopol der Kassenärztlichen Vereinigungen wurde zwar vielfach kritisiert, weil es z. B. die aufwendige „doppelte Facharztschiene" verursachte (Vorhalten fachärztlicher Kompetenz im Krankenhaus und im niedergelassenen Bereich), wurde jedoch nicht ernsthaft in Frage gestellt. Allerdings brachte der öffentlich-rechtliche Charakter der Kassenarztinstitutionen im Umkehrschluss eine große Zahl staatlicher Regulierungen mit sich (Entwicklung der Gesamtvergütung, Zulassungsrecht, ...), sodass von einer Art staatlich reguliertem Monopol gesprochen werden könnte. Erst Ende des Jahrhunderts setzte eine Gegenbewegung ein.

Die bundesdeutsche Debatte zwischen Krankenhausärzten und niedergelassenen Ärzten wird traditionell mit martialischem Vokabular geführt, bei der ein Zustand der Fairness unter der Bezeichnung „gleich lange Spieße" firmiert.[5] In diesem Umfeld ist es sprachlich stimmig, die Rückeroberung des ambulanten Territoriums durch die Krankenhäuser als eine Phase der Reconquista zu bezeichnen. Sie wurde maßgeblich unter dem christlich-sozialen Gesundheitsminister Seehofer mit dem Gesundheitsstrukturgesetz (GSG)[6] initiiert: mit der Einführung von ambulanten Operationen sowie vor- und nachstationärer Versorgung. Die „Territorialgewinne" der Krankenhäuser sind seit Ende der 80er Jahre eine kontinuierliche Entwicklungslinie des bundesdeutschen Gesundheitswesens:

| | |
|---|---|
| 1989 | Teilstationäre Behandlung |
| 1989 | Hochschulambulanzen |
| 1989 | Sozialpädiatrische Zentren |
| 1989 | Psychiatrische Institutsambulanzen |
| 1993 | Ambulantes Operieren |
| 1993 | Vor- und nachstationäre Behandlung |
| 2000 | Integrierte Versorgung |
| 2004 | Disease-Management-Programme (DMP) |
| 2004 | Hochspezialisierte Leistungen, Besondere Erkrankungen |
| 2009 | Spezialambulanzen an Kinderkliniken |

Es gab seit den 90er Jahren keine einzige gesetzliche Regelung, die den Tätigkeitsbereich der Kassenärztlichen Vereinigung auf Kosten der Krankenhäuser erweitert.[7] Eine mögliche Fortsetzung könnte die Liste im Bereich der Notfallvergütung von Krankenhäusern finden, die derzeit noch Teil der kassenärztlichen Versorgung ist.

---

5 Vergleiche das Titelbild im Deutschen Ärzteblatt zum Thema § 116 b SGB V, Deutsches Ärzteblatt 2009, 106(12), 20.03.2009.

6 Gesetz zur Sicherung und Strukturverbesserung der gesetzlichen Krankenversicherung (Gesundheitsstrukturgesetz – GSG) vom 21.12.1992, zuletzt geändert am 25.11.2003, BGBl. I, 2304.

7 Einzig die Regelungen im § 122 SGB V zu Praxiskliniken könnten als gegenläufige Entwicklung betrachtet werden. Bezeichnenderweise kam es aber in der Selbstverwaltung zu keinen nennenswerten Umsetzungsaktivitäten.

Die Ausweitung der Krankenhaustätigkeit kann jedoch nicht in allen Regelungsbereichen autonom durch das Krankenhaus entschieden werden. Sie ist z. T. von der Zustimmung des Kassenarztsystems abhängig, wie z. B. beim ambulanten Operieren, wo der Katalog ambulanter Leistungen auf Bundesebene zwischen DKG, KBV und Spitzenverbänden der Krankenkassen vereinbart wird. Bei der Entscheidung, welches Krankenhaus in welchem Umfang ambulante Operationen durchführt, gibt es allerdings auf der „Ortsebene" keine Mitspracherechte der Kassenärztlichen Vereinigung (es gibt allerdings auch keine Mitbestimmungsrechte der Krankenkassen – worauf noch einzugehen sein wird). Je weiter der Prozess der Reconquista fortschreitet, desto mehr häufen sich die „mitbestimmungsfreien" Aktionsfelder der Krankenhäuser.

Etwas unbestimmt ist der gegenwärtige Status des kassenärztlichen Sicherstellungsauftrages. De facto besteht für einige Bereiche wie das ambulante Operieren kein Behandlungsmonopol mehr. Es kann also mit einer gewissen Berechtigung gefragt werden, ob eine Kassenärztliche Vereinigung noch die Versorgung mit ambulanten Operationskapazitäten sicherzustellen hat. Derzeit gibt es eher ein inkonsistentes Nebeneinander der Versorgungsformen, woraus sich mannigfaltiger ordnungspolitischer Handlungsbedarf ergibt.

Man muss diese historischen Dimensionen im Blick haben, wenn man den Zeitbedarf zur Neuordnung der spezialärztlichen Versorgung abschätzen will. Bedenkt man die Zeitumstände, die einst die Reichsregierung dazu bewegten, die Forderung nach einem Kassenarztmonopol zu akzeptieren, dann könnte man überspitzt formulieren: Die deutsche Gesundheitspolitik arbeitet derzeit die Spätfolgen des Versailler Vertrages ab.

### 13.1.3 Argumentationslinie

Im Folgenden werden zunächst die unterschiedlichen Rechtsformen ambulanter Krankenhaustätigkeit und damit die Formenvielfalt spezialärztlicher Versorgung skizziert (Abschnitt 13.2, für Kundige ggf. selektiv zu rezipieren). Es zeigt sich, dass die statistische Aufbereitung erst am Anfang steht (Abschnitt 13.3), obwohl insgesamt ein beachtliches Volumen von rund vier Mrd. Euro identifiziert werden kann. Der ordnungspolitische Handlungsbedarf, der sich aus Formenvielfalt und unabgestimmten Regularien ergibt, ist Gegenstand von Abschnitt 13.4. Hier wird auch aufgezeigt, dass der Ansatz der Bundesregierung, lediglich § 116 b SGB V zu regeln, aus Sicht der Krankenkassen völlig unzureichend ist (Abschnitt 13.4.3). Vorrangig wäre eigentlich die Einführung einer Verhandlungslösung für den Bereich des ambulanten Operierens nach § 115 b SGB V (Abschnitt 13.5). Eine weitere Handlungsdimension stellt die Harmonisierung unterschiedlicher Gebührenordnungen für ambulante Krankenhausleistungen und vertragsärztliche Leistungen in Form einer neu zu entwickelnden spezialärztlichen Gebührenordnung dar (Abschnitt 13.6). Um eine bundesweit gleichmäßige Versorgung zu gewährleisten, müssen des Weiteren die Grundsätze einer spezialärztlichen Bedarfsplanung und Zulassung entwickelt werden (Abschnitt 13.7). Es ist auch zu diskutieren, welche spezialärztlichen Leistungen sich für selektive Direktverträge der Krankenkassen eignen (Abschnitt 13.8). Nicht zuletzt, weil solche Direktverträge qualitätsgesichert werden sollten, stellt sich die Frage, inwieweit die im Aufbau befindliche sektorenübergreifende Qualitätssicherung im spezialärztlichen Bereich ein ideal geeignetes Feld ist (Abschnitt 13.9). Da all dies nur in Stufen realisierbar ist – vergleiche die erwähnte historische Zeitdimension – seien abschließend die nächsten Schritte diskutiert (Abschnitt 13.10).

## 13.2 Rechtsformen im Überblick

### 13.2.1 Ambulantes Operieren (§ 115 b SGB V)

Seit dem Gesundheitsstrukturgesetz (GSG) haben Krankenhäuser die Möglichkeit, ambulante Operationen durchzuführen. Ziel dieser gesetzlichen Regelung – so ist der Begründung zu entnehmen – ist die Substitution stationärer Leistungen durch weniger ressourcenverbrauchende ambulante Leistungserbringung. Der Erfolg der gesetzlichen Regelung war zunächst gering. Offensichtlich sahen die Krankenhäuser wenig Veranlassung, gegen die eigene ökonomische Interessenlage höher vergütete stationäre Leistungen durch niedriger vergütete ambulante Leistungen zu ersetzen. Ambulantes Operieren war zwar ein Erfolgsmodell, fand aber fast ausschließlich im Bereich der vertragsärztlichen Versorgung statt. Im Gesundheitsreformgesetz (GKVRefG 2000)[8] wurde die Öffnungsoption um „stationsersetzende Leistungen" erweitert und eine Art Beweislastumkehr eingeführt: „In der Vereinbarung sind die ambulant durchführbaren Operationen und stationsersetzenden Eingriffe gesondert zu benennen, die in der Regel ambulant durchgeführt werden können, und allgemeine Tatbestände zu bestimmen, bei deren Vorliegen eine stationäre Durchführung erforderlich sein kann." (§ 115 b Abs. 1 Satz 2 SGB V)

Die entsprechende Katalogerweiterung konnte in der gemeinsamen Selbstverwaltung erst im Vertrag vom 01.01.2004 umgesetzt werden.[9] Seither verzeichnen die § 115 b-Leistungen ein geradezu explosionsartiges Wachstum mit Steigerungsraten von über 70 % im Jahr 2004 gegenüber 2003. Inwieweit auch die parallele Einführung der DRG-Fallpauschalen für die vollstationären Leistungen ursächlich für den Anstieg war, ist schwer zu beurteilen. Der allseits prognostizierte Fallzahlanstieg im Fallpauschalensystem fand zumindest vor allem im ambulanten Bereich statt. In den Jahren 2003 und 2004 sind fast 600 000 stationäre Fälle in den ambulanten Bereich verschoben worden (vgl. Abbildung 13–1).

Seit der Erweiterung 2004 hat es zunächst keine Fortentwicklung des Kataloges gegeben. Erst zum Jahreswechsel 2011 einigten sich DKG, KBV und GKV wieder auf eine Anpassung. Quantitativ bedeutsamste Änderung ist die Aufnahme der extrakorporalen Stoßwellenlithotripsie (ESWL) in den Katalog ambulant durchführbarer Leistungen. Die Ausgabenentwicklung folgt einem ungebrochenen Aufwärtstrend mit einer nahezu Verachtfachung im Zeitraum 1999 bis 2010.

---

8 Gesetz zur Reform der gesetzlichen Krankenversicherung ab dem Jahr 2000 (GKV-Gesundheitsreformgesetz 2000 – GKVRefG 2000) vom 22.12.1999, zuletzt geändert am 15.02.2002, BGBl. I, 684.
9 Vergleiche als Fundstelle für Verträge auf Spitzenverbandsebene www.aok-gesundheitspartner.de.

Abbildung 13–1

**Substitution stationärer durch ambulante Fälle (Fallzahlen gemäß § 115 b SGB V und vollstationäre Fallzahlen)**

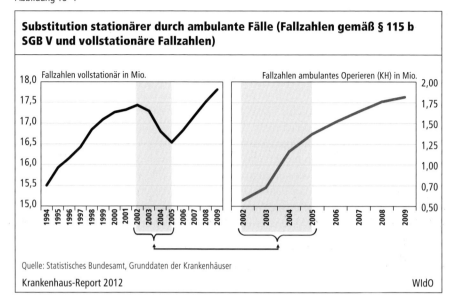

Quelle: Statistisches Bundesamt, Grunddaten der Krankenhäuser
Krankenhaus-Report 2012                                                         WIdO

### 13.2.2 Hochspezialisierte Leistungen, Besondere Erkrankungen (§ 116 b SGB V)

Eine weitere Form der Öffnung des Krankenhauses für ambulante Leistungen stellt der § 116 b SGB V dar. Er ermöglichte zunächst den Krankenkassen, mit den Krankenhäusern gesonderte Verträge über die Erbringung hochspezialisierter Leistungen sowie zur Behandlung seltener Erkrankungen und Erkrankungen mit besonderen Krankheitsverläufen zu schließen. Ziel der Regelung war, die Erfahrung der Krankenhäuser für die ambulante Versorgung zu nutzen. „Modern" war die Regelung des § 116 b SGB V auch, weil sie einen Abschied von den Kollektivvertragssystemen bedeutete: Vertragspartner waren nun das einzelne Krankenhaus und die einzelne Krankenkasse. Es gab weder einen Zwang zum gemeinsamen und einheitlichen Handeln auf Kassenseite noch gab es Vorgaben von den Verbänden auf Landesebene.

Die praktische Bedeutung des § 116 b SGB V war jedoch zunächst gering. Bundesweit existierten zwei Jahre nach der Einführung nur ein paar Dutzend Verträge. Die Ursachen für die zurückhaltende Nutzung des § 116 b SGB V zur Entwicklung von Versorgungsangeboten war vor allem die mangelnde Refinanzierung. Die Krankenkassen bezahlten bereits im Rahmen des Sicherstellungsauftrags eine Gesamthonorierung mit befreiender Wirkung an die Kassenärztlichen Vereinigungen.

In der Konsequenz hat der Gesetzgeber mit Wirkung zum 01.04.2007 durch das GKV-Wettbewerbsstärkungsgesetz (GKV-WSG)[10] ein Zulassungsverfahren eta-

---

10 Gesetz zur Stärkung des Wettbewerbs in der gesetzlichen Krankenversicherung (GKV-Wettbewerbsstärkungsgesetz – GKV-WSG) vom 26.03.2007, gültig ab 01.04.2007, zuletzt geändert am 28.07.2011, BGBl. I, 1622.

bliert, das den Ländern im Rahmen der Krankenhausplanung die Entscheidungskompetenz für die Öffnung der Krankenhäuser für ambulante Leistungen überträgt. Ein Krankenhaus ist zur ambulanten Behandlung nach den im Katalog gemäß § 116 b Abs. 3 und 4 SGB V genannten Leistungen berechtigt, wenn und soweit es im Rahmen der Krankenhausplanung dazu bestimmt worden ist. In der Regel prüfen die Planungsbehörden lediglich, inwieweit die antragstellenden Krankenhäuser die Voraussetzungen laut Richtlinie des Gemeinsamen Bundesausschusses (G-BA) erfüllen. Die vertragsärztliche Versorgungssituation ist bei der Bestimmung von Krankenhäusern zu berücksichtigen. Eine Bedarfsprüfung im eigentlichen Sinne findet jedoch nicht statt. Infolgedessen werden zahlreiche Genehmigungsbescheide der Planungsbehörden von niedergelassenen Ärzten beklagt.

Mitte 2011 lässt sich konstatieren, dass von etwa 2 470 Anträgen ca. die Hälfte das Zulassungsverfahren durchlaufen hat und bestätigt wurde. Die Bestimmung der § 116 b-Krankenhäuser ist ausgesprochen heterogen und gesundheitspolitisch unbefriedigend und letztlich Ursache für die Neuregelung im Versorgungsstrukturgesetz (vgl. Abschnitt 13.4.3).

Voraussetzung für die Genehmigung der Anträge ist in der Regel die Konkretisierung des Krankheits- und Behandlungsspektrums durch den G-BA. Dieser hat zunächst den gesetzlich vorgegebenen Katalog abgearbeitet, allerdings auch neue Krankheiten definiert. Die Hälfte aller Bestimmungen entfällt auf den Bereich Onkologie. Weiterhin bedeutsam sind Multiple Sklerose, schwere Herzinsuffizienz, angeborene Stoffwechselstörungen, rheumatologische Erkrankungen und Mukoviszidose.

Die Abrechnung der Leistungen erfolgt nach dem Einheitlichen Bewertungsmaßstab (EBM). Durch das Pflege-Weiterentwicklungsgesetz (PfWG)[11] sind inzwischen auch Arzneimittelverschreibungen durch das Krankenhaus geregelt. Die Ausgabenentwicklung folgt im Wesentlichen der Zahl der § 116 b-Bestimmungen. Für 2011 ist ein Volumen von ca. 120 Mio. Euro zu erwarten. Es ist mit einer Vervielfachung dieses Wertes in den nächsten Jahren zu rechnen.

### 13.2.3 Weitere spezialärztliche Rechtsformen

**Hochschulambulanzen (§ 117 SGB V).** Die heutigen Regelungen für Hochschulambulanzen wurden mit dem Gesundheitsreformgesetz (GRG)[12] eingeführt und 1999 um psychotherapeutische Leistungen ergänzt. Mit den Regelungen sollten die Universitätskliniken ihre ureigenen Aufgaben in Forschung und Lehre auch in der ambulanten Versorgung durchführen können. Eine 2003 vorgelegte Studie (Lauterbach et al. 2003) weist allerdings aus, dass die Hochschulambulanzen tatsächlich in einem Ausmaß ambulante Patienten versorgen, das über den für Forschung und Lehre erforderlichen Umfang deutlich hinausgeht. Die ambulanten Fachärzte weisen offenbar häufig Patienten in die Spezialambulanzen der Universitäten ein, die

---

11 Gesetz zur strukturellen Weiterentwicklung der Pflegeversicherung (Pflege-Weiterentwicklungsgesetz – PfWG) vom 28.05.2008, BGBl. I, 874.
12 Gesetz zur Strukturreform im Gesundheitswesen (Gesundheits-Reformgesetz – GRG) vom 20.12.1988, zuletzt geändert am 27.04.1993, BGBl. I, 512.

einen im Vergleich zum sonstigen Patientenklientel höheren Schwierigkeitsgrad der Versorgung aufweisen.

**Psychiatrische Institutsambulanzen (§ 118 SGB V).** Neben den Hochschulambulanzen haben alle psychiatrischen Fachkrankenhäuser und Allgemeinkrankenhäuser mit selbstständigen, fachärztlich geleiteten psychiatrischen Abteilungen einen Anspruch auf Ermächtigung ihrer Institutsambulanzen für die ambulante Versorgung (PIA). Sämtliche fachgebundenen Leistungen können durch diese Spezialambulanzen erbracht werden. Der GKV-Spitzenverband, die DKG und die KBV legen in einem Vertrag die Gruppe der psychischen Krankheiten fest, die wegen der Art, Schwere oder Dauer der Erkrankung einer ambulanten Behandlung in den Spezialambulanzen der Allgemeinkrankenhäuser bedürfen.

**Sozialpädiatrische Zentren (§ 119 SGB V).** Neben der durch niedergelassene Ärzte und Frühförderstellen erbrachten Grundversorgung von Kindern können bei Bedarf zur Sicherstellung einer ausreichenden Versorgung sozialpädiatrische Zentren zur ambulanten Behandlung von Kindern ermächtigt werden. Fachübergreifende Teams arbeiten in diesen interdisziplinären Einrichtungen eng mit den niedergelassenen Ärzten und Frühförderstellen zusammen und behandeln Kinder mit verschiedensten Erkrankungen und Entwicklungsstörungen im physischen, psychischen und sozialen Bereich.

**Spezialambulanzen an Kinderkliniken (§ 120 Abs. 1a SGB V).** Im Rahmen der ambulanten Behandlung von Kindern und Jugendlichen an Krankenhäusern können seit Inkrafttreten des Krankenhausfinanzierungsreformgesetzes (KHRG)[13] für bestimmte Fachabteilungen fall- oder einrichtungsbezogene Pauschalen vereinbart werden, die zusätzlich zur regelhaften Vergütung unmittelbar von den Krankenkassen vergütet werden. Es handelt sich hierbei um vertragsärztliche Leistungen, die in den Spezialambulanzen auch von ermächtigten Krankenhausärzten auf Überweisung erbracht werden. § 120 Abs. 1a SGB V sieht keine Definition der Leistungen vor, sondern regelt lediglich eine zusätzliche Vergütung.

**Vor- und nachstationäre Behandlung im Krankenhaus (§ 115 a SGB V).** Krankenhäuser dürfen Patienten, die zur stationären Behandlung eingewiesen worden sind, auch zur diagnostischen Vorabklärung und zur Nachbehandlung ambulant versorgen. Es gibt hierfür enge zeitliche Grenzen: drei Tage innerhalb von fünf Tagen vor Beginn der stationären Behandlung und sieben Tage innerhalb von 14 Tagen nach der stationären Behandlung. Im DRG-Fallpauschalensystem ist die Vergütung für die vor- und nachstationäre Behandlung weitgehend mit der Fallpauschale abgegolten. Bei den Fällen, im Rahmen derer es nach der vorstationären Behandlung nicht zu einer stationären Aufnahme des Patienten kommt, handelt es sich eigentlich um originär ambulante Behandlungen.

---

13 Gesetz zum ordnungspolitischen Rahmen der Krankenhausfinanzierung ab dem Jahr 2009 (Krankenhausfinanzierungsreformgesetz – KHRG) vom 17.03.2009, BGBl. I, 534.

**Teilstationäre Leistungen (§ 39 SGB V).** Mit der Einführung der teilstationären Behandlung durch das GRG sollte den Krankenhäusern eine weitere Möglichkeit zur Substitution vollstationärer Leistungen eröffnet werden. Eine Legaldefinition, wodurch sich teilstationäre Fälle von vollstationären bzw. ambulanten Fällen unterscheiden, fehlt bis heute. Es existieren zwei unterschiedliche Formen: erstens sequentielle Mehrtagesfälle, bei denen der Patient nicht durchgängig 24 Stunden im Krankenhaus ist (bspw. geriatrische Tageskliniken) und zweitens Eintagesfälle, die sich in der Regel als Teil einer „Intervallbehandlung" wiederholen (z. B. Dialyse). Wahrscheinlich kann die zwitterhafte, rechtlich völlig unscharfe Fallgruppe künftig sehr gut in tagesstationäre Fälle einerseits und ambulante fachärztliche Versorgung andererseits sowie in eine Sonderreglung für geriatrische Tageskliniken aufgelöst werden.

**Pseudostationäre Versorgung (Stundenfälle).** Im Jahr 2009 gab es ca. 320 000 GKV-Fälle[14], bei denen Aufnahme- und Entlassungstag identisch ist, dies sich jedoch weder durch Tod nach Aufnahme noch durch Verlegung in ein anderes Krankenhaus erklären lässt. Diese Versorgungsform, bei der innerhalb des stationären Budgets offenbar Patienten morgens aufgenommen und nachmittags entlassen werden, soll im Folgenden als „pseudostationär" bezeichnet werden. Ob es sich bei der pseudostationären Versorgung um eine Art illegale Öffnung der Krankenhäuser handelt oder ob in all diesen Fällen „die Mittel eines Krankenhauses" vonnöten waren (§ 39 SGB V für stationäre Versorgung wäre dann eine legitime Rechtsgrundlage), ist nicht geklärt.

**Notfallambulanzen (§ 75 Abs. 1 SGB V).** Obwohl die Notfallversorgung dem Sicherstellungsauftrag der Kassenärztlichen Vereinigungen zugeordnet ist, sind Krankenhäuser ein zentraler Anlaufpunkt für Patienten in Notfallsituationen. Die ambulante Notfallbehandlung durch Krankenhäuser gilt als vertragsärztliche Leistung, wenn kein Vertragsarzt für die unmittelbare Behandlung des Patienten verfügbar ist. Der ambulante ärztliche Notfalldienst ist für Patienten bestimmt, die wegen akuter Erkrankungen außerhalb der regulären Sprechstunde dringend einen Arzt brauchen. Die Abrechnung der Notfallleistungen erfolgt über die Kassenärztlichen Vereinigungen.

## 13.3 Probleme einer empirischen Bestandsaufnahme

Bezüglich der Aufarbeitung zentraler Eckdaten, wie bspw. der Ausgaben und Fallzahlen des spezialärztlichen Versorgungsbereiches, existiert eine Vielzahl von Schwierigkeiten. So sind z. B. in der GKV-Finanzstatistik, der sogenannten KJ 1, in der u. a. die Ausgaben der gesetzlichen Krankenkassen nach Versichertengruppe, Ausgabenart und Kassenart ausgewiesen werden, nicht alle Leistungsbereiche umfassend abgebildet und untergliedert. Die Ausgaben der Hochschulambulanzen

---

14 Nach einer Verweildaueranalyse auf Basis der Daten gemäß § 21 KHEntgG.

Abbildung 13–2

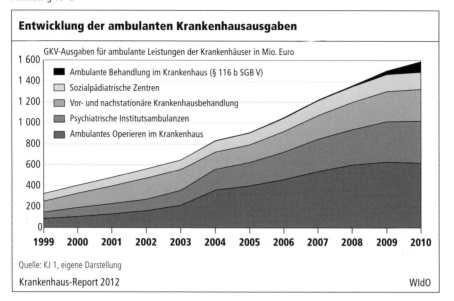

werden bspw. nicht getrennt, sondern mit anderen Ausgaben im ärztlichen Bereich gemischt dargestellt und sind dementsprechend schwer identifizierbar. Auch die vor- und nachstationären Leistungen der Krankenhäuser werden lediglich zusammen verbucht. Auf dem Konto „Ambulante Behandlung im Krankenhaus (§ 116 b)" werden neben den hochspezialisierten Leistungen auch die stationären Ausgaben für Leistungen strukturierter Behandlungsprogramme (DMP) ausgewiesen. Es ist somit keine qualifizierte Aussage über Ausgabenentwicklung differenziert nach den einzelnen Leistungssegmenten möglich. Eine feinere Gliederung wäre hier wünschenswert.

Trotz statistischer Unschärfe ist eine Vervielfachung der Ausgaben im letzten Jahrzehnt nachweisbar (vgl. Abbildung 13–2). Deutlich sichtbar ist der seit 1999 kontinuierlich angestiegene und nun mit 620 Mio. Euro größte Kostenblock des ambulanten Operierens gemäß § 115 b. Darüber hinaus haben sich auch die psychiatrischen Institutsambulanzen im Zeitverlauf zu einem Kostenblock von nunmehr 400 Mio. Euro entwickelt. Von besonderem Interesse ist der ganz oben rechts in der Abbildung angesiedelte § 116 b-Bereich. Derzeit mit rund 100 Mio. Euro eher noch unbedeutend, könnte er sich zu einem stark expandierenden spezialärztlichen Versorgungssektor entwickeln. Beachtenswert dabei ist, dass die Ausgaben für Arzneimittel noch unberücksichtigt sind, die nach Schätzung der GKV zu einem deutlich höheren Ausgabenvolumen für den § 116 b-Bereich führen.

Abbildung 13–2 umfasst nur einen Teil der spezialärztlichen Ausgaben. Hinzu kommen Ausgaben für Hochschulambulanzen, teilstationäre Behandlungen, Stundenfälle und Notfallambulanzen. Das Gesamtausgabenvolumen ambulanter Krankenhausleistungen beläuft sich nach Schätzungen des GKV-Spitzenverbandes auf ca. vier Mrd. Euro (vgl. Tabelle 13–2). Das Ausgabenvolumen der spezialärztlichen

Tabelle 13–2
**Ausgabenvolumen ambulanter Krankenhausleistungen (2009/2010)**

| Ambulanter Bereich (2009/2010) | Ausgaben |
| --- | --- |
| Ambulantes Operieren im KH (2010)* | 620 Mio. Euro |
| Hochspezialisierte Leistungen, Besondere Erkrankungen (2010)* | 100 Mio. Euro |
| Hochschulambulanzen (2009)** | 540 Mio. Euro |
| Psychiatrische Institutsambulanzen (2010)* | 400 Mio. Euro |
| Sozialpädiatrische Zentren (2010)* | 170 Mio. Euro |
| Vor- und nachstationäre Krankenhausbehandlung (2010)* | 300 Mio. Euro |
| Teilstationäre Behandlung – Somatik (2009)** | 750 Mio. Euro |
| Teilstationäre Behandlung – Psychiatrie (2009)** | 500 Mio. Euro |
| Stundenfälle (2009)** | 230 Mio. Euro |
| Notfallambulanzen (2009)** | 380 Mio. Euro |
| Summe | 3 990 Mio. Euro |

Quelle: *KJ 1-Statistik, **Schätzungen des GKV-Spitzenverbandes aus Abrechnungsdaten der Krankenkassen
Krankenhaus-Report 2012                                                                                                              WIdO

Leistungen durch Krankenhäuser nähert sich somit dem Komplement in der ambulanten fachärztlichen Versorgung langsam an. Die gesamte ärztliche Honorierung betrug im Jahr 2010 rund 30 Mrd. Euro. Davon waren ca. 60 % Vergütung für fachärztliche Leistungen. Rechnet man ein Drittel davon als spezialärztliche Versorgung, dann ergibt das einen Betrag von ca. sechs Mrd. Euro – eine Größenordnung, die zwar zur Zeit noch klar über den ambulanten Krankenhausleistungen liegt, nach einer Neuordnung aber durchaus in den nächsten Jahren von den Krankenhäusern erreicht werden könnte.[15]

Die oben aufgezeigten statistischen Unschärfen führen auch bei der Fallzahlermittlung zu Problemen. Insbesondere in den Bereichen der Hochschulambulanzen und psychiatrischen Institutsambulanzen lässt sich die Fallhäufigkeit nicht ermitteln. Zum Teil ist aufgrund unterschiedlicher bundeslandspezifischer oder hausindividueller Vertragsgestaltungen und hierin festgelegter Abrechnungseinheiten (Quartalspauschalen, Einzelleistungsvergütung) eine stark differierende Fallzählung vorzufinden. Insbesondere das Ausmaß teilstationärer Versorgung ist nicht leicht zu beziffern, da teilweise Quartale, teilweise Kontakte gezählt werden.[16]

Die Formenvielfalt der einzelnen Leistungsbereiche erschwert auch den Vergleich zwischen Krankenhausambulanzen und vertragsärztlicher Versorgung. Für keinen dieser Leistungsbereiche gibt es eine übergreifende bzw. integrierte Statistik. Die gutachterliche Standardformulierung „Es besteht weiterer Forschungsbe-

---

15 Bei einem Vergleich dieser beiden Größen müssten aber noch von den Ausgaben ambulanter Krankenhausleistungen (ca. vier Mrd. Euro) die darin enthaltenen Arzneimittelausgaben abgezogen werden, da diese in der Vergleichsgröße des niedergelassenen Bereiches nicht enthalten sind.
16 In der aktuellen G-DRG-Begleitforschung (IGES, S. 171, Fußnote 118) werden 743 000 teilstationäre Datensätze für das Jahr 2008 ausgewiesen, die zum Teil kontakt- und zum Teil fallbezogen sind.

darf." hat im spezialärztlichen Bereich eine unabweisbare Berechtigung. Ziel muss es vor diesem Hintergrund sein, Transparenz zu schaffen und einen bundesweiten einheitlichen Datenbestand aufzubauen (analog zu § 21 Krankenhausentgeltgesetz (KHEntgG)[17] im stationären Bereich). Eine Verpflichtung zur Lieferung dieser Daten müsste gesetzlich verankert werden.

## 13.4 Ordnungspolitischer Handlungsbedarf

### 13.4.1 Einheitlicher Rechtsrahmen für spezialärztliche Leistungen

Die Verankerung eines spezialärztlichen Versorgungsbereiches würde einen gesetzlichen Rahmen schaffen, der gleichermaßen für ambulant tätige Krankenhäuser wie für Vertragsärzte gilt. Die Abgrenzung spezialärztlicher Leistungen ist schon aufgrund der Heterogenität hochkomplex. Wie in Abschnitt 13.4.2 näher erörtert wird, bedarf es einer institutionellen Klärung, wer den Katalog vorgibt bzw. wer ihn nach welchen Kriterien weiterzuentwickeln hat. Möglicherweise wird dies (zunächst) für jede der Rechtsformen separat geregelt. Ausgehend von einer solchen Abgrenzung sind jeweils die folgenden Rahmenbedingungen zu klären.

**1. Preis- und Mengenvereinbarungen**
Gegenwärtig sind ganz unterschiedliche Regelungen zur Preis- und Mengenvereinbarung zu finden. Hochgradig unbefriedigend ist aus Sicht der Krankenkassen, dass für wesentliche Bereiche, wie das ambulante Operieren, überhaupt keine Preis- und Mengenvereinbarungen existieren. Die Funktion der Krankenkassen wird auf gestaltungsfreie Rechnungsbegleichung reduziert. Wesentlicher Handlungsbedarf existiert deshalb bei der Etablierung einer Verhandlungslösung, bei der – wie im stationären und ambulanten Bereich – Preise und Mengen zwischen Leistungsanbietern und Kostenträgern vereinbart werden (vgl. Abschnitt 13.5).

**2. Spezialärztliche Gebührenordnung**
Die Vielfältigkeit der spezialärztlichen Gebührenordnungen ist ein Problem; zum Teil ist auch deren mangelnder Differenzierungsgrad ein Problem. Es dominiert einerseits die vertragsärztliche Gebührenordnung, der EBM, andererseits finden sich sehr archaische Vergütungsformen, wie z.B. undifferenzierte Quartalspauschalen (z.B. bei psychiatrischen Instituts- und Hochschulambulanzen), mit denen weder Transparenz über das Leistungsgeschehen hergestellt, noch wirksam eine Substitution stationärer Leistungen auf den Weg gebracht werden kann (vgl. Abschnitt 13.6).

---

17 Gesetz über die Entgelte für voll- und teilstationäre Krankenhausleistungen (Krankenhausentgeltgesetz – KHEntgG) vom 23.04.2002, zuletzt geändert am 28.07.2011, BGBl. I, 1622.

### 3. Spezialärztliche Bedarfsplanung

Die spezialärztliche Versorgung bewegt sich im Grenzbereich zweier insuffizienter Planungssysteme, denen es beiden nicht gelungen ist, Überversorgung wirksam abzubauen: einerseits die vertragsärztliche Bedarfsplanung, andererseits die Krankenhausbedarfsplanung. Spezialärztliche Bedarfsplanung wird notwendigerweise sektorübergreifend angelegt sein müssen, wobei die Gefahr besteht, die Komplexität aufgrund der Vielzahl spezieller Krankheits- und Behandlerkonstellationen ins Absurde zu steigern (vgl. Abschnitt 13.7).

### 4. Direktverträge

Zur wettbewerblichen Ausgestaltung der GKV bedarf es Gestaltungsoptionen auf der Vertragsseite. Für den Arzneimittelbereich wurden sie bereits geschaffen (Rabattverträge), für planbare, vollstationäre Leistungen liegen Konzepte vor. Ein Teil der spezialärztlichen Versorgung enthält planbare, standardisierte Massenleistungen mit einer Tendenz zur Überversorgung, sodass auch hier über Ausschreibungsmodelle nachgedacht werden sollte (vgl. Abschnitt 13.8).

### 5. Qualitätssicherung

Die Qualitätssicherung ist seit dem GKV-WSG sektorenübergreifend auszugestalten, sodass sich formal eigentlich kaum Schwierigkeiten ergeben sollten. De facto ist die sektorenübergreifende Qualitätssicherung noch nicht funktionsfähig. Die spezialärztliche Versorgung ist insbesondere geeignet, sektorgleiche Verfahren als eine der wesentlichen Formen sektorenübergreifender Qualitätssicherung zu etablieren (vgl. Abschnitt 13.9).

## 13.4.2 Abgrenzung der spezialärztlichen Versorgung

Die Abgrenzung des spezialärztlichen Versorgungsbereiches ist nicht trivial und wird einem steten Wandel unterworfen sein. Sie sollte im Grundsatz gesetzlich vorgegeben und durch Selbstverwaltungsgremien auf Bundesebene konkretisiert werden. Ausgangspunkt für die Abgrenzung der spezialärztlichen Versorgung dürfte der Status quo sein. Dieser ist relativ einfach im Bereich des ambulanten Operierens, weil hier bereits eine Abgrenzung innerhalb des EBM existiert: Der Bereich des ambulanten Operierens liegt im Bereich der extrabudgetären Gesamtvergütung (EGV), also außerhalb der morbiditätsbedingten Gesamtvergütung (MGV).

Man beachte, dass die eigentliche Schwierigkeit einer Abgrenzung des dritten Sektors die Grenzziehung innerhalb der fachärztlichen Versorgung ist. Hier gilt es Trenner zu finden, um allgemeine fachärztliche Leistungen von den spezialärztlichen zu differenzieren (vgl. Abbildung 13–3).

Bei der Abgrenzung gibt es drei Schwierigkeitsgrade:
1. Grad: Die Abgrenzung im EBM ist bereits vorhanden (z. B. § 115 b SGB V).
2. Grad: Die Leistungen des Krankenhauses sind EBM-basiert, aber der Anteil fachärztlicher Versorgung, der komplementär hinzu gerechnet werden muss, ist diffus (§ 116 b SGB V).
3. Grad: Die Leistungsdefinition für die stationäre Leistung fehlt, sodass das fachärztliche Komplement erst nach Definition und Dokumentation definiert werden kann (Hochschulambulanz, psychiatrische Institutsambulanz etc.).

Abbildung 13–3

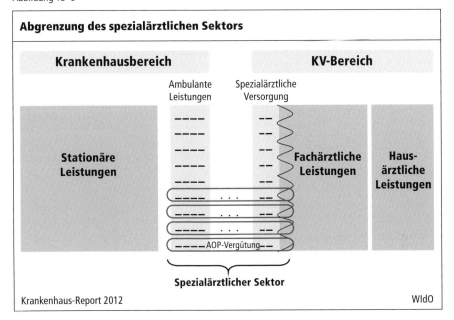

Als Trenner sind nicht nur bestimmte Leistungen, sondern auch bestimmte Praxismerkmale denkbar. So kann es sich als sinnvoll erweisen, als Facharztkomplement für das weite Feld onkologischer § 116 b-Leistungen das Praxismerkmal „onkologische Schwerpunktpraxis" als Trenner zu nehmen. Ähnliches gilt für HIV-Schwerpunktpraxen.

Betrachtet man die Schwierigkeiten in den wenig standardisierten Klinikambulanzen, dann erweist sich der Bereich des ambulanten Operierens als jener Bereich, in dem schnell und unauffällig die neuen Ordnungsprinzipien auf den Weg gebracht werden könnten.

### 13.4.3 Spezialärztliche Versorgung nach § 116 b SGB V – Eine Kritik aus Sicht der Krankenkassen

Wie eingangs erwähnt hat sich die Bundesregierung entschieden, im Entwurf eines Versorgungsstrukturgesetzes den Begriff „spezialärztliche Versorgung" auf den § 116 b SGB V zu verengen. Diese Einengung gilt auch inhaltlich: Alle anderen Rechtsformen spezialärztlicher Versorgung bleiben im vorliegenden Reformwerk quasi unberührt – so groß der Handlungsbedarf auch sein mag.

Im neu formulierten § 116 b SGB V wird erstmals ein Rechtskreis formuliert, dessen Zulassungs- und Abrechnungsregeln gleichlautend für Krankenhäuser und Vertragsärzte sind. Vom bisherigen § 116 b SGB V unterscheidet sich der neue Text vor allem dadurch, dass die vom G-BA definierten Strukturanforderungen an § 116 b-Krankenhausambulanzen nunmehr auch für Vertragsärzte Gültigkeit haben. Dies erfordert allerdings eine komplette Überarbeitung der sogenannten Konkreti-

Abbildung 13–4

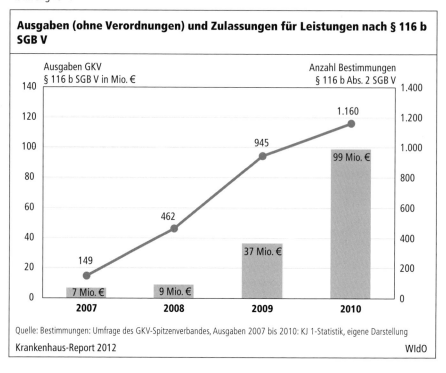

Quelle: Bestimmungen: Umfrage des GKV-Spitzenverbandes, Ausgaben 2007 bis 2010: KJ 1-Statistik, eigene Darstellung
Krankenhaus-Report 2012                                                                                                    WIdO

sierungen (Anlagen der § 116 b-Richtlinie des G-BA[18]). Der Gesetzentwurf umfasst zunächst nur das bisherige § 116 b-Leistungsspektrum, soll allerdings um diejenigen Leistungen des ambulanten Operierens erweitert werden, die komplex sind und die Behandlung durch ein interdisziplinäres Team erfordern.

Entscheidend – und aus Sicht der Krankenkassen ordnungspolitisch falsch – ist eine Art Zulassungsanspruch nach dem Motto „Wer kann, der darf.". Unabhängig vom Bedarf hat jeder Leistungserbringer einen Anspruch auf Zulassung, sodass die bisherige „Länderhürde" entfällt. Der Gesetzentwurf ist somit eine Reaktion auf die uneinheitliche, bisweilen willkürlich anmutende Bestimmung von § 116 b-Ambulanzen.

Die Bestimmung (sprich: Zulassung) von § 116 b-Ambulanzen durch die Landesplanungsbehörden erfolgte mit großer zeitlicher Verzögerung und uneinheitlich. Bislang sind rund 1 200 § 116 b-Ambulanzen zugelassen, wobei die Ausgabenentwicklung mit einiger Verzögerung folgt (vgl. Abbildung 13–4).

Eine regionale Analyse offenbart dramatische Unterschiede: Bundesweit liegt die durchschnittliche Anzahl der Anträge je allgemeines Krankenhaus bei 1,39, die durchschnittliche Anzahl der Bestimmungen je allgemeines Krankenhaus liegt bei

---

18 Richtlinie des Gemeinsamen Bundesausschusses über die ambulante Behandlung im Krankenhaus 18.10.2005, zuletzt geändert am 16.09.2010, BAnz Nr. 19, 472 vom 03.02.2011, in Kraft getreten am 04.02.2011, www.g-ba.de/downloads/62-492-497/ABK-RL_116B_2010-09-16.pdf.

Abbildung 13–5

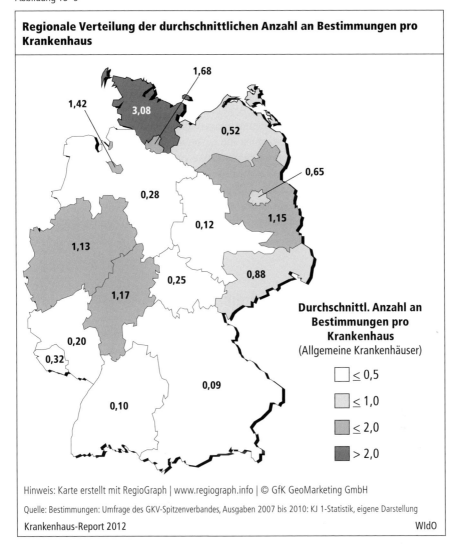

**Regionale Verteilung der durchschnittlichen Anzahl an Bestimmungen pro Krankenhaus**

Hinweis: Karte erstellt mit RegioGraph | www.regiograph.info | © GfK GeoMarketing GmbH

Quelle: Bestimmungen: Umfrage des GKV-Spitzenverbandes, Ausgaben 2007 bis 2010: KJ 1-Statistik, eigene Darstellung

Krankenhaus-Report 2012  WIdO

0,68. In Schleswig-Holstein ist die durchschnittliche Zahl der Bestimmungen mit 3,08 je allgemeines Krankenhaus rund 30-mal so hoch wie in Bayern (0,09)! Während manche Länder also aktiv die Beteiligung der Krankenhäuser an der ambulanten Versorgung betreiben, ist die Genehmigungspraxis in anderen Bundesländern (z. B. Bayern, Baden-Württemberg und Rheinland-Pfalz) extrem restriktiv (vgl. Abbildung 13–5). Man muss den § 116 b-Neuentwurf als Reaktion auf ein verbreitetes Versagen der Landesplanungsbehörden werten.

Der im Regierungsentwurf vorgesehene Verzicht auf jede Form von Bedarfsermittlung bei der Zulassung spezialisierter Leistungsanbieter mag im Bereich der seltenen Krankheiten (Anlage 2 der G-BA-Richtlinie) akzeptabel sein. Der Aufwand, das halbe Dutzend beteiligter Arztgruppen beim Marfan-Syndrom einem Planungsprozess zu unterwerfen, würde in der Tat in keinem Verhältnis zum Ergebnis stehen. Problematischer aber ist die bedarfsunabhängige Zulassung schon im Bereich der Krankheiten mit besonderem Verlauf (Anlage 3 der G-BA-Richtlinie). Hier geht es bspw. um Herzinsuffizienz, wo im Bereich von Herzkathetern durchaus mengenmäßig bedenklich Überversorgung entstanden ist oder entstehen kann, während in anderen Bereichen Ärzte fehlen. Gänzlich falsch wäre es, den § 116 b SGB V als Nukleus für die künftige spezialärztliche Versorgung insgesamt zu sehen. Dann würde insbesondere in den Ballungszentren ein für Ärzte lukrativer neuer Sektor entstehen, während auf dem Land die Versorgung weiter ausgedünnt würde.

Nach Ansicht der Krankenkassen ist die gesetzgeberische Einengung der Regelungen zur spezialärztlichen Versorgung auf eine Neuformulierung hochgradig unbefriedigend. Wenn schon keine Gesamtlösung für die spezialisierte Versorgung in einem Schritt formuliert werden kann (Stichwort „115 x"), dann müsste zumindest der quantitativ bedeutsame Bereich des ambulanten Operierens in Angriff genommen werden. Hier kommt es vorrangig darauf an, Preis- und Mengenverhandlungen zu etablieren.

## 13.5 Preis- und Mengenvereinbarungen

Aus Sicht der GKV ist eine Verhandlungslösung für das ambulante Operieren (§ 115 b SGB V) das dringlichste Problem bei der Neuordnung der spezialärztlichen Versorgung. Wie beschrieben ist die Abgrenzung der spezialärztlichen Leistungen bereits zufriedenstellend geregelt; es fehlt allerdings eine adäquate Steuerung der Versorgung in gemeinsamer Selbstverwaltung. Dies betrifft
1. die Weiterentwicklung des Kataloges (Bundesebene),
2. die Zulassung zum ambulanten Operieren (Landesebene),
3. die Verhandlung von Preis- und Mengen (Landesebene, ggf. ergänzende Regelung auf Einrichtungsebene) sowie
4. die Qualitätssicherung (Verfahren auf Bundesebene, Umsetzung Landesebene).

Die Grundkonstruktion einer solchen Selbstverwaltungslösung sollte paritätisch sein: auf der einen Seite die gesetzlichen Krankenkassen als Kostenträger und auf der anderen Seite Vertreter der spezialärztlichen Leistungserbringer, also Kassenärztliche Vereinigungen (KV) und Landeskrankenhausgesellschaften (LKG). Je nach Fragestellung sind als Beteiligte Vertreter des Verbandes der privaten Krankenversicherung (PKV), der Länder, der Pflegeberufe und der Patienten hinzuziehen. Dem Gremium sollte ein neutraler Vorsitzender vorstehen (vgl. Abbildung 13–6). Im Folgenden wird dies vereinfachend als „G-BA-Parität" bezeichnet.

Während die Verhandlungen zum Katalog wie bisher auf Bundesebene stattfinden, würden die Preis- und Mengenverhandlungen auf Landesebene angesiedelt werden, so wie dies im stationären und ambulanten Sektor auch jetzt die Regel ist. Derzeit fehlen beim ambulanten Operieren Mengenverhandlungen, obwohl sie in der vertragsärztlichen Versorgung üblich sind (morbiditätsorientierte Gesamtvergütung auf kollektiver Ebene und Regelleistungsvolumina auf Ebene des einzelnen Leistungserbringers). Auch im stationären Sektor gibt es entsprechende Ver-

Abbildung 13–6

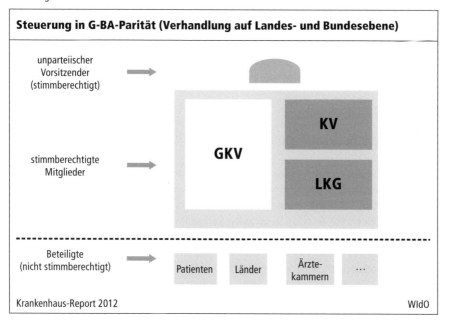

**Steuerung in G-BA-Parität (Verhandlung auf Landes- und Bundesebene)**

Krankenhaus-Report 2012 WIdO

handlungen: Landesbasisfallwerte und Budgetverhandlungen mit Mehrleistungsabschlägen auf Ebene der einzelnen Klinik. War es in der Einführungsphase des ambulanten Operierens noch sinnvoll, auf differenzierte Regelungen zu verzichten und den Bereich somit zu fördern, ist es nun an der Zeit, klare und geordnete Rahmenbedingungen für den Grenzbereich zwischen ambulanter und stationärer Versorgung zu schaffen. Die durchaus auch seitens der Kostenträger gewollte Attraktivität dieses Leistungssegments wird u. a. durch die deutlichen Fallzahlanstiege der vergangenen Jahre untermauert. Diese Steigerungsraten und das nun erreichte Ausgabenvolumen belegen aber gleichzeitig auch die Notwendigkeit einer Implementierung von Preis- und Mengenverhandlungsmechanismen, um möglichen, insbesondere ökonomisch induzierten Fehlentwicklungen entgegenwirken zu können.

Unabhängig von der Entwicklung einer spezialärztlichen Gebührenordnung auf Bundesebene (vgl. Abschnitt 13.6) sollte ein Gremium auf Landesebene Verhandlungen über einen spezialärztlichen Entgeltwert führen (ähnlich der Landesbasisfallwertsystematik im stationären Sektor). Diese Vergütungsverhandlungen, im Rahmen derer die Kostenträger paritätisch mit Kassenärztlichen Vereinigungen und Landeskrankenhausgesellschaften verhandeln, sollten die jetzigen Regelungen ablösen, bei denen ausschließlich mit der Kassenärztlichen Vereinigung verhandelt wird. Bei der jährlichen Anpassung des Entgeltwertes sind insbesondere die Entwicklung der für niedergelassene Ärzte und Krankenhäuser relevanten Betriebskosten – soweit diese nicht bereits anderweitig finanziert worden sind –, die Ausschöpfung von Wirtschaftlichkeitsreserven und die Produktivitätsentwicklung zu berücksichtigen. Dem Grundsatz der Beitragssatzstabilität folgend wäre hierbei die

Grundlohnsummenentwicklung als Begrenzung des Zuwachses des Ausgabenvolumens vorzusehen.

Zu diesen Zwecken sind krankenkassenübergreifend die Leistungsmengen zu erheben und zusammenzuführen. Die jährliche Bestandsaufnahme, die Basis für die Preisverhandlungen auf Landesebene ist, sollte darüber hinaus Grundlage einer ggf. notwendigen Bereinigung der morbiditätsbedingten Gesamtvergütung sein.

## 13.6 Spezialärztliche Gebührenordnung

Die spezialärztliche Versorgung ist gegenwärtig durch ein Gebührenordnungswirrwarr gekennzeichnet (vgl. Tabelle 13–3). Die gleiche Chemotherapie wird völlig unterschiedlich vergütet, je nachdem ob sie vertragsärztlich, teilstationär, pseudostationär, nachstationär oder in Krankenhausambulanzen erfolgt. Für spezialärztliche Leistungen ist eine eigenständige Gebührenordnung anzustreben, die alle spezialärztlichen Versorgungsformen abdeckt und die gleichermaßen für Vertragsärzte und Krankenhausambulanzen anwendbar ist.

Die dominierende Vergütungssystematik für ambulante Leistungen ist der EBM. Er dürfte deshalb auch Ausgangsbasis für eine spezialärztliche Gebührenordnung sein. Diese sollte allerdings um Elemente des DRG-Systems ergänzt werden. Konkret bedeutet dies einen stärkeren Fall- und Patientenbezug (und damit weniger Arztgruppenbezug), die Einbeziehung von Sachkosten und ein Prinzip der jährlichen empirisch basierten Systemweiterentwicklung. Am Ende dürfte die spezialärztliche Leistung durch eine Art EBM-DRG-Hybrid gekennzeichnet sein.

Spezialärztliche Vergütungsbereiche, die differenzierte, komplexe Behandlungsvorgänge mit archaischen Vergütungsformen wie Quartalspauschalen finan-

Tabelle 13–3
**Vergütungssysteme für ambulante Krankenhausleistungen nach SGB V**

|    | Versorgungsform | §§ | Vergütung |
|----|---|---|---|
| 1  | Ambulantes Operieren | 115 b | EBM |
| 2  | Hochschulambulanzen | 117 | frei vereinbart, Einzelleistung und Quartalspauschalen |
| 3  | Psychiatrische Institutsambulanz | 119 | Quartalspauschalen und Einzelleistungen |
| 4  | Vor- und nachstationär | 115 a | Teil der DRG, sonst abteilungsbezogene Pauschale |
| 5  | Teilstationär | 39 | vereinbart bzw. fallpauschaliert |
| 6  | Ermächtigungen | 116 ff. | EBM |
| 7  | Unterversorgung | 116 a | EBM |
| 8  | Hochspezialisierte Leistungen | 116 b | EBM |
| 9  | DMP | 137 f. | frei vereinbart |
| 10 | Pseudostationäre Behandlung |  | DRG oder tagesgleich |
| 11 | Integrierte Versorgung | 140 a – f | frei vereinbart |
| 12 | Medizinisches Versorgungszentrum | 95 | EBM |

Krankenhaus-Report 2012                                                                                          WIdO

zieren, müssen sukzessive in die neue Gebührenordnung integriert werden. Dazu gehören insbesondere
- teilstationäre Ambulanzleistungen,
- Leistungen von Hochschulambulanzen sowie
- Leistungen der psychiatrischen Institutsambulanzen.

Eine elaborierte Gebührenordnung muss insbesondere in der Lage sein, die noch weitverbreiteten Quartalspauschalen zu ersetzen, auch wenn diese sich bei Krankenhäusern und Krankenkassen noch einer gewissen Beliebtheit erfreuen. Krankenhäuser schätzen die methodische Unbestimmtheit, Krankenkassen erhoffen sich eine einfache Budgetkontrolle. Aber die undifferenzierten Pauschalen haben zwei schwerwiegende Nachteile:

Erstens schaffen Quartalspauschalen für das Krankenhaus Anreize, jene Fälle zu attrahieren, die gut mit den vereinbarten Pauschalen behandelbar sind. Solche „Verdünnerfälle" sind jedoch oft jene Fälle, die gut von niedergelassenen Ärzten versorgt werden können. Krankenhäuser werden also in einem Bereich tätig, der eher dem fachärztlichen als dem spezialärztlichen Bereich zuzuordnen ist.

Zweitens gelingt die Substitution stationärer Fälle nicht, wenn die Quartalspauschale den Schweregrad dieser Fälle nicht berücksichtigt. Das Potenzial ambulanter Substitution bleibt ungenutzt, wenn keine adäquate, ambulante Vergütungsregelung zur Verfügung steht. Mit einer gewissen Berechtigung verweigern sich dann Krankenhäuser, der gesetzlichen Vorgabe des § 39 SGB V „ambulant vor stationär" Folge zu leisten. Eine spezialärztliche Gebührenordnung muss also das umsetzen, was im DRG-Bereich zur Selbstverständlichkeit geworden ist: die adäquate Berücksichtigung des Schweregrades der Fälle.

Ein aktuelles Beispiel für den Handlungsbedarf in puncto Gebührenordnung sind die psychiatrischen Institutsambulanzen. Im Rahmen der Neuordnung der Psych-Entgelte gemäß § 17 d Krankenhausfinanzierungsgesetz (KHG)[19] haben die Selbstverwaltungspartner zu prüfen, inwiefern die psychiatrischen Institutsambulanzen in das neue Entgeltsystem einzubeziehen sind. Es existieren jedoch in den Bundesländern sehr unterschiedliche Vergütungsregelungen, sodass gegenwärtig keinerlei Transparenz bezüglich des Leistungsgeschehens besteht. In rund zwei Dritteln der Republik gibt es Quartals- und Kontaktpauschalen, die kaum Rückschlüsse auf das Versorgungsgeschehen zulassen. Im restlichen Drittel wird gemäß einem bayerischen Einzelleistungssystem vergütet, das zumindest ansatzweise die Versorgungswirklichkeit abbildet. Allerdings fehlt auch hier die Verbindung zur stationären Versorgung, sodass unklar ist, ob bspw. die psychiatrische Institutsambulanz eine Art poststationäre Versorgung oder eine von der stationären weitgehend unabhängige ambulante Versorgung darstellt. Um den Prüfauftrag im Rahmen des § 17 d KHG abarbeiten zu können, bedarf es deshalb einer bundesweit einheitlichen Leistungsdokumentation, über die bislang auf Spitzenverbandsebene keine Einigung erzielt werden konnte. Der GKV-Spitzenverband hat hierfür ein Konzept vor-

---

19 Gesetz zur wirtschaftlichen Sicherung der Krankenhäuser und zur Regelung der Krankenhauspflegesätze (Krankenhausfinanzierungsgesetz – KHG) vom 29.06.1972, in der Fassung vom 10.04.1991, zuletzt geändert am 17.03.2009, BGBl. I, 534.

gelegt, das alternativ eine medizinisch differenzierte Abbildung ermöglicht („Bayern medical") oder aber eine Art Basisdokumentation („Bayern light") als Einstieg empfiehlt.[20] Unabhängig vom gesetzlichen Prüfauftrag bedarf es einer Reform der Vergütung der psychiatrischen Institutsambulanzen, die durch ein differenziertes Vergütungssystem bundesweit eine Substitution stationärer Leistungen ermöglicht.

## 13.7 Spezialärztliche Bedarfsplanung

### 13.7.1 Regionale Disparitäten: Arztmangel trotz Überversorgung?

Der wesentliche Anlass für das Versorgungsstrukturgesetz 2011 ist die regionale Ungleichverteilung von Ärzten. Insbesondere der drohende Mangel an Hausärzten auf dem Lande ist der Grund für zahlreiche gesetzliche Fördermaßnahmen. Inwieweit ein genereller Arztmangel existiert, ist strittig. So deutet schon die bloße Entwicklung der Anzahl der an der vertragsärztlichen Versorgung teilnehmenden Ärzte, die sich von 1990 mit 97 690 Ärzten auf 138 472 Ärzte im Jahr 2010 deutlich erhöht hat, auf eine Überversorgungssituation hin.[21] Empirisch genauer aufgearbeitet wird die aktuelle Versorgungssituation u. a. im Ärzteatlas 2011 (Klose und Rehbein 2011). Demnach ist z. B. in der hausärztlichen Versorgung lediglich in einem der 395 Planungsbereiche eine Unterversorgung, d. h. ein Versorgungsgrad unter 75 % festzustellen. Eine Überversorgung mit einem Versorgungsgrad von über 110 % ist hingegen in 182 Planungsbereichen vorzufinden. Anders sieht die Situation im fachärztlichen Bereich aus: So weisen z. B. im Bereich der Augenärzte 341 der 395 Planungsbereiche eine Überversorgung auf und lediglich ein Versorgungsbereich gilt als unterversorgt (Versorgungsgrad < 50 %).

Statt von einem generellen Arztmangel muss von regionalen und arztgruppenspezifischen Fehlverteilungen ausgegangen werden. Es gibt eine fachärztliche Überversorgung in Ballungsgebieten und eine ausgedünnte primärärztliche, d. h. insbesondere hausärztliche Versorgung in einigen ländlichen Regionen. Demnach gibt es also kein grundsätzliches Arztmangelproblem, sondern ein Verteilungsproblem.[22][23]

Die Grundproblematik der „klassischen" Bedarfsplanung im vertragsärztlichen Bereich ist das fehlende funktionsfähige Instrument, die Überversorgung abzubauen. So bestehen zwar aufgrund der Versorgungssituation für die einzelnen Arztgruppen in einem Großteil der 395 Planungsbereiche Zulassungssperren. Nichtsdesto-

---

20 Vgl. PIA-Dokumentation – Konzept des GKV-Spitzenverbandes und des KompetenzCentrums für Psychiatrie und Psychotherpie (KCCP), Haas et al. 2011.
21 Vgl. Kassenärztliche Bundesvereinigung (KBV): „Grunddaten zur vertragsärztlichen Versorgung in Deutschland 2001" und „Statistische Informationen aus dem Bundesarztregister" (Stand: 31.12.2010), http://www.kbv.de/themen/125.html.
22 Pressestatement des Stellvertretenden Vorstandsvorsitzenden des GKV-Spitzenverbandes J.-M. v. Stackelberg vom 26.04.2011: „Wir haben in überversorgten Gebieten 25.000 niedergelassene Ärzte zu viel und in Mangelregionen lediglich 800 niedergelassene Ärzte zu wenig".
23 Zur weiteren Vertiefung dieser Thematik sowie der Weiterentwicklung der Bedarfsplanung vgl. u. a. GKV-Spitzenverband Januar 2011 sowie Schönbach et al. 2011.

trotz haben die Vertragsärzte bei Ausscheiden gemäß § 103 Abs. 4 SGB V in einem überversorgten Gebiet die Möglichkeit, ihre Praxis einem Nachfolger zu übertragen. So ist es aufgrund der Vererbbarkeit von Kassenarztzulassungen bislang nicht gelungen, die einmal entstandenen Ungleichgewichte zu beseitigen. Neben dem Aufkauf von Arztpraxen[24] sollten Zulassungen künftig grundsätzlich befristet werden (vgl. Abschnitt 13.7.3).

Es wird deutlich, dass der regionalen Ungleichverteilung der Ärzte nur mit einem wie auch immer gearteten Abbau der Überversorgung in Ballungszentren begegnet werden kann, und dass Über- und Unterversorgung zwei Seiten einer Medaille darstellen. Für die spezialärztliche Versorgung sollten insbesondere funktionsfähige Instrumente zur Vermeidung von Überversorgungssituationen implementiert werden.

### 13.7.2 „Doppelte Überversorgung" in der spezialärztlichen Versorgung

Will man eine gleichmäßige Versorgung der Bevölkerung mit spezialärztlichen Leistungen garantieren, dann bedarf es einer sektorübergreifenden Analyse sowie entsprechender Steuerungsinstrumente. Eine sektorübergreifende Analyse der deutschen Versorgungssituation steht erst ganz am Anfang. So existieren zwar zahlreiche grafische Darstellungen zur vertragsärztlichen Bedarfsplanung und auch zur Krankenhausplanung, eine regionale Darstellung der spezialärztlichen Leistungserbringer, die aggregiert Krankenhausambulanzen und spezialisierte Fachärzte in räumlicher Verteilung darstellt, existiert aber bisher nicht.[25]

Es gibt starke Indizien dafür, dass es in der spezialisierten Versorgung eine Art doppelte Überversorgung gibt: Zum einen sind die meisten spezialisierten Fachärzte in den Ballungszentren angesiedelt, zum zweiten sind auch die Krankenhäuser und deren Ambulanzen vorrangig in den Ballungszentren vorzufinden. Die statistische Analyse, ob hier eine Ungleichverteilung existiert, die über die Disparitäten der allgemeinen Facharztverteilung hinausgeht, muss noch geleistet werden.

Selbst wenn die analytische Aufbereitung noch in großem Umfang geleistet werden muss, besteht – aufbauend auf den Erfahrungen der bisherigen Bedarfsplanung – die Chance, in einem neuen Leistungsbereich von Anfang an einen funktionsfähigen Mechanismus zur Vermeidung von Über- und Unterversorgung zu implementieren.

### 13.7.3 Ausgestaltung einer spezialärztlichen Bedarfsplanung

Eine spezialärztliche Bedarfsplanung muss notwendigerweise sektorübergreifend sein. Teilweise werden bereits im Rahmen der jetzigen gesetzlichen Regelungen – sowohl im stationären als auch im ambulanten Bereich – die jeweils anderen Sek-

---

24 Vergleiche Prognos-Gutachten „Der Aufkauf von Arztpraxen als Instrument zum Abbau der regionalen Ungleichverteilung in der vertragsärztlichen Versorgung" im Auftrag des GKV-Spitzenverbandes (Prognos 2011).
25 Die Autoren müssen zugeben, dass der Versuch, die nicht unerheblichen datentechnischen Hürden zu überspringen und in diesem Krankenhaus-Report eine erste regionale Analyse vorzulegen, nicht von Erfolg gekrönt war.

toren mit im Planungsprozess berücksichtigt. So sind einerseits in der vertragsärztlichen Bedarfsplanung gemäß § 99 SGB V die „Ziele und Erfordernisse der Krankenhausplanung zu beachten" und andererseits erfolgt bspw. im Rahmen der ambulanten Behandlung im Krankenhaus gemäß § 116 b Abs. 2 SGB V die Zulassung bzw. Bestimmung der Krankenhäuser durch die Bundesländer „unter Berücksichtigung der vertragsärztlichen Versorgungssituation". Insbesondere der hier zuletzt genannte Bereich, in dem Krankenhäuser verstärkt in die ursprünglich ambulanten Versorgungsgebiete Einzug erhalten, ist dabei nicht frei von gerichtlichen Auseinandersetzungen, in denen den Bundesländern im Rahmen der § 116 b-Zulassungsverfahren oftmals eine unzureichende Berücksichtigung der vertragsärztlichen Versorgungssituation vorgeworfen wird. Daneben sind wiederum zentrale Bestandteile der spezialärztlichen Versorgung, wie bspw. das ambulante Operieren im Krankenhaus gemäß § 115 b SGB V, frei außerhalb jeglicher Planungsstrukturen angesiedelt. Auch hier fühlen sich Vertragsärzte zum Teil benachteiligt und es kommt aufgrund aktuell unterschiedlicher Regelungen der Leistungsmengenbegrenzung zu gerichtlichen Auseinandersetzungen.[26]

Eine spezialärztliche Zulassungs- und Bedarfsplanung muss über die gegenseitige Berücksichtigung des jeweils anderen Sektors hinausgehen. Sie muss Zulassungsbedingungen definieren, die für Vertragsärzte und Krankenhäuser gleichermaßen gültig sind.

Diskussionswürdig ist die Frage, ob eine Bedarfsplanung für alle spezialärztlichen Leistungen notwendig ist. Die Bundesregierung hat im Entwurf des Versorgungsstrukturgesetzes die Sinnhaftigkeit einer Bedarfsplanung für § 116 b-Leistungen verneint und einen generellen, unbeschränkten Zulassungsanspruch geschaffen (vgl. Abschnitt 13.4.3). Es gibt aber im Grenzbereich zwischen ambulanter und stationärer Versorgung eine ganze Reihe an Leistungen mit Potenzial zu einer ökonomisch motivierten Mengenausweitung. Einzelne Beispiele hierfür sind Arthroskopien, Koronarangiographien und humangenetische Diagnostik. Ohne jede Zulassungssteuerung würde hier ein attraktiver Versorgungsbereich entstehen, der wiederum die Arztmangelsituation auf dem Land verschärft.[27]

Geht man davon aus, dass für einige spezialärztliche Leistungen eine Bedarfsplanung sinnvoll ist, für andere aber nicht, dann folgt daraus ein Steuerungsinstrumentarium, das je nach Leistung ein einfaches Zulassungsverfahren (ohne Bedarfsplanung) oder ein erweitertes Zulassungsverfahren (mit Bedarfsplanung) vorsieht. In beiden Fällen würden die Vorgaben durch den G-BA erfolgen. Dies sei im Folgenden näher erläutert.

**1. Abgrenzung im Leistungskatalog**
Es besteht grundsätzlich keine Notwendigkeit der Implementierung einer Bedarfsplanung für alle Leistungen des spezialärztlichen Leistungskataloges. Insbesondere für Leistungssegmente mit einer geringen Fallzahl bzw. in Spezialgebieten mit ei-

---

26 Vergleiche „Ambulante Operateure ziehen vors Verfassungsgericht", Ärzte Zeitung online, 28.07.2011.
27 Die diesbezügliche pointierte Warnung der Krankenkassen lautet: „Wir wollen kein Gesundheitswesen, bei dem die Leute auf dem Land dahinsiechen und in den Ballungszentren die Gesunden operiert werden."

ner bundesweit niedrigen Anzahl an dort tätigen Leistungserbringern ist eine umfangreiche Bedarfsplanung nicht zu rechtfertigen.[28] Lediglich wesentliche Leistungsbereiche – insbesondere diejenigen mit Potenzial zur ökonomisch motivierten Mengenausweitung – sollen in dieser Systematik einer Bedarfsplanung unterliegen. Die Leistungen im Leistungskatalog, die einer Bedarfsplanung unterliegen, sind dementsprechend gesondert zu kennzeichnen. Nur für die Erbringung dieser gekennzeichneten Leistungen soll ein erweitertes Zulassungsverfahren mit Mengenzuteilungen für die einzelnen Leistungserbringer eingeführt werden.

Durch die Differenzierung der Leistungen des Leistungskataloges wird der Aufwand, der mit einer Bedarfsplanung, einer erweiterten Zulassung und Mengenzuteilungen einhergeht, auf die wesentlichen Leistungsbereiche eingegrenzt und bietet die Möglichkeit, auch im Zeitverlauf flexibel einzelne Leistungen durch Kennzeichnung oder Löschung der Kennzeichnung dem Bedarfsplanungsprozedere zuzuführen bzw. zu entziehen.

Für etliche bezüglich ihrer Menge und ihres Ausgabenvolumens relevanten § 115 b-Leistungen (z. B. Arthroskopien oder Koronarangiographien) erscheint eine Bedarfsplanung vor diesem Hintergrund sinnvoll. Ebenso kann dies in Teilbereichen des § 116 b, d. h. der Erkrankungen mit besonderen Krankheitsverläufen, wie z. B. Herzinsuffizienz, der Fall sein. Es gibt aber auch Teilbereiche des § 116 b, wie die seltenen Erkrankungen, in denen eine umfangreiche Planung nicht erforderlich ist und der entstehende Mehraufwand einer Bedarfsplanung mit gesonderten Zulassungsverfahren und Mengenzuteilungen auf die einzelnen Leistungserbringer nicht zu rechtfertigen wäre. Hier wird auf eine Kennzeichnung der Leistungen und damit auf eine Bedarfsplanung verzichtet.

**2. G-BA-Vorgaben zur Grundstruktur**

In der bisherigen vertragsärztlichen Bedarfsplanung wird eine Verhältniszahl Einwohner je Arzt vom G-BA je nach raumordnungsspezifischer Planungskategorie und Arztgruppe festgelegt.[29] Basis der spezialärztlichen Bedarfsplanung sollten wie auch im Vertragsärztebereich bundesweit einheitliche Vorgaben des G-BA sein. Wesentlich ist die Frage, wie die Krankenhäuser bzw. Krankenhausärzte in die Bedarfsplanung und die zu schaffenden spezialärztlichen Verhältniszahlen einzubeziehen sind. Die konkrete Ausgestaltung sollte entweder auf die Anzahl der Arztvollzeitäquivalente oder auf entsprechend festzulegende Leistungskennzahlen erfolgen. Eine in Bezug auf die altersstandardisierte Einwohnerzahl festzulegende Anzahl an Kataraktoperationen könnte z. B. als Indikator für eine Über- oder Unterversorgung einer Planungsregion in der spezialärztlichen Augenversorgung herangezogen werden.

Ein weiterer wesentlicher Gesichtspunkt der spezialärztlichen Bedarfsplanung ist die Festlegung der räumlichen Struktur, d. h. der relevanten Planungsbereiche.

---

28  Auch in der jetzigen vertragsärztlichen Bedarfsplanung werden Arztgruppen gemäß § 101 Abs. 2 Nr. 2 SGB V erst in die Bedarfsplanung einbezogen, falls die Anzahl der Ärzte einer Arztgruppe bundesweit 1 000 übersteigt.

29  Richtlinie des Gemeinsamen Bundesausschusses über die Bedarfsplanung sowie die Maßstäbe zur Feststellung von Überversorgung und Unterversorgung in der vertragsärztlichen Versorgung (Bedarfsplanungs-Richtlinie) in der Neufassung vom 15.02.2007, zuletzt geändert am 15.07.2010, in Kraft getreten am 27.11.2010, BAnz 2010, 3954.

Abbildung 13–7

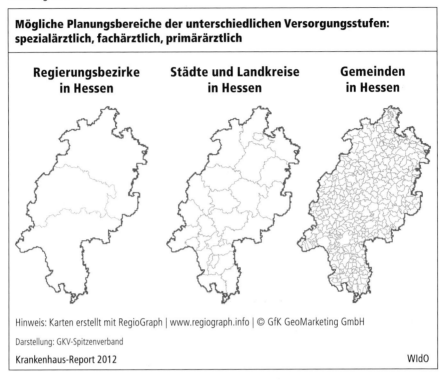

Mögliche Planungsbereiche der unterschiedlichen Versorgungsstufen: spezialärztlich, fachärztlich, primärärztlich

Regierungsbezirke in Hessen — Städte und Landkreise in Hessen — Gemeinden in Hessen

Hinweis: Karten erstellt mit RegioGraph | www.regiograph.info | © GfK GeoMarketing GmbH
Darstellung: GKV-Spitzenverband
Krankenhaus-Report 2012 — WIdO

Die bisherigen Planungsbereiche sind gemäß § 2 Abs. 3 der Bedarfsplanungsrichtlinie die kreisfreie Stadt, der Landkreis oder die Kreisregion. Es ist sinnvoll, im Rahmen der spezialärztlichen Versorgung die Planungsbereiche großräumiger anzulegen. Sinnvoll wären Planungsbereiche ab ca. einer Mio. Einwohner. Je nach Struktur des Bundeslandes (u. a. Bevölkerungsverteilung, Flächenstruktur) könnten so für spezialärztliche Planungsbereiche bspw. Regierungsbezirke, falls in dem Bundesland existent, als Aggregationsebene dienen. In der Grafik werden am Beispiel des Bundeslandes Hessen mögliche unterschiedliche Planungsbereichsgrößen der primärärztlichen, fachärztlichen und spezialärztlichen Versorgung dargestellt (vgl. Abbildung 13–7). Eine wie auch immer ausgestaltete kleinräumige Planung ist dabei lediglich für die primärärztliche, d. h. insbesondere hausärztliche Versorgung zweckmäßig. Die Festlegung der Kriterien zur räumlichen Strukturierung der Planungsbereiche hat im G-BA zu erfolgen.

### 3. Einfaches und erweitertes Zulassungsverfahren auf Landesebene

Sowohl das einfache als auch das erweiterte Zulassungsverfahren sollten durch ein Gremium auf Landesebene erfolgen. Dazu wird der spezialärztliche Zulassungsausschuss aus stimmberechtigten Vertretern der Kostenträger (Landesverbände der Krankenkassen und Ersatzkassen) und Leistungserbringer (Kassenärztlichen Vereinigungen und Landeskrankenhausgesellschaften) gebildet. Der Zulassungsausschuss soll zunächst für alle Leistungsbereiche die Erfüllung der vom G-BA vorge-

Abbildung 13–8

**Ausgestaltung der spezialärztlichen Bedarfsplanung**

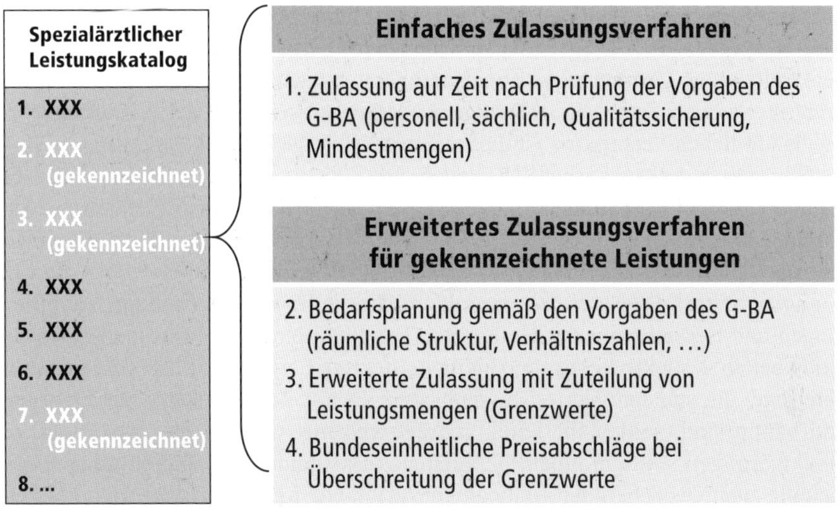

| Spezialärztlicher Leistungskatalog | Einfaches Zulassungsverfahren |
|---|---|
| 1. XXX<br>2. XXX (gekennzeichnet)<br>3. XXX (gekennzeichnet)<br>4. XXX<br>5. XXX<br>6. XXX<br>7. XXX (gekennzeichnet)<br>8. ... | 1. Zulassung auf Zeit nach Prüfung der Vorgaben des G-BA (personell, sächlich, Qualitätssicherung, Mindestmengen) |
| | **Erweitertes Zulassungsverfahren für gekennzeichnete Leistungen** |
| | 2. Bedarfsplanung gemäß den Vorgaben des G-BA (räumliche Struktur, Verhältniszahlen, ...)<br>3. Erweiterte Zulassung mit Zuteilung von Leistungsmengen (Grenzwerte)<br>4. Bundeseinheitliche Preisabschläge bei Überschreitung der Grenzwerte |

Krankenhaus-Report 2012     WIdO

gebenen Voraussetzungen (personell, sächlich, Qualitätssicherung, Mindestmengen) der Leistungserbringer prüfen und bei Erfüllung dieser Kriterien eine entsprechende Zulassung erteilen. Zur Vermeidung einer langfristigen Überversorgung in der spezialärztlichen Versorgung bedarf es unabhängig vom Leistungssegment einer Befristung der Zulassung. Grundsätzlich sollten die Zulassungen auf fünf bis zehn Jahre befristet werden. Eine solche zeitliche Befristung erhält auch die Handlungsfähigkeit der Gesundheitspolitik, weil andernfalls die bereits absehbaren Veränderungen der spezialärztlichen Versorgung als Eingriffe in Eigentumsrechte beklagt werden könnten.

Beim erweiterten Zulassungsverfahren für gekennzeichnete Leistungen erfolgt eine Zuweisung von Leistungsmengen bzw. eine Festlegung von leistungsbezogenen Grenzwerten für den einzelnen zugelassenen Leistungserbringer (vgl. Abbildung 13–8). Basis der Verteilungen entsprechender Leistungsmengen sind Vorgaben und Anhaltswerte des G-BA zur sektorübergreifenden Bedarfsplanung. Die Leistungsmenge wird hierbei nach einer einheitlichen Zuordnungssystematik auf die spezialärztlichen Leistungserbringer verteilt. Ein Leistungserbringer ist mit dieser erteilten erweiterten Zulassung berechtigt, ein bestimmtes Volumen zu einem festen Preis zu erbringen. Bei Überschreitung dieses Volumens bzw. der leistungsbezogenen Grenzwerte erfolgt ein einheitlich auf Bundesebene festzulegender prozentualer Abschlag von der Vergütung.[30]

---

30 Im Vertragsärztebereich existieren bereits Abwertungsmechanismen in überversorgten Gebieten (§ 87 Abs. 2e SGB V) zur Steuerung des Niederlassungsverhaltens, die allerdings durch das

## 13.8 Direktverträge für spezialärztliche Leistungen

Durch das GKV-Finanzierungsgesetz (GKV-FinG)[31] werden die Krankenkassen in einen harten Wettbewerb um Zusatzbeiträge geschickt. Dieser ergibt ordnungspolitisch nur Sinn, wenn die Krankenkassen auch Möglichkeiten haben, zum Wohle der Versicherten Zusatzbeiträge zu vermeiden oder zumindest zu reduzieren. Neben dem kollektiven Vertragsregime wird deshalb ein zunehmend bedeutsamer Bereich selektiver kassenspezifischer Verträge zu definieren sein. Bei der Neuordnung der spezialärztlichen Versorgung ist dies zu berücksichtigen.

Für den Krankenhausbereich liegen GKV-Konzepte zur Ausgestaltung des Wettbewerbs vor (vgl. Leber et al. 2008). So wird auch für die spezialärztliche Versorgung zu entscheiden sein, welche Bereiche kollektivvertraglich bleiben und welche für „Direktverträge" (Selektivverträge) geöffnet werden. Überträgt man die Argumentationsmuster auf die spezialärztliche Versorgung, so sollten Notfallleistungen und Bereiche mit der Gefahr von Patientenselektion (insbesondere seltene Krankheiten) kollektivvertraglich bleiben. Elektive Leistungen hingegen, insbesondere jene, die standardisierte Massenleistungen mit Tendenz zur Überversorgung und häufig sind, sollten für Direktverträge geöffnet werden. Der Abschluss von Direktverträgen sollte in einem geregelten Ausschreibungsverfahren unter Einbeziehung qualitätssichernder Maßnahmen erfolgen. Krankenhäuser und Vertragsärzte sollten sich gleichberechtigt an den Ausschreibungen beteiligen können. Den Ländern kommt eine Aufsichtsfunktion im Sinne des Verbraucherschutzes zu.

Der spezialärztliche Bereich weist einen bedeutsamen Anteil standardisierbarer Elektivleistungen aus, so z.B. weite Bereiche des ambulanten Operierens. Gleichwohl wird die spezialärztliche Versorgung nicht ausschließlich selektivvertraglich geregelt werden können. Das Nebeneinander von Kollektiv- und Selektivverträgen bedarf deshalb klarer gesetzlicher Regelungen. Die Ausschreibung von Leistungen ist insbesondere dann sinnvoll, wenn dem Bedarf ein Übermaß an Leistungserbringern gegenübersteht. Überversorgungssituationen könnten deshalb Auslöser für eine Direktvertragsausschreibung sein.

Ausgangspunkt für Direktverträge könnte eine Neufassung des § 115 b SGB V sein. Wie bisher würde der Katalog für ambulantes Operieren (AOP-Katalog), der derzeit rund 2600 Positionen enthält, dreiseitig verhandelt werden, allerdings in der oben beschriebenen G-BA-Parität. Innerhalb dieses Katalogs könnten bestimmte Leistungen, die sich für Direktverträge eignen, gesondert gekennzeichnet werden. Krankenkassen hätten dann die Möglichkeit, diese Leistungen in Ballungsgebieten auszuschreiben, wobei der Versicherte die Mehrkosten zu tragen hätte, wenn er Leistungserbringer wählt, die nicht den Zuschlag im Ausschreibungsverfahren erhalten haben. Im Rahmen eines bundesweiten Meldeverfahrens würde Transparenz über Ausschreibung und Verträge hergestellt.

---

GKV-FinG ausgesetzt wurden und durch das GKV-Versorgungsstrukturgesetz (Gesetzentwurf) vollständig gestrichen werden.

31 Gesetz zur nachhaltigen und sozial ausgewogenen Finanzierung der Gesetzlichen Krankenversicherung (GKV-Finanzierungsgesetz – GKV-FinG) vom 22.12.2010, BGBl. I, 2309, gültig ab 01.01.2011.

## 13.9 Sektorenübergreifende Qualitätssicherung

In der Politik und im Kreise der Qualitätssicherungsexperten besteht weitgehend Einigkeit darüber, dass wesentliche Aspekte medizinischer Versorgungsqualität nur mit sektorenübergreifenden Instrumenten beurteilbar sind. Der gesetzgeberische Schritt zur sektorenübergreifenden Qualitätssicherung (QS) im GKV-WSG war deshalb zukunftsweisend. Die Fortschritte bei der Einführung einer sektorenübergreifenden Qualitätssicherung sind allerdings ernüchternd. Es ist derzeit absehbar, dass frühestens 2016 erste belastbare Zahlen diskutiert werden können – immerhin neun Jahre nach dem parlamentarischen Beschluss (Inkrafttreten des GKV-WSG am 01.04.2007). Nimmt man die Etablierung neuer Verfahren zum Maßstab, dann muss man von verlorenen Jahren in der Qualitätssicherung sprechen. Ursächlich für die quälend langsame Entscheidungsfindung im zuständigen G-BA sind die sektoralen Anbieterorganisationen DKG und KBV, die sektorübergreifende Prozesse als Bedrohung der eigenen Organisationsmacht sehen. Konzeptionelles Neuland und die in der Tat nicht trivialen Datenprozesse sind willkommener Anlass, die Phase sektoraler Qualitätssicherung ad infinitum zu perpetuieren.

Zur Verzögerung der sektorenübergreifenden Qualitätssicherung trägt auch bei, dass, u. a. getrieben vom neuen QS-Institut AQUA, die sektorenübergreifende Qualitätssicherung als Neukonstruktion neben die bestehenden sektoralen Verfahren gesetzt wird. Wesentlich schneller wäre es, die bestehenden sektoralen Verfahren in Richtung sektorgleicher Anwendung und in Richtung sektorenübergreifender Verlaufsbeobachtung zu erweitern. Paradebeispiel für ein insuffizientes sektorales Verfahren, das in Richtung Verlaufsbeobachtung und sektorgleicher Anwendung erweitert werden müsste, ist das von der Kassenärztlichen Vereinigung dominierte Qualitätssicherungsverfahren der Dialyse. Ein erster Versuch, das Zeitfenster zu öffnen und fallübergreifende Qualitätssicherungsmessung zu ermöglichen, wird derzeit für Hüft- und Kniegelenksersatz beschritten.

Gesetzgeberischer Weiterentwicklungsbedarf besteht bei der Einbeziehung von Routinedaten zwecks aufwandsarmer Qualitätsmessung. Aussichtsreichster erster Schritt dürfte die Verwendung von Kassendaten zur Messung von Mortalität sein. Mittelfristig sind auch weitere Behandlungsdaten in die Qualitätssicherungsmessung einzubeziehen. Insgesamt bleibt die Qualitätssicherung ein vieldimensionaler Prozess, der auch zur Grundlage einer ergebnisorientierten Vergütung (P4P) werden könnte. Eine Übersicht über mehr als 2 000 Indikatoren bietet der Qualitätsindikatorenthesaurus Quinth des GKV-Spitzenverbandes.[32]

Die größten Fortschritte sind derzeit im Bereich Transparenz identifizierbar. Der Qualitätsbericht der Krankenhäuser wird gemäß Änderung im Infektionsschutzgesetz[33] künftig jährlich erscheinen und aufgrund des G-BA-Beschlusses vom 19.05.2011 182 statt bislang 28 Indikatoren enthalten. Für den spezialärztlichen Bereich besteht gesetzgeberischer Handlungsbedarf, damit alle Leistungserbringer gleichermaßen ihre Leistungen und ihre Qualität darstellen. Bisher ist die Veröffent-

---

32 Vergleiche http://quinth.gkv-spitzenverband.de.
33 Gesetz zur Verhütung und Bekämpfung von Infektionskrankheiten beim Menschen (Infektionsschutzgesetz – IfSG) vom 20.07.2000, zuletzt geändert durch Gesetz zur Änderung des Infektionsschutzgesetzes und weiterer Gesetze vom 28.07.2011, BGBl. I, 1622.

lichungspflicht auf Krankenhäuser beschränkt. Künftig müssten Vertragsärzte im spezialärztlichen Bereich zu einem vergleichbaren Qualitätsbericht verpflichtet werden. Grundlage für die Qualitätsberichte müssten vor allem „sektorgleiche" Qualitätsverfahren sein, also eine identische Anwendung von Qualitätsverfahren unabhängig vom Rechtsstatus. Eine Qualitätsdokumentation müsste also verpflichtend sein, unabhängig davon, ob die Leistung im Rahmen einer stationären, einer teilstationären oder einer ambulanten Leistung erbracht wird.

## 13.10 Nächste Schritte

Die Darstellung des fast 100-jährigen deutschen Sonderweges lässt vermuten, dass die Neugestaltung des Grenzbereichs zwischen ambulanter und stationärer Versorgung nicht mit einem kurzen Federstrich erledigt werden kann. Es bedurfte zweier Jahrzehnte, um seit Anfang der 90er Jahre ambulante Krankenhaustätigkeit im deutschen Gesundheitswesen zu etablieren. Es dürfte ähnlich lange dauern, bis in diesem nunmehr „spezialärztlich" benannten Bereich gleiche Rechtsbedingungen für Krankenhäuser und Vertragsärzte geschaffen worden sind. Unklar ist, ob dabei ein neuer umfassender Paragraf entsteht, der alle Leistungsbereiche – vom ambulanten Operieren über die psychiatrische Institutsambulanz bis hin zur Hochschulambulanz – einheitlich regelt. Sofern es weiterhin unterschiedliche Paragrafen gibt, sollte es allerdings gelingen, einige Strukturprinzipien einheitlich zu verankern:

1. Bundeseinheitliche Abgrenzung des Leistungsspektrums
2. G-BA-paritätische Verhandlungsstrukturen über Preise und Mengen auf Landesebene
3. Differenzierte Gebührenordnungen
4. Geordnete Zulassungsverfahren sowie eine spezialärztliche Bedarfsplanung
5. Wettbewerblich ausgerichtete Direktverträge für ausgewählte spezialärztliche Leistungen

Der vordringlichste Bereich, den es gesetzlich zu regeln gilt, ist das ambulante Operieren. Dieser kann vergleichsweise schnell reguliert werden, weil bereits in Form des AOP-Katalogs eine einheitliche Leistungsabgrenzung existiert. Adäquate Verhandlungsstrukturen können quasi ohne Vorarbeiten etabliert werden.

Die Entwicklung neuer, differenzierter Gebührenordnungen auf empirischer Basis ist eher ein Prozess mit mittelfristiger Perspektive. Dies gilt insbesondere dann, wenn bislang keine Dokumentation vorhanden ist, auf die aufgebaut werden könnte (psychiatrische Institutsambulanzen, Hochschulambulanzen, teilstationäre Leistungen). Entscheidend ist hier eine klare gesetzliche Vorgabe für eine mehrstufige Entwicklung des Vergütungssystems.

Kompliziert und erst mit längeren Vorarbeiten zu bewältigen ist die eng mit der Gebührenordnung verbundene Frage von Innovationen. Für Krankenhäuser gilt im Wesentlichen der sogenannte Verbotsvorbehalt, d. h. Leistungen können auch ohne Nutzennachweis erbracht werden, es sei denn, sie sind per Verbot ausgeschlossen. Für Leistungen in der ambulanten Versorgung wird hingegen – vor Aufnahme in die Gebührenordnung – ein Nutzennachweis verlangt (sogenannter Erlaubnisvorbehalt). Welches Prinzip für die spezialärztliche Versorgung gilt, ist nicht ganz eindeutig, weil zwar für Krankenhäuser prinzipiell kein Nutzennachweis verlangt wird, die Verwendung des EBM (zumindest bei § 115 b- und § 116 b-Leistungen) das Methodenspektrum jedoch wieder auf Verfahren mit Nutzennachweis einschränkt. Die Krankenkassen sprechen sich langfristig für einen kontrollierten Innovationsprozess aus, bei dem neue Verfahren zunächst unter Studienbedingungen überprüft werden, bevor sie flächendeckend Teil der Versorgung werden. Der erste gesetzgeberische Schritt wäre hier allerdings eine bundesweite Dokumentation (insbesondere bei Hochschulambulanzen und teilstationären Leistungen), die Aussagen darüber erlaubt, welche Leistungen eigentlich in der spezialärztlichen Versorgung erbracht werden. Hier steht die empirische Aufbereitung erst am Anfang.

## Literatur

Ärzte Zeitung online. „Ambulante Operateure ziehen vors Verfassungsgericht", 28.07.2011. http://www.aerztezeitung.de/praxis_wirtschaft/recht/article/664560/ambulante-operateure-ziehen-vors-verfassungsgericht.html?sh=2&h=-639600403.

Bundesministerium für Gesundheit (BMG). Entwurf eines Gesetzes zur Verbesserung der Versorgungsstrukturen in der gesetzlichen Krankenversicherung, Berlin, 05.09.2011. http://dipbt.bundestag.de/dip21/btd/17/069/1706906.pdf

Deutsche Krankenhausgesellschaft e. V. (DKG). „Sicherstellung der ambulanten medizinischen Versorgung – Vorschläge der DKG im Überblick", Berlin, 15.02.2011. http://www.dkgev.de/dkg.php/cat/103/aid/2610/title/Positionen_der_DKG.

Deutsches Ärzteblatt 2009, 106(12), 20.03.2009.

GKV-Spitzenverband. Zukunft der ambulanten Versorgung: differenzierte, sektorübergreifende Versorgungsplanung – Positionspapier des GKV-Spitzenverbandes zur Weiterentwicklung der Bedarfsplanung unter Berücksichtigung regionaler Besonderheiten der vertragsärztlichen Versorgung. Berlin, Januar 2011.
http://www.gkv-spitzenverband.de/upload/2011-01-24_Positionspapier_Bedarfsplanung_17161.pdf.

GKV-Spitzenverband. Spezialärztliche Versorgung – GKV-Positionen zur Neuordnung ambulanter Leistungen von Krankenhäusern und spezialisierten Vertragsärzten. Berlin, April 2011. http://www.gkv-spitzenverband.de/upload/2011-04-23_Positiospapier_Spezialärztliche_Versorgung_17162.pdf.

Haas A et al. PIA-Dokumentation – Konzept des GKV-Spitzenverbandes und des KompetenzCentrums für Psychiatrie und Psychotherpie (KCCP) zur Erfassung der Leistungen in den psychiatrischen Institutsambulanzen (PIA), Berlin, 20.04.2011, http://www.gkv-spitzenverband.de/KH_Psychiatrie_PIA_Dokumentation.gkvnet.

IGES. G-DRG-Begleitforschung gemäß § 17 b Abs. 8 KHG „Endbericht des zweiten Forschungszyklus (2006 bis 2008)", Untersuchung im Auftrag des deutschen DRG-Instituts (InEK), Berlin, Juni 2011. http://www.g-drg.de/cms/Begleitforschung_gem._17b_Abs._8_KHG/Begleitforschung_gem._17b_Abs._8_KHG6#bgl_zykl.

Kassenärztliche Bundesvereinigung (KBV). Neuausrichtung der ambulanten medizinischen Versorgung – Gesundheitspolitische Vorschläge der KBV. 12.01.2010. http://www.kbv.de/25545.html.

Klose J, Rehbein I. Ärzteatlas 2011 – Daten zur Versorgungsdichte von Vertragsärzten. Berlin: Wissenschaftliches Institut der AOK (WIdO) 2011.

Lauterbach K et al. Bestandsaufnahme der Rolle von Ambulanzen der Hochschulkliniken in Forschung, Lehre und Versorgung an ausgewählten Standorten (Hochschulambulanzenstudie), Ein Gutachten im Auftrag des Bundesministeriums für Bildung und Forschung (BMBF), St. Augustin, 2003. http://www.gesundheitsforschung-bmbf.de/_media/Gutachten_Ambulanzen_26.pdf.

Leber WD. „§ 115 x: Spezialärztliche Versorgung – Ein Reformprojekt ab 2011", In f&w führen und wirtschaften im Krankenhaus, 6/2010, Bibliomed – Medizinische Verlagsgesellschaft mbH, Melsungen; 572 ff.

Leber WD, Malzahn J, Wolff J. Elektiv wird selektiv – Grundzüge eines wettbewerbsorientierten, nach Leistungen differenzierenden Ordnungsrahmens für Krankenhäuser ab dem Jahr 2009. In: Klauber J, Robra BP, Schellschmidt H. Krankenhaus-Report 2007. Stuttgart: Schattauer 2008; 81–106.

Leber WD, Wolff J. G-DRG-Entwicklung aus Sicht der Krankenkassen. In: Roeder N, Bunzemeier H. Kompendium zum G-DRG-System 2011 – News und Trends. Düsseldorf: Deutsche Krankenhausverlagsgesellschaft 2011; 61–190.

Prognos. „Der Aufkauf von Arztpraxen als Instrument zum Abbau der regionalen Ungleichverteilung in der vertragsärztlichen Versorgung", Gutachten im Auftrag des GKV-Spitzenverbandes, Basel, 30.05.2011. http://www.gkv-spitzenverband.de/upload/Gutachten_Aufkauf_Arztpraxen_110630_16991.pdf.

Schönbach KH, Wehner C, Malzahn J. Zur Weiterentwicklung der Bedarfsplanung. In: Klauber J, Geraedts M, Friedrich J, Wasem J. Krankenhaus-Report 2011. Stuttgart: Schattauer 2011; 173–196.

# 14 Pay-for-Performance – Einsparungen und Bonuszahlungen am Beispiel Hüftendoprothesen-Implantation

Jürgen Malzahn, Christian Günster und Claus Fahlenbrach

**Abstract**

Pay-for-Performance (P4P) knüpft die Vergütung von Gesundheitsleistungen an deren Qualität. Elektive, d. h. planbare, Eingriffe wie der Hüftgelenkersatz bei Gelenkverschleiß sind für einen P4P-Ansatz besonders geeignet. Der Hüftgelenkersatz ist in Deutschland ein häufiger und weit verbreiteter Eingriff. Ein System zur Qualitätsbewertung der Ersatzoperation steht mit dem Verfahren „Qualitätssicherung mit Routinedaten" (QSR) zur Verfügung. Beim Gelenkersatz sind erhebliche Variationen der Ergebnisqualität sowie von komplikationsbedingten Folgekosten und den stationären Gesamtbehandlungskosten unter den Kliniken feststellbar. Überdurchschnittlich gute Krankenhäuser lösen geringere Krankenhausfolgekosten aus. Auf dieser Basis könnten P4P-Verträge vereinbart werden, die Wirtschaftlichkeitspotenziale mit hohen Qualitätsstandards unmittelbar verbinden und sowohl eine Bonuszahlung an das Krankenhaus als auch eine Einsparung für die Krankenkasse ermöglichen. In zwei Modellen stellt der Beitrag Umsetzungsoptionen für einen P4P-Ansatz vor, bei denen Teile dieser Einsparungen als Bonuszahlungen an am P4P-Modell teilnehmende Kliniken ausgeschüttet werden, um Anreize zur weiteren Qualitätssteigerung zu stärken.

Pay-for-performance (P4P) links the remuneration of health benefits to their quality. Elective, i.e. predictable, services such as hip replacement surgery for degenerative joint disease are particularly suitable for a P4P approach. Hip replacement is a frequent and widespread intervention in Germany. Quality assessment of hip replacements can be achieved by using the system "quality assurance with routine data" (QSR). For joint replacements, there is considerable variation between hospitals in outcome quality and subsequent costs due to complications as well as total treatment costs. Above-average quality hospitals produce lower follow-up costs. On this basis, possible P4P contracts could directly link economic potentials with high quality standards and allow a bonus payment for the hospital as well as savings for the health insurance fund. This article presents two models of a P4P approach in which parts of these savings are paid as bonuses to the clinics participating in the P4P model in order to increase incentives for further quality improvements.

## 14.1 Einleitung

Pay-for-Performance (P4P) bindet die Vergütung von Leistungen für Ärzte oder Krankenhäuser eng an die Qualität der Leistungserbringung. Auch wenn weltweit zunehmend Politik und Kostenträger P4P zur Qualitätssteigerung und Kosteneinsparung in Gesundheitssystemen nutzen, liegt keine einheitliche Definition vor. In Tabelle 14–1 sind in einer Aufstellung der OECD einige Definitionen aufgeführt; allen gemein ist der Zusammenhang von Vergütung und Qualität.

P4P-Modelle werden seit den 1990er Jahren in verschiedenen Ländern zunächst in Modellversuchen und heute auch als regelhafte Vergütungsform genutzt. Die Anstrengungen zielen darauf ab, die Vergütung nicht mehr nur von der Leistungsmenge abhängig zu machen, sondern die Qualität und Effizienz der Leistungserbringung bei der Art der Vergütung zu berücksichtigen. Bei international steigender Häufigkeit von P4P-Vergütungsformen ist aufgrund zu weniger Evaluationen bisher jedoch kein befriedigender Nachweis ihres Erfolges erbracht worden. Dennoch bekräftigen vorliegende Untersuchungen die Vermutung, dass die Qualität der Versorgung steigt und auch Einsparungen zu erzielen sind oder zumindest höhere Ausgaben vermieden werden können (Petersen et al. 2006; Lindenauer et al. 2007). Insbesondere zusätzliche Bonuszahlungen bei hoher Qualität scheinen gegenüber Strafabschlägen bei schlechter Qualität bessere Wirkung zu entfalten. Über die Höhe, die ein Zuschlag für qualitativ hochwertige Leistungen haben sollte, um die Leistungserbringer dazu anzuregen ihre Qualitätsausrichtung zu optimieren, wird unterschiedlich diskutiert (SVR 2007, Ziffer 733; Frolich et al. 2007). Arnold Mil-

Tabelle 14–1
**Definitionen von Pay-for-Performance**

| Organisation | Definition |
| --- | --- |
| World Bank | Mechanismen zur Verbesserung der Leistungsfähigkeit des Gesundheitssystems durch finanzielle Anreize |
| AHRQ<br>Agency for Healthcare Research and Quality, U.S. Department of Health and Human Services | Höhere Vergütung von gemessener guter Leistungsqualität |
| CMS<br>Centers for Medicare & Medicaid Services (USA) | Einsatz von Vergütungsmechanismen und anderen Anreizen zur Qualitätsverbesserung und Förderung einer hochwertigen Versorgung, bei der der Patient im Mittelpunkt steht |
| RAND Corporation (USA) | Allgemeine Strategie zur Förderung von Qualitätsverbesserungen durch Belohnung der Leistungserbringer (Ärzte oder Krankenhäuser), die hinsichtlich der Qualität der medizinischen Versorgung oder Effizienz bestimmte Leistungserwartungen erfüllen |
| USAID<br>U.S. Agency for International Development | Einführung von (meist finanziellen) Anreizen zur Belohnung guter Ergebnisqualität |
| Center for Global Development (USA) | Transfer von Geldern oder materiellen Gütern bei Einführung von messbaren Qualitätsmaßnahmen oder Erreichung eines vordefinierten Qualitätsziels |

Quelle: OECD 2010a, 110 (eigene Übersetzung)

stein, einer der Mitbegründer der US-amerikanischen Leapfrog Group, stellt P4P-Vergütung und Einsparungen für die Kostenträger in einen direkten Zusammenhang: "To drive major improvements, performance-based payments must exceed 10% of total provider income. Incentives of this magnitude can only be mobilized if they originate in payer savings."[1]

Unter den OECD-Ländern wenden Großbritannien, die USA und Japan P4P-Modelle am weitestgehenden an (Tabelle 14–2). Häufiger wird P4P in der primärärztlichen Versorgung genutzt. Nur neun von 30 OECD-Ländern vergüten auch Krankenhausleistungen im Rahmen von P4P-Programmen. Lediglich fünf davon beziehen Outcome-Parameter für Krankenhausleistungen ein.

In Malzahn et al. 2011 wurde ein erstes P4P-Modell für den Bereich der Endoprothetik vorgestellt. Ziel des nun vorliegenden Beitrages ist es, aufzuzeigen, dass sich die Hüftendoprothetik unter Nutzung des QSR-Verfahrens der AOK als Qualitätsmess- und Bewertungsinstrument besonders für einen P4P-Ansatz eignet (Abschnitt 14.2) und in einem P4P-Modell bei qualitativ überdurchschnittlichen Kliniken Einsparungen für die Kostenträger möglich sind (Abschnitt 14.3). Der Beitrag stellt Vergütungsmodelle vor, bei denen Teile dieser Einsparungen als Bonuszahlungen an die am P4P-Modell teilnehmenden Kliniken ausgeschüttet werden, um Anreize zur weiteren Qualitätssteigerung zu stärken.

## 14.2 P4P in der Hüftendoprothetik

Krankenhausleistungen in der Hüftendoprothetik sind für ein P4P-Modell aus mehreren Gründen besonders geeignet. **Der Hüftgelenkersatz ist eine hochfrequente und überwiegend elektiv durchgeführte Operation.** Daten aus den OECD-Ländern von 1998 bis 2008 zeigen, dass die Raten der Hüftprothesen-Operationen in den vergangenen Jahren deutlich steigen und Deutschland im Jahr 2008 eine Rate von 289 Hüftgelenkersatz-Operationen pro 100 000 Personen der Bevölkerung aufweist (siehe Abbildungen 14–1 und 14–2). Es sei hier angemerkt, dass eine direkte Vergleichbarkeit der länderspezifischen Raten der OECD-Statistik allerdings nur eingeschränkt möglich ist. Der Gelenkersatz erfolgt zumeist bei einer Hüftarthrose. Da es sich bei der Gelenkarthrose überwiegend um eine Alterserkrankung handelt, sind in Ländern mit einer vergleichsweise älteren Bevölkerung höhere Ersatzraten zu erwarten. Die Variationen über die Nationen hinweg könnten durch eine unterschiedliche altersspezifische Prävalenz der Arthrose des Hüftgelenks, durch Unterschiede in den zur Verfügung stehenden Kapazitäten und Vergütungsmechanismen oder auch durch unterschiedliche Leitlinien zur Indikationsstellung begründet sein. Bisher haben dies zu wenige vergleichende Studien untersucht, sodass keine seriöse Bewertung möglich ist. Insbesondere lässt sich ein Nachweis, dass in Deutschland zu viele Hüftgelenkersatzoperationen durchgeführt werden, nicht allein aus der OECD-Statistik ableiten. Mit rund 210 000 Erstimplantationen einer Hüftendoprothese gehörte dieser Eingriff 2008 jedoch zu den zehn häufigsten

---

1 www.iha.org/pay_performance.html

Tabelle 14–2
**P4P-Programme und -Maßnahmen in OECD-Ländern**

| Land | Bonus für Hausärzte | Prävention | Chronische Krankheiten | Bonus für Fachärzte | Prävention | Chronische Krankheiten | Bonus für Krankenhäuser | Ergebnisqualität | Prozessqualität | Patientenzufriedenheit | Finanzielle Anreize |
|---|---|---|---|---|---|---|---|---|---|---|---|
| | | Ziele hinsichtlich | | | Ziele hinsichtlich | | | Ziele hinsichtlich | | | |
| Australien | X | X | X | | | | | | | | X |
| Belgien | X | | X | X | | | X | X | | | |
| Dänemark | | | | | | | | | | | X |
| Deutschland | | | | | | | | | | | |
| Finnland | | | | | | | | | | | |
| Frankreich | X | X | X | | | | | | | | X |
| Griechenland | | | | | | | | | | | |
| Großbritannien | X | X | X | X | X | X | X | X | X | | X |
| Irland | | | | | | | | | | | |
| Island | | | | | | | | | | | |
| Italien | X | X | X | | | | | | | | |
| Japan | X | X | X | X | X | X | X | | | | |
| Kanada | | | | | | | | | | | |
| Korea | | | | | | | X | X | X | | X |
| Luxemburg | | | | | | | X | | | | |
| Mexiko | | | | | | | | | | | |
| Neuseeland | X | X | X | | | | | | | | |
| Niederlande | | | | | | | | | | | |
| Norwegen | | | | | | | | | | | |
| Österreich | | | | | | | | | | | |
| Polen | X | X | X | X | X | X | | | | | |
| Portugal | X | X | X | | | | | | | | |
| Schweden | k.A. | | | k.A. | | | k.A. | | | | |
| Schweiz | | | | | | | | | | | |
| Slowakei | | | X | | | | X | X | X | X | |
| Spanien | X | X | X | X | | | | | | | |
| Tschechien | X | X | X | | | | | | | | |
| Türkei | X | X | | X | X | | X | | X | | |
| Ungarn | X | | | | | | | | | | |
| USA | X | X | X | X | X | X | X | X | X | | X |

P4P: Pay for Performance
k.A.: keine Angabe

Quelle: OECD 2010a (eigene Übersetzung)

Abbildung 14–1

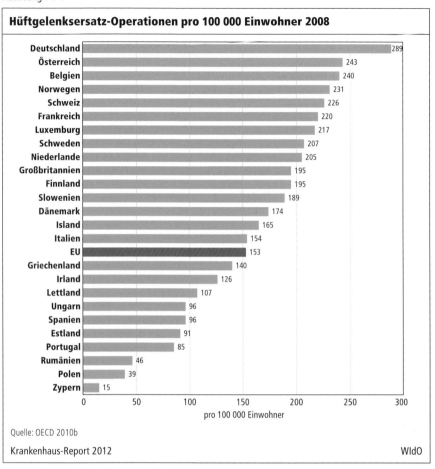

**Hüftgelenksersatz-Operationen pro 100 000 Einwohner 2008**

Quelle: OECD 2010b
Krankenhaus-Report 2012                                                WIdO

Operationen in Deutschland (Spindler 2011). Der Eingriff wurde dabei in mehr als 1 100 Kliniken in Deutschland durchgeführt (InEK 2010), die Hüftendoprothetik stellt daher aufgrund ihrer Häufigkeit und ihrer Verbreitung in den Kliniken für P4P-Vergütungsmodelle eine Indikation von praktischer Relevanz dar.

Wie steht es nun um die Messung der Performance beim Gelenkersatz als notwendige Grundlage für P4P? **Performance-Indikatoren für den Hüftgelenkersatz stehen zur Verfügung.** Waren anfänglich leichter zu erfassende Prozess- und Strukturqualitätsparameter Grundlage der Qualitätsmessung und -bewertung, so steht zunehmend die Ergebnisqualität im Vordergrund (Rosenthal et al. 2007). Ein Fehlanreiz von P4P-Modellen für Leistungserbringer kann sein, dass die Krankenhäuser nur eng definierte Zielindikatoren qualitativ verbessern müssen, um eine entsprechende Zusatzvergütung auszulösen oder auch einen Strafabschlag zu vermeiden. Weitere, nicht gemessene oder nicht in die Gesamtbewertung eingehende Faktoren bleiben außer Betracht. Ausbleibende Verbesserungen oder sogar ein Qualitätsrückgang über diese zu eng definierten Zielindikatoren hinaus werden nicht

Abbildung 14–2

**Hüftgelenksersatz-Operationen pro 100 000 Einwohner 1998–2008 nach Ländern**

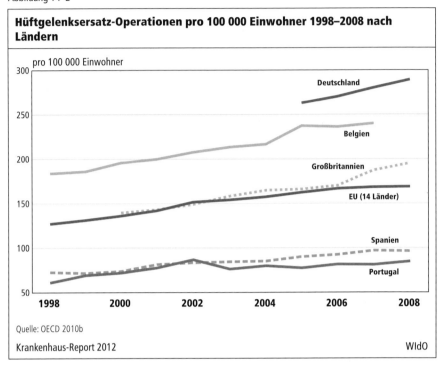

Quelle: OECD 2010b
Krankenhaus-Report 2012          WIdO

bemerkt, führen zu schlechterer Qualität als angestrebt und können keinen Einfluss auf die Höhe der Vergütung nehmen. Breit aufgestellte Mess- und Bewertungsverfahren wie das Verfahren der Qualitätssicherung mit Routinedaten (QSR) der AOK können diesen Anreiz auf ein Minimum reduzieren. Ein weiterer Fehlanreiz der Patientenselektion kann durch die sachgerechte Risikoadjustierung und die Langzeitbeobachtung im Rahmen des gewählten Qualitätsmessverfahrens deutlich eingeschränkt werden. Die Manipulation der Ergebnisqualität durch Auswahl von Patienten mit geringem Komplikationsrisiko könnte zukünftig transparenter gemacht werden, indem ein Vergleich der Inanspruchnahme von Gesundheitsleistungen vor und nach der Operation eingebunden wird.

Das QSR-Verfahren ist ein aufwandsarmes Qualitätsmessverfahren auf der Basis von anonymisierten Routinedaten, das sich an Ergebnisqualität orientiert. Der zentrale Vorteil von QSR gegenüber traditionellen Qualitätssicherungsverfahren besteht darin, dass auch Ereignisse im Therapieverlauf im Anschluss an den zu bewertenden Krankenhausaufenthalt in die Qualitätsmessung einfließen. Damit ist eine routinemäßige Langzeitbeobachtung möglich, für die neben AOK-internen Versichertenangaben auch Daten über die weitere stationäre und vertragsärztliche ambulante Versorgung herangezogen werden können. Gleichzeitig vermeidet das Verfahren zusätzlichen Dokumentationsaufwand für das ärztliche und das Pflegepersonal, da auf administrative und Abrechnungsdaten zurückgegriffen wird, die ohnehin vorliegen. In der Qualitätsmessung dürfen Routinedaten inzwischen als etabliert gelten (Swart und Heller 2007). Auf Routinedaten basierende Indikatoren sind neben den QSR-Indikatoren zum Beispiel die German Inpatient Quality Indicators (Mansky et al. 2011) oder die IQM-Indikatoren (Zacher 2011). Allerdings ist derzeit nur das QSR-Verfahren der AOK longitudinal über den Krankenhausfall hinaus regelhaft ausgestaltet bzw. werden die Daten dieses Verfahrens zur Anreicherung der anderen Verfahren herangezogen. QSR wurde im Jahr 2002 als gemeinsames Entwicklungsprojekt des Wissenschaftlichen Instituts der AOK (WIdO), des AOK-Bundesverbandes, der HELIOS Kliniken und des Forschungs- und Entwicklungsinstituts für das Sozial- und Gesundheitswesen Sachsen-Anhalt initiiert und wird seit dem Jahr 2008 durch das WIdO kontinuierlich weiterentwickelt (AOK-Bundesverband et al. 2007; Heller 2008).

Die Grundlage der Qualitätsmessung im QSR-Verfahren sind anonymisierte Routinedaten der AOK. Dazu gehören Angaben über Erkrankungen und Eingriffe, Liegezeiten, Verlegungen und abgerechnete Krankenhausentgelte stationärer Behandlungen gemäß § 301 SGB V. Dabei sind die Erkrankungen mittels ICD-10 (International Classification of Diseases, 10. Revision) und alle Eingriffe mit OPS (Operationen- und Prozedurenschlüssel) kodiert. Die Daten werden fallübergreifend und in Verbindung mit weiteren administrativen Versichertendaten der Krankenkasse – wie etwa dem Alter und Geschlecht der Patienten, dem Versichertenstatus und dem Überlebensstatus – analysiert. Die Daten werden vor der Auswertung so anonymisiert, dass verschiedene Behandlungsereignisse einem Patienten zugeordnet werden können, ohne dass die Identität des Patienten bekannt oder ermittelbar ist. Durch die Betrachtung des individuellen Behandlungsverlaufs ist es einerseits möglich, Vorbehandlungen vor dem zu bewertenden Eingriff zu berücksichtigen. So werden Patienten, die sich bereits im Vorjahreszeitraum einem ähnlichen Eingriff unterziehen mussten, aus den Analysen ausgeschlossen. Andererseits werden Folgebehandlungen im gleichen oder auch in anderen Häusern durch die Analyse der Nachbeobachtungszeiträume in die Ermittlung von Qualitätsindikatoren jenseits des Krankenhausaufenthaltes einbezogen.

Einzelne unerwünschte Ereignisse werden im QSR-Verfahren der AOK in Indikatoren abgebildet. Operative Revisionen innerhalb eines Jahres nach dem initialen Krankenhausaufenthalt oder chirurgische Komplikationen innerhalb von 90 Tagen nach Entlassung sind Beispiele hierfür. Die in den Einzelindikatoren betrachteten Komplikationsereignisse werden in einer Gesamtbewertung zusammengefasst. Anhand der nach Geschlecht und Alter der Patienten sowie nach Begleiterkrankungen risikoadjustierten Gesamtbewertung werden die Klinikergebnisse in drei Gruppen kategorisiert: überdurchschnittliche, durchschnittliche und unterdurchschnittliche Qualität in Bezug zum Bundesmittel. Die Risikoadjustierung soll einen fairen Vergleich der Krankenhäuser ermöglichen, sodass unterschiedliche Patientenkollektive in den Kliniken keinen Einfluss auf das Bewertungsergebnis nehmen können (vgl. Jeschke und Günster 2011). Somit ist es möglich, die Ergebnisqualität der Kliniken in einem Leistungsbereich zu bewerten und zu kategorisieren und diese Bewertung als Baustein innerhalb der Vergütungssystematik zu verwenden.

Der AOK-Bundesverband hat 2010 erstmals QSR-Ergebnisse zur Behandlungsqualität für den Leistungsbereich „Einsetzen eines künstlichen Hüftgelenks bei Gelenkverschleiß (Arthrose)" für mehr als 900 Kliniken, die im Beobachtungszeitraum mehr als 30 AOK-Patienten hatten, im AOK-Krankenhausnavigator auf Basis der Weissen Liste im Internet[2] veröffentlicht. Die Bewertungen werden jährlich aktualisiert. Für die Endoprothetik sind somit Performance-Indikatoren verfügbar.

**Unter den Kliniken bestehen beim Hüftgelenkersatz erhebliche Performance-Unterschiede.** Ein P4P-Ansatz ist darum für diese Krankenhausleistung besonders interessant. QSR zeigt, dass zwischen den Kliniken relevante Qualitätsunterschiede vorliegen. Beispielsweise kam es zwischen 2007 und 2009 beim Einsatz eines künstlichen Hüftgelenks innerhalb von 12 Monaten nach Operation durchschnittlich bei 3,5 Prozent der AOK-Patienten zu einer Revisionsoperation. Demgegenüber war in dem Viertel der Kliniken mit den meisten Revisionen die Revisionsrate um mindestens 50 Prozent erhöht – dort lag sie bei 5,3 Prozent oder höher. Noch deutlicher waren die Unterschiede im Hinblick auf die Gesamtbewertung, in der verschiedene Komplikationsereignisse zusammengefasst werden. Im Mittel trat bei 11,1 Prozent der Fälle mindestens eine Komplikation auf. Im Klinikvergleich lag die Gesamtkomplikationsrate beim besten Viertel aller Kliniken unter 8,2 Prozent. Am anderen Ende der Skala hatte ein Viertel der Kliniken eine Rate von 15,5 Prozent oder höher (WIdO 2011a). In die Gesamtbewertung fließen ein: Revisionen (erneute Operation am gleichen Gelenk mit oder ohne Wechsel oder Entfernung der Endoprothese) innerhalb eines Jahres, chirurgische Komplikationen (Luxationen oder Implantatkomplikationen) binnen 90 Tagen, Thrombosen und Lungenembolien binnen 90 Tagen und Tod innerhalb von 90 Tagen, Femurfraktur innerhalb von 90 Tagen jeweils nach Entlassung nach der Gelenkoperation und im initialen Aufenthalt (vgl. WIdO 2011b). Auch die risikoadjustierte Gesamtbewertung variiert zwischen den Kliniken erheblich. Abbildung 14–3 zeigt die adjustierte Ratio als Verhältnis von beobachteter zu erwarteter Komplikationshäufigkeit je Klinik; Werte über eins bedeuten, dass mehr Komplikationen als erwartet aufgetreten sind.

**Mit den Qualitätsunterschieden gehen Kostenunterschiede einher.** Für ein P4P-Modell ist somit ein Potenzial für Kosteneinsparungen durch Qualitätsverbesserung gegeben. Diese Kostenunterschiede sollen im Weiteren näher ausgeführt werden. Grundlage der weiteren Darstellungen sind die 2011 durch das QSR-Verfahren ermittelten und veröffentlichten Behandlungsergebnisse (vgl. neben dem AOK-Krankenhausnavigator auch das Krankenhaus-Directory, Kapitel 22 in diesem Band). Analysiert wurden Krankenhausbehandlungen zwischen 2007 und 2009, die bis Ende 2010 im Hinblick auf Spätkomplikationen nachbeobachtet wurden. Patienten mit vorheriger Operation am gleichen Gelenk wurden ebenso ausgeschlossen wie Behandlungen in Kliniken mit weniger als 30 Fällen in den drei Jahren, sodass die Daten von insgesamt 154 470 AOK-Patienten in 930 Kliniken ausgewertet werden konnten. Über Verlegungen miteinander verbundene Krankenhausaufenthalte werden in der vorliegenden Analyse zu so genannten Startfällen zusammengeführt. Bei den Kosten wurden die Krankenhausrechnungsbeträge zu Lasten der AOK zugrunde gelegt. Kosten anderer Leistungssektoren wurden bisher nicht berücksichtigt. Eine Bereinigung um Ausgleichsbeträge aus Vorperioden und Niveauunterschiede in den krankenhausindividuellen Basisfallwerten fand nicht statt, da angenommen wird, dass deren Einflüsse in den drei Krankenhausgruppen gleichartig auftreten.

---

2 www.aok-gesundheitsnavi.de

Abbildung 14–3

**Risikoadjustierte Gesamtbewertung für den elektiven Hüftgelenkersatz, AOK-Patienten 2007–2009**

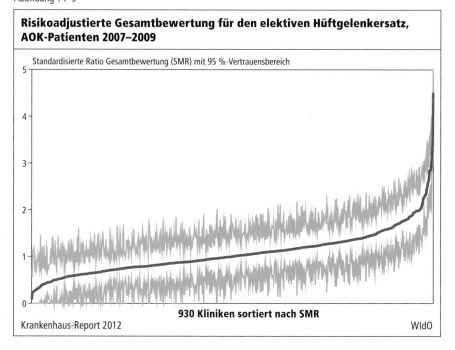

Unterschieden werden die komplikationsbedingten Folgekosten eines Einzelindikators und die gesamten komplikationsbedingten Folgekosten über alle Indikatoren hinweg jeweils bis zu einem Jahr nach einer Gelenk-Operation sowie die Gesamtbehandlungskosten eines Jahres inkl. Startfall und allen Folgebehandlungen. Für die Berechnung der durchschnittlichen komplikationsbedingten Folgekosten wurde jedes dokumentierte Vorkommen eines der oben genannten Indikatoren im Nachbeobachtungszeitraum berücksichtigt. Dies gilt auch, wenn eine Person mehrere unterschiedliche Komplikationsereignisse hatte. Weil deshalb Mehrfachzählungen von Patienten vorkommen können (zum Beispiel bei einer Wiederaufnahme wegen einer Implantatkomplikation mit Prothesenwechsel), ergeben die gesamten komplikationsbedingten Folgekosten nicht die Summe der indikatorspezifischen komplikationsbedingten Folgekosten. Komplikationsbedingte Mehrkosten im Startfall können nicht eindeutig von den Kosten der Grundbehandlung Erstimplantation separiert werden, weshalb hier allein Komplikationen im Follow-up betrachtet werden. In der Nachbeobachtung liegt mit der Wiederaufnahme ein neuer Fall vor, dessen Fallkosten komplett der jeweiligen Komplikation zugerechnet werden können.

In die Gesamtbehandlungskosten fließen schließlich darüber hinaus die stationären Kosten für alle Krankenhausbehandlungen ein, die innerhalb eines Jahres nach dem Startfall zum Einsetzen einer Hüftendoprothese (Hüft-EP) bei einem Versicherten aufgetreten sind sowie die Kosten des Startfalls selbst. Hierbei spielt es keine Rolle, ob der spätere stationäre Aufenthalt einen Bezug zur Hüft-EP hatte.

In einem Exkurs werden zusätzlich die Pflegebedürftigkeit der Arthrosepatienten und deren Veränderung nach der Gelenkersatzoperation in Abhängigkeit der

Klinikkategorie untersucht. Alle statistischen Analysen erfolgten mit Stata, Version 10.0 (StataCorp 2007).

### 14.2.1 Komplikationsbedingte Folgekosten im Folgejahr

Tabelle 14–3 stellt zunächst Follow-up-Häufigkeiten und -Kosten nach Einzelindikatoren und insgesamt dar. Dabei zeigt sich, dass Revisionen mit 12 573,41 € pro Patient am teuersten sind und mit 1,97 Prozent neben den chirurgischen Komplikationen die häufigste Follow-up-Komplikation sind. Insgesamt ereignen sich Follow-up-Komplikationen mit einer Häufigkeit von 3,84 Prozent, die Folgekosten pro Patient mit Komplikation betragen insgesamt durchschnittlich 9 106,40 €.

Vergleicht man nun die Ergebnisse der über- und unterdurchschnittlichen Krankenhäuser, kann zunächst festgestellt werden, dass die Reihenfolge von Häufigkeit und durchschnittlichen Fallkosten in beiden Subgruppen die gleiche ist wie im Gesamtkollektiv. Alle einzelnen Folgekomplikationen treten in den überdurchschnittlichen Krankenhäusern seltener auf als bei den unterdurchschnittlichen Krankenhäusern (Beispiel Revision 1,42 zu 2,80 Prozent). Insgesamt ist die Häufigkeit komplikationsbedingter Folgebehandlungen mit 2,84 Prozent in überdurchschnittlichen Krankenhäusern gegenüber 5,21 Prozent in unterdurchschnittlichen Krankenhäusern deutlich geringer.

Tabelle 14–3
**Komplikationen im Folgejahr**

| Qualitätsindikator | Durchschn. Kosten pro Komplikation in € | Anzahl Komplikation | Komplikationsrate in Prozent |
|---|---|---|---|
| **Alle Krankenhäuser, Anzahl Patienten = 154 470** | | | |
| Revision | 12 573,41 | 3 044 | 1,97 |
| Thrombose/Lungenembolie | 3 140,80 | 688 | 0,45 |
| Chirurgische Komplikationen | 8 310,07 | 3 697 | 2,39 |
| Femurfraktur | 8 154,58 | 431 | 0,28 |
| Gesamt | 9 106,40 | 5 931 | 3,84 |
| **Alle unterdurchschnittlichen Krankenhäuser, Anzahl Patienten = 28 749** | | | |
| Revision | 13 548,37 | 804 | 2,80 |
| Thrombose/Lungenembolie | 3 212,73 | 153 | 0,53 |
| Chirurgische Komplikationen | 8 896,74 | 944 | 3,28 |
| Femurfraktur | 8 146,62 | 117 | 0,41 |
| Gesamt | 9 858,01 | 1 498 | 5,21 |
| **Alle überdurchschnittlichen Krankenhäuser, Anzahl Patienten = 53 496** | | | |
| Revision | 11 716,10 | 760 | 1,42 |
| Thrombose/Lungenembolie | 2 996,88 | 209 | 0,39 |
| Chirurgische Komplikationen | 7 342,07 | 908 | 1,70 |
| Femurfraktur | 8 804,36 | 100 | 0,19 |
| Gesamt | 8 253,81 | 1 520 | 2,84 |

Auf der Kostenebene zeigt sich, dass die komplikationsbedingten Folgekosten in den Krankenhäusern unterdurchschnittlicher Qualität sowohl insgesamt als auch in den Einzelindikatoren über denen der Kliniken überdurchschnittlicher Qualität liegen: Gesamt 9 858,01 € vs. 8 253,81 €. Eine Ausnahme bilden die äußerst selten auftretenden Femurfrakturen. Follow-up-Komplikationen in Kliniken unterdurchschnittlicher Qualität sind also nicht nur häufiger– was nicht überrascht, da sie neben den Komplikationen im Startfall, die QSR-Bewertung bestimmen –, sondern sie sind darüber hinaus im Mittel auch teurer. Eine Folgekomplikation kommt in unterdurchschnittlichen Kliniken eher vor und wenn sie auftritt, ist sie vergleichsweise teurer.

### 14.2.2 Gesamtbehandlungskosten für Gelenkersatz und Folgejahr

Die Gesamtbehandlungskosten betragen für den initialen Gelenkersatz und alle stationären Folgeaufenthalte binnen eines Jahres nach Gelenkersatz im Mittel 9 148,89 €, davon entfallen auf den Startfall, also die Erstimplantation der Gelenkprothese, 7 220,81 € (siehe Tabelle 14–4). Der Großteil der Behandlungskosten entsteht also für die Erstbehandlung, allerdings ist dabei zu bedenken, dass „nur" bei jedem neunten Patienten zumindest eine komplikationsbedingte Wiederaufnahme aufgetreten ist. Das Kostengefälle zwischen Kliniken unterdurchschnittlicher und überdurchschnittlicher Qualität zeigt sich wie bei den komplikationsbedingten Folgekosten auch bei den Gesamtbehandlungskosten und den Startfallkosten: Gesamt 9 763,12 € vs. 8 675,37 € bzw. Startfall 7 556,23 € vs. 7 009,30 €.

Diese Kostenunterschiede zeigen sich ähnlich in allen Alters- und Geschlechtsgruppen; die Gesamtbehandlungskosten steigen mit höherem Alter (nicht dargestellt).

Tabelle 14–4
**Gesamtbehandlungskosten für Gelenkersatz und Folgejahr**

| | Durchschn. Krankenhaus-Gesamtkosten in € | davon im Startfall in € | Anzahl Fälle |
|---|---|---|---|
| Fälle aus unterdurchschnittlichen Krankenhäusern | 9 763,12 | 7 556,23 | 28 749 |
| Fälle aus durchschnittlichen Krankenhäusern | 9 255,12 | 7 243,99 | 72 225 |
| Fälle aus überdurchschnittlichen Krankenhäusern | 8 675,37 | 7 009,30 | 53 496 |
| **Gesamt** | **9 148,89** | **7 220,81** | **154 470** |

Krankenhaus-Report 2012 WIdO

### 14.2.3 Exkurs: Pflegebedürftigkeit

Zusätzlicher Leistungsbedarf für Gelenkersatz-Patienten mit Komplikationen ist auch für Leistungen außerhalb des Krankenhauses zu erwarten; das betrifft Rehabilitationskosten, Kosten für die ambulante, vertragsärztliche Versorgung und Pflegekosten. Beispielhaft wird hier Ausmaß und Veränderung von Pflegebedürftigkeit nach dem Gelenkersatz untersucht. Dazu wurde die Einstufung der Pflegebedürftigkeit des Patienten (keine Pflegestufe, Stufe 1, 2 oder 3) zum Zeitpunkt vor der Kran-

Tabelle 14–5
**Pflegebedürftigkeit bei Aufnahme zur Hüft-TEP und ein Jahr danach**

| Pflegestufe | Am Aufnahmetag | | 365 Tage nach Aufnahme | |
|---|---|---|---|---|
| | Anzahl | in Prozent | Anzahl | in Prozent |
| ohne Pflegestufe | 146 259 | 94,68 | 142 621 | 92,33 |
| Pflegestufe 1 | 6 406 | 4,15 | 8 401 | 5,44 |
| Pflegestufe 2 | 1 680 | 1,09 | 2 358 | 1,53 |
| Pflegestufe 3 | 125 | 0,08 | 243 | 0,16 |
| inzwischen verstorben | – | – | 847 | 0,55 |

Krankenhaus-Report 2012 WIdO

kenhausaufnahme und ein Jahr nach dem Gelenkersatz ermittelt und Änderungsraten für die Übergänge zwischen den Pflegestufen berechnet. In einer Gesamtkostenbetrachtung über alle Leistungssektoren unabhängig vom Kostenträger müssten die monetären Pflegekosten ebenfalls einbezogen werden.

Tabelle 14–5 zeigt das Ausmaß an Pflegebedürftigkeit vor und nach dem Gelenkersatz. Rund 5 Prozent der Patienten war bereits vor der Operation pflegebe-

Tabelle 14–6
**Erhöhung der Pflegestufe innerhalb eines Jahres nach Krankenhaus-Qualitätseinstufung**

| | Fälle* mit Erhöhung der Pflegestufe | Erhöhung der Pflegestufe in Prozent |
|---|---|---|
| **Fälle* aus unterdurchschnittlichen Krankenhäusern, Anzahl Patienten = 28 519** | 964 | 3,38 |
| *davon Erhöhung von* | | |
| „keine Pflegestufe" auf Stufe 1, 2 oder 3 | 849 | 2,98 |
| Stufe 1 auf Stufe 2 oder 3 | 103 | 0,36 |
| Stufe 2 auf Stufe 3 | 12 | 0,04 |
| **Fälle* aus durchschnittlichen Krankenhäusern, Anzahl Patienten = 71 768** | 2 201 | 3,07 |
| *davon Erhöhung von* | | |
| „keine Pflegestufe" auf Stufe 1, 2 oder 3 | 1 914 | 2,67 |
| Stufe 1 auf Stufe 2 oder 3 | 259 | 0,36 |
| Stufe 2 auf Stufe 3 | 28 | 0,04 |
| **Fälle* aus überdurchschnittlichen Krankenhäusern, Anzahl Patienten = 53 623** | 1 188 | 2,23 |
| *davon Erhöhung von* | | |
| „keine Pflegestufe" auf Stufe 1, 2 oder 3 | 1 054 | 1,98 |
| Stufe 1 auf Stufe 2 oder 3 | 126 | 0,24 |
| Stufe 2 auf Stufe 3 | 8 | 0,01 |
| **Gesamt, Anzahl Patienten = 153 623** | 4 353 | 2,83 |

* Zensierung bei Tod oder Kassenwechsel ohne vorherigen Pflegestufenwechsel

dürftig, ein Jahr danach waren es rund 7 Prozent. Etwas weniger als 0,6 Prozent der Personen sind im Jahr nach der Operation verstorben. Unter den Überlebenden hat sich bei 2,83 Prozent (4 353 Personen) die Pflegestufe im Jahresverlauf erhöht oder wurde erstmalig festgestellt (siehe Tabelle 14–6). Dabei ist das Auftreten einer erstmals dokumentierten Pflegebedürftigkeit nach dem Gelenkersatz die häufigste Veränderung. Im Vergleich der Kliniken unter- und überdurchschnittlicher Qualität zeigen sich die größten Zuwächse an Pflegebedürftigkeit bei den Patienten, die in Kliniken unterdurchschnittlicher Qualität behandelt wurden: 3,38 vs. 2,23 Prozent.

### 14.2.4 Zwischenfazit

Hüftendoprothetische Leistungen scheinen insgesamt besonders geeignet für P4P-Vergütungsmodelle. Der Hüftgelenkersatz ist ein häufiger und weit verbreiteter Eingriff, bei dem die Krankenhäuser im direkten Wettbewerb stehen. Systeme zur Qualitätsbewertung der Ersatzoperation stehen zur Verfügung, wobei sich das QSR-Verfahren durch seine vergleichsweise aufwandsame Durchführung, die Orientierung an Ergebnisqualität und die Bereitstellung risikoadjustierter Qualitätsindikatoren hervorhebt. Darüber hinaus ist eine erhebliche Variation der Ergebnisqualität unter den Kliniken feststellbar. Diese zeigt sich durch Unterschiede in den Komplikationsraten und resultiert in gleichgerichteten Unterschieden in den stationären komplikationsbedingten Folgekosten und den stationären Gesamtbehandlungskosten. Gegenüber den Analysen in Malzahn et al. 2011 auf älteren Daten sind diese empirischen Ergebnisse trotz methodischer Weiterentwicklung des QSR-Verfahrens stabil; zu nennen ist die Einbeziehung von Begleiterkrankungen in die Risikoadjustierung sowie ein erweiterter Ausschluss von Personen mit Voroperationen am gleichen Gelenk.

Schließlich handelt es sich um einen elektiven, oft mehrere Monate im Voraus geplanten Eingriff. Die Patienten informieren sich über die Kliniken, die für die Behandlung in Frage kommen. Behandlungserfolg und Komplikationshäufigkeit zählen für Patienten zu den wichtigsten Entscheidungskriterien (Geraedts und de Cruppé 2011).

## 14.3 P4P-Modelle

In diesem Abschnitt werden konkrete Modelle diskutiert, wie aufbauend auf Ergebnissen aus dem QSR-Verfahren der AOK P4P in Verträge eingebunden werden kann. P4P wird hier als Vergütungsmodell verstanden, bei dem für nachgewiesene, qualitativ hochwertige Versorgung ein zusätzliches Entgelt im Sinn eines Zuschlags seitens der Kasse entrichtet wird. Insofern ist zu betonen, dass in den Vertragsmodellen zwischen der eigentlichen Vergütung für die Krankenhausleistung und der additiven Vergütung für nachweislich gute Qualität unterschieden wird. Die Regelvergütung für die Leistung bleibt dem Krankenhaus in jedem Fall in voller Höhe erhalten, auch wenn die Leistungsqualität beispielsweise auf ein unterdurchschnittliches Niveau absinken sollte. In diesem Fall würde der qualitative Vergütungsanteil nicht gezahlt – ganz dem Grundsatz folgend „Das Geld folgt der Leistung". Die eigentliche Leistung wurde erbracht, eine besonders hohe Qualität der Leistung, die sich im QSR-Verfahren erst zeitlich nachgelagert berechnen lässt, in dieser Konstellation allerdings nicht. Auch wenn die Qualität von „überdurchschnittlich", als grundsätzliche Voraussetzung für einen P4P-Vertragsabschluss, auf „unterdurchschnittlich" absinkt, sollte keine Abschlagsregelung erfolgen, sondern stattdessen eine außerordentliche Kündigungsmöglichkeit vereinbart werden. Warum sollte eine Kasse für die Versicherten einen P4P-Zusatzvertrag mit einem Krankenhaus abschließen, dessen qualitativ fragwürdige Leistungen bekannt sind? Das liefe dem Interesse der Patienten an einer bestmöglichen Versorgung entgegen. Auch in einem Abschlagsszenario (Vergütungsabschlag in Kliniken unterdurchschnittlichen Qualität) wäre dies angesichts der erwartbaren Mehrkosten für Folgebehandlungen ökonomisch nicht sinnvoll. Für die Krankenhausseite ist es wohl wenig rational, wenn ein Krankenhaus weniger Erlöse aufgrund unterdurchschnittlicher Qualität erzielt, aber in die Verbesserung der Qualität investieren soll. Es bleibt der Grundsatz, dass Krankenhäuser mit nachgewiesener und länger anhaltender schlechter Qualität von der Versorgung ausgeschlossen werden müssen. Dies ist grundsätzlich rationaler mit absoluten Referenzwerten als mit Durchschnittsverfahren zu begründen, weil selbst bei einem insgesamt hohen Qualitätsniveau ein unterdurchschnittliches Segment existiert. Zudem ist die Möglichkeit zur Bildung absoluter Referenzwerte eingeschränkt, weil die longitudinale Verfolgung von Patientengruppen auf der Ebene datenbasierter Versorgungsforschung mit Vollerhebungen international bisher nicht üblich ist. Der Vergleich von Registern mit Studienergebnissen bleibt oft problematisch, weil in Studien nicht selten bestimmte Patientengruppen ausgeschlossen wer-

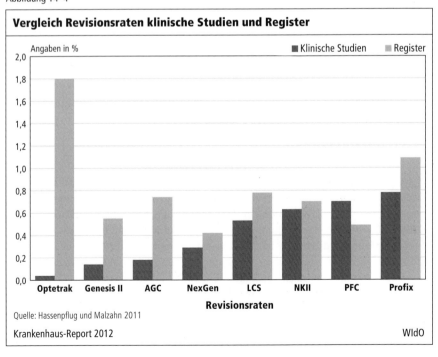

Abbildung 14–4

**Vergleich Revisionsraten klinische Studien und Register**

Quelle: Hassenpflug und Malzahn 2011

Krankenhaus-Report 2012                                                                 WIdO

den und dann abweichende Ergebnisse gegenüber Registerdaten entstehen (Abbildung 14-4 gemäß Labek, zitiert in: Hassenpflug und Malzahn 2011).

Im Folgenden werden zwei P4P-Modelle skizziert sowie ein konkreter Umsetzungsvorschlag vorgestellt.

**P4P-Modell 1**

Eine Kasse und ein Krankenhaus verständigen sich zunächst auf eine leistungsgerechte Vergütung beispielsweise für die Implantation einer Hüft-EP. Dieser Preis kann grundsätzlich in der Höhe der üblichen DRG zum Landesbasisfallwert, aber auch darüber oder darunter liegen. Man kann davon ausgehen, dass aufgrund von positiven Mengeneffekten die Kosten für das Krankenhaus unterhalb des landesbezogenen DRG-Preises liegen können. Für alle Patienten, die das Vertragskrankenhaus im Rahmen des Vertrags versorgt, wird wie im kollektivvertraglichen System auch die Leistung unabhängig von der Qualität vergütet. Das QSR-Verfahren für Hüft-EPs ist so konzipiert, dass die Qualitätsbeurteilung des einzelnen Krankenhauses erst rund 18 bis 30 Monate nach dem Jahr der Leistungserbringung valide möglich ist, weil unter anderem die 1-Jahres-Revisionsraten der Hüft-EPs in die Bewertung eingehen. Bei zusätzlichen Verzögerungen, die im Rahmen der Datenübermittlung entstehen, ist es unmöglich, früher zu abschließenden Ergebnissen über die Versorgungsqualität des entsprechenden Krankenhauses zu kommen. Die qualitätsbezogene Zusatzvergütung würde dem Krankenhaus mit ein bis eineinhalb Jahren Abstand zum Jahr der Leistungserbringung ausgezahlt.

Abbildung 14–5

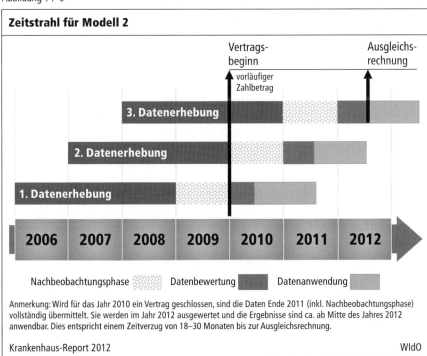

Betriebswirtschaftlich ist die „verspätete" qualitätsabhängige Zusatzvergütung für das Krankenhaus aber vertretbar, weil dieser Bonus für gute Qualität als reiner Zuschlag zur Regelvergütung zu betrachten ist. Die vertraglich vereinbarte Regelvergütung ist schon nach Abrechnung des Falles erfolgt. Das Krankenhaus hat bei dieser Vertragskonstruktion nur die Möglichkeit, zusätzlichen Gewinn zu erwirtschaften, wenn auch zeitlich verzögert zur eigentlichen Leistungserbringung.

**P4P-Modell 2**
Das P4P-Modell 2 gestaltet sich geringfügig komplizierter, gibt dem Krankenhaus aber die Möglichkeit, früher einen Liquiditätsgewinn zu erreichen. Bei dieser Vertragskonstruktion vereinbart die Kasse wie in Modell 1 einen Preis für die übliche DRG, entrichtet aber die P4P-Vergütung, bevor das Qualitätsergebnis feststeht. Dieses liegt, wie bereits erwähnt, erst rund 18 bis 30 Monate nach dem Jahr der Leistungserbringung, vor (vgl. Abbildung 14–5). Die Vertragspartner vereinbaren beispielsweise eine Vertragslänge von fünf Jahren und regeln, dass von dem antizipierten Einsparvolumen fünfzig Prozent beim Krankenhaus verbleiben. Die Berechnung des Einsparvolumens pro Fall, auf die nachgehend noch genauer eingegangen wird, wird auf den letzten verfügbaren Daten vorgenommen. Dieser Betrag wird dem Krankenhaus additiv pro Fall zur Regelvergütung der Leistung angewiesen. Diese Anweisung erfolgt unter Vorbehalt, weil noch keine Qualitätsdaten zu den entsprechenden Fällen vorliegen. Sobald die Datengrundlage eine exakte Berechnung des Betrages erlaubt, werden die Differenzbeträge positiv bzw. negativ in einem Ausgleich verrechnet.

Beide Modelle würden dem Anspruch der Kasse gerecht, nur für tatsächlich geleistete gute Qualität Zusatzvergütungen zu entrichten. Der Unterschied der beiden Modelle liegt im Zeitpunkt der Zusatzvergütung. Modell 2 hat aus Sicht des Krankenhauses den Charme, dass ihm zeitnah entsprechende Liquidität zur Verfügung gestellt wird, die als Wettbewerbsvorteil gegenüber anderen Krankenhäusern genutzt werden kann. Allerdings können sich bei deutlicher Verschlechterung der Qualität der Leistungserbringung im Nachhinein für das Krankenhaus auch höhere Ausgleichsrückzahlungen ergeben.

**Weitere Variationsmöglichkeiten für P4P-Modelle**
Eine weitere Spielart für P4P-Verträge kann darin bestehen, die Zusatzvergütungsaspekte nur bei zusätzlichen Fällen im Vergleich zur Fallzahl vor Vertragsabschluss zur Anwendung zu bringen. Dies würde für das Krankenhaus den Anreiz erhöhen, die ursprüngliche Anzahl der Hüft-EP-Patienten zu steigern. Soweit dies unter Wahrung der Indikationsqualität geschieht, würde bei diesem Vertragsmodell noch stärker auf die Steuerung von Patienten abgestellt. Das Modell könnte so ausgestaltet werden, dass nur die Patienten als zusätzlich zählen, die zum Vertragsschluss oberhalb des Ausgangswerts liegen, unter Berücksichtigung der regionalen Steigerungs- oder Abnahmerate der entsprechenden Kasse. Dieses Modell ist zwar in der Handhabung etwas komplexer, hätte aber den Vorteil, dass es insbesondere bei dieser Variante im Interesse des Krankenhauses liegt, Maßnahmen zur Patientensteuerung zu ergreifen.

## 14.4 Möglichkeiten zur Realisierung eines P4P-Vertrags am Beispiel der Hüftendoprothetik

In Abschnitt 14.2 wurde gezeigt, dass die Follow-up-Komplikationsraten bei Hüft-EP-Patienten, die in qualitativ überdurchschnittlichen Krankenhäusern behandelt wurden, niedriger sind als bei Patienten, die in qualitativ unterdurchschnittlichen Krankenhäusern operiert wurden (2,84 Prozent vs. 5,21 Prozent). Sowohl die komplikationsbedingten Folgekosten (8 253,81 € vs. 9 858,01 €) als auch die stationären Gesamtbehandlungskosten im Startfall und Folgejahr (8 675,37 € vs. 9 763,12 €) zeigen deutliche Unterschiede zugunsten der überdurchschnittlichen Krankenhäuser. Der gleiche Effekt konnte für die Häufigkeit eines Wechsels der Patienten in eine höhere Pflegestufe nachgewiesen werden (2,23 vs. 3,38 Prozent). Ob sich noch weitere Leistungsbereiche der gesetzlichen Krankenversicherung (z. B. Rehabilitation, Medikamentenverbrauch) finden lassen, in denen diese Effekte auftreten, müsste noch näher analysiert werden. Bei den untersuchten Leistungsbereichen sind die Ergebnisse jedoch eindeutig und belegen, sofern das QSR-Verfahren als ein ausreichend valides Qualitätsinstrument akzeptiert wird, dass ein Zusammenhang zwischen der Qualität des primär operierenden Krankenhauses und nachgelagerten Leistungen besteht. Aus Sicht der Krankenkasse, aber auch aus Sicht der Patienten, kann die Nichtinanspruchnahme des Gesundheitswesens bei weitgehend freiem Zugang zu Leistungen als ein aussagefähiger Qualitätsparameter betrachtet werden. Denn hätte der Patient ernsthafte Beschwerden, würde er aller Wahrscheinlichkeit nach Leistungen des Gesundheitswesens nachfragen. Dass der Parameter „Wechsel in eine höhere Pflegestufe" ein Surrogatparameter ist, ist unmittelbar klar. Zwar gibt es bezogen auf den Einzelfall keinen direkten kausalen Bezug zwischen der Implantation einer Hüft-EP und dem Wechsel in eine höhere Pflegestufe. Es ist aber eine bemerkenswerte Korrelation, wenn Patienten, die in überdurchschnittlichen Einrichtungen behandelt wurden, sich in geringerem Umfang ein Jahr nach der Behandlung in einer höheren Pflegestufe wiederfinden als die Patienten, die in unterdurchschnittlichen Krankenhäusern behandelt wurden.

Bei der Berechnung der stationären Gesamtbehandlungskosten im Startfall und im Folgejahr wurden bewusst alle Krankenhausaufenthalte ohne Berücksichtigung der Indikation einbezogen, weil eine Eingrenzung auf spezifische Krankenhausfolgekosten schwierig ist und kaum abschließend auf Basis von Datensätzen nach § 301 SGB V vorgenommen werden kann. Es sind im Gegenteil zahlreiche Konstellationen vorstellbar, bei denen von der Diagnose her kein Zusammenhang zwischen zwei oder mehreren Inanspruchnahmen des gleichen Patienten zu vermuten wäre, allerdings sehr wohl ein inhaltlicher Zusammenhang vorliegt. Zum Beispiel kann es durch mangelhaftes Entlassungsmanagement beim Wechsel vom Krankenhaus in die vertragsärztliche Versorgung zu Problemen mit der Medikation in der Übergangsphase kommen. Bei einer deswegen erfolgten Wiedereinweisung oder Aufnahme in ein anderes Krankenhaus können unterschiedlichste Diagnosen gestellt werden, die nicht direkt mit der Qualität der Operation im engeren Sinn zu verbinden sind, wohl aber mit der Organisation des Gesamtprozesses zu tun haben und das Gesamtergebnis für den Patienten negativ beeinflussen. Insofern wurde der Versuch, nach eingriffsbedingten und sonstigen Komplikationen zu unterscheiden, unterlassen.

**Konkreter Umsetzungsvorschlag**
Das P4P-Modell 2 erscheint etwas komplexer für eine Vertragsgestaltung, daher soll dieses exemplarisch dargestellt werden. Das Modell 1 wäre einfacher zu operationalisieren und bedarf daher keiner gesonderten Ausführungen.

Ein konkretes Vertragsmodell könnte wie folgt funktionieren: Ein Krankenhaus, das im QSR-Verfahren ein überdurchschnittliches Ergebnis hat, schließt mit einer Krankenkasse einen P4P-Vertrag zur Hüft-EP z. B. über fünf Jahre ab. Das Krankenhaus hatte vor dem Vertrag 150 Patienten dieser Kasse pro Jahr behandelt. Auf Basis der letztverfügbaren Daten betrugen die Kostenunterschiede bei den Krankenhausgesamtkosten des Folgejahres pro Fall gegenüber dem Durchschnitt aller Krankenhäuser beispielsweise acht Prozent zugunsten des vertragschließenden Krankenhauses. Dieser Betrag wird im Sinne einer Abschlagszahlung auf die antizipierten tatsächlichen Kostenunterschiede, die erst rund 18 bis 30 Monate später exakt errechnet werden können, für die ersten 150 Patienten des Folgejahres in jeweils vier Prozent Zusatzvergütung für das Krankenhaus und vier Prozent Einsparung für die Kasse aufgeteilt. Diese vier Prozent werden dem Krankenhaus schon mit der Abrechnung der Regelvergütung zusätzlich vergütet. Sobald die rechnerischen Endbeträge bekannt sind, findet ein Ausgleich der Zahlungen auf Basis realer Ergebnisse statt.

Beide Vertragspartner haben vor diesem Hintergrund den Wunsch, die Anzahl der Patienten, die in diesem Krankenhaus behandelt werden, zu steigern. Um dem Krankenhaus einen Anreiz zu geben, zusätzliche Patienten indikationsgerecht und mit gleich hoher Qualität mit Hüft-EPs zu versorgen, könnten die P4P-Zusatzbeträge ab dem 150sten Patienten mit fünf Prozent Zuschlag für das Krankenhaus und nur drei Prozent Einsparung für die Kasse aufgeteilt werden. Die erreichte Patientenzahl des Vorjahres würde als Benchmark für das folgende Jahr gelten. Diese Mechanik mag komplex erscheinen, wird aber von Krankenhausverhandlern auf beiden Seiten sicherlich problemlos beherrscht, weil der Umgang mit vorläufigen Zahlungen und Erlösausgleichen zu einem späteren Zeitpunkt zum Standardrepertoire des Verhandlungsgeschäfts gehört.

In Tabelle 14–7 wird ein hypothetisches Zahlenbeispiel zur Berechnung der Vergütung pro Fall (auf ganze Euro gerundet) dargestellt. Der Vertrag für dieses Rechenbeispiel beginnt Anfang 2010.

Als Vertragsgrundlage für einen entsprechenden P4P-Vertrag eignen sich bei der aktuellen Gesetzeslage am besten die §§ 140 a SGB V ff, in denen die integrierte Versorgung geregelt wird. Als zu integrierende Versorgungsbereiche bieten sich entweder der vertragsärztliche Sektor oder der Rehabilitationsbereich an. Sollte der vertragsärztliche Sektor im IV-Vertrag berücksichtigt werden, kann die Kasse hier ggf. zusätzliche Regelungen verhandeln, die eine Fallzahlsteigerung bei den Vertragskrankenhäusern bewirken. Sofern eine Kasse ein ausreichend großes Netz an Vertragskrankenhäusern hat, können auch in geeigneten Verträgen nach § 73b und/ oder § 73c entsprechende Paragraphen für die zuweisenden Vertragsärzte aufgenommen werden. In diesen Fällen erscheint es dann allerdings nicht mehr angemessen, wenn dem Krankenhaus für Mehrleistungen ein erhöhter Zuschlag zufließen würde. Diese Mengensteigerung wäre ursächlich auf die vertraglichen Bindungen mit den Vertragsärzten zurückzuführen. Unabhängig von den Methoden, die in den Vertragshäusern zur Steigerung der Patientenzahlen führen, muss Transparenz ein

**Tabelle 14-7**
**Beispielkalkulation**

| | |
|---|---|
| Grundvergütung der Hüft-EP* | 6 528 |
| Differenz der historischen Abstände zwischen über- und unterdurchschnittlicher Qualität bzgl. der jährlichen stationären Folgekosten (Daten 2007–2009) | 1 549 |
| Reale Differenz der Abstände zwischen über- und unterdurchschnittlicher Qualität bzgl. der jährlichen stationären Folgekosten (Daten 2008–2010) | 1 088 |
| Zahlbetrag pro Hüft-EP ohne reale Qualitätsdaten | 6 528 € + 1 549 € / 2 = 7 322 € |
| Zahlbetrag pro Hüft-EP mit realen Daten unter Berücksichtigung des Vorjahresausgleichs** | 6 528 € + 1 088 € / 2 – (1 549 € – 1 088 €) / 2 = 7 303 € |

\* Kalkuliert wurde mit einem Relativgewicht der Fallpauschale von 2,251 und der Baserate 2 900 €.
\*\* Der Abzug erfolgt nur so lange, bis die Fallzahl des ersten Jahres erreicht worden ist. Alternativ könnte auch der Fehlbetrag insgesamt berechnet und pauschal ausgeglichen werden. Dann würde der Abzug pro Fall entfallen.

Krankenhaus-Report 2012 WIdO

wesentlicher Teil dieser auf Qualität fußenden Direktverträge sein. Dabei sollten sowohl die qualitativen als auch die ökonomischen Vorteile offensiv kommuniziert werden, allein schon, um Vorwürfen wie z. B. eines „Preisdumpings ohne Qualität" von Anfang an offensiv entgegenzutreten.

Die Erfahrungen zeigen, dass Krankenhäuser mit überdurchschnittlicher Qualität mehrheitlich über längere Zeit diese hohe Qualität halten können. Sollte ein Krankenhaus sich dennoch – aus welchen Gründen auch immer – qualitativ erheblich verschlechtern, muss es ein außerordentliches Kündigungsrecht seitens der Kasse geben, mit der Möglichkeit, den Vertrag vorfristig beenden zu können.

## 14.5 Fazit

Mit dem QSR-Verfahren der AOK als Qualitätsbewertungsinstrument ist es möglich, Krankenhäuser in der Qualität ihrer Leistungserbringung differenziert zu bewerten. Überdurchschnittlich gute Krankenhäuser lösen empirisch nachgewiesen geringere Krankenhausfolgekosten aus, ebenso tritt bei Patienten, die in überdurchschnittlichen Krankenhäusern behandelt werden, seltener eine Erhöhung der Pflegstufe im Folgejahr ein. Auf dieser Basis könnten P4P-Verträge vereinbart werden, die Wirtschaftlichkeitspotenziale unmittelbar mit hohen Qualitätsstandards verbinden und sowohl eine Bonuszahlung an das Krankenhaus als auch eine Einsparung für die Krankenkasse ermöglichen. Gleichzeitig werden qualitativ fragwürdige Leistungserbringer bewusst benachteiligt und sind gefordert in hochqualitative Leistungserbringung zu investieren oder ihr Leistungsspektrum entsprechend zu reduzieren. Wenn durch konsequente Umsetzung dieser Strategie erreicht wird, dass die Qualität in der Hüftendoprothetik allgemein auf ein Niveau steigt, das nachweislich deutlich oberhalb des internationalen Standards läge, müssten auf Basis von Routinedaten absolute Parameter entwickelt werden, die als Indikatoren für die Qualität eingesetzt werden. Eine weitere Voraussetzung dafür wäre aber, dass sich die sehr deutlichen Behandlungsqualitätsunterschiede hinsichtlich der Spannweite erheblich verringern.

## Literatur

AOK-Bundesverband, Forschungs- und Entwicklungsinstituts für das Sozial- und Gesundheitswesen Sachsen-Anhalt (FEISA), HELIOS Kliniken, Wissenschaftliches Institut der AOK (WIdO) (Hrsg). Qualitätssicherung der stationären Versorgung mit Routinedaten (QSR). Abschlussbericht. Bonn 2007. http://wido.de/fileadmin/wido/downloads/pdf_krankenhaus/wido_kra_qsr-abschlussbericht_0407.pdf.

Frolich A, Talavera JA, Broadhead P, Dudley RA. A Behaviorable Model of Clinician Responses to incentives to Improve Quality. Health Policy 2007; 80: 179–93.

Geraedts M, de Cruppé W. Wahrnehmung und Nutzung von Qualitätsinformationen durch Patienten. In: Klauber J, Geraedts M, Friedrich J, Wasem J. Krankenhaus-Report 2011. Stuttgart: Schattauer 2011; 93–104.

Heller G. Zur Messung und Darstellung von medizinischer Ergebnisqualität mit administrativen Routinedaten in Deutschland. Bundesgesundheitsblatt–Gesundheitsforschung–Gesundheitsschutz 2008; 51: 1173–82.

Institut für das Entgeltsystem im Krankenhaus GmbH (InEK). Daten zum G-DRG-System. Auswertung der Datenbereitstellung gem. § 21 KHEntgG zum Zweck der Begleitforschung gem. § 17b Abs. 8 KHG – Datenjahr 2008. http://www.g-drg.de/cms/index.php/inek_site_de/Begleitforschung_gem._17b_Abs._8_KHG (21. Juni 2010).

Jeschke E, Günster C. Aktueller Stand und Ausbau des QSR-Verfahrens. In: Kuhlen R, Rink O, Zacher J (Hrsg). Jahrbuch Qualitätsmedizin 2011. Berlin: Medizinisch Wissenschaftliche Verlagsgesellschaft 2011;77–87.

Hassenpflug J, Malzahn J. Qualitätskontrolle fürs Kunstgelenk. Gesundheit und Gesellschaft (G+G) 2011; 4: 20–4.

Lindenauer PK, Remus D, Roman S, Rothberg MB, Benjamin EM, Ma A, Bratzler DW. Public reporting and pay for performance in hospital quality improvement. N Engl J Med. 2007; 356 (5): 486–96.

Malzahn J, Heyde K, Fahlenbrach C. Pay for Performance – Rahmenbedingungen für ein konkretes Modell im Bereich der Endoprothetik. In: Klauber J, Geraedts M, Friedrich J, Wasem J (Hrsg). Krankenhaus-Report 2011. Stuttgart: Schattauer 2011; 131–46.

Mansky T, Nimptsch U, Vogel K, Hellerhoff, F. G-IQI – German inpatient qualitäy indicators. http://opus.kobv.de/tuberlin/volltexte/2010/2610/ (15. September 2011).

Organisation for Economic Co-operation and Development (OECD). Value for Money in Health Spending. OECD Health Policy Studies. OECD Publishing 2010a, doi: 10.1787/9789264088818-en.

Organisation for Economic Co-operation and Development (OECD). Health at a Glance: Europe 2010. OECD Publishing 2010b. http://dx.doi.org/10.1787/health_glance-2010-en.

Petersen LA, Woodard LD, Urech T, Daw C, Sookanan S. Does pay-for-performance improve the quality of health care?; in: Ann Intern Med 2006; 15; 145 (4): 265–72.

Rosenthal MB, Landon BE, Howitt K, Ryu Song H, Epstein AM. Climbing Up The Pay-For-Performance Learning Curve: Where Are The Early Adopters Now? Health Affairs 2007; 26, 6: 1674–82.

Spindler J. Fallpauschalenbezogene Krankenhausstatistik. In: Klauber J, Geraedts M, Friedrich J, Wasem J (Hrsg). Krankenhaus-Report 2011. Stuttgart: Schattauer 2011; 349–78.

StataCorp. Stata Statistical Software; Release 10. College Station TX 2007.

Sachverständigenrat zur Begutachtung der Entwicklung im Gesundheitswesen (SVR). Gutachten 2007. http://dipbt.bundestag.de/dip21/btd/16/063/1606339.pdf (17. September 2011).

Swart E, Heller G. Nutzung und Bedeutung von (GKV-)Routinedaten für die Versorgungsforschung. In: Janßen C, Borgetto B, Heller G (Hrsg). Medizinsoziologische Versorgungsforschung. Theoretische Ansätze, Methoden, Instrumente und empirische Befunde. Weinheim: Juventa 2007; 93–112.

Wissenschaftliches Institut der AOK (WIdO) (2011a). Bundeswerte 2011. http://www.qualitaetssicherung-mit-routinedaten.de/kliniken/werte/ (15. September 2011).

Wissenschaftliches Institut der AOK (WIdO) (2011b). Indikatorenhandbuch 2011. http://www.qualitaetssicherung-mit-routinedaten.de/methoden/indikatoren/index.html (15. September 2011).

Zacher J. IQM-Indikatoren Version 2.0. In: Kuhlen R, Rink O, Zacher J (Hrsg). Jahrbuch Qualitätsmedizin 2011. Berlin: Medizinisch Wissenschaftliche Verlagsgesellschaft 2011; 1–29.

# 15 Technologische Innovationen und DRGs: Ein Vergleich der Vergütungsinstrumente in elf europäischen Ländern

David Scheller-Kreinsen, Wilm Quentin, Claudia Reiche, Julia Röttger, Alexander Geissler und Reinhard Busse

**Abstract**

Vergütungsmechanismen beeinflussen den Einsatz und die Diffusion von technologischen Innovationen maßgeblich. Ungeachtet dessen liegen keine umfassenden Studien vor, die die Vergütungsmechanismen und Instrumente für technologische Innovationen im stationären Sektor in europäischen Gesundheitssystemen vergleichen. Vor diesem Hintergrund erörtert der vorliegende Beitrag zunächst die Problemstellung der Vergütung technologischer Innovationen in DRG-basierten Vergütungssystemen. Anschließend werden die kurzfristigen Instrumente zur Vergütung von technologischen Innovationen im stationären Sektor und deren Anwendung in elf europäischen Ländern analysiert. Zudem werden die langfristigen Mechanismen zur Integration technologischer Innovationen in DRG-basierten Vergütungssysteme in diesen Ländern untersucht. Die Auswertung zeigt, dass sich die langfristigen Mechanismen zur Integration von technologischen Innovationen innerhalb Europas insbesondere hinsichtlich i) der Häufigkeit von System-Updates sowie ii) der zeitlichen Differenz zur verwendeten Datengrundlage stark unterscheiden. Zudem werden drei „Typen" kurzfristiger Vergütungsinstrumente im Kontext von DRG-basierten Vergütungssystemen identifiziert: die separate Vergütung außerhalb des DRG-basierten Vergütungssystems, die zusätzliche Vergütung von technologischen Innovation, die sich jedoch grundsätzlich an Fallpauschalen orientiert, sowie die spezielle Vergütung von Kostenausreißern.

Insgesamt zeigt sich, dass die Vergütung von technologischen Innovationen in DRG-basierten Vergütungssystemen innerhalb Europas sehr unterschiedlich gelöst wird. In der Diskussion der Vor- und Nachteile nationaler Vergütungsstrategien, wie zum Beispiel im Kontext des G-DRG Systems, sollten die Herangehensweisen und Erfahrungen in europäischen Nachbarländern stärker berücksichtigt werden.

Payment mechanisms are important factors for the use and diffusion of technological innovation. Nevertheless, there is a lack of knowledge and empirical evidence about the payment instruments and mechanisms used for technological innovation in the inpatient sector across European health care systems. Given this background, this articles discusses the relationships between DRG-based payment systems and technological innovation. Moreover, it analyses available short-term payment instruments for technological innovation and their application across eleven European countries. The article also scrutinizes how technological innovations are integrated into DRG-based payment systems in the long run. We find that long term mechanisms differ with respect to i) the frequency of system updates, and ii) the time-lag to the data used for these updates. Our analysis suggests that one can differentiate between different kinds of short-term payment instruments: on the one hand some countries apply separate payments outside the core scope of DRG-based payment systems. On the other hand countries provide additional payments and cost-outlier funding that operates within the framework or at the margin of DRG-based payment systems. Overall, our analysis suggests that payment approaches in the context of DRG-based payment systems differ substantially across European health care systems. German as well as other European policy makers should pay more attention to the diversity of payment approaches across European health care systems to inform their policy making.

## 15.1 Einleitung

Technologische Innovationen werden international als ein wesentlicher Faktor für Kostensteigerungen im Gesundheitswesen diskutiert (Cutler et al. 1998a; Cutler et al. 1998b; Greenhalgh et al. 2004). Der Einsatz und die Diffusion von technologischen Innovationen wiederum werden maßgeblich von Vergütungsmechanismen beeinflusst (Banta 1983; Shih und Berliner 2008; Torbica und Cappellaro 2010; Chabot und Rocchi 2010; Simoens 2010).

Gleichzeitig wird dem stationären Sektor bei der Diffusion technologischer Innovationen eine wichtige Rolle zugedacht, wie in Deutschland die sog. Erlaubnis mit Verbotsvorbehalt im Sozialgesetzbuch V verdeutlicht. Gerade vor diesem Hintergrund sind die Anforderungen an die Vergütung technologischer Innovationen im stationären Sektor hoch. Einerseits soll sichergestellt werden, dass Patienten vom medizinischen Fortschritt profitieren. Andererseits soll die Finanzierung von sog. „Scheininnovationen" verhindert werden. Zugleich besteht die Zielsetzung, angesichts der angespannten Kassen- und Haushaltslage die kostendämpfende Wirkung von DRG-basierten Vergütungssystemen zu erhalten.

In Deutschland sollen diese Ziele durch regelmäßige Anpassungen des German-Diagnosis-Related-Groups (G-DRG)-Systems, die u. a. den medizinischen Fortschritt widerspiegeln, sichergestellt werden. Zudem wurden im Zuge der G-DRG-Einführung spezielle Vergütungsinstrumente für Innovationen und kostenheterogene Behandlungen entwickelt: Entgelte für „Neue Untersuchungs- und Behandlungsmethoden (NUBs)" sowie „Zusatzentgelte". Die entsprechenden Verfahren und Vergütungsinstrumente wurden aus unterschiedlichen Perspektiven bewertet und kritisiert (DKI 2009; Eggert et al. 2010). Bisher liegt jedoch keine deutschsprachige Arbeit vor, die die Vergütungsansätze innerhalb Europas vergleichend darstellt und somit eine Einordnung des deutschen Ansatzes im europäischen Kontext ermöglicht. Auch im englischsprachigen Raum liegen für Europa – trotz einer Vielzahl sehr unterschiedlicher DRG-basierter Vergütungssysteme (Busse et al. 2006) – bis auf wenige Ausnahmen, die sich vorwiegend mit Medizintechnik befassen (Simoens 2010; Schreyögg et al. 2009; Henschke et al. 2010; Hutchings 2010), keine komparativen Studien über die für technologische Innovationen genutzten Vergütungsmechanismen und Instrumente vor. Ein Großteil der internationalen Studien zu DRG-basierten Vergütungssystemen und deren Effekten auf technologische Innovationen stammen aus den Vereinigten Staaten (OECD 2005). So wurde beispielsweise der Einfluss unterschiedlicher DRG-basierter Vergütungssysteme auf die Verbreitung und Nutzung neuer Technologien untersucht (Chabot und Rocchi 2010; Romeo et al. 1984; Davis et al. 1984; Lee und Waldman 1985; Halm und Gelijns 1991; Slade und Anderson 2001). In einigen internationalen Studien wurden DRG-basierte Vergütungssystemen als erklärende Faktoren für die Verbreitung technologischer Innovationen identifiziert (Hashimoto 2006; Nandakumar et al. 2009; Bech et al. 2009). In der Regel wird jedoch angenommen, dass diese Vergütungssysteme die gleichen bzw. sehr ähnliche Instrumente und Anreize für die Vergütung technologischer Innovationen vorhalten, was angesichts sehr unterschiedlicher Merkmale problematisch erscheint (Busse et al. 2006). In der vorliegenden Arbeit wird zunächst die Problemstellung der Vergütung technologischer Innovationen in DRG-basierten Vergütungssystemen diskutiert. Im Anschluss werden die tatsächlich genutzten Instrumente und Mechanismen zur Vergütung von technologischen Innovationen im Rahmen von DRG-basierten Systemen in elf europäischen Ländern (Deutschland, England, Estland, Finnland, Frankreich, Irland, Katalonien/Spanien, Niederlande, Österreich, Polen und Schweden) analysiert und verglichen. Die Datengrundlage wurde im Rahmen des EuroDRG-Projekts[1] anhand eines standardisierten Fragebogens zu den Charakteristika des jeweiligen DRG-Systems in den Jahren 2009/2010 erhoben. Es wurden dazu Gesetzestexte, Verordnungen sowie die verfügbare wissenschaftliche Literatur ausgewertet, um systematische Länderberichte zu erstellen. Diese Berichte wurden Anfang 2010 im Rahmen eines Workshops diskutiert sowie ausführlich von nationalen Experten begutachtet und kommentiert.[2]

## 15.2 Technologische Innovation

Der Begriff „technologische Innovation" wird im Folgenden nach Robert et al. (2010) als „a drug, device, procedure or organizational support system that is perceived as new by proportion of key stakeholders in a health care organization, discontinuous with previous practice and which is intentionally introduced and directed at improving health outcomes" definiert. Allerdings schränken wir die Untersuchung in Anlehnung an Banta (1983) ein und konzentrieren uns auf Arzneimittel, Medizinprodukte und Prozeduren. Unsere Definition erfasst die drei wichtigsten Charakteristika einer Innovation: (a) Neuartigkeit, (b) eine Anwendungskomponente und (c) einen angestrebten Nutzen (Länsisalmi et al. 2006). Sie schließt damit an die internationale Innovationsforschung an (West 1990; Anderson et al. 2004). An-

---

1 Diagnosis-Related Groups in Europe: Towards Efficiency and Quality (EuroDRG), gefördert im 7. Forschungsrahmenprogramm der Europäischen Union (2009–2011).
2 Die überarbeiteten Länderberichte erscheinen als Buchkapitel in Busse et al. 2011.

ders als Erfindungen können technologische Innovationen nicht als singuläres Ereignis verstanden werden (Fagerberg 2007) und müssen zudem in ihrem sozialen bzw. systembedingten Kontext betrachtet werden (Edquist 2007).

**Diffusion technologischer Innovationen**
Die Determinanten der Diffusion technologischer Innovationen wurden bereits in detaillierten Übersichtsarbeiten herausgearbeitet (Shih und Berliner 2008; Torbica und Cappellaro 2010; Robert et al. 2010; Länsisalmi et al. 2006). Diese zeigen, dass Entscheidungen bezüglich der Einführung, Nutzung und Implementierung technologischer Innovationen das Ergebnis komplexer Interaktionen verschiedener Faktoren sind. Dazu zählen unter anderem (a) die charakteristischen Merkmale der Innovation selbst, (b) die Bedürfnisse und Präferenzen der Patienten, (c) die charakteristischen Merkmale der Organisationen im Gesundheitswesens sowie die Interessen und Qualifikation der dort tätigen Berufsgruppen, (d) die Interaktion zwischen Organisationen, z. B. in Netzwerken, und (e) der regulative und den finanziellen Kontext wie die Vergütung und die damit verbundenen ökonomischen Anreize für die Nutzung und Implementierung technologischer Innovationen (Shih und Berliner 2008; Torbica und Cappellaro 2010).

## 15.3 DRG-gestützte Vergütungssysteme und technologische Innovationen

In DRG-basierten Vergütungssystemen werden Behandlungskosten auf Grundlage prospektiv festgelegter Relativgewichte oder Fallpauschalen pro Fallgruppe (DRG) erstattet. Leistungsanbieter tragen somit das finanzielle Risiko zu hoher Kosten (oberhalb der Fallpauschale bzw. oberhalb des Produkts aus Relativgewicht und Basisfallwert) und werden für Kosten unterhalb der Fallpauschalen bzw. unterhalb des Produkts aus Relativgewicht und Basisfallwert belohnt.

Für die Nutzung und Anwendung technologischer Innovationen sind insbesondere zwei Aspekte von DRG-basierten Vergütungssystemen relevant: (a) die Verfahren zur Kalkulation von Relativgewichten bzw. Fallpauschalen und (b) deren ökonomische Anreizwirkungen.

**Kalkulation von Fallpauschalen**
Die Fallgruppen des Patientenklassifikationssystems sowie die Fallpauschalen und Relativgewichte orientieren sich an durchschnittlichen Kosten pro Fallgruppe und werden üblicherweise auf der Grundlage von Kostendaten aus vorangegangenen Jahren berechnet. Auf diese Weise sollen kostenhomogene Fallgruppen gebildet werden, um damit die Leistungserbringer passgenau zu vergüten. Wenn technologische Innovationen eingeführt werden, sind Daten vergangener Leistungserbringung in der Routineanwendung jedoch noch nicht verfügbar. Im Rahmen von DRG-basierten Vergütungssystemen können daher technologische Innovation nur auf der Grundlage von veralteten, nicht das aktuelle Leistungsangebot widerspiegelnden Kostendaten vergütet werden. Entscheidend ist daher, (a) wie schnell und häufig DRG-basierte Vergütungssysteme Relativgewichte bzw. Fallpauschalen und

Patientenklassifikationssysteme auf Grundlage von Kostendaten anpassen und (b) ob und ggf. welche kurzfristigen Instrumente eingesetzt werden, um technologische Innovationen zu vergüten, bis diese formal in das System integriert werden.

### Ökonomische Anreizwirkungen

Als Hauptanreize von DRG-basierten Systemen werden in der Regel zwei Effekte genannt: Krankenhäuser werden dazu ermutigt (1) ihre Kosten pro abgerechneten Patienten zu reduzieren und/oder (2) die Anzahl der Aufnahmen mit positiven Deckungsbeiträgen zu erhöhen (OTA 1983). Die Effekte dieser Anreize auf die Anwendung und Diffusion technologischer Innovationen sind in Tabelle 15–1 zusammengefasst dargestellt.

Für Krankenhäuser besteht der Anreiz, in technologische Innovationen zu investieren, die die Gesamtkosten pro Fall senken. Problematische finanzielle Anreize setzen DRG-basierte Vergütungssysteme für technologische Innovationen, die die Behandlungsqualität erhöhen und gleichzeitig mit erhöhten Kosten pro Behandlungsfall verbunden sind. Solange das Vergütungssystem zusätzlich anfallende Kosten der technologischen Innovation nicht berücksichtigt, d. h. auf einer veralteten Kostenstruktur basiert, bestehen keine finanziellen Anreize für die Implementierung. Wie stark der Einfluss dieser Anreize ist, hängt auch von der Beschaffenheit des Patientenklassifizierungssystems ab, durch das Patienten (und die dazugehörigen Leistungen) einzelnen Fallgruppen (DRGs) zugeordnet werden (MedPAC 2001). Wird ein breites Leistungsspektrum wenigen DRGs zugeordnet, bestehen vielfältige Manipulationsmöglichkeiten, vergleichsweise kostenintensive Leistungen nicht anzubieten. Andererseits bieten breit gefasste DRGs Krankenhäusern die Möglichkeit, Kostensteigerungen in einem Bereich, die z. B. aufgrund eines neuen medizinischen Geräts entstehen, durch Kostensenkungen in einem anderen Bereich auszugleichen. Gegenteilige Effekte gelten für Patientenklassifikationssysteme mit sehr eng gefassten DRGs.

Tabelle 15–1

**Anreize von DRG-basierten Vergütungssystemen im stationären Sektor und deren Effekte hinsichtlich der Nutzung technologischer Innovationen**

| Hauptanreize | Effekte hinsichtlich der Nutzung technologischer Innovationen |
|---|---|
| 1. Kosten pro Aufnahme reduzieren | • Fördert die Nutzung kosteneinsparender Technologien<br>• Fördert die Konzentration kapitalintensiver Innovationen in wenigen Einrichtungen, was zur Spezialisierung von Krankenhäusern für bestimmte Technologien führt<br>• Unterstützt die Nutzung von Health Technology Assessments vor der Einführung neuer Technologien<br>• Keine Effekte auf technologische Innovationen, die keine zusätzlichen Kosten verursachen<br>• Vermindert die Anwendung kostensteigernder Technologien (unabhängig vom Einfluss auf die Behandlungsqualität) |
| 2. Anzahl der Aufnahmen mit positivem Deckungsbeitrag erhöhen | • Unterstützt die Nutzung von Technologien, die die Reputation des Krankenhauses verbessern<br>• Fördert die Nutzung von technologischen Innovationen, die von Patienten/ behandelnden Ärzten positiv bewertet werden |

Quelle: Eigene Darstellung, basierend auf Office of Technology Assessment 1983

Gleichzeitig ist zu erwarten, dass Krankenhäuser, die einem starken Wettbewerb um Patienten oder um einzelne Patientengruppen ausgesetzt sind, in technologische Innovationen investieren, die die Reputation des Krankenhauses verbessern und/ oder die Anzahl der Aufnahmen erhöhen (OTA 1983).

## 15.4 Ergebnisse: Vergütung technologischer Innovationen in Europa

Auf Grundlage unserer Auswertung konnten sehr unterschiedliche Ansätze für die Vergütung technologischer Innovationen identifiziert werden. Abbildung 15–1 bietet einen Überblick über die Instrumente und langfristigen Mechanismen zur Vergütung technologischer Innovationen.

### 15.4.1 Kurzfristige Vergütungsinstrumente

Anhand der Systemvergleiche wurden drei kurzfristige Vergütungsinstrumente identifiziert, die eingesetzt werden, um Anreize für die Anwendung qualitäts- und kostensteigernder technologischer Innovationen zu setzen: (1) separate Vergütungen, (2) Zusatzvergütung und (3) spezielle Vergütung von Ausreißern hinsichtlich des Ressourcenverbrauchs. Tabelle 15–2 stellt die identifizierten Vergütungsinstrumente und deren häufigste Varianten zusammenfassend dar.

**Separate Vergütung**

Separate Vergütungen werden in fast allen untersuchten Ländern eingesetzt, um kurzfristig Anreize für die Anwendung innovativer Technologien zu setzen. Es lassen sich zwei Formen unterscheiden: (1) die Einzelleistungsvergütung, die wie in Deutschland auf nationaler oder regionaler Ebene ausgehandelt wird (Henschke et al. 2010), oder (2) die retrospektive Vergütung der vom Krankenhaus abgerechneten Kosten pro Fall, die beispielsweise von einigen Bezirksverwaltungen in Schweden genutzt wird.

Prinzipiell erlaubt es die separate Vergütung, Einzelfallentscheidungen über die Vergütung technologischer Innovationen auf Grundlage des Krankheitsbildes der Patienten sowie des Schweregrades zu treffen. So ist beispielsweise die Erstattungs- und Vergütungspraxis für innovative Krebsmedikamente in Frankreich formal als Einzelfallentscheidung definiert. De facto werden separaten Vergütungen jedoch in hohem Maße bewilligt, was wiederum zu hohen Zusatzausgaben im Krankenhausbudget führen kann (Cour des Comptes 2009).

Des Weiteren wurden Vergütungsinstrumente identifiziert, die für technologische Innovationen relevant sind, für die jedoch der innovative Charakter einer Technologie nicht das entscheidende Merkmal ist, sondern die auch für etablierte Prozeduren, Arzneimittel und Technologien angewendet werden können. Dazu zählen die Zusatzvergütung und zusätzliche Vergütungen für Ausreißer hinsichtlich des Ressourcenverbrauchs.

Abbildung 15–1

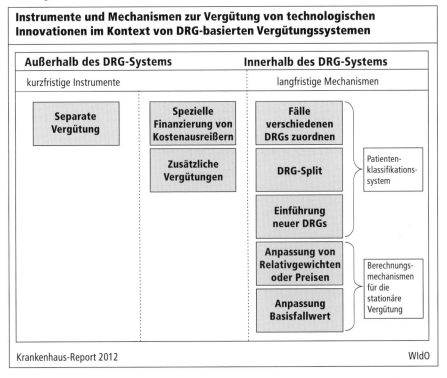

Krankenhaus-Report 2012 — WIdO

## Die Zusatzvergütung

Zusatzvergütungen werden zusätzlich zu der „Standardvergütung" einer DRG gezahlt, wenn spezifische Technologien angewendet werden. Die Höhe der zusätzlichen Vergütung kann entweder in Verhandlungen festgelegt werden oder retrospektiv die zusätzlich zur Standardvergütung abgerechneten Kosten (pro Fall) erstatten. In manchen Ländern werden die Kosten gewichtet, bevor sie retrospektiv erstattet werden, d. h. die Vergütung wird an einem Durchschnittswert je Fallgruppe ausgerichtet („payment of weighted costs").

Die Zusatzvergütung setzt detaillierte statistische Auswertungen von Kostendaten und die formale Zuordnung einer Prozedur oder eines Arzneimittels zu einer DRG voraus und ist daher wiederum mit einem relativ hohen zeitlichen Vorlauf bis zur tatsächlichen Anwendung verbunden. In der Regel ist zudem die Zuweisung eines Prozedurencodes Voraussetzung, um technologische Innovationen im Rahmen von DRG-basierten Systemen zu berücksichtigen.

## Spezielle Vergütung von Ausreißern

In einigen Ländern wird die Vergütung für Kostenausreißer hinsichtlich des Ressourcenverbrauchs adjustiert. Ob diese Vergütungsmechanismen für technologische Innovationen greifen, entscheidet in diesem Fall der Einfluss auf die Homogenität des Ressourcenverbrauchs innerhalb einer Fallgruppe. Kostenausreißer berücksich-

Tabelle 15–2

**Instrumente zur Förderung der Nutzung von technologischen Innovationen und Arten der damit verbundenen Vergütung**

| Instrument | Art der Vergütung |
|---|---|
| *Außerhalb des DRG Systems*<br>Separate Vergütungen | • Einzelleistungsvergütung (die Kosten pro Einzelleistung werden vorab definiert)<br>• Kostenerstattung: retrospektive Vergütung der abgerechneten Kosten pro Fall |
| *Innerhalb des DRG Systems*<br>Zusatzvergütungen | • Einzelleistungsvergütung (die Kosten pro Einzelleistung werden vorab definiert)<br>• Retrospektive Vergütung der abgerechneten Kosten oberhalb von Fallpauschalen bzw. Relativgewicht<br>• Retrospektive Vergütung von gewichteten Kosten (d.h. es wird beispielsweise der Mittelwert der Kosten pro Fallgruppe zusätzlich vergütet) |
| Spezielle Finanzierung von Ausreißern (Ressourcenverbrauch) | • Retrospektive Vergütung von Kosten oberhalb einer statistisch ermittelten Grenze<br>• Fixe Vergütungen<br>• Vergütung von gewichteten Kosten (d. h. es wird beispielsweise der Mittelwert der Kosten pro Fallgruppe pro Fallgruppe zusätzlich vergütet) |

Krankenhaus-Report 2012      WIdO

tigende Vergütungssysteme basieren auf detaillierten statistischen Analysen von vorhandenen Kostendaten. Durch das Separieren von Ausreißern wird einerseits die Kostenhomogenität innerhalb von Fallgruppen gefördert, gleichzeitig steigt jedoch auch die Komplexität des Systems.

Darüber hinaus erhalten Krankenhäuser in einigen Ländern spezielle finanzielle Mittel für Patienten mit einer überdurchschnittlichen Verweildauer. Die Effekte dieses Instruments sind ambivalent, denn während die Anwendung von kostensteigernden technologischen Innovationen von der speziellen Vergütung von Kostenausreißer gefördert wird, ist die Beziehung zwischen solchen Innovationen und der Verweildauer unklar. Eine technologische Innovation kann sowohl die Verweildauer verlängern, z. B. indem das Leben der Patienten verlängert wird, als auch verkürzen, z. B. wenn neue, minimal-invasive chirurgische Prozeduren zu einem kürzeren Krankenhausaufenthalt führen (Simpson et al. 2005). Tabelle 15–3 zeigt den Einsatz kurzfristiger Vergütungsinstrumente in den elf untersuchten europäischen Ländern.

Separate Vergütungen sind das am häufigsten verwendete ergänzende Vergütungsinstrument. Die Erstattung von Kostenausreißern bei kostenintensiven technologischen Innovationen findet überraschenderweise nur in Estland und in einigen schwedischen Bezirken Anwendung. In vielen anderen Ländern werden Ausreißer über die Verweildauer identifiziert, da die für die Identifizierung von Kostenausreißern notwendigen Routinedaten nicht verfügbar sind.

Tabelle 15–3
**Die Anwendung kurzfristiger Vergütungsinstrumente in 11 europäischen Staaten**

| Land | Instrumente zur Zahlung zusätzlicher Vergütungen für technologische Innovationen | | |
|---|---|---|---|
| | Separate Vergütungen | Zusatzvergütung | Spezielle Finanzierung von Kostenausreißern |
| Deutschland | Ja | Ja (für bestimmte kosten-intensive Leistungen) | Nein |
| England | Ja (für bis zu 3 Jahre) | Ja (für bestimmte kosten-intensive Leistungen) | Nein |
| Estland | Ja (für bestimmte kosten-intensive Leistungen) | Nein | Ja |
| Finnland | Abhängig vom Bezirk werden beide Instrumente verwendet | | Nein |
| Frankreich | Ja | Nein | Nein |
| Irland | Ja | Nein | Nein |
| Katalonien/Spanien[1] | Ja (für bestimmte kosten-intensive Prozeduren) | Nein | Nein |
| Niederlande | Ja | Ja (Einführung 2011 geplant) | Nein |
| Österreich | Nein | Nein | Nein |
| Polen | Nein | Ja (für bestimmte kosten-intensive Leistungen) | Nein |
| Schweden | Abhängig vom Bezirk werden alle Instrumente verwendet | | |

[1] Die Krankenhausfinanzierung ist in Spanien dezentral organisiert. In der Region Katalonien wird ein DRG-System genutzt, das 35 % der gesamten Krankenhausvergütungen festlegt

Krankenhaus-Report 2012      WIdO

### 15.4.2 Langfristige Mechanismen

Die langfristigen Mechanismen zur formalen Eingliederung technologischer Innovationen in die DRG-basierten Systeme lassen sich in zwei Kategorien unterteilen: (1) Aktualisierungen des Patientenklassifikationssystems und (2) Mechanismen zur Kalkulation von Fallpauschalen oder Relativgewichten[3].

Im Rahmen von Patientenklassifikationssystemen bestehen drei Möglichkeiten zur Eingliederung technologischer Innovationen: (1a) die neue Zuordnung von Fällen zu bereits existierenden Fallgruppen, (1b) der Split von bereits existierenden Fallgruppen sowie (1c) die Definition gänzlich neuer DRGs.

Im Rahmen der Kalkulation von Fallpauschalen bzw. Relativgewichten können (2a) die Relativgewichte bzw. die direkt ermittelten Fallpauschalen angepasst oder

---

3 Zusätzlich zu den genannten Faktoren beeinflussen die Mechanismen zur Einführung neuer Codes für neue Prozeduren, Medikamente und medizinische Geräte die Art und Weise, wie technologische Innovationen in DRG-Systeme integrierbar sind. Regelmäßige Updates der Codes vereinfachen eine schnellere Anpassung und Eingliederung von technologischen Innovationen in DRG-Systeme. Seltene Updates verlängern den Zeitraum, der nötig ist, um technologische Innovationen systematisch einzugliedern. Trotzdem legen wir den Fokus hier auf Vergütungsstrategien, da sie für die Implementierung und Nutzung technologischer Innovationen relevanter sind. Unserer Meinung nach ist die Zuordnung von Prozedurencodes streng genommen Teil der Anpassungsphase.

(2b) der Basisfallwert aktualisiert werden (vorausgesetzt ist die Nutzung von Relativgewichten) bzw. es können alle direkt kalkulierten Fallpauschalen um einen die technologischen Entwicklungen abbildenden Faktor erhöht werden.

Insgesamt unterscheiden sich die langfristigen Integrationsmechanismen systematisch hinsichtlich (a) der Häufigkeit von System-Updates und (b) der Kalkulationsgrundlage, d. h. hinsichtlich der zeitlichen Differenz zwischen System-Update und der Erhebung der zugrunde liegenden Routinedaten. Diese Parameter sind von besonderer Bedeutung, da sie bestimmen, in welchem Zeitraum ein DRG-gestütztes Vergütungssystem strukturell auf technologische Innovationen reagieren kann.[4] Tabelle 15–4 liefert einen Überblick über die Häufigkeit von Systemaktualisierung und der Kalkulationsgrundlage in den elf untersuchten Ländern

In der Mehrheit der europäischen DRG-basierten Vergütungssysteme werden sowohl die Patientenklassifikationssysteme als auch die Fallpauschalen bzw. Relativgewichte jährlich aktualisiert. Es bestehen jedoch erstaunliche Ausnahmen. Nach der ursprünglichen Einführung der NordDRGs im Jahr 2003 wurde in Estland das Patientenklassifikationssystem erst wieder im Jahr 2010 aktualisiert. Irland nutzt derzeit adaptierte Australian Refined Diagnosis Related Groups (AR-DRGs), die jedoch nur alle vier Jahre angeglichen werden. Bezogen auf die Aktualisierung von Fallpauschalen bzw. Relativgewichten weicht das österreichische System am weitesten von den anderen europäischen Systemen ab. Hier existiert kein systematisches und regelmäßiges Verfahren für die Aktualisierung von Fallpauschalen. Vielmehr werden diese unregelmäßig und auf der Grundlage von Einzelfallentscheidungen aktualisiert.

Auch die Datengrundlage für Updates des Patientenklassifikationssystems und der Fallpauschalen bzw. Relativgewichte unterscheidet sich deutlich. In Finnland werden die Daten des aktuellen Jahres zur Aktualisierung des Patientenklassifikationssystems für das nächste Jahr genutzt. Relativgewichte werden neu berechnet, sobald die erforderlichen Daten verfügbar sind (zum Teil noch während des gleichen Jahres). In den meisten Ländern jedoch sind die zur Aktualisierung des Patientenklassifikationssystems und der Relativgewichte bzw. Fallpauschalen genutzten Daten zwei Jahre alt und älter.

## 15.5 Diskussion und Schlussfolgerung

Krankenhäuser und die in ihnen tätigen Berufsgruppen agieren im Spannungsfeld unterschiedlicher Rahmenbedingungen, Interessen und Handlungslogiken. Die Vergütung von technologischen Innovationen ist daher immer nur ein Faktor von vielen, der die Anwendung und Diffusion technologischer Innovationen beeinflusst (Chabot und Rocchi 2010).

---

4 Gleichzeitig besteht „innerhalb" der untersuchten DRG-basierten Systeme eine erhebliche Heterogenität in Bezug auf die genutzten Mechanismen, da die Anwendung je nach Art der technologischen Innovation stark differiert. Auf diese Unterschiede kann im Rahmen dieses Artikels nicht weiter eingegangen werden.

Tabelle 15–4
**Häufigkeit von System-Updates und Kalkulationsgrundlage in 11 europäischen DRG-basierten Vergütungssystemen**

| Land | Aktualisierung des DRG-Systems | | | |
|---|---|---|---|---|
| | Patientenklassifikationssystem | | Anpassung der Kostengewichte/ Preise | |
| | Häufigkeit der Aktualisierung | Zeitdifferenz zur Datengrundlage | Häufigkeit der Aktualisierung | Zeitdifferenz zur Datengrundlage |
| Deutschland | Jährlich | 2 Jahre | Jährlich | 2 Jahre |
| England | Jährlich | Jährlich kleinere Überarbeitungen; Generalüberholungen unregelmäßig, circa alle 5–6 Jahre | Jährlich | 3 Jahre (aber Anpassung an Inflation) |
| Estland | Unregelmäßig (erste Aktualisierung nach 7 Jahren) | 1–2 Jahre | Jährliche oder gleitende Aktualisierung der Einzelleistungsvergütungen | 1–2 Jahre |
| Finnland | Jährlich | 1 Jahr | Jährlich | 0–1 Jahr |
| Frankreich | Jährlich | 1 Jahr | Jährlich | 2 Jahre |
| Irland | Alle 4 Jahre, verbunden mit australischen Aktualisierungen der AR-DRGs | Nicht zutreffend (AR-DRGs importiert) | Jährlich – verbunden mit der australischen Aktualisierungen der Kostengewichte | Nicht zutreffend (AR-DRGs importiert) |
| Katalonien/ Spanien | Alle 2 Jahre | Nicht zutreffend (3 Jahre alte DRGs aus den USA übernommen) | Jährlich | 2–3 Jahre |
| Niederlande | Unregelmäßig | Nicht standardisiert | Jährlich oder wenn für nötig gehalten | 2 Jahre oder verhandlungsabhängig |
| Österreich | Jährlich | 2–4 Jahre | Alle 4–5 Jahre (Aktualisierung wenn benötigt) | 2–4 Jahre |
| Polen | unregelmäßig – halbjährlich geplant | 1 Jahr | Jährliche Aktualisierung des Basisfallwerts | 1 Jahr |
| Schweden | Jährlich | 1–2 Jahre | Jährlich | 2 Jahre |

Krankenhaus-Report 2012 WIdO

Die vorliegende Arbeit zeigt, dass sich sowohl kurzfristige Vergütungsinstrumente als auch die langfristigen Mechanismen zur formalen Eingliederung technologischer Innovationen in DRG-basierte Vergütungssystemen stark unterscheiden. In der Mehrheit der untersuchten Gesundheitssysteme werden kurzfristige Vergütungsinstrumente genutzt, die die DRG-basierte Vergütung ergänzen. Die Annahme der Entscheidungsträger im deutschen Gesundheitswesen, dass DRG-gestützte Vergütungssysteme ggf. negative finanzielle Anreize für technologische Innovationen setzen können, die qualitäts-, aber auch kostensteigernd wirken, wird scheinbar auch in anderen europäischen Ländern geteilt und motiviert die Einführung von kurzfristigen Vergütungsinstrumenten außerhalb des originären Rahmens von DRG-basierten Systemen. Gleichzeitig zeigt die vorliegende Arbeit, dass einige Länder komplett auf deren Anwendung verzichten.

Alle untersuchten Länder nutzen langfristige Mechanismen, um technologische Innovationen in ihr Vergütungssystem zu integrieren. Es existieren jedoch systematische Unterschiede hinsichtlich (a) der Häufigkeit von System-Updates und (b) der Zeitdifferenz zur Kalkulationsgrundlage, die für die Aktualisierung der Patientenklassifikationssysteme und der Fallpauschalen bzw. Relativgewichte herangezogen werden. Es ist daher davon auszugehen, dass sich auch die dadurch entstehenden Effekte hinsichtlich des Einsatzes und der Diffusion technologischer Innovationen stark unterscheiden.

Weiterer Forschungsbedarf besteht hinsichtlich der Frage des Ursprungs der beschriebenen institutionellen Unterschiede und hinsichtlich der empirisch messbaren Effekte dieser Unterschiede für das Innovationsverhalten. Empirische Studien sollten daher, unter anderem auf Grundlage dieser weitestgehend theoretischen bzw. deskriptiven Arbeit, die Wirkung der unterschiedlichen Vergütungsansätze hinsichtlich der Diffusion technologischer Innovationen sowie der Ausgaben- und Kostenentwicklung untersuchen. Berücksichtigt werden sollte zudem, dass systematische Unterschiede hinsichtlich regulierungsseitiger Faktoren, wie zum Beispiel der Aufnahme von technologischen Innovationen in Leistungskataloge, der Marktzulassung sowie der Vergabe von Prozeduren- und Diagnosecodes, bestehen, die mutmaßlich ebenfalls den Einsatz und die Diffusion von technologischen Innovationen beeinflussen.

## Literatur

Anderson N, De Dreu CKW, Nijstad BA. The Routinization of Innovation Research. A Constructively Critical View of the State-of-the-Science. Journal of Organizational Behaviour 2004; 25: 147–73.

Banta HD. Social Science Research on Medical Technology. Utility and Limitations. Social Science & Medicine 1983; 17 (18): 1363–9.

Bech M, Christiansen T, Dunham K, et al. The Influence of Economic Incentives and Regulatory Factors on the Adoptions of Treatment Technologies: A Case Study of Technologies Used to Treat Heart Attacks. Health Econ. 2009; 18 (10): 1114–32.

Busse R, Schreyögg J, Smith P. Editorial: Hospital case payment systems in Europe. Health Care Management Science 2006; 9 (3): 211–3.

Busse R, Geissler A, Quentin W, Wiley M. Diagnosis Related Groups in Europe. Moving towards transparency, efficiency and quality in hospitals? Open University Press 2011.

Chabot I, Rocchi A. How do cost-effectiveness analyses inform reimbursement decisions for oncology medicines in Canada? The example of sunitinib for first-line treatment of metastatic renal cell carcinoma. Value in Health 2010; 13 (6): 837–45.

Cour des Comptes. La mise en œuvre de la T2A. Bilan à mi-parcours. In: Cour des Comptes. La Sécurité Sociale. Paris 2009; 171–212.

Cutler DM, McClellan M, Newhouse JP. What has increased medical-care spending bought? American Economic Review 1998; 88 (2): 132–6.

Cutler DM, McClellan M, Newhouse JP, Remler D. Are medical prices declining? Evidence for heart attack treatment. Quarterly Journal of Economics 1998; 113 (4): 991–1024.

Davis K, Anderson G, Steinberg E. Diagnosis related group prospective payment. Implications for health care and medical technology. Health Policy 1984; 4 (2): 139–47.

Deutsches Krankenhausinstitut (DKI). Anspruch und Realität von Budgetverhandlungen zur Umsetzung medizintechnischer Innovationen. Gutachten des Deutschen Krankenhausinstituts (DKI) im Auftrag des Bundesverbandes Medizintechnologie (BVMed). Düsseldorf 2009.

Edquist C. Systems of Innovation Systems. In: Fagerberg J, Mowery DC, Nelson RR (eds). The Oxford handbook of innovation. Neuflage. Oxford: Oxford University Press 2007; 181–208.

Eggert B, Rheinberger P, Schemdders M, Pritzbuer E. Innovationsbewertung muss die Sektorengrenzen überschreiten. Deutsches Ärzteblatt 2010; 107 (30): 1444–6.

Fagerberg J. Innovation. A guide to the literature. In: Fagerberg J, Mowery DC, Nelson RR (eds). The Oxford handbook of innovation. Neuauflage. Oxford: Oxford Univiversity Press 2007; 1–27.

Greenhalgh T, Robert G, MacFarlane F et al. Diffusion of Innovations in Service Organizations. Systematic Review and Recommendations. Milbank Quarterly 2004; 82 (4): 581–629.

Halm EA, Gelijns AC. An Introduction to the Changing Economics of Technological Innovation in Medicine. In: Gelijns AC, Halm EA (eds), The Changing Economics of Medical Technology. Washington, DC: National Academy Press 1991; 1–20.

Hashimoto H. The Diffusion of Medical Technology, Local Conditions, and Technology Re-Invention. A Comparative Case Study on Coronary Stenting. Health Policy 2006; 79 (2): 221–30.

Henschke C, Bäumler M, Weid S et al. Extrabudgetary ('NUB') payments – a gateway for introducing new medical devices into the German inpatient reimbursement system? Journal of Management & Marketing in Healthcare 2010; 3 (2): 119–33.

Hutchings A. Rewarding innovation? An assessment of the factors that affect price and reimbursement status in Europe. Journal of Medical Marketing 2010; 10 (1): 83–90.

Länsisalmi H, Kivimäki M, Aalto P et al. Innovation in Healthcare. A Systematic Review of Recent Research. Nursing Science Quarterly 2006; 19 (1): 66–72.

Lee RH, Waldman DM. The Diffusion of Innovations in Hospitals. Journal of Health Economics 1985; 4 (4): 373–80.

Medicare Payment Advisory Commission. Accounting for new technology in hospital prospective payment systems (MedPAC). In: Report to the Congress. Medicare Payment Policy MedPAC. Washington, DC: Medicare Payment Advisory Commission 2001; 33–46.

Nandakumar AK, Beswick J, Parks Thomas C, et al. Pathways Of Health Technology Diffusion. The United States And Low-Income Countries. Health Affaires 2009; 28 (4): 986–95.

Office of Technology Assessment (OTA). Diagnosis related groups (DRGs) and the Medicare Program. Implications for Medical Technology – A technical memorandum. Washington, DC: Office of Technology Assessment OTA 1983.

Organisation for Economic Co-operation and Development (OECD). Health Technologies and Decision Making. The OECD Health Project. Paris: OECD 2005.

Packer C, Simpson S, Stevens A. International diffusion of new health technologies. A ten-country analysis of six health technologies. International Journal of Technology Assessment in Health Care 2006; 22 (4): 419–28.

Robert G, Greenhalgh T, MacFarlane F, Peacock R. Adopting and assimilating new non-pharmaceutical technologies into health care. A systematic review. Journal of Health Services & Research Policy 2010; 15 (4): 243–50.

Romeo AA, Wagner JL, Lee RH. Prospective Reimbursement and the Diffusion of New Technologies in Hospitals. Journal of Health Economics 1984; 3 (1): 1–24.

Schreyögg J, Bäumler M, Busse R. Balancing adoption and affordability of medical devices in Europe. Health Policy 2009; 92 (2): 218–24.

Shih C, Berliner E. Diffusion Of New Technology And Payment Policies: Coronary Stents. Health Affairs 2008; 27 (6): 1566–76.

Simoens S. Health Technology Assessment and Economic Evaluation across Jurisdictions. Value in Health 2010; 13 (6): 857–61.

Simpson S, Packer C, Stevens A et al. Predicting the impact of new health technologies on average length of stay. Development of a prediction framework. International Journal of Technology Assessment in Health Care 2005; 21 (4): 487–91.

Slade EP, Anderson GF. The relationship between per capita income and diffusion of medical technologies. Health Policy 2001; 58 (1): 1–14.

Torbica A, Cappellaro G. Uptake and diffusion of medical technology innovation in Europe. What role for funding and procurement policies? Journal of Medical Marketing 2010; 10 (1): 61–9.

West MA. The Social Psychology of Innovation in Groups. In: West MA, Farr JL (eds). Innovation and Creativity at Work. Psychological and Organizational Strategies. Chichester, UK: Wiley 1990.

# 16 Einrichtungsübergreifende Qualitätssicherung der Gallenblasenentfernung auf der Basis von Routinedaten

Günther Heller und Elke Jeschke*

**Abstract**

Im vorliegenden Beitrag wird ein Qualitätsmessverfahren für „elektive Gallenblasenentfernungen" auf der Basis von Routinedaten vorgestellt, das eine einrichtungsübergreifende Betrachtung unter Berücksichtigung stationärer und poststationärer Ereignisse erlaubt. Dazu wurden Qualitätsindikatoren gebildet. Um eine statistisch verlässliche Qualitätsmessung zu erreichen und gleichzeitig die Ergebnisqualität breiter und umfassender in einer Kennzahl abbilden zu können, wurden die einzelnen Indikatoren zusätzlich zu einem Qualitätsindex zusammengefasst. Abschließend wurden erste regionale Analysen auf Basis dieses Qualitätsindex durchgeführt. Es fanden sich Hinweise auf mögliche Qualitätsdefizite in der Versorgung der elektiven Gallenblasenchirurgie in ländlich-peripheren Regionen, die allerdings weiterer Untersuchung bedürfen.

This paper presents a quality measurement method for "elective cholecystectomy" based on routine data. It allows cross-institutional analysis, taking into account inpatient and post-hospitalization events. For this purpose, quality indicators were formed and additionally grouped to form a quality index in order to obtain statistically reliable quality measurement and simultaneously reflect outcome quality in a broader and more comprehensive indicator. Finally, initial regional analysis based on this quality index was conducted. There were indications of possible quality problems in the supply of elective gallbladder surgery in rural and peripheral regions. which, however, require further investigation.

---

* Für das Entwicklungsteam „Qualitätssicherung der Gallenblasenentfernung auf der Basis von Routinedaten". Dem Team gehörten an:
Christian Günster, Kerstin Heyde, Dr. Elke Jeschke (Wissenschaftliches Institut der AOK)
Claus Fahlenbrach, Jürgen Malzahn (AOK-Bundesverband)
Prof. Dr. med. Ralf Kuhlen, Dr. med. Ekkehard Schuler (HELIOS Kliniken GmbH)
PD Dr. med. Günther Heller (AQUA – Institut für angewandte Qualitätsförderung und Forschung im Gesundheitswesen GmbH)

## 16.1 Einführung

Entfernungen der Gallenblase (Cholezystektomien) werden in Deutschland aktuell bei etwa 173 000 Patienten in etwa 1 150 Krankenhäusern durchgeführt (AQUA-Institut 2010a; AQUA-Institut 2010b). Damit gehört dieser Eingriff zu den häufigsten Operationen in der Bauch- bzw. Allgemeinchirurgie. Der quantitativen Bedeutung dieser Operation entsprechend hat die damalige Bundesgeschäftsstelle für Qualitätssicherung bereits im Jahr 2001 eine verpflichtende Qualitätssicherung der Gallenblasenentfernung (Cholezystektomie) in Deutschland eingeführt (Mohr et al. 2002).

In der Folgezeit wurde mehrfach gefordert, eine verpflichtende Teilnahme an der externen stationären Qualitätssicherung in diesem Leistungsbereich auszusetzen, weil insgesamt geringe Auffälligkeiten und Qualitätsdefizite beobachtet werden.

Dabei hatten wir unlängst darauf hingewiesen, dass sich die aktuell existierende Qualitätssicherung/Erhebung für den Bereich der Gallenblasenentfernung nach wie vor auf den initialen Krankenhausaufenthalt beschränkt, hier aber angenommen werden kann, dass Langzeitergebnisse eine besonders bedeutsame Rolle spielen (Heller 2010a). So ist ohne Kenntnis weiterer empirischer Ergebnisse eine hohe Inzidenz von poststationären Komplikationen und Beschwerden zu erwarten, weil Probleme nach einer Gallenblasenentfernung wie auch Probleme der Indikationsstellung zur Gallenblasenentfernung in der Chirurgie und klassischen Schulmedizin seit Langem so bekannt und so prominent sind, dass sie nicht nur unter der Bezeichnung „Postcholezystektomie-Syndrom (K91.5)" in der ICD verzeichnet sind, sondern darüber hinaus das „sog. Postcholezystektomie-Syndrom" einen fest definierten Begriff darstellt, der in (nahezu) jedem Lehrbuch der Allgemeinchirurgie benannt und erläutert wird.

In einer auf die poststationäre Phase des Versorgungsgeschehens fokussierten ersten Analyse konnten wir zudem zeigen, dass in der Summe für mehr als 5 % der Patienten potenzielle Komplikationen nach einem stationären Aufenthalt aufgrund einer Gallenblasenentfernung zu beobachten sind, aber auch, dass die Betrachtung einzelner Komplikationen allein noch keine statistisch aussagekräftigen (reliablen bzw. diskriminationsfähigen) Informationen zur Versorgungsqualität erwarten lässt (Heller 2010a).

Ausgehend von diesem Szenario war das Ziel der hier dargestellten Arbeiten, ein Qualitätsmessverfahren für den Leistungsbereich Gallenblasentfernung zu entwickeln, das stationäre wie auch poststationäre Ereignisse berücksichtigt, einen fairen risikoadjustierten Klinikvergleich ermöglicht und auf Routinedaten basiert. Zudem sollte ein Qualitätsindex entwickelt werden, der die einzelnen Qualitätsendpunkte zusammenfasst und eine statistisch zuverlässige Messung der Ergebnisqualität von individuellen Krankenhäusern ermöglicht. Anschließend wurden erste regionale Analysen durchgeführt.

## 16.2 Material und Methoden

Für die Analyse wurden Abrechnungsdaten von vollstationären AOK-Patienten mit Entlassungsdatum in den Jahren 2007–2009 genutzt. Ein Indexereignis wurde durch die Hauptdiagnose Gallenblasenstein (Choletithiasis) in Kombination mit der Prozedur Gallenblasenentfernung (Cholezystektomie) definiert.

Ausgeschlossen wurden alle Patienten mit einer Tumordiagnose als Haupt- oder Nebendiagnose wie auch Patienten, die im Rahmen eines Polytraumas versorgt wurden. Zusätzlich wurden alle Patienten ausgeschlossen, bei denen im Jahr vor der Aufnahme zum Indexaufenthalt eine Bauchspeicheldrüsenentzündung (Pankreatitis) als Haupt- oder Nebendiagnose während eines Krankenhausaufenthalts oder einer Gallenblasenentfernung kodiert worden war.

Unter der Vorstellung, ein Verfahren zu entwickeln, das Krankenhäuser vergleichen kann, die diese Operation regelhaft durchführen, wurden alle Patienten aus Einrichtungen ausgeschlossen, die im Untersuchungszeitraum weniger als 30 Patienten behandelt hatten.

In mehrfach durchgeführten Expertentreffen wurden – unter besonderer Berücksichtigung der gültigen Kodierrichtlinien wie der tatsächlichen Kodierpraxis vor Ort und der tatsächlichen empirischen Verteilung der Informationen aus den Abrechnungsdaten – die im Folgenden dargestellten Qualitätsindikatoren durch ein Konsensusverfahren entwickelt. Dieser Prozess wurde durch eine Analyse der Literatur zur Thematik begleitet. Es wurde besonderer Wert darauf gelegt, nur Ereignisse, die mit hoher Wahrscheinlichkeit tatsächliche Behandlungskomplikationen darstellen, als Qualitätsindikatoren aufzunehmen.

Dabei wurden folgende Ereignisse als Indikatoren der Ergebnisqualität definiert:
- Sterblichkeit innerhalb von 90 Tagen nach dem Eingriff
- Transfusion bzw. Blutung während des stationären Aufenthalts
- Komplikationen an den Gallenwegen oder durch Gallengangsteine bis zu 90 Tagen nach Entlassung
- Sonstige Komplikationen: Darunter wurden versehentliche Stich- oder Risswunden und das Aufreißen einer Operationswunde, Infektionen nach einem Eingriff, zurückgebliebene Fremdkörper zusammengefasst. Zusätzlich wurden erneute operative Öffnungen der Bauchhöhle (Relaparatomien) oder weitere Operationen an den Gallengängen, während des stationären Aufenthalts bzw. bis zu 90 Tagen nach Entlassung sowie ein „Postcholezystektomie-Syndrom" bis zu einem Jahr nach Entlassung als sonstige Komplikationen gewertet (vgl. WIdO 2011).

Allgemein wurden bei Operationen, die nicht eindeutig als Komplikation im Zusammenhang mit der Gallenblasenentfernung identifiziert werden konnten, wie etwa bei der Operation einer Narbenhernie, nur solche Operationen gezählt, die nach der Gallenblasenentfernung durchgeführt wurden.

Neben beschreibenden statistischen Analysen wurden risikoadjustierte Analysen durchgeführt, um einen fairen Klinikvergleich zu ermöglichen. In die Risikoadjustierung gingen Informationen zum Alter (in Quintilen), zum Geschlecht, aber auch Informationen zum Erkankungsstatus ein. Dies beinhaltete Informationen darüber, welche Operation durchgeführt wurden, ob begleitend Cholezystitiden, Cholangitiden oder Gallenwegsobstruktionen bzw. weitere Begleiterkrankungen vorlagen. Bei der Definition weiterer Begleiterkrankungen orientierten wir uns im Wesentlichen an den Definitionen des Elixhauser-Scores (Elixhauser et al. 1998; Quan et al. 2005). Zusätzlich wurden unterschiedliche Operationsverfahren berücksichtigt (Cholezystektomie: einfach, offen chirurgisch, erweitert). Auf dieser Basis wurden für jeden Patienten Erwartungswerte für die genannten Indikatoren der Ergebnisqualität berechnet (E) und mit den jeweiligen beobachteten Ereignissen (O) in Beziehung gesetzt. Als Maß für die Ausprägung eines Qualitätsindikators wurden SMR-Werte (standardisiertes Mortalitäts- bzw. Morbiditätsratio) als Verhältnis von beobachteten zu erwarteten Ereignissen ausgewiesen.

Die Berechnung der erwarteten Ereignisse erfolgte unter Verwendung von multinominalen logistischen Regressionsmodellen. Zusätzlich zu den einzelnen Qualitätsindikatoren wurde ein Qualitätsindex berechnet, um ein Qualitätsmaß mit statistischer Aussagekraft in Bezug auf Reliabilität und Diskriminationsfähigkeit zu erhalten. Dazu wurden die einzelnen Qualitätsindikatoren hierarchisiert und bei simultanem Auftreten mehrerer Indikatoren nur der in der Hierarchie am höchsten eingestufte gewertet. Die anschließende statistische Modellierung wurde ebenfalls unter Verwendung von multinomialen logistischen Regressionen vorgenommen.

Auf der Basis dieser Vorarbeiten wurde eine regionale Analyse nach siedlungsstrukturellen Kreistypenklassen gemäß der Einteilung des Bundesamtes für Bauwesen und Raumordnung vorgenommen[1].

## 16.3 Ergebnisse

Insgesamt wurden 147 233 Patienten aus 1 059 Kliniken eingeschlossen. In Tabelle 16–1 ist die Alters- und Geschlechtsverteilung des Kollektivs den korrespondierenden Verteilungen der externen stationären Qualitätssicherung gegenübergestellt, wobei sich eine gute Übereinstimmung mit der Altersverteilung, allerdings mit einem etwas niedrigeren Männeranteil im AOK-Kollektiv widerspiegelt (30,2 % vs. 34,8 %).

Die Verteilung der durchgeführten Operationsverfahren wie auch der kodierten Begleiterkrankungen des untersuchten Kollektivs finden sich in Tabelle 16–2. Der überwiegende Teil der Operationen wurde als laparaskopische Gallenblasenentfernung durchgeführt (87,8 %), während für 6,6 % ein offen chirurgisches Vorgehen und in 5,5 % ein Umstieg von laparaskopisch nach offen chirurgisch kodiert wurde. Eine erweiterte Gallenblasenentfernung wurde bei 0,1 % der Patienten angegeben. In 0,2 % der Fälle wurde eine biliodigestive Anastomose durchgeführt. Dabei entspricht die Summe der Operationsverfahren nicht genau 100 %, weil mehrere Codes pro Patient angegeben werden können. Entzündungen der Gallenblase/Gallenwege wurden bei 71,0 % und eine Obstruktion der Gallenwege in 7,4 % der Fälle angegeben. Ein Blutdruck ohne weitere Komplikationen wurde bei 34,3 %, Adipositas bei

---

1 www.bbr.bund.de

Tabelle 16-1
## Alters- und Geschlechtsverteilung vollstationäre AOK Patienten mit Cholezystektomie 2007–2009, vs. Krankenhausfälle im Leistungsbereich der externen stationären Cholezystektomie 2009*

|  | QSR-Verfahren 2007–2009 | | Deutschland 2009* | |
|---|---|---|---|---|
|  | N | % | N | % |
| Anzahl | 147 233 | 100 | 172 556 | 100 |
| **Alter** | | | | |
| < 20 Jahre | 2 788 | 1,9 | 2 576 | 1,5 |
| 20–29 Jahre | 10 353 | 7,0 | 11 364 | 6,6 |
| 30–39 Jahre | 14 399 | 9,8 | 17 438 | 10,1 |
| 40–49 Jahre | 22 831 | 15,5 | 29 373 | 17,1 |
| 50–59 Jahre | 25 432 | 17,3 | 31 939 | 18,5 |
| 60–69 Jahre | 27 984 | 19,0 | 32 394 | 18,8 |
| 70–79 Jahre | 30 552 | 20,8 | 32 559 | 18,8 |
| >= 80 Jahre | 12 894 | 8,8 | 14 913 | 8,6 |
| **Geschlecht** | | | | |
| männlich | 44 436 | 30,2 | 59 993 | 34,8 |
| Anzahl Krankenhäuser | 1 059 | | 1 184 | |

* Daten der externen stationären Qualitätssicherung (AQUA 2010a)

Krankenhaus-Report 2012                                                                                                WIdO

Tabelle 16-2
## Operationsmethoden, Art der Erkrankung der Gallenblase/Gallenwege und ausgewählte Begleiterkrankungen

|  | Patienten | |
|---|---|---|
|  | N | % |
| **Operationsmethoden*** | | |
| Laparaskopische Gallenblasenentfernung | 129 271 | 87,8 |
| Offen chirurgische Gallenblasenentfernung | 9 694 | 6,6 |
| Umstieg laparaskopisch nach offen | 8 117 | 5,5 |
| Erweiterte Gallenblasenentferung | 167 | 0,1 |
| Biliodigestive Anastomose | 267 | 0,2 |
| **Art der Erkrankung der Gallenblase/Gallenwege*** | | |
| Mit begleitender Entzündung der Gallenblase/Gallenwege | 104 478 | 71,0 |
| Gallenblasen/-gangsstein(e) mit Gallenwegsobstruktion | 10 846 | 7,4 |
| **Begleiterkrankungen (sortiert nach Häufigkeit)*** | | |
| Bluthochdruck ohne Komplikation | 50 534 | 34,3 |
| Adipositas | 24 223 | 16,5 |
| Diabetes ohne Komplikation | 15 162 | 10,3 |
| Störungen des Wasser- und Elektrolythaushaltes sowie des Säure-Basen-Gleichgewichts | 13 205 | 9,0 |
| Kardiale Arrhytmie | 10 275 | 7,0 |
| Hypothyreodeismus | 8 689 | 5,9 |
| Chronische Lungenerkankung | 7 807 | 5,3 |
| Kongestive Herzerkrankung | 7 205 | 4,9 |

Tabelle 16–2
**Fortsetzung**

| | Patienten | |
|---|---|---|
| | N | % |
| **Begleiterkrankungen (sortiert nach Häufigkeit)*** | | |
| Lebererkrankung | 6 123 | 4,2 |
| Nierenversagen/Insuffizienz | 5 609 | 3,8 |
| Depression | 3 861 | 2,6 |
| Bluthochdruck mit Komplikation | 3 717 | 2,5 |
| Diabetes mit Komplikation | 2 844 | 1,9 |
| Neurologische Erkrankung | 2 811 | 1,9 |
| Koagulopathie | 2 697 | 1,8 |
| Periphere Gefäßkrankheit | 2 659 | 1,8 |
| Erkrankung der Herzklappen | 2 431 | 1,7 |
| Lähmung | 1 621 | 1,1 |
| Alkoholabusus | 1 230 | 0,8 |
| Rheumatische Erkrankung | 1 055 | 0,7 |
| Peptisches Ulkus ohne Blutung | 825 | 0,6 |
| Defizienzanämie | 768 | 0,5 |

\* Mehrfache Kodierung pro Patient möglich, daher Summe der Prozentzahlen ggf. >100 %

Krankenhaus-Report 2012 WIdO

Tabelle 16–3
**Häufigkeit der Qualitätsindikatoren und des Qualitätsindex**

| Qualitätsindikatoren und Qualitätsindex | N | % |
|---|---|---|
| Sterblichkeit (90 Tage) | 1 701 | 1,2 |
| davon im Startfall* | 866 | 0,6 |
| Transfusion/Blutung | 5 511 | 3,7 |
| davon im Startfall* | 5 511 | 3,7 |
| Komplikation Gallenwege/-steine (90 Tage) | 3 125 | 2,2 |
| davon im Startfall* | – | – |
| Sonstige Komplikationen | 7 877 | 5,6 |
| davon im Startfall* | 6 004 | 4,1 |
| Qualitätsindex** | 14 651 | 10,0 |
| davon im Startfall* | 10 177 | 6,9 |

\* Der Startfall bezeichnet die stationäre Behandlungskette im Zusammenhang mit der Gallenblasenentfernung
\*\*Die Anzahl (Prozentanteil) des Gesamtindex kann wegen des gleichzeitigen Auftretens von unterschiedlichen Qualitätsindikatoren geringer sein als die Summe der einzelnen Indikatoren

Krankenhaus-Report 2012 WIdO

16,5 % und ein Diabetes ohne Komplikationen bei 10,3 % der Patienten kodiert. Weitere Begleiterkrankungen fanden sich bei weniger als 10 % der Patienten in unserem Kollektiv (Tabelle 16–2).

Die Häufigkeiten der untersuchten Indikatoren der Ergebnisqualität und des daraus abgeleiteten Qualitätsindex sind in Tabelle 16–3 dargestellt. 1,2 % der Pati-

Abbildung 16–1

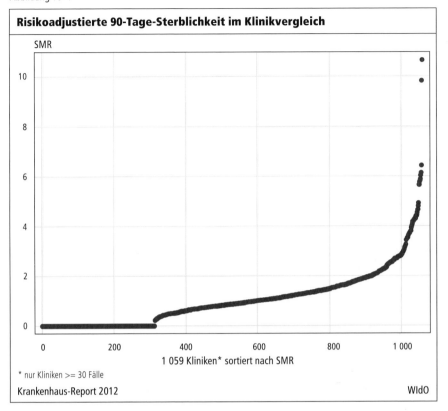

enten verstarben innerhalb von 90 Tagen, 0,6 % davon während der initialen Behandlungskette (Startfall)[2]. Bei 3,7 % der Patienten fand eine Blutung/Transfusion während des Startfalls statt, während bei 2,2 % der Patienten eine Komplikation verbleibender Gallensteine bzw. der Gallenwege nach dem stationären Aufenthalt beobachtet wurde. Sonstige Komplikationen (wie etwa Relaparatomien, Operation von Narbenhernien oder Rekonstruktion der Gallengänge nach dem initialen operativen Eingriff) gab es in 5,6 % der Fälle und bei 4,1 % während des stationären Aufenthalts. Mindestens eine dieser Komplikationen trat bei insgesamt 10,0 % der Patienten und bei 6,9 % der Patienten im Startfall auf.

In der Folge wurde für jeden Qualitätsindikator mittels multinomialer logistischer Regressionen risikoadjustierte SMR berechnet (Abbildungen 16–1 bis 16–4).

- Bei knapp einem Drittel der Kliniken (N=313) verstarb keiner der operierten Patienten innerhalb von 90 Tagen, allerdings ergibt sich für 145 Krankenhäuser

---

[2] Verlegungen von Patienten nach einer Krankenhausbehandlung wurden einem Startfall zugeordnet (AOK-BV et al. 2007).

Abbildung 16–2

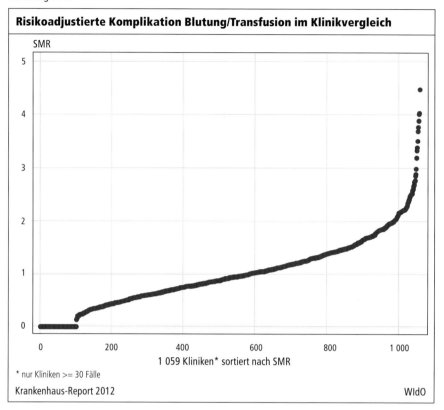

(14 %) ein SMR von > 2 und für 30 (3 %) ein mehr als vierfaches risikoadjustiertes Sterberisiko (SMR>4).
- Dagegen waren bei etwa 10 % der Krankenhäuser (102) keine Blutungen/Transfusion im (zeitlichen) Zusammenhang mit der Cholezystektomie aufgetreten. Etwa 7 % der Krankenhäuser (72) weisen ein SMR >= 2 für diesen Endpunkt auf.
- Bei etwa einem Viertel der Krankenhäuser (264) fanden sich für den Endpunkt „Komplikationen an den Gallenwegen oder durch Gallengangsteine" keine Ereignisse, während für etwa 10 % der Krankenhäuser (114) ein mindestens doppeltes Risiko für diese Komplikationen zu beobachten ist.
- Die Verteilung der risikoadjustierten sonstigen Komplikationen im Klinikvergleich zeigt, dass etwa 5 % der Krankenhäuser (51) keine derartigen Komplikationen aufweisen und umgekehrt etwa ein gleichgroßer Anteil der Krankenhäuser (48 Krankenhäuser) ein SMR >= 2 hat.

In Abbildung 16–5 ist die Verteilung der SMR nebst zugehörigen 95 %-Konfidenzintervallen für den Qualitätsindex dargestellt. Dabei zeigen sich nur noch für sechs Krankenhäuser (0,6 %) keinerlei qualitätsrelevante Ereignisse gemäß unserer Defi-

Abbildung 16–3

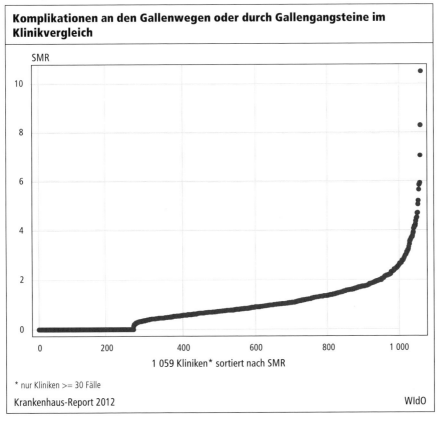

**Komplikationen an den Gallenwegen oder durch Gallengangsteine im Klinikvergleich**

* nur Kliniken >= 30 Fälle

Krankenhaus-Report 2012  WIdO

nition, während sich für etwa 17 Krankenhäuser (1,6 %) risikoadjustiert mindestens eine Verdoppelung des Auftretens des Qualitätsindex ergibt. 81 Krankenhäuser würden demnach als signifikant überdurchschnittlich (7,7 %) und 63 Krankenhäuser (5,6 %) als signifikant unterdurchschnittlich eingestuft.

In Tabelle 16–4 ist eine Analyse des Qualitätsindex nach Raumordnungstypen des Bundesamtes für Bauwesen und Raumordnung dargestellt. Die risikoadjustierte Analyse beinhaltete dabei auch die Fallzahl, um regionale Effekte von Volumeneffekten trennen zu können. Die Ergebnisse sind aber praktisch identisch mit denen einer Analyse ohne Berücksichtigung der Zahl der behandelten Patienten (Ergebnisse nicht dargestellt). Dabei zeigt sich für Krankenhäuser aus dem Peripherieraum mit sehr geringer Dichte eine um 7 % erhöhte Rate an potenziellen Komplikationen auf der Basis des Qualitätsindex (SMR = 1,07; 95 %-Konfidenzintervall = 1,07–1,08). Im Zwischenraum mit geringer Dichte und im äußeren Zentralraum ergibt sich dagegen eine risikoadjustiert verminderte Rate an potenziellen Komplikationen (SMR = 0,95; 95 % Konfidenzintervall = 0,95–0,96, bzw. SMR = 0,94; 95 %-Konfidenzintervall = 0,93–0,94).

Abbildung 16–4

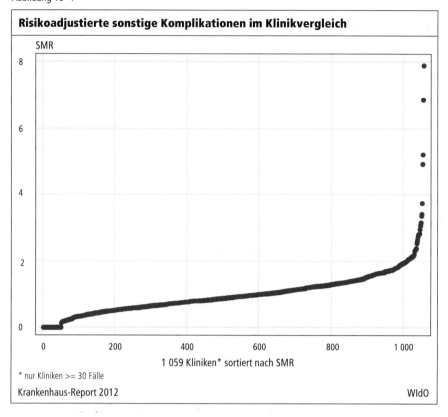

**Risikoadjustierte sonstige Komplikationen im Klinikvergleich**

1 059 Kliniken* sortiert nach SMR

\* nur Kliniken >= 30 Fälle

Krankenhaus-Report 2012  WIdO

Tabelle 16–4

**Qualitätsindex nach Raumstrukturtypen des Bundesamtes für Bauwesen und Raumordnung**

| Raumstrukturtyp | Anzahl der Kliniken[1] N (%) | Fallzahl der Kliniken MW ± SD | SMR für den Gesamtindex Mittelwert [95% KI][2] |
|---|---|---|---|
| Peripherieraum mit sehr geringer Dichte | 70 (6,64 %) | 116,67 ± 8,64 | 1,07 [1,07–1,08] |
| Peripherieraum mit Verdichtungsansätzen | 221 (20,95 %) | 166,54 ± 5,82 | 0,99 [0,99–1,00] |
| Zwischenraum mit geringer Dichte | 71 (6,73 %) | 117,94 ± 6,88 | 0,95 [0,95–0,96] |
| Zwischenraum mit Verdichtungsansätzen | 218 (20,66 %) | 139,88 ± 2,25 | 1,00 [1,00–1,01] |
| Äußerer Zentralraum | 151 (14,31 %) | 148,48 ± 7,22 | 0,94 [0,93–0,94] |
| Innerer Zentralraum | 325 (30,71 %) | 124,57 ± 4,22 | 1,02 [1,02–1,03] |

[1] Bei drei Krankenhausstandorten war kein Raumstrukturtyp zuordenbar
[2] Ergebnis einer multinominalen logistischen Regression; als Risikoadjustierungsvariablen wurden Alter, Geschlecht, Elixhauser-Index, OP-Methode, Krankheitscharakteristika und zusätzlich Fallzahl berücksichtigt

Krankenhaus-Report 2012  WIdO

Abbildung 16–5

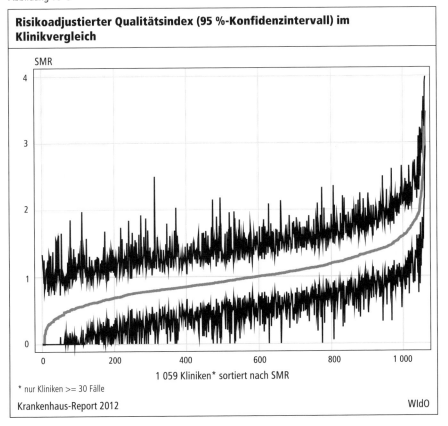

Risikoadjustierter Qualitätsindex (95 %-Konfidenzintervall) im Klinikvergleich

* nur Kliniken >= 30 Fälle

Krankenhaus-Report 2012                                                     WIdO

## 16.4 Diskussion

Die vorgelegte Arbeit stellt unseres Wissens die erste Arbeit dar, die eine einrichtungsübergreifende Qualitätssicherung bzw. Qualitätsmessung der Gallenblasenentfernung in Deutschland auf der Basis von Routinedaten adressiert.

Bereits in früheren Arbeiten hatten wir gezeigt, dass ein hoher Anteil relevanter poststationärer Ereignisse nicht berücksichtigt werden kann, wenn sich die Qualitätsmessung ausschließlich auf den stationären Aufenthalt bezieht (Heller 2010a). In dem hier analysierten Kollektiv zeigte sich bei insgesamt 10,0 % der Patienten mindestens eine potenzielle Komplikation/ein potenziell qualitätsrelevantes Ereignis nach einer Gallenblasenentfernung. Bei 3,1 % der Patienten trat dieses Ereignis nach dem stationären Aufenthalt auf.

Dabei ist zu betonen, dass das hier analysierte Kollektiv deutlich von dem in der externen stationären Qualitätssicherung definierten Kollektiv abweicht. So wurden akute Gallenblasenentzündungen (ICD10: K81), sonstige Krankheiten der Gallenblase bzw. Gallenwege (ICD10: K82, K83) wie auch akute Bauchspeicheldrüsenentzündungen (ICD10: K85) in der vorliegenden Analyse nicht als Einschlussdiagnosen genutzt. Darüber hinaus wurden Patienten mit Bauchspeicheldrüsenentzündungen oder Gallenblasenentfernungen im Jahr vor dem Indexaufenthalt hier nicht berücksichtigt. Das hier beschriebene Kollektiv besteht daher (ganz überwiegend) aus „elektiven Cholezystektomien", was sich z. B. auch in einer niedrigeren Mortalität widerspiegelt: Die rohe Sterblichkeit beträgt 0,6 % bei den analysierten Patienten (vgl. Tabelle 16–3) gegenüber ca. 1 % in der externen stationären Qualitätssicherung (AQUA 2010b). Dies geschah, um die Homogenität und Vergleichbarkeit der Patienten wie auch der daraus abgeleiteten Qualitätskennzahlen zu erhöhen. Die Qualität der Versorgung von ausgeprägt akuten Gallenblasenerkrankungen wird in der hier vorliegenden Analyse dagegen nicht beleuchtet.

Wie in verschiedenen Vorarbeiten wurden diverse Qualitätsindikatoren zu einem Qualitätsindex verbunden (Heller 2008; Heller 2010a; Heller 2010b), um eine bessere Diskriminationsfähigkeit und Zuverlässigkeit der Qualitätsmessung zu erreichen. Diese statistischen Eigenschaften von Indikatoren beschreiben, inwieweit ein Indikator echte Information übermitteln kann bzw. umgekehrt formuliert, wie stark die Messung von zufälligen Fehlern beeinträchtigt wird. Werden die von Dimick et al. 2004, Heller 2010b und AQUA 2011b angelegten Kriterien zur statistischen Prüfung auf Diskriminationsfähigkeit angewandt, ergibt sich für den hier vorgestellten Qualitätsindex eine minimal benötigte Fallzahl von 69. Dabei wurde von der Anforderung ausgegangen, dass eine Verdoppelung des Qualitätsindikators einer Klinik gegenüber dem Gesamtdurchschnitt mit einer Wahrscheinlichkeit von 80 % auf einem 95 %-Signifikanzniveau entdeckt werden sollte. Für diese Rahmenbedingungen bedeutet dies, dass für Krankenhäuser, die im Untersuchungsintervall mindestens 69 Patienten behandelt haben, die Diskriminationsfähigkeit als ausreichend angesehen wird. In dem hier analysierten Kollektiv erreichen mehr als 80 % der analysierten Krankenhäuser diesen Wert.

Unlängst hat das AQUA-Institut 242 Qualitätsindikatoren der externen stationären Qualitätssicherung einer analogen statistischen Prüfung unterzogen. Weniger als 5 % der Indikatoren wiesen eine gleich gute oder bessere Diskriminationsfähigkeit auf, allerdings bezogen auf alle Krankenhäuser, die die jeweilige Leistung erbrachten. Dennoch kann für den entwickelten Qualitätsindex auch im Vergleich zu anderen eingeführten Qualitätsindikatoren von einer sehr guten Diskriminationsfähigkeit ausgegangen werden. So lassen auch die Verteilung des Qualitätsindex über die einzelnen analysierten Einrichtungen (Abbildung 16–5) wie auch die Anzahl der signifikant auffälligen Krankenhäuser eine statistisch sinnvolle Analyse zu.

Ein weiterer Vorteil eines Index ist dessen breitere Qualitätsmessung, weil sehr unterschiedliche Ereignisse einbezogen werden, die sowohl auf stationäre als auch auf poststationäre potentielle Qualitätsmängel hinweisen und auf eine regelhaft gleiche Weise in die Berechnung des Qualitätsindex einfließen. Dabei hatten wir bereits in früheren Arbeiten zur Endoprothethikversorgung über eine unterschiedliche Gewichtung einzelner Elemente von Qualitätsindezes nachgedacht und von der Abteilung für Allgemeinmedizin und Versorgungsforschung eine qualitative Evaluation mit Befragung von Patienten, Einweisern und Fachärzten durchführen lassen (Szecsenyi et al. 2010). Am Ende setzte sich aber die Auffassung durch, dass keine ausreichend objektiven Informationen vorliegen, um eine unterschiedliche Gewichtung einzelner Ereignisse einzuführen. Daher wurde bei der Konstruktion des Qualitätsindex bewusst nur gewertet, ob eine potenzielle Komplikation vorlag oder nicht, anschließend eine risikobereinigte Schätzung für jeden Qualitätsindikator durchgeführt und diese Ergebnisse zu einem übergreifenden Qualitätsindex verrechnet. Sollte sich zu einem späteren Zeitpunkt herauskristallisieren, dass eine unterschiedliche Gewichtung der einzelnen Indikatoren in bestimmten sachlichen Zusammenhängen sinnvoll ist, würde es kein Problem darstellen, eine solche Gewichtung in das bestehende Modell einzuführen. Dabei soll ein Qualitätsindex auch keinen Ersatz für bestehende Qualitätsindikatoren darstellen, die einzelnen Indikatoren sollen vielmehr weiter berichtet werden. Es handelt sich lediglich um eine zusätzliche objektiv nachvollziehbare und konsistent berechnete Information darüber, wie die einzelnen Qualitätsindikatoren zusammengenommen zu bewerten sind.

Schließlich wurde auf Basis des Qualitätsindex untersucht, ob Unterschiede nach Raumordnungstypen zu beobachten sind. Es deutete sich ein mögliches Qualitätsdefizit in ausgeprägt ländlichen Regionen (Peripherieraum) an. Allerdings bestand kein eindeutiger Zusammenhang im Sinne eines Stadt-Land-Gradienten. Insofern bedarf dieser Befund noch weiterer Detailanalysen, etwa durch welche(n) Qualitätsindikator die beobachteten Unterschiede erklärt werden können.

## 16.5  Fazit

Im vorliegenden Beitrag wurde die Entwicklung eines Qualitätsmessverfahrens für elektive Gallenblasenentfernungen auf der Basis von Routinedaten beschrieben und erste Analysen mit diesem Verfahren vorgestellt. Dabei handelt es sich um eine einrichtungsübergreifende Betrachtung unter Berücksichtigung stationärer und poststationärer Ereignisse. Da zahlreiche Probleme der Gallenblasenentfernung erst nach der stationären Entlassung offenbar werden, scheint dieses Vorgehen bei der Beurteilung dieses medizinischen Verfahrens besonders wichtig. Um statistisch verlässliche Qualitätsmessung zu erhalten und eine breitere, umfassendere Abbildung der Ergebnisqualität in einer Kennzahl zu ermöglichen, wurden einzelne Qualitätsindikatoren ausgewiesen und die verschiedenen Ergebnisqualitätsindikatoren zu einem Qualitätsindex zusammengefasst. Erste regionale Analysen auf Basis dieses Qualitätsindex, die allerdings weiterer Untersuchung bedürfen, lassen Qualitätsdefizite in der Versorgung der elektiven Gallenblasenchirurgie in ländlich-peripheren Regionen vermuten.

## Literatur

AOK-Bundesverband, Forschungs- und Entwicklungsinstitut für das Sozial- und Gesundheitswesen Sachsen-Anhalt (FEISA), HELIOS Kliniken, Wissenschaftliches Institut der AOK (WIdO) (Hrsg). Qualitätssicherung der stationären Versorgung mit Routinedaten (QSR). Abschlussbericht. Bonn: Wissenschaftliches Institut der AOK (WIdO) 2007.

AQUA-Institut (Hrsg). Qualitätsreport 2009, Göttingen: AQUA-Institut für angewandte Qualitätsförderung und Forschung im Gesundheitswesen GmbH 2010a.

AQUA-Institut (Hrsg). Bundesauswertung zum Verfahrensjahr 2009, 12/1 – Cholezytektomie. Göttingen: AQUA-Institut für angewandte Qualitätsförderung und Forschung im Gesundheitswesen GmbH 2010b.

AQUA-Institut (Hrsg). Qualitätsreport 2010, Göttingen: AQUA-Institut für angewandte Qualitätsförderung und Forschung im Gesundheitswesen GmbH 2011a.

AQUA-Institut (Hrsg). Bericht zur Schnellprüfung und Bewertung der Indikatoren der externen stationären Qualitätssicherung hinsichtlich ihrer Eignung für die einrichtungsbezogene öffentliche Berichterstattung. Göttingen: AQUA-Institut für angewandte Qualitätsförderung und Forschung im Gesundheitswesen GmbH 2011b.

Dimick JB, Welch HG, Birkmeyer JD. Surgical mortality as an indicator of hospital quality: the problem with small sample size. JAMA 2004; 292: 847–51.

Elixhauser A, Steiner C, Harris DR, Coffey RM. Comorbidity measures for use with administrative data. Med Care 1998; 36 (1): 8–27.

Heller G. Zur Messung und Darstellung von medizinischer Ergebnisqualität mit administrativen Routinedaten in Deutschland. In Bundesgesundheitsblatt – Gesundheitsforschung – Gesundheitsschutz 2008; 10: 1173–82.

Heller G. Langzeitergebnisse in der Medizin (aus Abrechnungsdaten) als Grundlage für Versorgungsanalysen und Qualitätsbenchmarking am Beispiel der Cholezystektomie. Berufsverband der deutschen Chirurgen e. V. (BDC). http://www.bdc.de/index_level3.jsp?documentid=C2F3924EE C71B0E2C12576AF0032A8D1&form=Dokumente. 2010a (20. August 2011).

Heller G. Qualitätssicherung mit Routinedaten – Aktueller Stand und Weiterentwicklung. In: Klauber J, Geraedts M, Friedrich J (Hrsg). Krankenhaus-Report 2010. Stuttgart: Schattauer 2010b; 239–53.

Mohr VD, Brechtel T, Döbler K, Fischer B (Hrsg). Qualität sichtbar machen. BQS-Qualitätsreport 2001. Düsseldorf: BQS Bundesgeschäftsstelle Qualitätssicherung gGmbH 2002.

Quan H, Sundararajan V, Halfon P, Fong A, Burnand B, Luthi JC, Saunders LD, Beck CA, Feasby TE, Ghali WA. Coding Algorithms for Defining Comorbidities in ICD-9-CM and ICD-10 Administrative Data. Med Care 2005; 43 (11): 1130–9.

Szecsenyi J, Glassen K, Natazon I. Qualitätssicherung der stationären Versorgung mit Routinedaten (QSR). „Evaluation Qualitätsindex Endoprothetik". Abschlussbericht 2010.

WIdO. Qualitätssicherung mit Routinedaten (QSR) – Indikatorenhandbuch. Berlin: Wissenschaftliches Institut der AOK (WIdO) 2011. http://qualitaetssicherung-mit-routinedaten.de/imperia/md/qsr/methoden/wido_qsr_indikatorenhandbuch_092011.pdf (27. September 2011).

Teil III

# Krankenhauspolitische Chronik

(Kapitel 17)

# 17 Krankenhauspolitische Chronik

Simone Burmann und Dirk Bürger

Das GKV-Finanzierungsgesetz (GKV-FinG) von Bundesgesundheitsminister Dr. Philipp Rösler (FDP) hatte zum Ziel, das drohende Defizit der Gesetzlichen Krankenversicherung (GKV) in Höhe von 9 bis 11 Mrd. Euro im Jahr 2011 nachhaltig zu beseitigen. Es stellt die Finanzierung der GKV durch die Erhöhung der Beitragseinnahmen um rund 6 Mrd. Euro, durch die Einführung eines einkommensunabhängigen Zusatzbeitrages sowie eines weiteren Steuerzuschusses in Höhe von 2 Mrd. Euro auf eine breitere Grundlage. Durch Ausgabenbegrenzungen bei Leistungserbringern und Krankenkassen werden rund 2,5 Mrd. Euro zusätzliche Ausgaben vermieden.

Nachdem nach Auffassung der christlich-liberalen Bundesregierung die finanzielle Lage der GKV stabilisiert wurde, sind mit dem Infektionsschutzgesetz und dem Entwurf für ein Versorgungsstrukturgesetz erste strukturverändernde und qualitätsverbessernde Regelungen auf den Weg gebracht worden. Mit dem Infektionsschutzgesetz werden die Hygieneverantwortlichkeiten neu geregelt. Hintergrund ist die Tatsache, dass die Häufigkeit der schwer behandelbaren Infektionen in den Kliniken stark gestiegen ist. Derzeit schätzen Experten die Zahl der Krankenhausinfektionen auf 400 000 bis 600 000 pro Jahr, davon seien 80 000 bis 180 000 potenziell vermeidbar, einschließlich der 1 500 bis 4 500 Erkrankungen mit tödlichem Ausgang. Durch geeignete Präventionsmaßnahmen, eine bessere Einhaltung von Hygieneregeln und eine sachgerechte Verordnung von Antibiotika sowie die Berücksichtigung von sektorenübergreifenden Präventionsansätzen sollen Krankenhausinfektionen reduziert bzw. vermieden werden. Im Mittelpunkt des Entwurfes für ein Versorgungsstrukturgesetz steht die Sicherstellung der flächendeckenden, bedarfsgerechten und wohnortnahen medizinischen Versorgung der Bevölkerung. Dieses Ziel soll durch eine verbesserte ärztliche Bedarfsplanung, die Einführung einer ambulanten spezialärztlichen Versorgung und die Stärkung der Mitwirkungsrechte der Länder erreicht werden.

Die Erfolge bzw. Auswirkungen seiner gesundheitspolitischen Entscheidungen wird Philipp Rösler, der als erster Arzt das Amt des Gesundheitsministers innehatte, allerdings nicht mehr zu verantworten haben. Denn nachdem er am 13. Mai 2011 Guido Westerwelle sowohl als Vorsitzenden der FDP als auch als Vizekanzler abgelöst hatte, übernahm er – nach nur 20 Monaten als Gesundheitsminister – von Rainer Brüderle (FDP) das Amt des Bundeswirtschaftsministers. Der bisherige parlamentarische Staatssekretär und langjährige gesundheitspolitische Sprecher der FDP-Bundestagsfraktion, Daniel Bahr, wird Nachfolger Röslers und jüngster Minister in der Geschichte des Bundesgesundheitsministeriums. Bundespräsident Christian Wulff, der Daniel Bahr in Anwesenheit von Kanzlerin Angela Merkel (CDU) die Ernennungsurkunde überreicht, weist während der Übergabe noch auf folgendes hin: „Sie können sich niemals herausreden, sie hätten es nicht gewusst, was Sie erwartet." Und was kann von Bahr erwartet werden? Zum einen die Umsetzung des von seinem Vorgänger auf den Weg gebrachten Versorgungsstrukturgesetzes, mit dem in Deutschland die Weichen für eine bessere medizinische Versorgung gestellt werden sollen. Zum anderen –und hier könnte Minister Bahr erstmals auch selbst gestalterisch tätig werden – die Reform der Vergütung der allgemeinen Krankenhausleistungen für die Psychiatrie und Psychosomatik ab dem Jahr 2013. Statt nur die Vorgaben des § 17d Krankenhausfinanzierungsgesetzes (KHG) umzusetzen und somit rein technische Vorgaben zu machen, könnte er hier Maßstäbe für eine versorgungs- und patientenorientierte Umstellung setzen, die auch die Entwicklung eines sektorenübergreifenden Versorgungs- und Vergütungssystems zulässt. Ob ihm dies allerdings auch angesichts der Herausforderung der Weiterentwicklung der Pflegeversicherung und des Versorgungsstrukturgesetzes sowie der stets aktuellen Finanzierungsfragen der GKV gelingen wird, bleibt mit Spannung in den nächsten Monaten abzuwarten.

| Termin | Leitbegriff | Vorgang | Legende |
|---|---|---|---|
| 4. Juli 2011 | Selbstverwaltung | GKV-Spitzenverband: 2. Bericht zum Pflegesonderprogramm für die Budgetjahre 2009 und 2010 | Der GKV-Spitzenverband stellt fest, dass auch im Jahr 2010 die Nutzung des Pflegesonderprogramms auf konstant hohem Niveau erfolgte. So haben mehr als 1 000 Krankenhäuser das Pflegesonderprogramm in Anspruch genommen und rund 5 400 zusätzliche Stellen für Pflegekräfte vereinbart. Diese Stellen finanzierten die gesetzlichen Krankenkassen mit 175 Mio. Euro. Mit dem Finanzvolumen aus dem Jahr 2009 von 181 Mio. Euro sind in beiden Jahren kumulativ über 500 Mio. Euro an die Krankenhäuser geflossen. Bundesweit konnten damit etwa 10 700 Pflegestellen finanziert werden.<br><br>Ob aus den zur Verfügung gestellten Finanzmitteln tatsächlich Pflegestellen geschaffen werden, zeigen die Bestätigungen der Jahresabschlussprüfer. Erste Ergebnisse für 2009 belegen einen klaren Zuwachs an Pflegekräften, obwohl rund 30 Prozent der vereinbarten Stellen noch nicht per Bestätigung nachgewiesen wurden. Für 2010 liegen die Bestätigungen nur in Ausnahmefällen vor.<br><br>„Das Sonderprogramm war erfolgreich und hat geholfen, die pflegerische Versorgung im Krankenhaus zu stärken. Eine Verlängerung des Pflegesonderprogramms ist jedoch nicht notwendig, da hochaufwändige Pflege ab 2012 im DRG-Fallpauschalensystem zusätzlich vergütet wird", betont Johann-Magnus von Stackelberg, stellvertretender Vorstandsvorsitzender des GKV-Spitzenverbandes. |
| 1. Juli 2011 | Selbstverwaltung | Landesbasisfallwerte (LBFW) für 2011 sind bundesweit vereinbart und genehmigt | Nach der Genehmigung des Berliner Landesbasisfallwertes liegen nun bundesweit alle Werte für 2011 vor. Der niedrigste LBFW liegt in Mecklenburg-Vorpommern bei 2 880 Euro, der höchste in Rheinland-Pfalz bei 3 130,14 Euro (vgl. www.aok-gesundheitspartner.de). |
| 30./29. Juni 2011 | Selbstverwaltung | Beschlüsse der 84. Gesundheitsministerkonferenz | Die für Gesundheit zuständigen Ministerinnen und Minister, Senatorinnen und Senatoren fordern Nachbesserungen bei der Finanzierung der EHEC-Fälle sowie bei der Entwicklung des Entgeltsystems nach § 17d. So sollen die Krankenkassen ihrer Verantwortung nachkommen und die EHEC-Leistungen lösungsorientiert mit den Krankenhäusern verhandeln und z. B. von Mehrerlösausgleichszahlungen und Mehrleistungsabschlägen absehen. Weiterhin bewertet die GMK die aktuelle Entwicklung des neuen Entgeltsystems für psychiatrische und psychosomatische Leistungen nach § 17d KHG kritisch. Nicht erkennbar ist, wie der gesetzgeberische Auftrag, ein durchgängiges, leistungsorientiertes und pauschalierendes Vergütungssystem zu entwickeln, umgesetzt wird. Aus Sicht der GMK ist es unerlässlich, dass die psychiatrischen Institutsambulanzen und die derzeit erprobten alternativen sektorübergreifenden Finanzierungsmodelle mit in das Vergütungssystem einbezogen werden. |

| Termin | Leitbegriff | Vorgang | Legende |
|---|---|---|---|
| 28. Juni 2011 | Politik | BMG vergibt Studie zu Landesbasisfallwerten | Zur wissenschaftlichen Untersuchung über die Ursachen unterschiedlicher Landesbasisfallwerte hat das BMG das Rheinisch-Westfälische Institut für Wirtschaftsforschung (RWI) in Kooperation mit Professor Stefan Felder von der Universität Basel sowie die Unternehmensberatung ADMED beauftragt. Durch die Studie sollen die maßgeblichen Einflussgrößen und ihr Erklärungsbeitrag auf die Höhe der Landesbasisfallwerte identifiziert werden. Neben empirischen Untersuchungen sollen auch ausgewiesene Experten und Krankenhäuser befragt werden. |
| 27. Juni 2011 | Wissenschaft | Endbericht des zweiten Forschungszyklus zur G-DRG-Begleitforschung | Das G-DRG-System hat weder zu Qualitätseinbußen in der stationären Versorgung noch zu Leistungsverlagerungen in andere Versorgungsbereiche geführt. So zeigen es die wesentlichen Ergebnisse des Endberichts des zweiten Forschungszyklus zur G-DRG-Begleitforschung nach § 17b Abs. 8 KHG. Untersucht wurden die Jahre 2006–2008 und damit der Kern der Konvergenzphase. Die zum ersten Mal erhobenen Mortalitätsraten im Anschluss an einen stationären Aufenthalt weisen durchweg auf eine positive Qualitätsentwicklung hin. Die auch erhobenen poststationären Arzt-Patienten-Kontakte im vertragsärztlichen Bereich entsprechen dem allgemeinen Trend von Arztbesuchen und weisen keine Steigerung in Verbindung mit einem vorherigen stationären Aufenthalt auf. |
| 21. Juni 2011 | Selbstverwaltung | Behandlungsfehler-Statistik der Bundesärztekammer | Aus der Behandlungsfehler-Statistik 2010 geht hervor, dass Gutachterkommissionen und Schlichtungsstellen bei den Ärztekammern insgesamt 7 355 Anträge zu mutmaßlichen Behandlungsfehlern bearbeitet haben. In 2 199 Fällen wurde ein Behandlungsfehler oder Risikoaufklärungsmangel ermittelt (70,1 Prozent). Wie im Vorjahr führten die Diagnosen Knie- und Hüftgelenksarthrose sowie Unterarm-, Unterschenkel und Sprunggelenksfrakturen zu den häufigsten Behandlungsfehlervorwürfen. |
| 10. Juni 2011 | Gesetzgebung | Referentenentwurf für ein Versorgungsstrukturgesetz (GKV-VStG) liegt vor | Der Referentenentwurf „Gesetz zur Verbesserung der Versorgungsstrukturen in der gesetzlichen Krankenversicherung – GKV-Versorgungsstrukturgesetz (GKV-VStG)" sieht nur geringfügige Änderungen im Vergleich zum Arbeitsentwurf vom 27. Mai vor. Der Kabinettsentwurf soll am 03.08.2011 beschlossen werden. |
| 9. Juni 2011 | Gesetzgebung | Bundestag beschließt Infektionsschutzgesetz | Mit den Stimmen von CDU/CSU und FDP beschließt der Deutsche Bundestag den „Gesetzentwurf zur Änderung des Infektionsschutzgesetzes und weiterer Gesetze" in 2. und 3. Lesung. Das Gesetz sieht u. a. vor, dass die Krankenhäuser Hygienebeauftragte einstellen müssen. Um diese Vorgabe umsetzen zu können, wird den Kliniken eine Übergangsfrist von fünf Jahren eingeräumt. Der Bundesrat beschließt das Gesetz am 08.07.2011, damit dies Mitte Juli in Kraft treten kann. |

| Termin | Leitbegriff | Vorgang | Legende |
|---|---|---|---|
| 8. Juni 2011 | Selbstverwaltung | Universitätsklinika wollen höhere Vergütung für die Behandlung von EHEC-Patienten | Der Verband der Universitätsklinika Deutschland (VUD) fordert, dass sämtliche EHEC-Fälle außerhalb des vereinbarten Budgets mit den Krankenkassen zum vollen Preis abgerechnet werden. In der Presseerklärung „Geld für Gurken und Tomaten, aber nicht für die Krankenversorgung" führt Vorstandsmitglied Dr. Andreas Tecklenburg aus: „ Wir Krankenhäuser mit Maximalversorgung können nicht das gesellschaftliche Risiko für Epidemien und Seuchen tragen." |
| 31. Mai – 3. Juni 2011 | Selbstverwaltung | 114. Deutscher Ärztetag in Kiel | Zur Eröffnung des 114. Deutschen Ärztetages in Kiel spricht auch der seit 19 Tagen amtierende Bundesgesundheitsminister Daniel Bahr (FDP). Bahr bedankt sich als Erstes bei den Ärzten und dem Pflegepersonal für deren Einsatz zur Versorgung der Patientinnen und Patienten in Folge der EHEC-Epidemie. Auf der Tagesordnung steht insbesondere das anstehende Versorgungsgesetz, die Organ- und Gewebespende und die Stärkung der palliativmedizinischen Versorgung. |
| 27. Mai 2011 | Gesetzgebung | Arbeitsentwurf für das geplante Versorgungsstrukturgesetz liegt vor | Der Arbeitsentwurf für ein „Gesetz zur Verbesserung der Versorgungsstrukturen in der gesetzlichen Krankenversicherung" umfasst 150 Seiten und ist mit dem BMG und den Ländern geeint. Mit dem Gesetz zur Verbesserung der Versorgungsstrukturen sollen die Rahmenbedingungen für die ambulante und stationäre Versorgung in Deutschland verbessert werden. Ein Schwerpunkt sollen die sich abzeichnenden Probleme bei der ambulanten ärztlichen Versorgung auf dem Lande sein. <br><br> Der Arbeitsentwurf beruht im Wesentlichen auf den bisher bekannten Eckpunkten und enthält folgende **Kernthemen**: <br>• Sicherstellung der ambulanten ärztlichen Versorgung <br>• Reform des vertragsärztlichen Vergütungssystems <br>• Reform des vertragszahnärztlichen Vergütungssystems <br>• Ambulante spezialärztliche Versorgung <br>• Innovative Behandlungsmethoden <br>• Weiterentwicklung der Strukturen des G-BA <br>• Stärkung wettbewerblicher Handlungsmöglichkeiten der Krankenkassen <br>• Weitere Regelungen, wie bspw. die Modifizierung der Zulassungsregelungen der MVZs <br><br> Den stationären Sektor betrifft vor allem die neue ambulante spezialärztliche Versorgung. Diese Regelung soll ein „reibungsloseres Ineinandergreifen von stationärer und ambulanter Versorgung gewährleisten". Dazu soll „schrittweise ein sektorverbindender Versorgungsbereich der ambulanten spezialärztlichen Versorgung eingeführt" werden. Daneben sind Regelungen zum Entlassmanagement, zur Mitaufnahme einer Pflegekraft, zur Vertraulichkeit der Kalkulationsdaten der Entgeltsysteme nach § 17b und § 17d KHG und zur Übermittlung des unveränderbaren Teils der Krankenversichertennummer im Datensatz nach § 21 KHEntgG geplant. |

| Termin | Leitbegriff | Vorgang | Legende |
|---|---|---|---|
| 16. Mai 2011 | Politik | Bundesregierung beantwortet Anfrage „Entwicklungsstand bei der neuen elektronischen Gesundheitskarte" | Die Bundesregierung hält in ihrer Antwort (Drs. 17/5838) an der Einführung der elektronischen Gesundheitskarte (eGK) fest. Sie weist jedoch darauf hin, dass die Anwendung schrittweise eingeführt wird, sobald sie sich in den Testverfahren als sicher und praxistauglich erwiesen hat. Des Weiteren betont sie, dass die konkrete Ausgestaltung der Telematikinfrastruktur Aufgabe der Selbstverwaltung ist und somit auch die konkret anfallenden Kosten sowie der konkret anfallende Nutzen der Anwendungen der elektronischen Gesundheitskarte und der Telematikinfrastruktur in hohem Maße von deren Entscheidungen abhängen. Die Organisationen der Selbstverwaltung sind hierbei den Grundsätzen der Wirtschaftlichkeit verpflichtet. |
| 12. Mai 2011 | Politik | Bundespräsident überreicht Daniel Bahr die Ernennungsurkunde als Minister | Bundespräsident Christian Wulff übergibt Daniel Bahr, dem 34-jährigen FDP-Bundestagsabgeordneten und bisherigen parlamentarischen Staatssekretär im BMG, die Ernennungsurkunde zum Gesundheitsminister. Im Amt bestätigt Daniel Bahr als parlamentarische Staatssekretärin Annette Widmann-Mauz (CDU) und beruft die bisherige stellvertretende Fraktionsvorsitzende der FDP Ulrike Flach. |
| 12. Mai 2011 | Wissenschaft | RWI legt Krankenhaus Rating Report 2011 vor | „Die fetten Jahre sind vorbei" lautet der Titel des 7. Reports zur wirtschaftlichen Situation deutscher Kliniken". Im Jahr 2009 befanden sich 12 Prozent der Kliniken im roten Bereich mit erhöhter Insolvenzgefahr und 75 Prozent im grünen Bereich. Im Vergleich zu 2008 hat sich die wirtschaftliche Lage der Kliniken verbessert, da damals noch 14 Prozent der Klinken im roten Bereich und 69 Prozent im grünen Bereich lagen. Die öffentlich-rechtlichen Krankenhäuser schneiden signifikant schlechter ab als private und freigemeinnützige Häuser. Die Autoren prognostizieren, dass sich ohne Gegenmaßnahmen die Situation ab 2011 wieder verschlechtern wird und die Kosten stärker steigen als die Erlöse. RWI-Präsident Schmidt, der auch einer der fünf Wirtschaftsweisen ist, sparte nicht mit Vorwürfen an die Politik: Durch „Reinpumpen von Mitteln" habe die Politik in den Jahren 2009 und 2010 den Anschein von „guten Jahren" erweckt. Jetzt, da die Mittelzuflüsse nachließen, steige der Druck auf die Kliniken. |
| 5. Mai 2011 | Politik | Bundesregierung beantwortet Kleine Anfrage zu „Fehlerhafte Krankenhausabrechnungen" | Nachdem bereits im Jahr 2010 eine Kleine Anfrage der SPD-Bundestagsfraktion (Drs. 17/2045) zu diesem Thema gestellt wurde, liegt nun auch die Antwort der Bundesregierung (Drs. 17/5742) auf die Kleine Anfrage der Fraktion „DIE LINKE" (Drs. 17/5646) vor. Die Bundesregierung weist darauf hin, dass keine amtliche Statistik existiert, die die Anzahl der überzahlten Krankenhausabrechnungen durch die GKV erfasst. Laut Zahlen des GKV-Spitzenverbandes liegt die Falschabrechnungsquote im Jahr 2009 bei 44,2 Prozent und die Höhe des durchschnittlichen Rückzahlungsbetrags bei 1 100 Euro. Als die häufigsten Prüfgründe werden die primäre und sekundäre Fehlbelegung, d. h. die stationäre Behandlungsnotwendigkeit und die Verweildauer sowie die Kodierung genannt. |

| Termin | Leitbegriff | Vorgang | Legende |
|---|---|---|---|
| 12. April 2011 | Politik | Bundesrechnungshof legt Ergebnisse zu fehlerhaften Krankenhausabrechnungen vor | Der Bundesrechnungshof kritisiert in seinem neuesten Prüfbericht (Drs. 17/5350) die hohe Fehlerquote bei der Abrechnung von Krankenhausleistungen. Er stellt fest, dass 30 % der geprüften Abrechnungen fehlerhaft sind und dass damit rund 875 Mio. Euro zu Unrecht von den Krankenkassen an die Krankenhäuser gezahlt wurden. Vorgeschlagen wird, dass Krankenhäuser Strafzahlungen bei nachgewiesener fehlerhafter Abrechnung leisten. Das BMG hat diesen Vorschlag des Bundesrechnungshofes zurückgewiesen. Unter anderem betont das BMG, die Einführung einer Aufwandspauschale für Krankenhäuser sei nicht sinnvoll, weil es sich dabei um eine pauschalierte Strafzahlung handeln würde und die Krankenhäuser keinen Einfluss auf den Umfang des Prüfgeschehens und den damit verbundenen Aufwand hätten. |
| 8. April 2011 | Gesetzgebung | Eckpunkte für ein Versorgungsgesetz | Nach etlichen Vorschlägen und Positionspapieren zum geplanten Versorgungsgesetz ist mit den Eckpunkten nun sowohl innerhalb der Regierungskoalition als auch in den gemeinsamen Beratungen mit den Ländern der Durchbruch gelungen.<br><br>Die wesentlichen Regelungen enthalten folgende Inhalte:<br><br>**Bedarfsplanung:**<br>• Flexibilisierung der ärztlichen Bedarfsplanung. Die zwingende Orientierung an Stadt- und Landkreisen entfällt.<br>• Der G-BA erhält die Option, die Bedarfsplanung differenziert nach hausärztlicher, fachärztlicher und spezialisierter fachärztlicher Versorgung zu gestalten.<br>• Innerhalb einer Planungsregion sollen Arztsitze nur dann verlegt werden dürfen, wenn aus Versorgungssicht nichts entgegensteht.<br><br>**Beteiligung der Länder:**<br>• Beteiligungsrechte der Länder gegenüber den Landesausschüssen werden entsprechend denen des Bundes gegenüber dem G-BA ausgestaltet. Die Länder erhalten ein Teilnahme- und Mitberatungsrecht.<br>• Länder entsenden Vertreter in den G-BA und erhalten ein Mitberatungs- und Initiativrecht.<br>• Länder erhalten ein Beanstandungs- und Initiativrecht für Verträge nach §§ 73b, 73c und 140 a ff SGB V.<br><br>**Verbesserungen für die Vertragsärzte:**<br>• Vertragsärzte können auf Antrag von ihrer Residenzpflicht befreit werden, sofern keine Versorgungsgründe dagegen sprechen.<br>• Veränderung im Verfahren zur Wirtschaftlichkeits- und Abrechnungsprüfung<br><br>**Weiteres:**<br>• Delegationsmöglichkeiten für ärztliche Leistungen sollen besser genutzt werden.<br>• Erhöhung der Studienplatzzahlen und Änderungen im Auswahlverfahren für das Medizinstudium |

| Termin | Leitbegriff | Vorgang | Legende |
|---|---|---|---|
| 8. April 2011 | Gesetzgebung | Eckpunkte für ein Versorgungsgesetz | Zum möglichen Versorgungsgesetz hat die AG Gesundheit der SPD das Positionspapier „Entscheidend ist die Patientenperspektive" beschlossen. Inhaltlich sieht auch die SPD Weiterentwicklungsbedarf bei der Bedarfsplanung und sektorübergreifenden Versorgung, dem Vertragsarztrecht und der hausärztlichen Versorgung sowie der Medizinerausbildung und der Vereinbarkeit von Familie und Beruf. |
| 6. April 2011 | Politik | Sondertreffen GMK zum Versorgungsgesetz | Nach langwierigen und zähen Verhandlungen einigen sich die Gesundheitsminister von Bund und Ländern auf Eckpunkte für ein Versorgungsgesetz. Insgesamt zeigen sich die Länder zufrieden, dass ihnen mehr Rechte zugesprochen wurden. Die rheinland-pfälzische Gesundheitsministerin Malu Dreyer reagiert enttäuscht, da keine stärkere Delegation von ärztlichen Aufgaben auf Schwestern und Pfleger angepeilt wurde. |
| 6. April 2011 | Politik | Antwort der Bundesregierung auf die Anfrage „Aktueller Stand zur Umsetzung des Förderprogramms für zusätzliches Pflegepersonal in Krankenhäusern" | Die Bundesregierung lässt in ihrer Antwort (Drs. 17/5372) auf die GRÜNEN-Anfrage keinen Zweifel an der Wirksamkeit des Förderprogramms. Details zum Umsetzungsstand fehlen, da der 2. Bericht des GKV-Spitzenverbandes für das Budgetjahr 2010 noch aussteht. Das bezieht sich auch auf die Kritik in den Stuttgarter Nachrichten zu Fehlentwicklungen des Programms. |
| 6. April 2011 | Wissenschaft | Gesundheitsausgaben um 5,2 % gestiegen | Laut Destatis betrugen die Ausgaben für Gesundheit in Deutschland im Jahr 2009 insgesamt 287,3 Mrd. Euro. Im Vergleich zum Vorjahr haben sich die Ausgaben damit um 13,8 Mrd. Euro oder 5,2 % erhöht. Dieser Anstieg liegt deutlich über den Wachstumsraten der Vorjahre: Zwischen 2000 und 2008 wuchsen die Ausgaben im Durchschnitt jährlich um 2,7 %. Im stationären Sektor wurden im Jahr 2009 mit 100,2 Mrd. Euro 5,8 % mehr aufgewendet als im Vorjahr. Davon entfielen mit 71 Mrd. Euro der größte Anteil auf die Krankenhäuser, die mit einem Ausgabenwachstum von 6,4 Prozent bzw. 4,3 Mrd. Euro zum überdurchschnittlich starken Anstieg des stationären Sektors beitrugen. Dieser Ausgabenanstieg war auch durch das KHRG bedingt, das u. a. eine anteilige Finanzierung der Tariflohnerhöhungen und Pflegestellen durch die Kostenträger vorsah. |
| 6. April 2011 | Politik | Endoprothesenregister Deutschland startet | Mit Hilfe des Endoprothesenregisters Deutschland (EPRD) sollen mögliche Probleme bei künstlichen Hüft- und Kniegelenken leichter identifiziert werden. In Deutschland gehört das Einsetzen von künstlichen Hüft- und Kniegelenken zu den häufigsten Operationen. Rund 390 000 solcher Prothesen wurden im Jahr 2009 eingebaut. Ab sofort werden im EPRD die entsprechenden Behandlungsdaten gesammelt und wissenschaftlich ausgewertet. Die Analysen im EPRD sollen u. a. Erkenntnisse über die Gründe von Wechseloperationen (ca. 35 000 jährlich) bringen. Daraus ableitend kann die Behandlungsqualität zukünftig gesteigert und letztlich können auch z. B. durch weniger Wechseloperationen Kosten eingespart werden. Prof. Dr. Hassenpflug, Geschäftsführer der EPRD gGmbH, führt aus: „Beispiele aus anderen Ländern zeigen, dass sich mit Hilfe eines Endoprothesenregisters die Rate der vermeidbaren Wechseloperationen deutlich senken lässt." |

| Termin | Leitbegriff | Vorgang | Legende |
|---|---|---|---|
| 30. März 2011 | Politik | Antwort zur Anfrage „Umsetzung des Entgeltsystems in der Psychiatrie nach § 17d KHG" | Die Bundesregierung antwortet auf die Kleine Anfrage der Fraktion Bündnis 90/Die Grünen (Drs. 17/5310). Die gestellten Fragen zielen u. a. auf die Umsetzung der Personalausstattung nach der Psych-PV und der weiteren Ausgestaltung des neuen Entgeltsystems ab. Insbesondere zur Anhebung der Personalausstattung nach der Psych-PV kann die Bundesregierung keine Aussagen machen, da auf eine gesetzlich normierte Transparenzregelung verzichtet wurde. |
| 23. März 2011 | Rechtsprechung | Urteil des Bundessozialgerichts zur ambulanten Krankenhausbehandlung | Das BSG erlegt Krankenhäusern, die ambulante Operationen nach § 115b SGB V durchführen, eine deutliche Wettbewerbsbeschränkung auf (Az. B 6 KA 11/10 R). So urteilten die Richter, dass Krankenhäuser nach § 115b SGB V „nur in dem Rahmen tätig werden dürfen, der ihnen zugewiesen ist". Demnach dürfen ambulante Operationen nur von angestellten Krankenhausärzten oder fest gebundenen Belegärzten, jeweils in Verbindung mit einem Anästhesisten des Krankenhauses, durchgeführt werden. Diese Argumente ergeben sich aus § 115b SGB V und dem darauf basierenden AOP-Vertrag. |
| 23. März 2011 | Politik | Anhörung im Gesundheitsausschuss zur Ausweitung des Anspruchs auf häusliche Krankenpflege | Der Gesundheitsausschuss des Bundestags führt eine Anhörung zum Grünen-Antrag „Versorgungslücke nach Krankenhausaufenthalt und ambulanter medizinischer Behandlung schließen" (Drs. 17/2924) durch. Der Antrag zielt im Kern auf die Erweiterung des im SGB V verankerten Anspruchs auf häusliche Krankenpflege. Dabei soll ein Anspruch auf Grundpflege und hauswirtschaftliche Versorgung im Rahmen der häuslichen Krankenpflege auch dann verordnungsfähig sein, wenn kein unmittelbarer Bedarf an behandlungspflegerischen Leistungen besteht. Der GKV-Spitzenverband lehnt eine gesetzliche Leistungsausweitung in der vorgeschlagenen Form ab, weil diese vom originären Versorgungsauftrag der Krankenversicherung abweichen würde, nämlich Krankenbehandlung dann zu gewähren, wenn sie nach ärztlicher Einschätzung erforderlich ist, um eine Krankheit zu erkennen, zu heilen, ihre Verschlimmerung zu verhüten oder Krankheitsbeschwerden zu lindern. |
| 22. März 2011 | Gesetzgebung | Grundlagenpapier für ein Patientenrechtegesetz | Im Koalitionsvertrag vom 26.10.2009 hat sich die Bundesregierung dazu verpflichtet, die Rechte von Patienten und Patientinnen in einem eigenen Gesetz zu regeln. Mit dem Gesetz wird das Ziel verfolgt, Transparenz über die bereits heute bestehenden umfangreichen Rechte der Patientinnen und Patienten herzustellen, die tatsächliche Durchsetzung dieser Rechte zu verbessern, zugleich Patientinnen und Patienten im Sinne einer verbesserten Gesundheitsversorgung zu schützen und insbesondere im Falle eines Behandlungsfehlers stärker zu unterstützen.<br><br>Das Grundlagenpapier enthält **sieben Themenbereiche** mit den zentralen Anliegen:<br>1. Neujustierung des Behandlungsvertrages mit Aufklärungs- und Dokumentationspflicht<br>2. Förderung der Fehlervermeidungskultur<br>3. Kodifizierung eines umfassenden Haftungssystems<br>4. Stärkung der Verfahrensrechte bei Verdacht auf Behandlungsfehler |

| Termin | Leitbegriff | Vorgang | Legende |
|---|---|---|---|
| 22. März 2011 | Gesetzgebung | Grundlagenpapier für ein Patientenrechtegesetz | 5. Stärkung der Rechte gegenüber Leistungsträgern<br>6. Stärkung der Patientenbeteiligung<br>7. Informationsverbesserung der Patienten über ihre Rechte<br><br>Am 05. April veröffentlicht die Grünen-Fraktion ihr Eckpunktepapier für ein PatientInnenrechtegesetz. Teilweise ist dies weitergehender als das BMG-Papier, bspw. wird die erweiterte Beratungspflicht für Ärzte als wichtiger Baustein angesehen. |
| 18. März 2011 | Politik | Entschließungsantrag zur Ausbreitung von MRSA-Infektionen | Der Bundesrat bittet die Bundesregierung in der angenommenen Entschließung zur Vermeidung von MRSA-Infektionen (Drs. 98/11), dass die bundeseinheitliche Kostenerstattung für Screeninguntersuchungen auf MRSA und weitere multiresistente Erreger durch die GKV gewährleistet ist. Zudem sollen die Krankenkassen auch die notwendigen Sanierungsmaßnahmen in Krankenhäusern, Arztpraxen, Pflege- und Rehaeinrichtungen erstatten. Die Initiative zu diesem Antrag ist vom Land Baden-Württemberg ausgegangen. |
| 16. März 2011 | Gesetzgebung | Kabinettsbeschluss: Krankenhaushygienegesetz wird zum Infektionsschutzgesetz | Unter dem neuen Titel „Gesetz zur Änderung des Infektionsschutzgesetzes und weiterer Gesetze" beschließt das Kabinett das sog. Omnibusgesetz. Gegenüber dem Referentenentwurf sind keine wesentlichen Änderungen vorgenommen worden. Bundesgesundheitsminister Rösler bezeichnet den Beschluss als einen „Meilenstein auf dem Weg zu besseren Hygienestandards in Deutschland. Patientinnen und Patienten können sich künftig auf bundesweit einheitliche Kriterien verlassen. Außerdem müssen Krankenhäuser Qualitätsberichte veröffentlichen, in denen die jeweiligen Hygieneergebnisse aufgeführt werden. Damit stärken wir die Informationsrechte der Bürger."<br><br>Nach dem parlamentarischen Zeitplan erfolgt die 1. Lesung im Bundestag am 25.03.2011 und der 1. Durchgang im Bundesrat am 15.04.2011. Das Inkrafttreten ist für Mitte Juli geplant. |
| 1. März 2011 | Gesetzgebung | FDP: Überlegungen zu einem Versorgungsgesetz | Die Mitglieder der FDP-Fraktion fordern in ihrem Positionspapier „Überlegungen zu einem Versorgungsgesetz" auch für den stationären Sektor wesentliche Maßnahmen:<br>• Für die Schnittstelle zwischen ambulanter und stationärer Versorgung muss ein fairer Wettbewerbsrahmen gefunden werden. Dazu gehört, dass niedergelassene und in Krankenhäusern tätige Fachärzte gleichen Anforderungen und Qualitätsstandards unterliegen müssen und dass gleiche Maßstäbe bei der Finanzierung angelegt werden.<br>• Medizinische Versorgungszentren können eine sinnvolle Ergänzung und für Ärzte ein Weg sein, eine bessere Vereinbarkeit von Familie und Beruf zu erreichen. Nur Vertragsärzte und Krankenhäuser sollen gründungsberechtigt sein. Die Rechtsform einer Kapitalgesellschaft soll ausgeschlossen sein. Daneben soll der ärztliche Leiter selbst im MVZ tätig sein, um sicherzustellen, dass er tatsächlich Einwirkungsmöglichkeiten auf die Abläufe des MVZ hat. |

| Termin | Leitbegriff | Vorgang | Legende |
|---|---|---|---|
| 1. März 2011 | Gesetzgebung | FDP: Überlegungen zu einem Versorgungsgesetz | • Delegationsmöglichkeit zur Entlastung von Ärzten und Prüfung, welche ärztlichen Aufgaben auf andere Berufsgruppen übertragen werden können.<br>• Aussagen zum Medizinstudium, Ausbildung und Weiterbildung sowie Stärkung der Vereinbarkeit von Familie und Beruf. |
| 1. März 2011 | Wissenschaft | Krankenhauskosten erreichen 2009 77 Mrd. Euro | Laut Destatis betrugen die Gesamtkosten der 2 084 Krankenhäuser in Deutschland im Jahr 2009 insgesamt 77,1 Mrd. Euro. Das waren 4,5 Mrd. Euro oder 6,1 Prozent mehr als im Vorjahr. Die Kosten der rein stationären Krankenhausversorgung (bereinigte Kosten), die sich aus der Differenz zwischen den Gesamtkosten und den Kosten für nichtstationäre Leistungen ergeben, lagen bei 67,2 Mrd. Euro. Die durchschnittlichen stationären Krankenhauskosten je Behandlungsfall betrugen damit bundesweit 3 772 Euro. Gegenüber 2008 ist das eine Zunahme von 4,5 Prozent. |
| 24. Februar 2011 | Gesetzgebung | Positionspapier des BMG für ein Versorgungsgesetz | Das BMG legt einen „Entwurf eines Positionspapiers zum geplanten Versorgungsgesetz" und einen „Entwurf ambulante spezialärztliche Versorgung" vor. Zuvor hat die AG Gesundheit der CDU/CSU-Bundestagsfraktion ein 14-Punkte-Papier zur Reform der medizinischen Versorgung beschlossen.<br><br>Das BMG-Papier umfasst **sieben Schwerpunktthemen**:<br>• Sicherstellung der ambulanten ärztlichen Versorgung<br>• Medizinische Versorgungszentren<br>• Ambulante spezialärztliche Versorgung<br>• Vertragszahnärztliche Versorgung<br>• Innovative Behandlungsmethoden<br>• Wettbewerb<br>• Zuweisung gegen Entgelte<br><br>Deutlich wird, dass die Länder durch klare Befugnisse in den Landesausschüssen und ein Mitsprache- und Mitentscheidungsrecht bei der Bedarfsplanung im G-BA noch mehr Einflussnahmemöglichkeiten erhalten. Dies bestätigt Stefan Grüttner, hessischer Gesundheitsminister und aktueller Vorsitzender der GMK: „Man wolle einen Fuß in der Türe haben". |
| 17. Februar 2011 | Selbstverwaltung | Weiteres Vorgehen des G-BA im Bereich Frühgeburten und Mindestmenge | Der G-BA beschließt, die Erhöhung einer Mindestbehandlungsfallzahl bei der Versorgung Früh- und Neugeborener mit einem Geburtsgewicht von unter 1250 Gramm für alle betroffenen Kliniken bis zum Beschluss im Hauptsacheverfahren auszusetzen.<br><br>Nach dem LSG-Beschluss betont Dr. Hess, unparteiischer Vorsitzender des G-BA: „Sollte dieser Beschluss in der Hauptsache bestätigt werden, muss das gesamte Instrumentarium von Mindestbehandlungsfallzahlen als Maßnahme der Qualitätssicherung in Frage gestellt werden. Insbesondere der vom LSG geforderte evidenzbasierte Beleg eines Schwellenwertes als Grundlage der Einführung einer Mindestbehandlungsfallzahl ist für keinen der bisher gefassten Beschlüsse erbringbar." |

| Termin | Leitbegriff | Vorgang | Legende |
|---|---|---|---|
| 16. Februar 2011 | Wissenschaft | Marburger Bund: Lt. Hochrechnung 12 000 Arztstellen unbesetzt | Der Marburger Bund beauftragte eine Mitgliederbefragung zur beruflichen Situation der angestellten Ärztinnen und Ärzte. Zentrales Ergebnis der Studie ist, dass die Arbeitsbelastung der rund 140 000 Krankenhausärzte bedingt durch Bereitschaftsdienste, Überstunden, Leistungsverdichtung, Ökonomisierung und einen hohen Personalmangel nach wie vor sehr hoch ist. Laut Befragung sind im Durchschnitt 1,5 Arztstellen pro Krankenhausabteilung unbesetzt. Hochgerechnet auf alle rund 8 500 Fachabteilungen könnten demnach mehr als 12 000 Arztstellen in Klinken nicht besetzt werden. Den Unterschied zu den Ergebnissen des DKI erklärte der Vorsitzende des MB Henke damit, dass in den Krankenhäusern ca. 4 000 Honorarärzte eingesetzt würden und deren Stellen als besetzt gemeldet würden, der Einschätzung der Belegschaft nach aber unbesetzte Stellen seien. |
| 18.–16. Februar 2011 | Gesetzgebung | Bund-Länder-Kommission zum Versorgungsgesetz in Erkner | Zur Vorbereitung der Bund-Länder-Klausur hat das BMG ein Diskussionspapier erstellt. Das Acht-Seiten-Papier enthält Vorschläge zur Weiterentwicklung der Bedarfsplanung, zu Instrumenten zur Sicherstellung der ärztlichen Versorgung und zur Aus- und Fortbildung von Ärzten.<br><br>Folgende Details stehen zur Diskussion:<br>**Weiterentwicklung der Bedarfsplanung**<br>• Flexibilisierung der Planungsbereiche<br>• Stärkung der Einwirkungsmöglichkeiten der Länder unter Berücksichtigung regionaler Besonderheiten<br>• Anpassung der Verhältniszahlen<br>• Gesetzliche Verankerung der Berücksichtigung der Demografie<br>• Einbeziehung von Krankenhausärzten, die an der ambulanten Versorgung teilnehmen, in die Bedarfsplanung<br>• Erweiterung der Möglichkeiten zur Erteilung von Sonderbedarfszulassungen<br>• Förderung des Verzichts auf Zulassung in überversorgten Gebieten<br>• Anpassung der gesetzlichen Vorgaben zur Auswahl des Praxisnachfolgers<br>• Anpassung der Regelungen zur Verlegung eines Vertragsarztsitzes<br>• Gleichstellung von Lebenspartnerschaften<br><br>**Ausbau der Instrumente zur Sicherstellung der ärztlichen Versorgung**<br>• Weiterentwicklung der Regelung zur Steuerung des Niederlassungsverhaltens von Vertragsärzten über Vergütungsanreize<br>• Möglichkeiten zur Ermächtigung von Ärzten, die in Reha-Einrichtungen tätig sind<br>• Ermächtigung von Krankenhäusern bei lokalem Versorgungsbedarf<br>• Verbesserung der Rechtsgrundlagen für den Betrieb von Eigeneinrichtungen durch Kassenärztliche Vereinigungen<br>• Möglichkeiten zum Betrieb von Eigeneinrichtungen durch Dritte<br>• Lockerung der Residenzpflicht für Vertragsärzte |

| Termin | Leitbegriff | Vorgang | Legende |
|---|---|---|---|
| 18.–16. Februar 2011 | Gesetzgebung | Bund-Länder-Kommission zum Versorgungsgesetz in Erkner | • Ausbau „mobiler" Versorgungskonzepte<br>• Stärkung der Vereinbarkeit von Familie und Beruf<br>• Möglichkeiten für eine Regelung in der Bedarfsplanungs-Richtlinie zur Feststellung eines zusätzlichen lokalen Versorgungsbedarfs auch in der zahnärztlichen Versorgung<br>**Aus- und Fortbildung von Ärztinnen und Ärzten**<br>• Erhöhung der Studienplatzzahlen<br>• Auswahlverfahren für die Zulassung zum Medizinstudium<br>• Landärzteförderung<br>• Nachwuchsgewinnung<br>• Stärkung der Allgemeinmedizin in der Ausbildung<br>• Einbeziehung weiterer Krankenhäuser und Lehrpraxen in die Ausbildung<br>• Erleichterung des Berufsübergangs<br>Die Ergebnisse der Klausurtagung dienen der Vorbereitung des Treffens der Staatssekretärinnen und Staatssekretäre am 29.03.2011. |
| 11. Februar 2011 | Gesetzgebung | Referentenentwurf zur Krankenhaushygiene | Mit dem Entwurf eines „Gesetz zur Verbesserung der Krankenhaushygiene und zur Änderung weiterer Gesetze" sollen die Voraussetzungen geschaffen werden, um die Hygienequalität in den Krankenhäusern und bei der medizinischen Behandlung zu verbessern. Grundlage des Referentenentwurfs ist das vorgestellte „Konzept zur Reduktion nosokomialer Infektionen und antimikrobieller Resistenzen sowie zur Verbesserung der rationalen antibiotischen Therapie".<br>Inhalte des als „Omnibusgesetz" ausgestalteten Entwurfs sind u. a.:<br>**Krankenhaushygiene:**<br>• Verstärkte Durchsetzung krankenhaushygienischer Erfordernisse und Kontrollmaßnahmen (Krankenhaushygieneverordnungen)<br>• Gesetzliche Regelung zur Verantwortung von Krankenhausleitern und Leitern anderer medizinischer Einrichtungen sowie zur rechtlichen Bedeutung der Empfehlungen der Krankenhaushygiene und Infektionsprävention (KRINKO) und zur neuen Kommission Antiinfektive Resistenzlage und Therapie (ART)<br>• Vorgabe von Empfehlungen zum fachgerechten Einsatz von Diagnostika und Antiinfektiva bei der Therapie von resistenten Infektionserregern. Erarbeitung der Empfehlungen durch die ART.<br>• Schaffung von Vergütungsregelung in der vertragsärztlichen Versorgung bei MRSA<br>• Verpflichtung des G-BA in seinen Richtlinien zur Qualitätssicherung, geeignete Maßnahmen zur Verbesserung der Hygienequalität umzusetzen<br>**Sonstige Regelungen:**<br>• Aufhebung der vorgesehene Errichtung von Weiterleitungsstellen zum 01.01.2012<br>• Einführung eines Schiedsverfahrens zu den Vergütungsverträgen zwischen den Krankenkassen und stationären Vorsorge- und Rehabilitationseinrichtungen |

| Termin | Leitbegriff | Vorgang | Legende |
|---|---|---|---|
| 11. Februar 2011 | Gesetzgebung | Referentenentwurf zur Krankenhaushygiene | • Möglichkeit der Darlehensaufnahme des GKV-SV im Haftungsfall<br>• Einführung einer Schiedsstellenlösung beim „Pflege-TÜV"<br>• Beteiligung der PKV an den Qualitätsprüfungen in ambulanten und stationären Pflegeeinrichtungen<br>Der Kabinettsentwurf ist für den 16.03.2011 geplant. Mitte Juli soll das Gesetz in Kraft treten. |
| 27. Januar 2011 | Politik | Unabhängige Patientenberatung läuft weiter | Nach kurzer Unterbrechung läuft die unabhängige Patientenberatung Deutschland (UPD) weiter. Die drei Gesellschafter der bisherigen UPD – Sozialverband VdK, die Verbraucherzentrale Bundesverband und der Verbund unabhängiger Patientenberatung – haben den Zuschlag der europaweiten Ausschreibung erhalten. Aufgabe ist auch weiterhin die neutrale und unabhängige Beratung von Nutzerinnen und Nutzern des Gesundheitswesens. Die Finanzierung erfolgt für fünf Jahre durch die GKV, danach wird laut Gesetzgeber die Beratungsleistung erneut ausgeschrieben. |
| 24. Januar 2011 | Politik | GKV-Schätzerkreis aktualisiert seine Prognose | Für 2010 gehen die Schätzer davon aus, dass die Einnahmen des Gesundheitsfonds 173,9 Mrd. Euro und die Ausgaben 172,1 Mrd. Euro betragen werden. Die Einnahmen fallen um 0,3 Mrd. Euro höher aus als zuletzt geschätzt. Ein ähnliches Bild ergibt sich für 2011. Die Einnahmen des Gesundheitsfonds werden mit 181,6 Mrd. Euro rund 0,5 Mrd. Euro höher ausfallen. Dem stehen Ausgaben in Höhe von voraussichtlich 178,7 Mrd. Euro gegenüber. Der Schätzerkreis geht davon aus, dass 2011 die durchschnittlichen Ausgaben der Krankenkassen durch die Zuweisungen aus dem Gesundheitsfonds gedeckt werden. Unerwartete Mehreinnahmen werden vollständig der Liquiditätsreserve zugeführt. |
| 20. Januar 2011 | Gesetzgebung | FDP: Eckpunkte Hygiene | Die FDP-Bundestagsabgeordneten Jens Ackermann und Lars F. Lindemann haben ein eigenes Papier vorgelegt, in dem sie Nachbesserungsbedarf zu den BMG-Eckpunkten zur Krankenhaushygiene anmelden. Sie orientieren sich am niederländischen Modell und fordern u. a. bundeseinheitliche Hygieneverordnungen mit einheitlichen Mindeststandards, Erweiterung des Infektionsschutzgesetzes durch Einrichtung eines Bundeshygieneregisters, Anpassung und Erweiterung der existierenden Finanzierungsmechanismen, Definition von RSA-Risikogruppen, Screening und Sanierung von Risikogruppen bzw. MRSA-Infizierten, Verbesserung der Transparenz und Implementierung eines rationalen, bundesweiten Antibiotika-Einsatzes. |
| 19. Januar 2011 | Politik | SPD Antrag: „Besserer Schutz vor Krankenhausinfektionen durch mehr Fachpersonal für Hygiene und Prävention" | Die SPD-Bundestagsfraktion legt eigens einen Gesetzesantrag zur Krankenhaushygiene vor (Drs.17/4452). Darin fordern die Sozialdemokraten insbesondere mehr Fachärzte für Hygiene und Hygienefachkräfte in den Krankenhäusern, um die Hygieneempfehlungen und den Infektionsschutz in der medizinischen und pflegerischen Arbeit umzusetzen. Zudem soll an den länderspezifischen Hygieneverordnungen festgehalten werden und eine entsprechende Unterstützung der Länder durch den Bund erfolgen. |

| Termin | Leitbegriff | Vorgang | Legende |
|---|---|---|---|
| 19. Januar 2011 | Politik | Grenzüberschreitende Gesundheitsversorgung | Das EU-Parlament nimmt ein Gesetz an, in dem die Rechte von Patienten, die sich im Ausland medizinisch behandeln lassen möchten, geklärt werden. Hierbei geht es u. a. um die Regeln für die Kostenerstattung von Behandlungen im Ausland, insbesondere auch in den Fällen, in denen eine vorherige Genehmigung notwendig ist. Deutschland hat die notwendigen Vorschriften bereits in das deutsche Recht eingefügt. |
| 17. Januar 2011 | Gesetzgebung | Eckpunkte des BMG zur Krankenhaushygiene | Die Koalition legt ein „Konzept zur Reduktion nosokomialer Infektionen und antimikrobieller Resistenzen sowie zur Verbesserung der rationalen antibiotischen Therapie" vor. Hintergrund ist die hohe Erkrankungsrate in Deutschland im Vergleich zu anderen europäischen Ländern. Tatsächlich erkranken in Deutschland jährlich ca. 400 000 bis 600 000 Patienten an Infektionen, die im Zusammenhang mit einer medizinischen Maßnahme stehen, davon sterben jählich ca. 7 500 bis 15 000 Menschen. Ca. 20 bis 30 Prozent wären davon potenziell durch Hygienemaßnahmen vermeidbar.<br><br>**Das Konzept beruht auf drei Säulen:**<br><br>• Infektionskontrolle (Änderungen im Infektionsschutzgesetz [IfSG])<br>• Qualitätssicherung in der stationären Versorgung<br>• Qualitätssicherung in der ambulanten Versorgung<br><br>Ein Zeitplan, mit dem diese Regelungen unter Beteiligung der Länder umgesetzt werden sollen, liegt noch nicht vor. |
| 27. Dezember 2010 | Politik | CDU-Gesundheitsexperte Jens Spahn zu Zweibettzimmern | Im Interview mit der Süddeutschen Zeitung plädiert der CDU-Gesundheitsexperte, Jens Spahn, für massive Änderungen in der Krankenhausversorung. Er fordert u. a. Zwei-Bett-Zimmer für Kassenpatienten und eine Veröffentlichungspflicht über die Zahl der Infektionen durch Krankenhauskeime. Erste Eckpunkte für ein Versorgungsgesetz sollen bis Ostern vorliegen. |
| 16. Dezember 2010 | Selbstverwaltung | Außervollzugsetzung der Mindestmengen-Erhöhung bei der Versorgung von Früh- und Neugeborenen | Der G-BA reagiert auf die Entscheidungen des Landessozialgerichts Berlin-Brandenburg und legt fest, dass sein Beschluss zu den Qualitätsanforderungen bei der Versorgung von Früh- und Neugeborenen bis zum 28.02.2011 ausgesetzt werden soll.<br><br>Im Rahmen der Qualitätsanforderungen bei der Versorgung von Früh- und Neugeborenen hat der G-BA im Juni 2010 die verbindliche Anzahl von vorher 14 auf 30 behandelte Früh- und Neugeborenen pro Jahr als Voraussetzung dafür festgelegte, dass ein Krankenhaus auch weiterhin die sehr betreuungsintensiven „Frühchen" mit einem Geburtsgewicht von unter 1 250 Gramm versorgen darf. Vor dem LSG Berlin-Brandenburg haben einige Krankenhäuser gegen den G-BA-Beschluss Klage und Anträge auf einstweilige Anordnung eingereicht. |

| Termin | Leitbegriff | Vorgang | Legende |
|---|---|---|---|
| 15. Dezember 2010 | Politik | Stellungnahme der Bundesregierung zum 18. Hauptgutachten der Monopolkommission | Die Monopolkommission hat der Bundesregierung im Juli 2010 ihr 18. Hauptgutachten mit dem Titel „Mehr Wettbewerb, weniger Ausnahmen" überreicht (Drs. 17/2600). Alle zwei Jahre hat die Monopolkommission Stand und Entwicklung der Unternehmenskonzentration zu untersuchen sowie die kartellrechtliche Entscheidungspraxis zu würdigen. Nach Anhörung der betroffenen Verbände im September gibt die Bundesregierung ihre Stellungnahme ab. Sie teilt die Auffassung, dass das deutsche Gesundheitswesen durch Ineffizienzen gekennzeichnet und dass die derzeitige Finanzierung der gesetzlichen Krankenversicherung ungeeignet ist, um den Herausforderungen gewachsen zu sein. Die Bundesregierung geht aber im Ergebnis davon aus, dass sie mit den jüngsten Reformgesetzen AMNOG und GKV-FinG die von der Monopolkommission geforderte stärkere wettbewerbliche Ausrichtung der gesetzlichen Krankenversicherung vorangetrieben hat. Darüber hinaus wird von der Bundesregierung eine strukturelle Weiterentwicklung in Aussicht gestellt. Dabei gehe es inbesondere darum, sowohl innerhalb der einzelnen Versorgungsbereiche als auch über Versorgungs- und Sektorgrenzen hinweg die Bedingungen für einen auf hohe Versorgungsqualität ausgerichteten Wettbewerb innerhalb eines festen Ordnungsrahmens zu verbessern. Die von der Monopolkommission unterbreiteten Vorschläge bezüglich des Ausbaus der Selektivverträge und iher Ausgestaltung werden geprüft. |
| 15. Dezember 2010 | Wissenschaft | Destatis: 2,2 % mehr Beschäftigte im Gesundheitswesen | Trotz Wirtschaftskrise waren im Jahr 2009 im Gesundheitswesen insgesamt 4,7 Mio. Menschen tätig. Im Vergleich zum Vorjahr ist damit die Zahl der Beschäftigten um rund 103 000 Personen oder 2,2 % angestiegen. Zusätzliche Arbeitsplätze sind vor allem in den Gesundheitsdienstberufen (Ärzte und medizinische Fachangestellte) und in den sozialen Berufen (Altenpflege) hinzugekommen. Im Krankenhaussektor ist die Beschäftigtenzahl um 19 000 Personen angewachsen (1,8%). Im letzten Jahr gab es hier noch einen Rückgang um 23 000 Personen. |
| 2. Dezember 2010 | Selbstverwaltung | Richtlinie zur einrichtungs- und sektorübergreifenden Qualitätssicherung tritt in Kraft | Die vom G-BA am 19.04.2010 beschlossene Richtlinie nach § 92 Abs. 1 Satz 2 Nummer 13 in Verbindung mit § 137 Abs. 1 Nummer 1 des SGB V über die einrichtungs- und sektorübergreifenden Maßnahmen zur Qualitätssicherung tritt in Kraft. Nach langwieriger Prüfung hat das BMG die Quesü-Richtlinie unter Auflagen freigegeben. So ist unter anderem für die Einbeziehung von Privatpatienten eine Einwilligungslösung vorzusehen und bis Ende 2011 Tranparenz über die auf der Landesebene geschlossenen Vereinbarungen und ihre Kostenfolgen herzustellen. |
| 1. Dezember 2010 | Selbstverwaltung | Bundesbasisfallwert für 2011 | DKG, GKV-Spitzenverband und PKV einigen sich auf den Bundesbasisfallwert (BBFW) für das Jahr 2011 und den einheitlichen Basisfallwertkorridor. Für das Jahr 2011 beträgt der Bundesbasisfallwert 2 963,82 Euro inklusive der gekürzten Veränderungsrate 2011 in Höhe von 0,9 %. Auch die Korridorgrenzen für die Landesbasisfallwerte liegen fest. Die obere Grenze liegt bei 3 037,91 Euro (+ 2,5 %) und die untere Grenze bei 2 926,77 Euro (− 1,25 %). |

| Termin | Leitbegriff | Vorgang | Legende |
|---|---|---|---|
| 29. November 2010 | Selbstverwaltung | G-BA Qualitätskonferenz | Auf der Fachkonferenz des G-BA wird über die Ergebnisse derzeit bestehender Qualitätssicherungsmaßnahmen informiert sowie über Weiterentwicklungen und Innovationen diskutiert. Schwerpunkt sind die Ergebnisse des Qualitätsreports 2009. Die parlamentarische Staatssekretärin Annette Widmann-Mauz sagt: „Ärzte und Krankenhäuser und Krankenkassen haben im G-BA die Aufgabe, die Qualität der Versorgung auf die aktuellen Herausforderungen einzustellen und z.B. die Pflegequalität im Krankenhaus näher zu betrachten und Qualitätsindikatoren für die psychiatrische und psychosomatische Versorgung zu erarbeiten. Dabei muss der Ergebnisqualität eine besondere Rolle zugewiesen werden, weil sie für die betroffenen Patientinnen und Patienten in der Regel am entscheidendsten ist." Aktuell wird diskutiert, ob die Ansätze einer qualitätssicherungsorientierten Vergütung sinnvoll sein können. Zur Versachlichung der Diskussion hat das BMG ein Gutachten vergeben, das den nationalen und internationalen Stand der Qualitätssicherung aufarbeiten soll. Erste Ergebnisse werden voraussichtlich im November 2011 vorliegen. |
| 22. November 2010 | Politik | Bilanz der Modellphase der Unabhängigen Patientenberatung | Die Unabhängige Patientenberatung Deutschland (UPD) zieht am Ende ihrer Modellerprobung eine positive Bilanz. So hat die UPD seit Beginn ihrer Arbeit bundesweit rund 250 000 Beratungen in 22 Beratungsstellen mit 71 Beraterinnen und Beratern durchgeführt. Eine Auswertung der Patienten-Beschwerden zeigt, dass häufig ein Verdacht auf Behandlungsfehler geäußert, aber auch die Ablehnung von Anträgen durch die Krankenkassen kritisiert wird. Ein weiterer großer Beschwerdebereich betrifft mit etwa 12 Prozent die stationären Einrichtungen, also in erster Linie die Krankenhäuser. Die Ergebnisse der Modellerprobung veröffentlicht die UPD in einem Handbuch. |
| 10. November 2010 | Gesetzgebung | Schlussberatungen des GKV-FinG im Gesundheitsausschuss | Für die abschließende Beratung des GKV-FinG im Gesundheitsausschuss liegen die letzten abgestimmten Änderungsanträge vor. So sind für den stationären Sektor folgende Modifikationen geplant:<br>• Die Zuwächse der Krankenhäuser werden für 2011 nicht um die halbe Grundlohnrate, sondern lediglich um 0,25 Prozentpunkte vermindert.<br>• Der Mehrleistungsabschlag gilt bei Änderungen aufgrund der Krankenhausplanung, des Investitionsprogramms und bei unzumutbaren Härten nicht.<br>• Das Vollstreckungsverfahren bei der Krankenhauszuzahlung wird unter Beibehaltung des Vorwegabzugs alleinig auf die zuständigen Krankenkassen übertragen.<br>• Überraschenderweise wird ein Strafabschlag von 2 % auf die Zuweisung der Verwaltungskosten der Kassen aufgenommen, die bis zum 31.12.2011 nicht 10 % ihrer Versicherten mit der eGK ausgestattet haben. |

| Termin | Leitbegriff | Vorgang | Legende |
|---|---|---|---|
| 10. November 2010 | Gesetzgebung | Schlussberatungen des GKV-FinG im Gesundheitsausschuss | Der Bundestag beschließt am 12. November 2010 in 2. und 3. Lesung das GKV-FinG in namentlicher Abstimmung gegen die Stimmen der Opposition. Die Debatte wird sehr leidenschaftlich zu den Themen Solidarität, Gerechtigkeit, „Vorkasse", Einfrieren der Arbeitgeberbeiträge und einer älter werdenden Gesellschaft geführt und verläuft wie üblich entlang der Parteilinien. Die Opposition legt zur 3. Lesung noch ablehnende Entschließungsanträge vor, die die Koalition ablehnt. Am 17.12.2010 passiert das GKV-FinG abschließend den Bundesrat. |
| 6. November 2010 | Politik | BMG – Kassen müssen bei der eGK konstruktiv mitarbeiten | In der Presserklärung „Ein modernes Gesundheitswesen braucht eine elektronische Gesundheitskarte – Kassen müssen konstruktiv mitarbeiten" kritisiert das BMG deutlich die Krankenkassen. Staatssekretär Kapferer führt aus: „Ein modernes Gesundheitswesen benötigt funktionsfähige und sichere Wege der elektronischen Kommunikation und eine elektronische Gesundheitskarte. Patienten und Versicherte erwarten zu Recht, dass der Austausch von Informationen zwischen Ärzten sicher und der Datenschutz gewährleistet ist und dass im Notfall wichtige medizinische Informationen schnell zur Verfügung stehen. Das soll das neue System leisten, außerdem wird die Karte zukünftig die unberechtigte Inanspruchnahme medizinischer Leistungen zu Lasten der Versichertengemeinschaft verhindern. Das spart Kosten und sollte im Interesse der Kassen sein. Es ist mir unverständlich, wie die Kassen heute Regelungen in Frage stellen können, die sie gestern noch selbst beschlossen haben. Ich fordere alle Beteiligten auf, sich an die gemeinsame Absprache zu halten und diese zügig umzusetzen." |
| 2. November 2010 | Gesetzgebung | Urteil des Bundessozialgerichts zur Einbehaltung von Rechungsteilbeträgen im Zusammenhang mit der Anschubfinanzierung für Maßnahmen der integrierten Versorgung | Der 1. Senat des BSG trifft folgende Entscheidung (Az: B 1 KR 11/10 R): Eine Verrechnung von Leistungserbringerforderungen mit Gegenforderungen aus der Einbehaltung von Mitteln aus der Anschubfinanzierung von IV-Maßnahmen setzt zwei Punkte voraus: Erstens muss ein Vertrag zur integrierten Versorgung abgeschlossen worden sein, der die inhaltlichen Mindestvoraussetzungen erfüllt. Zweitens müssen tatsächlich Mittel einbehalten oder Zahlungen unter entsprechendem Vorbehalt vorgenommen worden sein. |
| 26. Oktober 2010 | Wissenschaft | Destatis: 45 Mio. Operationen und Prozeduren im Jahr 2009 | Laut Destatis wurden an Krankenhauspatienten im Jahr 2009 rund 45 Millionen Operationen und medizinische Prozeduren durchgeführt. Das waren 7,7 % mehr als im Vorjahr. Auf einen Krankenhausfall kamen damit durchschnittlich 2,6 Maßnahmen. Bei Frauen (15–44 Jahre) standen Operationen im Zusammenhang mit der Entbindung im Vordergrund. Bei gleichaltrigen Männern erfolgten operative Eingriffe an der unteren Nasenmuschel sowie arthroskopische Operationen an Gelenkknorpel und Menisken am häufigsten. |

| Termin | Leitbegriff | Vorgang | Legende |
|---|---|---|---|
| 25. Oktober 2010 | Politik | GMK-Sondersitzung: Mehr Mitbestimmung bei der Bedarfsplanung | Die Gesundheitsminister der Länder verständigen sich auf die Forderung nach mehr Mitspracherechten bei der medizinischen Versorgung zur künftigen Ausgestaltung der Bedarfsplanung und der Bedarfssteuerung. Bundesgesundheitsminister Rösler betonte auf der anschließenden Pressekonferenz die Einigkeit zwischen Bund und Ländern und kündigte für das erste Halbjahr 2011 ein Versorgungsgesetz an, in dem z. B. auch die Bedarfsplanung angepasst wird. |
| 15. Oktober 2010 | Gesetzgebung | Bundesrat beschließt Stellungnahme zum GKV-FinG | Mit ihrer Stellungnahme fordern die Bundesländer diverse Änderungen am GKV-Finanzierungsgesetz. Um die Krankenhäuser nicht stärker als geplant zu belasten, fordern die Ländervertreter die Streichung des Mehrleistungsabschlags sowie die Kürzung statt Halbierung der Veränderungsrate. Auf Antrag des Landes Schleswig-Holstein verlangt der Bundesrat auch, dass bei der Konvergenz der Landesbasisfallwerte an einem einheitlichen Bundesbasisfallwert-Korridor festgehalten wird. In ihrer Gegenäußerung zur Stellungnahme des Bundesrates kündigt die Bundesregierung am 27.10.2010 diverse Prüfaufträge an. Viele Änderungswünsche werden allerdings abgelehnt, wie bspw. die Fortführung der Annäherung an einen bundeseinheitlichen Krankenhauspreis. |
| 1. Oktober 2010 | Politik | Antwort der Bundesregierung auf die Anfrage „Zukunft der medizinischen Versorgungszentren" | Die Bundesregierung hebt in ihrer Antwort (Drs. 17/3131) auf die Kleine Anfrage der SPD die Bedeutung der MVZ hervor, hält aber an der im Koalitionsvertrag angekündigten kritischen Überprüfung fest. Laut MVZ-Survey 2008 scheint es regionale Besonderheiten zu geben. So seien Krankenhaus-MVZ in den neuen Bundesländern (52,5 Prozent der Stichprobe) stärker vertreten als in den alten Bundesländern (31,2 Prozent der Stichprobe). |
| 30. September 2010 | Politik | Prognose des Schätzerkreises: Mehreinnahmen in Höhe von 1 Mrd. Euro | Für 2010 erwartet der Schätzerkreis aufgrund der günstigen konjunkturellen Entwicklung höhere Einnahmen. Mit 173,5 Mrd. Euro werden diese voraussichtlich um 1 Mrd. Euro höher ausfallen als zuletzt geschätzt. Die geschätzten Ausgaben der Krankenkassen betragen 172,4 Mrd. Euro, hiervon werden 170,3 Mrd. Euro aus dem Gesundheitsfonds gedeckt. Für 2011 werden Einnahmen in Höhe von 181,1 Mrd. Euro und Ausgaben in Höhe von 178,9 Mrd. Euro erwartet. Der zusätzliche Bundeszuschuss von 2 Mrd. Euro wird voraussichtlich in voller Höhe zur Finanzierung des Sozialausgleichs verwendet. |
| 23. September 2010 | Selbstverwaltung | Verabschiedung des DRG-Systems für das Jahr 2011 | DKG, GKV-Spitzenverband und PKV verständigen sich auf die maßgeblichen Bestandteile des Fallpauschalensystems für das Jahr 2011. Die jährliche Überarbeitung des DRG-Katalogs ergibt eine Trendumkehr bei der Anzahl der DRG-Fallpauschalen: erstmals reduziert sich der Fallpauschalenkatalog um sechs DRGs. Für 2011 stehen nunmehr 1 194 DRG-Fallpauschalen (2010: 1 200) und 146 Zusatzentgelte (2010: 143) zur Abbildung des stationären Leistungsgeschehens zur Verfügung. |

| Termin | Leitbegriff | Vorgang | Legende |
|---|---|---|---|
| 22. September 2010 | Gesetzgebung | GKV-FinG im Kabinett beschlossen | Trotz breiter Kritik von Arbeitgebern, Gewerkschaften, Krankenkassen, Leistungserbringern und der Opposition stimmt die Bundesregierung dem Gesetzesentwurf zum GKV-FinG zu. In der Pressemitteilung wird Bundesgesundheitsminister Rösler wie folgt zitiert: „Die Bundesregierung hält Wort. Wir sorgen für ein faires und stabiles Gesundheitssystem, das auch künftigen Generationen eine Gesundheitsversorgung auf dem bewährt hohen Leistungsniveau sichert. Durch eine gemeinsame Anstrengung von Beitrags- und Steuerzahlern und Leistungserbringern wird 2011 ein Miliarden-Defizit in der GKV verhindert. Auch dauerhaft wird das System stabilisiert – durch das Umsteuern hin zu einkommensunabhängigen Zusatzbeiträgen mit einem automatischen und unbürokratischen Sozialausgleich, finanziert über Steuermittel. (…) Mit der Reform werden die Voraussetzungen für einen funktionsfähigen Wettbewerb geschaffen, der zu mehr Qualität und Effizienz in der medizinischen Versorgung führt und den Versicherten und Patienten zugute kommt." |
| | | | Im Vergleich zum Referentenentwurf gibt es zentrale Änderungen bei der Erhebung/Zahlung von Zusatzbeiträgen z.B. bei ALG II, Kranken- und Elterngeldbeziehern. Im Bereich des Krankenhausentgeltgesetzes hat es keinerlei Änderungen gegeben. |
| | | | Die 1. Lesung im Bundestag findet am 01.10.2010 und der 1. Durchgang im Bundesrat am 15.10.2010 statt. Das vom Bundesrat nicht zustimmungspflichtige Gesetz soll am 01.01.2011 in Kraft treten. |
| 13. September 2010 | Politik | Bekanntgabe der Grundlohnrate 2011 | Das BMG legt die durchschnittliche Veränderungsrate der beitragspflichtigen Einnahmen aller Mitglieder der Kassen (Grundlohnrate) für das Jahr 2011 für das gesamte Bundesgebiet auf +1,15 % fest. Das GKV-Finanzierungsgesetz sieht eine Halbierung der Grundlohnrate vor, sodass die Steigerungsrate für 2011 bei 0,575 Prozent liegt. |
| 3. September 2010 | Wissenschaft | Arztzahlstudie von BÄK und KBV | Die Bundesärztekammer und die Kassenärztliche Bundesvereinigung kommen in ihrer Studie zu dem Ergebnis, dass die Lücken in der ambulanten und stationären ärztlichen Versorgung trotz bereits eingeleiteter Gegenmaßnahmen immer größer werden. So müssen im ambulanten Sektor bis zum Jahr 2020 insgesamt 51 774 Ärzte ersetzt werden. Für den stationären Sektor werden derzeit 5 000 unbesetzte Stellen angegeben. Allerdings wird eine weitere Verschärfung der Personalsituation in den Kliniken prognostiziert, da in 10 Jahren fast 20 000 Chef- und Oberärzte altersbedingt in den Ruhestand gingen. |

| Termin | Leitbegriff | Vorgang | Legende |
|---|---|---|---|
| 26. August 2010 | Wissenschaft | Gesundheitsbarometer 2010 von Ernst & Young | Das Gesundheitsbarometer 2010 von Ernst & Young zeigt, dass die Zufriedenheit der Deutschen mit der Gesundheitsversorgung im Laufe des vergangenen Jahres nicht gesunken, sondern sogar eher gestiegen ist. So bewerten 87 Prozent der Bundesbürger die Gesundheitsversorgung in ihrer Region positiv (2009: 85 Prozent). Allerdings sieht immerhin ein Drittel der Befragten langfristig eine Verschlechterung der Qualität, nur jeder sechste erkennt eine Verbesserung. Krankenhäuser schneiden im Bezug auf den Behandlungserfolg und das Vertrauen am schlechtesten ab. „Die Allgemeinkrankenhäuser und Uni-Kliniken haben nach wie vor ein Imageproblem", stellt Stefan Viering, Partner bei Ernst & Young, fest. „Trotz oftmals bester technischer Ausstattung und hoher Qualitätsstandards fühlen sich viele Menschen im Krankenhaus nicht wirklich gut aufgehoben." |
| 25. August 2010 | Gesetzgebung | Referentenentwurf GKV-Finanzierungsgesetz | Der „Entwurf eines Gesetzes zur nachhaltigen und sozial ausgewogenen Finanzierung der Gesetzlichen Krankenversicherung (GKV-Finanzierungsgesetz, GKV-FinG)" beschränkt sich im Kern auf die kurzfristige Schließung von Finanzierungslücken. Neben den umstrittenen Sparmaßnahmen liegt der Schwerpunkt auf der Erhebung des Zusatzbeitrags und des Sozialausgleichs. Unverändert sieht auch der Referentenentwurf für den stationären Sektor die Wiedereinführung des Mehrleistungsabschlags und die Begrenzung des Zuwachses der Krankenhausbudgets auf die halbe Grundlohnrate vor. Zudem wird auf die Fortführung der Annäherung an einen bundeseinheitlichen Basisfallwert verzichtet. Der bayerische Gesundheitsminister Markus Söder lehnt mehrere Elemente der geplanten Gesundheitsreform als nicht tragbar ab. Inbesondere kritisiert er die geplante Ausgestaltung der Zusatzbeiträge und den damit verbundenen Sozialausgleich sowie die vorgesehene Neuordnung der Arzthonorare. |
| 19. August 2010 | Selbstverwaltung | AQUA-Institut: Qualitätsreport 2009 | Erstmals veröffentlicht das Göttinger AQUA-Institut im Auftrag des G-BA den Qualitätsreport 2009. Im 160-seitigen Bericht werden die bundesweiten Ergebnisse von allen 26 Leistungsbereichen dargestellt und geben somit Auskunft über die Versorgungsqualität von fast 1 800 Krankenhäusern. Ein deutlicher Handlungsbedarf wird für Qualitätsindikatoren aus zehn Leistungsbereichen gesehen. Dies betrifft u. a. die Cholezystektomie, Geburtshilfe, gynäkologische Operationen, Herzschrittmacher-Revision/Systemwechsel/-Explantation, Hüft-Endoprothesen-Erstimplantation und Hüft-Endoprothesenwechsel und -komponentenwechsel. |
| 16. August 2010 | Wissenschaft | Vorläufige Krankenhausstatistik 2009 | Basierend auf vorläufigen Berechnungsergebnissen präsentiert Destatis u. a. folgende Krankenhauskennzahlen des Jahres 2009:<br>• Anzahl der Krankenhäuser: 2 080 (2008: 2 083)<br>• Anzahl der Betten: 503 000 (2008: 503 360)<br>• Anzahl der Fälle: 17,8 Mio (2008: 17,5 Mio.)<br>• durchschnittliche Verweildauer: 8,0 Tage (2008: 8,1 Tage)<br>• Bettenauslastung: 77,5 % (2008: 77,4 %) |

| Termin | Leitbegriff | Vorgang | Legende |
|---|---|---|---|
| 11. August 2010 | Wissenschaft | Krankheitskosten auf 254 Mrd. Euro gestiegen | Laut Destatis sind die Krankheitskosten seit 2002 um 35,5 Mrd. Euro angestiegen (+16 %) und lagen im Jahr 2008 bei 254,3 Mrd. Euro. Die dritthöchsten Krankheitskosten verursachte mit knapp 28,7 Mrd. Euro die Krankheitsgruppe Psychische und Verhaltensstörungen. Die Hälfte dieser Kosten haben mit 9,4 Mrd. Euro die Demenzerkrankungen und mit 5,2 Mrd. Euro die Depressionen ausgelöst. Noch höhere Kosten wurden lediglich für Herz-Kreislauf-Erkrankungen (37 Mrd. Euro) und Krankheiten des Verdauungssystems (34,8 Mrd. Euro) angegeben. |
| 11. August 2010 | Gesetzgebung | Diskussionsentwurf zur GKV-Finanzreform | Die Bundesregierung legt einen „Entwurf eines Gesetzes zur nachhaltigen und sozial ausgewogenen Finanzierung der Gesetzlichen Krankenversicherung (GKV-Finanzierungsgesetz – GKV-FG) vor. **Ziel dieses Entwurfs ist die** <br>• Stabilisierung der Ausgaben, <br>• Sicherung der Finanzierung, <br>• Schaffung der Voraussetzungen für einen funktionsfähigen Wettbewerb und die <br>• Einführung eines zielgenauen und gerechten Sozialausgleichs. <br>Zur Umsetzung der Ziele sind Maßnahmen zur Ausgabenbegrenzung für die Jahre 2011 und 2012 und zur Stärkung der Finanzierungsgrundlage vorgesehen. <br>**Ausgabenbegrenzungsmaßnahmen:** <br>• Deckelung der Verwaltungskosten der Krankenkassen auf den Stand des Jahres 2010 <br>• Wiedereinführung des Mehrleistungsabschlags in Höhe von 30 Prozent im Jahr 2011 und freier vertraglicher Vereinbarung der Höhe des Abschlags im Jahr 2012 <br>• Begrenzung der Krankenhausausgaben durch Halbierung der Grundlohnrate <br>• Begrenzung des Ausgabenzuwachses in der vertragsärztlichen Versorgung <br>• Begrenzung des Vergütungsniveaus bei der hausarztzentrierten Versorgung <br>• Begrenzung der Gesamtvergütungen für die vertragszahnärztliche Behandlung durch Halbierung der Veränderungsrate <br>**Maßnahmen zur Stärkung der Finanzierungsgrundlage:** <br>• Anhebung des Beitragssatzes auf 14,6 % und Festschreibung des Arbeitgeberanteils auf 7,3 % <br>• Einführung von einkommensunabhängigen Zusatzbeiträgen <br>Allein mit den geplanten Maßnahmen im stationären Sektor sollen rund 1 Mrd. Euro in den Jahren 2011 und 2012 eingespart werden. |

| Termin | Leitbegriff | Vorgang | Legende |
|---|---|---|---|
| 7. Juli 2010 | Wissenschaft | DKI-Studie „Neuordnung von Aufgaben des Pflegedienstes unter Beachtung weiterer Berufsgruppen" | Im Rahmen einer repräsentativen Erhebung wurden Pflegedienstleitungen nach delegationsfähigen Tätigkeiten befragt. Nach Angaben der 421 beteiligten Kliniken können einfachere Tätigkeiten (Aufnahme der Essenswünsche) bzw. patientennahe Hilfstätigkeiten (Hilfe bei der Körperpflege) sowie hauswirtschaftliche Tätigkeiten (Betten beziehen) übertragen werden. „Die Kliniken wollen die Pflegekräfte weiter entlasten. Wir setzen damit die politische Botschaft des letzten Pflegegipfels im BMG im April 2009 aktiv um", so DKG-Präsident Dr. Rudolf Kösters. |
| 6. Juli 2010 | Wissenschaft | IGES-Studie „Ausweitung selektivvertraglicher Versorgung" | Das IGES-Institut hat im Auftrag der Hans-Böckler-Stiftung das Instrument der Selektivverträge untersucht mit dem Ziel, neue Impulse beim Wettbewerb um Kosten und Quailtät zu nutzen, ohne dass es zu einem Geschäft zu Lasten Dritter wird. Im Ergebnis gehen die IGES-Experten davon aus, „dass sich die Entwicklungen fortsetzen und die Krankenkassen künftig einen zunehmenden Teil der Gesundheitsversorgung individuell über Selektivverträge gestalten können". Prinzipiell halten sie Selektivverträge für geeignet, das Gesundheitswesen effizienter zu steuern, aber nur wenn Regulierungen Grenzen setzten. Die Studie beleuchtet auch den Bereich Krankenhäuser, wo derzeit noch keine Selektivverträge geschlossen werden können. |
| 6. Juli 2010 | Politik | Gemeinsame Erklärung des Schätzerkreises der gesetzlichen Krankenversicherung | Der Schätzerkreis rechnet für 2010 mit Ausgaben der GKV von 173,4 Mrd. Euro und voraussichtlichen Einnahmen von 172,5 Mrd. Euro. Aufgrund der verbesserten Entwicklung auf dem Arbeitsmarkt fallen die Beitragseinnahmen um rd. 0,4 Mrd. Euro günstiger aus. Da der Gesundheitsfonds den Krankenkassen die für das Jahr 2010 zugesagten 170,3 Mrd. Euro zuweist, liegen die GKV-Ausgaben voraussichtlich um 3,1 Mrd. Euro höher als die Zuweisung aus dem Gesundheitsfonds. |
| 6. Juli 2010 | Gesetzgebung | Einigung der Koalititionsspitzen zur GKV-Finanzreform | Im Kanzleramt einigen sich die Koalitionsspitzen nach langen Verhandlungsdurchläufen auf ein Konzept zur Neugestaltung der GKV-Finanzen. Dadurch könne laut Bundesgesundheitsminister Dr. Philipp Rösler das GKV-Defizit von rund 11 Mrd. Euro behoben werden und auch ein Einstieg in eine dauerhaft stabile Finanzierung gelingen. Am 09. Juli 2010 informiert Gesundheitsminister Rösler mit dem Argumentationspapier „Finanzreform für ein gerechtes, soziales, stabiles, wettbewerbliches und transparentes Gesundheitswesen" seine Fraktionskollegen der Koalition über die Eckpunkte der GKV-Finanzreform. Ein Gesetzentwurf soll bis zum Ende der parlamentarischen Sommerpause vom BMG in Zusammenarbeit mit den Koalitionsfraktionen vorgelegt werden. |

| Termin | Leitbegriff | Vorgang | Legende |
|---|---|---|---|
| 1. Juli 2010 | Selbstverwaltung | GKV-Spitzenverband: Bericht zum Pflegesonderprogramm für das Budgetjahr 2009 | In seinem ersten Bericht zum gesetzlich verankerten Pflegesonderprogramm 2009–2011 zieht der GKV-Spitzenverband eine positive Zwischenbilanz. Die gesetzlichen Krankenkassen haben im Jahr 2009 rund 186 Mio. Euro zur Finanzierung zusätzlichen Pflegepersonals zur Verfügung gestellt, womit die finanziellen Voraussetzungen für etwa 5 480 zusätzliche Stellen in der Krankenpflege geschaffen wurden. Damit waren für mehr als 1 000 Krankenhäuser die finanziellen Voraussetzungen für die Aufstockung von Stellen in der Pflege gegeben. |
| | | | Inwieweit das hinter dem Pflegesonderprogramm stehende Ziel „Einstellung zusätzlicher Pflegekräfte" erreicht wird, kann bislang nicht endgültig beurteilt werden. „Es gibt keine umfassende Transparenz darüber, wie die Mittel eingesetzt werden", so die Kritik von ver.di-Bundesvorstand Herbert Weisbrod-Frey. |

Teil IV

# Daten und Analysen

(Kapitel 18–21)

# 18 Die Krankenhausbudgets 2009 und 2010 unter dem Einfluss des KHRG

Helena Kramer, Gregor Leclerque und Jörg Friedrich

**Abstract**

Die im Krankenhausfinanzierungsreformgesetz (KHRG) verankerten Maßnahmen zur Aufstockung des Finanzierungsvolumens der Krankenhäuser entfalten nach den starken Budgetzuwächsen des Jahres 2009 im Jahr 2010 ihre umfassende Wirkung. Mit dem Wegfall der ausschließlich im Jahr 2009 relevanten Regelungen zur Ausgabenbegrenzung der gesetzlichen und privaten Krankenversicherung wie dem Abschlag für vereinbarte Mehrleistungen und der Konvergenzverlängerung steigen die vereinbarten Krankenhausbudgets im Jahr 2010 ein zweites Mal in Folge sehr deutlich an. Neben den Preiseffekten aus den Regelungen des KHRG ist aber auch 2010 weiterhin eine deutliche Leistungsausweitung in den vereinbarten Krankenhausbudgets festzustellen.

The provisions made by the hospital financing reform act (KHRG) for increasing the volume of hospital financing will take full effect on the budgets in 2010, following the strong budget increases of 2009. With the removal of regulations to limit expenditure of statutory and private health insurance which were relevant only for the year 2009, such as a deduction for agreed additional benefits and an extended convergence, the agreed hospital budgets clearly increased in 2010 for the second consecutive year. However, in spite of the price effects of the KHRG regulations, a significant service volume increase is still reflected in the agreed hospital budgets in 2010.

## 18.1 Einführung

Der vorliegende Beitrag befasst sich mit den Budgets der Jahre 2009 und 2010 für die somatischen Krankenhäuser in Deutschland, deren Entwicklung maßgeblich von Auswirkungen des Krankenhausfinanzierungsreformgesetzes (KHRG) geprägt wurde. Die gesetzlichen Änderungen des KHRG regelten zwar vordergründig die Budgetfindung 2009, zeigten jedoch auch im Jahr 2010 erhebliche Auswirkungen. Die im KHRG verankerte Aufstockung des Finanzierungsvolumens 2009 wurde im Laufe des Gesetzgebungsverfahrens durch einmalig im Jahr 2009 gültige Regelungen abgefedert, um zeitgleich die Ausgaben der gesetzlichen und privaten Krankenversicherung zu entlasten. Die nur einmalig im Jahr 2009 gültigen Abschläge wirken bei sonst konstanten Budgetparametern automatisch im Folgejahr in gleicher Höhe budgetsteigernd.

Die nachfolgend dargestellten Analysen basieren auf jenen 1 480 Häusern, für die in den beiden betrachteten Jahren 2009 und 2010 Vereinbarungsdaten vorlagen und die als eigenständige Einrichtungen auf dem Markt tätig waren, also beispielsweise nicht im Rahmen einer Fusion in einem anderen Krankenhaus aufgegangen sind. Diese Häuser entsprechen mehr als 91 % derjenigen Krankenhäuser, die im Jahr 2010 DRGs abgerechnet haben. Bezogen auf die Casemixsumme, die 2010 bei den Verhandlungen der Landesbasisfallwerte (LBFW) zugrunde gelegt wurden[1], repräsentieren sie ungefähr 95 % der gesamten Casemixsumme.

Dazu liefert Abschnitt 18.2 zunächst einen kurzen Überblick über die wichtigsten Parameter und Entwicklungen im Kontext der Krankenhausbudgetverhandlungen. Abschnitt 18.3 illustriert die allgemeine Budgetentwicklung sowie den Einfluss der Komponenten Fallzahl, Leistungsstruktur und Preis. Die nähere Betrachtung dieser Komponenten ist untergliedert in den Abschnitt zur Mengenentwicklung (18.4) sowie in die Ausführungen zur Preiskomponente im anschließenden Abschnitt 18.5. Die Wirkung der Budgetergebnisse im Zusammenhang mit den Umsetzungszeitpunkten wird im Abschnitt 18.6 beschrieben.

## 18.2 Gesetzliche Rahmenbedingungen für die Budgetermittlung 2009 und 2010

Da die Einflussfaktoren der Budgets 2010 in Abhängigkeit der gesetzlichen Regelungen zur Budgetfindung 2009 stehen, ist eine kurze Rückschau auf das Jahr 2009 hilfreich.

In den beiden Jahren beeinflusste wie in den Vorjahren die Grundlohn-Veränderungsrate der beitragspflichtigen Einnahmen die Entwicklungen der Landesbasisfallwerte.

Darüber hinaus war die Budgetermittlung 2009 durch die Änderungen des KHRG geprägt. Maßgebliche Auswirkungen auf die Budgets der DRG-Krankenhäuser hatten insbesondere die Neuregelungen zur anteiligen Finanzierung der Tariflohnerhöhungsrate 2008 und 2009 (im Folgenden „Tariferhöhungsrate") sowie des Förderprogramms zur Verbesserung der Situation des Pflegepersonals (im Folgenden „Pflegesonderprogramm"), die Abschläge zur Vergütung von Mehrleistungen (im Folgenden „Mehrleistungsabschlag") sowie die Verlängerung der Konvergenzphase um ein weiteres Jahr, die über die sogenannten Zu- oder Abschläge zur Konvergenzverlängerung budgetwirksam wurden. Insbesondere die nur im Jahr 2009 relevanten Zu- und Abschläge aufgrund der Konvergenzverlängerung sowie der Abschlag für Mehrleistungen entfalten aufgrund der wegfallenden gesetzlichen Grundlage im Jahr 2010 ihre Wirkung. Die gesetzlichen Rahmenbedingungen 2010 werden im Nachfolgenden näher betrachtet.

---

1 Der Casemixanteil der betrachteten Krankenhäuser wird am gesamten Casemixvolumen gemessen, das nach § 10 Abs. 9 S. 3 KHEntgG für das Jahr 2010 an das Institut für das Entgeltsystem im Krankenhaus (InEK) gemeldet wurde.

## Wegfall der Tariferhöhungsrate

Die Tariflohnentwicklung der Jahre 2008 und 2009 wurde bundesweit über die basiswirksame Verrechnung der Tariferhöhungsrate[2] im Landesbasisfallwert (LBFW) 2009 anteilig finanziert[3]. Die Berücksichtigung im LBFW hatte zur Folge, dass diese Finanzmittel allen Einrichtungen – unabhängig der individuellen Tariflohnentwicklung – zur Verfügung gestellt wurden. Krankenhäuser, die eine Lohnentwicklung unterhalb des bundesweiten Niveaus aufwiesen, vereinbarten einmalig im Jahr 2009 einen entsprechenden Abschlag[4]. Dieser Abschlag verlor im Folgejahr die gesetzliche Grundlage und somit erhöhen sich in 2010 die Budgets der betroffenen Krankenhäuser bei ansonsten gleich bleibenden Parametern automatisch um diesen Betrag.

## Entwicklung des Pflegesonderprogramms

Zur Verbesserung der Situation in der Pflege wurde das Pflegesonderprogramm[5] aufgelegt, das über drei Jahre, von 2009 bis einschließlich 2011, laufen soll. Die Krankenhäuser haben demnach pro Jahr einen Anspruch auf eine Förderung in Höhe von bis zu 0,48 % ihres Budgets (des sogenannten Gesamtbetrags nach § 4 Absatz 3 Satz 1 KHEntgG). Davon können bis zu fünf Prozent für die Erprobung neuer Arbeitsorganisationsformen eingesetzt werden. Demnach sind mindestens 95 % zweckgebunden für die Einstellung neuer Pflegekräfte oder die Aufstockung der Arbeitszeit bereits bestehender Teilzeitstellen zu verwenden. Die Mittelverwendung muss durch die Bestätigung eines Jahresabschlussprüfers nachgewiesen werden. Entscheidend ist hierbei, dass gegenüber dem 30. Juni 2008 als Stichtag eine entsprechende Aufstockung der Arbeitskräfte (in Vollkraftäquivalenten) erfolgt sein muss.

Die durch die Stellenausweitung entstehenden Kosten werden maximal zu 90 % aus dem Programm finanziert, die restlichen 10 % der Kosten sind vom Krankenhaus zu tragen.

## Wegfall des Zu- oder Abschlags Konvergenzverlängerung

Während der Konvergenzphase in den Jahren 2005 bis 2008 hatte sich das tatsächlich durchschnittlich vereinbarte Preisniveau auf Hausebene von den LBFW entfernt – der so genannte Divergenzeffekt.[6] Der Wegfall der hausindividuellen Basisfallwerte und der Bewertung von DRG-Leistungen mit dem LBFW führten im Jahr

---

2 Die vom GKV-Spitzenverband, dem Verband der privaten Krankenversicherung e.V. und der Deutschen Krankenhausgesellschaft gemeinsam vereinbarte Tarifrate 2008/2009 in Höhe von 7,65 % führt nach Abzug der Grundlohn-Veränderungsrate der beitragspflichtigen Einnahmen zu einer Erhöhungsrate nach § 10 Abs. 5 Satz 4 KHEntgG von 6,24 %. Aufgrund der gesetzlichen anteiligen Finanzierung in Höhe von 50 % bezogen auf den im Landesbasisfallwert enthaltenen Personalkostenanteil ist eine Tariferhöhungsrate in Höhe von 2,08 % im jeweiligen Landesbasisfallwert 2009 zu berücksichtigen.
3 Geregelt in: § 10 Abs. 5 KHEntgG.
4 Geregelt in: § 4 Abs. 2a S. 2 KHEntgG.
5 Geregelt in: § 4 Abs. 10 KHEntgG.
6 Eine ausführliche Darstellung des Konvergenzmechanismus und des resultierenden Divergenzeffektes findet sich in: Leber und Wolff 2009; Klauber und Friedrich 2008 und Leclerque und Friedrich 2010.

2009 zu einem deutlichen Anstieg des Preisniveaus. Mit der im KHRG fixierten Verlängerung der Konvergenz um ein Jahr[7] wird der Preissprung auf zwei Jahre aufgesplittet. Auf der Krankenhausebene ist die Differenz zwischen dem LBFW 2008 und dem jeweiligen hausindividuellen Basisfallwert in Höhe von 50 % als Zu- oder Abschlag zu vereinbaren.[8]

**Wegfall des Mehrleistungsabschlags 2009**
Während der Konvergenzphase 2005–2008 galten verbindliche Vergütungssätze für vereinbarte Leistungsveränderungen auf Einzelhausebene, die beginnend mit 33 % im Jahr 2005 bis auf 80 % im Jahr 2008 angestiegen sind. Diese Vergütungssätze wurden über den hausindividuellen Preis verrechnet und sind in ihrer Wirkung mit einem Abschlag vergleichbar.

Mit dem Mehrleistungsabschlag[9] hat der Gesetzgeber über das KHRG für das Jahr 2009 einen Abschlag auf Hausebene festgelegt, der gegenüber den Regelungen der Konvergenzphase zwei Unterschiede aufwies: Zum einen greift die Regel nur noch bei der Vereinbarung von positiven Leistungsveränderungen, zum anderen ist die Höhe des Abschlags (bez. der Finanzierung) 2009 nicht mehr in § 4 des KHEntgG festgelegt, sondern wird im Rahmen der Budgetverhandlungen vereinbart. Im Folgejahr 2010 sind die Leistungen keine Mehrleistungen und werden somit zu 100 % des Landesbasisfallwerts im Budget berücksichtigt. Zusätzlich hat der Gesetzgeber keinen Abschlag für Mehrleistungen 2010 im Gesetz verankert, folglich werden Mehrleistungen 2010, analog den Minderleistungen, im Budget in voller Höhe des Landesbasisfallwerts eingestellt.

## 18.3 Allgemeine Budgetentwicklung

Das Gesamtbudget aus DRGs, sonstigen Entgelten nach § 6 KHEntgG sowie Zu- und Abschlägen ist 2010 gegenüber dem Vorjahr erneut deutlich angestiegen. Der Zuwachs beläuft sich auf etwa drei Mrd. Euro; das entspricht einem Anstieg um 5,8 %[10.] Damit liegt der Budgetanstieg zwar niedriger als im Vorjahr, in dem das Krankenhausfinanzierungsreformgesetz (KHRG) zu einem besonders hohen Anstieg von 7 % geführt hatte; er ist jedoch nicht wieder auf das vorherige Niveau der Jahre 2007 (circa 3 %) und 2008 (circa 5 %) zurückgegangen (Tabelle 18–1). Dabei ist zu berücksichtigen, dass diesen Werten lediglich die hier betrachteten 1 480 Krankenhäuser zugrunde liegen; der tatsächliche absolute Budgetanstieg liegt dem-

---

7 Geregelt in: § 5 Abs. 6 KHEntgG.
8 Geregelt in: § 5 Abs. 6 KHEntgG.
9 Geregelt in: § 4 Abs. 2 a Satz 1 KHEntgG.
10 Die Steigerungsrate ist aufgrund der Vergleichbarkeit um den Effekt des Zuschlagsbudgets zur Verbesserung der Arbeitszeitbedingungen (AZV) bereinigt. Die Verrechnung des Zuschlags AZV im Landesbasisfallwerts 2010 führt dazu, dass das Zuschlagsvolumen AZV 2009 im DRG-Budget von 2009 berücksichtigt wird.

Tabelle 18–1
**Budgets 2009 und 2010 (in Mio. Euro)**

|  | 2009 | 2010 | Veränderung |
|---|---|---|---|
| DRG-Budget inklusive Zusatzentgelte | 50 400,0 | 52 400,0 | 4,0 % |
| Sonstige Entgelte | 1 702,8 | 1 766,7 | 3,8 % |
| Zu- und Abschläge (ohne Ausbildungsfinanzierung) | –478,9 | 441,9 | –192,3 % |
| Gesamtbudget | 51 623,9 | 54 608,5 | 5,8 % |
| Ausgleiche | –383,5 | –102,4 | –73,3 % |
| Gesamtbudget mA | 51 240,4 | 54 506, | 6,4 % |

Krankenhaus-Report 2012 WIdO

entsprechend noch etwas höher.[11] Der Wegfall der Zu- und Abschläge aufgrund der Konvergenzverlängerung sowie des Abschlags für Mehrleistungen hatten im Vorjahr eine budgetsenkende Wirkung von –1,5 %, diese allein verursachen folglich schon einen Budgetanstieg in analoger Höhe.

Das DRG-Budget einschließlich der Zusatzentgelte macht den mit Abstand größten Teil – nahezu 96 % – des Gesamtbudgets aus. Daher hat der Anstieg des DRG-Budgets um 4,0 % auch einen dominierenden Einfluss auf die Gesamtveränderungsrate. Die sonstigen Entgelte sind um 3,8 % angestiegen, nachdem sie im Vorjahr gesunken waren. Allerdings machen sie nur etwas mehr als 3 % des Gesamtbudgets aus. Die stärkste Dynamik weisen die Zu- und Abschläge auf.

Bereits im Jahr 2009 hat sich ihre Bedeutung für die Krankenhausbudgets deutlich gewandelt, wohingegen in den Vorjahren die Vielfalt sowie die Anzahl der vereinbarten Zuschlagsbudgets deutlich geringer waren.[12] Im Jahr 2009 sorgten insbesondere Mehrleistungsabschläge sowie die Verlängerung der Konvergenz zu einem Absinken der Zuschlagsvolumina. Die entfallende gesetzliche Grundlage dieser beiden Zu- und Abschlagsbudgets und die Umsetzung der zweiten Stufe des Pflegesonderprogramms führen mit einer Steigerung von –192,3 % zu einem überproportionalen Anstieg der Zu- und Abschlagsvolumina.

Bei der Budgetbetrachtung muss berücksichtigt werden, dass in aller Regel Ausgleichszahlungen für Budgetunter- beziehungsweise -überschreitungen fällig werden. In den vergangenen Jahren überwogen dabei die negativen Ausgleichsbeträge, also Rückzahlungen seitens der Krankenhäuser an die Krankenkassen infolge von Budgetüberschreitungen. Das Ausmaß dieser Rückzahlungen ist allerdings in den letzten Jahren zurückgegangen. 2010 wurden noch 102 Mio. Euro zurückgezahlt; im Jahr davor war dieser Betrag mehr als dreimal so hoch gewesen. Dementsprechend steigt das Gesamtbudget im Vorjahresvergleich auch stärker an, wenn man die Ausgleiche zusätzlich berücksichtigt, nämlich um 6,4 % statt um 5,8 %.

Bei der Zerlegung der Gesamtbudgetveränderung in die drei Komponenten Fallzahlentwicklung, Änderung der Leistungsstruktur und Preisveränderung zeigt sich, dass die Preiskomponente mit 2,5 % einen dominierenden Einfluss aufweist (Abbil-

---

11 Vergleiche Leclerque und Friedrich 2010 sowie Kramer et al. 2011. Diese Veränderungsraten beziehen sich auf die Budgets ohne Zu- und Abschläge.
12 Zuschläge zur Ausbildungsfinanzierung sind hier grundsätzlich nicht enthalten.

Abbildung 18–1

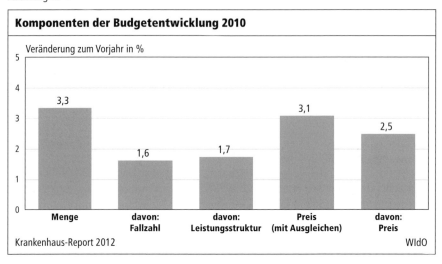

dung 18–1). Berücksichtigt man in der Preisentwicklung zusätzlich den Effekt der (sinkenden) Ausgleichszahlungen seitens der Kliniken an die Krankenkassen, so steigt der Einfluss dieser Komponente sogar auf 3,1 % an. Demgegenüber nehmen sich die beiden übrigen Komponenten deutlich geringer aus, doch auch sie besitzen einen positiven, das heißt budgeterhöhenden Einfluss. Die Veränderung der Leistungsstruktur, die maßgeblich auf einen Anstieg der durchschnittlichen Fallschwere – des CMI – und der Mengensteigerungen im Bereich der vereinbarten Zusatzentgelte zurückgeht, schlägt mit 1,7 % zu Buche, der Effekt des Fallzahlenanstiegs ist mit 1,6 % praktisch ebenso hoch.

Streng genommen muss bei dieser Analyse berücksichtigt werden, dass den beiden betrachteten Jahren unterschiedliche G-DRG-Kataloge zugrunde liegen. In der Leistungsstrukturkomponente sind daher auch Einflüsse aus der Weiterentwicklung des Katalogs enthalten. Allerdings nimmt das Institut für das Entgeltsystem im Krankenhaus (InEK), dem die Fortentwicklung des Katalogs obliegt, eine Normierung vor, sodass sich auf nationaler Ebene der Casemix nicht infolge der Kataloganpassung verändert.[13] Aufgrund der großen Anzahl der in die Analyse einfließenden Häuser kann daher dieser Katalogeffekt bei der Gesamt- und Regionsbetrachtung vernachlässigt werden. Bei der Betrachtung kleinerer Einheiten oder insbesondere auf der Ebene einzelner Krankenhäuser kann sich der Einfluss der Katalogweiterentwicklung hingegen durchaus bemerkbar machen.

Die Betrachtung der Budgetentwicklungen in den einzelnen Bundesländern zeigt deutliche regionale Unterschiede (Abbildung 18–2). Zwar steigen in allen Ländern die Budgets im Jahreswechsel deutlich an, der Veränderungswert ohne periodenfremde Ausgleiche variiert allerdings zwischen 3,3 % in Thüringen und 9,9 % in Hamburg, die Spannbreite der Budgets mit Ausgleichen liegt zwischen 3,0 % und 10,5 %.

---

13 Vergleiche Heimig 2009 und Heimig 2010.

Abbildung 18-2

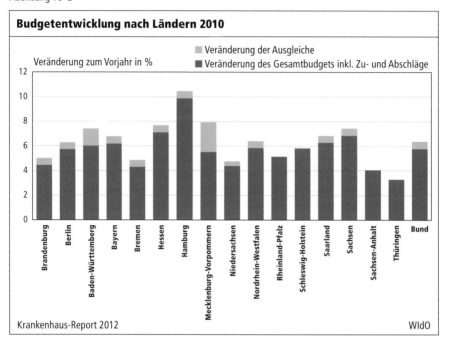

Die unterschiedlichen Gesamtentwicklungen finden sich in den Komponenten Preis und Menge entsprechend wieder (Tabelle 18–2). Insbesondere die Preiskomponente ist von den regional unterschiedlichen Landesbasisfallwerten und deren Veränderung geprägt. Beispielsweise entwickelt sich die Preiskomponente (ohne Ausgleiche) in den Ländern Hamburg und Mecklenburg-Vorpommern mit 4,3 % bzw. 4,5 % überdurchschnittlich stark. Die vergleichbar hohe Steigerungsrate wird jedoch in beiden Ländern unterschiedlich verursacht. So steigt in Mecklenburg-Vorpommern der Landesbasisfallwert 2010 mit Ausgleichen, der für die Budgetermittlung nach § 4 KHEntgG relevant ist, gegenüber dem Vorjahr mit rund 4 % überdurchschnittlich stark. In Hamburg dagegen entwickelte sich der Landesbasisfallwert mit Ausgleichen mit 1,6 % im Mittel. Die überdurchschnittliche Entwicklung der Preiskomponente ist hier auf die Entwicklung der Zu- und Abschlagsbudgets in Höhe von 3,5 % zurückzuführen. Auch in Thüringen wird die maßgebliche Wirkung der Landesbasisfallwertentwicklung in der Veränderung der Preiskomponente sichtbar. Der Landesbasisfallwert mit Ausgleichen weist im Jahreswechsel die geringste Steigerungsrate im Bundesgebiet auf. Sachsen-Anhalt ist das einzige Bundesland in dem der Wegfall des Zu- oder Abschlags aufgrund der Konvergenzverlängerung in der Entwicklung der Zu- und Abschlagsbudgets dämpfend wirkt, da hier über alle Krankenhäuser in Sachsen-Anhalt in der Summe ein Zuschlag aufgrund der Konvergenzverlängerung finanziert wurde.

Die Preisänderung inklusive der Ausgleiche für Mehr- oder Mindererlöse aus Vorjahren wirken in den meisten Bundesländern erhöhend auf die Preiskomponente. In den meisten Bundesländern wurden sowohl 2009 als auch 2010 Mehrer-

Tabelle 18–2
**Komponenten der Budgetentwicklung nach Ländern**

| Bundesland | Umsetzungsstand | Mengenkomponente | Preiskomponente ohne Ausgleiche | Preiskomponente mit Ausgleichen |
|---|---|---|---|---|
| Baden-Württemberg | 99 % | 3,6 % | 2,4 % | 3,7 % |
| Bayern | 98 % | 3,4 % | 2,5 % | 3,1 % |
| Berlin | 92 % | 3,3 % | 2,3 % | 2,9 % |
| Brandenburg | 88 % | 3,0 % | 1,2 % | 1,8 % |
| Bremen | 100 % | 2,0 % | 2,3 % | 2,9 % |
| Hamburg | 80 % | 5,3 % | 4,5 % | 5,1 % |
| Hessen | 92 % | 3,3 % | 1,6 % | 2,3 % |
| Mecklenburg-Vorpommern | 74 % | 1,3 % | 4,3 % | 6,8 % |
| Niedersachsen | 100 % | 2,5 % | 1,9 % | 2,3 % |
| Nordrhein-Westfalen | 94 % | 2,9 % | 3,1 % | 3,7 % |
| Rheinland-Pfalz | 81 % | 2,9 % | 2,1 % | 2,2 % |
| Saarland | 96 % | 4,2 % | 2,0 % | 2,5 % |
| Sachsen | 100 % | 4,6 % | 2,3 % | 3,2 % |
| Sachsen-Anhalt | 99 % | 1,8 % | 2,0 % | 1,6 % |
| Schleswig-Holstein | 87 % | 3,1 % | 3,2 % | 3,1 % |
| Thüringen | 100 % | 2,8 % | 0,6 % | 0,3 % |

Krankenhaus-Report 2012  WIdO

lösausgleiche für Vorjahre gezahlt, wohingegen das Volumen im Jahr 2010 geringer ist. Dies hat zur Folge, dass die Veränderungsrate der Preiskomponente inklusive der Ausgleiche zusätzlich gesteigert wird. Lediglich in den Ländern Thüringen und Sachsen-Anhalt wirken die Veränderungen der Ausgleiche absenkend auf die Preiskomponente. In Rheinland-Pfalz bleibt die Summe der Ausgleiche konstant, auch wenn sich die Verteilung unter den Krankenhäusern im Jahresvergleich verändert.

Betrachtet man die Mengenkomponente im Bundesvergleich, so schwanken die Raten zwischen 1,3 % in Mecklenburg-Vorpommern und 5,4 % in Hamburg. Da sich die Mengenkomponente wiederum aus Fallzahl und Struktur zusammensetzen, sind auch hier die Ursachen vergleichbarer Veränderungsrate unterschiedlich zu begründen. Die Länder Bayern 3,4 % und Baden-Württemberg 3,6 % liegen mit ihren Veränderungsraten leicht über den Durchschnitt i. H. v. 3,3 %. Die Zusammensetzung dieser Entwicklungen ist jedoch sehr unterschiedlich. In Bayern wird die Mengenkomponente hauptsächlich von der Fallzahlentwicklung beeinflusst, wohingegen in Baden-Württemberg nahezu ausschließlich die Strukturkomponente wirkt.

Die Länder Hessen und Hamburg weisen mit 5,5 % bzw. 5,4 % eine vergleichbar starke Mengenentwicklung auf. Auch hier basiert eine vergleichbare Steigerungsrate der Mengenkomponente auf unterschiedlichen Entwicklungen der Einzelkomponenten von Fallzahl und Struktur. Bei der Aufschlüsselung der Mengenentwicklung in Hamburg und Hessen wird erkennbar, dass in Hamburg die Veränderung hauptsächlich durch eine Fallzahlsteigerung verursacht wird, während in Hessen die Entwicklung der Fallzahl und Struktur in gleichen Teilen wirkt.

Im folgenden Abschnitt wird die Mengenkomponente, d. h. Fallzahl und Struktur näher analysiert. Die dominierende Komponente der Preisentwicklung wird dann im anschließenden Abschnitt behandelt werden.

## 18.4 Leistungsentwicklung

### 18.4.1 Leistungsentwicklung im DRG-Bereich

Wie dargestellt, bildet das DRG-Budget den mit Abstand größten Teil des Gesamtbudgets. Die nachfolgende Darstellung beschreibt die Entwicklung der vereinbarten Leistungen in diesem dominanten Bereich. Als Maßzahl für den Leistungsumfang wird der Casemix verwendet, also die Summe aller auf die Fallpauschalen bezogenen Bewertungsrelationen. Der Casemix ist auch das Produkt aus der Fallzahl und der durchschnittlichen Fallschwere, also dem Casemix-Index (CMI). Bundesweit ist der Casemix im DRG-Bereich um 3,0 % gestiegen. Diese Entwicklung geht sowohl auf einen Anstieg der Fallzahlen um 1,6 % zurück, als auch auf eine Erhöhung des CMI um 1,7 %. Betrachtet man die einzelnen Bundesländer, so liegt die Bandbreite des Anstiegs zwischen 1,3 % in Mecklenburg-Vorpommern und 5,4 % in Hamburg. Einen Casemixrückgang gab es in keinem Bundesland (Abbildung 18–3).

Abbildung 18–3

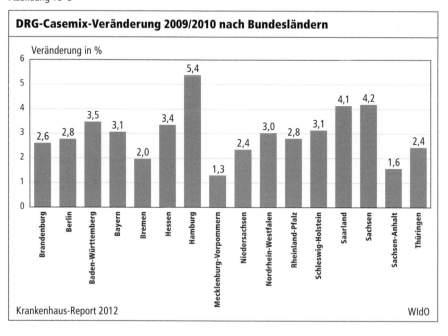

## 18.4.2 Leistungsentwicklung im DRG-Bereich nach Partitionen

Die gesamte Leistungserbringung im DRG-Bereich kann in die drei Partitionen „operativ", „medizinisch" und „sonstige" unterteilt werden. Aufgrund von Unterschieden in der durchschnittlichen Fallschwere differieren hierbei die Anteile der einzelnen Partitionen am Gesamtvolumen je nachdem, ob man die Fallzahl oder den Casemix betrachtet. In die operative Partition entfallen jene Leistungen, für die ein OP-Saal notwendig ist. Sie machen etwas mehr als ein Drittel der Fälle aus, aufgrund eines hohen durchschnittlichen CMI jedoch mehr als 60 % des gesamten Casemixvolumens. In der medizinischen Partition ist das Verhältnis umgekehrt mit einem hohen Anteil von fast 58 % an der Gesamtfallzahl, jedoch vergleichsweise geringen 34 % am Casemixvolumen. Die sonstige Partition nimmt sowohl bei den Fallzahlen als auch beim Casemix nur eine untergeordnete Rolle ein. Allerdings weist die sonstige Partition sowohl bezüglich der Fallzahlen als auch beim Casemix den stärksten prozentualen Anstieg auf. Auch bei den beiden übrigen Partitionen sind sowohl die Fallzahl- als auch die Casemixentwicklung positiv, wenngleich weniger stark ausgeprägt. (Abbildung 18–4). Etwas anders sieht es beim CMI als Maß der (durchschnittlichen) Fallschwere aus. Im Vergleich zu Fallzahlen- und Casemixentwicklung sind die Veränderungen hier minimal. Während der – im Durchschnitt ohnehin vergleichsweise hohe – CMI in der operativen Partition weiter an-

Abbildung 18–4

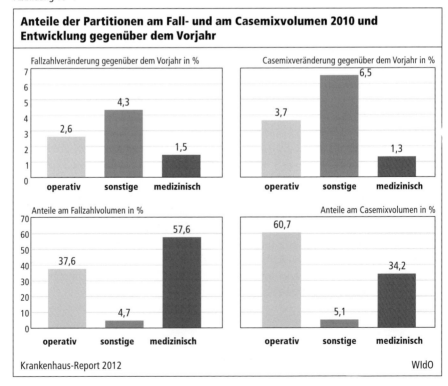

Anteile der Partitionen am Fall- und am Casemixvolumen 2010 und Entwicklung gegenüber dem Vorjahr

Krankenhaus-Report 2012                                                     WIdO

gestiegen ist (um circa 1%), ging der CMI in der medizinischen Partition minimal um 0,1% zurück.

Bei der Bewertung des CMI ist zu beachten, dass neben der Veränderung der durchschnittlichen Fallschwere auch andere Effekte mit einfließen, insbesondere die Verweildauerentwicklung, aber auch die Veränderung im Kodierverhalten ohne zugrunde liegende Änderung in der medizinischen Behandlung oder die bereits angesprochene Weiterentwicklung des G-DRG-Katalogs, der so genannte Katalogeffekt.

### 18.4.3 Leistungsentwicklung im DRG-Bereich nach Hauptdiagnosegruppen

Das gesamte Leistungsspektrum, das mit DRGs abgebildet wird, kann in fünfundzwanzig Hauptdiagnosegruppen unterteilt werden, den so genannten MDCs (Major Diagnostic Categories).[14] Die einzelnen MDCs machen – gemessen an den Fallzahlen und am Casemix – sehr unterschiedliche Anteile am gesamten Leistungsvolumen aus. Nach Maßgabe der Fallzahl besitzen die MDCs 5 (Kreislaufsystem) und 8 (Muskel-Skelett-System und Bindegewebe) mit jeweils etwa 15% Anteil am gesamten Leistungsvolumen das größte Gewicht. An dritter Stelle steht die MDC 6 (Verdauungsorgane), die nochmals etwa 12% der Fälle umfasst. Alle übrigen MDCs folgen in weitem Abstand (Abbildung 18–5).

Bei allen drei fallzahlenstärksten MDCs ist zwischen 2009 und 2010 ein Casemixanstieg zu verzeichnen. Dieser ging in stärkerem Maße auf einen Fallzahlenanstieg zurück, obwohl auch die CMI-Entwicklung bei diesen drei MDCs positiv war. Hinter dem circa siebenprozentigen Casemixanstieg der MDC 8 (Muskel-Skelett-System) verbirgt sich beispielsweise einerseits ein Zuwachs um fast 114 000 Fälle oder knapp 5%. Andererseits ist auch der CMI um 1,7% angestiegen. Aus dem Zusammenwirken dieser beiden Faktoren resultiert im Bereich dieser MDC ein Anstieg der Casemixsumme um mehr als 205 000 Bewertungsrelationen. Damit trägt diese MDC allein mehr als ein Drittel zu dem gesamten Casemixwachstum von 602 730 Bewertungsrelationen bei. Weitere 16,8% des Zuwachses oder mehr als 100 000 Bewertungsrelationen entfallen auf die MDC 22 (Verbrennungen) (Abbildung 18–6).

Insgesamt lassen sich ein Fallzahlenanstieg um etwa 450 000 Fälle und ein CM-Zuwachs um mehr als 600 000 Bewertungsrelationen konstatieren. Dabei existieren durchaus MDCs mit einer negativen Fallzahlenentwicklung oder einem Rückgang des CMI. Den stärksten Fallzahlenrückgang wies zwischen 2009 und 2010 die MDC 13 (Krankheiten der weiblichen Geschlechtsorgane) auf. Der moderate Anstieg des CMI konnte diesen Rückgang nicht kompensieren, sodass in der MDC 13 der Casemix um mehr als 21 000 Bewertungsrelationen sank. Umgekehrt ist die Lage in der MDC 20 (Alkohol- und Drogengebrauch). Trotz eines Rückgangs der durchschnittlichen Fallschwere führte der starke Fallzahlanstieg um fast 8% im Jahresvergleich zu einem Casemixanstieg in diesem Bereich. Insgesamt standen sieben MDCs mit negativer Fallzahlentwicklung achtzehn mit einem Fallzahlenzu-

---

14 Dabei handelt es sich um 23 „echte" MDCs, eine Prä-MDC für Sonderfälle wie Beatmungen und Transplantationen und eine Fehler-MCD. Eine Aufstellung aller MDCs findet sich im Anhang dieses Beitrags.

Abbildung 18–5

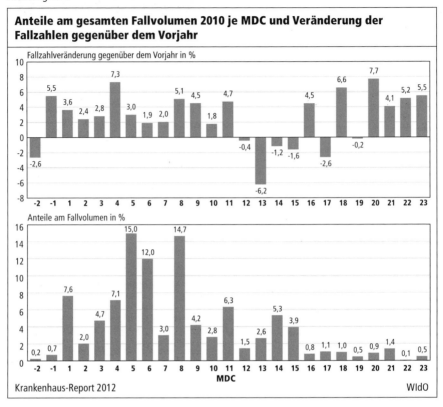

**Anteile am gesamten Fallvolumen 2010 je MDC und Veränderung der Fallzahlen gegenüber dem Vorjahr**

Krankenhaus-Report 2012 WIdO

wachs gegenüber. Hinsichtlich der CMI-Entwicklung war das Verhältnis ausgeglichener: Vierzehn MDCs wiesen einen CMI-Anstieg und elf einen CMI-Rückgang auf. In der Kombination überwiegt jedoch in den allermeisten Fällen der Einfluss der Fallzahlentwicklung. Bei praktisch allen MDCs geht ein Fallzahlenanstieg auch mit einem Zuwachs der Casemixsumme einher. Lediglich in der MDC 17 (Hämatologische und solide Neubildungen) führt ein starker CMI-Anstieg um 2,9 % dazu, dass ein Fallzahlenrückgang um fast 2,8 % leicht überkompensiert wird. Im Endeffekt bedeutet dies, dass bei neunzehn der fünfundzwanzig MDCs ein Anstieg der Casemixsumme von 2009 auf 2010 zu beobachten ist.

### 18.4.4 Entwicklung der belegärztlichen Leistungserbringung

Wie bereits im vergangenen Jahr lässt sich ein Rückgang der Leistungserbringung in belegärztlichen Abteilungen feststellen. Im Vergleich zum Vorjahr ist die Anzahl belegärztlich erbrachter Fälle um 3,5 % zurückgegangen, während die Fallzahl in den Hauptabteilungen erwartungsgemäß gestiegen ist. Dies war ein noch stärkerer Rückgang als im Vorjahr. Anders als zwischen 2008 und 2009 war der Struktureffekt jedoch positiv; der CMI hat sich – wenn auch nur moderat – zwischen 2009 und 2010 erhöht. In der Kombination beider Effekte überwiegt der Einfluss der

Abbildung 18–6

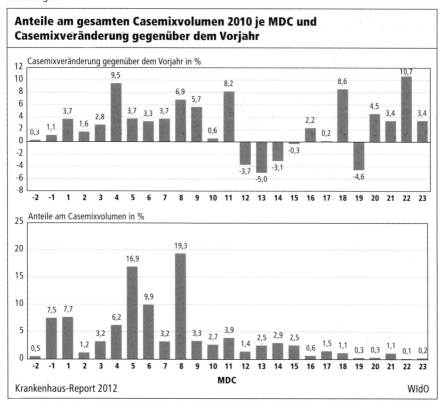

Fallzahlenentwicklung, mithin ist das Casemixvolumen in den Belegabteilungen insgesamt rückläufig, und zwar um knapp 3 %.

Was den Fallzahlenrückgang angeht, lassen sich hier die Auswirkungen des 2007 in Kraft getretenen Vertragsarztrechtsänderungsgesetzes vermuten, die zu einer fortschreitenden Ersetzung belegärztlicher Leistungserbringung durch andere Modelle, beispielsweise den Einsatz von angestellten Ärzten oder von Konsiliarärzten, führt. Der ansteigende CMI unterstützt allerdings nur bedingt die These, dass insbesondere komplexe Fälle aus der belegärztlichen Leistungserbringung ausgegliedert werden und somit nur einfachere Fälle in den Belegabteilungen verblieben. Dies geschieht allenfalls in der Form, dass der Struktureffekt im belegärztlichen Bereich langsamer abläuft als in der sonstigen Leistungserbringung.

## 18.4.5 Leistungsentwicklung im Zusatzentgelte-Bereich

Zusätzlich zu den Fallpauschalen können Zusatzentgelte für ergänzende Leistungen abgerechnet werden. Insgesamt hat sich das Budget für Zusatzentgelte im Jahr 2010 von 1 290,8 Mio. Euro 2009 auf 1 428,6 Mio. Euro gesteigert. Dieser Anstieg von etwa 10,7 % macht deutlich, dass Zusatzentgelte einen besonders dynamischen Teil

Abbildung 18–7

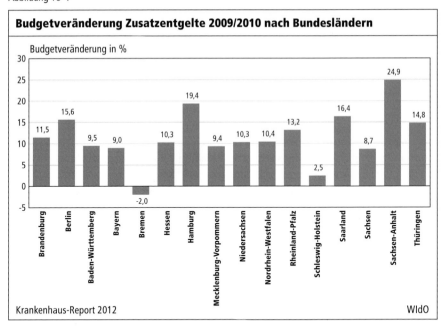

**Budgetveränderung Zusatzentgelte 2009/2010 nach Bundesländern**

Krankenhaus-Report 2012 — WIdO

der Krankenhausbudgets darstellen. Zudem ist deren Anteil am Gesamtbudget im selben Zeitraum von 1,8 % auf 2,0 % angestiegen.

Bei der Darstellung der Budgetveränderungsraten nach Bundesländern zeigen sich auch hier sehr deutliche Unterschiede. Die stärkste Leistungssteigerung bei Zusatzentgelten ist mit 24,9 % in Sachsen-Anhalt zu beobachten, gefolgt von Hamburg mit 19,4 %. Anders als im DRG-Bereich ist mit Bremen ein Bundesland mit einer negativer Budgetentwicklung vertreten (–2,0 %), die zweitniedrigste Veränderungsrate ist für Schleswig-Holstein zu konstatieren (Abbildung 18–7).

Für die Vergütung von Zusatzentgelten existieren zwei unterschiedliche Methoden der Festsetzung. Für den Teil der Zusatzentgelte, deren Preis nicht im Rahmen der jährlichen G-DRG-Kalkulation bundesweit festgelegt wurden, erfolgt die Preisfestsetzung individuell in den Budgetverhandlungen auf Einzelhausebene; in dieser Gruppe sind z. B. auch Zusatzentgelte für neue Untersuchungs- und Behandlungsmethoden (NUB) enthalten.

Für den überwiegenden Teil findet dagegen eine bundesweit gültige Preisfestsetzung statt, die entsprechend unabhängig vom jeweiligen Landesbasisfallwert gilt. Diese bundesweit bepreisten Zusatzentgelte finden sich im Formular E2 der AEB und stellen 71,2 % des Zusatzentgeltvolumens im Jahr 2009 bzw. 74,2 % im Jahr 2010. Deren Budgetveränderung um 15,3 % von 919,1 Mio. Euro auf 1 059,8 Mio. Euro ist deutlich stärker ausgeprägt als in der Gesamtmenge der Zusatzentgelte, was auch auf Entgeltwanderungen vom hausindividuellen ins bundesweit kalkulierte Segment zurückzuführen ist. Im Weiteren werden die Entwicklungen im Bereich der bundeseinheitlich vergüteten Zusatzentgelte näher untersucht.

Anders als im DRG-Bereich, in dem die vereinbarten Preise im Wechsel nach 2010 deutlich ansteigen, sind die kalkulierten Preise bundeseinheitlich vergüteter Zusatzentgelte gesunken. Der isolierte Preiseffekt beträgt –3,2 % bzw. –27,3 Mio. Euro. Der Budgetanstieg geht maßgeblich auf die starke Mengenausweitung von 11,6 % bzw. 98,0 Mio Euro zurück, auf die Strukturveränderung in Richtung höher vergüteter Zusatzentgelte entfallen 6,9 % des Gesamteffekts, was einem absoluten Einfluss i. H. v. 58,3 Mio. Euro entspricht.

Tabelle 18–3 illustriert, dass sich ein großer Teil dieser Budgetsumme auf wenige Zusatzentgelte konzentriert. Im Jahr 2009 machten beispielsweise die Zusatzentgelte für Hämodialyse und für Medikamenten-freisetzende Koronarstents jeweils mehr als zehn Prozent der gesamten Budgetsumme für Zusatzentgelte aus. Diese Anteile sind 2010 etwas zurückgegangen, aber mit 8,9 % respektive 9,3 % immer noch hoch. Es folgen die Gabe von Apherese-Thrombozytenkonzentraten (7,5 %), die Gabe von Rituximab (6,8 %) und die Gabe von Human-Immunglobulin (5,9 %).

Während sich die Koronarstents unterdurchschnittlich erhöht haben und die Hämodialyse praktisch unverändert geblieben ist, verzeichnen die Gabe von Human-Immunglobulin und insbesondere von Rituximab ein überdurchschnittliches Wachstum. Eine besonders große Steigerung, allerdings auf deutlich niedrigerem Niveau (3,9 % Budgetanteil), weist die Palliativmedizinische Komplexbehandlung auf; die hierfür aufgewendeten Mittel haben sich von circa 25 Mio. Euro auf über 40 Mio. Euro gesteigert, ein Anstieg um etwa 63 %. Der Preiseffekt auf Zusatzentgeltebene ist in der Regel moderat bzw. negativ. Hier stellt die Palliativmedizinische Komplexbehandlung eine Ausnahme dar. Hintergrund ist eine Aufsplittung des Zusatzentgelts ZE60 bei der Neufestsetzung des Katalogs für das Jahr 2010, die mit einer starken Preiserhöhung in Abhängigkeit von den Behandlungstagen einhergegangen ist.

In aller Regel hat sich die Anzahl der Häuser, die ein entsprechendes Zusatzentgelt vereinbart haben, im Jahresvergleich erhöht. Unter den hier betrachteten fünfzehn umsatzstärksten Zusatzentgelten ist lediglich bei den Apherese-Thrombozytenkonzentraten 2010 in weniger Häusern eine Vereinbarung geschlossen worden als 2009 – immer bezogen auf die Grundgesamtheit der in dieser Analyse betrachteten 1 480 Häuser. Auch bei den Erythrozythenkonzentraten liegt de facto ein Rückgang vor; hier hat das Zusatzentgelt ZE107 das bis in Jahr 2009 gültige Zusatzentgelt ZE54 ersetzt. Ähnlich liegt der Fall bei der Gabe von Caspofungin (2009: ZE39; 2010: ZE109), allerdings sind hier Anzahl der Vereinbarungen und Budgetvolumen weiter angestiegen. Die Zusatzentgelte ZE120 (Hämodialyse, kontinuierlich, venovenös pumpengetrieben) und ZE121 (Hämodiafiltration, kontinuierlich) sind im Jahr 2010 neu zum Katalog hinzugekommen. Das Zusatzentgelt ZE36 (Plasmapherese) wurde im Katalog zwischen 2009 und 2010 um die Doppelfiltrationsplasmapheresen ergänzt. Vielleicht ist dies ein Grund dafür, weshalb trotz einer wachsenden Zahl von Vereinbarungen die Budgetsumme in diesem Fall gesunken ist.

Tabelle 18-3
**Die fünfzehn umsatzstärksten Zusatzentgelte 2010**

| Zusatzentgelt | Nr. | Anzahl Vereinbarungen | Veränderung zum Vorjahr | Budgetanteil 2010 | Budget 2010 in Mio. Euro | Veränderung zum Vorjahr | davon: Mengeneffekt | davon: Preiseffekt |
|---|---|---|---|---|---|---|---|---|
| Medikamente-freisetzende Koronarstents | ZE101 | 524 | 10,3 % | 9,3 % | 98,3 | 6,0 % | 25,1 % | −19,1 % |
| Hämodialyse, intermittierend | ZE01 | 721 | 4,9 % | 8,9 % | 93,9 | 0,3 % | 0,8 % | −0,5 % |
| Gabe von Apherese-Thrombozytenkonzentraten | ZE84 | 584 | −2,5 % | 7,5 % | 79,3 | 0,5 % | 4,5 % | −4,0 % |
| Gabe von Rituximab | ZE82 | 513 | 3,4 % | 6,8 % | 72,0 | 17,8 % | 15,3 % | 2,5 % |
| Gabe von Human-Immunglobulin | ZE93 | 658 | 8,9 % | 5,9 % | 62,3 | 16,3 % | 19,7 % | −3,3 % |
| Palliativmedizinische Komplexbehandlung | ZE60 | 362 | 17,5 % | 3,9 % | 41,4 | 62,6 % | 27,0 % | 35,6 % |
| Gabe von Erythrozytenkonzentraten | ZE54 ZE107 | 873 | −4,0 % | 3,7 % | 38,9 | −1,2 % | −1,5 % | 0,3 % |
| Gabe von Caspofungin | ZE39 ZE109 | 397 | 11,2 % | 3,5 % | 36,8 | 18,2 % | 26,0 % | −7,7 % |
| Gabe von Docetaxel | ZE80 | 581 | 1,6 % | 2,7 % | 28,3 | 1,2 % | 4,1 % | −3,0 % |
| Gabe von Pemetrexed | ZE53 | 341 | 13,3 % | 2,5 % | 26,8 | 20,3 % | 23,5 % | −3,1 % |
| Gabe von Bevacizumab | ZE74 | 431 | 7,2 % | 2,4 % | 25,6 | 15,1 % | 10,6 % | 4,4 % |
| Plasmapherese | ZE36 | 317 | 4,3 % | 2,3 % | 24,7 | −2,8 % | 0,6 % | −3,4 % |
| Hämodialyse, kontinuierlich, veno-venös, pumpengetrieben | ZE120 | 336 | | 2,1 % | 22,5 | | | |
| Hämodiafiltration, kontinuierlich | ZE121 | 407 | | 2,0 % | 21,3 | | | |
| Gabe von Thrombobzytenkonzentraten | ZE94 | 632 | 18,6 % | 2,0 % | 21,1 | 10,9 % | 13,8 % | −2,9 % |
| alle E2-Zusatzentgelte | | 1226 | 1,8 % | 100,0 % | 1015,4 | 15,3 % | 11,6 % | 3,7 % |

Krankenhaus-Report 2012   WIdO

## 18.5 Preisentwicklung im DRG-Bereich

Das Vergütungsniveau Stationärer Leistungen im somatischen Bereich wird maßgeblich von der Preisentwicklung für DRG-Leistungen geprägt. Die DRG-Preiskomponente setzt sich aus den Determinanten Basisfallwert (exklusive Zu- und Abschläge), den Zu- und Abschlägen sowie den periodenfremden Ausgleichen für Budgetabweichungen aus den Vorjahren zusammen. Sonstige Entgelte, deren Preise hausindividuell zu vereinbaren sind, spielen für die Gesamtentwicklung auf Bundesebene eine nachgeordnete Rolle und werden daher im Weiteren nicht näher untersucht.

### 18.5.1 Entwicklung der Basisfallwerte

Das Preisniveau für DRG-Leistungen steigt im Jahr 2010 gegenüber dem Vorjahr durchschnittlich um 2,4 %. Die einzelnen Determinanten des DRG-Preises verhalten sich im Wechsel nach 2010 unterschiedlich (vgl. Abbildung 18–8). Der Preissockel wird von der Determinante des „reinen" Basisfallwerts (ohne Zu- und Abschläge) gebildet, dieser beträgt im Jahr 2009 2 914,27 Euro und steigt im Folgejahr auf 2 931,25 Euro an. Dies entspricht einer relativen Steigerung von 0,6 %[15].

Die DRG-Preise unter Berücksichtigung der Zu- und Abschläge steigen dagegen deutlich stärker an. Im Jahr 2009 wirkte die Summe der Zu- und Abschlagsbudgets mit –28,26 Euro noch deutlich absenkend auf den Preis, im Folgejahr entfalten sie dagegen eine positive Preiswirkung i. H. v. 25,14 Euro. In der Folge liegt die Preisentwicklung der Basisfallwert inklusive Zu- und Abschläge im Jahr 2009 mit 2,4 %

Abbildung 18–8

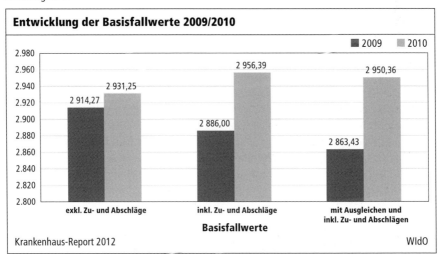

---

15 Die Steigerungsrate in Höhe von 0,6 % ist aufgrund der Vergleichbarkeit um den Effekt des Zuschlags Finanzierung von Arbeitszeitverbesserungen bereinigt, der im Jahr 2010 in den LBFW einbezogen wurde. Die unbereinigte Veränderung der Basisfallwerte beträgt 1,6 %.

deutlich oberhalb der Veränderungsrate des Preisniveaus ohne Zu- und Abschläge. Dieser überaus starke Preiseffekt von mehr als 50 Euro auf den Basisfallwert geht maßgeblich auf den Wegfall der auf das Jahr 2009 befristeten Regelungen zur Konvergenzverlängerung und des Mehrleistungsabschlags zurück.

Die Determinante der Ausgleichzahlungen für Vorperioden ist auch in diesem Jahr rückläufig. Die Ausgleichzahlungen 2010 reduzieren den Preis um durchschnittlich –6,03 Euro, wohingegen das Preisniveau im Vorjahr um –22,57 Euro abgesenkt wurde. Das abrechnungsrelevante Preisniveau, d. h. der Basisfallwert inklusive Zu- und Abschlägen und Ausgleichen steigt somit um 3,0% und damit schwächer als im Vorjahr.[16]

### 18.5.2 Preiseffekt aus dem Ende der Konvergenz

Als Reaktion auf den sog. Divergenzeffekt wurde mit dem KHRG das Ende der Konvergenz auf das Jahr 2010 verschoben und für das Jahr 2009 über die Vereinbarung von Zu- und Abschlägen zur Konvergenzverlängerung budgetwirksam. Über alle betrachteten Krankenhäuser wirkte die Konvergenzverlängerung 2009 budgetmindernd i. H. v. –397,4 Mio. Euro. Das bundesweite Preisniveau ist durchschnittlich um –27,04 Euro herabgesetzt. Mit dem letzten Sprung auf den Landesbasisfallwert im Jahr 2010 sind diese Abschläge entfallen.

Einrichtungen, die aufgrund der Angleichung an den Landesbasisfallwert Budgetanteile verlieren, durften im Jahr 2009 nicht mehr als 3,0% des Budgets abgeben. D. h. der Angleichungsbetrag des Konvergenzschrittes wird gekappt und das Krankenhaus erhält budgeterhöhend den sog. Schonbetrag. Im Jahr 2009 haben 97 der untersuchten Krankenhäuser solche Schonbeträge vereinbart, die sich auf ein Volumen von 70,1 Mio. Euro summieren und im Jahr 2010 entfallen. Sie entsprechen einem Preiseffekt von 4,13 Euro auf den Basisfallwert.

### 18.5.3 Preiseffekt aus dem Wegfall des Mehrleistungsabschlags

Steigende Leistungsmengen führen c. p. zu sinkenden Durchschnittskosten, da lediglich die variablen Kosten steigen und die Fixkosten konstant bleiben. Dieser betriebswirtschaftliche Grundsatz findet sich nicht nur seit jeher in den Regelungen zu Mehr- und Mindererlösgleichen wieder, sondern auch in den gesetzlichen Vorgaben zur Budgetvereinbarung im KHEntgG. Während der Konvergenzphase 2005–2008 galten verbindliche Vergütungssätze für vereinbarte Leistungsveränderungen auf Einzelhausebene, für das Jahr 2009 hat der Gesetzgeber über das KHRG einen individuell zu vereinbarenden Abschlag auf Hausebene vorgesehen, der im Jahr 2010 gänzlich entfallen ist.[17]

---

16 Vergleiche Kramer et al. 2011.
17 Für Mehrerlösausgleiche werden wegen der großen Personalkostenanteile in der stationären Versorgung üblicherweise 35% variable und 65% Fixkosten angenommen. Für die Vereinbarungen auf Einzelhausebene während der Konvergenzphase wurden nicht diese 35% angesetzt. §4 des Krankenhausentgeltgesetzes (KHEntgG) schreibt für 2005 vor, dass Leistungsveränderungen zu 33% des jeweils geltenden Landesbasisfallwerts budgetwirksam werden. Im Verlauf der Konvergenzphase steigt dieser Anteil stufenweise an: auf über 50% in 2006, 65% in 2007 bis 80% in 2008.

Die Befristung des Mehrleistungsabschlags führt isoliert betrachtet zu einer Budgetsteigerung 2010 von 0,8 %. Bundesweit haben 2009 857 der hier betrachteten Einrichtungen einen solchen Mehrleistungsabschlag mit einem Gesamtvolumen i. H. v. 395,7 Mio. Euro vereinbart, was einem vereinbarten Preiseffekt von −26,89 Euro entspricht.

### 18.5.4 Einfluss des Pflegesonderprogramms

Im Jahr 2009 haben 981 der hier untersuchten Krankenhäuser eine Vereinbarung über das Pflegesonderprogramm geschlossen, im Jahr 2010 waren es bereits 1 027. Das Volumen der für Pflegekräfte zusätzlich vereinbarten Finanzmittel beläuft sich 2009 auf 176,4 Mio. Euro und steigt 2010 auf 353,2 Mio. Euro, was einem Gesamteffekt auf das Budget i. H. v. 0,3 % entspricht. In den ersten zwei Jahren sind also in den hier untersuchten Einrichtungen 529,6 Mio. budgetwirksam bereitgestellt worden. Der Gesetzgeber geht in der Gesetzesbegründung des KRHG davon aus, dass sich die Fördersumme zum Ende des über drei Jahre laufenden Programms auf insgesamt 660 Mio. Euro belaufen wird, mit denen 17 000 neue Stellen finanziert werden könnten.

## 18.6 Umsetzung der Vereinbarungsergebnisse

### 18.6.1 Umsetzungszeitpunkte

Das KHRG hat aber neben den zahlreichen Änderungen auch eine deutliche Verzögerung im Verhandlungsverlauf sowohl auf der Landes- als auch auf der Ortsebene mit sich gebracht. Das späte Inkrafttreten des KHRG am 25. März 2009 führte dazu, dass die für 2009 relevanten Landesbasisfallwerte in weiten Teilen der Republik deutlich später abgeschlossen wurden als in den Jahren zuvor (Tabelle 18–4). Wurden die Verhandlungen zum LBFW 2008 im Schnitt im Februar 2008 abgeschlossen, so verschieben sich die Vereinbarungen 2009 um vier Monate nach hinten.

Die Vereinbarungen der Landesbasisfallwerte 2010 waren wiederum deutlich früher abgeschlossen. So wurden in vier Bundesländern bereits im Jahr 2009 der Landesbasisfallwert 2010 vereinbart, sodass dieser direkt zum Jahreswechsel zur Abrechnung kommen konnte.

In der Konsequenz wurden 2010 auch die Verhandlungen der Krankenhausbudgets früher abgeschlossen als im Vorjahr. Abbildung 18–9 verdeutlicht dies. So waren unterjährig im Jahr 2009 46,6 % des DRG-Casemixvolumens der betrachten Krankenhäuser vereinbart, wohingegen im Jahr 2010 bei diesen Häusern unterjährig bereits 63,6 %[18] des betrachteten DRG-Casemixvolumens geeint wurde. Im Ergebnis sank im Jahr 2010 der Anteil der retrospektiv geschlossenen Vereinbarungen.

---

18 Die Quote der prospektiven Vereinbarungen 2010 in Höhe von 67,3 % gemessen am Gesamtvolumen der betrachteten Häuser ist überschätzt im Vergleich zu dem Gesamtcasemixvolumen nach § 10 Abs. 9 S. 3 KHEntgG in Höhe von rund. 18,5 Tds. Casemixpunkten. Gemessen am Gesamtcasemixvolumen beträgt die Quote der prospektiven Vereinbarungen 63,3 %.

Tabelle 18–4
**Vereinbarungszeitpunkte für die Landesbasisfallwerte 2009 und 2010**

| Bundesland | 2009 | 2009 nach KHRG | 2010 |
| --- | --- | --- | --- |
| Baden-Württemberg | | Juli 2009 | Februar 2010 |
| Bayern | April 2009 | Oktober 2009 | Dezember 2009 |
| Berlin | | Juni 2009 | Mai 2010 |
| Brandenburg | Dezember 2008 | Mai 2009 | Mai 2010 |
| Bremen | | März 2009 | Juni 2010 |
| Hamburg | März 2009 | Juli 2009 | Mai 2010 |
| Hessen | März 2009 | Juni 2007 | Dezember 2009 |
| Mecklenburg-Vorpommern | | März 2010 | Juni 2010 |
| Niedersachsen | Dezember 2008 | April 2009 | Dezember 2009 |
| Nordrhein-Westfalen | März 2009 | April 2009 | Februar 2010 |
| Rheinland-Pflalz | November 2008 | Mai 2009 | November 2009 |
| Saarland | | März 2009 | März 2010 |
| Sachsen | | April 2009 | März 2010 |
| Sachsen-Anhalt | Dezember 2007 | August 2009 | Februar 2010 |
| Schleswig-Holstein | | Mai 2009 | Januar 2010 |
| Thüringen | | April 2009 | Januar 2010 |

Krankenhaus-Report 2012 WIdO

Abbildung 18–9

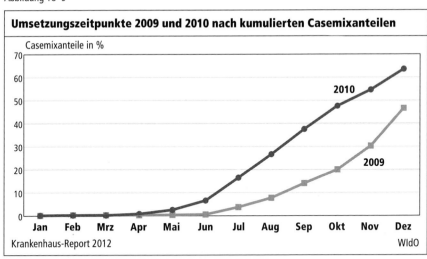

Krankenhaus-Report 2012 WIdO

## 18.6.2 Entwicklung der Zahlbasisfallwerte (Z-Bax)

Mit der Umsetzung einer geschlossenen Vereinbarung ändert sich zu diesem Zeitpunkt auch das Preisniveau für die Vergütung von DRG-Leistungen, und zwar sowohl mit Genehmigung einer Vereinbarung auf Hausebene als auch mit Vorliegen eines genehmigten Landesbasisfallwerts für das laufende Jahr. Dieser vergütungsrelevante Basisfallwert entspricht i. d. R. nicht dem vereinbarten Basisfallwert inklusive Ausgleichen, da dieser auch Zahlbetragskorrekturen bei unterjährigen oder retrospektiven Umsetzungen beinhaltet. Der Casemix-gewichtete Zahlbasisfallwert der hier untersuchten Krankenhäuser (Z-Bax) illustriert, wie vereinbarte Preisänderungen in den Jahren 2009 und 2010 in die reale Vergütung von DRG-Leistungen eingeflossen sind. Der Z-Bax enthält neben den Ausgleichen für Vorperioden auch unterjährige Zahlbetragsausgleiche sowie alle Zu- und Abschläge, mit Ausnahme der Finanzierung von Ausbildungsstätten.[19]

Das zahlungswirksame Preisniveau der untersuchten Krankenhäuser im Z-Bax steigt im Mittel mit 2,3 % deutlich geringer an als der vereinbarte Basisfallwert inklusive aller Zu- und Abschläge sowie Ausgleiche mit 3,0 % (Abbildung 18–10).

Die unterjährigen Verläufe der Jahre 2009 und 2010 verhalten sich in der Tendenz zwar gleichermaßen aufsteigend, aber bezüglich der Steigung unterschiedlich. Im Jahr 2009 dominiert eine stufenartige Entwicklung nach oben, die aus einer steigenden Zahl vereinbarter Landesbasisfallwerte resultiert. Das leichte Absinken

Abbildung 18–10

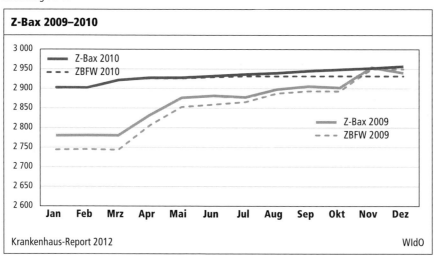

zum Jahresende geht auf die Preisdegression aufgrund vereinbarter Mehrleistungen

---

19 Eine umfassende Erläuterung des Z-Bax findet sich in Friedrich et al. 2010. Zudem kann unter www.wido.de der wochenaktuelle Z-Bax aller bundesdeutschen Krankenhäuser heruntergeladen werden. Die Onlineversion enthält abweichend zu der hier dargestellten auch die Zuschläge zur Ausbildungsfinanzierung.

Abbildung 18–11

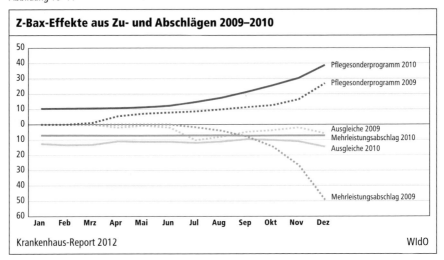

zurück. 2010 steigt der Z-Bax nach einem Sprung im Monat März stetig an; zu diesem Zeitpunkt waren die Landesbasisfallwerte 2010 weitestgehend geeint und die umgesetzten Vereinbarungen des Jahres 2010 zu Ausgleichen sowie Zu- und Abschlägen werden schrittweise preiswirksam. Deren Preiswirkungen sollen im Weiteren exemplarisch näher untersucht werden.

Der Blick auf die Zahlungswirksamkeit einzelner Zu- und Abschläge im Verlauf der Jahre 2009 und 2010 macht die Entwicklung des Z-Bax nachvollziehbarer (Abbildung 18–11). Während Entgelte der Konvergenzverlängerung im Jahr 2009 weitestgehend zur Abrechnung gebracht wurden und im Jahr 2010 keine Relevanz mehr aufweisen, verhält es sich beim Abschlag für vereinbarte Mehrleistungen, der budgetseitig ja ebenfalls auf das Jahr 2009 beschränkt ist, anders: Im Jahresmittel beträgt die Wirkung des Mehrleistungsabschlags auf den Z-Bax des Jahres 2009 –8,83 Euro, verbleibt aber in 2010 bei –6,76 Euro. Von den 395,7 Mio. Euro im Jahr 2009 vereinbarten Mehrleistungsabschlägen wurden nur 47,0% noch im selben Jahr umgesetzt. Die übrigen Vereinbarungsergebnisse entfalteten erst im Folgejahr ihre Zahlungswirksamkeit und senkten so den Z-Bax des Jahres 2010. Dabei kam nicht immer der Entgeltschlüssel des Mehrleistungsabschlags zur Anwendung, sondern alternativ auch ein Schlüssel für Ausgleiche (s. u.).

Die Preiswirkungen aus den Zuschlägen zur Finanzierung des Pflegesonderprogramms auf den Z-Bax betrugen im Jahr 2009 9,02 Euro und im Jahr 2010 17,88 Euro. Dass der in 2009 vereinbarte Zuschlag für das Pflegesonderprogramm i. H. v. 10,46 Euro trotz eines unterjährigen Umsetzungsanteils von 52,4% weitgehend preiswirksam wurde, geht auf die besondere Regelung zurück, dass anders als bei den übrigen Zu- und Abschlägen Krankenhäuser noch vor Abschluss einer Vereinbarung maximal 0,48% für die Teilnahme am Pflegesonderprogramm in Rechnung stellen konnten. Daher fließen diese Vergütungsanteile auch bereits relativ früh und umfänglich im Jahr 2009.

Ausgleiche wirken im Jahr 2009 mit −3,42 Euro absenkend auf das DRG-Preisniveau, dieser Wert ist 2010 mit −12,44 Euro deutlich stärker, obwohl die Summe der vereinbarten Rückzahlungen deutlich geringer ausfällt als noch im Vorjahr (vgl. Abschnitt 18.3). Dies ist zum einen darauf zurückzuführen, dass von den 2009 vereinbarten 393,0 Mio. Euro Rückzahlung an die Krankenkassen nur 39,5 % im selben Jahr umgesetzt wurden. Zum anderen enthalten die Entgelte für Ausgleiche im Jahr 2010 auch anteilig retrospektiv abgegoltene Mehrleistungsabschläge (s. o.).

Aufgrund der deutlich verspäteten Budgetverhandlungen im Jahr 2009 und einer Verbesserung im Jahr 2010 zeigt der Z-Bax, dass die vereinbarten Effekte auf das DRG-Preisniveau erst im Folgejahr wirken. Die Verschiebung preisabsenkender Preiskomponenten hat dazu geführt, dass im Wechsel von 2009 nach 2010 das zahlungswirksame Preisniveau für DRG-Leistungen für die untersuchten Einrichtungen moderater ansteigt als die vereinbarten Werte.

## 18.7 Fazit

Mit den Budgetabschlüssen des Jahres 2010 haben die Maßnahmen des KHRG ihre umfassende Wirkung entfaltet. Im Jahr 2009 waren trotz dämpfender Maßnahmen wie Mehrleistungsabschlag und Konvergenzverlängerung die Budgets im Vergleich zum Vorjahr um ca. 7 % gestiegen. Im Jahr 2010 hat sich dieser Anstieg nur geringfügig abgeschwächt; die Wachstumsrate lag knapp unter 6 %, was einem absoluten Mittelzuwachs von rund drei Milliarden Euro entspricht. Da lediglich 1 480 Krankenhäuser in die Analyse einbezogen werden konnten, stellt dies sogar noch eine Unterzeichnung des tatsächlichen Budgetanstiegs dar.

Aufgrund der zweistufigen Wirkungen aus dem KHRG hat der Preiseffekt auch im Jahr 2010 mit 2,5 % bzw. 3,1 % inklusive periodenfremder Ausgleiche einen sehr starken Einfluss auf die Budgetsteigerung. Die Mengenentwicklung ist mit einem Fallzahlanstieg von 1,6 % und einer Änderung der Leistungsstruktur in Richtung höher vergüteter Leistungen von 1,7 % in der Summe weiterhin als dynamisch zu bezeichnen. Einen sehr großen Anteil am Anstieg der Leistungsmenge haben die Muskel-Skelett-Erkrankungen, auf die mehr als ein Drittel des Casemixanstiegs entfällt.

Im regionalen Vergleich existieren allerdings große Unterschiede. Die Budgetsteigerungsraten zwischen den Bundesländern weisen eine enorme Spannweite zwischen 3,3 % und 9,9 % auf. Der Einfluss von Preis- und Mengenentwicklungen ist dabei ebenso variabel ausgeprägt.

## Anhang

Die Nummern der MDCs bedeuten Folgendes:
- −2  Fehler-DRGs und sonstige DRGs
- −1  Pre-MDC
- 1   Krankheiten und Störungen des Nervensystems
- 2   Krankheiten und Störungen des Auges
- 3   Krankheiten und Störungen im HNO-Bereich
- 4   Krankheiten und Störungen der Atmungsorgane
- 5   Krankheiten und Störungen des Kreislaufsystems
- 6   Krankheiten und Störungen der Verdauungsorgane
- 7   Krankheiten und Störungen am hepatobiliären System und Pankreas
- 8   Krankheiten und Störungen am Muskel-Skelett-System und Bindegewebe
- 9   Krankheiten und Störungen an Haut, Unterhaut und Mamma
- 10  Endokrine, Ernährungs- und Stoffwechselkrankheiten
- 11  Krankheiten und Störungen der Harnorgane
- 12  Krankheiten und Störungen der männlichen Geschlechtsorgane
- 13  Krankheiten und Störungen der weiblichen Geschlechtsorgane
- 14  Schwangerschaft, Geburt und Wochenbett
- 15  Neugeborene
- 16  Krankheiten des Blutes, der blutbildenden Organe und des Immunsystems
- 17  Hämatologische und solide Neubildungen
- 18  Infektiöse und parasitäre Krankheiten
- 19  Psychiatrische Krankheiten und Störungen
- 20  Alkohol- und Drogengebrauch und alkohol- und drogeninduzierte psychische Störungen
- 21  Verletzungen, Vergiftungen und toxische Nebenwirkungen von Drogen und Medikamenten
- 22  Verbrennungen
- 23  Faktoren, die den Gesundheitszustand beeinflussen und andere Inanspruchnahmen des Gesundheitswesens.

## Literatur

Burmann S, Malzahn J, Wehner Ch. Kliniken in Not? Gesundheit und Gesellschaft 2008; 6: 30–5.
Friedrich J, Leclerque G, Paschen K. Die Krankenhausbudgets 2004 bis 2006 unter dem Einfluss der Konvergenz. In: Klauber J, Robra BP, Schellschmidt H (Hrsg). Krankenhaus-Report 2007. Stuttgart: Schattauer 2008; 257–76.
Friedrich J, Leber WD, Wolff J. Basisfallwerte – zur Preis- und Produktivitätsentwicklung stationärer Leistungen. In: Klauber J, Geraedts M, Friedrich J (Hrsg). Krankenhaus-Report 2010. Stuttgart: Schattauer 2010; 127–47.
Friedrich J, Leclerque G, Paschen K. Die Katalogrevision beeinflusst die Konvergenz. f&w 2007; 04: 425–7.
GKV-Spitzenverband. Bericht des GKV-Spitzenverbandes zum Pflegesonderprogramm gemäß § 4 Abs. 10 Satz 12 Krankenhausentgeltgesetz für das Budgetjahr 2009. Berlin 2010.
Günster C. Bestimmung des Landesbasisfallwert mit Kappungsgrenze. Bonn: Wissenschaftliches Institut der AOK (WIdO) (Hrsg) 2005.

Heimig F. G-DRGs 2008. Klassifikation und Bewertung, Ergebnispräsentation zugunsten der Selbstverwaltungspartner nach § 17b KHG. Siegburg, 24. August 2007.

Heimig F. G-DRGs 2009. Klassifikation und Bewertung, Ergebnispräsentation zugunsten der Selbstverwaltungspartner nach § 17b KHG. Siegburg, 22. August 2008.

Institut für das Entgeltsystem im Krankenhaus (InEK). G-DRG V2006/2008 Report-Browser. Siegburg 2007. http://www.g-drg.de.

Institut für das Entgeltsystem im Krankenhaus (InEK). G-DRG V2008/2009 Report-Browser. Siegburg 2008. http://www.g-drg.de.

Klauber J, Friedrich J. Preissprung auf der Klinikrechnung. Gesundheit und Gesellschaft 2008; 12: 18f.

Kramer H, Leclerque G, Friedrich J. Die Krankenhausbudgets 2008 und 2009 unter dem Einfluss des KHRG. In: Klauber J, Geraedts M, Friedrich J, Wasem J (Hrsg). Krankenhaus-Report 2011. Stuttgart: Schattauer 2011; 261–83.

Krankenhaus-Directory – DRG-Krankenhäuser 2005. In: Klauber J, Robra BP, Schellschmidt H (Hrsg). Krankenhaus-Report 2006. Stuttgart: Schattauer 2007; 365–434.

Krankenhaus-Directory – DRG-Krankenhäuser 2006. In: Klauber J, Robra BP, Schellschmidt H (Hrsg). Krankenhaus-Report 2007. Stuttgart: Schattauer 2008; 393–471.

Krankenhaus-Directory – DRG-Krankenhäuser 2007. In: Klauber J, Robra BP, Schellschmidt H (Hrsg). Krankenhaus-Report 2008/2009. Stuttgart: Schattauer 2009; 359–432.

Leber WD, Wolff J. G-DRG-Entwicklung aus der Sicht der Krankenkassen. In: Roeder N, Bunzemeier H (Hrsg). Kompendium zum G-DRG-System 2009. Düsseldorf: Deutsche Krankenhausverlagsgesellschaft 2009; 49ff.

Leclerque G, Friedrich J. Die Krankenhausbudgets 2005 bis 2007 unter dem Einfluss der Konvergenz. In: Klauber J, Robra BP, Schellschmidt H (Hrsg). Krankenhaus-Report 2008/2009. Stuttgart: Schattauer 2009; 229–40.

Leclerque G, Friedrich J. Die Krankenhausbudgets 2006 bis 2008 unter dem Einfluss der Konvergenz. In: Klauber J, Geraedts M, Friedrich J (Hrsg). Krankenhaus-Report 2010. Stuttgart: Schattauer 2010; 305–18.

Rau F. Regelungen des Krankenhausfinanzierungsreformgesetzes. das Krankenhaus 2009; 03: 198ff.

# 19 Statistische Krankenhausdaten: Grund- und Kostendaten der Krankenhäuser 2009

Ute Bölt

**Abstract**

Dieser Beitrag fasst die Ergebnisse der Krankenhausstatistik zu den Grund- und Kostendaten der Krankenhäuser für das Berichtsjahr 2009 zusammen. Er gibt einen Überblick über die sachlichen und personellen Ressourcen (z. B. Betten, Fachabteilungen, Personal) sowie die Inanspruchnahme von Krankenhausleistungen (Patientenbewegungen) und beziffert die Aufwendungen für Personal- und Sachkosten. Die Krankenhausstatistik ist eine seit 1991 bundeseinheitlich durchgeführte jährliche Vollerhebung. Auskunftspflichtig sind die Träger der Krankenhäuser. Die Diagnosedaten der Krankenhauspatienten werden wie die fallpauschalenbezogene Krankenhausstatistik (DRG-Statistik) jeweils in einem gesonderten Beitrag behandelt (siehe Kapitel 20–21).

This article summarizes the results of the German hospital statistics for 2009. It provides an overview of the material and human resources (e. g. beds, departments, staff) as well as the utilization of hospital services (patient movements) and estimated expenses for personnel and material costs. The hospital statistics are carried out annually since 1991 as a full survey. All hospitals are required to report. The diagnoses of hospital patients as well as the DRG statistics are presented in separate articles (see chapters 20–21).

## 19.1 Vorbemerkung

Die Krankenhausstatistik des Statistischen Bundesamtes liefert vielfältige Informationen über das Volumen und die Struktur des Leistungsangebots sowie über die Inanspruchnahme von Krankenhausleistungen. Seit 1991 umfasst die jährlich durchgeführte Vollerhebung die Krankenhäuser im gesamten Bundesgebiet. Das Erhebungsprogramm gliedert sich in die Grunddaten der Krankenhäuser, den Kostennachweis der Krankenhäuser und die Diagnosen der Krankenhauspatienten.[1] Die

---

1 Eine ausführliche Darstellung der Ergebnisse der Krankenhausstatistik enthält die Fachserie 12 (Gesundheit) des Statistischen Bundesamtes. Entsprechend der Erhebungsbereiche werden die Ergebnisse in den Reihen 6.1.1 (Grunddaten der Krankenhäuser), 6.2.1 (Diagnosen der Krankenhauspatienten) und 6.3 (Kostennachweis der Krankenhäuser) jährlich publiziert; die Reihe 6.4 (Fallpauschalenbezogene Krankenhausstatistik – DRG-Statistik) erweitert das Informationsangebot seit dem Berichtsjahr 2005. Ab Berichtsjahr 2007 sind die Fachserien unter www.destatis.de auf der Themenseite Gesund-

fallpauschalenbezogene Krankenhausstatistik (DRG-Statistik – Diagnosis Related Groups Statistics) ergänzt seit 2005 die Krankenhausdiagnosestatistik um Angaben zu Operationen und medizinischen Prozeduren bei stationären Patienten. Gegenstand der folgenden Betrachtung sind die Grund- und Kostendaten der Krankenhäuser. Eine ausführliche Darstellung der Krankenhausdiagnosestatistik enthält Kapitel 20, Ergebnisse der DRG-Statistik werden in Kapitel 21 präsentiert.

Rechtsgrundlage ist die 1990 in Kraft getretene und im Jahr 2001 erstmals umfassend novellierte Krankenhausstatistik-Verordnung (KHStatV). Die Novellierung war erforderlich geworden, um die Krankenhausstatistik an die Entwicklungen im Bereich der stationären Gesundheitsversorgung anzupassen.[2] Weitere wesentliche Änderungen gibt es ab 2007 bei der Erhebung der Kosten der Ausbildungsstätten (Wegfall der Ausbildungsstätten-Umlage) und der neu hinzugekommenen gesonderten Erfassung von Aufwendungen für den Ausbildungsfonds[3] sowie ab 2009 bei der zusätzlichen Erhebung von Personal ohne direktes Beschäftigungsverhältnis beim Krankenhaus und die hierauf entfallenden Sachkosten[4]. Der vorliegende Beitrag schließt sich an das Kapitel 18 im Krankenhaus-Report 2011 an. Die Struktur des Kapitels orientiert sich am Angebot und der Inanspruchnahme von Krankenhausleistungen. An einen ersten Überblick über die Ergebnisse des Jahres 2009 anhand ausgewählter Kennzahlen der Krankenhäuser (Abschnitt 19.2) schließt sich eine detaillierte Betrachtung des Angebots von Krankenhausleistungen an (Abschnitt 19.3). Dabei wird auf die sachliche, personelle und fachlich-medizinische Ausstattung der Krankenhäuser eingegangen. Im Weiteren werden Ergebnisse zur Inanspruchnahme von Krankenhausleistungen präsentiert (Abschnitt 19.4). Es schließt sich eine Darstellung der Entwicklung speziell im Bereich der psychiatrischen Krankenhäuser (Abschnitt 19.5) an. Abschließend wird auf die im Zusammenhang mit der Krankenhausleistung entstandenen Kosten (Abschnitt 19.6) eingegangen.

## 19.2 Kennzahlen der Krankenhäuser

Einen Überblick über zentrale Ergebnisse des Jahres 2009[5], auf die in den folgenden Abschnitten intensiver eingegangen wird, gibt Tabelle 19–1[6]. Die kompletten Ergebnisse für die Jahre 1999 bis 2009 finden sich im Internetportal www.kranken-

---

heit unter Veröffentlichungen im Bereich Krankenhäuser kostenlos erhältlich; ältere Publikationen können unter gesundheit@destatis.de angefordert werden.
2 Zu inhaltlichen und methodischen Änderungen aufgrund der ersten Novellierung der Krankenhausstatistik-Verordnung siehe Rolland S, Rosenow C. Statistische Krankenhausdaten: Grund- und Kostendaten der Krankenhäuser 2002. In: Klauber J, Robra BP, Schellschmidt H (Hrsg). Krankenhaus-Report 2004, Stuttgart: Schattauer 2005; 291–310.
3 Aufwendungen für den Ausbildungsfonds gem. § 17a Abs. 5 Krankenhausfinanzierungsgesetz (KHG).
4 Artikel 4b des Krankenhausfinanzierungsreformgesetzes vom 24. März 2009.
5 Bölt U. Krankenhäuser in Deutschland. Grund- und Kostendaten 2009. Wirtschaft und Statistik 2011, 4: 363–75.
6 Die Veränderungsraten in diesem Beitrag wurden auf Basis der exakten Ergebnisse errechnet.

Tabelle 19–1
**Zentrale Indikatoren der Krankenhäuser**

| Gegenstand der Nachweisung | Berichtsjahr | | | | Veränderung 2009 gegenüber | | |
|---|---|---|---|---|---|---|---|
| | 2009 | 2008 | 2004 | 1999 | 2008 | 2004 | 1999 |
| | Anzahl | | | | in % | | |
| Krankenhäuser | 2 084 | 2 083 | 2 166 | 2 252 | | −3,8 | −7,5 |
| Aufgestellte Betten | | | | | | | |
| – Anzahl | 503 341 | 503 360 | 531 333 | 565 268 | | −5,3 | −11,0 |
| – je 100 000 Einwohner | 615 | 613 | 644 | 689 | 0,3 | −4,5 | −10,7 |
| Krankenhausfälle | | | | | | | |
| – Anzahl | 17 817 180 | 17 519 579 | 16 801 649 | 17 092 707 | 1,7 | 6,0 | 4,2 |
| – je 100 000 Einwohner | 21 762 | 21 334 | 20 365 | 20 823 | 2,0 | 6,9 | 4,5 |
| Berechnungs- und Belegungstage in 1 000 | 142 414 | 142 535 | 146 746 | 169 696 | −0,1 | −3,0 | −16,1 |
| Durchschnittliche Verweildauer in Tagen | 8,0 | 8,1 | 8,7 | 9,9 | −1,8 | −8,5 | −19,5 |
| Durchschnittliche Bettenauslastung in Prozent | 77,5 | 77,4 | 75,5 | 82,2 | 0,2 | 2,7 | −5,8 |
| Personal | | | | | | | |
| – Beschäftigte am 31.12. (Kopfzahl) | 1 096 520 | 1 078 212 | 1 071 846 | 1 105 912 | 1,7 | 2,3 | −0,8 |
| – Vollkräfte im Jahresdurchschnitt (Vollzeitäquivalente) | 807 874 | 797 554 | 805 988 | 843 452 | 1,3 | 0,2 | −4,2 |
| darunter: – Ärztlicher Dienst | 131 227 | 128 117 | 117 681 | 107 900 | 2,4 | 11,5 | 21,6 |
| – Nichtärztlicher Dienst | 676 647 | 669 437 | 688 307 | 735 552 | 1,1 | −1,7 | −8,0 |
| darunter: – Pflegedienst | 303 656 | 300 417 | 309 510 | 334 890 | 1,1 | −1,9 | −9,3 |
| – med.-techn. Dienst | 128 608 | 125 438 | 123 465 | 123 674 | 2,5 | 4,2 | 4,0 |
| – Funktionsdienst | 90 574 | 88 414 | 84 257 | 81 814 | 2,4 | 7,5 | 10,7 |
| Bereinigte Kosten (einschl. Ausbildungsfonds) in 1 000 EUR | 67 199 953 | 63 245 404 | – | – | 6,3 | X | X |
| Bereinigte Kosten je Fall (einschl. Ausbildungsfonds) in EUR | 3 772 | 3 610 | – | – | 4,5 | X | X |

Tabelle 19–1
**Fortsetzung**

| Gegenstand der Nachweisung | Berichtsjahr | | | | Veränderung 2009 gegenüber | | |
|---|---|---|---|---|---|---|---|
| | 2009 | 2008 | 2004 | 1999 | 2008 | 2004 | 1999 |
| | Anzahl | | | | in % | | |
| Bereinigte Kosten (ohne Ausbildungsfonds) in 1 000 EUR | 66 170 928 | 62 267 622 | 56 126 142 | 50 599 442 | 6,3 | 17,9 | 30,8 |
| Bereinigte Kosten (ohne Ausbildungsfonds) je Fall in EUR | 3 714 | 3 554 | 3 341 | 2 960 | 4,5 | 11,2 | 25,5 |

– = nichts vorhanden
X = grundsätzliche Änderung innerhalb einer Reihe, die den zeitlichen Vergleich beeinträchtigt

Quelle: Statistisches Bundesamt
Krankenhaus-Report 2012                                                                 WIdO

Abbildung 19–1

**Entwicklung zentraler Indikatoren der Krankenhäuser 1999–2009**

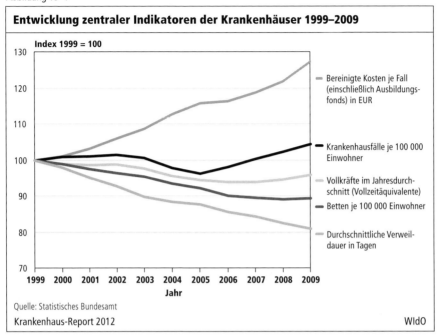

Quelle: Statistisches Bundesamt
Krankenhaus-Report 2012 WIdO

haus-report-online.de (Zusatztabellen 19–a und 19–b). Zu den grundlegenden Kennzahlen von Krankenhausleistungen gehören auf der Angebotsseite die Anzahl der Einrichtungen, Betten und Beschäftigten. Unter dem Gesichtspunkt der Inanspruchnahme stellen die Anzahl der vollstationären Krankenhausfälle und die durchschnittliche Verweildauer wesentliche Kennzahlen dar. Sie werden ergänzt um die Angabe der bereinigten, d. h. um die Aufwendungen für nicht stationäre Leistungen geminderten Kosten.

Um einen Eindruck von der kurz-, mittel- und langfristigen Entwicklung der einzelnen Indikatoren zu gewinnen, wird der Überblick um einen Vorjahres-, 5- und 10-Jahres-Vergleich erweitert. Ergänzend stellt Abbildung 19–1 die zeitliche Entwicklung der wesentlichen Kennzahlen grafisch dar.

## 19.3 Die Ressourcen der Krankenhäuser

Das Angebot der Krankenhäuser setzt sich aus einer sachlichen, einer personellen und einer fachlich-medizinischen Komponente zusammen. Die sachliche Ausstattung wird neben der Einrichtungszahl vor allem durch die Anzahl der aufgestellten Betten sowie der medizinisch-technischen Großgeräte (siehe 19.3.1) bestimmt. Das fachlich-medizinische Angebot der Krankenhäuser spiegelt sich in den Fachabteilungen wider (siehe 19.3.2). Aussagen über die Verteilung der Ressourcen nach Disziplinen sind auf Basis der Bettenzahl nach Fachabteilungen möglich. Besondere Bedeutung kommt im dienstleistungsorientierten Krankenhausbetrieb der personellen Ausstattung der Krankenhäuser mit ärztlichem und pflegerischem Personal zu. Darüber hinaus stellen Krankenhäuser wichtige Arbeitgeber im Gesundheitswesen dar und fungieren als Ausbildungsstätten für Gesundheitsberufe (siehe 19.3.3).

### 19.3.1 Sachliche Ausstattung

Im Jahr 2009 standen in insgesamt 2 084 Krankenhäusern Deutschlands 503 341 Betten für die stationäre Gesundheitsversorgung der Bevölkerung zur Verfügung; das Versorgungsangebot blieb gegenüber dem Vorjahr nahezu unverändert (2008: 2 083 Krankenhäuser mit 503 360 Betten). Der seit 1991 beobachtete kontinuierliche Rückgang sowohl der Zahl der Krankenhäuser als auch der Bettenzahl ist damit offenbar zum Stillstand gekommen. Gegenüber 1999 ging die Zahl der Krankenhäuser infolge von Schließungen, aber auch durch die Fusion mehrerer ehemals eigenständiger Einrichtungen zu einem Krankenhaus um 168 (7,5%) zurück. Die Zahl der Krankenhausbetten sank von gut 565 000 im Jahr 1999 um 62 000 oder 11,0%. Sinkende Bettenzahlen hatten zur Folge, dass sich auch die Bettendichte je 100 000 Einwohner verringerte. Bezogen auf die Bevölkerung Deutschlands standen 2009 durchschnittlich 615 Krankenhausbetten je 100 000 Einwohner zur Verfügung; das sind zwei Betten (0,3%) mehr als 2008, aber 74 Betten (10,7%) weniger als zehn Jahre zuvor.

Die Krankenhausdichte lag unverändert im Vergleich zum Vorjahr bei 2,5 Krankenhäusern je 100 000 Einwohner (Tabelle 19–2).

Ein Fünftel (19,8%) aller Krankenhäuser Deutschlands hatte seinen Sitz in Nordrhein-Westfalen; außerdem verfügte das bevölkerungsreichste Bundesland über ein Viertel (24,3%) aller Krankenhausbetten. Die meisten Betten je 100 000 Einwohner gab es jedoch trotz des prozentual höchsten Bettenabbaus (–1,6%) im Vergleich zum Vorjahr in Bremen (794 Betten), gefolgt von Thüringen (712 Betten) und Sachsen-Anhalt (697 Betten). Abbildung 19–2 verdeutlicht die regionalen Unterschiede und die Veränderung der Bettendichte im Vergleich zu 1999. Den stärksten Rückgang innerhalb der vergangenen zehn Jahre verzeichnete Berlin. Dort lag die Bettendichte im Jahr 2009 um 22,9% unter der von 1999.

Die Mitversorgungsfunktion, die die Krankenhäuser Bremens für das angrenzende Niedersachsen haben, wird nicht nur durch die Bettendichte, sondern auch durch die weit über dem Bundesdurchschnitt von 21 762 Fällen liegende Anzahl der Krankenhausfälle (29 782) je 100 000 Einwohner – deutlich. Aussagen über die Mitversorgungsfunktion einzelner Bundesländer können darüber hinaus anhand der Versorgungsquote[7] getroffen werden (siehe Tabelle 19–3). Werte über 100% besagen, dass die Krankenhäuser eines Bundeslandes mehr Patienten behandelten, als Patienten des jeweiligen Bundeslandes in vollstationärer Behandlung waren. Dies

---

7 Die Versorgungsquote in der Krankenhausstatistik wird auf Basis der durchschnittlichen Anzahl vollstationär belegter Betten pro Tag ermittelt. Weil für jeden vollstationären Patienten pro Tag, den er in der Einrichtung verbringt, ein Bett belegt wird, kann ein Tag mit einem belegten Bett gleichgesetzt werden. Die Summe der Berechnungs- und Belegungstage wird – jeweils für Wohn- und Behandlungsort – durch die Anzahl der Kalendertage im Berichtsjahr dividiert. Aus der Relation zwischen den belegten Betten nach Wohn- und Behandlungsort ergibt sich die Versorgungsquote.

Tabelle 19–2
## Zentrale Indikatoren der Krankenhäuser 2009 nach Ländern

| Bundesland | Krankenhäuser | | Patientenbewegung | | | |
|---|---|---|---|---|---|---|
| | Insgesamt | Aufgestellte Betten | Fallzahl | | durchschnittliche | |
| | | | | | Verweildauer | Bettenauslastung |
| | Anzahl | je 100 000 Einwohner | Anzahl | je 100 000 Einwohner | Tage | % |
| Deutschland | 2 084 | 503 341 | 615 | 17 817 180 | 21 762 | 8,0 | 77,5 |
| Baden-Württemberg | 289 | 58 460 | 544 | 1 999 297 | 18 603 | 8,1 | 75,5 |
| Bayern | 377 | 75 897 | 607 | 2 736 316 | 21 884 | 7,8 | 77,0 |
| Berlin | 79 | 19 668 | 573 | 736 112 | 21 432 | 7,9 | 81,3 |
| Brandenburg | 52 | 15 269 | 607 | 537 074 | 21 344 | 8,3 | 80,5 |
| Bremen | 14 | 5 251 | 794 | 196 844 | 29 782 | 7,6 | 77,9 |
| Hamburg | 49 | 11 799 | 664 | 426 547 | 23 989 | 8,2 | 81,2 |
| Hessen | 182 | 35 521 | 586 | 1 251 757 | 20 648 | 8,0 | 77,5 |
| Mecklenburg-Vorpommern | 39 | 10 497 | 634 | 401 142 | 24 211 | 7,6 | 79,9 |
| Niedersachsen | 198 | 41 653 | 525 | 1 569 188 | 19 766 | 7,9 | 81,9 |
| Nordrhein-Westfalen | 413 | 122 317 | 683 | 4 145 466 | 23 164 | 8,1 | 75,5 |
| Rheinland-Pfalz | 98 | 25 582 | 637 | 876 827 | 21 817 | 7,8 | 72,9 |
| Saarland | 25 | 6 689 | 652 | 256 537 | 25 004 | 8,1 | 84,8 |
| Sachsen | 82 | 26 497 | 634 | 969 583 | 23 205 | 8,0 | 80,1 |
| Sachsen-Anhalt | 50 | 16 498 | 697 | 592 123 | 25 006 | 7,8 | 76,8 |
| Schleswig-Holstein | 95 | 15 663 | 553 | 564 339 | 19 931 | 8,2 | 80,5 |
| Thüringen | 42 | 16 080 | 712 | 558 033 | 24 719 | 8,2 | 77,6 |
| **Veränderung gegenüber 2008 in %** | | | | | | | |
| Deutschland | 0,0 | 0,0 | 0,3 | 1,7 | 2,0 | −1,8 | 0,2 |
| Baden-Württemberg | −2,7 | −1,3 | −1,2 | 1,1 | 1,2 | −1,4 | 1,3 |
| Bayern | −0,5 | 0,5 | 0,7 | 2,3 | 2,4 | −2,2 | −0,2 |
| Berlin | 6,8 | 1,3 | 1,1 | 2,8 | 2,5 | −2,6 | −0,9 |
| Brandenburg | 4,0 | 0,2 | 0,7 | 1,8 | 2,3 | −1,7 | 0,2 |
| Bremen | 0,0 | −1,6 | −1,4 | 0,2 | 0,3 | −1,9 | 0,1 |
| Hamburg | 6,5 | 3,3 | 2,9 | 2,0 | 1,6 | −0,1 | −1,0 |
| Hessen | 0,6 | 0,9 | 1,0 | 2,7 | 2,8 | −1,2 | 0,9 |
| Mecklenburg-Vorpommern | 8,3 | −0,3 | 0,7 | 1,5 | 2,5 | −0,7 | 1,3 |
| Niedersachsen | 1,0 | −0,6 | −0,3 | 1,8 | 2,1 | −1,6 | 1,1 |
| Nordrhein-Westfalen | −1,2 | −0,4 | 0,0 | 1,2 | 1,7 | −2,2 | −0,3 |
| Rheinland-Pfalz | 0,0 | 0,0 | 0,5 | 1,6 | 2,1 | −1,9 | −0,1 |
| Saarland | 0,0 | 0,3 | 1,0 | 0,3 | 1,1 | −0,7 | −0,4 |
| Sachsen | 2,5 | 0,7 | 1,3 | 2,3 | 3,0 | −0,8 | 1,0 |
| Sachsen-Anhalt | 0,0 | −0,7 | 0,5 | 1,4 | 2,6 | −2,3 | 0,0 |
| Schleswig-Holstein | −1,0 | 0,2 | 0,4 | 1,2 | 1,4 | −1,8 | −0,6 |
| Thüringen | −2,3 | 0,8 | 1,7 | 1,3 | 2,2 | −1,4 | −0,6 |

Quelle: Statistisches Bundesamt
Krankenhaus–Report 2012                                                                 WIdO

Abbildung 19–2

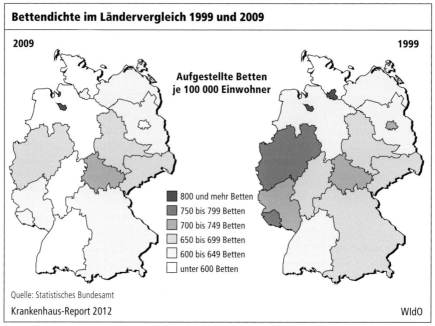

**Bettendichte im Ländervergleich 1999 und 2009**

2009 — 1999

Aufgestellte Betten je 100 000 Einwohner

- 800 und mehr Betten
- 750 bis 799 Betten
- 700 bis 749 Betten
- 650 bis 699 Betten
- 600 bis 649 Betten
- unter 600 Betten

Quelle: Statistisches Bundesamt
Krankenhaus-Report 2012                                                    WIdO

ist insbesondere bei den Stadtstaaten der Fall. So verfügten die Krankenhäuser Bremens 2009 mit 139,2 % über die höchste Versorgungsquote, gefolgt von Hamburg (125,5 %) und Berlin (109,6 %). Entsprechend niedrige Versorgungsquoten wiesen die Krankenhäuser der angrenzenden Flächenstaaten auf. In Brandenburg lag sie bei 90,0 % und in Niedersachsen bei 94,1 %.

Ergänzend zur Einzugsgebietsstatistik lässt sich der Anteil der Patienten ermitteln, die sich im eigenen Land behandeln ließen. Die Patienten aus Bayern und Nordrhein-Westfalen bevorzugten zu 96,8 % bzw. 96,5 % eine vollstationäre Krankenhausbehandlung im eigenen Land. Demgegenüber ließen sich nur 83,3 % der Brandenburger und 85,0 % der Rheinland-Pfälzer im jeweils eigenen Bundesland behandeln.

Die anhand der Anzahl der aufgestellten Betten bestimmte Krankenhausgröße ist ein weiteres Kriterium zur Beurteilung der Strukturen in der Krankenhauslandschaft. Im Jahr 2009 verfügte ein Krankenhaus über durchschnittlich 242 Betten; das sind neun Betten weniger als die durchschnittliche Krankenhausgröße zehn Jahre zuvor (251 Betten).

Der allgemeine Rückgang der Zahl der Krankenhäuser betrifft nicht alle Krankenhaustypen gleichermaßen. Die Anzahl sehr kleiner Krankenhäuser mit weniger als 50 Betten (einschließlich reiner Tages- und Nachtkliniken ohne aufgestellte Betten) stieg sogar von 353 im Jahr 1999 auf 426 im Jahr 2009. Das entspricht einer Zunahme des Anteils von 15,7 % im Jahr 1999 um 4,7 Prozentpunkte auf 20,4 % im Jahr 2009. Mit durchschnittlich 18 Betten verfügte ein Krankenhaus dieser Größenklasse über zwei Betten weniger als 1999. Der Anteil sehr großer Krankenhäuser (800 und mehr Betten) lag 2009 nahezu unverändert bei 4,2 % (1999: 4,0 %); zu-

Tabelle 19–3
**Versorgungsquote der Krankenhäuser nach Ländern 2009**

| Bundesland | Wohnort des Patienten | Behandlungsort des Patienten | Absolute Differenz | Versorgungsquote | Anteil im eigenen Land behandelter Patienten |
|---|---|---|---|---|---|
| | Anzahl belegter Betten pro Tag[1] | | | in % | |
| Deutschland | 398 445 | 399 832 | x | x | x |
| Baden-Württemberg | 44 417 | 45 642 | 1 225 | 102,8 | 94,7 |
| Bayern | 58 583 | 60 332 | 1 749 | 103,0 | 96,8 |
| Berlin | 14 879 | 16 311 | 1 432 | 109,6 | 94,5 |
| Brandenburg | 13 996 | 12 598 | -1 398 | 90,0 | 83,3 |
| Bremen | 2 965 | 4 128 | 1 163 | 139,2 | 89,1 |
| Hamburg | 7 789 | 9 776 | 1 988 | 125,5 | 88,7 |
| Hessen | 29 168 | 28 570 | –598 | 97,9 | 89,6 |
| Mecklenburg-Vorpommern | 8 632 | 8 617 | –15 | 99,8 | 93,7 |
| Niedersachsen | 37 076 | 34 907 | –2 169 | 94,1 | 87,4 |
| Nordrhein-Westfalen | 93 747 | 93 451 | –296 | 99,7 | 96,5 |
| Rheinland-Pfalz | 20 142 | 19 287 | –854 | 95,8 | 85,0 |
| Saarland | 5 698 | 5 796 | 98 | 101,7 | 91,5 |
| Sachsen | 21 675 | 21 839 | 164 | 100,8 | 95,8 |
| Sachsen-Anhalt | 13 431 | 12 875 | –555 | 95,9 | 90,5 |
| Schleswig-Holstein | 13 417 | 12 876 | –541 | 96,0 | 85,2 |
| Thüringen | 12 831 | 12 826 | –5 | 100,0 | 91,6 |

[1] Durchschnittliche vollstationäre Bettenbelegung pro Tag
Berechnung: Anzahl der Berechnungs-/Belegungstage dividiert durch Anzahl der Kalendertage im Berichtsjahr
X = Kombination nicht sinnvoll bzw. nicht möglich

Quelle: Statistisches Bundesamt

Krankenhaus-Report 2012                    WIdO

gleich stieg die Durchschnittsgröße der Krankenhäuser in dieser Größenklasse auf 1 208 Betten (1999: 1 200). Trotz des geringen Anteils dieses Krankenhaustyps an den Krankenhäusern insgesamt stand in den sehr großen Krankenhäusern mehr als ein Fünftel (21,1 %) aller Betten, in den sehr kleinen Krankenhäusern jedoch nur 1,5 % aller Betten. Tabelle 19–4 gibt einen Überblick über ausgewählte Kennzahlen nach Krankenhausgröße und Art des Trägers und zeigt die Veränderungen im Vergleich zum Vorjahr auf.

Erneut stieg die durchschnittliche Bettenauslastung[8] bezogen auf alle Krankenhäuser von 77,4 % in 2008 auf 77,5 % im Jahr 2009 an. Eine Bettenauslastung von 85 % gilt in vielen Bundesländern als Maßstab für eine bedarfsgerechte Versorgung

---

[8] Die durchschnittliche Bettenauslastung pro Tag ergibt sich als Quotient aus der Summe der Berechnungs- bzw. Belegungstage im Zähler und der Summe der aufgestellten Betten multipliziert mit der Anzahl der Kalendertage im Berichtsjahr im Nenner.

Tabelle 19–4
**Ausgewählte Kennzahlen der Krankenhäuser nach Größenklassen und Art des Trägers 2009**

| Bettengrößenklasse/ Art des Trägers | Krankenhäuser insgesamt Anzahl | Aufgestellte Betten Anzahl | Aufgestellte Betten je 100 000 Einwohner | Fallzahl Anzahl | Fallzahl je 100 000 Einwohner | Patientenbewegung durchschnittliche Verweildauer Tage | Patientenbewegung durchschnittliche Bettenauslastung % |
|---|---|---|---|---|---|---|---|
| **Krankenhäuser insgesamt** | **2 084** | **503 341** | **615** | **17 817 180** | **21 762** | **8,0** | **77,5** |
| KH mit   bis   49 Betten | 426 | 7 599 | 9 | 222 618 | 272 | 8,1 | 64,7 |
| KH mit   50 bis   99 Betten | 278 | 20 317 | 25 | 576 740 | 704 | 9,5 | 73,8 |
| KH mit 100 bis 149 Betten | 285 | 34 936 | 43 | 1 098 410 | 1 341 | 8,7 | 75,3 |
| KH mit 150 bis 199 Betten | 199 | 34 356 | 42 | 1 202 865 | 1 469 | 7,9 | 75,4 |
| KH mit 200 bis 299 Betten | 318 | 77 992 | 95 | 2 656 603 | 3 243 | 8,1 | 75,8 |
| KH mit 300 bis 399 Betten | 199 | 67 987 | 83 | 2 422 610 | 2 959 | 8,0 | 78,3 |
| KH mit 400 bis 499 Betten | 137 | 61 337 | 75 | 2 182 403 | 2 666 | 7,9 | 77,4 |
| KH mit 500 bis 599 Betten | 89 | 48 584 | 59 | 1 827 307 | 2 229 | 7,6 | 78,3 |
| KH mit 600 bis 799 Betten | 65 | 43 905 | 54 | 1 613 465 | 1 971 | 7,8 | 78,7 |
| KH mit 800 und mehr Betten | 88 | 106 328 | 130 | 4 014 162 | 4 901 | 7,8 | 80,5 |
| **Öffentliche Krankenhäuser** | **648** | **244 918** | **299** | **8 891 443** | **10 860** | **8,0** | **79,1** |
| in privatrechtlicher Form | 383 | 137 800 | 168 | 5 168 137 | 6 312 | 7,6 | 77,6 |
| in öffentlich-rechtlicher Form | 265 | 107 118 | 131 | 3 723 307 | 4 548 | 8,5 | 80,9 |
| – rechtlich unselbstständig | 117 | 39 375 | 48 | 1 306 918 | 1 596 | 8,8 | 80,2 |
| – rechtlich selbstständig | 148 | 67 743 | 83 | 2 416 389 | 2 951 | 8,3 | 81,4 |
| **Freigemeinnützige Krankenhäuser** | 769 | 174 711 | 213 | 6 165 136 | 7 530 | 7,8 | 75,6 |
| **Private Krankenhäuser** | 667 | 83 712 | 102 | 2 760 602 | 3 372 | 8,5 | 76,9 |

Tabelle 19-4
**Fortsetzung**

| Bettengrößenklasse/ Art des Trägers | Krankenhäuser | | | Patientenbewegung | | | | |
|---|---|---|---|---|---|---|---|---|
| | insgesamt | Aufgestellte Betten | | Fallzahl | | durchschnittliche | | |
| | | | | | | Verweildauer | Bettenauslastung | |
| | Anzahl | Anzahl | je 100 000 Einwohner | Anzahl | je 100 000 Einwohner | Tage | % | |
| Veränderung gegenüber 2008 in % | | | | | | | | |
| Krankenhäuser insgesamt | 0,0 | 0,0 | 0,3 | 1,7 | 2,0 | -1,8 | 0,2 | |
| KH mit bis 49 Betten | 2,2 | 1,7 | 2,0 | 4,4 | 4,6 | -3,4 | -0,6 | |
| KH mit 50 bis 99 Betten | 1,8 | 1,0 | 1,3 | 3,7 | 3,9 | -2,4 | 0,5 | |
| KH mit 100 bis 149 Betten | -4,0 | -4,2 | -3,9 | -2,9 | -2,7 | -0,8 | 0,9 | |
| KH mit 150 bis 199 Betten | 2,6 | 2,9 | 3,2 | 5,8 | 6,1 | -1,9 | 1,2 | |
| KH mit 200 bis 299 Betten | -2,2 | -1,6 | -1,3 | -0,1 | 0,1 | -2,0 | -0,3 | |
| KH mit 300 bis 399 Betten | -1,0 | -1,4 | -1,1 | 0,9 | 1,2 | -1,9 | 0,6 | |
| KH mit 400 bis 499 Betten | 2,2 | 2,3 | 2,6 | 6,2 | 6,6 | -4,7 | -0,7 | |
| KH mit 500 bis 599 Betten | 0,0 | -0,1 | 0,2 | 1,0 | 1,1 | 0,2 | 1,5 | |
| KH mit 600 bis 799 Betten | -3,0 | -3,0 | -2,7 | -3,0 | -2,7 | -0,7 | -0,4 | |
| KH mit 800 und mehr Betten | 2,3 | 2,4 | 2,7 | 3,1 | 3,4 | -1,1 | -0,2 | |
| Öffentliche Krankenhäuser | -2,6 | -0,6 | -0,3 | 1,3 | 1,6 | -2,0 | 0,1 | |
| in privatrechtlicher Form | -0,3 | 2,4 | 2,7 | 4,4 | 4,7 | -2,1 | 0,1 | |
| in öffentlich-rechtlicher Form | -5,7 | -4,2 | -3,9 | -2,8 | -2,5 | -1,4 | 0,3 | |
| – rechtlich unselbstständig | -14,6 | -17,4 | -17,2 | -17,2 | -16,9 | 0,2 | 0,7 | |
| – rechtlich selbstständig | 2,8 | 5,6 | 5,9 | 7,2 | 7,5 | -2,0 | -0,2 | |
| Freigemeinnützige Krankenhäuser | -1,5 | -1,3 | -1,0 | 0,3 | 0,6 | -1,8 | 0,1 | |
| Private Krankenhäuser | 4,7 | 4,8 | 5,1 | 6,5 | 6,8 | -1,2 | 0,7 | |

Quelle: Statistisches Bundesamt

WIdO

Abbildung 19–3

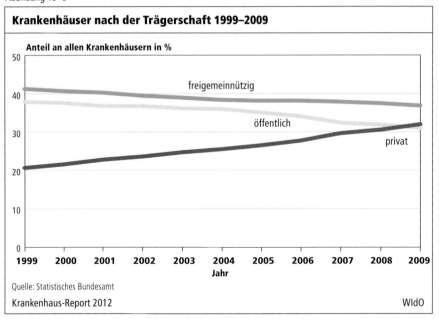

**Krankenhäuser nach der Trägerschaft 1999–2009**

Quelle: Statistisches Bundesamt
Krankenhaus-Report 2012 WIdO

der Bevölkerung[9]. Die Abweichung von Soll und Ist im Jahr 2009 entspricht rund 44 000 Krankenhausbetten. Die geringste Bettenauslastung (64,7 %) hatten Krankenhäuser mit weniger als 50 Betten aufzuweisen, die höchste (80,5 %) Einrichtungen mit 800 und mehr Betten. Allerdings differiert die Bettenauslastung nach Fachabteilungen erheblich (siehe 19.3.2).

Nicht nur bei der Größenstruktur, auch hinsichtlich der Krankenhausträger vollzog sich ein Strukturwandel. Während sich die Anzahl der Krankenhäuser insgesamt von 1999 bis 2009 um 168 Einrichtungen verringerte, stieg die Anzahl privater Kliniken um 199 (+42,5 %) auf 667 Einrichtungen. Der allgemeine Rückgang der Zahl der Einrichtungen traf folglich die freigemeinnützigen (–17,8 %) und in noch stärkerem Maße die öffentlichen Krankenhäuser (–24,1 %). Abbildung 19–3 zeigt die Auswirkungen dieser Entwicklungen auf die anteilige Verteilung der Krankenhäuser nach Trägern (siehe auch Zusatztabelle 19–d im Internetportal www.krankenhaus-report-online.de). Erstmals übersteigt die Anzahl der Krankenhäuser in privater Trägerschaft die der Einrichtungen in öffentlicher Trägerschaft.

Die meisten Krankenhäuser (769 oder 36,9 %) befanden sich 2009 in freigemeinnütziger Trägerschaft[10], gefolgt von den privaten Krankenhäusern (667 oder 32,0 %)

---

9 Krankenhausplanung der Länder gem. § 6 des Gesetzes zur wirtschaftlichen Sicherung der Krankenhäuser und zur Regelung der Krankenhauspflegesätze – Krankenhausfinanzierungsgesetz (KHG). Vgl. hierzu zum Beispiel: Fünfunddreißigste Fortschreibung des Krankenhausplans des Freistaates Bayern, Stand 1. Januar 2010, veröffentlicht als Sonderdruck zum Bayerischen Staatsanzeiger Nr. 8 vom 26. Februar 2010.

10 Träger der kirchlichen und freien Wohlfahrtspflege, Kirchengemeinden, Stiftungen oder Vereine.

Abbildung 19–4

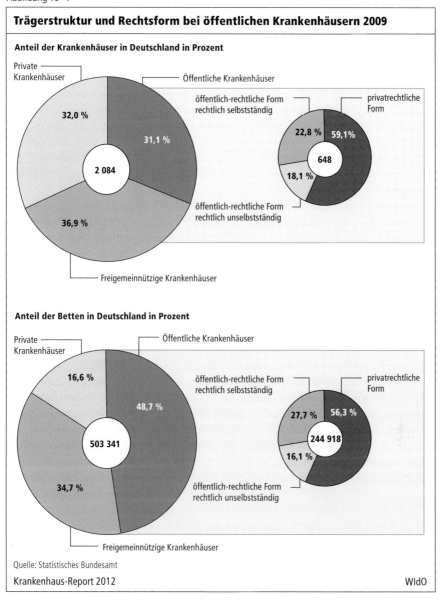

Quelle: Statistisches Bundesamt
Krankenhaus-Report 2012 WIdO

und den öffentlichen Krankenhäusern (648 oder 31,1%). Gemessen an der Zahl der verfügbaren Betten dominieren allerdings die öffentlichen Krankenhäuser nach wie vor die Krankenhauslandschaft. Annähernd jedes zweite Bett steht in einem öffentlichen Krankenhaus (244 918 oder 48,7%). In freigemeinnütziger Trägerschaft befindet sich jedes dritte Krankenhausbett (174 711 oder 34,7%) und nur jedes sechste Bett (83 712 oder 16,6%) steht in einem privaten Krankenhaus. Abbildung 19–4 veranschaulicht die prozentuale Verteilung der Krankenhäuser und der Krankenhausbetten nach Träger- und Rechtsformen im Jahr 2009.

Zwischen Träger- und Größenstruktur besteht offenbar ein enger Zusammenhang: Während sich z. B. sehr große Einrichtungen, zu denen in erster Linie die Universitätskliniken gehören, in öffentlicher Trägerschaft befinden, werden kleine Häuser eher von privaten Trägern betrieben. 2009 verfügte eine Privatklinik über durchschnittlich 126 Betten. Freigemeinnützige Krankenhäuser waren mit 227 Betten annähernd doppelt, öffentliche mit durchschnittlich 378 Betten sogar dreimal so groß. Allerdings zeigen die Entwicklungen der jüngsten Vergangenheit, dass private Betreiber in den Bereich der Universitätskliniken vorstoßen[11]. Im Einzelfall sind die rechtlichen Rahmenbedingungen für eine mögliche künftige Privatisierung geschaffen worden[12] bzw. es werden die rechtlichen Möglichkeiten einer Privatisierung geprüft[13].

Vor dem Hintergrund veränderter wirtschaftlicher Rahmenbedingungen und der Notwendigkeit zu sparsamer Haushaltsführung haben gestiegene Anforderungen an Wirtschaftlichkeit und Wettbewerbsfähigkeit öffentlicher Einrichtungen dazu geführt, dass immer mehr öffentliche Träger auf diese Veränderungen mit einer rechtlichen Verselbstständigung ihrer Einrichtungen reagieren. Seit 2002 wird die Rechtsform öffentlicher Krankenhäuser erfasst; dadurch ist es möglich, den Fortschritt der Überführung öffentlicher Krankenhäuser in eine privatrechtliche Rechtsform statistisch abzubilden und anhand der Ergebnisse tendenzielle Aussagen über die Entwicklungen in diesem Bereich zu machen.

Mit 383 von insgesamt 648 öffentlichen Krankenhäusern wurde im Jahr 2009 mehr als die Hälfte (59,1 %) in privatrechtlicher Rechtsform geführt, z. B. als Gesellschaft mit beschränkter Haftung (GmbH); 2002 war es nur gut ein Viertel (28,3 %). Der Wechsel in privatrechtliche Rechtsformen bei öffentlichen Krankenhäusern schreitet auch 2009 weiter voran. Die Zahl der in öffentlich-rechtlicher Form betriebenen öffentlichen Einrichtungen sank im Vergleich zum Vorjahr um weitere 16 Häuser auf verbleibende 265 Einrichtungen (40,9 %). Das entspricht einem Rückgang um 30,8 Prozentpunkte gegenüber 1999. Der Anteil der rechtlich selbstständigen Krankenhäuser, die 2009 als Zweckverband, Anstalt oder Stiftung

---

11 Zusammenlegung der Universitätskliniken Gießen und Marburg, Umwandlung in eine GmbH mit Wirkung vom 2. Januar 2006 und Übernahme von 95 % der Geschäftsanteile durch die Rhön-Klinikum AG (Hessische Staatskanzlei: Initiativen/Verwaltungsreform/Privatisierung).

12 Landesgesetz über die Errichtung der Universitätsmedizin der Johannes Gutenberg-Universität Mainz (Universitätsmedizingesetz – UMG) vom 10. September 2008 (GVBl. 2008, S. 205), zuletzt geändert durch § 142 Abs. 12 des Gesetzes vom 20. Oktober 2010 (GVBl. 2010, S. 319). Das am 1. Januar 2009 in Kraft getretene Gesetz enthält die Option, die rechtsfähige Körperschaft des öffentlichen Rechts in eine Gesellschaft mit beschränkter Haftung (Universitätsmedizin GmbH) umzuwandeln – ggf. auch mit Beteiligung privaten Kapitals an dieser GmbH. Einzelheiten zum Formwechsel regelt § 25.

13 www.schleswig-holstein.de, Staatskanzlei Schleswig-Holstein: Start > Schwerpunkte > Haushaltskonsolidierung > Die Vorschläge im Detail > Universitätsklinikum Schleswig-Holstein (UKSH). „… Im Bereich von Forschung und Wissenschaft soll nach privaten Investoren für das UKSH gesucht werden. Vor dem Hintergrund der Vereinbarung zwischen dem UKSH, dem Land und den Gewerkschaften werden die rechtlichen Möglichkeiten geprüft und eine materielle Privatisierung des UKSH vorbereitet. …"

Tabelle 19–5
Medizinisch-technische Großgeräte und Sondereinrichtungen 2009

| Medizinisch-technisches Großgerät/ Sondereinrichtung | 2009 | Veränderung zum Vorjahr |
|---|---|---|
| | Anzahl | in % |
| Insgesamt | 10 289 | 4,0 |
| Computer-Tomographen | 1 385 | 3,1 |
| Dialysegeräte | 4 941 | 3,3 |
| Digitale Subtraktions-Angiographie-Geräte | 684 | 6,2 |
| Gamma-Kameras | 594 | 0,2 |
| Herz-Lungen-Maschinen | 377 | 1,9 |
| Kernspin-Tomographen | 763 | 8,5 |
| Koronarangiographische Arbeitsplätze | 737 | 8,9 |
| Linearbeschleuniger/Kreisbeschleuniger | 370 | 1,4 |
| Positronen-Emissions-Computer-Tomographen (PET) | 97 | 27,6 |
| Stoßwellenlithotripter | 321 | 1,3 |
| Tele-Kobalt-Therapiegeräte | 20 | 0,0 |

Quelle: Statistisches Bundesamt
Krankenhaus-Report 2012                                                                 WIdO

betrieben wurden, lag bei 22,8 %, der der rechtlich unselbstständigen Einrichtungen (z. B. Regie- oder Eigenbetriebe) bei 18,1 %.

Zur sachlichen Ausstattung der Krankenhäuser gehören auch medizinisch-technische Großgeräte und Sondereinrichtungen, wie z. B. Dialysegeräte, Computer- und Kernspin-Tomographen sowie Gamma-Kameras. Insgesamt wurden am 31.12.2009 in den deutschen Krankenhäusern 10 289 medizinisch-technische Großgeräte gezählt. Im Vergleich zum Vorjahr stieg der Bestand um 398 Geräte (4,0 %). Vor allem bei Positronen-Emissions-Computer-Tomographen (+27,6 %), bei Koronar angiographischen Arbeitsplätzen (+8,9 %) sowie bei Kernspin-Tomographen (+8,5 %) sind deutliche Zuwachsraten zu verzeichnen.

Tabelle 19–5 gibt einen Überblick über Art und Anzahl der in der Krankenhausstatistik erfassten Geräte und Sondereinrichtungen.

## 19.3.2 Angebot nach Fachabteilungen

Fachabteilungen sind organisatorisch abgrenzbare, von Ärztinnen und Ärzten ständig verantwortlich geleitete Abteilungen mit für den jeweiligen Fachbereich typischen Behandlungseinrichtungen. Die Fachabteilungsgliederung orientiert sich an den Gebiets- und Schwerpunktbezeichnungen der Ärzte. Ausgewählte Kennzahlen nach Fachabteilungen für das Jahr 2009 in Tabelle 19–6 vermitteln nicht nur einen Eindruck vom fachlich-medizinischen Versorgungsangebot, sondern zugleich auch vom Behandlungsspektrum der Krankenhäuser.

Allein in den Fachabteilungen Innere Medizin (155 000) und Chirurgie (108 000) waren mehr als die Hälfte aller Krankenhausbetten (52,3 %) aufgestellt. Hier wur-

Tabelle 19–6
## Ausgewählte Kennzahlen nach Fachabteilungen 2009

| Fachabteilungsbezeichnung | Fachabteilungen insgesamt | Aufgestellte Betten | Nutzungsgrad der Betten | Fallzahl | durchschnittliche Verweildauer |
|---|---|---|---|---|---|
| | Anzahl | | in % | Anzahl | in Tagen |
| **Fachabteilungen insgesamt** | 8 497 | 503 341 | 77,5 | 17 817 180 | 8,0 |
| **Allgemeine Fachabteilungen** | | | | | |
| Augenheilkunde | 329 | 5 025 | 63,3 | 343 822 | 3,4 |
| Chirurgie | 1 263 | 108 344 | 74,2 | 4 137 148 | 7,1 |
| Frauenheilkunde und Geburtshilfe | 948 | 36 101 | 60,3 | 1 703 463 | 4,7 |
| Hals-Nasen-Ohrenheilkunde | 739 | 11 313 | 64,0 | 596 349 | 4,4 |
| Haut- und Geschlechtskrankheiten | 117 | 4 720 | 78,1 | 189 007 | 7,1 |
| Herzchirurgie | 66 | 4 094 | 85,3 | 120 542 | 10,6 |
| Innere Medizin | 1 326 | 155 069 | 79,7 | 6 750 299 | 6,7 |
| Geriatrie | 217 | 11 733 | 90,0 | 238 660 | 16,2 |
| Kinderchirurgie | 79 | 1 908 | 60,2 | 120 656 | 3,5 |
| Kinderheilkunde | 363 | 19 294 | 66,5 | 954 139 | 4,9 |
| Mund-Kiefer-Gesichtschirurgie | 195 | 2 194 | 65,8 | 101 185 | 5,2 |
| Neurochirurgie | 174 | 6 859 | 81,8 | 236 057 | 8,7 |
| Neurologie | 406 | 21 839 | 84,0 | 805 064 | 8,3 |
| Nuklearmedizin | 112 | 941 | 57,1 | 51 391 | 3,8 |
| Orthopädie | 417 | 23 929 | 73,6 | 772 677 | 8,3 |
| Plastische Chirurgie | 128 | 2 012 | 64,8 | 76 348 | 6,2 |
| Strahlentherapie | 160 | 3 105 | 70,9 | 88 992 | 9,0 |
| Urologie | 521 | 14 970 | 73,1 | 745 656 | 5,4 |
| Sonstige Fachbereiche/ Allgemeinbetten | 225 | 4 413 | 71,8 | 176 093 | 6,6 |
| **Psychiatrische Fachabteilungen** | | | | | |
| Kinder-/Jugendpsychiatrie und -psychotherapie | 133 | 5 208 | 92,8 | 43 087 | 41,0 |
| Psychiatrie und Psychotherapie | 416 | 53 789 | 93,4 | 795 961 | 23,0 |
| Psychotherapeutische Medizin | 163 | 6 481 | 92,5 | 55 428 | 39,5 |

Quelle: Statistisches Bundesamt
Krankenhaus-Report 2012  WIdO

den 10,9 Millionen (61,1 %) aller 17,8 Millionen vollstationären Behandlungsfälle versorgt. Die durchschnittliche Verweildauer in einer allgemeinen Fachabteilung variierte zwischen 3,4 Tagen in der Augenheilkunde und 16,2 Tagen in der Geriatrie. Ausgehend von einer durchschnittlichen Verweildauer von acht Tagen über alle Fachabteilungen dauerte eine Behandlung in der Kinder- und Jugendpsychiatrie mit 41 Tagen fünfmal so lange. Sehr unterschiedlich fällt auch der Nutzungsgrad der Betten nach Fachabteilungen aus. Innerhalb der allgemeinen Fachabteilungen reichte er von 57,1 % in der Nuklearmedizin bis zu 90,0 % in der Geriatrie. In allen psychiatrischen Fachabteilungen waren die Betten demgegenüber zu 92,5 % und mehr ausgelastet.

Die stärksten Veränderungen im Vergleich zum Vorjahr ergaben sich im Bereich der Geriatrie. Das Angebot geriatrischer Fachabteilungen stieg um acht (+3,8 %), die Zahl der verfügbaren Betten um rund 500 (+4,5 %). Die Zahl der in diesem Fachbereich behandelten Patientinnen und Patienten nahm gegenüber 2008 um knapp 11 000 zu (+4,7 %). Angesichts der erwarteten Alterung der Bevölkerung ist damit zu rechnen, dass das Angebot zur stationären Gesundheitsversorgung im Bereich der Geriatrie erweitert wird. Dieser Entwicklung steht der Abbau von Versorgungskapazitäten z. B. im Bereich Frauenheilkunde und Geburtshilfe gegenüber. Hier ging im Vergleich zum Vorjahr die Zahl der Fachabteilungen um neun, die Anzahl der verfügbaren Betten um rund 900 zurück; 2009 wurden knapp 35 000 Frauen weniger behandelt.

Abbildung 19–2 zeigte bereits deutliche Unterschiede in der Bettendichte nach Bundesländern. Eine genauere Analyse der Unterschiede ermöglicht eine zusätzliche Betrachtung der Bettendichte nach Fachabteilungen. In achtzehn von einundzwanzig ausgewiesenen Fachabteilungen (ohne „Sonstige Fachbereiche/Allgemeinbetten") lag die Bettendichte in Bremen über dem Bundesdurchschnitt, in zehn dieser Fachabteilungen, darunter in der Chirurgie, verfügte Bremen im Vergleich zu den übrigen Bundesländern über die meisten Betten je 100 000 Einwohner (Tabelle 19–7).

Im Bereich der psychiatrischen Fachabteilungen insgesamt hatten Schleswig-Holstein und Bremen 2009 eine überdurchschnittlich hohe Bettendichte. Während im Bundesdurchschnitt 80 Betten je 100 000 Einwohner in einer psychiatrischen Fachabteilung zur Verfügung standen, waren es in Schleswig-Holstein 101 und in Bremen 98 Betten je 100 000 Einwohner. Demgegenüber bildete das Saarland mit lediglich 62 Betten je 100 000 Einwohner in einer psychiatrischen Fachabteilung das Schlusslicht. In einzelnen Fachbereichen (z. B. Plastische Chirurgie, Psychotherapeutische Medizin) gibt es nicht in allen Bundesländern ein stationäres Versorgungsangebot.

### 19.3.3 Personal der Krankenhäuser

Am 31.12.2009 wurden 1,1 Mio. Beschäftigte in den Krankenhäusern gezählt, 18 000 Personen bzw. 1,7 % mehr als am 31.12.2008. 144 000 Beschäftigte waren als hauptamtliche Ärzte und Ärztinnen tätig; knapp 953 000 Beschäftigte (darunter 74 700 Schüler und Auszubildende) waren dem nichtärztlichen Dienst zuzurechnen. Im Vergleich zum Vorjahr stieg die Zahl der hauptamtlichen Ärzte und Ärztinnen um 4 700 (+3,4 %) Beschäftigte, die Zahl der im nichtärztlichen Dienst tätigen

Tabelle 19-7
**Bettendichte nach Ländern und Fachabteilungen 2009**

| Fachabteilungsbezeichnung | Deutschland | Baden-Württemberg | Bayern | Berlin | Brandenburg | Bremen | Hamburg | Hessen | Mecklenburg-Vorpommern | Niedersachsen | Nordrhein-Westfalen | Rheinland-Pfalz | Saarland | Sachsen | Sachsen-Anhalt | Schleswig-Holstein | Thüringen |
|---|---|---|---|---|---|---|---|---|---|---|---|---|---|---|---|---|---|
| | Aufgestellte Betten je 100 000 Einwohner | | | | | | | | | | | | | | | | |
| Fachabteilungen insgesamt | 615 | 544 | 607 | 573 | 607 | 794 | 664 | 586 | 634 | 525 | 683 | 637 | 652 | 634 | 697 | 553 | 712 |
| Allgemeine Fachabteilungen | 535 | 465 | 525 | 502 | 530 | 696 | 582 | 509 | 556 | 454 | 599 | 563 | 590 | 554 | 610 | 452 | 632 |
| Augenheilkunde | 6 | 6 | 6 | 8 | 4 | 11 | 10 | 5 | 7 | 5 | 6 | 6 | 10 | 7 | 7 | 6 | 7 |
| Chirurgie | 132 | 118 | 139 | 116 | 120 | 150 | 147 | 126 | 114 | 120 | 149 | 146 | 126 | 127 | 138 | 111 | 144 |
| Frauenheilkunde und Geburtshilfe | 44 | 43 | 42 | 37 | 39 | 56 | 38 | 44 | 41 | 38 | 51 | 52 | 36 | 44 | 47 | 34 | 46 |
| Hals-Nasen-Ohrenheilkunde | 14 | 13 | 12 | 11 | 13 | 30 | 16 | 15 | 17 | 12 | 15 | 17 | 13 | 12 | 17 | 8 | 16 |
| Haut- und Geschlechtskrankheiten | 6 | 5 | 8 | 5 | 4 | 7 | 5 | 6 | 6 | 5 | 6 | 2 | 5 | 7 | 9 | 5 | 11 |
| Herzchirurgie | 5 | 5 | 4 | 5 | 6 | 12 | 10 | 5 | 6 | 4 | 4 | 5 | 5 | 7 | 6 | 4 | 7 |
| Innere Medizin | 189 | 164 | 191 | 172 | 179 | 214 | 165 | 167 | 206 | 164 | 214 | 202 | 215 | 215 | 223 | 155 | 225 |
| Geriatrie | 14 | 4 | 3 | 32 | 31 | 36 | 47 | 25 | 1 | 5 | 23 | 5 | 15 | 2 | 16 | 22 | 23 |
| Kinderchirurgie | 2 | 2 | 3 | 4 | – | 4 | 5 | 2 | 7 | 2 | 2 | 1 | 2 | 3 | 4 | 1 | 3 |
| Kinderheilkunde | 24 | 22 | 21 | 22 | 23 | 38 | 27 | 19 | 33 | 19 | 26 | 21 | 26 | 28 | 36 | 18 | 31 |
| Mund-Kiefer-Gesichtschirurgie | 3 | 2 | 2 | 4 | 2 | 8 | 4 | 2 | 5 | 3 | 4 | 2 | 3 | 2 | 2 | 3 | 3 |
| Neurochirurgie | 8 | 6 | 9 | 10 | 9 | 18 | 15 | 7 | 12 | 9 | 8 | 7 | 11 | 6 | 11 | 10 | 11 |
| Neurologie | 27 | 24 | 24 | 23 | 38 | 29 | 33 | 30 | 44 | 25 | 26 | 25 | 46 | 27 | 28 | 23 | 33 |
| Nuklearmedizin | 1 | 1 | 1 | 1 | 2 | 1 | 1 | 1 | 1 | 1 | 1 | 1 | 3 | 1 | 1 | 1 | 2 |
| Orthopädie | 29 | 26 | 33 | 24 | 31 | 53 | 9 | 30 | 26 | 21 | 31 | 31 | 34 | 31 | 30 | 27 | 42 |
| Plastische Chirurgie | 2 | 2 | 3 | 3 | – | 3 | 2 | 2 | 0 | 3 | 3 | 4 | 2 | 1 | 2 | 1 | – |

Tabelle 19–7
**Fortsetzung**

| Fachabteilungsbezeichnung | Deutschland | Baden-Württemberg | Bayern | Berlin | Brandenburg | Bremen | Hamburg | Hessen | Mecklenburg-Vorpommern | Niedersachsen | Nordrhein-Westfalen | Rheinland-Pfalz | Saarland | Sachsen | Sachsen-Anhalt | Schleswig-Holstein | Thüringen |
|---|---|---|---|---|---|---|---|---|---|---|---|---|---|---|---|---|---|
| | Aufgestellte Betten je 100 000 Einwohner | | | | | | | | | | | | | | | | |
| Strahlentherapie | 4 | 4 | 3 | 4 | 5 | 5 | 3 | 3 | 6 | 3 | 4 | 3 | 5 | 5 | 4 | 1 | 6 |
| Urologie | 18 | 15 | 18 | 14 | 18 | 11 | 20 | 17 | 18 | 16 | 22 | 22 | 21 | 19 | 23 | 13 | 23 |
| Sonstige Fachbereiche/Allgemeinbetten | 5 | 5 | 4 | 6 | 6 | 9 | 25 | 6 | 6 | 1 | 4 | 10 | 13 | 8 | 7 | 8 | 1 |
| **Psychiatrische Fachabteilungen** | **80** | **79** | **82** | **71** | **77** | **98** | **82** | **77** | **78** | **71** | **84** | **73** | **62** | **80** | **87** | **101** | **80** |
| Kinder-/Jugendpsychiatrie und -psychotherapie | 6 | 5 | 4 | 5 | 8 | 8 | 7 | 7 | 11 | 7 | 6 | 5 | 4 | 9 | 13 | 9 | 12 |
| Psychiatrie und Psychotherapie | 66 | 64 | 54 | 62 | 68 | 90 | 68 | 65 | 63 | 59 | 76 | 61 | 57 | 67 | 67 | 79 | 67 |
| Psychotherapeutische Medizin | 8 | 9 | 24 | 4 | – | – | 6 | 4 | 4 | 4 | 3 | 7 | – | 5 | 7 | 13 | 1 |

– = nicht vorhanden
0 = Wert kleiner 0,5 aber größer Null

Quelle: Statistisches Bundesamt

Krankenhaus-Report 2012                                                                 WIdO

Krankenhausmitarbeiter und -mitarbeiterinnen nahm um 13 600 (+1,5 %) Beschäftigte zu. 16,3 % des ärztlichen und 44,4 % des nichtärztlichen Personals sind teilzeit- oder geringfügig beschäftigt. Um den Auswirkungen unterschiedlicher Beschäftigungsmodelle (Vollzeit-, Teilzeit- oder geringfügige Beschäftigung sowie kurzfristige Beschäftigung) angemessen Rechnung zu tragen, wird zusätzlich zur Zahl der Beschäftigten am Erhebungsstichtag 31. Dezember des Jahres die Anzahl der Vollkräfte im Jahresdurchschnitt[14] (Vollzeitäquivalente) erhoben. Die Gesamtzahl der Vollkräfte erhöhte sich gegenüber 2008 um 10 300 bzw. 1,3 % auf knapp 808 000 Vollkräfte, von denen 131 000 (16,2 %) im ärztlichen Dienst und 677 000 (83,8 %) im nichtärztlichen Dienst arbeiteten; 304 000 nichtärztliche Vollkräfte wurden allein im Pflegedienst gezählt.

Die Krankenhausstatistik liefert zudem Informationen über das Geschlecht und den Beschäftigungsumfang der Beschäftigten. 42,7 % der hauptamtlichen Ärzte waren im Jahr 2009 Frauen (siehe Tabelle 19–8). Gegenüber dem Vorjahr bedeutet dies eine weitere Zunahme des Frauenanteils um 1 Prozentpunkt, gegenüber 1999 sogar um 9,7 Prozentpunkte. Mit steigender Hierarchiestufe nimmt der Frauenanteil an den Krankenhausärzten deutlich ab. Während zu Beginn der ärztlichen Laufbahn jede zweite Assistenzarztstelle (52,6 %) von einer Frau besetzt wurde, war es bei den Oberärzten nur noch jede vierte Stelle (24,9 %). Der Frauenanteil an den leitenden Ärzten lag bei nur noch 8,8 %.

Deutlich verändert hat sich in den vergangenen zehn Jahren auch der Beschäftigungsumfang. 1999 waren 16,6 % der hauptamtlichen Ärztinnen teilzeit- oder geringfügig beschäftigt; 2009 war es bereits jede vierte Frau (28,2 %). Bei ihren männlichen Kollegen stieg im gleichen Zeitraum der Anteil der teilzeit- oder geringfügig Beschäftigten von 3,0 % auf 7,4 %. Insgesamt gab es 23 400 (16,3 %) hauptamtliche Ärzte und Ärztinnen, die 2009 in einem Teilzeitarbeitsverhältnis standen oder geringfügig beschäftigt waren.

Mit 878 000 Beschäftigten (ohne Schüler/Schülerinnen und Auszubildende) lag die Zahl der im nichtärztlichen Dienst tätigen Krankenhausmitarbeiter gut sechsmal so hoch wie die der Beschäftigten im ärztlichen Dienst. Die mit Abstand meisten nichtärztlichen Beschäftigten (knapp 402 000) waren im Pflegedienst tätig (45,7 %). An zweiter Stelle folgten der medizinisch-technische Dienst (z. B. Krankengymnasten, Apothekenpersonal, Logopäden) mit 18,9 % und der Funktionsdienst (z. B. Operationsdienst, Hebammen/Entbindungspfleger, Krankentransportdienst) mit 12,9 %.

Der Frauenanteil beim nichtärztlichen Personal war 2009 mit 80,1 % annähernd doppelt so hoch wie der Anteil weiblicher Beschäftigter beim ärztlichen Personal (42,7 %). Während Frauen vorwiegend im Pflegedienst beschäftigt waren (86,3 %), dominierten beim Personal des technischen Dienstes und des Krankentransportdienstes Männer mit 93,4 % und 82,3 %. Der Anteil teilzeit- und geringfügig Beschäftigter ist im nichtärztlichen Bereich im Vergleich zu den hauptamtlichen

---

14 Zur Ermittlung der Vollkräfte im Jahresdurchschnitt werden die unterschiedlichen Beschäftigungsmodelle auf die volle jährliche tarifliche Arbeitszeit umgerechnet. Überstunden und Bereitschaftsdienste werden nicht in die Berechnung einbezogen.

Tabelle 19-8
Frauen- und Teilzeitanteil 1999 bis 2009

| Jahr | Hauptamtliche Ärzte[1] | | | | | Nichtärztliches Personal[2] | | | | | |
|---|---|---|---|---|---|---|---|---|---|---|---|
| | Insgesamt | darunter Frauen | Frauen-anteil | Teilzeit-anteil | Teilzeit-beschäftigte insgesamt | darunter Frauen | Insgesamt | darunter Frauen | Frauen-anteil | Teilzeit-anteil | Teilzeit-beschäftigte insgesamt | darunter Frauen |
| | Anzahl | | in % | | Anzahl | | Anzahl | | in % | | Anzahl | |
| 1999 | 109 888 | 36 278 | 33,0 | 7,5 | 8 252 | 6 024 | 903 155 | 725 468 | 80,3 | 33,5 | 302 541 | 284 400 |
| 2000 | 111 580 | 37 106 | 33,3 | 7,6 | 8 474 | 6 177 | 897 401 | 721 142 | 80,4 | 34,7 | 311 730 | 292 468 |
| 2001 | 113 593 | 38 572 | 34,0 | 8,3 | 9 471 | 6 908 | 899 420 | 723 132 | 80,4 | 36,0 | 324 099 | 303 709 |
| 2002 | 116 061 | 40 334 | 34,8 | 10,6 | 12 301 | 9 217 | 907 871 | 723 794 | 79,7 | 36,9 | 335 262 | 313 873 |
| 2003 | 118 486 | 42 170 | 35,6 | 12,2 | 14 502 | 10 926 | 890 122 | 711 320 | 79,9 | 38,6 | 343 725 | 320 928 |
| 2004 | 129 817 | 48 609 | 37,4 | 12,3 | 15 998 | 11 987 | 868 048 | 694 980 | 80,1 | 40,3 | 349 404 | 326 318 |
| 2005 | 131 115 | 50 004 | 38,1 | 13,1 | 17 139 | 12 829 | 859 709 | 688 666 | 80,1 | 41,8 | 359 248 | 334 826 |
| 2006 | 133 649 | 52 598 | 39,4 | 13,7 | 18 352 | 13 867 | 858 088 | 687 692 | 80,1 | 42,9 | 367 694 | 342 565 |
| 2007 | 136 267 | 54 963 | 40,3 | 13,6 | 18 596 | 14 118 | 858 151 | 687 236 | 80,1 | 43,3 | 371 767 | 345 554 |
| 2008 | 139 294 | 58 035 | 41,7 | 14,8 | 20 678 | 15 481 | 865 027 | 693 884 | 80,2 | 44,0 | 380 687 | 352 995 |
| 2009 | 143 967 | 61 411 | 42,7 | 16,3 | 23 407 | 17 328 | 877 878 | 703 295 | 80,1 | 44,4 | 389 459 | 360 404 |

[1] Ohne Zahnärzte
[2] Ohne Auszubildende und Personal der Ausbildungsstätten

Quelle: Statistisches Bundesamt
Krankenhaus-Report 2012 WIdO

Abbildung 19–5

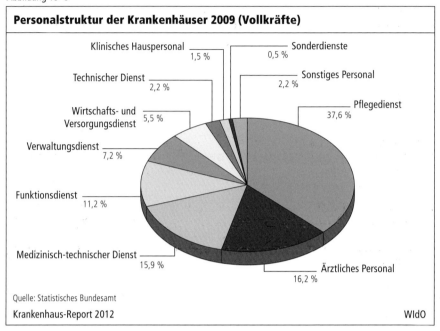

Ärzten und Ärztinnen annähernd drei Mal so hoch: 44,4 % im Jahr 2009. Zehn Jahre zuvor waren es gerade mal 33,5 %.

Zusammenfassend gibt Abbildung 19–5 einen Überblick über die Personalstruktur der Krankenhäuser auf der Grundlage der für 2009 ermittelten 808 000 Vollkräfte nach Beschäftigtengruppen.

Die Personalstruktur variierte je nach Krankenhausträger. Bei den Krankenhäusern öffentlicher Träger gehörten 16,5 % aller Vollkräfte dem ärztlichen Personal an, bei den freigemeinnützigen Krankenhäusern waren dies lediglich 15,7 %. Der Anteil der im Pflegedienst tätigen Vollkräfte ist am höchsten bei den freigemeinnützigen Krankenhäusern (40,4 %) und am niedrigsten bei den öffentlichen Krankenhäusern mit 35,5 % (siehe auch Zusatztabelle 19–c im Internetportal www.krankenhaus-report-online.de).

Erstmals wurde 2009 zusätzlich zu den Vollkräften mit direktem Beschäftigungsverhältnis beim Krankenhaus die Zahl der Vollkräfte ohne direktes Beschäftigungsverhältnis beim Krankenhaus erhoben. Hierbei handelte es sich um 14 000 Vollkräfte, 1 900 im ärztlichen Dienst und 12 100 im nichtärztlichen Dienst Beschäftigte, die z. B. im Personal-Leasing-Verfahren eingesetzt wurden. Entscheidend ist, dass die Leistung vom Krankenhaus erbracht wird[15] und dazu das Personal etwa durch Zeitarbeitnehmer und -arbeitnehmerinnen verstärkt wird. Beim ärztlichen Personal ohne direktes Beschäftigungsverhältnis kann es sich um Honorar-

---

15 Personal einer Fremdfirma, die z. B. die Reinigung übernommen hat, wird nicht erfasst; hier gehört die („outgesourcte") Reinigung nicht mehr zu den Leistungen des Krankenhauses.

kräfte oder um Ärzte und Ärztinnen handeln, die über (konzerninterne) Personalgesellschaften im Krankenhaus eingesetzt werden. Beim nichtärztlichen Personal ohne direktes Beschäftigungsverhältnis spielen sowohl konzerninterne Personalgesellschaften als auch Zeitarbeit eine Rolle.

Der Vergleich der Personalausstattung der Krankenhäuser in Deutschland nach Ländern basiert auf der Personalbelastungszahl[16], bezogen auf belegte Betten. Die Personalbelastungszahl ergibt sich als Quotient aus der Anzahl der Stunden, die die Krankenhausbetten im Jahr belegt waren (= Belegungsstunden der Krankenhausbetten im Jahr) und der Anzahl der Stunden, die die Vollkräfte für die Betreuung der Krankenhausbetten im Jahr zur Verfügung standen (= Jahresarbeitsstunden der Vollkräfte). Die so ermittelte Kennziffer gibt an, wie viele belegte Betten eine Vollkraft durchschnittlich pro Arbeitstag zu versorgen hat. Tabelle 19–9 zeigt die Ergebnisse des Jahres 2009 für die unmittelbar mit der vollstationären Behandlung von Patienten betrauten Personalgruppen.

Die Personalbelastung für die einzelnen Beschäftigtengruppen ist unterschiedlich hoch. Im Vergleich zu einer Pflegevollkraft versorgte eine ärztliche Vollkraft täglich mehr als doppelt so viele belegte Betten. Allerdings erfordern die betreuungsintensiven Aufgaben einer Pflegevollkraft einen wesentlich höheren Zeitaufwand; deshalb kann in der gleichen Zeit nur knapp die Hälfte der von einer ärztlichen Vollkraft betreuten Betten versorgt werden. Für den Pflegedienst ist deshalb eine im Vergleich zum ärztlichen Dienst oder zum medizinisch-technischen Dienst niedrige Kennzahl charakteristisch. Während eine Pflegevollkraft im Bundesdurchschnitt täglich 6,4 Betten betreute, waren andere Vollkräfte für mehr als doppelt so viele Betten zuständig (ärztlicher Dienst: 14,8 Betten, medizinisch-technischer Dienst: 15,1 Betten).

Auch regional gab es erhebliche Unterschiede in Bezug auf die Personalbelastung einzelner Beschäftigtengruppen. Mit durchschnittlich 11,5 belegten Betten am Tag hatte eine ärztliche Vollkraft in Hamburg die geringste Belastungszahl, gefolgt von Berlin mit 11,8 Betten. Ein Krankenhausarzt in Brandenburg hingegen hatte täglich die mit Abstand meisten Betten (17,7) zu betreuen, gefolgt von Sachsen-Anhalt (16,4 Betten) und Thüringen (16,3 Betten). Auch die Pflegekräfte in den neuen Bundesländern waren für deutlich mehr Betten zuständig als das Pflegepersonal im Bundesdurchschnitt. Spitzenreiter sind Pflegevollkräfte in Brandenburg mit 6,9 täglich zu versorgenden Betten, gefolgt von Pflegevollkräften in den Krankenhäusern Thüringens mit 6,8 Betten. Die im regionalen Vergleich geringste Bettenzahl (5,7) hatte eine Pflegevollkraft in Bremen pro Tag zu betreuen.

---

16 Ab 2009 neue Berechnungsmethode auf der Basis der Jahresarbeitszeit einer Vollkraft. Damit wird der Tatsache Rechnung getragen, dass ein belegtes Krankenhausbett täglich 24 Stunden Betreuung erfordert, eine Vollkraft jedoch an 220 Arbeitstagen im Jahr (nur) acht Stunden täglich zur Verfügung steht.

Tabelle 19–9
**Vollkräfte und Personalbelastungszahl[1] 2009 nach Bundesländern**

| Bundesland | darunter | | | |
|---|---|---|---|---|
| | Vollkräfte insgesamt[2] | ärztlicher Dienst[3] | Pflegedienst | med.-techn. Dienst |
| Deutschland | 807 874 | 131 227 | 303 656 | 128 608 |
| Baden-Württemberg | 103 989 | 16 553 | 36 124 | 18 019 |
| Bayern | 125 406 | 20 139 | 45 819 | 20 100 |
| Berlin | 35 684 | 6 764 | 12 222 | 6 355 |
| Brandenburg | 20 499 | 3 456 | 8 805 | 2 809 |
| Bremen | 9 372 | 1 564 | 3 548 | 1 364 |
| Hamburg | 20 988 | 4 160 | 8 259 | 3 192 |
| Hessen | 55 242 | 8 599 | 21 481 | 8 491 |
| Mecklenburg-Vorpommern | 17 556 | 2 961 | 6 573 | 3 062 |
| Niedersachsen | 70 626 | 11 011 | 26 222 | 11 500 |
| Nordrhein-Westfalen | 181 401 | 29 660 | 69 575 | 27 993 |
| Rheinland-Pfalz | 38 772 | 5 816 | 14 936 | 5 501 |
| Saarland | 12 703 | 1 855 | 4 863 | 1 830 |
| Sachsen | 40 267 | 6 641 | 16 122 | 5 849 |
| Sachsen-Anhalt | 25 581 | 3 841 | 10 195 | 4 444 |
| Schleswig-Holstein | 26 189 | 4 403 | 9 778 | 4 359 |
| Thüringen | 23 599 | 3 807 | 9 135 | 3 741 |
| **Anzahl der durchschnittlich je Vollkraft pro Arbeitstag zu versorgenden belegten Betten[4]** | | | | |
| Deutschland | 2,4 | 14,8 | 6,4 | 15,1 |
| Baden-Württemberg | 2,1 | 13,3 | 6,1 | 12,2 |
| Bayern | 2,3 | 14,4 | 6,3 | 14,5 |
| Berlin | 2,2 | 11,8 | 6,5 | 12,5 |
| Brandenburg | 3,0 | 17,7 | 6,9 | 21,8 |
| Bremen | 2,2 | 13,0 | 5,7 | 14,9 |
| Hamburg | 2,3 | 11,5 | 5,8 | 14,9 |
| Hessen | 2,5 | 15,9 | 6,4 | 16,1 |
| Mecklenburg-Vorpommern | 2,4 | 14,1 | 6,3 | 13,6 |
| Niedersachsen | 2,4 | 15,4 | 6,5 | 14,8 |
| Nordrhein-Westfalen | 2,5 | 15,5 | 6,6 | 16,4 |
| Rheinland-Pfalz | 2,4 | 15,9 | 6,2 | 16,9 |
| Saarland | 2,2 | 15,2 | 5,8 | 15,4 |
| Sachsen | 2,6 | 15,9 | 6,6 | 18,1 |
| Sachsen-Anhalt | 2,5 | 16,4 | 6,2 | 14,2 |
| Schleswig-Holstein | 2,4 | 14,3 | 6,4 | 14,4 |
| Thüringen | 2,6 | 16,3 | 6,8 | 16,6 |

[1] Die Personalbelastungszahl bezieht sich nur auf das vollstationäre Leistungsgeschehen. Ambulante und teilstationäre Leistungen fließen nicht in diese Maßzahl ein
[2] Ohne nicht hauptamtliche Ärzte/-innen und Zahnärzte/-innen, ohne Personal der Ausbildungsstätten
[3] Ohne nicht hauptamtliche Ärzte/-innen und Zahnärzte/-innen
[4] Neue Berechnungsmethode ab 2009 auf der Grundlage der Jahresarbeitszeit: (Berechnungs-/Belegungstage * 24h) / (Vollkräfte * 220 [Arbeitstage im Jahr] * 8h)

Quelle: Statistisches Bundesamt

## 19.4 Die Inanspruchnahme von Krankenhausleistungen

Das vielfältige Spektrum der Behandlungsformen im Krankenhaus geht weit über die klassische vollstationäre, d. h. ganztägige Behandlung hinaus und umfasst auch teil-, vor- und nachstationär sowie ambulant erbrachte Leistungen. Diese ineinander greifenden Behandlungsformen werden in der Krankenhausstatistik in unterschiedlicher Tiefe abgebildet, wobei der herkömmlichen vollstationären Behandlung das Hauptinteresse gilt.

### 19.4.1 Vollstationäre Behandlungen

17,8 Mio. vollstationär behandelte Patienten[17] wurden im Berichtsjahr 2009 gezählt. Das sind 298 000 oder 1,7 % mehr gegenüber dem Vorjahr und zugleich die höchste Fallzahl, die seit Einführung der bundeseinheitlichen Krankenhausstatistik im Jahr 1991 festgestellt wurde. Möglicherweise ist dieser Trend durch die Bevölkerungsentwicklung beeinflusst. Weil Alter und Geschlecht bei vielen Gesundheitsproblemen eine Rolle spielen, haben Veränderungen im Bevölkerungsaufbau auch Auswirkungen auf die Entwicklung der Zahl der Krankenhausfälle[18]. Um solche Effekte zu kontrollieren, wird die absolute Fallzahl üblicherweise standardisiert. Hierbei wird eine einheitliche Altersstruktur für alle Vergleichsjahre bzw. -regionen angenommen. Standardisierte Fallzahlen lassen sich in der Krankenhausstatistik nur mit Hilfe der Diagnosedaten ermitteln, die Angaben zum Alter und Geschlecht der Patienten enthalten. Für 2009 ergab sich eine altersstandardisierte Rate von 20 513 Behandlungsfällen je 100 000 Einwohner[19]. Damit lag die standardisierte Fallzahl um 1,1 % über der des Vorjahres (20 291). Entsprechende Ergebnisse werden im Kapitel 20 ausführlich dargestellt.

Die Summe der 2009 erbrachten vollstationären Berechnungs- und Belegungstage[20] sank gegenüber 2008 geringfügig um 121 000 oder 0,1 %. Ein Krankenhausaufenthalt dauerte im Jahr 2009 durchschnittlich 8,0 Tage[21]. Dies waren 0,1 Tage weniger als im Vorjahr und 1,9 Tage weniger als 1999.

---

17 Die Fallzahl in den Grunddaten der Krankenhäuser ermittelt sich aus der Summe der vollstationären Aufnahmen (Patientenzugang) und der Summe der Entlassungen aus vollstationärer Behandlung einschließlich der Sterbefälle (Patientenabgang) im Berichtsjahr, dividiert durch 2.
18 Vergleiche die ausführliche Darstellung der Modellrechnungen der Krankenhausfälle für 2020 und 2030 in „Demografischer Wandel in Deutschland, Heft 2: Auswirkungen auf Krankenhausbehandlungen und Pflegebedürftige 2010" im Publikationsangebot des Statistischen Bundesamt unter www.destatis.de, Themenseite „Gesundheit".
19 Standardisiert anhand der Standardbevölkerung „Deutschland 1987" (Ergebnis der letzten Volkszählung).
20 Berechnungstage sind die Tage, für die tagesgleiche Pflegesätze (Basispflegesatz, Abteilungspflegesatz oder teilstationäre Pflegesätze) in Rechnung gestellt (berechnet) werden. Unter einem Belegungstag wird ein Tag verstanden, an dem ein aufgestelltes Bett von einem Patienten bzw. einer Patientin vollstationär belegt wurde. Innerhalb des pauschalierten Entgeltsystems ist der Belegungstag das Äquivalent zum Begriff des Berechnungstags innerhalb der Bundespflegesatzverordnung.
21 Die durchschnittliche Verweildauer ergibt sich als Quotient aus der Summe der Berechnungs- bzw. Belegungstage und der Fallzahl.

## 19.4.2 Teil-, vor- und nachstationäre Behandlungen

Um der zunehmenden Bedeutung von nicht rein vollstationären Behandlungsformen in Krankenhäusern gerecht zu werden, werden seit 2002 neben den vollstationären Behandlungen auch einzelne Merkmale im Bereich der teil-, vor- und nachstationären Behandlungen in der Krankenhausstatistik detaillierter erfasst.[22]

Unter einer teilstationären Behandlung versteht man eine Krankenhausleistung, die eine regelmäßige Verweildauer im Krankenhaus von weniger als 24 Stunden erfordert. Sie wird vorwiegend in einer Tages- oder Nachtklinik angeboten. Die Patientinnen und Patienten verbringen dabei nur den entsprechenden Tagesabschnitt mit der ärztlichen Behandlung, die restliche Zeit aber außerhalb des Krankenhauses. 2009 wurden in den Krankenhäusern insgesamt 667 000 teilstationäre Behandlungen[23] durchgeführt. Dies waren 5,1 % weniger als im Jahr zuvor. Mehr als die Hälfte (50,9 %) aller teilstationären Behandlungen erfolgte in der Inneren Medizin. Innerhalb dieses Fachbereichs entfielen allein 42,8 % aller Behandlungen auf das Teilgebiet Nephrologie (z. B. Dialyse), weitere 19,3 % auf das Teilgebiet Hämatologie und internistische Onkologie (z. B. Chemotherapie).

Vorstationäre Behandlungen werden im Vorfeld einer anstehenden vollstationären Behandlung, z. B. für Voruntersuchungen, erbracht. In diesem Bereich wurden im Jahr 2009 knapp 3,3 Mio. Behandlungsfälle gezählt, knapp 307 000 bzw. 10,2 % mehr als 2008. Im Vergleich zu 2002 hat sich die Zahl der vorstationären Behandlungen annähernd verdreifacht. Jede dritte Behandlung dieser Art (34,1 %) wurde 2009 in der Fachabteilung Chirurgie durchgeführt, gefolgt von der Inneren Medizin mit 23,3 % aller vorstationären Behandlungen.

Nachstationäre Behandlungen finden im Anschluss an einen vollstationären Krankenhausaufenthalt statt. Mit insgesamt 875 000 Behandlungen stieg ihre Zahl gegenüber dem Vorjahr um 6,7 %. Die meisten nachstationären Behandlungen fanden in der Chirurgie statt (38,0 %), weitere 14,6 % in der Inneren Medizin.

Zusammengenommen erweiterten die genannten Behandlungsformen das Leistungsvolumen der Krankenhäuser im Jahr 2009 um 4,8 Mio. Fälle.

## 19.4.3 Ambulante Operationen

Seit 2002 wird in der Krankenhausstatistik darüber hinaus auch die Anzahl der ambulanten Operationen im Krankenhaus erfasst. Nach § 115b Fünftes Buch Sozialgesetzbuch (SGB V) sind Krankenhäuser zur Durchführung ambulanter Operationen zugelassen, und zwar in dem Umfang, der in einem vom GKV-Spitzenverband, der

---

22 Vor Inkrafttreten der Ersten Novellierung der KHStatV wurde lediglich die Anzahl der aus teilstationärer Behandlung entlassenen Patientinnen und Patienten erhoben.
23 Die Fallzählung (Anzahl der Behandlungen) hängt von der Art der Abrechnung teilstationärer Leistungen ab: Sind für teilstationäre Leistungen, die über Entgelte nach § 6 Abs. 1 KHEntgG (Krankenhausentgeltgesetz) abgerechnet werden, fallbezogene Entgelte vereinbart worden, zählt jede abgerechnete Patientin/jeder abgerechnete Patient als ein Fall; sind dagegen tagesbezogene Entgelte vereinbart worden, werden Patientinnen und Patienten, die wegen derselben Erkrankung mehrfach teilstationär behandelt wurden, je Quartal als ein Fall gezählt. Die Quartalszählung ist auch anzuwenden bei teilstationären Leistungen nach § 13 Abs. 1 BPflV (Bundespflegesatzverordnung), die mit einem gesonderten Pflegesatz abgerechnet werden.

Tabelle 19-10
**Behandlungsformen in Krankenhäusern**

| Jahr | Behandlungsfälle[1] | | | | Ambulante Operationen |
|---|---|---|---|---|---|
| | vollstationär | teilstationär | vorstationär | nachstationär | |
| | Anzahl | | | | |
| 2002 | 17 432 272 | 376 473 | 1 169 529 | 747 206 | 575 613 |
| 2003 | 17 295 910 | 502 470 | 1 417 411 | 755 096 | 724 310 |
| 2004 | 16 801 649 | 511 137 | 1 670 652 | 661 274 | 1 160 573 |
| 2005 | 16 539 398 | 527 213 | 1 965 027 | 654 277 | 1 371 708 |
| 2006 | 16 832 883 | 623 657 | 2 266 670 | 703 488 | 1 513 716 |
| 2007 | 17 178 573 | 675 082 | 2 714 169 | 781 197 | 1 638 911 |
| 2008 | 17 519 579 | 702 649 | 2 991 986 | 820 371 | 1 758 305 |
| 2009 | 17 817 180 | 667 093 | 3 298 544 | 875 259 | 1 813 727 |
| Vergleichsjahr | Veränderung in % | | | | |
| 2008 | 1,7 | -5,1 | 10,2 | 6,7 | 3,2 |
| 2002 | 2,2 | 77,2 | 182,0 | 17,1 | 215,1 |

[1] Vor Inkrafttreten der 1. Novellierung der KHStatV wurde lediglich die Anzahl der aus teilstationärer Behandlung entlassenen Patientinnen und Patienten erhoben

Quelle: Statistisches Bundesamt
Krankenhaus-Report 2012    WIdO

Deutschen Krankenhausgesellschaft oder den Bundesverbänden der Krankenhausträger gemeinsam und den Kassenärztlichen Bundesvereinigungen vereinbarten Katalog ambulant durchführbarer Operationen und sonstiger stationsersetzender Eingriffe festgelegt ist.

Knapp zwei Drittel aller Krankenhäuser (61,9%) führten im Jahr 2009 rund 1,8 Mio. ambulante Operationen durch. Gegenüber 2008 stieg die Zahl der ambulant operierten Patientinnen und Patienten erneut um 55 000 bzw. 3,2%. Im Vergleich zu 2002 hat sich die Zahl der ambulanten Operationen verdreifacht. Die dynamische Entwicklung dieses Leistungsbereichs macht den Wandel im Leistungsspektrum der Krankenhäuser deutlich. Die traditionell strikte Trennung von stationärer und ambulanter Gesundheitsversorgung in Deutschland wird dadurch nach und nach aufgebrochen (Tabelle 19–10).

## 19.5 Psychiatrische Krankenhäuser

Von insgesamt 2 084 Krankenhäusern im Jahr 2009 waren 245 (11,8%) psychiatrische Einrichtungen mit insgesamt 40 200 Betten (8% aller Krankenhausbetten), in denen 548 900 Patientinnen und Patienten ausschließlich psychiatrisch oder psychiatrisch und neurologisch behandelt wurden[24].

---

24 Betrachtungszeitraum sind die Berichtsjahre 1999 bis 2001 und ab 2005. Die Jahre 2002 bis 2004 sind wegen einer abweichenden Abgrenzung der Psychiatrischen Krankenhäuser (Einbeziehung von Krankenhäusern mit ausschließlich neurologischen Betten) nicht vergleichbar.

Im Vergleich zu 1999 hat sich die Zahl der psychiatrischen Krankenhäuser um gut ein Viertel (53 Einrichtungen) erhöht. Zugenommen hat vor allem die Zahl kleiner und mittlerer Häuser mit weniger als 100 bzw. 100 bis 199 Betten (+48 Häuser), die zusammen mehr als zwei Drittel (68,2 %) aller psychiatrischen Krankenhäuser ausmachten. Die Zahl der aufgestellten Betten lag 2009 um 3 800 über der Bettenzahl von 1999 (36 300). Die durchschnittliche Bettenzahl je Einrichtung sank von 189 Betten im Jahr 1999 auf nur noch 164 Betten im Jahr 2009. Während des gesamten Betrachtungszeitraums lag die durchschnittliche Bettenauslastung in den psychiatrischen Krankenhäusern deutlich über der Auslastung allgemeiner Krankenhäuser (81,8 % in 1999, 2009 nur noch 76,2 %) und erreichte im Jahr 2009 mit 92,3 % ihren bislang höchsten Wert. Die als Indikator einer bedarfsgerechten Versorgung der Bevölkerung angestrebte Bettenauslastung von 85 % wird in den psychiatrischen Krankenhäusern seit 1999 regelmäßig überschritten.

Die Zahl der Berechnungs-/Belegungstage lag mit 13,5 Mio. 2009 um 15,8 % (+1,8 Mio.) über dem Ergebnis des Jahres 1999. Zugleich stieg die Zahl der vollstationär behandelten Patientinnen und Patienten um 172 000 (+45,4 %) auf 549 000. Dies führte zu einer Reduzierung der durchschnittlichen Verweildauer der Patientinnen und Patienten um ein Fünftel: Dauerte im Jahr 1999 der Aufenthalt in einem psychiatrischen Krankenhaus durchschnittlich 30,9 Tage, waren es 2009 nur noch 24,7 Tage.

Die Zahl der in den psychiatrischen Krankenhäusern beschäftigten Vollkräfte insgesamt hat im Vergleich zum Vorjahr um 1 700 zugenommen. Betrachtet man die Entwicklung der vergangenen zehn Jahre in den einzelnen Beschäftigtengruppen, wird eine Veränderung der Personalstruktur im Vergleich zu 1999 deutlich. Die Zahl der nichtärztlichen Vollkräfte hat sich im Zeitraum 1999 bis 2009 um 3 100 (7,4 %) erhöht. Im Pflegedienst, in dem mehr als die Hälfte (55,2 %) der nichtärztlichen Vollkräfte beschäftigt ist, war ein Anstieg um 1 000 (+4,3 %) auf 24 700 Kräfte zu verzeichnen. Dies führte zu einer gestiegenen Personalbelastung[25] der Pflegekräfte in psychiatrischen Krankenhäusern: Versorgte eine Pflegevollkraft 1999 pro Arbeitstag noch durchschnittlich 6,7 belegte Betten, so waren es im Jahr 2009 bereits 7,5 belegte Betten. Demgegenüber nahm die Zahl der ärztlichen Vollkräfte seit 1999 um 1 400 (+35,7 %) auf 5 500 Beschäftigte zu. Dadurch sank die Zahl der Betten, die eine ärztliche Vollkraft arbeitstäglich zu versorgen hatte, von 39,4 im Jahr 1999 auf 33,6 belegte Betten im Jahr 2009 (Tabelle 19–11).

---

25 Neue Berechnungsmethode auf der Grundlage der Jahresarbeitszeit:
(Berechnungs-/Belegungstage * 24h)/(Vollkräfte * 220 Arbeitstage im Jahr * 8h).

**Tabelle 19–11**

**Eckdaten der Krankenhäuser mit ausschließlich psychiatrischen oder neurologischen Betten***

| Gegenstand der Nachweisung | 2009 | 2008 | 2007 | 2006 | 2005 | 2001 | 2000 | 1999 |
|---|---|---|---|---|---|---|---|---|
| Anzahl der Krankenhäuser | 245 | 243 | 239 | 235 | 234 | 196 | 194 | 192 |
| Krankenhäuser mit ... Betten | | | | | | | | |
| unter 100 | 103 | 103 | 100 | 97 | 95 | 72 | 70 | 70 |
| 100–199 | 64 | 64 | 66 | 65 | 64 | 50 | 51 | 49 |
| 200–499 | 73 | 72 | 67 | 67 | 68 | 66 | 65 | 65 |
| 500 und mehr | 5 | 4 | 6 | 6 | 7 | 8 | 8 | 8 |
| Aufgestellte Betten | 40 165 | 39 072 | 38 785 | 38 481 | 38 869 | 36 438 | 36 537 | 36 322 |
| Bettenauslastung | 92,3 | 91,7 | 91,5 | 90,5 | 89,4 | 89,0 | 88,5 | 88,2 |
| Stationär beh. Patienten | 548 863 | 526 303 | 508 028 | 493 430 | 494 808 | 422 728 | 400 735 | 377 885 |
| Berechnungs-/Belegungstage | 13 537 527 | 13 111 271 | 12 949 568 | 12 706 439 | 12 683 673 | 11 831 520 | 11 836 216 | 11 689 440 |
| Durchsch. Verweild. in Tagen | 24,7 | 24,9 | 25,5 | 25,8 | 25,6 | 28,0 | 29,5 | 30,9 |
| Vollkräfte im Jahresdurchschnitt | 50 274 | 48 604 | 47 884 | 47 673 | 48 230 | 46 475 | 46 369 | 45 750 |
| davon: – Ärztliches Personal | 5 495 | 5 290 | 5 209 | 5 156 | 5 119 | 4 301 | 4 261 | 4 049 |
| – Nichtärztliches Personal | 44 778 | 43 314 | 42 676 | 42 517 | 43 112 | 42 174 | 42 108 | 41 701 |
| davon: Pflegedienst | 24 720 | 23 935 | 23 699 | 23 727 | 24 063 | 24 024 | 24 011 | 23 690 |
| dar.: in der Psychiatrie tätig | 22 850 | 22 280 | 21 793 | 21 980 | 22 433 | 22 581 | 22 690 | 22 278 |
| – Med.-tech. Dienst | 7 142 | 6 671 | 6 406 | 6 193 | 6 154 | 5 300 | 5 217 | 5 137 |
| – Funktionsdienst | 2 514 | 2 375 | 2 314 | 2 298 | 2 353 | 2 291 | 2 278 | 2 214 |
| – Übriges Personal | 12 916 | 10 333 | 10 257 | 10 299 | 10 541 | 10 559 | 10 602 | 10 660 |

* Die Abgrenzung zwischen Allgemeinen und Sonstigen Krankenhäusern ab dem Jahr 2005 entspricht wieder der bis einschließlich Berichtsjahr 2001 geltenden Regelung, d.h.: Krankenhäuser mit ausschließlich neurologischen Betten werden wieder zu den Allgemeinen Krankenhäusern gezählt. Zu den Sonstigen Krankenhäusern gehören seit 2005 (neben den reinen Tages- und Nachtkliniken) nur noch Krankenhäuser mit ausschließlich psychiatrischen, psychotherapeutischen oder neurologischen Betten

Quelle: Statistisches Bundesamt

Krankenhaus-Report 2012 WIdO

## 19.6 Kosten der Krankenhäuser

Der mehrfache Wechsel des Kostenermittlungsprinzips[26] seit 1991 hat zur Folge, dass ein Vergleich der Krankenhauskosten über einen längeren Zeitraum nur auf der Basis der bereinigten Kosten[27] möglich ist. Diese Vergleichbarkeit wird durch die ab 2007 geänderte Erhebung der Kosten der Ausbildungsstätten[28], mit der den tatsächlichen Gegebenheiten in Bezug auf die Ausbildungskosten im Krankenhaus Rechnung getragen wird, weiter eingeschränkt. So führt die neu hinzu gekommene gesonderte Erhebung der „Aufwendungen für den Ausbildungsfonds"[29] zu einer Erhöhung sowohl der Brutto-Gesamtkosten als auch der bereinigten Kosten der Krankenhäuser. Bei der Betrachtung der langfristigen Entwicklung der Krankenhauskosten bleiben die erstmals im Jahr 2007 erhobenen Aufwendungen für den Ausbildungsfonds unberücksichtigt.

Die Entwicklung der bereinigten Kosten insgesamt und je Fall seit 1999 ist in Abbildung 19–6 dargestellt. Die zugrunde liegenden bereinigten Kosten des Jahres 2009 i. H. v. 67,2 Mrd. Euro setzen sich zusammen aus den Kosten der Krankenhäuser insgesamt (75,5 Mrd. Euro) zuzüglich der Kosten der Ausbildungsstätten (Personal- und Sachkosten i. H. v. 0,5 Mrd. Euro) und abzüglich der Abzüge (9,9 Mrd. Euro). Ohne Berücksichtigung der Aufwendungen für den Ausbildungsfonds ergeben sich bei 17,8 Mill. vollstationär behandelten Patientinnen und Patienten durchschnittliche Kosten von 3 714 Euro je Behandlungsfall.

Einen detaillierten Überblick über die Krankenhauskosten des Jahres 2009 nach Kostenarten gibt Tabelle 19–12. Die Brutto-Gesamtkosten (einschl. Kosten der Ausbildungsstätten und der Aufwendungen für den Ausbildungsfonds) der Krankenhäuser insgesamt lagen bei 77,1 Mrd. Euro. Hieran hatten die Personalkosten in Höhe von 45,8 Mrd. Euro einen Anteil von 59,4 %. Ärztlicher Dienst und Pflegedienst allein machten mit zusammen 27,9 Mrd. Euro einen Anteil von 60,8 % an den gesamten Personalkosten aus. Die Sachkosten in Höhe von 29,3 Mrd. Euro entsprachen einem Anteil von 37,9 % an den Brutto-Gesamtkosten. Knapp die Hälfte der Sachkosten (13,9 Mrd. Euro) entfiel auf Kosten für den medizinischen Bedarf. In-

---

26 Seit 2002 werden die Kosten der Krankenhäuser (wie schon in den Jahren 1991 bis 1995) wieder nach dem Bruttoprinzip ermittelt. Bei dieser Art der Kostenermittlung werden zunächst die gesamten Kosten der Buchhaltung ausgewiesen und erst später um die Kosten für nichtstationäre Leistungen (= Abzüge, z. B. für Ambulanz, Forschung und Lehre, wahlärztliche Leistungen) bereinigt. Dies gilt für jede einzelne Kostenart. Demgegenüber wurden in den Jahren 1996 bis 2001 die Kosten nach dem Nettoprinzip ermittelt, wodurch ein Vergleich einzelner Kostenpositionen (z. B. Sachkosten, Personalkosten) mit den Jahren 1996 bis 2001 nicht möglich ist. Der 10-Jahres-Vergleich (Ergebnisse des Berichtsjahres 1999) ist deshalb nur in Bezug auf bereinigte Kosten möglich.

27 Die bereinigten Kosten ergeben sich als Differenz aus den Gesamtkosten und den Abzügen für bspw. wissenschaftliche Forschung und Lehre, Ambulanz etc.

28 Die Erhebung der Ausbildungsstätten-Umlage ist weggefallen; die Kosten der Ausbildungsstätten setzen sich nur noch aus Personal- und Sachkosten zusammen. Neu hinzugekommen ist ab 2007 die gesonderte Erhebung der Aufwendungen für den Ausbildungsfonds.

29 Die in zahlreichen Bundesländern eingerichteten Ausbildungsfonds werden durch Einzahlungen aller Krankenhäuser gebildet; die in den Fonds angesammelten Mittel dienen der Finanzierung der Ausbildungsbudgets der Krankenhäuser.

Abbildung 19–6

**Entwicklung der bereinigten Kosten insgesamt und je Krankenhausfall**

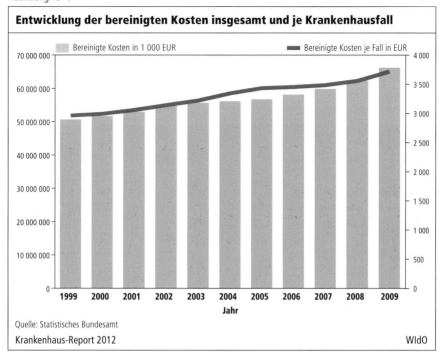

Quelle: Statistisches Bundesamt
Krankenhaus-Report 2012  WIdO

nerhalb dieser Kostenart hatten Arzneimittel mit 3,2 Mrd. Euro (22,6 %) den größten Anteil. Die übrigen Kosten verteilten sich auf Steuern und Zinsen.

Gut die Hälfte (55,3 %) der Krankenhauskosten insgesamt (77,1 Mrd. Brutto-Gesamtkosten) entfiel auf Häuser in öffentlicher, 30,2 % auf solche in freigemeinnütziger und lediglich 14,5 % auf Häuser in privater Trägerschaft. Der Anteil der Personalkosten an den Krankenhauskosten insgesamt war in öffentlichen Krankenhäusern am höchsten (60,3 %), in privaten Krankenhäusern am niedrigsten (56,3 %). Auf die Sachkosten entfielen in öffentlichen Krankenhäusern 37,3 % der Gesamtkosten, in privaten Einrichtungen waren es 40,7 %.

Die um den nichtstationären Anteil, das heißt die Abzüge in Höhe von 9,9 Mrd. Euro bereinigten Kosten (einschließlich Aufwendungen für den Ausbildungsfonds) betrugen 67,2 Mrd. Euro.

Einen Kostenvergleich auf Länderebene ermöglicht Tabelle 19–13; zusätzlich ist die Kostenentwicklung im Vergleich zum Vorjahr dargestellt. Während die Personalkosten der Krankenhäuser gegenüber 2008 um 5,7 % gestiegen sind, nahmen die Sachkosten mit 7,0 % deutlich stärker zu. Setzt man die bereinigten Kosten in Relation zur Zahl der vollstationär behandelten Krankenhauspatientinnen und -patienten, so entstanden den Krankenhäusern 2009 im Durchschnitt Kosten in Höhe von 3 772 Euro je Fall. Gegenüber 2008 (3 610 Euro) nahmen sie um 4,5 % zu.

Zusätzlich zur regionalen Betrachtung der bereinigten Kosten stellt Tabelle 19–13 die (Brutto-)Gesamtkosten nach Kostenarten dar. So hatten die Krankenhäuser Brandenburgs mit durchschnittlich 2 043 Euro die geringsten Personalkosten insge-

Tabelle 19–12
**Brutto-Gesamtkosten nach Kostenarten 2009**

| Gegenstand der Nachweisung | Krankenhäuser insgesamt in 1 000 EUR | Anteil an den Brutto-Gesamtkosten in % | Veränderung gegenüber 2008 in % | Kosten je vollstationärer Fall in EUR |
|---|---|---|---|---|
| **Personalkosten insgesamt** | **45 819 800** | **59,4** | **5,7** | **2 572** |
| Ärztlicher Dienst | 13 048 421 | 16,9 | 7,7 | 732 |
| Pflegedienst | 14 805 456 | 19,2 | 4,0 | 831 |
| Medizinisch-technischer Dienst | 6 187 868 | 8,0 | 5,9 | 347 |
| Funktionsdienst | 4 478 029 | 5,8 | 5,9 | 251 |
| Klinisches Hauspersonal | 385 641 | 0,5 | −0,6 | 22 |
| Wirtschafts- und Versorgungsdienst | 1 653 022 | 2,1 | −0,3 | 93 |
| Technischer Dienst | 852 915 | 1,1 | 2,3 | 48 |
| Verwaltungsdienst | 2 970 744 | 3,9 | 5,0 | 167 |
| Sonderdienste | 220 478 | 0,3 | 4,2 | 12 |
| Sonstiges Personal | 386 307 | 0,5 | 9,5 | 22 |
| Nicht zurechenbare Personalkosten | 830 920 | 1,1 | 24,5 | 47 |
| **Sachkosten insgesamt** | **29 253 995** | **37,9** | **7,0** | **1 642** |
| Lebensmittel und bezogene Leistungen | 1 943 556 | 2,5 | 25,1 | 109 |
| dar.: Aufwendungen für nicht beim Krankenhaus angestelltes nichtärztliches Personal | 327 672 | 0,4 | X | 18 |
| Medizinischer Bedarf | 13 920 546 | 18,1 | 6,9 | 781 |
| dar.: Arzneimittel | 3 151 875 | 4,1 | 3,4 | 177 |
| Blut, Blutkonserven und -plasma | 796 811 | 1,0 | 0,7 | 45 |
| Verband-, Heil-, Hilfsmittel | 265 927 | 0,3 | 4,9 | 15 |
| Ärztl. u. pfleger. Verbrauchsmaterial, Instrumente | 1 557 627 | 2,0 | 8,3 | 87 |
| Narkose- und sonstiger OP-Bedarf | 1 654 108 | 2,1 | 6,6 | 93 |
| Laborbedarf | 992 103 | 1,3 | 2,0 | 56 |
| Aufwendungen für nicht beim Krankenhaus angestellte Ärzte/Ärztinnen | 408 245 | 0,5 | X | 23 |

Tabelle 19-12
**Fortsetzung**

| Gegenstand der Nachweisung | Krankenhäuser insgesamt in 1 000 EUR | Anteil an den Brutto-Gesamtkosten in % | Veränderung gegenüber 2008 | Kosten je vollstationärer Fall in EUR |
|---|---|---|---|---|
| Wasser, Energie, Brennstoffe | 1 999 876 | 2,6 | 3,5 | 112 |
| Wirtschaftsbedarf | 2 634 962 | 3,4 | 2,7 | 148 |
| Verwaltungsbedarf | 1 918 403 | 2,5 | 8,4 | 108 |
| Zentrale Verwaltungsdienste | 615 294 | 0,8 | 11,6 | 35 |
| Zentrale Gemeinschaftsdienste | 304 577 | 0,4 | -7,3 | 17 |
| Versicherungen und sonstige Abgaben | 692 195 | 0,9 | 3,2 | 39 |
| Pflegesatzfähige Instandhaltung | 3 405 320 | 4,4 | 8,5 | 191 |
| Wiederbeschaffte Gebrauchsgüter | 56 979 | 0,1 | -11,8 | 3 |
| Sonstiges | 1 762 286 | 2,3 | 1,7 | 99 |
| Zinsen und ähnliche Aufwendungen | 331 057 | 0,4 | -3,3 | 19 |
| Steuern | 126 472 | 0,2 | 12,0 | 7 |
| Kosten der Krankenhäuser insgesamt | 75 531 324 | 98,0 | 6,2 | 4 239 |
| Kosten der Ausbildungsstätten | 540 170 | 0,7 | 5,6 | 30 |
| Aufwendungen für den Ausbildungsfonds | 1 029 025 | 1,3 | 5,2 | 58 |
| Brutto-Gesamtkosten | 77 100 520 | 100,0 | 6,1 | 4 327 |
| Abzüge insgesamt | 9 900 567 | 12,8 | 5,4 | 556 |
| Ambulanz | 3 379 933 | 4,4 | 8,1 | 190 |
| Wissenschaftliche Forschung und Lehre | 2 556 114 | 3,3 | 5,7 | 143 |
| Sonstige Abzüge | 3 964 520 | 5,1 | 3,1 | 223 |
| Bereinigte Kosten | 67 199 953 | 87,2 | 6,3 | 3 772 |

X = grundsätzliche Änderung innerhalb einer Reihe, die den zeitlichen Vergleich beeinträchtigt

Quelle: Statistisches Bundesamt

Krankenhaus-Report 2012                                                                 WIdO

Tabelle 19–13
## Kosten der Krankenhäuser 2009 nach Bundesländern

| Bundesland | Kranken-häuser | Fallzahl | Personal-kosten | Sach-kosten | Brutto-Kosten[1] | Bereinigte Kosten[2] | Kosten je Fall[3] |
|---|---|---|---|---|---|---|---|
| | Anzahl | | in Mrd. Euro | | | | in Euro |
| Deutschland | 2 084 | 17 817 180 | 45,8 | 29,3 | 77,1 | 67,2 | 3 772 |
| Baden-Württemberg | 289 | 1 999 297 | 6,0 | 3,5 | 9,8 | 8,1 | 4 052 |
| Bayern | 377 | 2 736 316 | 7,1 | 4,4 | 11,8 | 10,6 | 3 872 |
| Berlin | 79 | 736 112 | 2,0 | 1,4 | 3,5 | 2,9 | 3 949 |
| Brandenburg | 52 | 537 074 | 1,1 | 0,8 | 1,9 | 1,8 | 3 433 |
| Bremen | 14 | 196 844 | 0,6 | 0,3 | 0,9 | 0,9 | 4 332 |
| Hamburg | 49 | 426 547 | 1,3 | 1,0 | 2,3 | 1,9 | 4 524 |
| Hessen | 182 | 1 251 757 | 3,1 | 2,1 | 5,3 | 4,8 | 3 827 |
| Mecklenburg-Vorpommern | 39 | 401 142 | 0,9 | 0,6 | 1,5 | 1,4 | 3 371 |
| Niedersachsen | 198 | 1 569 188 | 4,1 | 2,5 | 6,9 | 5,8 | 3 720 |
| Nordrhein-Westfalen | 413 | 4 145 466 | 10,7 | 6,7 | 17,9 | 15,3 | 3 698 |
| Rheinland-Pfalz | 98 | 876 827 | 2,2 | 1,2 | 3,6 | 3,2 | 3 606 |
| Saarland | 25 | 256 537 | 0,7 | 0,4 | 1,2 | 1,1 | 4 175 |
| Sachsen | 82 | 969 583 | 2,1 | 1,5 | 3,6 | 3,3 | 3 407 |
| Sachsen-Anhalt | 50 | 592 123 | 1,4 | 0,9 | 2,2 | 2,1 | 3 472 |
| Schleswig-Holstein | 95 | 564 339 | 1,5 | 1,0 | 2,5 | 2,2 | 3 825 |
| Thüringen | 42 | 558 033 | 1,3 | 0,8 | 2,1 | 1,9 | 3 423 |
| Veränderung gegenüber 2008 in % | | | | | | | |
| Deutschland | 0,0 | 1,7 | 5,7 | 7,0 | 6,1 | 6,3 | 4,5 |
| Baden-Württemberg | –2,7 | 1,1 | 6,3 | 7,6 | 6,9 | 6,7 | 5,5 |
| Bayern | –0,5 | 2,3 | 6,8 | 7,5 | 6,9 | 7,3 | 4,9 |
| Berlin | 6,8 | 2,8 | 2,5 | 3,1 | 2,6 | 2,5 | –0,3 |
| Brandenburg | 4,0 | 1,8 | 3,5 | 9,2 | 5,5 | 5,7 | 3,9 |
| Bremen | 0,0 | 0,2 | 0,6 | 2,0 | 1,4 | 12,2 | 12,0 |
| Hamburg | 6,5 | 2,0 | 6,3 | 18,4 | 11,0 | 11,6 | 9,4 |
| Hessen | 0,6 | 2,7 | 6,0 | 7,6 | 6,7 | 6,3 | 3,5 |
| Mecklenburg-Vorpommern | 8,3 | 1,5 | 4,1 | 4,3 | 4,0 | 4,6 | 3,1 |
| Niedersachsen | 1,0 | 1,8 | 5,5 | 7,8 | 6,1 | 6,3 | 4,4 |
| Nordrhein-Westfalen | –1,2 | 1,2 | 5,1 | 7,5 | 6,0 | 6,1 | 4,8 |
| Rheinland-Pfalz | 0,0 | 1,6 | 6,5 | 5,4 | 5,9 | 5,1 | 3,4 |
| Saarland | 0,0 | 0,3 | 4,9 | 4,6 | 4,5 | 4,8 | 4,5 |
| Sachsen | 2,5 | 2,3 | 8,0 | 6,2 | 7,3 | 6,9 | 4,5 |
| Sachsen-Anhalt | 0,0 | 1,4 | 3,7 | 3,0 | 3,4 | 3,6 | 2,2 |
| Schleswig-Holstein | –1,0 | 1,2 | 8,4 | 3,4 | 6,9 | 6,0 | 4,7 |
| Thüringen | –2,3 | 1,3 | 5,1 | 5,3 | 5,2 | 4,8 | 3,5 |

[1] Summe aus Krankenhauskosten (Personal- und Sachkosten, Zinsen und ähnliche Aufwendungen, Steuern), Kosten der Ausbildungsstätten und Aufwendungen für den Ausbildungsfonds
[2] Brutto-Kosten abzüglich nichtstationärer Kosten (z. B. Ambulanz, wissenschaftliche Forschung und Lehre)
[3] Einschließlich Aufwendungen für den Ausbildungsfonds

Quelle: Statistisches Bundesamt

samt je Fall. Bei den Personalkosten je Behandlungsfall liegt Baden-Württemberg mit 2 988 Euro an erster Stelle im Ländervergleich. Die geringsten Sachkosten je Fall fielen mit 1 407 Euro in Rheinland-Pfalz an. Im Vergleich dazu waren die Sachkosten in Hamburger Krankenhäusern mit 2 413 Euro um gut 1 000 Euro höher. In den Bundesländern waren die stationären Kosten in Mecklenburg-Vorpommern am niedrigsten (3 371 Euro). In allen neuen Bundesländern sowie in Niedersachsen, Nordrhein-Westfalen und Rheinland-Pfalz lagen die stationären Krankenhauskosten je Behandlungsfall unter dem Bundesdurchschnitt. Die höchsten Kosten je Fall hatte – wie im Vorjahr – Hamburg mit 4 524 Euro, gefolgt von Bremen mit durchschnittlich 4 332 Euro je Fall. Das Versorgungsangebot einerseits sowie Art und Schwere der behandelten Erkrankungen andererseits beeinflussen das Niveau der Kosten je Behandlungsfall.

# 20 Statistische Krankenhausdaten: Diagnosedaten der Krankenhauspatienten 2009

Torsten Schelhase

**Abstract**

Die Diagnosen der Krankenhauspatienten bilden das gesamte vollstationäre Geschehen in den deutschen Krankenhäusern ab. Dieser Beitrag beschreibt die Ergebnisse der Diagnosedaten der Krankenhauspatienten für das Jahr 2009. Diese amtliche Statistik wird seit 1993 jährlich als Vollerhebung durchgeführt. Alle Krankenhäuser in Deutschland sind auskunftspflichtig. Erfasst werden alle Patienten, die im Berichtsjahr aus der vollstationären Behandlung eines Krankenhauses entlassen werden. Im Jahr 2009 waren dies über 18 Millionen Patienten, damit ist die Fallzahl im Vorjahresvergleich erneut angestiegen. Die Ergebnisse der Diagnosen werden nach wichtigen Indikatoren wie Hauptdiagnosen, Alter, Geschlecht und Verweildauer dargestellt. Aufgrund geschlechts- und altersspezifischer Morbiditätshäufigkeiten werden die Ergebnisse teilweise standardisiert und so um den demografischen Effekt bereinigt. Dadurch sind bevölkerungsunabhängige Aussagen möglich.

The diagnoses of hospital patients cover the entire inpatient treatment in German hospitals. This paper describes the results of the diagnostic data of hospital patients for the year 2009. These official statistics are carried out annually since 1993 as a full survey. All hospitals in Germany are required to report. It covers all patients discharged from a hospital during the reporting year. Compared to the previous year , the number of cases has risen again: in 2009, more than 18 million patients were treated. The diagnoses are presented according to key indicators such as primary diagnoses, age, sex and length of stay. Because of gender-and age-specific morbidity frequencies, the data are partially adjusted and standardized in order to eliminate the demographic effect. This makes population-independent statements possible.

## 20.1 Vorbemerkung

In diesem Beitrag werden die Ergebnisse der Krankenhausdiagnosestatistik des Berichtsjahres 2009 vorgestellt. Die Diagnosestatistik ist ein Baustein der mittlerweile vierteiligen Krankenhausstatistik des Statistischen Bundesamtes. Über diese Statistik hinaus werden auch die Grunddaten der Krankenhäuser (Betten, Personal, Ausstattung, etc.), die Kosten (Personal-, Sachkosten, etc.) sowie die fallpauschalenbezogene Krankenhausstatistik (DRG) erfasst. Zusätzlich werden seit 2003 auch die

Diagnosedaten von Vorsorge- oder Rehabilitationseinrichtungen mit mehr als 100 Betten erhoben.

Im Rahmen der Diagnosestatistik werden alle im Laufe des Berichtsjahres aus dem Krankenhaus entlassenen vollstationären Patienten[1] sowie die im Krankenhaus Verstorbenen erfasst. Bei mehrfach im Berichtsjahr vollstationär behandelten Patienten wird jeder Krankenhausaufenthalt als ein Fall nachgewiesen (Fallzahlenstatistik). Nicht nachgewiesen werden die vor- und nachstationären, teilstationären und ambulanten Behandlungsfälle. Die Angaben zur Diagnosestatistik entnehmen die Krankenhäuser der vorhandenen Patientendokumentation.

Um bevölkerungsunabhängige Vergleiche anstellen zu können, werden die Ergebnisse der Diagnosestatistik teilweise alters- und geschlechtsstandardisiert. Mit Hilfe der Standardisierung werden die Ergebnisse um den demographischen Effekt bereinigt. Dies erlaubt bevölkerungsunabhängige intertemporale und interregionale Vergleiche zwischen strukturell verschiedenen Gesamtheiten. Dadurch können Veränderungen beim Auftreten bestimmter Krankheiten aus rein epidemiologischer Sicht beurteilt werden, ohne dass die Ergebnisse durch sich verändernde Bevölkerungsstrukturen verzerrt werden. Genauer: Mit dieser Methode kann gezeigt werden, ob sich das Risiko jedes Einzelnen, an einer bestimmten Krankheit zu erkranken, erhöht hat oder nicht. Beispiel: Wenn im Vergleich zu 1995 heute mehr Menschen in Deutschland über 80 Jahre alt sind, treten in dieser Altersklasse auch absolut gesehen mehr Behandlungsfälle auf.[2] Gleichzeitig hat sich aber trotz der steigenden Anzahl der Erkrankungen (bedingt durch die größere Bevölkerungsgruppe in diesem Alter) das Risiko des Einzelnen, daran zu erkranken, nicht erhöht.

## 20.2 Kennzahlen der Krankenhauspatienten

Für das Berichtsjahr 2009 wurden insgesamt mehr als 18 Millionen vollstationäre Krankenhausfälle in der Krankenhausdiagnosestatistik erfasst. Es handelt sich hierbei um alle Krankenhausfälle inklusive Sterbe- und Stundenfälle und gesunde Neugeborene. Der Vergleich mit den Vorjahren zeigt, dass die Zahl der vollstationären Krankenhausfälle seit 2005 wieder zugenommen hat. Der Anstieg war zwischen 2005 und 2006 zunächst nur sehr leicht um gut 100 000 Fälle ausgefallen und liegt nun mit einer Steigerung um 290 000 Fälle deutlich über dem Vorjahresniveau. Diese neuere Entwicklung betrifft sowohl Männer als auch Frauen.

Bezogen auf die Fälle je 100 000 Einwohner bedeutet dies einen Anstieg um 422 Fälle auf 22 182 Fälle je 100 000 Einwohner, wobei es im Vergleich zum Vorjahr bei den Männern einen Anstieg um 2,4 % und bei den Frauen um 1,6 % gab.

---

1 Die Begriffe „Behandlungsfälle" und „Patienten" werden im Folgenden anstelle der korrekten Bezeichnung „aus der vollstationären Behandlung eines Krankenhauses entlassene Patientinnen und Patienten (einschl. Sterbe- und Stundenfälle)" verwendet.

2 Vergleiche zum Standardisierungsverfahren in der Diagnosestatistik: Rolland S, Rosenow C. Diagnosedaten der Krankenhauspatientinnen und -patienten 2000. In: Klauber J, Robra BP, Schellschmidt H (Hrsg) Krankenhaus-Report 2003. Stuttgart: Schattauer 2004; 365ff.

Ob es sich bei diesen Daten um Effekte der demografischen Entwicklung handelt, zeigen die standardisierten Raten[3]. Zwischen 2005 und 2009 ist die standardisierte Zahl der Behandlungsfälle insgesamt auf 884 Fälle (4,5 %) angestiegen. Die Zahl der männlichen Patienten stieg in diesem Zeitraum um 4,2 % an, bei den Frauen ist sie um 4,5 % gestiegen.

Zu beachten ist hierbei, dass ein direkter Vergleich zwischen Männern und Frauen nur bedingt möglich ist, da Frauen von Natur aus wegen Schwangerschaft und Geburt häufiger im Krankenhaus behandelt werden.

Ein weiterer wichtiger Indikator für Aspekte wie mögliche Einsparpotenziale und Effizienz in Krankenhäusern ist die Verweildauer. Sie dient gleichermaßen als Ansatzpunkt für die Qualität der stationären Versorgung. Viele Datennutzer erwarten, dass wie auch in den Jahren zuvor die Verweildauer in den Krankenhäusern zurückgehen würde. Insbesondere die Notwendigkeit von Kostenreduzierungen hat in den Vorjahren dazu geführt, dass die Patienten immer kürzer in den Krankenhäusern verweilen. Waren es im Jahr 2000 noch fast 10 Tage (9,7 Tage), ist diese Zahl kontinuierlich auf 8,6 Tage im Jahr 2005 bis auf zuletzt durchschnittlich 8,0 Tage im Jahr 2009 gesunken. Für den Berichtszeitraum 2005 bis 2009 bedeutet dies, dass sich immer noch kein Sättigungseffekt eingestellt hat und der Wert von durchschnittlich 8,0 Tagen Verweildauer im Jahr 2009 den geringsten Wert seit Erstellung der Statistik darstellt. Prognosen, ob es auch in Zukunft zu einem weiteren Rückgang der Verweildauer kommt, können an dieser Stelle nicht mit belastbaren Daten abgegeben werden. Daher wird dieser Entwicklung bei künftigen Datenanalysen eine besondere Aufmerksamkeit zukommen.

Darüber hinaus spricht ein weiteres Indiz für die Bestätigung der These, dass weitere Einsparpotenziale zu erwarten sind: Die Entwicklung der Anzahl der Kurzlieger (1 bis 3 Tage im Krankenhaus) ist scheinbar eng mit der Entwicklung der Verweildauer verknüpft, da sie einen konträren Verlauf aufweist. Das bedeutet, dass die Anzahl der Kurzlieger automatisch steigt, wenn die Verweildauer sinkt. Diese Entwicklung ist deutlich innerhalb der letzten Jahre zu sehen. Dies ist auch beim Vergleich der Jahre 2009 und 2008 zu beobachten, die Zahl der Kurzlieger ist um 4,6 % auf knapp 6,6 Millionen parallel zur Abnahme der durchschnittlichen Verweildauer gestiegen (Tabelle 20–1).

Über die Jahre hinweg betrachtet zeigt sich somit ein uneinheitliches Bild: Die Anzahl der Behandlungsfälle steigt, die Verweildauer hingegen konnte wieder gesenkt werden, parallel dazu ist die Zahl der Kurzlieger angestiegen. Es ist zu vermuten, dass diese Entwicklungen direkte Auswirkungen auf den ambulanten Sektor haben, bspw. in Form einer Verschiebung dorthin. In welchem Maße dies geschehen ist, kann an dieser Stelle nicht geklärt werden (vgl. Abbildung 20–1).

---

3 Standardisiert mit der Standardbevölkerung „Deutschland 1987", ohne Patienten mit Wohnsitz im Ausland, unbekanntem Geschlecht und unbekanntem Alter.

Tabelle 20–1
## Kennzahlen der Patienten im Überblick

| Gegenstand der Nachweisung | Berichtsjahr | | | | | | | | | | Veränderung 2009 zu | | | |
|---|---|---|---|---|---|---|---|---|---|---|---|---|---|---|
| | 2009 | 2008 | 2007 | 2006 | 2005 | 2004 | 2003 | 2002 | 2001 | 2000 | 2008 | 2007 | 2006 | 2005 |
| | Anzahl | | | | | | | | | | in % | | | |
| Behandlungsfälle insgesamt[1] | 18 231 569 | 17 937 101 | 17 568 576 | 17 142 476 | 17 033 775 | 17 233 624 | 17 313 222 | 17 398 538 | 17 259 596 | 17 187 527 | 1,6 | 3,8 | 6,4 | 7,0 |
| – Männer | 8 569 023 | 8 392 426 | 8 188 483 | 7 995 913 | 7 923 621 | 7 968 271 | 7 907 222 | 7 899 301 | 7 813 749 | 7 754 764 | 2,1 | 4,6 | 7,2 | 8,1 |
| – Frauen | 9 662 423 | 9 544 617 | 9 379 967 | 9 146 276 | 9 110 081 | 9 265 287 | 9 405 898 | 9 498 237 | 9 445 553 | 9 432 580 | 1,2 | 3,0 | 5,6 | 6,1 |
| Behandlungsfälle ohne Personen mit ausländischem/unbekanntem Wohnort, unbekanntem Geschlecht und unbekanntem Alter | 18 161 404 | 17 869 372 | 17 497 527 | 17 078 512 | 16 970 819 | 17 159 213 | 17 244 171 | 17 331 212 | 17 183 495 | 17 109 205 | 1,6 | 3,8 | 6,3 | 7,0 |
| – Männer | 8 530 096 | 8 354 296 | 8 149 525 | 7 960 327 | 7 889 241 | 7 929 456 | 7 871 052 | 7 864 291 | 7 774 416 | 7 713 291 | 2,1 | 4,7 | 7,3 | 8,1 |
| – Frauen | 9 631 308 | 9 515 076 | 9 348 002 | 9 118 185 | 9 081 578 | 9 229 757 | 9 373 119 | 9 466 921 | 9 409 079 | 9 395 914 | 1,2 | 3,0 | 5,6 | 6,1 |
| Behandlungsfälle je 100 000 Einwohner[3] | 22 182 | 21 760 | 21 270 | 20 735 | 20 580 | 20 799 | 20 897 | 21 012 | 20 869 | 20 817 | 1,9 | 4,3 | 7,0 | 7,8 |
| – Männer | 21 254 | 20 762 | 20 228 | 19 744 | 19 553 | 19 652 | 19 507 | 19 509 | 19 332 | 19 227 | 2,4 | 5,1 | 7,6 | 8,7 |
| – Frauen | 23 074 | 22 719 | 22 270 | 21 685 | 21 564 | 21 897 | 22 226 | 22 448 | 22 336 | 22 333 | 1,6 | 3,6 | 6,4 | 7,0 |
| Behandlungsfälle je 100 000 Einwohner (standardisiert)[2][3] | 20 513 | 20 291 | 20 003 | 19 651 | 19 629 | 19 962 | 20 030 | 20 256 | 20 230 | 20 293 | 1,1 | 2,6 | 4,4 | 4,5 |
| – Männer | 18 496 | 18 263 | 17 990 | 17 753 | 17 744 | 17 992 | 17 859 | 18 051 | 18 066 | 18 130 | 1,3 | 2,8 | 4,2 | 4,2 |
| – Frauen | 22 082 | 21 883 | 21 589 | 21 144 | 21 122 | 21 549 | 21 821 | 22 100 | 22 057 | 22 134 | 0,3 | 2,3 | 4,4 | 4,5 |
| Durchschnittsalter der Patienten (in Jahren) | 53,6 | 53,2 | 52,8 | 52,5 | 52,1 | 51,9 | 52,7 | 52,3 | 51,8 | 51,3 | 0,8 | 1,5 | 2,1 | 2,9 |
| – Männer | 52,9 | 52,4 | 52,0 | 51,6 | 51,2 | 51,0 | 51,9 | 51,3 | 50,8 | 50,3 | 1,0 | 1,8 | 2,5 | 3,3 |
| – Frauen | 54,2 | 53,9 | 53,5 | 53,2 | 52,9 | 52,7 | 53,5 | 53,1 | 52,7 | 52,2 | 0,6 | 1,2 | 1,9 | 2,5 |
| Altersspezifische Rate je 100 000 Einwohner[3] | | | | | | | | | | | | | | |
| – unter 15 Jahre | 15 867 | 16 052 | 15 810 | 15 427 | 15 284 | 14 678 | 11 386 | 11 416 | 11 559 | 11 748 | -1,2 | 0,4 | 2,9 | 3,8 |
| – 15 bis unter 45 Jahre | 13 197 | 12 891 | 12 634 | 12 361 | 12 348 | 12 783 | 13 512 | 13 857 | 13 969 | 14 146 | 2,4 | 4,5 | 6,8 | 6,9 |
| – 45 bis unter 65 Jahre | 19 710 | 19 544 | 19 339 | 19 319 | 19 498 | 20 319 | 21 372 | 21 785 | 21 802 | 21 879 | 0,8 | 1,9 | 2,0 | 1,1 |

Tabelle 20-1
## Fortsetzung

| Gegenstand der Nachweisung | Berichtsjahr | | | | | | | | | | Veränderung 2009 zu | | | |
|---|---|---|---|---|---|---|---|---|---|---|---|---|---|---|
| | 2009 | 2008 | 2007 | 2006 | 2005 | 2004 | 2003 | 2002 | 2001 | 2000 | 2008 | 2007 | 2006 | 2005 |
| | Anzahl | | | | | | | | | | in % | | | |
| – 65 bis unter 85 Jahre | 44 033 | 43 336 | 42 622 | 41 772 | 41 971 | 42 775 | 43 665 | 43 573 | 43 049 | 42 781 | 1,6 | 3,3 | 5,4 | 4,9 |
| – 85 Jahre und mehr | 66 124 | 65 415 | 63 964 | 61 604 | 61 171 | 59 913 | 61 838 | 62 259 | 61 067 | 59 980 | 1,1 | 3,4 | 7,3 | 8,1 |
| Durchschnittliche Verweildauer (in Tagen) | 8,0 | 8,1 | 8,3 | 8,4 | 8,6 | 8,6 | 9,0 | 9,3 | 9,4 | 9,7 | -1,5 | -3,7 | -5,2 | -6,6 |
| Stundenfälle innerhalb eines Tages | 516 298 | 504 116 | 493 400 | 493 861 | 506 891 | 606 418 | 687 725 | 732 721 | 740 280 | 777 404 | 2,4 | 4,6 | 4,5 | 1,9 |
| Kurzlieger (1 bis 3 Tage) | 6 568 703 | 6 279 504 | 5 944 592 | 5 631 308 | 5 401 207 | 5 406 254 | 5 262 823 | 5 086 019 | 4 896 539 | 4 710 656 | 4,6 | 10,5 | 16,6 | 21,6 |
| Sterbefälle | 408 310 | 400 943 | 395 169 | 389 339 | 392 715 | 384 805 | 404 526 | 400 510 | 391 408 | 399 413 | 1,8 | 3,3 | 4,9 | 4,0 |
| Erfassungsgrad (in %) | 99,7 | 99,6 | 99,4 | 98,9 | 100,0 | 100,0 | 100,1 | 99,6 | 99,6 | 99,6 | 0,1 | 0,3 | 0,8 | -0,3 |

[1] Behandlungsfälle einschließlich der Patienten mit unbekanntem Geschlecht
[2] Standardisiert mit der Standardbevölkerung „Deutschland 1987"
[3] Ohne Patientinnen und Patienten mit Wohnsitz im Ausland, unbekanntem Geschlecht und unbekanntem Alter

Quelle: Statistisches Bundesamt

Krankenhaus-Report 2012                                          WIdO

Abbildung 20–1

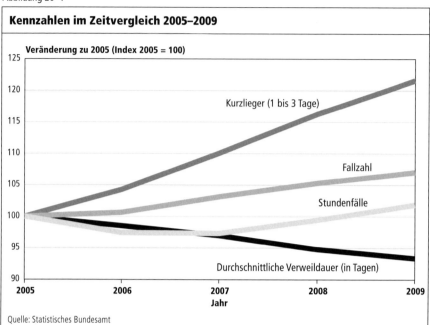

Kennzahlen im Zeitvergleich 2005–2009

Quelle: Statistisches Bundesamt
Krankenhaus-Report 2012                                                                 WIdO

## 20.3 Strukturdaten der Krankenhauspatienten

Sowohl in den Grunddaten und der DRG-Statistik als auch in der Diagnosestatistik wird die Anzahl der entlassenen Patienten ermittelt. Alle Statistiken werden unabhängig voneinander erhoben. Im direkten Vergleich der Diagnosestatistik mit den Grunddaten hat sich gezeigt, dass die Übereinstimmung im Berichtsjahr 2005 noch bei 100 % lag. In allen Folgejahren ist eine leichte Untererfassung in der Diagnosestatistik zu finden (2009: 99,7).

### 20.3.1 Alters- und Geschlechtsstruktur der Patienten

Im Jahr 2009 waren von den rund 18,2 Millionen Behandlungsfällen 8,6 Millionen männlichen und rund 9,7 Millionen weiblichen Geschlechts. Die Männer haben demnach einen Anteil von 47 % und die Frauen von 53 %. Bezogen auf die standardisierte Bevölkerung der jeweiligen Geschlechtsgruppe wurden durchschnittlich 18 496 Männer und 22 082 Frauen je 100 000 Einwohner stationär in den Krankenhäusern behandelt. Zusammengenommen wurden 20 513 Personen je 100 000 Einwohner im Krankenhaus als Behandlungsfall gezählt. Dies sind 222 Fälle je 100 000 Einwohner bzw. 1,1 % mehr als noch im Vorjahr.

Das Durchschnittsalter der Patienten hat sich weiter erhöht: Im Jahr 2009 lag es bei 53,6 Jahren, wobei die Frauen mit 54,2 Jahren um 1,3 Jahre älter waren als die Männer. Der Grund hierfür ist der höhere Anteil der Frauen in den hohen Alters-

Abbildung 20–2

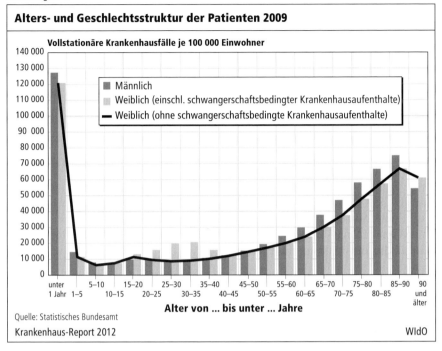

**Alters- und Geschlechtsstruktur der Patienten 2009**

Quelle: Statistisches Bundesamt
Krankenhaus-Report 2012                                                                 WIdO

gruppen. Es liegt in der Natur der Sache, dass die Behandlungshäufigkeit mit dem Alter steigt. So wurden bspw. in der Gruppe der 15- bis 45-Jährigen 13 197 Personen je 100 000 Einwohner im Krankenhaus behandelt, während es in der letzten ausgewiesenen Altersgruppe der über 85-Jährigen 66 124 Personen waren, also über fünfmal so viel.

Die Entwicklung der altersspezifischen Rate je 100 000 Einwohner ist seit dem Jahre 2005 uneinheitlich: Bei den unter 15-Jährigen ist diese Rate zunächst bis 2008 um 5 % angestiegen, seitdem ist aber ein leichter Rückgang der Behandlungsfälle zu verzeichnen (–1,2 %). In der Altersgruppe der 45- bis 65-Jährigen hingegen ist die Zahl von 2005 auf 2006 um 1 % gesunken, während sie zwischen 2006 und 2009 ganz leicht um 2 % angestiegen ist.

Bei einer genaueren Betrachtung der Alters- und Geschlechtsstruktur der Patienten im Jahr 2009 zeigt sich, dass in fast allen Altersgruppen mehr Männer je 100 000 Einwohner als Frauen stationär im Krankenhaus behandelt wurden (siehe Abbildung 20–2). Bei den 15- bis 45-Jährigen zeigt sich zwar zunächst, dass mehr Frauen als Männer behandelt wurden. Dies ist jedoch auf Fälle zurückzuführen, die in Zusammenhang mit Schwangerschaft, Geburt und Wochenbett (ICD-Positionen O00-O99) stehen. Rechnet man diese Fälle heraus, wurden nur in der Altersgruppe der 15- bis 20-Jährigen (11 421 Frauen zu 9 759 Männern) und der über 90-Jährigen (60 927 Frauen zu 54 279 Männern) mehr Frauen als Männer im Krankenhaus behandelt. Die größten Unterschiede sind in folgenden Altersgruppen zu finden: Zum einen wurden bei den 1- bis 5- und bei den 5- bis 10-Jährigen 21,5 % bzw. 21,1 %

weniger Mädchen als Jungen behandelt; zum anderen findet sich ein ähnliches Verhältnis auch in den Altersgruppen der ab 50-Jährigen (zwischen 11,2 und 20,3 %).

Vergleicht man den Anteil der Absolutzahlen der Behandlungsfälle je Altersklasse, so zeigt sich ebenfalls, dass die männlichen Patienten in der Regel in der Überzahl waren: Zwar machen sie insgesamt nur 47 % der Patienten aus, in den Altersgruppen der unter 15-Jährigen und der 45- bis 60-Jährigen liegen die Zahlen hingegen bei 54,1 % und 53,3 %. Lediglich in den Altersgruppen der 15- bis 45-jährigen (verursacht durch schwangerschaftsbedingte Behandlungen) und der 75-jährigen und älteren Patienten (verursacht durch den höheren Anteil der Frauen in den hohen Altersklassen) liegen die Zahlen der Männer unter denen der Frauen.

### 20.3.2 Verweildauer der Patienten

Seit dem Berichtsjahr 2003 wird die Fallzahl im Krankenhaus-Report erstmals inklusive der Stundenfälle veröffentlicht. Jeder Stundenfall wird als ein Fall mit einem Berechnungs-/Belegungstag in die Statistik aufgenommen. Dies hat zur Folge, dass die Verweildauer per se sinkt.

2009 lag die Verweildauer der Krankenhauspatienten inklusive der oben beschriebenen Stundenfälle bei durchschnittlich 8,0 Tagen. Dies entspricht einem Rückgang um 0,1 Tag (−1,5 %) im Vergleich zum Vorjahr. Insgesamt ist die Verweildauer seit dem Jahr 2005 um 6,6 % gesunken.

Bezogen auf das Geschlecht gibt es nur leichte Unterschiede, Männer lagen mit durchschnittlich 7,9 Tagen kürzer im Krankenhaus als Frauen mit durchschnittlich 8,1 Tagen. Der niedrigere Wert bei den Frauen im Alter zwischen 20 und 40 Jahren ist wiederum auf schwangerschaftsbedingte Behandlungen zurückzuführen. Mit zunehmendem Alter (ab 45 Jahren) liegen Frauen länger als Männer in den Krankenhäusern. Am größten sind die Unterschiede bei der Altersgruppe 80 bis 85 Jahre; hier lagen Frauen knapp einen Tag länger im Krankenhaus als Männer.

Insgesamt kann man festhalten, dass ungeachtet des Geschlechts die durchschnittliche Verweildauer in den Krankenhäusern bis zur Altersgruppe der 80- bis unter 85-Jährigen mit dem Alter kontinuierlich zunimmt und nur bei den Hochbetagten leicht abnimmt. Zudem ist ein weiterer Rückgang der Verweildauer zu beobachten.

2009 verbrachten insgesamt 6,6 Millionen Patienten zwischen einem und drei Tagen im Krankenhaus. Diese so genannten Kurzlieger hatten damit einen Anteil von 36,0 % an allen Behandlungsfällen. Im Jahr davor waren es noch 35,0 %; damit hat sich die Zahl der Kurzlieger um 1,0 Prozentpunkte erhöht. Vergleicht man die letzten Berichtsjahre miteinander, wird deutlich, dass immer mehr Patienten innerhalb von einem bis drei Tagen entlassen werden: Waren es im Jahr 2005 nur 5,4 Millionen Fälle, ist diese Zahl bis zum Jahr 2009 um 21,6 % gestiegen. Die Zahlen zeigen, dass es nach wie vor Ziel der Behandlungen ist, die Patienten früher als in den Vorjahren zu entlassen. Damit können sowohl die Kosten als auch die Belastung des eigenen Personals gesenkt werden.

Patienten, die zwar vollstationär aufgenommen werden, bei denen sich jedoch innerhalb des ersten Tages herausstellt, dass ein stationärer Aufenthalt nicht notwendig ist bzw. die innerhalb des ersten Tages versterben, werden in der Krankenhausstatistik als Stundenfälle bezeichnet. 2009 gab es insgesamt 516 298 Stunden-

Tabelle 20–2
**Verweildauer der Patienten 2009**

| Verweil-dauer in Tagen | Patienten | | | Berechnungs- und Belegungstage | | |
|---|---|---|---|---|---|---|
| | Anzahl | Anteil | kumuliert | Anzahl | Anteil | kumuliert |
| | | in % | in % | | in % | in % |
| Insgesamt | 18 231 569 | 100,0 | – | 145 938 518 | 100,0 | – |
| Stundenfall | 516 298 | 2,8 | 2,8 | 516 298 | 0,4 | 0,4 |
| 1 | 2 195 781 | 12,0 | 14,9 | 2 195 781 | 1,5 | 1,9 |
| 2 | 2 325 148 | 12,8 | 27,6 | 4 650 296 | 3,2 | 5,0 |
| 3 | 2 047 774 | 11,2 | 38,9 | 6 143 322 | 4,2 | 9,3 |
| 4 | 1 713 856 | 9,4 | 48,3 | 6 855 424 | 4,7 | 14,0 |
| 5 | 1 354 595 | 7,4 | 55,7 | 6 772 975 | 4,6 | 18,6 |
| 6 | 1 125 235 | 6,2 | 61,9 | 6 751 410 | 4,6 | 23,2 |
| 7 | 1 017 305 | 5,6 | 67,4 | 7 121 135 | 4,9 | 28,1 |
| 8–9 | 1 468 577 | 8,1 | 75,5 | 12 401 722 | 8,5 | 36,6 |
| 10–12 | 1 359 444 | 7,5 | 83,0 | 14 814 257 | 10,2 | 46,7 |
| 13–14 | 710 009 | 3,9 | 86,8 | 9 580 666 | 6,6 | 53,3 |
| 15–21 | 1 187 029 | 6,5 | 93,4 | 20 674 998 | 14,2 | 67,5 |
| 22–28 | 493 467 | 2,7 | 96,1 | 12 145 069 | 8,3 | 75,8 |
| 29–35 | 246 931 | 1,4 | 97,4 | 7 822 456 | 5,4 | 81,2 |
| 36–42 | 149 847 | 0,8 | 98,2 | 5 827 747 | 4,0 | 85,2 |
| 43–70 | 226 264 | 1,2 | 99,5 | 12 062 310 | 8,3 | 93,4 |
| 71–182 | 90 478 | 0,5 | 100,0 | 8 622 186 | 5,9 | 99,3 |
| 183–365 | 3 215 | 0,0 | 100,0 | 733 141 | 0,5 | 99,8 |
| 366 u. länger | 316 | 0,0 | 100,0 | 247 325 | 0,2 | 100,0 |

Quelle: Statistisches Bundesamt
Krankenhaus-Report 2012                             WIdO

fälle, dies sind 12 182 Fälle mehr als noch im Jahr zuvor. Verglichen mit dem Jahr 2005 ist die Zahl der Stundenfälle damit um 1,9 % gestiegen (Tabelle 20–2).

Insgesamt 408 310 Personen sind 2009 in den Krankenhäusern verstorben. Gemessen an der Anzahl der Verstorbenen in Deutschland insgesamt (854 544) beträgt der Anteil 47,8 %. Hierbei ist zu beachten, dass dieser Wert nur eine Annäherung darstellt, da beiden Erhebungen, die Sterbefälle ausweisen (Krankenhausdiagnose- und Todesursachenstatistik), unterschiedliche Grundgesamtheiten zugrunde liegen. Die Todesursachenstatistik erfasst alle im Berichtsjahr Verstorbenen mit Wohnsitz in Deutschland und damit auch Staatenlose und Ausländer, die ihren Wohnsitz in Deutschland haben (sogenanntes Inländerprinzip). Demgegenüber erfasst die Krankenhausdiagnosestatistik alle Patienten, die im Berichtsjahr in einem deutschen Krankenhaus verstarben, das heißt auch Patienten mit ausländischem Wohnort und ausländische Patienten (Inlandsprinzip).

## 20.3.3 Regionale Verteilung der Patienten

Beim Vergleich der Krankenhausfälle nach dem Wohnort der Patienten wird die standardisierte Rate herangezogen, um einen direkten Vergleich der Zahlen zu ermöglichen. Dies geschieht, indem die Fallzahl in eine Rate je 100 000 Einwohner umgerechnet wird. Anschließend wird die Fallzahl alters- und geschlechtsstandardisiert. Eine solche Standardisierung ist notwendig, da sich die Bevölkerung der Bundesländer im Hinblick auf ihre Alters- und Geschlechtsstruktur voneinander unterscheidet. Hierzu wird eine einheitliche Bevölkerungsstruktur in Anlehnung an die Ergebnisse der Volkszählung von 1987 unterstellt, wodurch ein Vergleich der standardisierten Raten der Bundesländer ermöglicht wird. Die standardisierte Fallzahl sagt aus, wie viele Personen wegen einer bestimmten Krankheit vollstationär behandelt werden müssten, wenn die Altersstruktur der gewählten Standardbevölkerung von 1987 vorliegen würde (Abbildung 20–3 und Tabelle 20–3).

Im Vergleich zu 2005 verringerten sich die Berechnungs- und Belegungstage sowie die Verweildauer weiter. Im Gegensatz dazu stieg die standardisierte Fallzahl je 100 000 Einwohner in Deutschland nach Wohnort von 2005 zu 2009 um 4,5 % an. Beim überwiegenden Teil der Länder sind die Veränderungsraten entsprechend, le-

Abbildung 20–3

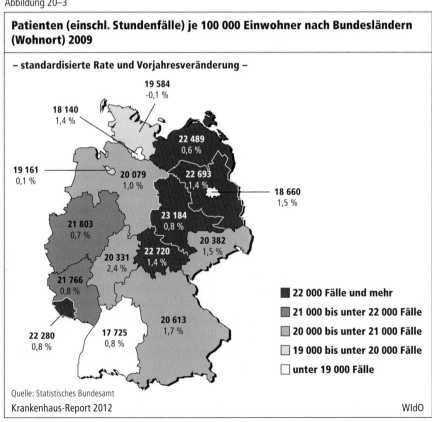

Tabelle 20–3
**Patienten nach Wohnort 2005 und 2009**

| Wohnort des Patienten | Patienten[1] | Berechnungs- und Belegungstage[1] | Durchschnittliche Verweildauer |
|---|---|---|---|
| | Veränderung 2009/2005 in % | | |
| Deutschland | 4,5 | –3,5 | –6,6 |
| Baden-Württemberg | 3,0 | –4,9 | –6,6 |
| Bayern | 5,1 | –4,1 | –7,7 |
| Berlin | 0,9 | –6,1 | –6,3 |
| Brandenburg | 5,0 | –2,7 | –5,6 |
| Bremen | 2,2 | –7,1 | –8,8 |
| Hamburg | 4,2 | 2,0 | –2,2 |
| Hessen | 5,3 | 0,4 | –3,6 |
| Mecklenburg-Vorpommern | 4,0 | –2,6 | –5,3 |
| Niedersachsen | 5,0 | –3,9 | –7,5 |
| Nordrhein-Westfalen | 4,4 | –4,6 | –7,5 |
| Rheinland-Pfalz | 5,7 | –1,5 | –5,6 |
| Saarland | 2,3 | –4,0 | –4,6 |
| Sachsen | 6,8 | –1,9 | –7,8 |
| Sachsen-Anhalt | 4,6 | –4,4 | –7,9 |
| Schleswig-Holstein | 5,3 | 0,4 | –3,6 |
| Thüringen | 6,5 | –1,1 | –5,9 |

[1] Ohne Patienten mit ausländischem oder unbekanntem Wohnort, unbekanntem Geschlecht und unbekanntem Alter
Standardisiert anhand der Standardbevölkerung „Deutschland 1987"

Quelle: Statistisches Bundesamt

Krankenhaus-Report 2012                                                                WIdO

diglich in Hamburg, Hessen und Schleswig-Holstein ist ein leichter Anstieg bei den Berechnungs- und Belegungstagen zu verzeichnen. Insgesamt ist die Spannbreite der Änderungsraten allerdings unterschiedlich groß.

Die größten Zuwächse bei der standardisierten Fallzahl sind in Sachsen (6,8 %), Thüringen (6,5 %) und Rheinland-Pfalz (5,7 %) zu beobachten.

Noch stärkere Veränderungen ergeben sich, wenn man die Berechnungs- und Belegungstage betrachtet. Die Rückgänge betragen 7,1 % in Bremen und 6,1 in Berlin. Alle anderen Länder, ausgenommen Hamburg (+2 %), Schleswig-Holstein (0,4 %) und Hessen (+0,2 %), weisen ebenfalls Rückgänge auf. Dies hat auch Auswirkungen auf die durchschnittliche Verweildauer in den einzelnen Ländern. Wie zuvor schon gezeigt, ist diese insgesamt in Deutschland seit dem Jahr 2005 zurückgegangen. Die Veränderungsraten der Verweildauer der Patienten nach dem Wohnortprinzip zwischen den Bundesländern variieren hierbei zwischen –8,8 % in Bremen und –2,2 % in Hamburg.

Bezogen auf die Standardbevölkerung von 1987 hat Sachsen-Anhalt mit 23 184 Fällen je 100 000 Einwohner die meisten Behandlungsfälle aufzuweisen, gefolgt von Thüringen mit 22 720 und Brandenburg mit 22 693 Fällen. Diese drei Länder liegen somit deutlich über dem standardisierten Wert für Deutschland (20 513 Fälle je 100 000 Einwohner). Die hinteren drei Plätze werden hierbei von Baden-Württemberg (17 725 Fälle), Hamburg (18 140 Fälle) und Berlin (18 660 Fälle) belegt.

Der Vergleich der Berichtsjahre 2009 zu 2008 zeigt unterschiedliche Veränderungsraten der standardisierten Rate der Krankenhausfälle zwischen den einzelnen Bundesländern. Grundsätzlich ist diese Zahl in allen Ländern bis auf Schleswig-Holstein (–0,1) angestiegen. In Hessen (+2,4 %), Bayern (+1,7 %), Berlin und Sachsen (jeweils 1,5 %) liegt sie am höchsten, in Bremen (+0,1 %), Mecklenburg-Vorpommern (+0,6 %) und Nordrhein-Westfalen (+0,7 %) liegt sie deutlich darunter.

## 20.4 Struktur der Hauptdiagnosen der Krankenhauspatienten

In der Krankenhausstatistik wird die Hauptdiagnose nach der Internationalen Klassifikation der Krankheiten kodiert. Im Berichtsjahr 2009 galt die 10. Revision (ICD-10). Die Hauptdiagnose wird gemäß den Deutschen Kodierrichtlinien angegeben und wird als diejenige Diagnose definiert, die nach Analyse hauptsächlich für die Veranlassung des stationären Aufenthaltes des Patienten verantwortlich ist. Der Terminus „nach Analyse" bezeichnet die Evaluation der Befunde am Ende des stationären Aufenthaltes, um diejenige Krankheit festzustellen, die hauptsächlich verantwortlich für die Veranlassung des stationären Krankenhausaufenthaltes war. Daher ist diese genaue Definition wichtig, da die nach Analyse festgestellte Hauptdiagnose nicht mit der Aufnahme- oder Einweisungsdiagnose übereinstimmen muss (Tabelle 20–4).

### 20.4.1 Diagnosen der Patienten

Die in Abschnitt 20.3.1 erläuterte Entwicklung der Behandlungsfälle durchzieht nicht jedes Diagnosekapitel. Die Zahlen zwischen den Kapiteln variieren zum Teil erheblich.

Doch zunächst ist es hilfreich, eine Art Rangliste der Kapitel der ICD nach Behandlungsfällen zu erstellen. Wie im vorherigen Berichtsjahr auch waren die Krankheiten des Kreislaufsystems (I00 bis I99) die bedeutendsten Krankheiten in Deutschland. Über 2,7 Millionen Fälle sind diesem Kapitel zuzuordnen, was einem Anteil von rund 15 % an allen Kapiteln entspricht. Im Vergleich zu 2005 hat sich die Zahl dieser Behandlungsfälle um 5,8 % erhöht.

An zweiter Stelle folgen Krankheiten des Kapitels C00 bis D48 (Neubildungen). Sie stellen nach den Krankheiten des Kreislaufsystems mit knapp 1,9 Millionen Fällen (10,2 % an allen Behandlungsfällen) die wichtigsten Diagnosen dar. Im Vergleich zu 2005 ist die Zahl um 0,7 % gestiegen. An dritter Stelle liegen die Verletzungen und Vergiftungen und bestimmte andere Folgen äußerer Ursachen (S00 bis T98) mit über 1,8 Millionen Fälle und einem Anteil von 10,1 % an allen Diagnosen. Im Vergleich der Jahre 2009 und 2005 stieg die Fallzahl um 10,1 % an (Tabelle 20–5).

Tabelle 20–4
## Patienten nach Diagnosekapiteln 2009

| ICD-Pos. | Diagnosekapitel | Patientinnen und Patienten | | |
|---|---|---|---|---|
| | | Insgesamt[1] | Männlich | Weiblich |
| | | je 100 000 Einwohner | | |
| | Insgesamt | 22 182 | 21 254 | 23 074 |
| A00-B99 | Infektiöse und parasitäre Krankheiten | 589 | 582 | 596 |
| C00-D48 | Neubildungen | 2 256 | 2 287 | 2 226 |
| D50-D90 | Krankheiten des Blutes und der blutbildenden Organe sowie bestimmte Störungen mit Beteiligung des Immunsystems | 152 | 128 | 175 |
| E00-E90 | Endokrine, Ernährungs- und Stoffwechselkrankheiten | 588 | 493 | 678 |
| F00-F99 | Psychische und Verhaltensstörungen | 1 401 | 1 548 | 1 261 |
| G00-G99 | Krankheiten des Nervensystems | 861 | 927 | 797 |
| H00-H59 | Krankheiten des Auges und der Augenanhangsgebilde | 392 | 350 | 433 |
| H60-H95 | Krankheiten des Ohres und des Warzenfortsatzes | 183 | 174 | 192 |
| I00-I99 | Krankheiten des Kreislaufsystems | 3 293 | 3 550 | 3 045 |
| J00-J99 | Krankheiten des Atmungssystems | 1 424 | 1 588 | 1 267 |
| K00-K93 | Krankheiten des Verdauungssystems | 2 196 | 2 247 | 2 146 |
| L00-L99 | Krankheiten der Haut und der Unterhaut | 307 | 334 | 281 |
| M00-M99 | Krankheiten des Muskel-Skelett-Systems und des Bindegewebes | 2 005 | 1 764 | 2 237 |
| N00-N99 | Krankheiten des Urogenitalsystems | 1 185 | 1 063 | 1 303 |
| O00-O99 | Schwangerschaft, Geburt und Wochenbett | 2 199 | – | 2 199 |
| P00-P96 | Bestimmte Zustände, die ihren Ursprung in der Perinatalperiode haben | 214 | 239 | 190 |
| Q00-Q99 | Angeborene Fehlbildungen, Deformitäten und Chromosomenanomalien | 129 | 144 | 115 |
| R00-R99 | Symptome und abnorme klinische und Laborbefunde, die anderenorts nicht klassifiziert sind | 934 | 872 | 993 |
| S00-T98 | Verletzungen, Vergiftungen und bestimmte andere Folgen äußerer Ursachen | 2 226 | 2 221 | 2 232 |
| Z00-Z99 | Faktoren, die den Gesundheitszustand beeinflussen und zur Inanspruchnahme des Gesundheitswesens führen | 721 | 741 | 703 |

[1] Altersspezifische Rate. Ohne Patienten mit Wohnsitz im Ausland, unbekanntem Geschlecht und unbekanntem Alter

Quelle: Statistisches Bundesamt

Weitere hier beobachtbare Veränderungen stellen die Raten anderer Kapitel dar: Den höchsten Zuwachs findet man im Kapitel Symptome und abnorme klinische und Laborbefunde, andernorts nicht klassifiziert (R00 bis R99), er beträgt 27,6 % (2005: 601 540 Fälle und 2009: 767 841 Fälle). An diesen Wert kommt keine Steigerungsrate der anderen ICD-Kapitel heran. Die Krankheiten des Muskel-Skelett-Systems und des Bindegewebes (M00 bis M99) haben sich innerhalb dieser Zeit um 17,7 % erhöht und auch die infektiösen und parasitären Krankheiten (A00 bis B99) stiegen um 16,6 % im Vergleich zum Jahr 2005 an.

Tabelle 20-5
**Hauptdiagnose nach Diagnosekapiteln 2009, 2008 und 2005**

| ICD-Pos. | Diagnosekapitel | Patientinnen und Patienten | | |
|---|---|---|---|---|
| | | 2009 | 2008 | 2005 |
| | Insgesamt | 18 231 569 | 17 937 101 | 17 033 775 |
| A00-B99 | Infektiöse und parasitäre Krankheiten | 484 209 | 497 236 | 415 410 |
| C00-D48 | Neubildungen | 1 856 127 | 1 861 651 | 1 843 435 |
| D50-D90 | Krankheiten des Blutes u. der blutbildenden Organe sowie bestimmte Störungen mit Beteiligung des Immunsystems | 124 921 | 124 128 | 115 318 |
| E00-E90 | Endokrine, Ernährungs- und Stoffwechselkrankheiten | 482 555 | 483 972 | 463 384 |
| F00-F99 | Psychische und Verhaltensstörungen | 1 151 390 | 1 127 971 | 1 046 365 |
| G00-G99 | Krankheiten des Nervensystems | 707 325 | 697 242 | 694 826 |
| H00-H59 | Krankheiten des Auges und der Augenanhangsgebilde | 322 586 | 317 711 | 310 195 |
| H60-H95 | Krankheiten des Ohres und des Warzenfortsatzes | 150 800 | 148 215 | 142 657 |
| I00-I99 | Krankheiten des Kreislaufsystems | 2 704 239 | 2 675 770 | 2 556 680 |
| J00-J99 | Krankheiten des Atmungssystems | 1 169 430 | 1 086 070 | 1 086 910 |
| K00-K93 | Krankheiten des Verdauungssystems | 1 803 275 | 1 777 641 | 1 706 286 |
| L00-L99 | Krankheiten der Haut und der Unterhaut | 252 203 | 246 942 | 228 294 |
| M00-M99 | Krankheiten des Muskel-Skelett-Systems und des Bindegewebes | 1 647 486 | 1 589 775 | 1 400 064 |
| N00-N99 | Krankheiten des Urogenitalsystems | 974 007 | 948 869 | 891 951 |
| O00-O99 | Schwangerschaft, Geburt und Wochenbett | 920 314 | 936 854 | 933 377 |
| P00-P96 | Bestimmte Zustände, die ihren Ursprung in der Perinatalperiode haben | 175 845 | 182 212 | 162 561 |
| Q00-Q99 | Angeborene Fehlbildungen, Deformitäten u. Chromosomenanomalien | 107 590 | 108 505 | 107 273 |
| R00-R99 | Symptome und abnorme klinische und Laborbefunde, a. n. k. | 767 841 | 751 836 | 601 540 |
| S00-T98 | Verletzungen, Vergiftungen u. best. andere Folgen äußerer Ursachen | 1 833 391 | 1 755 071 | 1 665 610 |
| Z00-Z99 | Faktoren, die den Gesundheitszustand beeinflussen und zur Inanspruchnahme des Gesundheitswesens führen | 592 482 | 611 456 | 656 960 |
| Z38 | darunter: gesunde Neugeborene | 459 315 | 482 162 | 495 683 |

a. n. k. = andernorts nicht klassifiziert

Quelle: Statistisches Bundesamt

Krankenhaus-Report 2012 WIdO

Wichtiges Indiz für die Qualität der Krankenhausdiagnosestatistik ist die Anzahl und der Anteil derjenigen Fälle, die keine Diagnoseangabe beinhalten. Im ersten Jahr der Erhebung (1993) wurden noch 123 335 Behandlungsfälle ohne Diagnoseangaben gezählt, was einem Anteil von 0,9 % entspricht. Im Jahr 2005 lag der Anteil bei 0,03 (4 677) und liegt 2009 mit 0,02 % auf einem kaum messbaren Niveau. Vor allem die Entwicklung der letzten Jahre zeigt deutlich, dass die Datenqualität der

Tabelle 20–6
## Veränderungsraten der Patienten je 100 000 Einwohner 2005 zu 2009 – standardisiert mit der Standardbevölkerung Deutschland 1987 –

| Diagnose-klasse | Behandlungsanlass | Veränderung 2005/2009 in % |
|---|---|---|
| A00-B99 | Infektiöse und parasitäre Krankheiten | 13,5 |
| C00-D48 | Neubildungen | –3,5 |
| D50-D90 | Krankheiten des Blutes u. der blutbildenden Organe sowie bestimmte Störungen mit Beteiligung des Immunsystems | 2,8 |
| E00-E90 | Endokrine, Ernährungs- und Stoffwechselkrankheiten | –0,2 |
| F00-F99 | Psychische und Verhaltensstörungen | 11,0 |
| G00-G99 | Krankheiten des Nervensystems | –0,5 |
| H00-H59 | Krankheiten des Auges und der Augenanhangsgebilde | –1,5 |
| H60-H95 | Krankheiten des Ohres und des Warzenfortsatzes | 3,7 |
| I00-I99 | Krankheiten des Kreislaufsystems | –0,5 |
| J00-J99 | Krankheiten des Atmungssystems | 5,9 |
| K00-K93 | Krankheiten des Verdauungssystems | 3,1 |
| L00-L99 | Krankheiten der Haut und der Unterhaut | 10,3 |
| M00-M99 | Krankheiten des Muskel-Skelett-Systems und des Bindegewebes | 13,8 |
| N00-N99 | Krankheiten des Urogenitalsystems | 5,9 |
| O00-O99[*] | Schwangerschaft, Geburt und Wochenbett | 2,3 |
| P00-P96 | Bestimmte Zustände, die ihren Ursprung in der Perinatalperiode haben | 11,6 |
| Q00-Q99 | Angeborene Fehlbildungen, Deformitäten u. Chromosomenanomalien | 3,5 |
| R00-R99 | Symptome und abnorme klinische und Laborbefunde, a. n. k. | 25,6 |
| S00-T98 | Verletzungen, Vergiftungen u. best. andere Folgen äußerer Ursachen | 7,6 |
| Z00-Z99 | Faktoren, die den Gesundheitszustand beeinflussen und zur Inanspruchnahme des Gesundheitswesens führen | –6,7 |

[*] Standardisiert anhand der weiblichen Bevölkerung

Quelle: Statistisches Bundesamt
Krankenhaus-Report 2012                                         WIdO

Krankenhausdiagnosestatistik erheblich verbessert werden konnte und nun auf ein Niveau gestiegen ist, bei dem man von vollständiger Erfassung aller Fälle und deren Zuordnung zu einer Diagnose sprechen kann. Dies beweist auch, dass die Dokumentation in den Krankenhäusern optimiert wurde.

Um den demografischen Effekt bereinigt (standardisierte Rate), haben sich bezogen auf 100 000 Einwohner in den Jahren 2005 und 2009 die Symptome und abnormen klinischen und Laborbefunde, andernorts nicht klassifiziert (R00 bis R99) um 25,6 % erhöht. Die Krankheiten des Muskel-Skelett-Systems und des Bindegewebes (M00 bis M99) haben in dieser Zeit um 13,8 % zugenommen. Rückgänge sind bei den Faktoren, die den Gesundheitszustand beeinflussen und zur Inanspruchnahme des Gesundheitswesens führen (Z00 bis Z99) (–6,7 %) und bei den Neubildungen (C00 bis D48) (–3,5 %) festzustellen (Tabelle 20–6).

## 20.4.2 Diagnosen nach Alter und Geschlecht

Die häufigste Diagnose bei stationären Behandlungsfällen insgesamt war im Jahre 2009 „Lebendgeborene nach dem Geburtsort" (Z38), sie wurde insgesamt 459 315 Mal gezählt.

Mit 363 662 Behandlungsfällen war die Herzinsuffizienz (I50) der zweithäufigste Anlass für eine stationäre Versorgung im Krankenhaus. Dies sind 12 951 Fälle mehr als noch im Jahr zuvor (350 711 Behandlungsfälle).

Bei den weiblichen Patienten war die Position „Lebendgeborene nach dem Geburtsort" (Z38) die häufigste Diagnose. Auf sie entfallen 228 805 Fälle. Mit weitem Abstand folgt die Herzinsuffizienz (I50), die in über 191 792 Fällen der Grund für einen stationären Aufenthalt war. Bei dieser Diagnose war das Durchschnittsalter der Patientinnen mit 80 Jahren am höchsten. Bösartige Neubildungen der Brustdrüse (C50) waren in 147 343 Fällen der Behandlungsgrund, das Durchschnittsalter betrug 61 Jahre. Die Gallensteine (Cholelithiasis – K80) folgen mit rund 139 321 Fällen. Die Patientinnen, die daran erkrankten, waren mit 56 Jahren jünger als die bisher genannten (Tabelle 20–7).

Bei den männlichen Patienten ergibt sich ein etwas anderes Bild. Wie schon im Vorjahr liegen die psychischen und Verhaltensstörungen durch Alkohol (F10) mit 249 250 Fällen an erster Stelle, noch vor den Lebendgeborenen nach dem Geburtsort mit 230 510 Fällen. Dies bedeutet einen Anstieg um über 1,3 %. Im Vergleich dazu ist die Zahl der Lebendgeborenen um 4,6 % gesunken. Die Herzinsuffizienz war der dritthäufigste Anlass für Männer, sich einer stationären Behandlung zu unterziehen. Hier wurden rund 171 870 Fälle behandelt.

Über alle Diagnosen hinweg liegt das Durchschnittsalter der Frauen bei 54,2 und das der Männer bei 52,9 Jahren (vgl. Tabelle 20–7).

Beim Vergleich der Anzahl der Behandlungsfälle nach den Diagnosekapiteln der ICD zeigt sich, dass beide Geschlechter unterschiedlich von Krankheiten betroffen sind und nur bei wenigen Kapiteln eine annähernde Übereinstimmung entsprechend der Verteilung der Frauen und Männer in der Bevölkerung festzustellen ist. Grundsätzlich zeigt der Aufbau der Bevölkerung, dass von den knapp 82 Millionen Einwohnern ca. 51 % Frauen und ca. 49 % Männer sind.

Die größten Übereinstimmungen anhand der absoluten Zahl der Behandlungsfälle ergeben sich demnach in den Kapiteln Verletzungen, Vergiftungen und bestimmte andere Folgen äußerer Ursachen (S00 bis T98) und bestimmte infektiöse und parasitäre Krankheiten (A00 bis B99). Dagegen sind Männer überdurchschnittlich häufig bei bestimmten Zuständen, die ihren Ursprung in der Perinatalperiode haben (P00 bis P96) und den Krankheiten des Atmungssystems (J00 bis J99) vertreten. Hier liegt der Anteil mit 54,7 % bzw. 54,6 % deutlich über dem eigentlichen Bevölkerungsanteil. Ausgenommen das Kapitel Schwangerschaft, Geburt und Wochenbett dominieren Frauen in dem Diagnosekapitel E00 bis E90 (Endokrine, Ernährungs- und Stoffwechselkrankheiten). Hier liegt ihr Anteil mit 58,8 % insgesamt fast 8 Prozentpunkte über dem eigentlichen Anteil in der Bevölkerung. Aber auch die Kapitel Krankheiten des Blutes und der blutbildenden Organe (D50 bis D90), Krankheiten des Muskel-Skelett-Systems und des Bindegewebes (M00 bis M99) sowie Krankheiten des Auges und der Augenanhangsgebilde (H00 bis H59) betreffen mit einem Anteil von 56,2 % bis 58,8 % eher Frauen als Männer (Abbildung 20–4).

Tabelle 20-7
## Die 10 häufigsten Hauptdiagnosen der männlichen und weiblichen Patienten (einschl. Sterbe- und Stundenfälle) 2009

| Rang | ICD-Pos. | Hauptdiagnose | Patienten | Durchschnittliche Verweildauer | Durchschnittliches Alter |
|---|---|---|---|---|---|
| | | | Anzahl | in Tagen | in Jahren |
| **Männer** | | | | | |
| | | Insgesamt | 8 569 023 | 7,9 | 52,9 |
| 1 | F10 | Psychische und Verhaltensstörungen durch Alkohol | 249 250 | 8,0 | 44 |
| 2 | Z38 | Lebendgeborene nach dem Geburtsort | 230 510 | 3,7 | 0 |
| 3 | I50 | Herzinsuffizienz | 171 870 | 11,2 | 74 |
| 4 | I20 | Angina pectoris | 165 838 | 4,9 | 66 |
| 5 | K40 | Hernia inguinalis | 148 272 | 3,2 | 57 |
| 6 | I25 | Chronische ischämische Herzkrankheit | 139 203 | 5,7 | 67 |
| 7 | S06 | Intrakranielle Verletzung | 132 929 | 4,3 | 35 |
| 8 | I21 | Akuter Myokardinfarkt | 132 428 | 8,6 | 67 |
| 9 | C34 | Bösartige Neubildung der Bronchien und der Lunge | 127 985 | 8,0 | 66 |
| 10 | J18 | Pneumonie, Erreger nicht näher bezeichnet | 121 960 | 9,7 | 60 |
| **Frauen** | | | | | |
| | | Insgesamt | 9 662 423 | 8,1 | 54,2 |
| 1 | Z38 | Lebendgeborene nach dem Geburtsort | 228 805 | 3,6 | 0 |
| 2 | I50 | Herzinsuffizienz | 191 792 | 11,3 | 80 |
| 3 | C50 | Bösartige Neubildung der Brustdrüse (Mamma) | 147 343 | 6,9 | 61 |
| 4 | K80 | Cholelithiasis | 139 321 | 6,6 | 56 |
| 5 | I10 | Essentielle (primäre) Hypertonie | 134 997 | 5,6 | 70 |
| 6 | M17 | Gonarthrose (Arthrose des Kniegelenkes) | 131 695 | 11,6 | 69 |
| 7 | I63 | Hirninfarkt | 116 359 | 12,9 | 77 |
| 8 | S72 | Fraktur des Femurs | 112 636 | 16,5 | 80 |
| 9 | I48 | Vorhofflattern und Vorhofflimmern | 110 586 | 6,7 | 73 |
| 10 | S06 | Intrakranielle Verletzung | 107 647 | 3,8 | 42 |

Quelle: Statistisches Bundesamt
Krankenhaus-Report 2012                                                                                        WIdO

Zum Abschluss werden die Hauptdiagnosen nach Altersgruppen und Geschlecht betrachtet. Dabei wird nach folgenden Altersgruppen differenziert: unter 15-Jährige, 15- bis 45-Jährige, 45- bis 65-Jährige und über 65-Jährige.

Sowohl bei den Mädchen wie auch bei den Jungen im Alter unter 15 Jahren wurde 2009 als häufigste Diagnose die Geburt gezählt (228 805 Fälle bei Mädchen und 230 510 bei Jungen). Mit weitem Abstand rangieren dahinter die intrakraniellen Verletzungen (31 475 Fälle bei Mädchen und 41 585 bei Jungen) und die chro-

Abbildung 20–4

**Patienten nach Diagnosekapiteln 2009**

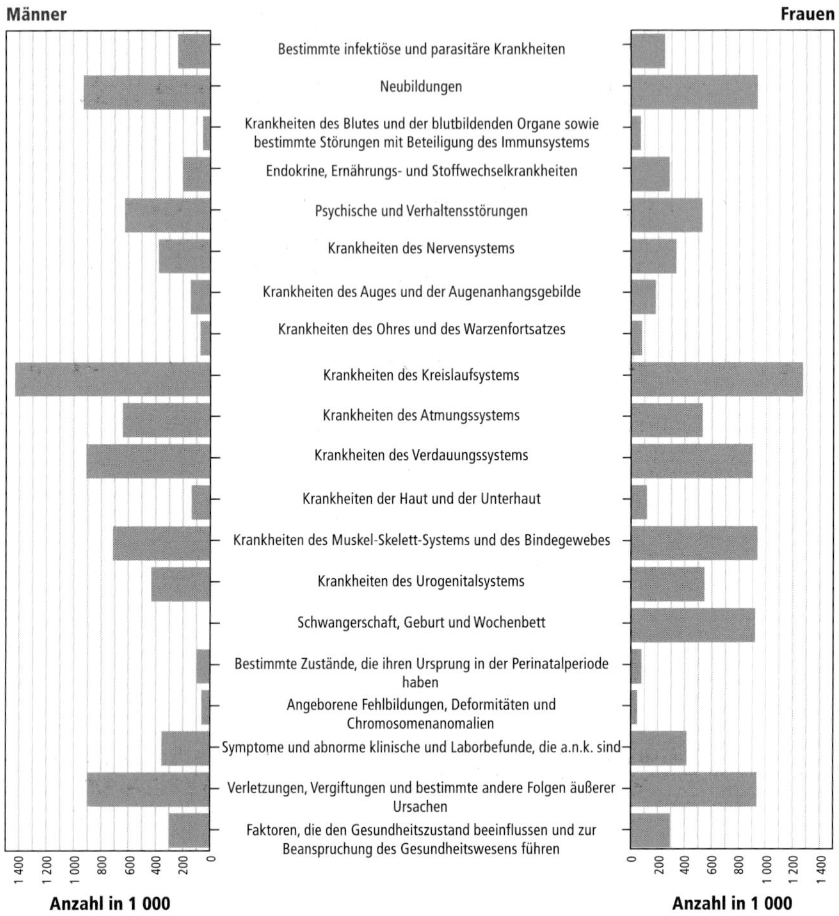

| Männer | | Frauen |
|---|---|---|
| | Bestimmte infektiöse und parasitäre Krankheiten | |
| | Neubildungen | |
| | Krankheiten des Blutes und der blutbildenden Organe sowie bestimmte Störungen mit Beteiligung des Immunsystems | |
| | Endokrine, Ernährungs- und Stoffwechselkrankheiten | |
| | Psychische und Verhaltensstörungen | |
| | Krankheiten des Nervensystems | |
| | Krankheiten des Auges und der Augenanhangsgebilde | |
| | Krankheiten des Ohres und des Warzenfortsatzes | |
| | Krankheiten des Kreislaufsystems | |
| | Krankheiten des Atmungssystems | |
| | Krankheiten des Verdauungssystems | |
| | Krankheiten der Haut und der Unterhaut | |
| | Krankheiten des Muskel-Skelett-Systems und des Bindegewebes | |
| | Krankheiten des Urogenitalsystems | |
| | Schwangerschaft, Geburt und Wochenbett | |
| | Bestimmte Zustände, die ihren Ursprung in der Perinatalperiode haben | |
| | Angeborene Fehlbildungen, Deformitäten und Chromosomenanomalien | |
| | Symptome und abnorme klinische und Laborbefunde, die a.n.k. sind | |
| | Verletzungen, Vergiftungen und bestimmte andere Folgen äußerer Ursachen | |
| | Faktoren, die den Gesundheitszustand beeinflussen und zur Beanspruchung des Gesundheitswesens führen | |

Anzahl in 1 000 — Anzahl in 1 000

Quelle: Statistisches Bundesamt
Krankenhaus-Report 2012                                                      WIdO

nischen Krankheiten der Gaumen- und Rachenmandeln (29 608 Fälle bei Mädchen und 35 395 bei Jungen).

In der Altersgruppe der 15- bis 45-Jährigen unterscheidet sich das Bild. Bei den Frauen dominieren deutlich die Diagnosen mit Bezug auf das gebärfähige Alter: Mit 104 886 Fällen steht hier der Dammriss unter der Geburt an erster Stelle. Dahinter liegen die Komplikationen bei Wehen und Entbindung durch fetalen Distress (68 296 Fälle) und der vorzeitige Blasensprung (58 524 Fälle). Bei den Männern hingegen sind die Krankenhausaufenthalte hauptsächlich durch psychische und Verhaltensstörungen durch Alkohol (115 952 Fälle), intrakranielle Verletzungen (43 236 Fälle) sowie Schizophrenie (36 432 Fälle) bedingt.

Abbildung 20–5

**Altersstruktur der Patienten mit Krankheiten des Kreislaufsystems und Neubildungen 2009**

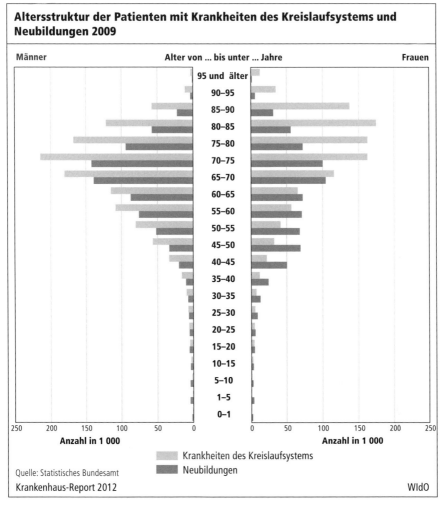

Quelle: Statistisches Bundesamt
Krankenhaus-Report 2012

WIdO

Die psychischen und Verhaltensstörungen durch Alkohol (115 599 Fälle) sind es auch, die Männer im Alter zwischen 45 und 65 Jahren ins Krankenhaus bringen. Die Angina pectoris liegt an zweiter Stelle (59 980 Fälle), gefolgt von der Hernia Inguinalis mit 51 357 Fällen. Bei den Frauen sind die bösartigen Neubildungen der Brustdrüse in 67 635 Fällen verantwortlich für eine stationäre Behandlung. Die Cholelithiasis (45 668 Fälle) und das Leiomyom des Uterus (43 397 Fälle) liegen dahinter.

In der letzten hier erwähnten Altersgruppe (65 und älter) ist es die Herzinsuffizienz, die sowohl bei den Männern (143 675 Fälle) wie auch bei den Frauen (179 743 Fälle) die am meisten verbreitete Hauptdiagnose darstellt. Bei den Frauen liegen die Fraktur des Femurs mit 102 497 Fällen und der Hirninfarkt mit 100 920 Fällen dahinter. Bei den Männern sind es weitere Krankheiten des Herz- Kreislauf-Systems, die einen Krankenhausaufenthalt vonnöten machen: Angina Pectoris (98 346 Fälle) und die chronische ischämische Herzkrankheit (87 515 Fälle).

Bei den genannten Altersgruppen gibt es bis auf wenige Ausnahmen keine großen Ausreißer bei den Diagnosen. Bei den Frauen sorgen einzig die durch die Schwangerschaft, Geburt und Wochenbett ausgelösten Fälle für hohe Zahlen in der Altersgruppe der 15- bis 45-Jährigen (Abbildung 20–5).

### 20.4.3 Verweildauer bei bestimmten Diagnosen

Der Trend der letzten Jahre hält weiter an – die Verweildauer der stationär in den Krankenhäusern Behandelten sinkt insgesamt (vgl. Tabelle 20–8). Bezogen auf die Diagnosekapitel der ICD trifft diese Entwicklung fast ausnahmslos auf alle Bereiche zu. Lediglich bei dem Kapitel infektiöse und parasitäre Krankheiten (A00 bis B99) und dem Kapitel bestimmte Zustände, die ihren Ursprung in der Perinatalperiode haben (P00 bis P99), ist die Verweildauer leicht angestiegen (0,1 Tage). Bei den psychischen und Verhaltensstörungen (F00 bis F99) und den Krankheiten des Nervensystems (G00 bis G99) ist die durchschnittliche Verweildauer konstant geblieben. Insgesamt betrug die Verweildauer im Jahr 2009 im Schnitt 8,0 Tage und liegt damit um 0,1 Tage unter dem Vorjahr. Verglichen mit dem Jahr 2005 beträgt der Rückgang 0,6 Tage.

Die Verteilung der durchschnittlichen Verweildauer über die Kapitel hinweg ist unterschiedlich. Die längste Verweildauer weisen nach wie vor die Psychischen und Verhaltensstörungen auf (F00 bis F99), hier betrug sie 20,3 Tage. An zweiter Stelle folgen mit großem Abstand die Diagnosen aus dem Bereich Bestimmte Zustände, die ihren Ursprung in der Perinatalperiode haben (P00 bis P96) mit 9,7 Tagen durchschnittlicher Verweildauer. Am kürzesten mussten Patienten im Krankenhaus liegen, die wegen Krankheiten des Auges und der Augenanhangsgebilde (H00 bis H59) behandelt wurden: Sie konnten im Schnitt schon nach weniger als vier Tagen (3,5) nach Hause gehen. Nur unwesentlich länger – nämlich 3,6 Tage – blieben Personen im Krankenhaus, die aufgrund von Faktoren, die den Gesundheitszustand beeinflussen (Z00 bis Z99), behandelt wurden. Mit jeweils 4,4 Tagen liegen die Behandlungsfälle aufgrund von Schwangerschaft, Geburt und Wochenbett (O00 bis O99) sowie Symptome und abnorme klinische und Laborbefunde, die andernorts nicht klassifiziert sind (R00 bis R99), an dritter Stelle.

Bei der Untersuchung der Veränderungsraten bieten sich zwei Vergleiche an: zum einen der Vergleich zum Vorjahr (2009 zu 2008), zum anderen der längerfristige Vergleich zum Jahr 2005. Bezogen auf den Vergleich mit dem Vorjahr ergibt sich folgendes Bild: Grundsätzlich sind die Veränderungsraten moderat ausgefallen. Die größte Veränderung betrifft das Kapitel Krankheiten des Ohres und des Warzenfortsatzes (H60 bis H95). Die Verweildauer ist hier um 5,8 % auf 4,9 Tage gegenüber dem Vorjahr zurückgegangen.

Bei einem Vergleich über die letzten Jahre (2009 zu 2005) ergibt sich folgendes Bild: Bei allen Diagnosekapiteln der ICD zeigt sich, dass die durchschnittliche Verweildauer im Vergleich zu 2005 gesunken ist. Den größten Rückgang verzeichnen auch hier die Krankheiten des Ohres und des Warzenfortsatzes (H60 bis H96): Hier konnte die Verweildauer um 14 % gesenkt werden. Der Rückgang bei den Krankheiten der Haut und Unterhaut (L00 bis L99) betrug 13,7 %. Auch die Verweildauer bei Symptomen und abnormen klinischen und Laborbefunden, die andernorts nicht klassifiziert sind (R00 bis R99), ist um 12 % zurückgegangen.

Tabelle 20-8
# Verweildauer der Patienten nach Diagnosekapiteln 2009–2008 und 2005 (einschl. Sterbe- und Stundenfälle)

| ICD-Pos. | Diagnosekapitel | Durchschnittliche Verweildauer | | | Veränderungsrate | |
|---|---|---|---|---|---|---|
| | | 2009 | 2008 | 2005 | 2009 zu 2008 | 2009 zu 2005 |
| | | in Tagen | | | | |
| | Insgesamt | 8,0 | 8,1 | 8,6 | −1,2 | −7,0 |
| A00-B99 | Infektiöse und parasitäre Krankheiten | 7,7 | 7,6 | 8,0 | 1,3 | −3,8 |
| C00-D48 | Neubildungen | 8,4 | 8,5 | 8,9 | −1,2 | −5,6 |
| D50-D90 | Krankheiten des Blutes und der blutbildenden Organe sowie bestimmte Störungen mit Beteiligung des Immunsystems | 7,4 | 7,6 | 8,2 | −2,6 | −9,8 |
| E00-E90 | Endokrine, Ernährungs- und Stoffwechselkrankheiten | 8,5 | 8,7 | 9,5 | −2,3 | −10,5 |
| F00-F99 | Psychische und Verhaltensstörungen | 20,3 | 20,3 | 20,8 | 0,0 | −2,4 |
| G00-G99 | Krankheiten des Nervensystems | 7,1 | 7,1 | 7,4 | 0,0 | −4,1 |
| H00-H59 | Krankheiten des Auges und der Augenanhangsgebilde | 3,5 | 3,6 | 3,9 | −2,8 | −10,3 |
| H60-H95 | Krankheiten des Ohres und des Warzenfortsatzes | 4,9 | 5,2 | 5,7 | −5,8 | −14,0 |
| I00-I99 | Krankheiten des Kreislaufsystems | 8,4 | 8,6 | 9,0 | −2,3 | −6,7 |
| J00-J99 | Krankheiten des Atmungssystems | 7,4 | 7,5 | 7,9 | −1,3 | −6,3 |
| K00-K93 | Krankheiten des Verdauungssystems | 6,7 | 6,9 | 7,5 | −2,9 | −10,7 |
| L00-L99 | Krankheiten der Haut und der Unterhaut | 8,2 | 8,3 | 9,5 | −1,2 | −13,7 |
| M00-M99 | Krankheiten des Muskel-Skelett-Systems und des Bindegewebes | 8,5 | 8,7 | 9,5 | −2,3 | −10,5 |
| N00-N99 | Krankheiten des Urogenitalsystems | 5,8 | 5,9 | 6,3 | −1,7 | −7,9 |
| O00-O99 | Schwangerschaft, Geburt und Wochenbett | 4,4 | 4,5 | 4,9 | −2,2 | −10,2 |
| P00-P96 | Bestimmte Zustände, die ihren Ursprung in der Perinatalperiode haben | 9,7 | 9,6 | 10,4 | 1,0 | −6,7 |
| Q00-Q99 | Angeborene Fehlbildungen, Deformitäten und Chromosomenanomalien | 6,1 | 6,2 | 6,6 | −1,6 | −7,6 |
| R00-R99 | Symptome und abnorme klinische und Laborbefunde, die anderenorts nicht klassifiziert sind | 4,4 | 4,5 | 5,0 | −2,2 | −12,0 |
| S00-T98 | Verletzungen, Vergiftungen und bestimmte andere Folgen äußerer Ursachen | 7,6 | 7,9 | 8,3 | −3,8 | −8,4 |
| Z00-Z99 | Faktoren, die den Gesundheitszustand beeinflussen und zur Inanspruchnahme des Gesundheitswesens führen | 3,6 | 3,7 | 4,0 | −2,7 | −10,0 |

Quelle: Statistisches Bundesamt

Den geringsten Rückgang verzeichnen mit 2,4 % die psychischen und Verhaltensstörungen (F00 bis F99) und mit 3,8 % die infektiösen und parasitären Krankheiten (A00 bis B99).

Insgesamt wurden 67,4 % der Patienten (12,3 Millionen Fälle) innerhalb von sieben Tagen wieder aus dem Krankenhaus entlassen. Gegenüber dem Vorjahr erhöhte sich dieser Anteil um 0,8 Prozentpunkte. Diese Patientengruppe verursachte 28,1 % aller Berechnungs- und Belegungstage. Innerhalb von 14 Tagen wurden insgesamt 86,8 % der Patienten aus der vollstationären Behandlung entlassen. Mit 53,3 % fiel somit über die Hälfte aller Berechnungs- und Belegungstage innerhalb dieser Verweildauer an. Die Anzahl der Langlieger (mit einer Verweildauer von über einem Jahr) lag 2009 bei 316 (2008: 269) und ist damit leicht gestiegen (vgl. Tabelle 20–2).

### 20.4.4 Regionale Verteilung der Diagnosen

Im Folgenden werden die in den Krankenhäusern vollstationär behandelten Patienten nach Hauptdiagnose auf Länderebene analysiert. Die Auswertung der Daten nach dem Wohnort und nicht nach dem Behandlungsort der Patienten gibt Aufschluss über die Anzahl der Einwohner eines Bundeslandes, die wegen bestimmter Erkrankungen vollstationär behandelt wurden. Sie ist damit wichtig für epidemiologische Aussagen. Der Wohnort der Patienten lässt jedoch keine Rückschlüsse auf den Behandlungsort zu, denn es ist gängige Praxis, dass sich Patienten auch in anderen Bundesländern einer vollstationären Krankenhausbehandlung unterziehen.

Um den demografischen Effekt auszuschließen, werden auch hier die standardisierten Daten herangezogen. Demnach ließen sich die meisten Patienten je 100 000 Einwohner in Sachsen-Anhalt behandeln (23 184 Fälle je 100 000 Einwohner), auf den Plätzen zwei und drei folgen Thüringen mit 22 720 Fällen und Brandenburg mit 22 693 Fällen (vgl. Tabelle 20–9). Bezogen auf diese Quote weist Baden-Württemberg mit 17 725 Fällen je 100 000 Einwohner den niedrigsten Wert auf und lag somit um 13,6 % unter dem Bundesdurchschnitt (20 513 Fälle je 100 000 Einwohner).

Auch bei den standardisierten Raten bezogen auf die einzelnen Diagnosekapitel ergeben sich Unterschiede auf regionaler Ebene. Demnach wiesen die Brandenburger mit 3 076 Fällen je 100 000 Einwohner die meisten stationär versorgten Krankheiten des Kreislaufsystems (I00 bis I99) auf und lagen damit um 16,4 % über dem Bundesdurchschnitt (2 643 Fälle). An zweiter Stelle liegen die Saarländer mit 3 074 Patienten je 100 000 Einwohner.

Der standardisierte Bundesdurchschnitt bei den Neubildungen (C00 bis D48) betrug 1 893 Fälle je 100 000 Einwohner. Baden-Württemberg (1 651 Fälle) und Niedersachsen (1 688 Fälle) lagen um 12,8 % und 10,8 % unter dem Bundesdurchschnitt und wiesen damit im Bundesvergleich die geringste Quote an vollstationären Behandlungsfällen auf. Über dem Bundesdurchschnitt liegen insbesondere Brandenburg mit 2 218 Fällen und Thüringen mit 2 170 Fällen je 100 000 Einwohner.

Rund 2 217 Patienten je 100 000 Einwohner mussten sich im Jahr 2009 wegen Krankheiten des Verdauungssystems in Sachsen-Anhalt behandeln lassen. Thüringen liegt mit 2 215 Patienten auf dem dahinter liegenden Platz. Der Bundesdurch-

Tabelle 20-9
**Patienten nach Krankheitsklassen und Wohnort je 100 000 Einwohner 2009 – standardisierte Rate**

| ICD-Pos. | Diagnosekapitel | Deutschland | Baden-Württemberg | Bayern | Berlin | Brandenburg | Bremen | Hamburg | Hessen | Mecklenburg-Vorpommern | Niedersachsen | Nordrhein-Westfalen | Rheinland-Pfalz | Saarland | Sachsen | Sachsen-Anhalt | Schleswig-Holstein | Thüringen |
|---|---|---|---|---|---|---|---|---|---|---|---|---|---|---|---|---|---|---|
| | | je 100 000 Einwohner[1)2)] | | | | | | | | | | | | | | | | |
| | Insgesamt (standard. Rate) | 20 513 | 17 725 | 20 613 | 18 660 | 22 693 | 19 161 | 18 141 | 20 332 | 22 489 | 20 079 | 21 803 | 21 767 | 22 280 | 20 382 | 23 184 | 19 585 | 22 720 |
| A00-B99 | Infektiöse und parasitäre Krankheiten | 573 | 466 | 585 | 460 | 683 | 500 | 511 | 542 | 765 | 550 | 609 | 656 | 704 | 609 | 752 | 490 | 664 |
| C00-D48 | Neubildungen | 1 893 | 1 651 | 1 848 | 1 860 | 2 218 | 1 755 | 1 738 | 1 837 | 2 093 | 1 688 | 1 998 | 2 014 | 2 083 | 2 052 | 2 129 | 1 763 | 2 170 |
| D50-D90 | Krankheiten des Blutes und der blutbildenden Organe sowie bestimmte Störungen mit Beteiligung des Immunsystems | 129 | 113 | 116 | 125 | 157 | 111 | 115 | 132 | 177 | 126 | 134 | 127 | 131 | 141 | 161 | 121 | 143 |
| E00-E90 | Endokrine, Ernährungs- und Stoffwechselkrankheiten | 497 | 424 | 511 | 478 | 580 | 447 | 388 | 495 | 680 | 470 | 509 | 453 | 505 | 525 | 643 | 425 | 624 |
| F00-F99 | Psychische und Verhaltensstörungen | 1 393 | 1 196 | 1 330 | 1 392 | 1 417 | 1 694 | 1 374 | 1 322 | 1 577 | 1 365 | 1 511 | 1 372 | 1 630 | 1 380 | 1 496 | 1 704 | 1 393 |
| G00-G99 | Krankheiten des Nervensystems | 770 | 590 | 782 | 647 | 804 | 654 | 728 | 753 | 884 | 717 | 889 | 879 | 909 | 688 | 750 | 758 | 957 |
| H00-H59 | Krankheiten des Auges und der Augenanhangsgebilde | 325 | 263 | 293 | 395 | 300 | 239 | 442 | 294 | 378 | 320 | 336 | 321 | 392 | 376 | 339 | 399 | 383 |
| H60-H95 | Krankheiten des Ohres und des Warzenfortsatzes | 172 | 155 | 151 | 140 | 226 | 174 | 149 | 181 | 232 | 189 | 175 | 174 | 195 | 164 | 247 | 136 | 185 |
| I00-I99 | Krankheiten des Kreislaufsystems | 2 643 | 2 227 | 2 578 | 2 584 | 3 076 | 2 135 | 2 237 | 2 621 | 2 946 | 2 543 | 2 867 | 2 805 | 3 074 | 2 456 | 2 970 | 2 470 | 3 068 |
| J00-J99 | Krankheiten des Atmungssystems | 1 367 | 1 149 | 1 330 | 1 168 | 1 590 | 1 440 | 1 317 | 1 344 | 1 625 | 1 387 | 1 471 | 1 449 | 1 480 | 1 308 | 1 834 | 1 203 | 1 502 |
| K00-K93 | Krankheiten des Verdauungssystems | 1 971 | 1 669 | 1 928 | 1 867 | 2 090 | 1 754 | 1 675 | 1 968 | 2 100 | 1 957 | 2 150 | 2 142 | 2 160 | 1 931 | 2 217 | 1 807 | 2 215 |
| L00-L99 | Krankheiten der Haut und der Unterhaut | 301 | 233 | 304 | 279 | 327 | 323 | 259 | 324 | 349 | 285 | 328 | 301 | 254 | 305 | 404 | 277 | 334 |
| M00-M99 | Krankheiten des Muskel-Skelett-Systems und des Bindegewebes | 1 741 | 1 424 | 1 921 | 1 425 | 1 937 | 1 622 | 1 513 | 1 679 | 1 598 | 1 745 | 1 901 | 1 856 | 1 688 | 1 565 | 1 729 | 1 821 | 1 872 |
| N00-N99 | Krankheiten des Urogenitalsystems | 1 066 | 902 | 1 024 | 1 001 | 1 205 | 909 | 894 | 1 075 | 1 093 | 1 028 | 1 175 | 1 123 | 1 093 | 1 102 | 1 262 | 1 035 | 1 075 |
| O00-O99 | Schwangerschaft, Geburt und Wochenbett | 2 667 | 2 525 | 2 523 | 2 305 | 2 932 | 2 496 | 2 207 | 2 770 | 3 042 | 2 728 | 2 772 | 2 785 | 2 573 | 2 835 | 2 948 | 2 650 | 2 933 |
| P00-P96 | Bestimmte Zustände, die ihren Ursprung in der Perinatalperiode haben | 283 | 277 | 286 | 274 | 308 | 248 | 279 | 265 | 327 | 275 | 278 | 319 | 331 | 313 | 278 | 276 | 267 |
| Q00-Q99 | Angeborene Fehlbildungen, Deformitäten und Chromosomenanomalien | 153 | 140 | 146 | 165 | 172 | 139 | 118 | 147 | 173 | 145 | 163 | 160 | 163 | 170 | 181 | 134 | 165 |
| R00-R99 | Symptome und abnorme klinische und Laborbefunde, die anderenorts nicht klassifiziert sind | 864 | 727 | 950 | 505 | 832 | 775 | 617 | 918 | 869 | 887 | 886 | 1 071 | 1 126 | 842 | 1 072 | 825 | 932 |

Tabelle 20-9
**Fortsetzung**

| ICD-Pos. | Diagnosekapitel | Deutschland | Baden-Württemberg | Bayern | Berlin | Brandenburg | Bremen | Hamburg | Hessen | Mecklenburg-Vorpommern | Niedersachsen | Nordrhein-Westfalen | Rheinland-Pfalz | Saarland | Sachsen | Sachsen-Anhalt | Schleswig-Holstein | Thüringen |
|---|---|---|---|---|---|---|---|---|---|---|---|---|---|---|---|---|---|---|
| | | | | | | | | | | je 100 000 Einwohner[1) 2)] | | | | | | | | |
| S00-T98 | Verletzungen, Vergiftungen und bestimmte andere Folgen äußerer Ursachen | 2 073 | 1 882 | 2 297 | 1 775 | 2 308 | 2 005 | 1 764 | 2 008 | 2 215 | 2 047 | 2 032 | 2 182 | 2 098 | 2 184 | 2 328 | 1 960 | 2 368 |
| Z00-Z99 | Faktoren, die den Gesundheitszustand beeinflussen und zur Inanspruchnahme des Gesundheitswesens führen | 897 | 882 | 898 | 902 | 993 | 924 | 841 | 948 | 899 | 919 | 922 | 882 | 909 | 851 | 930 | 558 | 953 |

[1)] Standardisiert anhand der Standardbevölkerung „Deutschland 1987". Ohne Patienten mit Wohnsitz im Ausland, unbekanntem Geschlecht und unbekanntem Alter
[2)] Das Kapitel O00-O99 wurde anhand der weiblichen Bevölkerung standardisiert

Quelle: Statistisches Bundesamt

Krankenhaus-Report 2012         WIdO

Abbildung 20–6

**Patienten (einschl. Sterbe- und Stundenfälle) mit Krankheiten des Kreislaufsystems nach Bundesländern (Wohnort) 2009**

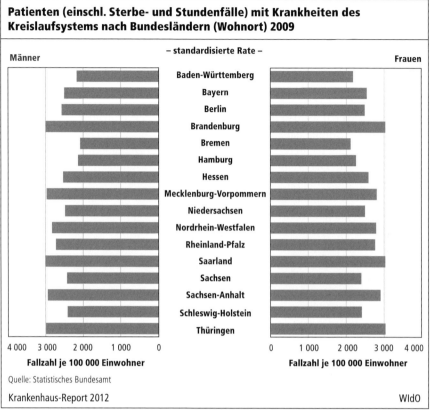

Quelle: Statistisches Bundesamt
Krankenhaus-Report 2012                                                                        WIdO

schnitt von 1 971 wird insbesondere von den Ländern Baden-Württemberg (1 669) und Hamburg (1 675) unterboten.

Die letzte hier erwähnte Diagnosengruppe sind die psychischen und Verhaltensstörungen (F00 bis F99). Insgesamt acht Länder liegen über dem Bundesdurchschnitt von 1 393 Patienten. Mit 1 704 Fällen je 100 000 Einwohner liegt Schleswig-Holstein an der Spitze und damit über 22,3 % über dem Bundesdurchschnitt. Auch Bremen (1 694) und das Saarland (1 630) liegen weit über dem Bundesdurchschnitt. Demgegenüber liegen Baden-Württemberg und Hessen mit 14,1 % und 5,1 % unter dem standardisierten Durchschnitt für Deutschland (Abbildung 20–6).

## 20.5   Entwicklung ausgewählter Diagnosen 2005 bis 2009

Die Anteile der Diagnosen der Patienten haben sich im Zeitverlauf unterschiedlich entwickelt. Die Zahl bestimmter Diagnosen ist angestiegen, andere Diagnosen verzeichneten dagegen einen Fallrückgang. Für einen Vergleich der Diagnosen der Patienten werden die Veränderungen der Diagnosen auf dreistelliger Ebene in den

Jahren 2005 bis 2009 dargestellt. Es werden alle Diagnosen in die Analyse einbezogen, die im Jahr 2009 mindestens 10 000 Fälle aufweisen. Dargestellt werden die zehn Diagnosen mit den größten prozentualen Veränderungsraten vom Jahr 2009 gegenüber 2005. Bei Interesse an allen Positionen auf drei- oder vierstelliger Ebene finden Sie im Internetangebot des Statistischen Bundesamtes auf der Themenseite Gesundheit (www.destatis.de) entsprechende Informationen. Diese können auch als Sonderauswertung beim Statistischen Bundesamt angefordert werden (gesundheit@destatis.de).

In Tabelle 20–10 werden die zehn Diagnosen mit den größten Veränderungsraten dargestellt. Auffällig dabei ist, dass sich besonders unter den Diagnosen mit dem stärksten Rückgang mehrere „sonstige" Positionen und Diagnosen aus dem Bereich „Schwangerschaft, Geburt und Wochenbett" finden. Ursächlich für einen Rückgang bei diesen Diagnosen kann unter anderem ein besseres Kodieren sein, wie es vor allem das DRG-Patientenklassifikationssystem erfordert. Methodische Hintergründe darüber findet man im Krankenhaus-Report 2006, Kapitel 8.

Die Hauptdiagnose N30 (Zystitis – Blasenentzündung) verzeichnete die größten Zuwächse: Hier ist bspw. die Zahl der Fälle um 147,4 % angestiegen. Den zweiten Platz belegt die Diagnose J22 (Akute Infektion der unteren Atemwege, nicht näher bezeichnet). Sie ist um 137,1 % angestiegen, gefolgt von der Position R00 (Störungen des Herzschlages) mit einem Zuwachs von 108,5 %.

Diese Parallelität der Entwicklung legt den Schluss nahe, dass es nicht zu einer Verbesserung oder Verschlechterung der Situation bei einzelnen Diagnosen gekommen ist, sondern lediglich zu einer Verlagerung und genaueren Dokumentation. Dies zeigt sich auch in den Ergebnissen der DRG-Statistik, die in einem gesonderten Kapitel aufgezeigt werden.

## 20.6 Ausblick

Die Ergebnisse der Krankenhausstatistik bilden die statistische Basis für viele gesundheitspolitische Entscheidungen des Bundes und der Länder und dienen den an der Krankenhausfinanzierung beteiligten Institutionen als Planungsgrundlage. Die Erhebung liefert wichtige Informationen über das Volumen und die Struktur der Leistungsnachfrage und der Morbiditätsentwicklung in der stationären Versorgung. Darüber hinaus wird auf dieser Datengrundlage eine Einzugsgebietsstatistik erstellt, die u. a. Aufschluss über die Patientenwanderung gibt. Durch die Alters- und Geschlechtsstandardisierung der Ergebnisse dient die Diagnosestatistik auch der epidemiologischen Forschung.

Durch die zusätzlichen Angaben aus der DRG-Statistik (Daten nach § 21 Krankenhausentgeltgesetz – KHEntgG) wird die traditionelle Krankenhausdiagnosestatistik komplettiert und stellt einen wichtigen Mehrwert für den gesamten Bereich der Krankenhausstatistik dar. Beide Statistiken zusammen ermöglichen nun Auswertungen auf der allgemeinen Diagnoseseite einerseits und über weitere Merkmale wie OPS-Schlüssel, Nebendiagnosen und Entgelte andererseits. Auf sie wird im folgenden Kapitel 21 gesondert eingegangen.

Tabelle 20–10
## Die 10 Hauptdiagnosen mit den größten relativen Zuwächsen und Rückgängen 2009/2005[1)]

### Die 10 größten relativen Zuwächse 2009/2005

| Rang | ICD-Pos. | | 2009 | 2008 | 2007 | 2006 | 2005 | Veränderung in Prozent | | | | |
|---|---|---|---|---|---|---|---|---|---|---|---|---|
| | | | Anzahl | | | | | 09/08 | 08/07 | 07/06 | 06/05 | 09/05 |
| 1 | N30 | Zystitis (Blasenentzündung) | 45 001 | 42 162 | 21 730 | 18 604 | 18 190 | 6,7 | 94,0 | 16,8 | 2,3 | 147,4 |
| 2 | J22 | Akute Infektion der unteren Atemwege, nicht näher bezeichnet | 14 172 | 8 066 | 7 917 | 8 279 | 5 977 | 75,7 | 1,9 | −4,4 | 38,5 | 137,1 |
| 3 | R00 | Störungen des Herzschlages | 22 343 | 19 521 | 16 642 | 15 885 | 10 716 | 14,5 | 17,3 | 4,8 | 48,2 | 108,5 |
| 4 | N17 | Akutes Nierenversagen | 46 770 | 40 292 | 34 557 | 29 064 | 23 210 | 16,1 | 16,6 | 18,9 | 25,2 | 101,5 |
| 5 | R20 | Sensibilitätsstörungen der Haut | 13 600 | 12 416 | 10 952 | 8 602 | 6 766 | 9,5 | 13,4 | 27,3 | 27,1 | 101,0 |
| 6 | R26 | Störungen des Ganges und der Mobilität | 15 361 | 14 093 | 12 828 | 9 397 | 8 295 | 9,0 | 9,9 | 36,5 | 13,3 | 85,2 |
| 7 | B99 | Sonstige und nicht näher bezeichnete Infektionskrankheiten | 26 273 | 21 948 | 17 952 | 16 178 | 15 176 | 19,7 | 22,3 | 11,0 | 6,6 | 73,1 |
| 8 | D05 | Carcinoma in situ der Brustdrüse (Mamma) | 12 051 | 11 205 | 9 233 | 7 982 | 7 021 | 7,6 | 21,4 | 15,7 | 13,7 | 71,6 |
| 9 | M80 | Osteoporose mit pathologischer Fraktur | 27 263 | 25 083 | 23 199 | 19 692 | 16 443 | 8,7 | 8,1 | 17,8 | 19,8 | 65,8 |
| 10 | R42 | Schwindel und Taumel | 38 257 | 34 428 | 31 892 | 29 055 | 23 093 | 11,1 | 8,0 | 9,8 | 25,8 | 65,7 |

### Die 10 größten relativen Rückgänge 2009/2005

| Rang | ICD-Pos. | | 2009 | 2008 | 2007 | 2006 | 2005 | Veränderung in Prozent | | | | |
|---|---|---|---|---|---|---|---|---|---|---|---|---|
| | | | Anzahl | | | | | 09/08 | 08/07 | 07/06 | 06/05 | 09/05 |
| 1 | I64 | Schlaganfall, nicht als Blutung oder Infarkt bezeichnet | 11 966 | 14 901 | 19 582 | 25 884 | 31 567 | −19,7 | −23,9 | −24,3 | −18,0 | −62,1 |
| 2 | N95 | Klimakterische Störungen | 10 453 | 11 427 | 12 617 | 14 243 | 15 969 | −8,5 | −9,4 | −11,4 | −10,8 | −34,5 |
| 3 | Z03 | Ärztliche Beobachtung und Beurteilung von Verdachtsfällen | 31 182 | 34 283 | 36 670 | 37 655 | 46 855 | −9,0 | −6,5 | −2,6 | −19,6 | −33,5 |
| 4 | O02 | Sonstige abnorme Konzeptionsprodukte | 11 383 | 11 888 | 13 160 | 14 097 | 16 894 | −4,2 | −9,7 | −6,6 | −16,6 | −32,6 |
| 5 | D48 | Neubildung unsicheren oder unbekannten Verhaltens an sonstigen und nicht näher bezeichneten Lokalisationen | 16 002 | 17 588 | 19 656 | 21 066 | 23 669 | −9,0 | −10,5 | −6,7 | −11,0 | −32,4 |
| 6 | C85 | Sonstige und nicht näher bezeichnete Typen des Non-Hodgkin-Lymphoms | 17 192 | 17 186 | 18 878 | 22 558 | 24 790 | 0,0 | −9,0 | −16,3 | −9,0 | −30,6 |

Tabelle 20–10
**Fortsetzung**

Die 10 größten relativen Rückgänge 2009/2005

| Rang | ICD-Pos. | 2009 | 2008 | 2007 | 2006 | 2005 | Veränderung in Prozent | | | | |
|---|---|---|---|---|---|---|---|---|---|---|---|
| | | | | Anzahl | | | 09/08 | 08/07 | 07/06 | 06/05 | 09/05 |
| 7 | O47 | 21 272 | 22 446 | 24 982 | 26 383 | 30 118 | −5,2 | −10,2 | −5,3 | −12,4 | −29,4 |
| 8 | Z08 | 13 497 | 13 473 | 14 100 | 16 021 | 18 561 | 0,2 | −4,4 | −12,0 | −13,7 | −27,3 |
| 9 | O80 | 53 759 | 59 138 | 63 615 | 65 305 | 73 325 | −9,1 | −7,0 | −2,6 | −10,9 | −26,7 |
| 10 | O82 | 24 214 | 26 496 | 26 991 | 27 320 | 32 305 | −8,6 | −1,8 | −1,2 | −15,4 | −25,0 |

O47 Frustrane Kontraktionen (Unnütze Wehen)
Z08 Nachuntersuchung nach Behandlung wegen bösartiger Neubildung
O80 Spontangeburt eines Einlings
O82 Geburt eines Einlings d. Schnittentbindung (Sectio caesarea)

*) nur Diagnosen mit mindestens 10 000 Fällen im Jahr 2009

Quelle: Statistisches Bundesamt

Krankenhaus-Report 2012 WIdO

Langfristig ist zu überlegen, die Voraussetzungen dafür zu schaffen, die traditionelle Diagnosestatistik durch die DRG-Statistik zu ersetzen. Damit dies möglich wird, ist eine Erweiterung der DRG-Statistik um Merkmale der Diagnosestatistik auch zu Qualitätssicherungsmaßnahmen vonnöten.

# 21 Fallpauschalenbezogene Krankenhausstatistik: Diagnosen und Prozeduren der Krankenhauspatienten auf Basis der Daten nach § 21 Krankenhausentgeltgesetz

Jutta Spindler

## Abstract

Mit den DRG-Daten nach § 21 Krankenhausentgeltgesetz (KHEntgG) steht den Nutzern im Rahmen des Angebots des Statistischen Bundesamtes seit dem Jahr 2005 neben den Grund- und Kostendaten und den Diagnosedaten der Krankenhäuser eine weitere wichtige Datenquelle zur Verfügung. Gegenstand dieses Beitrags sind zentrale Ergebnisse zur stationären Versorgung des Jahres 2009, die das Informationsspektrum der herkömmlichen amtlichen Krankenhausstatistik ergänzen und erweitern. Im Vordergrund stehen die Art und Häufigkeit durchgeführter Operationen und medizinischer Prozeduren sowie die Darstellung wichtiger Hauptdiagnosen, ergänzt um ihre jeweiligen Nebendiagnosen auch unter fachabteilungsspezifischen Gesichtspunkten der vollstationär behandelten Krankenhauspatientinnen und -patienten. Ausgewählte Ergebnisse zum erbrachten Leistungsspektrum der Krankenhäuser, insbesondere zur Art und zum Umfang der abgerechneten Fallpauschalen (DRGs) und den Hauptdiagnosegruppen (MDCs) werden in diesem Beitrag ebenfalls dargestellt.

With the DRG data according to § 21 Hospital Remuneration Act (KHEntgG), the Federal Statistical Office provides another important data source apart from the structural, cost data and diagnostic data of the German hospitals. This article presents the key findings for inpatient care in 2009 which complement and expand the information spectrum of conventional official hospital statistics. The focus is on the type and frequency of surgical and medical procedures and important main diagnoses of inpatients, supplemented by their respective secondary diagnoses and under department-specific aspects. Additionally, selected results concerning the nature and extent of DRGs (DRGs) billed by the hospitals and the main diagnostic groups (MDCs) are presented in this paper.

## 21.1 Vorbemerkung

Im Rahmen der Novellierung der Krankenhausfinanzierung im Jahr 2000 führte der Gesetzgeber zur Vergütung der Leistungen von Krankenhäusern das auf Fallpauschalen basierende DRG-Entgeltsystem (DRG für Diagnosis Related Groups) ein. Seit dem 1. Januar 2004 ist die Anwendung dieses Abrechnungssystems für allgemeine Krankenhäuser, die dem Anwendungsbereich des § 1 Krankenhausentgeltgesetz (KHEntgG) unterliegen, verpflichtend. Ausnahmen gelten bislang weitestgehend nur für psychiatrische Krankenhäuser oder einzelne Spezialkliniken mit seltenen bzw. wenig standardisierbaren Indikationsbereichen und Verfahren.[1]

In diesem Kontext wurde auch die Übermittlungsverpflichtung der Krankenhäuser für DRG-Daten einschließlich aller Leistungen, die nach Fallpauschalen abgerechnet werden, festgeschrieben. Zur Optimierung und Weiterentwicklung der bisherigen amtlichen Krankenhausstatistik wird über das Institut für das Entgeltsystem im Krankenhaus (InEK) ein ausgewähltes und gesetzlich genau definiertes Merkmalsspektrum dieser umfangreichen Struktur- und Leistungsdaten an das Statistische Bundesamt übermittelt. Auf dieser Basis wurde die Fachserienreihe *Fallpauschalenbezogene Krankenhausstatistik (DRG-Statistik)* aufgebaut. Sie wird entsprechend dem Bedarf der Nutzerinnen und Nutzer kontinuierlich weiterentwickelt.[2]

Einen deutlichen Informationszugewinn stellt insbesondere die Prozeduren-, Diagnose- und Leistungsstatistik dar. Danach können differenzierte Informationen zum Beispiel zu Operationen und medizinischen Prozeduren oder eine Erweiterung der Hauptdiagnosen um ihre jeweiligen Nebendiagnosen auch unter fachabteilungsspezifischen Gesichtspunkten für alle vollstationären Behandlungsfälle eines Kalenderjahres zur Verfügung gestellt werden. Seit dem Berichtsjahr 2007 kann darüber hinaus auf Ergebnisse beispielsweise zur Art und zum Umfang der abgerechneten Fallpauschalen (DRGs) und zu Hauptdiagnosegruppen (MDCs) zurückgegriffen werden.

Im Folgenden werden zentrale Ergebnisse zur stationären Versorgung des Berichtsjahres 2009 dargestellt, die das Informationsspektrum der herkömmlichen amtlichen Krankenhausstatistik (vgl. hierzu die Kapitel 19 und 20 in diesem Band) ergänzen und erweitern.

---

[1] Nach § 17d des Krankenhausfinanzierungsgesetzes (KHG) in der Fassung der Bekanntmachung vom 10. April 1991 (BGBl. I S. 886), das zuletzt durch Artikel 1 des Gesetzes vom 17. März 2009 (BGBl. I S. 534) geändert worden ist, ist die Entwicklung eines pauschalierenden Entgeltsystems auch für psychiatrische und psychosomatische Einrichtungen in seinen Grundstrukturen bis zum Jahresende 2009 und die entsprechende budgetneutrale Umsetzung ab 2013 festgelegt.

[2] Die wichtigsten Ergebnisse der *Fallpauschalenbezogenen Krankenhausstatistik* werden jährlich in der Fachserie 12 Reihe 6.4 des Statistischen Bundesamtes veröffentlicht. Ab dem Berichtsjahr 2007 sind die Fachserien kostenlos unter www.destatis.de auf der Themenseite Gesundheit bei den Veröffentlichungen im Bereich Krankenhäuser erhältlich; ältere Publikationen können ebenfalls kostenlos per Email an gesundheit@destatis.de angefordert werden. Die Erstellung von Sonderauswertungen ist auf Anfrage (je nach Umfang und Aufwand u. U. kostenpflichtig) möglich.

## 21.2 Erläuterungen zur Datenbasis

Grundlage für die folgenden Auswertungen bilden die Daten nach § 21 KHEntgG. Zur Datenlieferung sind alle Krankenhäuser verpflichtet, die nach dem DRG-Vergütungssystem abrechnen und dem Anwendungsbereich des § 1 KHEntgG unterliegen. Einbezogen sind darin auch Krankenhäuser der Bundeswehr, sofern sie Zivilpatienten behandeln, und Kliniken der Berufsgenossenschaften, soweit die Behandlungskosten nicht von der Unfall-, sondern der Krankenversicherung vergütet werden. Von der Lieferverpflichtung ausgenommen sind Krankenhäuser im Straf- oder Maßregelvollzug und Polizeikrankenhäuser. Darüber hinaus bleiben Leistungen von psychiatrischen und psychosomatischen Einrichtungen nach § 17d Abs. 1 KHG unberücksichtigt.

Die folgenden Auswertungen für das Jahr 2009 beruhen auf den Struktur- und Leistungsdaten von 1 638 Krankenhäusern und umfassen knapp 17,2 Mill. vollstationär behandelte Fälle. Detaillierte Informationen, ob und inwieweit Datenlieferungen einzelner Krankenhäuser möglicherweise nicht fristgerecht oder nur unvollständig an die DRG-Datenstelle übermittelt wurden und damit eine Untererfassung sowohl der Krankenhäuser als auch der Patientinnen und Patienten vorliegt, stehen für das Jahr 2009 nicht zur Verfügung. Aufgrund der Art der Daten als Abrechnungsdaten der Krankenhäuser ist aber davon auszugehen, dass die nach dem DRG-Vergütungssystem abrechnenden Krankenhäuser nahezu vollständig erfasst und nur geringe Ausfälle zu verzeichnen sind.

Im Vergleich zu den Grund- und Diagnosedaten der Krankenhäuser (vgl. Kapitel 19 und 20) sind bei verschiedenen Merkmalen zum Teil deutliche Abweichungen zur Fallpauschalenbezogenen Krankenhausstatistik (z. B. bei der Fallzahl und durchschnittlichen Verweildauer der vollstationär behandelten Patientinnen und Patienten) festzustellen. Diese Abweichungen sind vor allem darauf zurückzuführen, dass bei der Fallpauschalenbezogenen Krankenhausstatistik keine Daten von Einrichtungen und Patienten einbezogen sind, die nach der Bundespflegesatzverordnung (BPflV) abgerechnet werden und außerhalb des Geltungsbereichs des DRG-Entgeltsystems liegen. Dies sind vor allem Einrichtungen der Psychiatrie, Psychosomatik und Psychotherapeutischen Medizin.[3] Daher sind diese Statistiken nur bedingt miteinander vergleichbar und vielmehr als gegenseitige Ergänzung zu betrachten.

---

3 Die Einführung eines pauschalierenden Entgeltsystems für Einrichtungen dieser Art ist ab 2013 festgelegt (siehe hierzu Fußnote 1 in diesem Beitrag).

## 21.3 Eckdaten der vollstationär behandelten Krankenhauspatientinnen und -patienten

Nach der Fallpauschalenbezogenen Krankenhausstatistik wurden im Jahr 2009 knapp 17,2 Mill. Patientinnen und Patienten[4] aus einer vollstationären Krankenhausbehandlung entlassen. Dies waren mit 266 900 Fällen 1,6 % mehr als im Jahr zuvor. Im Durchschnitt dauerte ein Krankenhausaufenthalt 7,0 Tage und nahm im Vergleich zum Vorjahr um weitere 0,1 Tage ab. 53,4 % der Behandlungsfälle waren weiblich und 46,6 % männlich. Durchschnittlich waren die Behandelten 54 Jahre alt (Frauen 55 Jahre, Männer 53 Jahre). Je 100 000 Einwohner wurden 20 750 Patientinnen und Patienten stationär in den Krankenhäusern behandelt. Im Vergleich zu anderen Altersgruppen waren die Behandlungszahlen je 100 000 Einwohner erwartungsgemäß bei den unter 1-Jährigen und dem Personenkreis im höheren und sehr hohen Alter wie auch in den Vorjahren besonders hoch.

Wohnortbezogen[5] gab es die meisten Behandlungsfälle je 100 000 Einwohner in Sachsen-Anhalt (24 700), in Thüringen (24 100) und im Saarland (23 500). Im Gegensatz dazu war die geringste Anzahl an Behandlungsfällen je 100 000 Einwohner in Hamburg (16 800 Fälle), Baden-Württemberg (17 600 Fälle) und Berlin (18 300 Fälle) zu verzeichnen (Tabelle 21–1).

Auf Grundlage der siedlungsstrukturellen Gebietstypen des Bundesamtes für Bauwesen und Raumordnung (BBR) ist hierzu ergänzend eine Unterscheidung nach Agglomerationsräumen, verstädterten Räumen und ländlichen Räumen sowohl zwischen als auch innerhalb der Bundesländer möglich.[6] Hauptsächlich bedingt durch die Altersstruktur der Bevölkerung liegt insgesamt die Zahl der stationär versorgten Patientinnen und Patienten je 100 000 Einwohner in ländlichen Räumen (22 600 Fälle) deutlich höher als in Agglomerationsräumen (20 200 Fälle) und verstädterten Räumen (20 900 Fälle). Regional betrachtet waren in ländlichen Räumen vor allem von Brandenburg (27 700), Thüringen (25 900) und Sachsen-Anhalt (25 600) die meisten Behandlungsfälle je 100 00 Einwohner zu verzeichnen. In verstädterten Räumen lagen wiederum Sachsen-Anhalt (24 500) und Brandenburg (23 800) sowie weiterhin Bremen (23 900) an der Spitze. Die vordersten Plätze in Agglomerationsräumen nahmen das Saarland (23 600), nochmals Brandenburg (22 500) und darüber hinaus Nordrhein-Westfalen (22 300) ein (Abbildung 21–1).

---

4 Im Berichtsjahr aus der vollstationären Krankenhausbehandlung entlassene Patientinnen und Patienten einschließlich Sterbe- und Stundenfälle. Diese werden im Folgenden Fälle bzw. Patientinnen und Patienten genannt.

5 Abgebildet ist hier die absolute Zahl der Behandlungsfälle nach ihrem Wohnort im Verhältnis zur tatsächlichen Bevölkerung je 100 000 Einwohner des jeweiligen Bundeslandes.

6 Für die Regionsgrundtypen gelten folgende Abgrenzungskriterien:
*Regionsgrundtyp 1 – Agglomerationsräume:* Oberzentrum über 300 000 Einwohner oder Dichte um 300 Einwohner/km²;
*Regionsgrundtyp 2 – Verstädterte Räume:* Dichte größer als 150 Einwohner/km² oder Oberzentrum über 100 000 Einwohner bei einer Mindestdichte von 100 Einwohner/km²;
*Regionsgrundtyp 3 – Ländliche Räume*: Dichte über 150 Einwohner/km² und ohne Oberzentrum über 100 000 Einwohner; mit Oberzentrum über 100 000 Einwohner und Dichte unter 100 Einwohner/km².

Tabelle 21–1
**Patientinnen und Patienten nach Behandlungs- und Wohnort sowie Behandlungsfälle je 100 000 Einwohner 2009**

| | Behandlungsort der Patienten Anzahl | Wohnort der Patienten Anzahl | Fälle* je 100 000 Einwohner |
|---|---|---|---|
| Baden-Württemberg | 1 948 034 | 1 887 510 | 17 563 |
| Bayern | 2 647 907 | 2 553 192 | 20 419 |
| Berlin | 707 498 | 629 260 | 18 321 |
| Brandenburg | 514 448 | 587 204 | 23 337 |
| Bremen | 191 253 | 128 309 | 19 413 |
| Hamburg | 410 831 | 297 785 | 16 747 |
| Hessen | 1 196 132 | 1 234 027 | 20 356 |
| Mecklenburg-Vorpommern | 385 426 | 382 049 | 23 059 |
| Niedersachsen | 1 518 494 | 1 601 238 | 20 170 |
| Nordrhein-Westfalen | 4 002 212 | 3 976 298 | 22 219 |
| Rheinland-Pfalz | 850 800 | 892 670 | 22 211 |
| Saarland | 249 927 | 241 089 | 23 498 |
| Sachsen | 934 611 | 917 799 | 21 966 |
| Sachsen-Anhalt | 562 475 | 584 253 | 24 673 |
| Schleswig-Holstein | 526 991 | 530 329 | 18 730 |
| Thüringen | 544 024 | 544 974 | 24 141 |

* auf Basis des Wohnorts

Quelle: Statistisches Bundesamt

Krankenhaus-Report 2012 WIdO

Unter Einbezug der Dauer des Krankenhausaufenthaltes der Behandelten gab es 481 500 sogenannte Stundenfälle. Dies sind vollstationär aufgenommene Patientinnen und Patienten, bei denen sich innerhalb des ersten Tages herausstellt, dass ein stationärer Aufenthalt nicht erforderlich ist oder Patientinnen und Patienten, die innerhalb des ersten Tages versterben. Im Jahr 2009 betrug ihr Anteil an allen Behandlungsfällen 2,8 %. Die Zahl der sogenannten Kurzlieger, d. h. Patientinnen und Patienten, die mindestens eine Nacht und höchstens drei Nächte im Krankenhaus verbringen, lag bei knapp 6,4 Mill. Diese Patientengruppe entsprach einem Anteil von 37,3 % der Behandlungsfälle.

Im Hinblick auf den Aufnahmeanlass erfolgte im Jahr 2009 bei 54,7 % der Fälle die Aufnahme in die vollstationäre Krankenhausbehandlung aufgrund einer ärztlichen Einweisung. Bei 38,5 % war die Krankenhausaufnahme als Notfall bezeichnet (Abbildung 21–2).

Der häufigste Entlassungsgrund bei den Patientinnen und Patienten war die reguläre Beendigung der Behandlung: In 83,5 % aller Fälle wurde die vollstationäre Krankenhausbehandlung durch eine reguläre Entlassung abgeschlossen. Eine reguläre Beendigung des Krankenhausaufenthaltes lag auch vor, wenn eine nachstationäre Behandlung vorgesehen war (4,8 %). Entgegen ärztlichem Rat

Abbildung 21–1

**Patientinnen und Patienten je 100 000 Einwohner 2009 nach Bundesland und Siedlungsstruktur (Regionsgrundtyp)**

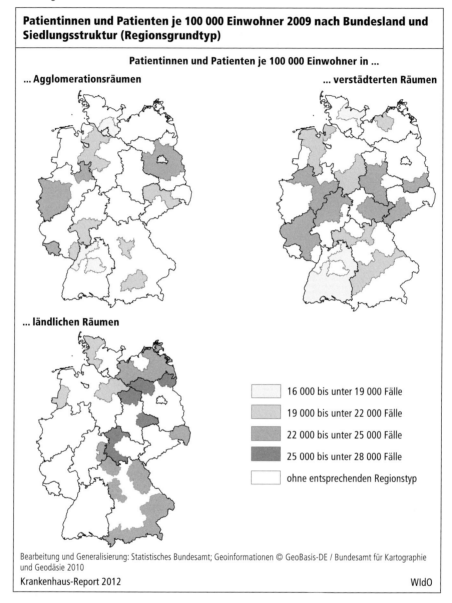

Bearbeitung und Generalisierung: Statistisches Bundesamt; Geoinformationen © GeoBasis-DE / Bundesamt für Kartographie und Geodäsie 2010

Krankenhaus-Report 2012　　　　　　　　　　　　　　　　　　　　　　　　　　　　　　　WIdO

wurde die Behandlung in 1,9 % der Fälle abgebrochen. Die Entlassung in eine Rehabilitationseinrichtung mit einer entsprechenden Weiterbehandlung erfolgte in 2,2 % und die Unterbringung in einer Pflegeeinrichtung in 1,4 % der Fälle (Abbildung 21–3).

Abbildung 21-2

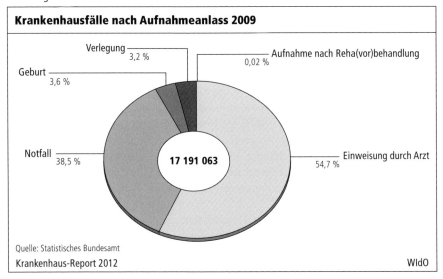

Quelle: Statistisches Bundesamt
Krankenhaus-Report 2012                                WIdO

Abbildung 21-3

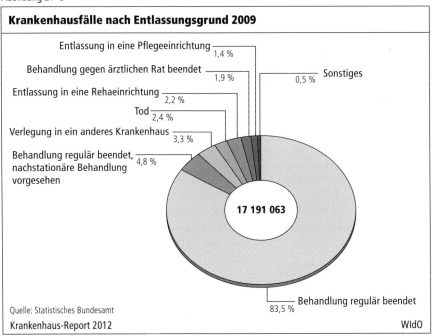

Quelle: Statistisches Bundesamt
Krankenhaus-Report 2012                                WIdO

## 21.4 Ausgewählte Hauptdiagnosen mit den wichtigsten Nebendiagnosen der Behandelten

Mit der Fallpauschalenbezogenen Krankenhausstatistik stehen umfangreiche Informationen sowohl zu den Haupt- als auch den Nebendiagnosen zur Verfügung. Als Hauptdiagnose wird gemäß den Deutschen Kodierrichtlinien[7] die Diagnose angegeben, die nach Analyse als diejenige festgestellt wurde, die hauptsächlich für die Veranlassung des stationären Krankenhausaufenthaltes der Patientin/des Patienten verantwortlich ist. Der Begriff „nach Analyse" bezeichnet die Evaluation der Befunde am Ende des stationären Aufenthalts. Die dabei festgestellte Hauptdiagnose muss daher nicht mit der Aufnahme- oder Einweisungsdiagnose übereinstimmen. Die Hauptdiagnose ist entsprechend der 10. Revision der Internationalen Statistischen Klassifikation der Krankheiten und verwandter Gesundheitsprobleme ICD-10 GM[8] zu kodieren.

Als relevante Nebendiagnose (Komorbidität und Komplikation) gelten eine Krankheit oder Beschwerden, die entweder gleichzeitig mit der Hauptdiagnose bestehen oder sich während des Krankenhausaufenthalts entwickeln. Voraussetzung hierfür ist eine diagnostische Maßnahme (Verfahren und/oder Prozedur), eine therapeutische Maßnahme oder ein erhöhter Pflege- und/oder Überwachungsaufwand. Nebendiagnosen sind ebenfalls gemäß der ICD-10 GM zu kodieren.

In Bezug auf die Hauptdiagnosegruppe wurden die Patientinnen und Patienten am häufigsten aufgrund von Krankheiten des Kreislaufsystems (2,7 Mill. Fälle), Neubildungen (1,8 Mill. Fälle) sowie von Verletzungen, Vergiftungen und anderen Folgen äußerer Ursachen (1,8 Mill. Fälle) behandelt. Bei den Männern folgten nach den Krankheiten des Kreislaufsystems und den Neubildungen auf Platz drei die Krankheiten des Verdauungssystems. Bei den Frauen lagen nach den Krankheiten des Kreislaufsystems an zweiter Stelle Verletzungen, Vergiftungen und andere Folgen äußerer Ursachen, gefolgt von Neubildungen sowie Diagnosen, die im Zusammenhang mit Schwangerschaft, Geburt und Wochenbett stehen (Tabelle 21–2)

Lässt man die Versorgung gesunder Neugeborener (Z38) unberücksichtigt, war mit 361 400 Fällen die Herzinsuffizienz (I50) die am häufigsten gestellte Hauptdiagnose. Die wichtigsten zu diesem Krankheitsbild gestellten Nebendiagnosen waren an erster Stelle die chronische ischämische Herzkrankheit (I25), Vorhofflattern und Vorhofflimmern (I48) sowie die essentielle (primäre) Hypertonie (I10). Durchgeführte Operationen bezogen sich bei den Behandelten mit dieser Hauptdiagnose primär auf die Implantation eines Herzschrittmachers und Defibrillators (5-377), die lokale Entfernung und Zerstörung von erkranktem Gewebe des Dickdarms

---

[7] Die Deutschen Kodierrichtlinien (DKR) werden jährlich von den Selbstverwaltungspartnern (Deutsche Krankenhausgesellschaft, GKV-Spitzenverband und Verband der privaten Krankenversicherung) und dem InEK unter Beteiligung von Bundesärztekammer und Deutschem Pflegerat angepasst. Sie können auf der Website des InEK unter www.g-drg.de heruntergeladen werden.

[8] Die Abkürzung ICD steht für "International Statistical Classification of Diseases and Related Health Problems". Die Ziffer 10 bezeichnet deren 10. Revision. Diese Klassifikation wird von der Weltgesundheitsorganisation (WHO) herausgegeben und weltweit eingesetzt. Die deutschsprachige Ausgabe (GM = German Modification) wird vom Deutschen Institut für Medizinische Dokumentation und Information (DIMDI) erstellt. Maßgeblich ist die jeweils im Berichtsjahr gültige Version der ICD.

Tabelle 21-2
## Hauptdiagnose Herzinsuffizienz (I50) mit ihren häufigsten Nebendiagnosen und Operationen 2009

| Pos.-Nr. ICD-10/Hauptdiagnose Herzinsuffizienz | | | Anzahl | |
|---|---|---|---|---|
| I50 | | | 361 350 | |
| Rang | Pos.-Nr. ICD-10/Nebendiagnose | | Anzahl | in % |
| Insgesamt | | | 3 287 020 | 100,0 |
| 1 | I25 | Chronische ischämische Herzkrankheit | 181 667 | 5,5 |
| 2 | I48 | Vorhofflattern und Vorhofflimmern | 173 570 | 5,3 |
| 3 | I10 | Essentielle (primäre) Hypertonie | 156 506 | 4,8 |
| 4 | N18 | Chronische Niereninsuffizienz | 147 328 | 4,5 |
| 5 | E11 | Nicht primär insulinabhängiger Diabetes mellitus [Typ-2-Diabetes] | 142 468 | 4,3 |
| Rang | Operationen nach Kapitel 5[1] | | Anzahl | in % |
| Insgesamt[2] | | | 36 658 | 100,0 |
| 1 | 5-377 | Implantation eines Herzschrittmachers und Defibrillators | 8 286 | 22,6 |
| 2 | 5-452 | Lokale Exzision und Destruktion von erkranktem Gewebe des Dickdarmes | 2 266 | 6,2 |
| 3 | 5-893 | Chirurgische Wundtoilette [Wunddebridement] und Entfernung von erkranktem Gewebe an Haut und Unterhaut | 1 981 | 5,4 |
| 4 | 5-378 | Entfernung, Wechsel und Korrektur eines Herzschrittmachers und Defibrillators | 1 962 | 5,4 |
| 5 | 5-399 | Andere Operationen an Blutgefäßen | 1 606 | 4,4 |

[1] Ohne Duplikate
[2] Operationen insgesamt beinhaltet auch die Pos. 5-93...5-99 (Zusatzinformationen zu Operationen), die aber hier nicht separat ausgewiesen wurden

Quelle: Statistisches Bundesamt 2011
Krankenhaus-Report 2012                                                                                        WIdO

(5-452) sowie die chirurgische Wundtoilette und Entfernung von erkranktem Gewebe an Haut und Unterhaut (5-893).

Eine Übersicht der weiteren wichtigen Hauptdiagnosen in Verbindung mit den entsprechenden Nebendiagnosen ist im Internetportal www.krankenhaus-report-online.de (Zusatztabelle 21–a) zu finden.

Im Jahr 2009 wurden durchschnittlich 4,5 Nebendiagnosen je Patientin/Patient gestellt. Die durchschnittliche Zahl der Nebendiagnosen, die bei einem Krankenhausfall zusätzlich zur Hauptdiagnose gestellt werden, steigt mit dem Alter der Patientinnen und Patienten deutlich an. Dies spiegelt die mit dem Alter zunehmende Wahrscheinlichkeit sowohl von Mehrfacherkrankungen, der sogenannten Multimorbidität, als auch von Komplikationen bei der Behandlung wider. Alte Menschen leiden danach sehr viel häufiger als junge an mehreren komplexen Erkrankungen gleichzeitig (Abbildung 21–4).

Im Durchschnitt werden bei Frauen nur in den Altersgruppen der 20- bis unter 40-Jährigen – vorwiegend verursacht durch die schwangerschaftsbedingten Behandlungen – mehr Nebendiagnosen als bei den Männern gestellt. In den Altersgruppen der über 45-Jährigen liegen die Werte der Frauen durchgängig unter denen der Männer bzw. nähern sich bei den Behandelten in sehr hohem Alter wieder an. Weitere Unterschiede zeigen sich, wenn nach dem Wohnort der Behandelten unter-

Abbildung 21–4

**Durchschnittliche Anzahl der Nebendiagnosen pro Krankenhausfall nach Alter und Geschlecht 2009**

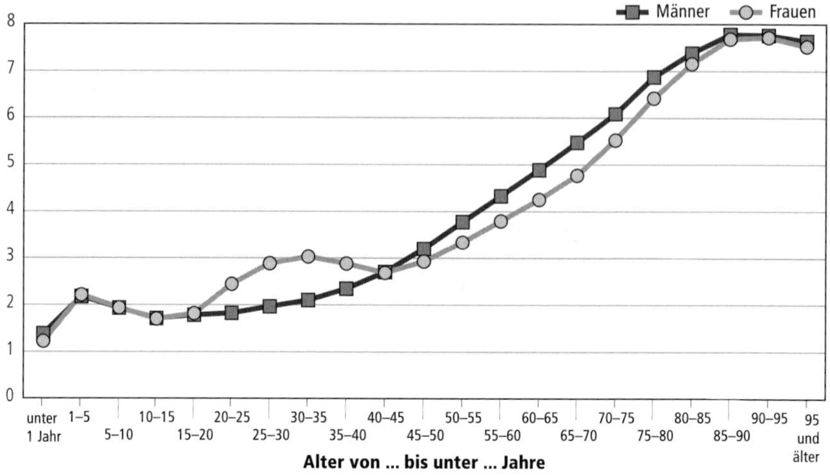

Quelle: Statistisches Bundesamt
Krankenhaus-Report 2012                                                                 WIdO

schieden wird. Danach weisen Patientinnen und Patienten aus Sachsen-Anhalt (5,0), Thüringen und Brandenburg (jeweils 4,9) im Schnitt höhere Werte auf als Patientinnen und Patienten aus Hessen (4,0), Bremen und Rheinland-Pfalz (jeweils 4,2).

Werden die gestellten Nebendiagnosen nach ihrer Rangfolge unabhängig von der Hauptdiagnose für sich betrachtet, stand bei den Patientinnen und Patienten an erster Stelle die essentielle primäre Hypertonie (I10), gefolgt von der chronischen ischämischen Herzkrankheit (I25) und dem Typ-II-Diabetes, dem nicht primär insulinabhängigen Diabetes mellitus (E11). Diese Rangfolge zeigt sich ebenfalls bei den Männern. Bei den Frauen lag nach der essentiellen primären Hypertonie an zweiter Stelle der Typ-II-Diabetes (E11) noch vor den sonstigen Störungen des Wasser- und Elektrolythaushaltes sowie des Säure-Basen-Gleichgewichts (E87) und der Schwangerschaftsdauer (O09). Insgesamt bilden bereits die in Tabelle 21–3 aufgeführten fünfundzwanzig häufigsten Nebendiagnosen rund 40 % des Spektrums aller Nennungen ab.

Eine ausführliche Darstellung der häufigsten Nebendiagnosen sowohl insgesamt als auch differenziert nach männlichen und weiblichen Behandelten ist im Internetportal www.krankenhaus-report-online.de (Zusatztabellen 21–b bis 21–d) zu finden.

Tabelle 21–3
## Die häufigsten Nebendiagnosen 2009

| Rang | Pos.-Nr. ICD-10 | Nebendiagnose[1] | Anzahl | in % |
|---|---|---|---|---|
| | | Insgesamt | 76 951 883 | 100,0 |
| 1 | I10 | Essentielle (primäre) Hypertonie | 5 215 456 | 6,8 |
| 2 | I25 | Chronische ischämische Herzkrankheit | 2 301 998 | 3,0 |
| 3 | E11 | Nicht primär insulinabhängiger Diabetes mellitus [Typ-2-Diabetes] | 2 179 669 | 2,8 |
| 4 | E87 | Sonstige Störungen des Wasser- und Elektrolythaushaltes sowie des Säure-Basen-Gleichgewichts | 1 717 844 | 2,2 |
| 5 | E78 | Störungen des Lipoproteinstoffwechsels und sonstige Lipidämien | 1 702 671 | 2,2 |
| 6 | Z92 | Medizinische Behandlung in der Eigenanamnese | 1 664 468 | 2,2 |
| 7 | I48 | Vorhofflattern und Vorhofflimmern | 1 384 638 | 1,8 |
| 8 | N18 | Chronische Niereninsuffizienz | 1 378 142 | 1,8 |
| 9 | I50 | Herzinsuffizienz | 1 354 773 | 1,8 |
| 10 | Z95 | Vorhandensein von kardialen oder vaskulären Implantaten oder Transplantaten | 1 343 106 | 1,7 |
| 11 | Z74 | Probleme mit Bezug auf Pflegebedürftigkeit | 1 316 210 | 1,7 |
| 12 | E66 | Adipositas | 989 811 | 1,3 |
| 13 | O09 | Schwangerschaftsdauer | 899 064 | 1,2 |
| 14 | N39 | Sonstige Krankheiten des Harnsystems | 867 572 | 1,1 |
| 15 | B96 | Sonstige Bakterien als Ursache von Krankheiten, die in anderen Kapiteln klassifiziert sind | 748 939 | 1,0 |
| 16 | J44 | Sonstige chronische obstruktive Lungenkrankheit | 709 367 | 0,9 |
| 17 | E03 | Sonstige Hypothyreose | 690 627 | 0,9 |
| 18 | D62 | Akute Blutungsanämie | 688 623 | 0,9 |
| 19 | E86 | Volumenmangel | 655 923 | 0,9 |
| 20 | Z37 | Resultat der Entbindung | 637 794 | 0,8 |
| 21 | R15 | Stuhlinkontinenz | 604 963 | 0,8 |
| 22 | J96 | Respiratorische Insuffizienz, anderenorts nicht klassifiziert | 595 876 | 0,8 |
| 23 | R32 | Nicht näher bezeichnete Harninkontinenz | 589 301 | 0,8 |
| 24 | I11 | Hypertensive Herzkrankheit | 581 529 | 0,8 |
| 25 | B95 | Streptokokken und Staphylokokken als Ursache von Krankheiten, die in and. Kapiteln klassifiziert sind | 562 430 | 0,7 |

Quelle: Statistisches Bundesamt 2011

## 21.5 Operationen und medizinische Prozeduren

Einen deutlichen Informationsgewinn, den die Fallpauschalenbezogene Krankenhausstatistik im Vergleich zur herkömmlichen Krankenhausdiagnosestatistik bietet, stellen Informationen über Art und Häufigkeit von Operationen und medizinischen Prozeduren dar, die bei den Patientinnen und Patienten während ihres vollstationären Krankenhausaufenthaltes durchgeführt wurden.

Operationen und medizinische Prozeduren im stationären Bereich sowie ambulante Operationen, die im Rahmen der vertragsärztlichen Versorgung durchgeführt werden, werden anhand des amtlichen Operationen- und Prozedurenschlüssels (OPS) kodiert.[9] Nach den Deutschen Kodierrichtlinien sind alle signifikanten operativen Eingriffe und medizinischen Prozeduren, die vom Zeitpunkt der Aufnahme bis zum Zeitpunkt der Entlassung bei den Behandelten vorgenommen werden und im amtlichen OPS abbildbar sind, von den Krankenhäusern zu kodieren.[10] Dies schließt neben operativen Eingriffen auch diagnostische, therapeutische und pflegerische Prozeduren sowie die Verabreichung von speziellen Medikamenten ein.

Im Berichtsjahr 2009 wurden bei den vollstationär versorgten Patientinnen und Patienten insgesamt 45,0 Mill. Operationen und medizinische Prozeduren durchgeführt. Im Vergleich zum Vorjahr entspricht dies einer Zunahme um 7,7 %. Auf einen Krankenhausfall entfielen damit im Durchschnitt 2,6 Maßnahmen dieser Art. Nach Bundesländern aufgeschlüsselt lag die durchschnittliche Zahl der Operationen und Prozeduren bei Patientinnen und Patienten, die in Krankenhäusern in Hamburg (2,9), Baden-Württemberg, Berlin, im Saarland und in Thüringen (jeweils 2,8) behandelt wurden, am höchsten. Am niedrigsten lagen sie in Rheinland-Pfalz (2,4), Niedersachsen und Sachsen-Anhalt (jeweils 2,5). Die Betrachtung nach dem Wohnort der Behandelten zeigt dagegen nur geringfügige Unterschiede.

Ohne Berücksichtigung der unter 1-Jährigen steigt die durchschnittliche Anzahl der während eines Krankenhausaufenthaltes durchgeführten operativen Eingriffe und Prozeduren pro Fall bei den bis unter 65-jährigen Frauen bzw. bis unter 70-jährigen Männern kontinuierlich an. Sie lag im Jahr 2009 bei den Behandelten dieser Altersgruppen mit durchschnittlich 3,0 Maßnahmen dieser Art pro Patientin sowie 3,4 pro Patient gut doppelt so hoch wie bei Jugendlichen und jungen Erwachsenen.

Im hohen und sehr hohen Alter geht die durchschnittliche Anzahl der operativen Eingriffe und Prozeduren pro Krankenhauspatient bei Frauen und Männern zurück. Die durchschnittliche Zahl der Operationen und Prozeduren lag 2009 bei den über 95-Jährigen auf einem annähernd vergleichbaren Niveau wie bei den unter 20-Jährigen. Auch lag die durchschnittliche Anzahl der Operationen und Prozeduren pro

---

9 Die Klassifikation wird seit 1993 vom Deutschen Institut für medizinische Dokumentation und Information (DIMDI) nach den §§ 295 und 301 SGB V im Auftrag des Bundesministeriums für Gesundheit herausgegeben und bereitgestellt. Der OPS ist überwiegend numerisch-hierarchisch strukturiert und weist eine topographisch-anatomische Gliederung auf. Die Hierarchieklassen umfassen Kapitel, Bereichsüberschriften, 3-Steller, 4-Steller, 5-Steller und 6-Steller.

10 Die Definition einer signifikanten Prozedur ist, dass sie entweder chirurgischer Natur ist, ein Eingriffs- oder Anästhesierisiko birgt, Spezialeinrichtungen, Geräte oder eine spezielle Ausbildung erfordert.

Abbildung 21–5

**Durchschnittliche Anzahl der Operationen und Prozeduren pro Krankenhausfall nach Alter und Geschlecht 2009**

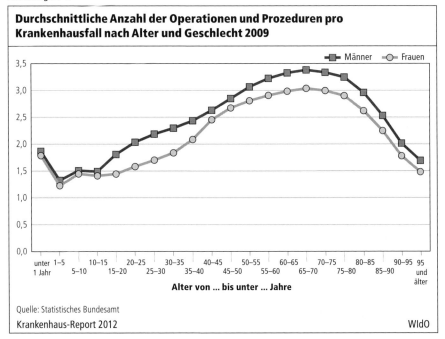

Quelle: Statistisches Bundesamt
Krankenhaus-Report 2012                                               WIdO

Krankenhausfall in allen Altersgruppen bei Männern durchgängig über der entsprechenden Anzahl bei Frauen (Abbildung 21–5).

Auf Kapitelebene gliedert sich der OPS in sechs Bereiche: *Diagnostische Maßnahmen* (z. B. Biopsie, Endoskopie), *Bildgebende Diagnostik* (z. B. Computertomographie, Magnetresonanztomographie), *Operationen* (z. B. an den Bewegungsorganen), *Medikamente* (z. B. Verabreichung zur Krebsimmuntherapie, bei schweren Pilzinfektionen), *Nichtoperative therapeutische Maßnahmen* (z. B. Maßnahmen für den Blutkreislauf, Patientenmonitoring) und *Ergänzende Maßnahmen* (z. B. geburtsbegleitende Maßnahmen, psychotherapeutische Therapie).

Nach dieser Gliederung entfielen von allen Eingriffen 26,8% auf nichtoperative therapeutische Maßnahmen (12,1 Mill.), 20,3% auf diagnostische Maßnahmen (9,1 Mill.) und 17,2% auf die bildgebende Diagnostik (7,8 Mill.). Am häufigsten wurden jedoch Operationen (14,4 Mill.) mit einem Anteil von 31,9% bei den Patientinnen und Patienten veranlasst. Den größten Anstieg gegenüber dem Vorjahr gab es bei der bildgebenden Diagnostik mit einem Zuwachs von 24,3%. Dies ist hauptsächlich durch die Neuaufnahme bislang nichtamtlicher Codes aus dem Erweiterungskatalog in den amtlichen OPS bedingt (Abbildung 21–6).[11]

---

11 Ohne Berücksichtigung der neu aufgenommenen Codes liegt die Steigerungsrate bei der bildgebenden Diagnostik im Vergleich zum Vorjahr bei 4,7% und weist einen geringere Anstieg als nichtoperative therapeutische Maßnahmen (6,0%) und Operationen (5,0%) auf.

Abbildung 21–6

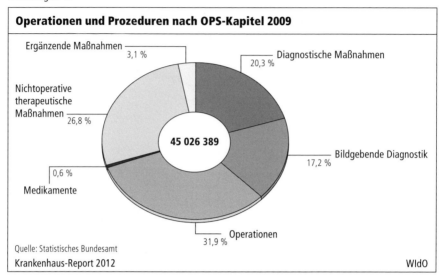

Inwieweit sich Unterschiede bei den durchgeführten Operationen und medizinischen Prozeduren von Frauen und Männern in verschiedenen Altersgruppen zeigen, verdeutlicht Tabelle 21–4.

Insgesamt ist in den vergangenen Jahren der Anteil operierter Patientinnen und Patienten unter den stationär Behandelten mit geringen jährlichen Zuwächsen und Raten zwischen 40,2% im Jahr 2005 und 40,6% im Jahr 2007 weitestgehend stabil geblieben. Sowohl im Jahr 2008 als auch 2009 wurde die 40%-Marke jedoch mit jeweils 39,7% unterschritten.

Werden die Operationen differenziert für sich betrachtet, dann waren die Spitzenreiter unter allen durchgeführten chirurgischen Maßnahmen auf Ebene der sogenannten Bereichsüberschriften die Operationen an den Bewegungsorganen (3,9 Mill.), gefolgt von Operationen am Verdauungstrakt (2,2 Mill.) sowie an Haut und Unterhaut (1,1 Mill.) (Tabelle 21–5).

Rund die Hälfte der operativen Eingriffe wurde in den drei Fachabteilungen[12] Allgemeine Chirurgie (29,6%), Frauenheilkunde und Geburtshilfe (11,9%) sowie der Orthopädie (9,6%) erbracht (Abbildung 21–7).

Nach Vierstellern des OPS aufgeschlüsselt erfolgte bei Frauen wie im Vorjahr am häufigsten die Rekonstruktion weiblicher Geschlechtsorgane nach Ruptur/Dammriss (235 600 Fälle), der sonstige Kaiserschnitt (173 800 Fälle) und andere Operationen am Darm (172 000 Fälle). Bei Männern lagen bei den operativen Eingriffen an erster Stelle der Verschluss eines Leistenbruches (155 500 Fälle), gefolgt von der arthroskopischen Operation am Gelenkknorpel und an den Menisken (140 900) sowie der chir-

---

12 Maßgeblich für eine eindeutige Zuordnung der Operationen zu den Fachabteilungen ist hier die Fachabteilung mit der längsten Verweildauer.

Tabelle 21-4
## Operationen und Prozeduren nach OPS-Kapitel, Alter und Geschlecht 2009

| Operation/Prozedur[1] nach OPS-Kapitel | Insgesamt | davon im Alter von ... bis unter Jahren | | | | |
|---|---|---|---|---|---|---|
| | | 0–20 | 20–40 | 40–60 | 60–85 | 85 und älter |
| | | Anzahl | | | | |
| **Weiblich** | | | | | | |
| Insgesamt | 22 358 368 | 1 626 080 | 2 954 546 | 4 939 432 | 11 012 504 | 1 825 787 |
| Diagnostische Maßnahmen | 4 352 807 | 368 021 | 391 409 | 967 371 | 2 263 025 | 362 981 |
| Bildgebende Diagnostik | 3 761 124 | 107 083 | 287 663 | 836 700 | 2 138 821 | 390 855 |
| Operationen | 7 677 916 | 365 343 | 1 503 429 | 2 029 549 | 3 361 936 | 417 646 |
| Medikamente | 113 420 | 6 651 | 7 584 | 33 608 | 63 183 | 2 394 |
| Nichtoperative Therapeutische Maßnahmen | 5 560 233 | 441 169 | 432 395 | 1 013 134 | 3 055 762 | 617 769 |
| Ergänzende Maßnahmen | 888 414 | 337 420 | 329 851 | 58 613 | 128 631 | 33 899 |
| Unbekannte Operation/Maßnahmen | 4 454 | 393 | 2 215 | 457 | 1 146 | 243 |
| **Männlich** | | | | | | |
| Insgesamt | 22 666 793 | 1 897 403 | 1 855 979 | 5 879 984 | 12 234 300 | 799 122 |
| Diagnostische Maßnahmen | 4 796 507 | 386 215 | 334 817 | 1 233 360 | 2 673 393 | 168 722 |
| Bildgebende Diagnostik | 4 004 911 | 127 600 | 318 055 | 1 052 968 | 2 347 312 | 158 974 |
| Operationen | 6 682 037 | 477 981 | 845 378 | 1 962 361 | 3 212 218 | 184 099 |
| Medikamente | 150 462 | 8 483 | 8 275 | 45 493 | 86 355 | 1 856 |
| Nichtoperative Therapeutische Maßnahmen | 6 501 115 | 552 545 | 338 297 | 1 538 199 | 3 798 643 | 273 428 |
| Ergänzende Maßnahmen | 528 646 | 343 914 | 10 896 | 47 009 | 114 871 | 11 956 |
| Unbekannte Operation/Maßnahmen | 3 115 | 665 | 261 | 594 | 1 508 | 87 |

[1] Ohne Duplikate

Quelle: Statistisches Bundesamt 2011

Krankenhaus-Report 2012    WIdO

Tabelle 21-5
## Operationen 2009 nach Bereichsüberschriften

| OPS-Schlüssel | Operation[1] | Insgesamt | Männlich | Weiblich | Insgesamt | Männlich | Weiblich |
|---|---|---|---|---|---|---|---|
| | | | Anzahl | | Veränderung zum Vorjahr in Prozent | | |
| 5 | Operationen | 14 360 493 | 6 682 037 | 7 677 916 | 5,0 | 6,1 | 4,0 |
| 5-01–5-05 | Operationen am Nervensystem | 642 951 | 327 209 | 315 630 | 8,0 | 7,9 | 8,1 |
| 5-06–5-07 | Operationen an endokrinen Drüsen | 196 080 | 54 454 | 141 623 | 0,2 | -0,6 | 0,6 |
| 5-08–5-16 | Operationen an den Augen | 523 991 | 249 657 | 274 334 | 4,9 | 6,1 | 3,7 |
| 5-18–5-20 | Operationen an den Ohren | 142 892 | 80 826 | 62 065 | 4,0 | 4,7 | 3,1 |
| 5-21–5-22 | Operationen an Nase und Nasennebenhöhlen | 447 229 | 273 793 | 173 411 | 4,1 | 2,9 | 6,0 |
| 5-23–5-28 | Operationen an Mundhöhle und Gesicht | 328 797 | 177 059 | 151 732 | 0,7 | 0,9 | 0,6 |
| 5-29–5-31 | Operationen an Pharynx, Larynx und Trachea | 114 361 | 75 967 | 38 390 | 2,9 | 2,9 | 3,1 |
| 5-32–5-34 | Operationen an Lunge und Bronchus | 137 937 | 88 713 | 49 222 | 6,3 | 6,7 | 5,5 |
| 5-35–5-37 | Operationen am Herzen | 346 578 | 226 083 | 120 492 | 3,7 | 3,8 | 3,5 |
| 5-38–5-39 | Operationen an den Blutgefäßen | 661 574 | 358 845 | 302 705 | 4,7 | 5,9 | 3,2 |
| 5-40–5-41 | Operationen am hämatopoetischen und Lymphgefäßsystem | 171 681 | 55 217 | 116 462 | 3,6 | 0,5 | 5,1 |
| 5-42–5-54 | Operationen am Verdauungstrakt | 2 224 382 | 1 149 055 | 1 075 288 | 2,8 | 3,4 | 2,1 |
| 5-55–5-59 | Operationen an den Harnorganen | 549 080 | 353 022 | 196 050 | 0,2 | 1,1 | -1,2 |
| 5-60–5-64 | Operationen an den männlichen Geschlechtsorganen | 228 675 | 228 045 | / | -0,2 | -0,1 | – |
| 5-65–5-71 | Operationen an den weiblichen Geschlechtsorganen | 645 821 | – | 645 821 | -0,9 | – | -0,9 |
| 5-72–5-75 | Geburtshilfliche Operationen | 749 842 | – | 749 842 | -2,3 | – | -2,3 |
| 5-76–5-77 | Operationen an Kiefer- und Gesichtsschädelknochen | 72 840 | 45 777 | 27 059 | 2,5 | 2,6 | 2,4 |
| 5-78–5-86 | Operationen an den Bewegungsorganen | 3 946 435 | 1 822 301 | 2 123 879 | 7,0 | 6,7 | 7,2 |
| 5-87–5-88 | Operationen an der Mamma | 197 839 | 5 432 | 192 401 | 1,0 | 3,0 | 1,0 |
| 5-89–5-92 | Operationen an Haut und Unterhaut | 1 112 336 | 616 060 | 496 253 | 5,2 | 5,4 | 4,9 |
| 5-93–5-99 | Zusatzinformationen zu Operationen | 919 172 | 494 522 | 424 627 | 23,2 | 28,7 | 17,3 |

[1] Ohne Duplikate

Quelle: Statistisches Bundesamt 2011

Krankenhaus-Report 2012  WIdO

Abbildung 21–7

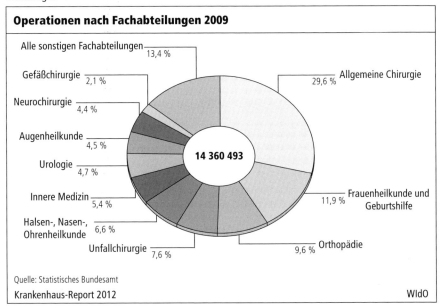

urgischen Wundtoilette und Entfernung von erkranktem Gewebe an Haut und Unterhaut (139 800). Tabelle 21–6 weist die 30 häufigsten Operationen nach Vierstellern aus, die 36 % aller durchgeführten Operationen ausmachen.

Tabelle 21–7 gibt einen Überblick über die 30 häufigsten Operationen nach Dreistellern des OPS, die im Jahr 2009 erbracht wurden. Diese decken knapp 70 % aller operativen Maßnahmen ab. Nach dieser Gliederung waren die Spitzenreiter bei den chirurgischen Eingriffen der Frauen Operationen an anderen Knochen (419 100 Fälle), arthroskopische Gelenkoperationen (367 500 Fälle) sowie die Stellungskorrektur einer Fraktur und Luxation (327 600 Fälle). Bei den Männern wurden der Rangfolge nach betrachtet am häufigsten arthroskopische Gelenkoperationen (415 200 Fälle), Operationen an Haut und Unterhaut (350 100 Fälle) sowie an der Wirbelsäule (295 200) durchgeführt. Eine differenzierte Übersicht zu den häufigsten Operationen der männlichen und weiblichen Behandelten kann im Internetportal www.krankenhaus-report-online.de (Zusatztabelle 21–e bis 21–g) abgerufen werden.

Auf Ebene der Viersteller gab es unter den chirurgischen Maßnahmen den deutlichsten Anstieg gegenüber dem Vorjahr bei der temporären Weichteildeckung bei Verbrennungen und Verätzungen (39,4 %), bei anderen gelenkplastischen Eingriffen (37,4 %) und der zahnmedizinischen Gingivaplastik (35,8 %). Der stärkste Rückgang war bei der Erweiterung des Harnleiters mit Zugang über die Harnröhre oder Niere (22,6 %), bei der anderen partiellen Schilddrüsenresektion (17,7 %) sowie bei der Entfernung und Zerstörung von erkranktem Gewebe im Mittelfellraum des Brustkorbes (15,8 %) zu verzeichnen. Nach Dreistellern aufgeschlüsselt zeigte sich der stärkste Zuwachs bei anderen Operationen an Lunge und Bronchus (20,3 %), bei chirurgischen Eingriffen an der Augenhöhle und dem Augapfel (17,7 %) sowie an Haut und Unterhaut nach Verbrennungen und Verätzungen

Tabelle 21–6
## Die häufigsten Operationen[1] 2009 nach Vierstellern

| Rang | OPS-Schlüssel/Operation | | Anzahl | Prozent |
|---|---|---|---:|---:|
| | 5 | Operationen insgesamt[1)2)] | 14 360 493 | 100,0 |
| 1 | 5-469 | Andere Operationen am Darm | 300 445 | 2,1 |
| 2 | 5-812 | Arthroskopische Operation am Gelenkknorpel und an den Menisken | 281 521 | 2,0 |
| 3 | 5-032 | Zugang zur Lendenwirbelsäule, zum Os sacrum und zum Os coccygis | 253 609 | 1,8 |
| 4 | 5-893 | Chirurgische Wundtoilette [Wunddebridement] und Entfernung von erkranktem Gewebe an Haut und Unterhaut | 247 409 | 1,7 |
| 5 | 5-758 | Rekonstruktion weiblicher Geschlechtsorgane nach Ruptur, post partum [Dammriss] | 235 592 | 1,6 |
| 6 | 5-513 | Endoskopische Operationen an den Gallengängen | 217 517 | 1,5 |
| 7 | 5-820 | Implantation einer Endoprothese am Hüftgelenk | 213 174 | 1,5 |
| 8 | 5-511 | Cholezystektomie | 192 853 | 1,3 |
| 9 | 5-794 | Offene Reposition einer Mehrfragment-Fraktur im Gelenkbereich eines langen Röhrenknochens mit Osteosynthese | 178 783 | 1,2 |
| 10 | 5-530 | Verschluss einer Hernia inguinalis | 177 063 | 1,2 |
| 11 | 5-749 | Andere Sectio caesarea | 173 782 | 1,2 |
| 12 | 5-787 | Entfernung von Osteosynthesematerial | 171 271 | 1,2 |
| 13 | 5-811 | Arthroskopische Operation an der Synovialis | 165 859 | 1,2 |
| 14 | 5-810 | Arthroskopische Gelenkrevision | 164 347 | 1,1 |
| 15 | 5-831 | Exzision von erkranktem Bandscheibengewebe | 161 435 | 1,1 |
| 16 | 5-822 | Implantation einer Endoprothese am Kniegelenk | 159 137 | 1,1 |
| 17 | 5-790 | Geschlossene Reposition einer Fraktur oder Epiphysenlösung mit Osteosynthese | 155 256 | 1,1 |
| 18 | 5-800 | Offen chirurgische Revision eines Gelenkes | 149 882 | 1,0 |
| 19 | 5-215 | Operationen an der unteren Nasenmuschel [Concha nasalis] | 148 344 | 1,0 |
| 20 | 5-385 | Unterbindung, Exzision und Stripping von Varizen | 147 445 | 1,0 |
| 21 | 5-839 | Andere Operationen an der Wirbelsäule | 139 158 | 1,0 |
| 22 | 5-452 | Lokale Exzision und Destruktion von erkranktem Gewebe des Dickdarmes | 136 270 | 0,9 |
| 23 | 5-892 | Andere Inzision an Haut und Unterhaut | 132 177 | 0,9 |
| 24 | 5-144 | Extrakapsuläre Extraktion der Linse [ECCE] | 130 665 | 0,9 |
| 25 | 5-470 | Appendektomie | 127 283 | 0,9 |
| 26 | 5-683 | Uterusexstirpation [Hysterektomie] | 125 070 | 0,9 |
| 27 | 5-788 | Operationen an Metatarsale und Phalangen des Fußes | 124 400 | 0,9 |
| 28 | 5-399 | Andere Operationen an Blutgefäßen | 121 154 | 0,8 |
| 29 | 5-900 | Einfache Wiederherstellung der Oberflächenkontinuität an Haut und Unterhaut | 119 603 | 0,8 |
| 30 | 5-895 | Radikale und ausgedehnte Exzision von erkranktem Gewebe an Haut und Unterhaut | 118 288 | 0,8 |

[1] Ohne Duplikate
[2] Operationen insgesamt beinhaltet auch die Pos. 5-93…5-99 (Zusatzinformationen zu Operationen), die aber hier nicht separat ausgewiesen wurden

Quelle: Statistisches Bundesamt 2011

Krankenhaus-Report 2012 WIdO

Tabelle 21–7
## Die häufigsten Operationen[1] 2009 nach Dreistellern

| Rang | OPS-Schlüssel/Operation | | Anzahl | Prozent |
|---|---|---|---|---|
| | 5 | **Operationen insgesamt[1)2]** | **14 360 493** | **100,0** |
| 1 | 5-81 | Arthroskopische Gelenkoperationen | 782 713 | 5,5 |
| 2 | 5-78 | Operationen an anderen Knochen | 708 565 | 4,9 |
| 3 | 5-89 | Operationen an Haut und Unterhaut | 638 237 | 4,4 |
| 4 | 5-83 | Operationen an der Wirbelsäule | 615 990 | 4,3 |
| 5 | 5-79 | Reposition von Fraktur und Luxation | 561 304 | 3,9 |
| 6 | 5-82 | Endoprothetischer Gelenk- und Knochenersatz | 509 859 | 3,6 |
| 7 | 5-51 | Operationen an Gallenblase und Gallenwegen | 429 165 | 3,0 |
| 8 | 5-38 | Inzision, Exzision und Verschluss von Blutgefäßen | 391 552 | 2,7 |
| 9 | 5-46 | Andere Operationen an Dünn- und Dickdarm | 380 944 | 2,7 |
| 10 | 5-03 | Operationen an Rückenmark, Rückenmarkhäuten und Spinalkanal | 375 432 | 2,6 |
| 11 | 5-80 | Offen chirurgische Gelenkoperationen | 318 347 | 2,2 |
| 12 | 5-21 | Operationen an der Nase | 314 567 | 2,2 |
| 13 | 5-53 | Verschluss abdominaler Hernien | 294 260 | 2,0 |
| 14 | 5-45 | Inzision, Exzision, Resektion und Anastomose an Dünn- und Dickdarm | 290 735 | 2,0 |
| 15 | 5-90 | Operative Wiederherstellung und Rekonstruktion von Haut und Unterhaut | 284 685 | 2,0 |
| 16 | 5-39 | Andere Operationen an Blutgefäßen | 270 022 | 1,9 |
| 17 | 5-75 | Andere geburtshilfliche Operationen | 269 145 | 1,9 |
| 18 | 5-74 | Sectio caesarea und Entwicklung des Kindes | 260 257 | 1,8 |
| 19 | 5-57 | Operationen an der Harnblase | 257 676 | 1,8 |
| 20 | 5-85 | Operationen an Muskeln, Sehnen, Faszien und Schleimbeuteln | 235 646 | 1,6 |
| 21 | 5-06 | Operationen an Schilddrüse und Nebenschilddrüse | 188 064 | 1,3 |
| 22 | 5-68 | Inzision, Exzision und Exstirpation des Uterus | 186 943 | 1,3 |
| 23 | 5-15 | Operationen an Retina, Choroidea und Corpus vitreum | 182 329 | 1,3 |
| 24 | 5-37 | Rhythmuschirurgie und andere Operationen an Herz und Perikard | 180 611 | 1,3 |
| 25 | 5-28 | Operationen im Bereich des Naso- und Oropharynx | 180 366 | 1,3 |
| 26 | 5-73 | Andere Operationen zur Geburtseinleitung und unter der Geburt | 178 767 | 1,2 |
| 27 | 5-65 | Operationen am Ovar | 167 912 | 1,2 |
| 28 | 5-54 | Andere Operationen in der Bauchregion | 166 936 | 1,2 |
| 29 | 5-49 | Operationen am Anus | 161 617 | 1,1 |
| 30 | 5-91 | Andere Operationen an Haut und Unterhaut | 157 491 | 1,1 |

[1] Ohne Duplikate
[2] Operationen insgesamt beinhaltet auch die Pos. 5-93...5-99 (Zusatzinformationen zu Operationen), die aber hier nicht separat ausgewiesen wurden

Quelle: Statistisches Bundesamt 2011

(14,8 %). Zu den operativen Maßnahmen mit dem höchsten Rückgang gehörten Operationen am Gebärmutterhals (6,0 %), andere Operationen zur Geburtseinleitung und unter der Geburt (5,9 %) sowie Operationen an den Koronargefäßen (3,5 %). Die Tabellen sind im Internetportal www.krankenhaus-report-online.de (Zusatztabelle 21–h und 21–i) zu finden.

Zur Vermeidung nicht notwendiger vollstationärer Krankenhausbehandlungen und zur Sicherstellung einer wirtschaftlichen und patientengerechten Versorgung sind weiterhin ambulante Operationen und sonstige stationsersetzende Eingriffe in Krankenhäusern nach § 115b Fünftes Buch Sozialgesetzbuch (SGB V) möglich. Leistungen dieser Art werden jedoch nicht auf der Grundlage des DRG-Entgeltsystems, sondern über das Vergütungssystem der vertragsärztlichen Versorgung nach Maßgabe des Einheitlichen Bewertungsmaßstabes (EBM) bzw. der Euro-Gebührenordnung abgerechnet. Eine Erfassung und der entsprechende Nachweis dieser Leistungen erfolgt deshalb über die Grunddaten der Krankenhäuser (vgl. Kapitel 19 in diesem Band) und nicht der Fallpauschalenbezogenen Krankenhausstatistik.

## 21.6 Behandlungsspektrum bei den Patientinnen und Patienten in den Fachabteilungen

Im Rahmen der Fallpauschalenbezogenen Krankenhausstatistik können differenzierte Analysen zum Aufenthalt der Patientinnen und Patienten in den Fachabteilungen nicht nur nach der längsten Verweildauer, sondern auch nach den einzelnen durchlaufenen Fachabteilungen auf Basis ihrer individuellen Verlegungsketten vorgenommen werden.[13]

Danach wurden 91,0 % der Behandelten ausschließlich in einer Fachabteilung versorgt. Bei den Männern waren es 90,0 % und bei den Frauen 91,9 %. Behandlungen in zwei verschiedenen Fachabteilungen erfolgten noch in 7,8 % der Fälle. Die häufigsten Verlegungen gab es dabei zwischen den Fachabteilungen Innere Medizin und Allgemeine Chirurgie, der Allgemeinen Chirurgie und der Intensivmedizin sowie der Inneren Medizin und der Intensivmedizin. Behandlungen in mehr als zwei verschiedenen Fachabteilungen waren mit 1,2 % nur noch sehr selten (Tabelle 21–8).

Der größte Teil der Patientinnen und Patienten wurde in den Fachabteilungen Innere Medizin (5,1 Mill. Fälle), Allgemeine Chirurgie (3,0 Mill. Fälle) sowie Frauenheilkunde und Geburtshilfe (2,0 Mill. Fälle) behandelt (Abbildung 21–8[14]). Die durchschnittliche Verweildauer der Behandelten lag in der Inneren Medizin bei 6,8 Tagen, in der Allgemeinen Chirurgie bei 6,9 Tagen und in der Gynäkologie bei 4,4 Tagen.

---

13 Maßgeblich für die statistische Fachabteilungsabgrenzung ist die Fachabteilungsgliederung nach Anlage 2, Schlüssel 6 der Datenübermittlungsvereinbarung der Selbstverwaltungspartner im Gesundheitswesen gem. § 301 Abs. 3 SGB V.

14 Patientinnen und Patienten, die in verschiedenen Fachabteilungen behandelt wurden, werden auch entsprechend mehrfach nachgewiesen.

Tabelle 21–8
## Durchlaufene Fachabteilungen 2009 nach Geschlecht

| Durchlaufene Fachabteilungen[1] | Patientinnen und Patienten | | | | | |
|---|---|---|---|---|---|---|
| | Insgesamt | | Männlich | | Weiblich | |
| | Anzahl | in % | Anzahl | in % | Anzahl | in % |
| Eine Fachabteilung | 15 643 739 | 91,0 | 7 208 761 | 90,0 | 8 434 552 | 91,9 |
| Zwei Fachabteilungen | 1 335 240 | 7,8 | 689 255 | 8,6 | 645 953 | 7,0 |
| Drei und mehr | 212 084 | 1,2 | 111 924 | 1,4 | 100 158 | 1,1 |

[1] Ohne Rückverlegungen

Quelle: Statistisches Bundesamt 2011

Krankenhaus-Report 2012                                                                                   WIdO

Werden die Patientinnen und Patienten der Fachabteilung zugeordnet, in der sie während ihrer vollstationären Behandlung am längsten versorgt wurden, bleiben nach wie vor die Innere Medizin mit 4,7 Mill. Fällen (27,6 %), die Allgemeine Chirurgie mit 2,8 Mill. Fällen (16,6 %) sowie die Frauenheilkunde und Geburtshilfe mit 2,0 Mill. Fällen (11,5 %) die patientenstärksten Fachabteilungen. Auf dieser Basis betrug die durchschnittliche Verweildauer in der Inneren Medizin 7,3 Tage, in der Chirurgie 7,4 Tage sowie in der Frauenheilkunde und Geburtshilfe 4,5 Tage.

Abbildung 21–8

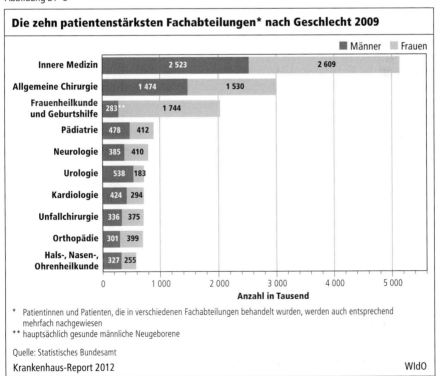

Die zehn patientenstärksten Fachabteilungen* nach Geschlecht 2009

* Patientinnen und Patienten, die in verschiedenen Fachabteilungen behandelt wurden, werden auch entsprechend mehrfach nachgewiesen
** hauptsächlich gesunde männliche Neugeborene

Quelle: Statistisches Bundesamt

Krankenhaus-Report 2012                                                                                   WIdO

Am häufigsten wurden die Patientinnen und Patienten der Inneren Medizin aufgrund von Krankheiten des Kreislaufsystems behandelt. Nach der Hauptdiagnose war in 276 600 Fällen eine Herzinsuffizienz (I50) Ursache der Behandlung und betraf 5,8 % aller Patientinnen und Patienten dieser Abteilung. Die entsprechende durchschnittliche Verweildauer lag bei 10,8 Tagen. Jüngere waren davon kaum betroffen, 90 % der Behandelten mit diesem Krankheitsbild waren 65 Jahre und älter.

Der zweithäufigste Behandlungsanlass für eine stationäre Versorgung in der Inneren Medizin war die essentielle (primäre) Hypertonie (I10) mit 164 500 Behandlungsfällen. Sie war in 3,5 % aller Fälle dieser Abteilung die Ursache und betraf mit 65,5 % in erster Linie ebenfalls die über 65-Jährigen, aber auch noch mit fast 30 % die 45- bis unter 65-Jährigen. Die durchschnittliche Verweildauer lag hier bei 5,3 Tagen.

Vorhofflattern und Vorhofflimmern (I48) war für 3,2 % der Behandlungsfälle der Inneren Medizin verantwortlich. Patientinnen und Patienten mit dieser Diagnose verbrachten im Schnitt 6,0 Tage im Krankenhaus. Der größte Teil der Behandelten war auch hier 65 Jahre und älter (73,7 %) bzw. zwischen 45 bis unter 65 Jahre alt (22,9 %) (Tabelle 21–9)

Insgesamt wurden in der Inneren Medizin rund 10,2 Mill. Operationen und medizinische Prozeduren durchgeführt, darunter 776 900 operative Eingriffe nach Kapitel 5 des OPS. An erster Stelle stand dabei die endoskopische Operation an den Gallengängen (5-513), gefolgt von der lokalen Entfernung und Zerstörung von erkranktem Gewebe des Dickdarms (5-452) sowie von anderen Operationen am Darm (5-469). Zwischen 72,7 % und 69,7 % der Patientinnen und Patienten mit diesen Operationen in der Inneren Medizin waren 65 Jahre und älter (Tabelle 21–10).

In der zweiten an dieser Stelle ausgewiesenen Fachabteilung, der Allgemeinen Chirurgie, wurden insgesamt 2,8 Mill. Fälle für die durchschnittliche Dauer von 7,4 Tagen stationär im Krankenhaus versorgt. Der häufigste Behandlungsanlass nach Diagnosehauptgruppen in dieser Abteilung waren Krankheiten des Verdauungssystems.

Mit einem Anteil von 5,4 % wurden die Patientinnen und Patienten der Allgemeinen Chirurgie am häufigsten aufgrund eines Leistenbruchs (K40) stationär behandelt (152 890 Fälle). Sie verbrachten durchschnittlich 3,0 Tage im Krankenhaus. Der größte Teil der Patientinnen und Patienten mit dieser Diagnose war 65 Jahre und älter (45,2 %) bzw. 45 bis unter 65 Jahre alt (35,0 %).

Die zweithäufigste in der Chirurgie behandelte Erkrankung war mit einem Anteil von 5,3 % und 150 600 Fällen das Gallensteinleiden (K80). Der größte Teil der Patientinnen und Patienten mit dieser Diagnose war 45 bis unter 65 Jahre alt (36,6 %) sowie 65 Jahre und älter (35,2 %).

Der dritthäufigste Grund für eine vollstationäre Versorgung in der Chirurgie war mit 3,4 % die akute Blinddarmentzündung (K35), die bei 95 800 Patientinnen und Patienten behandelt wurde. Der Krankenhausaufenthalt mit dieser Diagnose dauerte im Schnitt 5,3 Tage und betraf vor allem die Altersgruppe der 15- bis unter 45-Jährigen (59,0 %).

Zusammengenommen wurden in der Allgemeinen Chirurgie über 7,8 Mill. Operationen und Prozeduren, darunter knapp 4,3 Mill. operative Eingriffe nach Kapitel 5 des OPS durchgeführt. An oberster Stelle stand die Gallenblasenentfernung (5-511), gefolgt von anderen Operationen am Darm (5-469) und dem Verschluss eines Leistenbruchs (5-530). Mit Anteilen zwischen 54,7 % und 38,7 % war bei allen drei Operationen der jeweils größte Teil der Operierten 65 Jahre und älter.

Tabelle 21-9
**Patientinnen und Patienten mit den häufigsten Hauptdiagnosen[1] in den Fachabteilungen[1] Innere Medizin und Allgemeine Chirurgie 2009**

| Rang | ICD-Pos. | Diagnose/Behandlungsanlass | Patienten | | | | | |
|---|---|---|---|---|---|---|---|---|
| | | | Durchschnittl. Verweildauer in Tagen | Insgesamt[2] | davon im Alter von ... bis unter ... Jahren | | | |
| | | | | | 0–15 | 15–45 | 45–65 | 65 und älter |
| | | | | Anzahl | Anzahl | | | |
| **Innere Medizin** | | | | | | | | |
| | | Fachabteilung Innere Medizin insgesamt | 7,3 | 4 749 899 | 9 139 | 601 389 | 1 142 725 | 2 996 643 |
| 1 | I50 | Herzinsuffizienz | 10,8 | 276 557 | 1 | 2 003 | 25 436 | 249 117 |
| 2 | I10 | Essentielle (primäre) Hypertonie | 5,3 | 164 447 | 4 | 11 259 | 45 504 | 107 680 |
| 3 | I48 | Vorhofflattern und Vorhofflimmern | 6,0 | 154 114 | 2 | 5 270 | 35 236 | 113 606 |
| 4 | J18 | Pneumonie, Erreger nicht näher bezeichnet | 10,2 | 149 109 | 290 | 11 075 | 23 248 | 114 496 |
| 5 | I20 | Angina pectoris | 4,4 | 147 899 | – | 6 249 | 46 362 | 95 288 |
| 6 | J44 | Sonstige chronische obstruktive Lungenkrankheit | 9,6 | 137 347 | – | 2 640 | 32 433 | 102 274 |
| 7 | I21 | Akuter Myokardinfarkt | 8,2 | 121 342 | 1 | 4 638 | 31 932 | 84 771 |
| 8 | R55 | Synkope und Kollaps | 5,1 | 108 480 | 242 | 16 535 | 21 147 | 70 556 |
| 9 | E11 | Nicht primär insulinabhängiger Diabetes mellitus [Typ-2-Diabetes] | 10,5 | 108 255 | 9 | 4 618 | 27 499 | 76 129 |
| 10 | F10 | Psychische und Verhaltensstörungen durch Alkohol | 3,9 | 106 770 | 869 | 52 000 | 44 647 | 9 253 |
| 11 | K29 | Gastritis und Duodenitis | 5,0 | 86 215 | 52 | 19 121 | 22 702 | 44 340 |
| 12 | I25 | Chronische ischämische Herzkrankheit | 4,3 | 83 270 | – | 1 636 | 25 536 | 56 098 |
| 13 | R07 | Hals- und Brustschmerzen | 2,7 | 78 483 | 30 | 19 666 | 29 661 | 29 126 |
| 14 | C34 | Bösartige Neubildung der Bronchien und der Lunge | 7,7 | 74 476 | – | 1 288 | 26 843 | 46 345 |
| 15 | I63 | Hirninfarkt | 11,0 | 64 747 | 3 | 828 | 8 152 | 55 764 |
| **Allgemeine Chirurgie** | | | | | | | | |
| | | Fachabteilung Allgemeine Chirurgie insgesamt | 7,4 | 2 848 628 | 79 855 | 684 126 | 854 143 | 1 230 502 |
| 1 | K40 | Hernia inguinalis | 3,0 | 152 890 | 1 341 | 28 961 | 53 517 | 69 071 |
| 2 | K80 | Cholelithiasis | 6,0 | 150 640 | 201 | 42 201 | 55 196 | 53 042 |

**Tabelle 21-9**
**Fortsetzung**

| Rang | ICD-Pos. | Diagnose/Behandlungsanlass | Patienten Durchschnittl. Verweildauer[1] in Tagen | Insgesamt[2] Anzahl | davon im Alter von ... bis unter ... Jahren | | | |
|---|---|---|---|---|---|---|---|---|
| | | | | | 0–15 Anzahl | 15–45 | 45–65 | 65 und älter |
| **Allgemeine Chirurgie** | | | | | | | | |
| 3 | K35 | Akute Appendizitis | 5,3 | 95 820 | 13 186 | 56 505 | 16 728 | 9 401 |
| 4 | S06 | Intrakranielle Verletzung | 2,6 | 88 542 | 10 749 | 34 037 | 15 195 | 28 561 |
| 5 | M17 | Gonarthrose [Arthrose des Kniegelenkes] | 10,6 | 74 129 | 3 | 2 342 | 22 934 | 48 850 |
| 6 | S72 | Fraktur des Femurs | 14,8 | 73 378 | 577 | 2 891 | 7 529 | 62 381 |
| 7 | S82 | Fraktur des Unterschenkels, einschließlich des oberen Sprunggelenkes | 8,6 | 72 980 | 2 462 | 22 003 | 25 120 | 23 395 |
| 8 | I70 | Atherosklerose | 13,4 | 71 105 | 2 | 772 | 18 558 | 51 773 |
| 9 | S52 | Fraktur des Unterarmes | 4,5 | 67 493 | 6 376 | 10 612 | 17 626 | 32 879 |
| 10 | K57 | Divertikulose des Darmes | 11,3 | 66 949 | 8 | 7 849 | 27 428 | 31 664 |
| 11 | E04 | Sonstige nichttoxische Struma | 4,2 | 66 680 | 38 | 17 832 | 33 308 | 15 502 |
| 12 | K56 | Paralytischer Ileus und mechanischer Ileus ohne Hernie | 8,4 | 63 295 | 949 | 9 152 | 14 792 | 38 402 |
| 13 | S42 | Fraktur im Bereich der Schulter und des Oberarmes | 8,2 | 50 374 | 2 518 | 8 390 | 11 758 | 27 708 |
| 14 | M16 | Koxarthrose [Arthrose des Hüftgelenkes] | 13,3 | 48 947 | 1 | 951 | 12 917 | 35 078 |
| 15 | I83 | Varizen der unteren Extremitäten | 3,6 | 48 767 | 7 | 8 197 | 21 081 | 19 482 |

[1] Fachabteilung mit der längsten Verweildauer
[2] Einschließlich Fälle mit unbekanntem Alter

Quelle: Statistisches Bundesamt 2011
Krankenhaus-Report 2012　　　　　　　　　　　　　　　　　　　　　　　WIdO

Tabelle 21–10
**Häufigste Operationen in den Fachabteilungen[1] Innere Medizin und Allgemeine Chirurgie 2009**

| Rang | Maßnahme[2] | | Insgesamt[4] | | davon im Alter von ... bis unter ... Jahren | | | |
|---|---|---|---|---|---|---|---|---|
| | | | in % | Anzahl | 0–15 | 15–45 | 45–65 | 65 und älter |
| | | | | | Anzahl | | | |
| **Innere Medizin** | | | | | | | | |
| | Insgesamt Operationen und Prozeduren | | | | | | | |
| | Operationen Kapitel 5[3] | | 100 | 10 197 519 | 5 672 | 898 495 | 2 677 097 | 6 616 255 |
| 1 | 5-513 | Endoskopische Operationen an den Gallengängen | 18,0 | 776 920 | 308 | 45 974 | 179 418 | 551 220 |
| 2 | 5-452 | Lokale Exzision und Destruktion von erkranktem Gewebe des Dickdarmes | 11,4 | 139 813 | 6 | 11 110 | 31 286 | 97 411 |
| 3 | 5-469 | Andere Operationen am Darm | 7,6 | 88 672 | 8 | 2 623 | 21 579 | 64 462 |
| 4 | 5-377 | Implantation eines Herzschrittmachers und Defibrillators | 7,6 | 59 191 | 7 | 3 018 | 14 673 | 41 493 |
| 5 | 5-399 | Andere Operationen an Blutgefäßen | 4,5 | 58 887 | – | 1 090 | 7 912 | 49 885 |
| 6 | 5-429 | Andere Operationen am Ösophagus | 3,6 | 35 265 | 7 | 2 219 | 10 647 | 22 392 |
| 7 | 5-431 | Gastrostomie | 3,6 | 28 292 | 1 | 2 272 | 10 545 | 15 474 |
| 8 | 5-449 | Andere Operationen am Magen | 3,5 | 27 949 | 1 | 715 | 4 099 | 23 134 |
| 9 | 5-893 | Chirurgische Wundtoilette [Wunddebridement] und Entfernung von erkranktem Gewebe an Haut und Unterhaut | 3,1 | 27 084 | 3 | 1 399 | 6 024 | 19 658 |
| 10 | 5-378 | Entfernung, Wechsel und Korrektur eines Herzschrittmachers und Defibrillators | 3,0 | 24 123 | 10 | 817 | 5 473 | 17 823 |
| | | | | 23 273 | – | 492 | 2 800 | 19 981 |
| **Allgemeine Chirurgie** | | | | | | | | |
| | Insgesamt Operationen und Prozeduren | | | | | | | |
| | Operationen Kapitel 5[3] | | 100 | 7 782 257 | 75 482 | 1 271 424 | 2 430 977 | 4 004 359 |
| 1 | 5-511 | Cholezystektomie | 4,1 | 4 253 006 | 55 468 | 857 212 | 1 437 628 | 1 902 686 |
| 2 | 5-469 | Andere Operationen am Darm | 3,7 | 175 526 | 193 | 43 997 | 63 475 | 67 861 |
| 3 | 5-530 | Verschluss einer Hernia inguinalis | 3,7 | 159 250 | 801 | 21 193 | 50 164 | 87 092 |
| 4 | 5-812 | Arthroskopische Operation am Gelenkknorpel und an den Menisken | 2,9 | 157 764 | 1 647 | 29 498 | 55 115 | 71 504 |
| 5 | 5-470 | Appendektomie | 2,6 | 123 545 | 525 | 30 171 | 54 228 | 38 621 |
| | | | | 110 051 | 14 911 | 66 126 | 18 457 | 10 557 |

Tabelle 21-10
**Fortsetzung**

| Rang | Maßnahme[2] | Insgesamt[4] | | davon im Alter von ... bis unter ... Jahren | | | |
|---|---|---|---|---|---|---|---|
| | | in % | Anzahl | 0–15 | 15–45 | 45–65 | 65 und älter |
| | | | | Anzahl | | | |
| **Allgemeine Chirurgie** | | | | | | | |
| 6 | 5-893 | Chirurgische Wundtoilette [Wunddebridement] und Entfernung von erkranktem Gewebe an Haut und Unterhaut | 2,5 | 107 541 | 1 229 | 17 638 | 29 719 | 58 955 |
| 7 | 5-794 | Offene Reposition einer Mehrfragment-Fraktur im Gelenkbereich eines langen Röhrenknochens mit Osteosynthese | 2,1 | 90 027 | 794 | 13 793 | 26 649 | 48 791 |
| 8 | 5-455 | Partielle Resektion des Dickdarmes | 1,9 | 79 986 | 95 | 6 970 | 24 587 | 48 334 |
| 9 | 5-069 | Andere Operationen an Schilddrüse und Nebenschilddrüsen | 1,8 | 76 412 | 104 | 20 604 | 37 359 | 18 345 |
| 10 | 5-820 | Implantation einer Endoprothese am Hüftgelenk | 1,8 | 75 004 | 2 | 1 033 | 14 546 | 59 421 |

[1] Fachabteilung mit der längsten Verweildauer
[2] Ohne Duplikate
[3] Operationen insgesamt beinhaltet auch die Pos. 5-93…5-99 (Zusatzinformationen zu Operationen), die aber hier nicht separat ausgewiesen wurden
[4] Einschließlich Fälle mit unbekanntem Alter

Quelle: Statistisches Bundesamt 2011

Krankenhaus-Report 2012 WIdO

## 21.7 Fallzahlen und Erlöse nach DRGs

Fallpauschalen bilden die Grundlage für das Vergütungssystem der akutstationären Krankenhausleistungen in deutschen Krankenhäusern, in dem Behandlungsfälle entsprechend ihrem Behandlungsaufwand durch pauschalierte Preise vergütet werden.[15] Differenzierte Informationen zum stationären Leistungsgeschehen der Krankenhäuser stehen im Rahmen der Fallpauschalenbezogenen Krankenhausstatistik insbesondere zu Hauptdiagnosegruppen (MDCs) und den abgerechneten Fallpauschalen (DRGs) zur Verfügung.

Bei der Betrachtung nach der jeweiligen Hauptdiagnosegruppe MDC lagen im Jahr 2009 an erster Stelle Krankheiten und Störungen des Kreislaufsystems (15,1 %), gefolgt von Krankheiten und Störungen am Muskel-Skelett-System und Bindegewebe (15,0 %) sowie von Krankheiten und Störungen der Verdauungsorgane (12,1 %). Die größten Zuwächse gegenüber dem Vorjahr erfolgten im Kapitel Krankheiten und Störungen der Harnorgane (7,4 %). An zweiter Stelle lagen infektiöse und parasitäre Krankheiten (6,2 %), gefolgt von Krankheiten und Störungen der Atmungsorgane (5,9 %). Die deutlichsten Rückgänge wiesen die MDCs Krankheiten und Störungen der weiblichen Geschlechtsorgane (6,6 %), HIV (3,0 %) und Neugeborene (2,8 %) auf (Abbildung 21–9).

Die Versorgung gesunder Neugeborener (522 900 Fälle), die Speiseröhrenentzündung, Magen-Darm-Entzündung und verschiedene Krankheiten der Verdauungsorgane (421 400 Fälle) sowie Entbindungen ohne komplizierende Diagnose (325 300 Fälle) waren im Jahr 2009 die insgesamt am häufigsten abgerechneten Fallpauschalen (DRGs) (Abbildung 21–10). Von den knapp 1 150 mit dem Fallpauschalenkatalog bewerteten und abrechenbaren DRGs machten dabei die zwanzig häufigsten bereits rund 23 % und die fünfzig häufigsten DRGs 40 % des gesamten DRG-Leistungsspektrums aus. Nach der sogenannten Partition aufgeschlüsselt waren 57,4 % rein medizinische Behandlungen ohne chirurgische Eingriffe (Partition M), 37,7 % operative Behandlungen (Partition O) und 4,8 % nichtoperative, jedoch invasive medizinische Maßnahmen (Partition A).

Nicht immer sind die am häufigsten abgerechneten Fallpauschalen auch am teuersten und machen den Löwenanteil des Erlösvolumens der Krankenhäuser aus. Wird danach unterschieden, welche Fallpauschalen auf Basis der erbrachten Menge und des Preises in Hauptabteilungen in ihrer Gesamtsumme den größten Anteil der Behandlungserlöse ausmachten, dann standen der Ersatz oder die Korrektur des Hüftgelenks ohne komplizierenden Eingriff (1,9 %) gefolgt von der Kniegelenksimplantation ohne äußerst schwere Komplikation (1,7 %) sowie dem Eingriff an Dünn- und Dickdarm ohne komplizierende Diagnose (1,2 %) an oberster Stelle. Näherungsweise hochgerechnet entfielen auf diese drei DRGs für die Behandlung von

---

15 Die jährliche Pflege und Weiterentwicklung des DRG-Entgeltsystems obliegt dem Institut für das Entgeltsystem im Krankenhaus (InEK) und basiert auf den Kosten- und Leistungsdaten einer Stichprobe freiwillig teilnehmender Krankenhäuser. Der jährlich veröffentlichte Fallpauschalenkatalog enthält u. a. die spezifische Leistungsbeschreibung und die Bewertungsrelation als relatives Kostengewicht für die Vergütungshöhe jeder einzelnen DRG. Er kann auf der Website des InEK unter www.g-drg.de heruntergeladen werden.

Abbildung 21–9

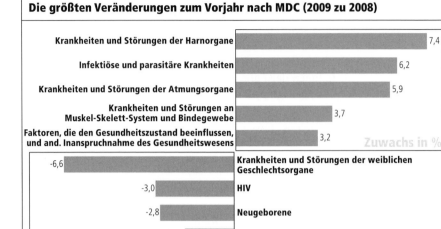

Quelle: Statistisches Bundesamt
Krankenhaus-Report 2012  WIdO

Abbildung 21–10

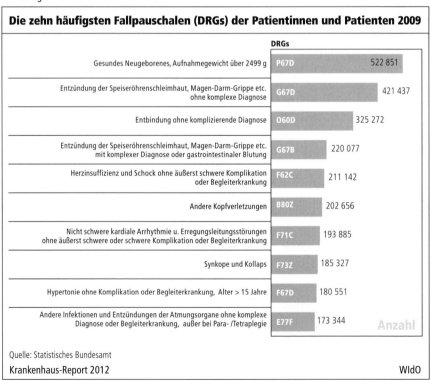

Quelle: Statistisches Bundesamt
Krankenhaus-Report 2012  WIdO

Tabelle 21–11
**DRGs nach Anteil am Erlösvolumen in Hauptabteilungen 2009**

| DRG | Bezeichnung | Fälle | Anteil an allen Fällen in % | Erlösvolumen[1] in 1 000 EUR | Anteil am Erlösvolumen in % |
|---|---|---|---|---|---|
| I47B | Revision oder Ersatz des Hüftgelenks ohne komplizierende Diagnose, ohne komplizierenden Eingriff | 143 019 | 0,9 | 976 741 | 1,9 |
| I44B | Endoprothesenimplantation/-revision am Kniegelenk, ohne äußerst schwere Komplikation oder Begleiterkrankung | 118 891 | 0,7 | 876 512 | 1,7 |
| G18B | Eingriffe an Dünn- und Dickdarm ohne komplizierende Diagnose oder andere Eingriffe am Magen, Speiseröhre und Zwölffingerdarm ohne komplizierende Prozeduren | 81 827 | 0,5 | 600 591 | 1,2 |
| G67D | Entzündung der Speiseröhrenschleimhaut, Magen-Darm-Grippe und verschiedene Erkrankungen der Verdauungsorgane ohne komplexe oder komplizierende Diagnose | 414 628 | 2,5 | 539 765 | 1,0 |
| F62C | Herzinsuffizienz und Schock ohne äußerst schwere Komplikation oder Begleiterkrankung | 206 542 | 1,3 | 502 207 | 1,0 |

[1] Eine näherungsweise Hochrechnung des Erlösvolumens erfolgt über die Berechnung der DRG-Bewertungsrelation multipliziert mit dem Landesbasisfallwert und der Anzahl der Fälle. Zu- und Abschläge sowie Zusatzentgelte sind nicht berücksichtigt

Quelle: Statistisches Bundesamt 2011

Krankenhaus-Report 2012                                                                                          WIdO

343 700 Patientinnen und Patienten zusammengenommen 4,7 % der Behandlungserlöse mit einem Volumen von etwa 2,5 Mrd. Euro (Tabelle 21–11).

Nach der DRG-Bewertungsrelation waren die teuersten und komplexesten Behandlungen Organtransplantationen, unter anderem von Leber, Lunge und Herz, mit Langzeitbeatmung (A18Z) sowie die Behandlung von Schwerstunfallverletzten mit Polytrauma beziehungsweise von Komapatienten, die einer aufwändigen intensivmedizinischen Versorgung bedurften (A06A und A06B). Für diese drei DRGs wurden näherungsweise 223,5 Mill. Euro in Hauptabteilungen im Rahmen der notfall- und intensivmedizinischen Behandlung von rund 1 450 Patientinnen und Patienten abgerechnet, was einen Anteil von 0,4 % am Erlösvolumen ausmachte. Die auf Basis ihrer Bewertungsrelation teuerste DRG mit der Organtransplantation und Beatmung über 999 Stunden (A18Z) kostete je Patientin/Patient hochgerechnet 227 300 € (Tabelle 21–12).

Tabelle 21–12
**Komplexe Leistungen: Am höchsten bewertete DRGs in Hauptabteilungen 2009**

| DRG | Bezeichnung | Bewertungsrelation[1] | Fälle | Anteil an allen Fällen | Erlösvolumen[2] | Anteil am Erlösvolumen |
|-----|-------------|----------------------:|------:|-----------------------:|----------------:|----------------------:|
|     |             |                       |       | in %                   | in 1 000 EUR    | in %                  |
| A18Z | Transplantation von Leber, Lunge, Herz und Knochenmark oder Stammzelltransfusion mit Beatmung über 999 Stunden | 78,474 | 140 | 0,001 | 31 826 | 0,06 |
| A06A | Operation oder Polytrauma mit hochkomplexem Eingriff oder intensivmedizinischer Komplexbehandlung sowie Beatmung über 1 799 Stunden | 60,113 | 384 | 0,002 | 66 456 | 0,13 |
| A06B | Operation oder Polytrauma ohne hochkomplexem Eingriff oder intensivmedizinischer Komplexbehandlung sowie Beatmung über 1 799 Stunden | 46,810 | 929 | 0,006 | 125 168 | 0,24 |
| P61A | Neugeborenes mit Aufnahmegewicht unter 600g und signifikanter Operation | 45,090 | 167 | 0,001 | 21 798 | 0,04 |
| A07A | Operation oder Polytrauma mit hochkomplexem oder dreizeitigem komplexen Eingriff sowie Beatmung zwischen 1 000 und 1 799 Stunden | 40,071 | 944 | 0,006 | 109 113 | 0,21 |

[1] Bewertungsrelation bei Versorgung in Hauptabteilung. Die Bewertungsrelation ist das Erlösäquivalent, das auf der Grundlage einer Kostenkalkulation für jede Fallpauschale festgelegt ist. Multipliziert mit dem jeweilig gültigen Landesbasisfallwert (bzw. je nach Vereinbarung mit dem krankenhausindividuell ausgehandelten Basisfallwert) ergibt sich unter Berücksichtigung von Zu- und Abschlägen z. B. für Über- oder Unterschreitung der Grenzverweildauer der abzurechnende Preis der Fallpauschale

[2] Eine näherungsweise Hochrechnung des Erlösvolumens erfolgt über die Berechnung der DRG-Bewertungsrelation multipliziert mit dem Landesbasisfallwert und der Anzahl der Fälle. Zu- und Abschläge sowie Zusatzentgelte sind nicht berücksichtigt

Quelle: Statistisches Bundesamt 2011

Teil V

# Krankenhaus-Directory

(Kapitel 22)

# 22 Krankenhaus-Directory 2010
## DRG-Krankenhäuser im ersten Jahr nach der Budgetkonvergenz

Im diesjährigen Directory deutscher Krankenhäuser gehen neben Eckdaten aus den Budgetvereinbarungen[1] auch Informationen zu QSR-Behandlungsergebnissen[2] aus den Jahren 2007–2009 für AOK-Versicherte in den vier Leistungsbereichen „Einsatz eines künstlichen Hüftgelenks bei Coxarthrose" (Hüft-EP), „Einsetzen einer Endoprothese oder osteosynthetische Versorgung nach einem hüftgelenknahen Oberschenkelbruch", „Einsatz eines künstlichen Kniegelenks bei Gonarthrose" (Knie-TEP) sowie „Gallenblasenentfernung bei Gallensteinen" ein. Insgesamt finden 1 613 Krankenhäuser Eingang.

Die einzelnen Spalten des Directories haben folgende Bedeutung:

### Krankenhausname
Mit einem * gekennzeichnete Einrichtungen haben nach Abschluss der Vereinbarung 2010 mit einem anderen Krankenhaus fusioniert oder wurden geschlossen.

### Betten
Jedes Krankenhaus wird nach seiner Bettenzahl klassifiziert und einer von sechs Kategorien zugeordnet. Die verwendeten Symbole bedeuten Folgendes:
   <50 = unter 50 Betten
   <100 = 50 bis unter 100 Betten
   <200 = 100 bis unter 200 Betten
   <500 = 200 bis unter 500 Betten
   <1 000 = 500 bis unter 1 000 Betten
   >1 000 = über 1 000 Betten

Die Angaben stammen überwiegend aus dem Jahr 2010, andernfalls aus den Vorjahren. Krankenhäuser mit einer Bettenzahl von 200 bis unter 500 bilden mit 37 % der hier dargestellten Einrichtungen die größte Gruppe, gefolgt von der Größenklasse 100 bis unter 200 mit 25 % und kleiner 50 mit 23 %. Lediglich 4 % der dargestellten Häuser weisen mehr als 1 000 Betten auf.

### Träger
In dieser Spalte wird die Trägerschaft des Krankenhauses mit folgenden Abkürzungen geschlüsselt:

---

1 Die Daten stammen aus den Unterlagen zur Verhandlung von DRG-Krankenhäusern, den „Aufstellungen der Entgelte und Budgetermittlung" (AEB) gemäß Krankenhausentgeltgesetz (KHEntgG).
2 Die Abkürzung QSR steht für „Qualitätssicherung mit Routinedaten".

ö   für öffentlich
fg  für freigemeinnützig
p   für privat

Die Angaben stammen überwiegend aus dem Jahr 2010, Krankenhäuser in freigemeinnütziger Trägerschaft stellen 42 % der hier dargestellten Einrichtungen, gefolgt von den öffentlichen mit 32 %. Die restlichen 25 % befinden sich in privater Trägerschaft.

**Z-Bax (Zahlbasisfallwert)**
Der Basisfallwert ist der Eurobetrag, der multipliziert mit der Bewertungsrelation den Preis einer DRG-Fallpauschale festlegt. Für die Vergütung der Krankenhausfälle einer laufenden Periode ist der Zahlbasisfallwert maßgeblich, der auch Transferzahlungen aus vergangenen Perioden, sogenannte Erlösausgleiche, berücksichtigt. Außerdem dient der Zahlbasisfallwert auch der sachgerechten Umsetzung unterjährig vereinbarter Gesamtjahreswerte. Der gemittelte Zahlbasisfallwert (Z-Bax) ist ein Indikator für das tatsächlich herrschende Preisniveau des Jahres für Krankenhausleistungen, die nach DRGs vergütet werden.[3] Der Z-Bax umfasst alle relevanten Zu- und Abschlagstatbestände. Deren Vergütung wird ebenfalls je Bewertungsrelation, also analog dem Basisfallwert ausgedruckt (Friedrich et al. 2010).[4]

In der Spalte für den Basisfallwert ist ein „BE" zu finden, wenn das gesamte Krankenhaus 2010 keine DRG-Entgelte vereinbart hat, z. B. auf Basis der Fallpauschalenverordnung Besondere Einrichtungen 2010, und es somit als Ganzes von der Anwendung der DRG-Fallpauschalen und der Budgetkonvergenz in diesem Jahr ausgenommen ist.

**Casemix**
Der Casemix ist die Summe aller Bewertungsrelationen einer Einrichtung. Jedes Krankenhaus wird anhand des vereinbarten Casemix klassifiziert und einer von sechs Kategorien zugeordnet. Die verwendeten Symbole bedeuten Folgendes:
<1 000   = unter 1 000 Bewertungsrelationen
<5 000   = 1 000 bis unter 5 000 Bewertungsrelationen
<10 000  = 5 000 bis unter 10 000 Bewertungsrelationen
<20 000  = 10 000 bis unter 20 000 Bewertungsrelationen
<50 000  = 20 000 bis unter 50 000 Bewertungsrelationen
>50 000  = über 50 000 Bewertungsrelationen

---

3 Der bundesweite Z-Bax steht wochenaktuell unter www.wido.de als Download zur Verfügung.
4 Alle fallbezogenen Zuschläge werden bei Anrechnung im Z-Bax durch den vereinbarten CMI des Hauses dividiert. Der tagesbezogene Investitionszuschlag wird näherungsweise über die mittlere Verweildauer der vereinbarten DRGs ermittelt. Die berücksichtigten Zuschläge im Z-Bax lauten z. Zt.: Zuschlag Abschaffung des Arztes im Praktikum (AiP), Zuschlag Finanzierung von Arbeitszeitverbesserungen (AZV), Zuschlag Ausbildungsfinanzierung, Investitionszuschlag, Zuschlag Qualitätssicherungszuschlag, Sicherstellungszuschlag, Zuschlag Zentren und Schwerpunkte, Zuschlag Vorhaltekosten Besonderer Einrichtungen, Abschlag Tariferhöhung, Abschlag für Anschubfinanzierung Integrierter Versorgung, Abschlag Mehrleistungen in 2010, Abschlag Nichtteilnahme am Datenträgeraustausch, Abschlag Nichtteilnahme an Notfallversorgung, Sanierungsabschlag, Ausgleiche, Kappung, Konvergenzverlängerung und Konvergenz Besondere Einrichtungen.

## CMI (Casemix-Index)
Der Casemix-Index (CMI) beschreibt die mittlere Fallschwere eines Krankenhauses. Er berechnet sich aus dem Quotienten des Casemix (Summe aller Bewertungsrelationen eines Krankenhauses) und der Gesamtzahl der über DRGs abgerechneten Fälle eines Krankenhauses. Der hier ausgewiesene CMI enthält keine teilstationären DRGs.

## Abw. CMI Land (nur im Internetportal)
Für jede Einrichtung wird der individuelle CMI mit dem entsprechenden Landeswert verglichen (siehe im Internetportal unter www.krankenhaus-report-online.de). Die Abweichungen sind mit folgenden Symbolen gekennzeichnet:

+++ = Abweichung vom Landeswert von über 20%
++ = Abweichung vom Landeswert von 10% bis unter 20%
+ = Abweichung vom Landeswert von 0% bis unter 10%
− = Abweichung vom Landeswert von 0% bis über −10%
− − = Abweichung vom Landeswert von −10% bis über −20%
− − − = Abweichung vom Landeswert von unter −20%

## Leistungsdichte Basis-DRGs
Es wird jeweils angegeben, mit wie vielen Basis-DRGs (A-DRGs) jeweils 25% und 50% aller Leistungen eines Hauses erreicht werden. Basis-DRGs stellen eine Obergruppe für eine oder mehrere DRGs dar, die durch die gleichen Diagnosen- und/oder Prozedurencodes definiert sind. DRGs innerhalb einer Basis-DRG unterscheiden sich durch ihren Ressourcenverbrauch, d.h. durch eine Schweregradunterteilung. In der G-DRG Version 2010 gibt es 573 Basis-DRGs. Im Internetportal findet sich eine zusätzliche Spalte für die Zahl der Basis-DRGs zu 75% aller Leistungen.

## TOP 3 MDC (im Internetportal TOP 5 MDC)
In einer weiteren Annäherung an das DRG-Leistungsspektrum eines Hauses werden die drei (bzw. im Internetportal fünf) jeweils stärksten MDCs mit ihrer Nummer sowie dem jeweiligen Prozentanteil an sämtlichen DRG-Leistungen dokumentiert[5]. Die Nummern der MDCs bedeuten Folgendes:

−1 Pre-MDC
1 Krankheiten und Störungen des Nervensystems
2 Krankheiten und Störungen des Auges
3 Krankheiten und Störungen im HNO-Bereich
4 Krankheiten und Störungen der Atmungsorgane
5 Krankheiten und Störungen des Kreislaufsystems
6 Krankheiten und Störungen der Verdauungsorgane
7 Krankheiten und Störungen am hepatobiliären System und Pankreas
8 Krankheiten und Störungen am Muskel-Skelett-System und Bindegewebe
9 Krankheiten und Störungen an Haut, Unterhaut und Mamma
10 Endokrine, Ernährungs- und Stoffwechselkrankheiten

---

5 Im Internetportal findet sich die erweiterte Darstellung der TOP 5 MDCs.

11  Krankheiten und Störungen der Harnorgane
12  Krankheiten und Störungen der männlichen Geschlechtsorgane
13  Krankheiten und Störungen der weiblichen Geschlechtsorgane
14  Schwangerschaft, Geburt und Wochenbett
15  Neugeborene
16  Krankheiten des Blutes, der blutbildenden Organe und des Immunsystems
17  Hämatologische und solide Neubildungen
18  Infektiöse und parasitäre Krankheiten
19  Psychiatrische Krankheiten und Störungen
20  Alkohol- und Drogengebrauch und alkohol- und drogeninduzierte psychische Störungen
21  Verletzungen, Vergiftungen und toxische Nebenwirkungen von Drogen und Medikamenten
22  Verbrennungen
23  Faktoren, die den Gesundheitszustand beeinflussen und andere Inanspruchnahmen des Gesundheitswesens

### Partitionen in % (Verteilung über die Partitionen)
Eine MDC kann in drei Partitionen aufgeteilt sein:
- DRGs liegen in der chirurgischen Partition, wenn sie eine Prozedur beinhalten, für die ein OP-Saal erforderlich ist.
- DRGs der anderen Partition beinhalten Prozeduren, die in der Regel diagnostische Maßnahmen abbilden und für die kein OP-Saal erforderlich ist.
- DRGs der medizinischen Partition beinhalten keine relevanten Prozeduren.

Die Abkürzungen der Partitionen bedeuten Folgendes:
o = operativ
a = andere
m = medizinisch

In der Printversion wird lediglich der prozentuale Anteil von Fällen in der operativen Partition dargestellt. Im Internetportal sind für jedes Krankenhaus alle drei Partitionen ausgewiesen.

### Budget-Anteile ZE/SE
Für Leistungen, die mit DRGs noch nicht sachgerecht vergütet werden, können die Vertragspartner individuelle Leistungskomplexe und Entgelte vereinbaren. Dazu gehören im Jahr 2010 u. a. 41 DRGs, zu denen keine sachgerechte Bewertungsrelation durch das InEK ermittelt werden konnte, aber auch Leistungen in besonderen Einrichtungen und teilstationäre Behandlung[6]. Die Spalte Budgetanteil SE beschreibt den Anteil solcher tages- oder fallbezogenen Leistungen am Gesamtbudget aus DRGs, Zusatzentgelten und sonstigen Entgelten. Dieser Budgetanteil ist von der Vergütung nach DRGs sowie der Budgetkonvergenz ausgenommen.

---

6 Die Regelungen finden sich im Detail in § 6 Abs. 1 des Krankenhausentgeltgesetzes.

Zusatzentgelte können neben DRG-Fallpauschalen sowie tages- und fallbezogenen sonstigen Entgelten zusätzlich abgerechnet werden. Über die 80 vom InEK kalkulierten und bundeseinheitlich vergüteten hinaus können weitere hausindividuelle Zusatzentgelte vereinbart werden.

### Besondere Leistungen (B/N/H/P)
In mit einem „B" gekennzeichneten Häusern sind Leistungsbereiche vereinbart, die nach FPVBE 2010 von der Abrechnung nach DRG-Fallpauschalen und der Budgetkonvergenz ausgenommen sind. „N" markiert Einrichtungen, in denen 2010 Entgelte für neue Untersuchungs- und Behandlungsmethoden nach § 6 Abs. 2 des Krankenhausentgeltgesetzes (NUB) vereinbart wurden. „H" kennzeichnet Krankenhäuser, in denen Zusatzentgelte für hochspezialisierte Leistungen nach § 6 Abs. 2a des Krankenhausentgeltgesetzes vereinbart wurden. „P" markiert Krankenhäuser mit einer psychiatrischen Fachabteilung. Die Spalten N und H sind nur im Internetportal ausgewiesen.

### Nichtteilnahme an der Notfallversorgung (N)
In dieser Spalte findet sich ein „N", sofern für das Krankenhaus im Jahr 2010 ein Abschlag für die Nichtteilnahme an der Notfallversorgung vereinbart wurde.

### AOK-Patientenwege (PKW-km) (Med/oQ)
Für jede Einrichtung wird auf Basis der AOK-Krankenhausfälle mit Abrechnung nach Krankenhausentgeltgesetz (KHEntgG) die maximale PKW-Strecke in km für die 50% (in der Spalte Med für Median) bzw. 75% (in der Spalte oQ für oberes Quartil) der AOK-Versicherten mit der kürzesten Fahrtstrecke dargestellt. Als Startpunkt des Patientenwegs gilt der geographische Mittelpunkt des 5-stelligen PLZ-Gebiets des Patientenwohnorts, als Endpunkt die vollständige Adresse des Krankenhauses.

### Vereinbarte regionale DRG-Marktanteile und -konzentration im Umkreis von 10, 20 und 30 km (MA/HHI)
Die Spalten beschreiben die regionale Markt- und Wettbewerbssituation des jeweiligen Krankenhauses für DRG-Leistungen im Luftlinienumkreis von 10, 20 und 30 km anhand der Kennzahlen Marktanteil (MA) und dem Herfindahl-Hirschman-Index (HHI). Die Spalten für 20 km sind nur im Internetportal ausgewiesen.

Der ausgewiesene regionale Marktanteil eines Krankenhauses basiert auf den dort konkret vereinbarten Leistungen. Eine Einrichtung in einer Region mit hoher Krankenhausdichte kann also auch einen relativ hohen Marktanteil aufweisen, sofern es Leistungen erbringt, die in der Region ansonsten selten bzw. in geringem Umfang vereinbart sind.

Der Herfindahl-Hirschman-Index ist eine Kennzahl zur Konzentrationsmessung in einem Markt bzw. in einer Marktregion und spiegelt so die Wettbewerbsintensität wider. Er ist als Summe der quadrierten Markanteile aller Teilnehmer in einer Region definiert und kann die Werte zwischen 0 und 1 annehmen, wobei der Wert 1 als Synonym für eine Monopolstellung keinem Wettbewerb entspricht. Verteilen sich in einer Wettbewerbsregion die Leistungen gleichmäßig auf zwei Anbieter, so haben beide einen Marktanteil von 50%, der quadrierte Marktanteil beträgt jeweils

## Tabelle 22-1
## Budgetanteile nach Bundesländern

| | Anzahl | | CMI | Partitionen in % | | | | Leistungsdichte Basis DRGS | | | Top 3 MDC | | | Budget- anteile in % | | nicht Notfall | bes. Leistungen | | | | |
|---|---|---|---|---|---|---|---|---|---|---|---|---|---|---|---|---|---|---|---|---|---|
| | KH | VB | | O | A | M | 0,25 | 0,5 | 1 | 2 | 3 | | ZE | SE | | B | N | H | P |
| Baden-Württemberg | 189 | 187 | 1,095 | 40 | 3 | 56 | 13 | 46 | 8: 15% | 5: 15% | 6: 11% | | 2,76 | 3,17 | 17 | 13 | 58 | 4 | 38 |
| Bayern | 290 | 284 | 1,046 | 39 | 4 | 56 | 14 | 45 | 8: 17% | 5: 15% | 6: 12% | | 2,97 | 5,09 | 11 | 68 | 102 | 12 | 32 |
| Berlin | 52 | 46 | 1,185 | 41 | 6 | 51 | 14 | 53 | 8: 15% | 5: 14% | 6: 11% | | 3,25 | 2,21 | 15 | 9 | 14 | 2 | 9 |
| Brandenburg | 48 | 42 | 1,079 | 36 | 5 | 58 | 13 | 47 | 5: 17% | 8: 15% | 6: 12% | | 2,65 | 2,70 | 2 | 3 | 17 | 0 | 9 |
| Bremen | 12 | 12 | 1,094 | 38 | 4 | 56 | 14 | 49 | 8: 15% | 5: 14% | 6: 11% | | 3,14 | 4,11 | 0 | 0 | 7 | 1 | 0 |
| Hamburg | 30 | 29 | 1,183 | 43 | 5 | 50 | 14 | 47 | 8: 17% | 5: 13% | 6: 11% | | 1,81 | 4,54 | 9 | 1 | 0 | 0 | 5 |
| Hessen | 124 | 106 | 1,086 | 39 | 5 | 55 | 14 | 47 | 5: 16% | 8: 16% | 6: 12% | | 1,95 | 2,28 | 27 | 10 | 11 | 2 | 12 |
| Mecklenburg-Vorpommern | 31 | 21 | 1,073 | 35 | 4 | 59 | 13 | 46 | 5: 16% | 8: 13% | 6: 11% | | 3,15 | 2,39 | 0 | 3 | 0 | 0 | 3 |
| Niedersachsen | 173 | 173 | 1,063 | 38 | 4 | 57 | 13 | 43 | 8: 16% | 5: 15% | 6: 12% | | 2,28 | 1,49 | 26 | 1 | 62 | 2 | 14 |
| Nordrhein-Westfalen | 344 | 329 | 1,079 | 37 | 5 | 57 | 14 | 47 | 5: 15% | 8: 15% | 6: 13% | | 2,28 | 1,38 | 15 | 23 | 92 | 2 | 48 |
| Rheinland-Pfalz | 80 | 62 | 1,015 | 36 | 4 | 59 | 12 | 42 | 5: 17% | 8: 14% | 6: 13% | | 1,96 | 1,37 | 5 | 8 | 5 | 0 | 5 |
| Saarland | 25 | 22 | 1,089 | 35 | 4 | 59 | 14 | 45 | 5: 16% | 8: 13% | 6: 12% | | 2,83 | 1,42 | 0 | 1 | 0 | 0 | 6 |
| Sachsen | 75 | 75 | 1,101 | 37 | 4 | 58 | 14 | 46 | 5: 15% | 8: 15% | 6: 12% | | 2,91 | 2,00 | 0 | 5 | 34 | 0 | 12 |
| Sachsen-Anhalt | 46 | 44 | 1,063 | 35 | 5 | 59 | 13 | 45 | 5: 16% | 8: 14% | 6: 13% | | 2,97 | 1,73 | 0 | 1 | 16 | 0 | 17 |
| Schleswig-Holstein | 53 | 49 | 1,151 | 39 | 5 | 55 | 15 | 50 | 5: 16% | 8: 14% | 6: 11% | | 3,33 | 2,41 | 2 | 6 | 10 | 0 | 4 |
| Thüringen | 43 | 42 | 1,103 | 36 | 5 | 57 | 14 | 46 | 5: 16% | 8: 15% | 6: 13% | | 2,74 | 2,24 | 0 | 6 | 18 | 0 | 8 |

Krankenhaus-Report 2012 WIdO

0,25 und der HHI als Summe der quadrierten Marktanteile ist 0,5. Verteilen sich die Leistungen aber nicht gleichmäßig auf die zwei Anbieter, sondern im Verhältnis 99 % zu 1 %, so nimmt der HHI einen Wert in der Nähe von 1 ein und spiegelt so die monopolistische Angebotsstruktur wider.

Um unerwünschte Effekte aus noch nicht geschlossenen Vereinbarungen zu minimieren, basieren die Marktdaten abweichend von den übrigen Werten in der Tabelle aus der Budgetrunde 2009.

### Infozeile Bundesland

Die Darstellung ist sortiert nach Bundesländern und dem Namen des Standortes. Für jedes Bundesland werden in einer Zeile die gewichteten Mittelwerte CMI, Anteile der Partitionen an Gesamtfällen, Leistungsdichte Basis-DRG, Top MDC, Budgetanteile von Zusatzentgelten und sonstigen Entgelten sowie die Anzahl der Krankenhäuser mit vereinbarten besonderen Leistungen dargestellt (Tabelle 22–1).

### QSR-Behandlungsergebnisse

Das QSR-Verfahren der AOK ist ein Verfahren zur Qualitätssicherung von Krankenhausbehandlungen. Die Abkürzung QSR steht für „Qualitätssicherung mit Routinedaten". Im QSR-Verfahren kann durch die konsequente Analyse der Behandlung und des Überlebensstatus bis zu einem Jahr nach der Erstoperation auch die langfristige Behandlungsqualität gemessen werden. Es gehört damit zu den verlässlichsten Qualitätssicherungsverfahren in Deutschland. Zur Berechnung der Qualitätsindikatoren werden Abrechnungs- bzw. Routinedaten verwendet. Diese werden den Krankenkassen automatisch vom Krankenhaus übermittelt, um die Behandlung eines Patienten in Rechnung zu stellen oder liegen der Krankenkasse bereits in den Versichertenstammdaten vor (vgl. Heller 2010).

Seit 2010 werden klinikbezogene QSR-Ergebnisse im AOK-Krankenhausnavigator auf Basis der Weissen Liste frei zugänglich veröffentlicht, zunächst zu drei Leistungsbereichen aus der Endoprothetik. Im Jahr 2011 wurde die Veröffentlichung um QSR-Ergebnisse zum Leistungsbereich Gallenblasenentfernung bei Gallensteinen erweitert (vgl. AOK 2011; Heller et al. 2011). Im diesjährigen Krankenhaus-Directory sind für diese Kliniken unter Berücksichtigung von Krankenhaus-Fusionen bis September 2011 Fallzahlen und Bewertungen in den folgenden vier Leistungsbereichen enthalten (die ersten drei sind nur im Internetportal zu finden):

- Einsatz eines künstlichen Hüftgelenks bei Coxarthrose (Hüft-EP)
- Einsetzen einer Endoprothese oder osteosynthetische Versorgung nach einem hüftgelenknahen Oberschenkelbruch
- Einsatz eines künstlichen Kniegelenks bei Gonarthrose (Knie-TEP) sowie
- Gallenblasenentfernung bei Gallensteinen (Cholezystektomie)

Für das Einsetzen einer Hüft-Endoprothese bei Gelenkverschleiß (Coxarthrose) wurden insgesamt 154 470 Fälle in die Auswertung einbezogen, die in 930 deutschen Krankenhäusern behandelt wurden. Bei der Versorgung von Oberschenkelbrüchen gingen 115 158 Fälle aus 991 Krankenhäusern in die Auswertung ein; bei den Knie-TEPs bei Gonarthrose sind es 163 612 Fälle aus 914 Kliniken. Bei der Gallenblasenentfernung wurden 147 194 Fälle aus 1 052 Krankenhäusern ausgewertet.

## Fälle

Hier ist die Zahl der je Klinik und Leistungsbereich berücksichtigten Fälle angegeben.

## Ergebnis

In dieser Spalte wird die im QSR-Verfahren berechnete Qualitätsbewertung für den jeweiligen Leistungsbereich in drei Kategorien ausgewiesen. Dabei stehen drei Punkte für überdurchschnittliche Qualität, zwei Punkte für durchschnittliche Qualität und ein Punkt für unterdurchschnittliche Qualität. Ein QSR-Behandlungsergebnis wird nicht dargestellt, wenn das Krankenhaus die für eine Berichterstattung notwendige Mindestanzahl von 30 Fällen unterschreitet (weil der Eingriff gar nicht oder zu selten in dem Krankenhaus vorgenommen wird).

Die Bewertung kommt folgendermaßen zustande: In die Datenauswertung werden anonymisierte Daten von AOK-Patienten einbezogen, die sich in den Jahren 2007 bis 2009 einer Operation zum Einsetzen eines künstlichen Gelenks an Hüfte bzw. Knie oder einer Gallenblasenentfernung bei Gallensteinen unterzogen haben. Es werden dabei nur die Patienten berücksichtigt, die sich in einem Vorzeitraum nicht bereits einem Eingriff in diesem Leistungsbereich unterzogen haben. Die Krankheitsgeschichte eines Patienten wird dann bis zu einem Jahr nach der Erstoperation nachverfolgt, um auch die langfristige Qualität der Behandlung einschätzen zu können. Sind AOK-Patienten wegen der hier dargestellten Komplikationen (Indikatoren) innerhalb eines Zeitraums von bis zu 365 Tagen nach ihrer Entlassung aus dem ersten Krankenhausaufenthalt wieder in einem Krankenhaus aufgenommen worden, geht dies in die Auswertung ein, ebenso wie der Tod des Patienten binnen 90 Tagen nach Operation. Dabei spielt es keine Rolle, ob der Patient im erstbehandelnden Krankenhaus oder in einer anderen Klinik oder auch zu Hause verstorben ist. Gleichermaßen werden Wiederaufnahmen berücksichtigt, unabhängig davon, ob sie im gleichen oder einem anderen Krankenhaus erfolgen. Bei diesen Komplikationen handelt es sich beispielsweise um ungeplante erneute Eingriffe, das Ausrenken des künstlichen Gelenks, Wundinfektionen, Thrombosen usw. Es werden sowohl Komplikationen berücksichtigt, die während des Krankenhausaufenthalts vorkamen, als auch jene, die im Anschluss an die Behandlung bis zu einem Jahr nach der Operation aufgetreten sind. Diese Komplikationen sind nicht in jedem Fall durch verminderte medizinische Qualität verursacht. So kann z.B. eine Thrombose nach einer Operation auch ohne medizinische oder pflegerische Mängel auftreten. Vorhandene Qualitätsmängel machen das Auftreten von Komplikationen aber wahrscheinlicher. Daher weisen die Qualitätsindikatoren auf (mögliche) Qualitätsmängel hin, beweisen diese aber nicht.

Um einen fairen Vergleich von Krankenhäusern zu ermöglichen, werden statistische Verfahren zur Risikoadjustierung angewendet. Damit soll sichergestellt werden, dass nur gleichartige Behandlungsfälle miteinander verglichen werden. Dafür werden das Alter, das Geschlecht und Begleiterkrankungen der behandelten Patienten berücksichtigt, da sich diese Faktoren auf den Behandlungserfolg auswirken können. So wird der Tatsache Rechnung getragen, dass die Patientengruppen, die in den jeweiligen Krankenhäusern behandelt werden, gegebenenfalls unterschiedlich sind. Zur Bewertung der Qualität, die ein Krankenhaus in einem Leistungsbereich erbringt, werden ein sogenannter SMR-Wert[7] und der dazugehörige Vertrauensbereich berechnet. Der SMR-Wert gibt das Verhältnis von beobachteter zu erwarteter Anzahl an Komplikationen an. Ein SMR von 1,0 bedeutet, dass so viele Komplikationen wie erwartet eingetreten sind.

Die Qualität der Behandlung wird im QSR-Verfahren der AOK mithilfe mehrerer Einzelindikatoren[8] und dem Gesamtergebnis („Ergebnis") abgebildet. Das Gesamtergebnis ergibt sich nicht direkt aus dem SMR-Wert, sondern erstens aus der Sicherheit – festgemacht am Vertrauensbereich des SMRs –, mit der das SMR erhöht bzw. erniedrigt ist, und zweitens, wie die Klinik relativ zu allen anderen abschneidet. Die Ergebnisse der Gesamtbewertung sind anhand der Vertrauensbereiche bewertet worden. Das Ziel hierbei ist es, nicht allein den SMR-Wert, sondern auch die Sicherheit der statistischen Aussage zu berücksichtigen. Dabei gilt: Je kleiner der obere Grenzwert des Vertrauensbereichs ist, desto zuverlässiger ist statistisch gesehen die Aussage, dass das SMR erniedrigt ist, also weniger Komplikationen eingetreten sind als bei den behandelten Patienten zu erwarten gewesen wäre.

Die 20 Prozent der Krankenhäuser mit den niedrigsten Obergrenzen des Vertrauensbereichs werden der Kategorie „überdurchschnittlich" zugeordnet. Dies sind die Krankenhäuser, die mit großer Sicherheit zu denen gehören, die überdurchschnittliche Qualität erbringen. Umgekehrt sind die 20 Prozent mit den höchsten Untergrenzen des Vertrauensbereichs die Krankenhäuser mit unterdurchschnittlichen Ergebnissen (Kategorie „unterdurchschnittlich"). Alle übrigen Krankenhäuser liegen im „durchschnittlichen" Bereich. Insgesamt werden nur die Krankenhäuser ausgewiesen, in denen unter Anwendung der oben genannten Auswahlkriterien mindestens 30 AOK-Patienten versorgt wurden.

Um zu verhindern, dass Krankenhäuser aufgrund von zufälligen Ereignissen eine unterdurchschnittliche Bewertung erhalten, werden Kliniken mit weniger als fünf Ereignissen auf eine durchschnittliche Bewertung umgesetzt. Bei der Gesamtbewertung erhöht sich die statistische Aussagekraft zusätzlich dadurch, dass alle Komplikationen, die getrennt in die Einzelindikatoren einfließen, hier gemeinsam berücksichtigt werden. Fälle mit mehreren Komplikationen werden dabei einfach gezählt. Für weitere Informationen siehe Internetauftritt zum QSR-Verfahren (vgl. WIdO 2011).

Tabelle 22–2 zeigt im Ländervergleich die Erreichbarkeit der Krankenhäuser mit ausgewählten Leistungen je QSR-Qualitätskategorie. Dabei wird die Fahrtzeit in das jeweils dem fünfstelligen PLZ-Gebiet nächste Krankenhaus zugrunde gelegt. Das nächste Krankenhaus mit mindestens 30 AOK-Patienten ist im Bundesmittel mit einer Fahrtzeit zwischen 11,9 Minuten für die Gallenblasenentfernung und 13,0 Minuten für die Leistung Knie-TEP erreichbar. Die kürzesten Fahrtzeiten mit i. d. R.

---

7 SMR steht für standardisiertes Mortalitätsratio und ist eine epidemiologische Maßzahl, mit der untersucht wird, ob sich eine beobachtete Fallzahl (z. B. von Sterbefällen) von einer erwarteten Fallzahl unterscheidet.

8 Die Darstellung der Einzelindikatoren für die berichtsfähigen Krankenhäuser können im AOK-Krankenhausnavigator unter folgendem Link eingesehen werden: http://weisse-liste.aok-gesundheitsnavi.de. Nach Auswahl des Behandlungswunschs „Hüfte", „Knie" oder „Galle" und der Angabe einer Postleitzahl oder eines Ortes kann die Suche nach einem oder mehreren Krankenhäusern gestartet werden.

Tabelle 22-2
**Fahrtzeit ins nächste Krankenhaus für ausgewählte Leistungen nach QSR-Kategorien**

| Kliniken | Hüft-EP | | | Oberschenkelfraktur | | | Knie-TEP | | | Cholezystektomie | | |
|---|---|---|---|---|---|---|---|---|---|---|---|---|
| | alle | ohne unterdurchschnittliche | nur überdurchschnittliche | alle | ohne unterdurchschnittliche | nur überdurchschnittliche | alle | ohne unterdurchschnittliche | nur überdurchschnittliche | alle | ohne unterdurchschnittliche | nur überdurchschnittliche |
| Baden-Württemberg | 12,8 | 14,0 | 21,9 | 12,5 | 13,6 | 22,3 | 12,9 | 14,4 | 22,9 | 12,5 | 13,7 | 19,8 |
| Bayern | 13,0 | 14,2 | 26,2 | 12,7 | 14,5 | 22,7 | 13,0 | 13,9 | 21,5 | 12,7 | 14,7 | 23,8 |
| Berlin | 7,0 | 8,5 | 20,5 | 6,7 | 8,2 | 12,0 | 7,0 | 8,2 | 12,7 | 6,6 | 7,9 | 12,8 |
| Brandenburg | 21,3 | 25,2 | 36,4 | 18,2 | 24,5 | 41,9 | 22,7 | 27,4 | 43,1 | 18,2 | 24,0 | 43,7 |
| Bremen | 9,6 | 9,6 | 13,9 | 8,0 | 8,5 | 17,7 | 9,6 | 9,6 | 15,4 | 8,0 | 8,2 | 14,4 |
| Hamburg | 7,8 | 7,9 | 16,3 | 8,0 | 8,3 | 15,2 | 8,1 | 8,3 | 14,9 | 8,0 | 8,3 | 17,6 |
| Hessen | 11,6 | 13,1 | 23,7 | 11,3 | 12,0 | 17,3 | 11,6 | 12,4 | 21,6 | 11,3 | 12,3 | 20,8 |
| Meckl.-Vorpommern | 21,3 | 25,2 | 35,1 | 17,3 | 25,6 | 49,4 | 21,6 | 27,5 | 46,0 | 17,1 | 21,5 | 39,0 |
| Niedersachsen | 12,7 | 14,9 | 29,5 | 12,3 | 14,0 | 29,3 | 13,3 | 15,3 | 28,0 | 12,1 | 12,7 | 27,7 |
| Nordrhein-Westfalen | 9,9 | 10,6 | 18,6 | 9,1 | 9,6 | 21,0 | 10,1 | 11,3 | 21,8 | 8,9 | 9,5 | 19,2 |
| Rheinland-Pfalz | 13,3 | 14,3 | 26,6 | 12,9 | 14,2 | 26,7 | 13,6 | 15,1 | 27,6 | 12,8 | 14,0 | 23,0 |
| Saarland | 11,1 | 11,4 | 26,5 | 9,8 | 11,0 | 19,3 | 11,1 | 11,2 | 27,9 | 9,9 | 9,9 | 15,9 |
| Sachsen | 14,4 | 17,0 | 27,9 | 12,7 | 18,8 | 39,3 | 15,2 | 18,2 | 27,7 | 12,6 | 15,5 | 23,6 |
| Sachsen-Anhalt | 15,5 | 18,7 | 34,2 | 15,3 | 20,6 | 41,1 | 16,1 | 19,1 | 34,9 | 15,1 | 19,5 | 40,4 |
| Schleswig-Holstein | 14,3 | 17,4 | 29,4 | 14,7 | 15,9 | 21,7 | 14,9 | 16,0 | 24,7 | 14,4 | 19,3 | 27,8 |
| Thüringen | 16,2 | 19,1 | 30,1 | 15,7 | 19,8 | 30,9 | 16,1 | 19,1 | 39,8 | 15,7 | 23,3 | 35,5 |
| Bund | 12,7 | 14,3 | 24,9 | 12,0 | 14,1 | 25,2 | 13,0 | 14,7 | 24,9 | 11,9 | 13,8 | 23,8 |

Krankenhaus-Report 2012  WIdO

weniger als 10 Minuten resultieren in Berlin, Hamburg, Bremen und Nordrhein-Westfalen, während in Mecklenburg-Vorpommern und Brandenburg Mindest-Fahrtzeiten von ca. 20 Minuten zustande kommen.

Um Krankenhäuser mit mindestens durchschnittlicher Ergebnisqualität zu erreichen, verlängert sich die Fahrzeit in den vier Leistungsbereichen bundesweit um rund 2,0 Minuten (Bsp. Cholezystektomie 13,8 vs. 11,9) und regional um bis zu 8,3 Minuten.

## Literatur

AOK-Bundesverband. Deutschlandweit Kliniken mit guten Ergebnissen. 2011. www.aok-bv.de/presse/pressemitteilungen/2011/index_06643.html

Friedrich J, Leber WD, Wolff J. Basisfallwerte – zur Preis- und Produktivitätsentwicklung stationärer Leistungen. In: Klauber J, Geraedts M, Friedrich J (Hrsg). Krankenhaus-Report 2010. Stuttgart: Schattauer 2010; S. 122–47.

Heller G. Qualitätssicherung mit Routinedaten – Aktueller Stand und Weiterentwicklung. In: Klauber J, Geraedts M, Friedrich J. Krankenhaus-Report 2010. Stuttgart: Schattauer 2010; 239–53.

Heller G, Jeschke E. Einrichtungsübergreifende Qualitätssicherung der Gallenblasenentfernung auf der Basis von Routinedaten. In: Klauber J, Geraedts M, Friedrich J, Wasem J. Krankenhaus-Report 2012. Stuttgart: Schattauer 2012.

Wissenschaftliches Institut der AOK (WIdO). Qualitätssicherung mit Routinedaten. 2011. www.qualitaetssicherung-mit-routinedaten.de

Krankenhaus-Directory 2010 449

| Krankenhausname | Ort | Betten | Tr | Z-Bax | Case-mix | CMI | Leistungs-dichte Basis-DRG | | | TOP 3 MDC | | | Part. in % | Budget-Anteile | | | Bes. Leist. | | QSR Cholezyst-ektomie | | | AOK-Patien-tenwege (PKW-km) | | | DRG-Marktanteile und -konzentration im Umkreis | | | | |
|---|---|---|---|---|---|---|---|---|---|---|---|---|---|---|---|---|---|---|---|---|---|---|---|---|---|---|---|---|---|
| | | | | | | | 25% | 50% | | | | | O | ZE | SE | B | P | Fälle | Erg. | N | Med | oQ | | 10 km | | 30 km | | |
| | | | | | | | | | | | | | | | | | | | | | | | | MA | HHI | MA | HHI | |
| Baden-Württemberg | | 295 | | 2962 | | 1,095 | 13 | 46 | 8:15 % | 5:15 % | 6:11 % | 40 | 2,8 | 3,2 | | 38 | | | 17 | | | | | | | | |
| Ostalb-Klinikum Aalen | Aalen | <500 | ö | 3455 | <20000 | 0,934 | 7 | 27 | 5:17% | 6:15% | 1:11% | 28 | 1,7 | 0,2 | | P | 174 | ● | | 11 | 24 | 100 | 1,0 | 0,3 | 26,5 | 0,3 | |
| Ortenau Klinikum Achern | Achern | <200 | ö | 3096 | <10000 | 0,891 | 7 | 22 | 8:27% | 5:15% | 6:13% | 39 | 0,1 | 0,0 | | | 80 | ●● | | 9 | 12 | 56 | 0,6 | 0,2 | 8,5 | 0,2 | |
| Sana-Klinik Zollernalb GmbH | Albstadt | <50 | p | 3513 | <5000 | 1,973 | 2 | 5 | 8:98% | 1:2% | 9:0% | 81 | 0,7 | 0,0 | | | | | | 20 | 31 | 71 | 0,9 | 0,3 | 19,6 | 0,3 | |
| Zollernalb Klinikum gGmbH Kreisklinik Albstadt | Albstadt | <500 | ö | 3174 | <20000 | 0,941 | 7 | 23 | 5:29% | 6:16% | 14:11% | 37 | 0,9 | 0,0 | | | 368 | ● | | 12 | 21 | 94 | 1,0 | 0,4 | 31,7 | 0,4 | |
| Kliniken Schmieder Stiftung | Allensbach | <200 | p | 3067 | <5000 | 0,900 | 3 | 6 | 1:66% | 19:8% | 8:8% | 1 | 0,1 | 82,8 | B | | | | | 36 | 120 | 22 | 0,5 | 0,3 | 7,2 | 0,3 | |
| Kreiskrankenhaus | Backnang | <500 | ö | 2844 | <10000 | 0,961 | 9 | 26 | 8:16% | 6:15% | 5:15% | 37 | 0,3 | 0,0 | | | 222 | ●● | | 10 | 14 | 88 | 0,9 | 0,1 | 2,9 | 0,1 | |
| MediClin Seidel-Klinik Bad Bellingen | Bad Bellingen | <50 | p | 3064 | <1000 | 0,732 | 1 | 1 | 8:89% | 1:8% | 19:2% | 0 | 8,2 | 0,0 | | | | | N | 47 | 76 | 100 | 1,0 | 0,5 | 28,3 | 0,5 | |
| Federseeklinik | Bad Buchau | <50 | ö | 3011 | <1000 | 0,901 | 1 | 2 | 8:95% | 1:2% | 5:1% | 0 | 6,1 | 0,0 | | | | | N | 35 | 61 | 100 | 1,0 | 0,4 | 10,5 | 0,4 | |
| SLK-Kliniken Heilbronn GmbH Klinikum am Plattenwald | Bad Friedrichshall | <500 | ö | 3092 | <20000 | 1,055 | 7 | 25 | 5:32% | 8:14% | 6:9% | 38 | 2,2 | 0,1 | | | 171 | ● | | 15 | 24 | 30 | 0,6 | 0,2 | 13,7 | 0,2 | |
| Herz-Zentrum Bad Krozingen | Bad Krozingen | <500 | fg | 3143 | <20000 | 1,564 | 3 | 7 | 5:93% | 4:2% | -1:1% | 52 | 9,8 | 0,1 | | | | | | 44 | 94 | 98 | 1,0 | 0,3 | 20,7 | 0,3 | |
| Klinik Dr. Becker GmbH | Bad Krozingen | <50 | p | 2892 | <5000 | 1,246 | 3 | 8 | 8:80% | 6:5% | 9:4% | 75 | 0,5 | 0,0 | | | | | | 11 | 23 | 55 | 0,9 | 0,3 | 2,8 | 0,3 | |
| Paracelsus Krankenhaus | Bad Liebenzell | <50 | fg | 3156 | <5000 | 0,821 | 4 | 11 | 8:19% | 6:16% | 5:15% | 0 | 14,8 | 0,0 | | | | | | 27 | 74 | 27 | 0,6 | 0,1 | 2,2 | 0,1 | |
| Caritas Krankenhaus Bad Mergentheim gGmbH | Bad Mergentheim | <500 | fg | 3202 | <20000 | 1,027 | 10 | 33 | 5:16% | 6:13% | 8:13% | 32 | 2,9 | 0,2 | | | 187 | ●● | | 20 | 32 | 86 | 1,0 | 0,8 | 71,6 | 0,8 | |
| Diabetes-Klinik Bad Mergentheim GmbH | Bad Mergentheim | <200 | p | 2770 | <5000 | 1,034 | 1 | 1 | 10:98% | 5:2% | 23:0% | 12 | 0,0 | 0,0 | | | | | | 125 | 183 | 82 | 0,9 | 1,0 | 75,5 | 0,8 | |
| Rehaklinik Ob der Tauber RehaZentren der DRV BW gGmbH | Bad Mergentheim | <50 | ö | 3259 | <1000 | 0,774 | 1 | 1 | 10:100% | | | 100 | 0,0 | 0,0 | | | | | N | 33 | 51 | 99 | 1,0 | 0,2 | 99,2 | 1,0 | |
| Vulpius-Klinik | Bad Rappenau | <200 | p | 3051 | <10000 | 1,406 | 2 | 5 | 8:93% | 1:4% | 9:1% | 83 | 1,3 | 0,0 | | | | | | 24 | 38 | 100 | 1,0 | 0,2 | 13,7 | 0,2 | |
| Hochrheinklinik – Eggbergklinik | Bad Säckingen | <200 | fg | 3471 | <5000 | 1,196 | 2 | 4 | 5:56% | 9:21% | 10:16% | 46 | 0,0 | 0,0 | | | 81 | ●● | | 31 | 73 | 58 | 0,8 | 0,4 | 17,6 | 0,4 | |
| Kreiskrankenhaus Bad Säckingen | Bad Säckingen | <200 | ö | 3215 | <10000 | 0,840 | 8 | 23 | 6:16% | 5:15% | 8:12% | 24 | 0,1 | 0,0 | | | | | | 13 | 13 | 83 | 1,0 | 0,4 | 13,5 | 0,4 | |
| Ermstalklinik Bad Urach | Bad Urach | <200 | ö | 2968 | <10000 | 0,922 | 7 | 23 | 6:18% | 8:16% | 5:12% | 35 | 0,7 | 0,5 | | | 218 | ●●● | | 12 | 14 | 100 | 1,0 | 0,2 | 3,3 | 0,2 | |
| Oberschwaben-Klinik gGmbH Ravensburg, Krankenhaus Bad Waldsee | Bad Waldsee | <50 | fg | 3140 | <5000 | 1,059 | 5 | 20 | 8:31% | 5:18% | 6:12% | 37 | 0,8 | 0,0 | | | 60 | ●● | | 14 | 15 | 100 | 1,0 | 0,3 | 6,5 | 0,3 | |
| Rommelklinik | Bad Wildbad | <50 | p | 3145 | <5000 | 0,734 | 1 | 1 | 8:91% | 1:8% | 23:0% | | 8,1 | 0,0 | | | | | | 42 | 60 | 71 | 0,9 | 0,2 | 12,0 | 0,2 | |

| Krankenhausname | Ort | Betten | Tr | Z-Bax | Case-mix | CMI | Leistungsdichte Basis-DRG 25% | 50% | TOP 3 MDC | | | Part. in % O | Budget-Anteile ZE | SE | Bes. Leist. B | P | QSR Cholezystektomie Fälle | Erkgeb. | N | AOK-Patientenwege (PKW-km) Med | oQ | DRG-Marktanteile und -konzentration im Umkreis 10 km MA | HHI | 30 km MA | HHI |
|---|---|---|---|---|---|---|---|---|---|---|---|---|---|---|---|---|---|---|---|---|---|---|---|---|---|
| Sana-Kliniken Bad Wildbad | Bad Wildbad | <50 | p | 2956 | <5000 | 1,243 | 3 | 7 | 8:70% | 5:11% | 1:4% | 46 | 0,5 | 1,1 | | | | | | 27 | 43 | 64 | 0,9 | 3,5 | 0,1 |
| Acura Kliniken Baden-Baden GmbH | Baden-Baden | <200 | p | 3149 | <5000 | 1,307 | 1 | 1 | 8:94% | 6:4% | 1:0% | 0 | 9,8 | 0,0 | | P | | | | 79 | 123 | 47 | 0,7 | 8,9 | 0,2 |
| DRK-Klinik Baden-Baden | Baden-Baden | <50 | fg | 3006 | <5000 | 1,230 | 2 | 5 | 8:90% | 1:7% | 21:1% | 94 | 0,0 | 0,0 | | | | | | 20 | 48 | 44 | 0,7 | 7,0 | 0,2 |
| Krankenhaus Ebersteinburg | Baden-Baden | <50 | fg | 3101 | <5000 | 0,819 | 2 | 6 | 5:28% | 1:22% | 6:11% | 0 | 1,4 | 0,0 | | | | | | 11 | 15 | 13 | 0,8 | 1,8 | 0,2 |
| Stadtklinik Baden-Baden | Baden-Baden | <500 | ö | 3206 | <20000 | 0,955 | 10 | 35 | 6:16% | 8:11% | 1:10% | 33 | 1,3 | 0,1 | | | 183 | • | | 12 | 17 | 51 | 0,6 | 10,0 | 0,2 |
| Neurologische Klinik Selzer | Baiersbronn | <200 | p | BE | | | | | | | | | 1,0 | 99,0 | B | | | | | 115 | 171 | | | | |
| Zollernalb Klinikum gGmbH | Balingen | <1000 | ö | 3250 | <10000 | 0,895 | 7 | 20 | 8:25% | 6:16% | 5:11% | 25 | 0,7 | 0,2 | | | 211 | ••• | | 14 | 20 | 100 | 1,0 | 21,7 | 0,3 |
| Kliniken Landkreis Biberach | Biberach | <1000 | ö | 3051 | <50000 | 0,927 | 10 | 31 | 8:17% | 5:16% | 6:13% | 34 | 0,6 | 0,0 | | | 397 | •••• | | 21 | 30 | 100 | 1,0 | 50,8 | 0,4 |
| Krankenhaus Bietigheim Kliniken Ludwigsburg-Bietigheim gGmbH | Bietigheim-Bissingen | <500 | ö | 3165 | <20000 | 0,895 | 7 | 26 | 6:19% | 5:13% | 8:11% | 35 | 1,0 | 0,1 | | | 420 | • | | 10 | 14 | 26 | 0,6 | 3,9 | 0,1 |
| Kreiskrankenhaus | Blaubeuren | <200 | ö | 3144 | <5000 | 0,769 | 6 | 22 | 6:17% | 8:14% | 5:10% | 33 | 0,4 | 0,0 | | | 74 | • | | 15 | 19 | 100 | 1,0 | 4,9 | 0,3 |
| Gefäßklinik Dr. Berg GmbH | Blaustein | <50 | p | 2192 | <1000 | 0,468 | 1 | 1 | 5:90% | 6:7% | 9:3% | 97 | 0,0 | 0,0 | | | | | N | 53 | 86 | 61 | 0,7 | 39,2 | 0,3 |
| Kreiskrankenhaus Brackenheim | Brackenheim | <200 | ö | 3227 | <5000 | 0,778 | 7 | 21 | 6:19% | 5:17% | 8:12% | 31 | 0,0 | 0,0 | | | 169 | •••• | | 11 | 14 | 100 | 1,0 | 3,5 | 0,2 |
| Helios Rosmann Klinik Breisach | Breisach | <200 | p | 3089 | <10000 | 1,139 | 6 | 18 | 8:51% | 6:10% | 5:8% | 44 | 1,9 | 0,0 | | | 54 | •• | | 16 | 33 | 69 | 0,8 | 5,4 | 0,3 |
| Rechbergklinik Bretten | Bretten | <500 | ö | 3124 | <10000 | 0,874 | 9 | 29 | 5:17% | 6:16% | 8:11% | 27 | 1,1 | 0,0 | | | 139 | •••• | | 10 | 16 | 100 | 1,0 | 4,7 | 0,2 |
| Fürst-Stirum-Klinik Bruchsal | Bruchsal | <500 | ö | 3077 | <20000 | 0,954 | 10 | 32 | 6:17% | 5:15% | 8:12% | 38 | 0,3 | 0,0 | | P | 336 | • | | 12 | 18 | 100 | 1,0 | 6,5 | 0,1 |
| Kreiskrankenhaus Buchen Krskas. Neckar-Odenwaldkreis | Buchen | <500 | ö | 2737 | <10000 | 0,854 | 8 | 24 | 8:16% | 5:15% | 6:15% | 29 | 0,4 | 0,0 | | | 136 | •••• | | 12 | 16 | 100 | 1,0 | 16,9 | 0,2 |
| Kreiskrankenhaus Bühl | Bühl | <200 | ö | 3107 | <10000 | 0,897 | 5 | 18 | 8:20% | 5:15% | 6:12% | 31 | 1,1 | 0,1 | | | 69 | •••• | | 8 | 16 | 46 | 0,6 | 8,1 | 0,2 |
| Kreisklinikum Calw-Nagord | Calw | <200 | ö | 3122 | <20000 | 0,887 | 9 | 32 | 6:16% | 5:13% | 8:11% | 34 | 0,8 | 0,1 | | | 325 | •••• | | 19 | 30 | 100 | 1,0 | 7,8 | 0,3 |
| Landkreis Schwäbisch Hall Klinikum gGmbH Klinikum Crailsheim | Crailsheim | <500 | fg | 3167 | <10000 | 0,814 | 7 | 22 | 6:17% | 5:16% | 8:12% | 26 | 0,3 | 0,0 | | | 223 | •• | | 6 | 18 | 100 | 1,0 | 15,1 | 0,3 |
| GRN Gesundheitszentren Rhein-Neckar gGmbH Krankenhaus Eberbach | Eberbach | <200 | ö | 2898 | <5000 | 0,940 | 9 | 24 | 11:16% | 8:14% | 6:14% | 42 | 0,5 | 0,1 | | | 88 | • | | 14 | 22 | 100 | 1,0 | 4,3 | 0,3 |
| Kreiskrankenhaus | Ehingen | <200 | ö | 3212 | <10000 | 0,858 | 6 | 23 | 5:16% | 8:14% | 6:10% | 33 | 1,3 | 0,0 | | | 119 | •• | | 9 | 18 | 100 | 1,0 | 7,4 | 0,3 |
| St.Anna-Virngrund-Klinik Ellwangen | Ellwangen | <500 | ö | 3005 | <10000 | 0,870 | 8 | 27 | 6:16% | 8:13% | 5:10% | 37 | 0,2 | 0,0 | | P | 122 | •• | | 11 | 22 | 100 | 1,0 | 14,5 | 0,3 |
| BDH-Klinik Elzach GmbH | Elzach | <50 | fg | 2941 | <1000 | 3,518 | 1 | 2 | 1:88% | -1:10% | 21:1% | 10 | 0,0 | 71,6 | | | | | N | 58 | 92 | 100 | 1,0 | 4,3 | 0,3 |

Krankenhaus-Directory 2010   451

| Krankenhausname | Ort | Betten | Tr | Z-Bax | Case-mix | CMI | Leistungsdichte Basis-DRG 25% | 50% | TOP 3 MDC | | | Part. in % | Budget-Anteile O | ZE | SE | Bes. Leist. B | P | OSR Cholezystektomie Fälle | Er-geb. | N | AOK-Patientenwege (PKW-km) Med | oQ | DRG-Marktanteile und -konzentration im Umkreis 10 km MA | HHI | 30 km MA | HHI |
|---|---|---|---|---|---|---|---|---|---|---|---|---|---|---|---|---|---|---|---|---|---|---|---|---|---|---|
| Kreiskrankenhaus Emmendingen | Emmendingen | <500 | ö | 3075 | <20000 | 0,889 | 7 | 23 | 5:17% | 8:14% | 6:11% | 33 | 0,7 | | 0,1 | | | 132 | ●● | | 11 | 18 | 78 | 0,7 | 10,2 | 0,3 |
| Aerpah Klinik Esslingen Dienste für Menschen gGmbH | Esslingen | <50 | fg | 3033 | <1000 | 1,125 | 3 | 9 | 1:29% | 8:25% | 5:12% | | 0,2 | | 0,0 | | | | | | 6 | 12 | 4 | 0,4 | 0,5 | 0,1 |
| Städtische Kliniken Esslingen | Esslingen | <1000 | ö | 3204 | <50000 | 1,056 | 9 | 33 | 5:19% | 6:12% | 1:11% | 35 | 2,1 | | 0,4 | | P | 287 | ● | | 9 | 17 | 66 | 0,6 | 7,0 | 0,1 |
| FilderKlinik | Filderstadt | <500 | fg | 2840 | <10000 | 0,764 | 2 | 12 | 14:21% | 15:17% | 6:12% | 19 | 3,8 | | 2,5 | | P | 79 | ● | | 9 | 24 | 100 | 1,0 | 2,6 | 0,1 |
| Kreiskrankenhaus Forbach | Forbach | <50 | ö | 3094 | <5000 | 0,861 | 5 | 16 | 6:25% | 5:21% | 8:11% | 29 | 0,0 | | 0,0 | | | 40 | ●● | | 21 | 24 | 100 | 1,0 | 3,0 | 0,2 |
| Evang. Diakoniekrankenhaus Freiburg | Freiburg | <500 | fg | 3024 | <10000 | 0,879 | 3 | 13 | 6:25% | 14:15% | 15:13% | 44 | 0,3 | | 0,1 | | | 265 | ●●●● | | 12 | 22 | 14 | 0,5 | 8,8 | 0,3 |
| Klinik für Tumorbiologie Klinik für internistische Onkologie | Freiburg | <50 | p | 3053 | <5000 | 0,900 | 2 | 5 | 6:22% | 4:13% | 9:13% | 4 | 12,1 | | 0,7 | | | | | | 40 | 134 | 9 | 0,5 | 5,8 | 0,3 |
| Loretto-Krankenhaus | Freiburg | <500 | fg | 3142 | <10000 | 1,288 | 5 | 16 | 8:33% | 11:15% | 6:13% | 58 | 0,7 | | 0,0 | | | 101 | ●●●● | | 11 | 27 | 13 | 0,5 | 8,1 | 0,3 |
| St. Elisabeth-Krankenhaus | Freiburg | <500 | fg | 3016 | <1000 | 0,616 | 1 | 1 | 5:53% | 9:22% | 13:14% | 98 | 0,0 | | 0,0 | | | | | N | 20 | 57 | 16 | 0,5 | 11,2 | 0,3 |
| St. Josefs-Krankenhaus mit Kinderabteilung St. Hedwig | Freiburg | <500 | fg | 3152 | <20000 | 0,822 | 4 | 17 | 8:16% | 6:13% | 14:12% | 39 | 1,0 | | 0,4 | | | 75 | ●● | | 10 | 22 | 19 | 0,5 | 11,8 | 0,3 |
| Universitätsklinikum Freiburg | Freiburg | >1000 | ö | 3125 | >50000 | 1,607 | 20 | 57 | 8:12% | 1:12% | 5:10% | 49 | 6,6 | | 4,0 | | P | 61 | ●●●● | | 34 | 75 | 64 | 0,6 | 42,3 | 0,4 |
| Kreiskrankenhaus Freudenstadt | Freudenstadt | <500 | ö | 3102 | <20000 | 0,848 | 7 | 24 | 5:16% | 8:13% | 6:12% | 28 | 0,9 | | 0,0 | | P | 184 | ●● | | 15 | 24 | 100 | 1,0 | 28,2 | 0,2 |
| Klinikum Friedrichshafen GmbH | Friedrichshafen | <500 | ö | 2839 | <20000 | 0,981 | 8 | 27 | 5:18% | 8:16% | 6:14% | 33 | 1,4 | | 0,0 | | | 97 | ●● | | 9 | 20 | 100 | 1,0 | 20,1 | 0,2 |
| Hegau-Jugendwerk GmbH | Gailingen | <500 | fg | BE | | | | | | | | | 0,0 | 100,0 | | B | | | | | 97 | 158 | | | | |
| Kliniken des Landkreises Göppingen gGmbH Helfenstein Klinik | Geislingen | <500 | ö | 3097 | <10000 | 0,916 | 8 | 25 | 6:16% | 8:15% | 5:14% | 32 | 1,7 | | 0,0 | | | 142 | ●● | | 10 | 14 | 100 | 1,0 | 6,0 | 0,2 |
| Christophsbad GmbH & Co. Fachkrankenhaus KG Tagesklinik | Göppingen | <500 | p | 3051 | <5000 | 1,048 | 3 | 5 | 1:76% | 8:7% | 3:4% | 1 | 8,9 | | 20,8 | | P | | | | 11 | 20 | 18 | 0,8 | 3,7 | 0,1 |
| Kliniken des Landkreises Göppingen gGmbH Klinik am Eichert | Göppingen | <1000 | ö | 3143 | <50000 | 1,093 | 10 | 35 | 5:18% | 8:13% | 6:11% | 35 | 3,0 | | 0,4 | | | 320 | ●●● | | 11 | 15 | 91 | 0,9 | 17,4 | 0,2 |
| Phlebologisch-Chirurgische Klinik Dr. Pflug / Dr. Schnek | Göppingen | <50 | p | 3057 | <1000 | 0,415 | 1 | 1 | 5:85% | 8:8% | 6:6% | 100 | 0,0 | | 0,0 | | | | | | 10 | 13 | 25 | 0,9 | 4,3 | 0,1 |
| Krankenhausverband Hardheim-Walldürn | Hardheim | <50 | ö | 3458 | <5000 | 0,648 | 7 | 19 | 8:21% | 6:20% | 5:18% | 33 | 0,1 | | 0,0 | | | 34 | ●● | N | 9 | 11 | 100 | 1,0 | 6,2 | 0,4 |
| Bethanien Krankenhaus Heidelberg Geriatrisches Zentrum gGmbH | Heidelberg | <200 | fg | 2992 | <5000 | 1,290 | 3 | 10 | 1:28% | 5:17% | 4:15% | 0 | 3,9 | | 0,6 | | | | | | 9 | 19 | 4 | 0,5 | 1,3 | 0,1 |
| Frauenklinik St. Elisabeth | Heidelberg | <50 | fg | 3075 | <5000 | 0,485 | 2 | 3 | 8:36% | 14:29% | 15:23% | 53 | 0,0 | | 0,0 | | | | | | 12 | 23 | 21 | 0,3 | 6,1 | 0,1 |

| Krankenhausname | Ort | Betten | Tr | Z-Bax | Case-mix | CMI | Leistungsdichte Basis-DRG | | | TOP 3 MDC | | | Part. in % | Budget-Anteile | | | Bes. Leist. | | QSR Cholezyst-ektomie | | | N | AOK-Patientenwege (PKW-km) | | | DRG-Marktanteile und -konzentration im Umkreis | | | | | |
|---|---|---|---|---|---|---|---|---|---|---|---|---|---|---|---|---|---|---|---|---|---|---|---|---|---|---|---|---|---|---|---|
| | | | | | | | 25% | 50% | | | | | O | ZE | SE | | B | P | Fälle | Er-geb. | | | Med | oQ | | 10 km | | 30 km | | |
| | | | | | | | | | | | | | | | | | | | | | | | | | MA | HHI | MA | HHI | HHH |
| Krankenhaus Salem | Heidelberg | <500 | fg | 3078 | <10000 | 0,856 | 4 | 11 | 6:25% | 14:12% | 15:11% | 45 | 0,1 | 0,0 | | | | 300 | ●●● | | 11 | 22 | 11 | 0,4 | 3,5 | 0,1 |
| Kurpfalzkrankenhaus Heidelberg gGmbH | Heidelberg | <200 | p | 2923 | <5000 | 0,899 | 5 | 14 | 5:42% | 1:24% | 4:9% | 1 | 1,2 | 19,4 | | | | | | | 21 | 41 | 6 | 0,5 | 1,9 | 0,2 |
| Nierenzentrum Heidelberg | Heidelberg | <50 | fg | 3072 | <5000 | 1,108 | 2 | 5 | 11:45% | -1:20% | 5:7% | 11 | 11,0 | 0,3 | | | | | | | 29 | 61 | 6 | 0,3 | 1,7 | 0,1 |
| St. Josefs-Krankenhaus | Heidelberg | <500 | fg | 2911 | <10000 | 1,017 | 6 | 22 | 5:20% | 6:12% | 8:11% | 42 | 0,3 | 0,8 | | | | 175 | ●●● | | 9 | 16 | 9 | 0,4 | 2,8 | 0,1 |
| St. Vincentius der Evang. Stadtmission Heidelberg gGmbH | Heidelberg | <50 | fg | 3115 | <5000 | 1,015 | 3 | 12 | 17:24% | 5:12% | 6:11% | 1 | 10,2 | 0,2 | | | | | | | 15 | 31 | 5 | 0,4 | 1,5 | 0,2 |
| Thoraxklinik – Heidelberg gGmbH | Heidelberg | <500 | ö | 3041 | <20000 | 1,431 | 1 | 2 | 4:91% | -1:2% | 5:2% | 26 | 4,0 | 0,8 | | | | | | | 41 | 71 | 24 | 0,5 | 8,4 | 0,2 |
| Universitätsklinikum Heidelberg | Heidelberg | >1000 | ö | 3298 | >50000 | 1,727 | 20 | 60 | 5:16% | 8:13% | 1:11% | 54 | 5,4 | 10,7 | | | P | | | | 30 | 58 | 50 | 0,5 | 16,2 | 0,2 |
| Klinikum Heidenheim | Heidenheim | <1000 | ö | 3189 | <20000 | 0,991 | 10 | 35 | 5:16% | 6:13% | 8:11% | 33 | 1,7 | 0,2 | | | P | 258 | ●●● | | 13 | 17 | 100 | 1,0 | 37,2 | 0,3 |
| Chirurgische Privatklinik Dr. Mütsch, Dr. Kußmaul, Dr. Simpfendörfer | Heilbronn | <50 | p | 2982 | <1000 | 0,575 | 2 | 5 | 6:38% | 8:36% | 7:13% | 99 | 0,0 | 0,0 | | | | 143 | ●●● | | 9 | 17 | 20 | 0,5 | 4,4 | 0,2 |
| Dr. med. E. Klein GmbH | Heilbronn | <50 | p | 2761 | <1000 | 0,674 | 1 | 2 | 11:58% | 12:40% | 6:1% | 88 | 0,0 | 0,0 | | | | | | N | 12 | 25 | 16 | 0,4 | 6,1 | 0,2 |
| SLK-Kliniken Heilbronn GmbH Klinikum am Gesundbrunnen | Heilbronn | <1000 | ö | 3167 | <50000 | 0,955 | 11 | 38 | 5:11% | 6:11% | 3:11% | 35 | 2,3 | 0,4 | | | | 302 | ●●● | | 12 | 24 | 64 | 0,6 | 19,5 | 0,2 |
| Kreiskrankenhaus Herrenberg | Herrenberg | <500 | ö | 3185 | <10000 | 0,810 | 5 | 19 | 6:19% | 5:17% | 14:13% | 35 | 0,4 | 0,1 | | | | 150 | ●●● | | 8 | 17 | 100 | 1,0 | 4,2 | 0,2 |
| Oberschwaben-Klinik gGmbH Ravensburg, Krankenhaus Isny/Leutkirch | Isny | <200 | fg | 3046 | <5000 | 0,998 | 5 | 15 | 8:42% | 5:16% | 6:10% | 39 | 0,4 | 0,1 | | | | | | N | 19 | 31 | 100 | 1,0 | 10,4 | 0,3 |
| Klinikum Karlsbad-Langensteinbach gGmbH | Karlsbad | <1000 | p | 3013 | <20000 | 1,532 | 5 | 18 | 8:41% | 5:21% | 1:18% | 40 | 3,9 | 20,6 | | B | P | | | | 20 | 41 | 71 | 0,7 | 4,7 | 0,1 |
| Diakonissenkrankenhaus Karlsruhe | Karlsruhe | <500 | fg | 3257 | <20000 | 0,985 | 6 | 27 | 3:12% | 8:12% | 6:11% | 48 | 1,0 | 0,2 | | | P | 183 | ● | | 12 | 23 | 17 | 0,4 | 7,3 | 0,2 |
| Klinik für Herzchirurgie Karlsruhe GmbH | Karlsruhe | <50 | p | 3253 | <20000 | 5,370 | 1 | 2 | 5:93% | -1:4% | 8:1% | 94 | 1,8 | 0,0 | | | | | | | 31 | 43 | 17 | 0,5 | 7,0 | 0,2 |
| Paracelsus-Klinik Karlsruhe | Karlsruhe | <200 | p | 3062 | <10000 | 0,956 | 8 | 21 | 8:28% | 6:18% | 5:10% | 39 | 0,3 | 0,0 | | | | 109 | ●●● | | 6 | 11 | 9 | 0,5 | 3,2 | 0,1 |
| St. Vincentius Krankenhäuser | Karlsruhe | <1000 | fg | 3009 | <50000 | 1,008 | 9 | 32 | 5:15% | 8:15% | 2:9% | 54 | 1,8 | 0,1 | | | | 204 | ●●● | | 15 | 31 | 31 | 0,5 | 13,1 | 0,2 |
| Städtisches Klinikum Karlsruhe gGmbH | Karlsruhe | >1000 | ö | 3199 | >50000 | 1,129 | 14 | 49 | 5:14% | 6:11% | 1:10% | 38 | 4,1 | 1,3 | | B | P | 245 | ●●● | | 15 | 27 | 52 | 0,5 | 21,5 | 0,2 |
| Epilepsiezentrum Kork | Kehl | <200 | fg | BE | | | | | | | | | 0,0 | 100,0 | | | | | | | 139 | 209 | 9 | 1,0 | | |
| Ortenau Klinikum Kehl | Kehl | <200 | ö | 3141 | <5000 | 0,794 | 9 | 27 | 6:15% | 5:14% | 8:11% | 26 | 0,3 | 0,0 | | | | 82 | ● | | 5 | 9 | 100 | 1,0 | 9,0 | 0,3 |

# Krankenhaus-Directory 2010

| Krankenhausname | Ort | Betten | Tr | Z-Bax | Case-mix | CMI | Leistungs-dichte Basis-DRG 25% | 50% | TOP 3 MDC | | | Part. in % O | Budget-Anteile ZE | SE | Bes. Leist. B | P | QSR Cholezyst-ektomie Fälle | Er-geb. | N | AOK-Patien-tenwege (PKW-km) Med | oQ | DRG-Marktanteile und -konzentration im Umkreis 10 km MA | HHI | 30 km MA | HHI |
|---|---|---|---|---|---|---|---|---|---|---|---|---|---|---|---|---|---|---|---|---|---|---|---|---|---|
| Herzzentrum Bodensee GmbH Klinik für kardiologische Herz- und Gefäßchirurgie | Konstanz | <50 | p | 3005 | <10000 | 2,282 | 1 | 4 | 5:99% | -1:1% | 1:0% | 65 | 1,8 | 0,0 | | | | | | 36 | 65 | 71 | 0,8 | 22,7 | 0,3 |
| Klinikum Konstanz | Konstanz | <500 | ö | 3089 | <20000 | 1,017 | 12 | 37 | 6:13% | 8:13% | 5:9% | 43 | 0,7 | 0,2 | | | 119 | ● | | 5 | 14 | 75 | 0,9 | 18,8 | 0,3 |
| Vincentius-Krankenhaus AG Konstanz | Konstanz | <50 | fg | 2893 | <5000 | 2,180 | 1 | 2 | 8:99% | 21:0% | 9:0% | 95 | 0,0 | 0,0 | | | | | N | 31 | 66 | 50 | 0,8 | 15,5 | 0,3 |
| MediClin Herzzentrum Lahr/Baden | Lahr | <50 | p | 3123 | <20000 | 3,296 | 2 | 4 | 5:96% | -1:2% | 18:1% | 67 | 2,5 | 0,0 | | | | | | 57 | 90 | 44 | 0,8 | 18,3 | 0,3 |
| Ortenau Klinikum Lahr-Ettenheim | Lahr | <500 | ö | 3129 | <50000 | 1,062 | 11 | 34 | 5:19% | 8:13% | 1:11% | 40 | 1,0 | 0,2 | | P | 305 | ●●● | | 13 | 22 | 90 | 0,9 | 24,1 | 0,3 |
| Kreiskrankenhaus | Langenau | <50 | ö | 3098 | <5000 | 0,893 | 3 | 8 | 8:32% | 6:16% | 5:15% | 54 | 0,9 | 0,0 | | | 42 | ●●● | | 12 | 26 | 100 | 1,0 | 3,1 | 0,2 |
| Kreiskrankenhaus Leonberg | Leonberg | <500 | ö | 3131 | <20000 | 0,946 | 9 | 27 | 5:20% | 6:16% | 8:13% | 35 | 0,9 | 0,0 | | | 216 | ●●●● | | 8 | 14 | 27 | 0,6 | 2,9 | 0,1 |
| Kliniken des Landkreises Lörrach GmbH | Lörrach | <1000 | ö | 3113 | <50000 | 1,057 | 10 | 28 | 8:21% | 5:17% | 6:16% | 32 | 0,5 | 0,0 | | P | 311 | ●●● | | 15 | 23 | 77 | 0,8 | 48,2 | 0,5 |
| St. Elisabethen-Krankenhaus | Lörrach | <500 | fg | 3158 | <10000 | 0,661 | 3 | 10 | 14:20% | 15:15% | 11:11% | 31 | 0,6 | 0,4 | | P | | | | 14 | 25 | 48 | 0,8 | 28,3 | 0,4 |
| Klinik Löwenstein gGmbH Zentrum für Pneumologie, Thorax- und Gefäßchirurgie | Löwenstein | <500 | ö | 3258 | <10000 | 1,176 | 1 | 3 | 4:82% | 5:7% | -1:2% | 18 | 1,8 | 1,5 | | | | | | 40 | 55 | 100 | 1,0 | 9,0 | 0,2 |
| Klinikum Ludwigsburg Kliniken Ludwigsburg-Bietigheim gGmbH | Ludwigsburg | >1000 | ö | 3132 | <50000 | 1,091 | 10 | 35 | 5:15% | 1:14% | 6:13% | 38 | 2,2 | 0,7 | | P | 339 | ● | | 8 | 19 | 40 | 0,5 | 8,8 | 0,1 |
| Diakoniekrankenhaus Mannheim GmbH | Mannheim | <500 | fg | 3122 | <20000 | 0,977 | 6 | 25 | 6:13% | 5:11% | 11:10% | 38 | 0,3 | 0,2 | | | 152 | ● | | 10 | 17 | 12 | 0,3 | 4,7 | 0,1 |
| Klinikum Mannheim gGmbH | Mannheim | >1000 | ö | 3039 | >50000 | 1,157 | 14 | 44 | 6:11% | 1:10% | 8:10% | 38 | 4,1 | 5,9 | B | | 114 | ●●● | | 12 | 21 | 34 | 0,3 | 13,8 | 0,1 |
| Theresienkrankenhaus und St. Hedwig-Klinik GmbH | Mannheim | <1000 | fg | 3092 | <50000 | 0,992 | 10 | 32 | 5:20% | 8:16% | 6:13% | 40 | 1,2 | 0,1 | | | 329 | ● | | 8 | 12 | 17 | 0,3 | 6,6 | 0,1 |
| Krankenhaus Marbach Kliniken Ludwigsburg-Bietigheim gGmbH | Marbach | <200 | ö | 2933 | <5000 | 0,877 | 3 | 13 | 8:26% | 1:19% | 6:15% | 28 | 0,4 | 0,0 | | | | | | 10 | 15 | 7 | 0,5 | 1,1 | 0,1 |
| Orthopädische Klinik Markgröning gGmbH | Markgröningen | <500 | ö | 2498 | <20000 | 1,720 | 2 | 6 | 8:96% | 1:3% | 9:1% | 95 | 1,5 | 3,4 | | P | | | | 20 | 44 | 47 | 0,6 | 8,2 | 0,1 |
| Klinik für Kinderneurologie und Sozialpädiatrie Kinderzentrum | Maulbronn | <50 | fg | | | | | | | | | | 0,0 | 100,0 | B | | | | | 51 | 86 | | | | |
| St. Lukas-Klinik gGmbH | Meckenbeuren | <50 | fg | 3433 | <1000 | 0,788 | 1 | 3 | 3:30% | 1:27% | 4:9% | 45 | 20,4 | 0,0 | | | | | | 12 | 46 | 5 | 0,7 | 1,8 | 0,2 |
| Kreiskrankenhaus Möckmühl | Möckmühl | <50 | ö | 2954 | <5000 | 0,869 | 7 | 19 | 8:32% | 5:17% | 6:16% | | 0,2 | 0,0 | | | 76 | ● | | 12 | 21 | 100 | 1,0 | 5,4 | 0,3 |
| Johannes-Anstalten Mosbach | Mosbach | <50 | fg | 3001 | <1000 | 0,638 | 2 | 6 | 4:23% | 6:22% | 1:13% | | 13,8 | 3,0 | | P | | | N | 7 | 20 | 10 | 0,9 | 1,1 | 0,2 |

| Krankenhausname | Ort | Betten | Tr | Z-Bax | Case-mix | CMI | Leistungs-dichte Basis-DRG | | | TOP 3 MDC | | | Part. in % | Budget-Anteile | | | Bes. Leist. | | QSR Cholezyst-ektomie | | | AOK-Patien-tenwege (PKW-km) | | | DRG-Marktanteile und -konzentration im Umkreis | | | | |
|---|---|---|---|---|---|---|---|---|---|---|---|---|---|---|---|---|---|---|---|---|---|---|---|---|---|---|---|---|---|
| | | | | | | | 25% | 50% | | | | | O | ZE | SE | | B | P | Fälle | | Er-geb. | Med | oQ | N | 10 km | | 30 km | | |
| | | | | | | | | | | | | | | | | | | | | | | | | MA | HHI | MA | HHI | | |
| Kreiskrankenhaus Mosbach | Mosbach | <200 | ö | 2586 | <10000 | 0,824 | 8 | 24 | 8:20% | 5:14% | 6:14% | 32 | 0,1 | 0,0 | | P | | 135 | ● ● ● | 10 | 17 | | 97 | 1,0 | 9,4 | 0,3 | | |
| Steinlach-Klinik Dr. med. B. Eissler | Mössingen | <50 | p | 3077 | <1000 | 0,947 | 3 | 9 | 8:52% | 9:13% | 6:12% | 58 | 0,0 | 0,0 | | | | | | 8 | 19 | | 20 | 0,8 | 1,4 | 0,2 | | |
| Enzkreis-Kliniken Mühlacker | Mühlacker | <200 | ö | 3019 | <10000 | 0,884 | 6 | 23 | 8:16% | 6:13% | 5:12% | 35 | 0,5 | 0,0 | | | | 160 | ● ● ● | 8 | 11 | | 65 | 0,7 | 2,7 | 0,1 | | |
| Helios Klinik Müllheim | Müllheim | <200 | p | 3227 | <10000 | 0,878 | 8 | 26 | 6:19% | 8:12% | 14:8% | 36 | 0,3 | 0,0 | | | | 97 | ● ● ● | 7 | 16 | | 100 | 1,0 | 5,7 | 0,3 | | |
| Alblinik Münsingen | Münsingen | <200 | ö | 3022 | <5000 | 1,005 | 8 | 23 | 6:21% | 8:19% | 5:16% | 35 | 0,4 | 0,0 | | | | 166 | ● ● ● | 11 | 19 | | 100 | 1,0 | 5,7 | 0,3 | | |
| Klinikum Schwäbisch Gmünd – Margariten-Hospital | Mutlangen | <1000 | ö | 3042 | <20000 | 1,016 | 8 | 29 | 5:13% | 6:13% | 8:12% | 35 | 1,3 | 0,1 | | | | 239 | ● ● ● | 10 | 18 | | 100 | 1,0 | 17,4 | 0,2 | | |
| Fachkrankenhaus Neckargemünd gGmbH | Neckargemünd | <200 | p | 1436 | <5000 | 1,395 | 1 | 2 | 5:69% | 11:18% | 1:5% | 80 | 6,5 | 23,5 | | | | | | 58 | 104 | | 26 | 0,5 | 3,5 | 0,1 | | |
| Neresheim gGmbH SRH Fachkrankenhaus | Neresheim | <50 | p | BE | | | | | | | | | 0,0 | 100,0 | | B | | | | 114 | 150 | | | | | | | |
| Enzkreis-Kliniken Neuenburg | Neuenburg | <50 | ö | 3030 | <5000 | 0,855 | 7 | 23 | 6:23% | 8:16% | 5:16% | 30 | 0,2 | 0,0 | | | | 77 | ● ● ● | 9 | 18 | | 16 | 0,5 | 2,4 | 0,1 | | |
| Klinik Öschelbronn | Niefern-Öschelbronn | <50 | fg | 2972 | <5000 | 0,773 | 2 | 5 | 9:22% | 6:15% | 8:11% | 0 | 14,2 | 1,4 | | | | | | 25 | 59 | | 13 | 0,5 | 1,6 | 0,1 | | |
| Klinikum Kirchheim-Nürtingen-Plochingen | Nürtingen | <1000 | ö | 2981 | <50000 | 0,963 | 9 | 29 | 5:17% | 6:15% | 8:15% | 34 | 1,1 | 0,0 | | | P | 697 | ● ● ● | 13 | 18 | | 100 | 1,0 | 5,3 | 0,1 | | |
| Ortenau Klinikum Oberkirch | Oberkirch | <200 | ö | 3120 | <5000 | 0,764 | 5 | 16 | 8:15% | 5:14% | 6:14% | 23 | 0,0 | 0,0 | | | | 45 | ● ● ● | 5 | 13 | | 100 | 1,0 | 3,8 | 0,2 | | |
| Städtisches Krankenhaus Stadtkasse | Obemdorf | <200 | ö | 3227 | <5000 | 0,762 | 8 | 22 | 6:23% | 5:17% | 8:15% | 22 | 0,5 | 0,0 | | | | 121 | ● ● ● | 11 | 13 | | 100 | 1,0 | 5,6 | 0,2 | | |
| Ortenau Klinikum Offenburg-Gengenbach | Offenburg | <1000 | ö | 3068 | <50000 | 1,026 | 10 | 37 | 8:13% | 6:13% | 6:11% | 39 | 2,2 | 0,1 | | | P | 160 | ● ● ● | 17 | 29 | | 79 | 0,8 | 33,6 | 0,3 | | |
| St. Josefsklinik | Offenburg | <500 | fg | 3024 | | | | | | | | | | | | | | 103 | ● ● ● | 9 | 18 | | 31 | 0,7 | 11,1 | 0,2 | | |
| Hohenloher Krankenhaus gGmbH | Öhringen | <500 | ö | 3163 | <20000 | 0,876 | 6 | 22 | 5:16% | 8:13% | 6:12% | 27 | 0,6 | 0,0 | | | | 286 | ● ● ● | 17 | 27 | | 100 | 1,0 | 11,8 | 0,3 | | |
| Paracelsus-Krankenhaus Ruit | Ostfildern | <500 | p | 3134 | <20000 | 0,950 | 9 | 30 | 8:15% | 5:15% | 6:11% | 49 | 1,0 | 0,0 | | | | 183 | ● ● ● | 11 | 18 | | 7 | 0,3 | 2,8 | 0,1 | | |
| Arcus-Sportklinik | Pforzheim | <50 | p | 2794 | <5000 | 1,308 | 2 | 4 | 8:100% | | | 98 | 1,2 | 0,0 | | | | | | 42 | 67 | | 44 | 0,5 | 10,2 | 0,2 | | |
| Centralklinik GmbH & Co KG | Pforzheim | <50 | p | 3100 | <1000 | 0,526 | 2 | 5 | 8:37% | 3:19% | 5:13% | 69 | 0,0 | 0,0 | | | | | | 5 | 13 | | 9 | 0,5 | 2,3 | 0,1 | | |
| Klinikum Pforzheim | Pforzheim | <500 | p | 3068 | <50000 | 1,007 | 8 | 31 | 5:18% | 6:12% | 1:12% | 30 | 1,7 | 0,3 | | | | 185 | ● ● ● | 6 | 14 | N | 48 | 0,6 | 8,9 | 0,1 | | |
| Siloah St. Trudpert Klinikum | Pforzheim | <500 | fg | 3100 | <20000 | 0,964 | 10 | 34 | 5:13% | 6:13% | 3:10% | 42 | 0,8 | 0,1 | | | P | 300 | ● ● ● | 8 | 15 | | 31 | 0,5 | 6,9 | 0,1 | | |
| Kreiskrankenhaus Rastatt | Rastatt | <500 | ö | 3116 | <20000 | 0,969 | 9 | 27 | 5:27% | 8:11% | 1:11% | 30 | 1,0 | 0,0 | | | | 197 | ● ● ● | 8 | 18 | | 43 | 0,6 | 7,0 | 0,2 | | |

Krankenhaus-Directory 2010  455

| Krankenhausname | Ort | Betten | Tr | Z-Bax | Case-mix | CMI | Leistungs-dichte Basis-DRG 25% | 50% | TOP 3 MDC | | | Part. in % O | Budget-Anteile ZE | SE | Bes. Leist. B | P | QSR Cholezyst-ektomie Fälle | Er-geb. | N | AOK-Patienten-tenwege (PKW-km) Med | oQ | DRG-Marktanteile und -konzentration im Umkreis 10 km MA | HHI | 30 km MA | HHI |
|---|---|---|---|---|---|---|---|---|---|---|---|---|---|---|---|---|---|---|---|---|---|---|---|---|---|
| Oberschwaben-Klinik gGmbH St. Elisabethen-Krankenhaus St. Nikolaus-Krankenhaus | Ravensburg | <1000 | fg | 3133 | <50000 | 1,192 | 11 | 39 | 5: 15% | 8: 15% | 1: 13% | 41 | 2,3 | 0,4 | | | 87 | ●● | | 22 | 33 | 74 | 0,7 | 27,6 | 0,2 |
| Zentrum für Psychiatrie „Die Weissenau" | Ravensburg | <500 | ö | 3364 | <1000 | 0,842 | 2 | 5 | 1: 67% | 8: 18% | 19: 6% | | 1,8 | 62,4 | | P | | | N | 25 | 47 | 19 | 0,6 | 8,9 | 0,2 |
| Chirurgische Klinik Dr.Decker/ Dr. Kübel | Reutlingen | <50 | p | 3013 | <1000 | 0,569 | 3 | 6 | 8: 60% | 6: 19% | 9: 8% | 96 | 0,0 | 0,0 | | | | | | 7 | 11 | 24 | 0,8 | 2,2 | 0,1 |
| Klinikum am Steinenberg | Reutlingen | <1000 | ö | 2899 | <50000 | 1,003 | 8 | 31 | 5: 18% | 8: 11% | 6: 10% | 38 | 1,4 | 0,6 | | | 391 | ●●● | | 9 | 17 | 97 | 1,0 | 11,7 | 0,2 |
| Frauenklinik Rheinfelden GmbH | Rheinfelden | <50 | p | 3121 | <5000 | 0,801 | 2 | 5 | 9: 33% | 14: 22% | 13: 20% | 57 | 0,0 | 0,0 | | | | | | 19 | 28 | 100 | 1,0 | 21,2 | 0,5 |
| Winghofer Medicum GbR Dr. Hall-maier, Dr. Frank & Dr. Roehner | Rottenburg | <50 | p | 2856 | <5000 | 1,308 | 1 | 3 | 8: 99% | 1: 0% | 18: 0% | 99 | 1,6 | 0,0 | | | | | | 31 | 43 | 11 | 0,6 | 3,8 | 0,2 |
| Gesundheitszentren Landkreis Rottweil GmbH Krankenhaus Rottweil | Rottweil | <500 | p | 3148 | <10000 | 0,839 | 6 | 25 | 6: 15% | 14: 13% | 5: 12% | 31 | 0,9 | 0,1 | | | 231 | ●●● | | 13 | 19 | 90 | 0,9 | 13,3 | 0,3 |
| Vinzenz von Paul Hospital gGmbH Klinik Rottenmünster | Rottweil | <500 | fg | 3159 | <1000 | 0,814 | 1 | 4 | 1: 63% | 8: 27% | 19: 2% | | 0,5 | 5,0 | | P | | | | 23 | 31 | 33 | 0,8 | 4,8 | 0,2 |
| Kinderklinik Schömberg | Schömberg | <50 | p | BE | | | | | | | | | 0,0 | 100,0 | B | | | | | 65 | 101 | | | | |
| Spital Schönau im Schwarzwald | Schönau | <50 | ö | 3295 | <1000 | 0,644 | 2 | 7 | 5: 21% | 1: 19% | 4: 15% | 34 | 0,0 | 0,0 | | | | | N | 8 | 8 | 100 | 1,0 | 0,9 | 0,2 |
| Kreiskrankenhaus Schorndorf | Schorndorf | <500 | ö | 2888 | <20000 | 0,941 | 9 | 27 | 5: 16% | 8: 14% | 6: 14% | 29 | 0,8 | 0,0 | | | 224 | ●●● | | 7 | 13 | 100 | 1,0 | 3,2 | 0,1 |
| Gesundheitszentren Landkreis Rottweil GmbH Krankenhaus Schramberg | Schramberg | <200 | ö | 3229 | <5000 | 0,719 | 5 | 20 | 5: 14% | 14: 14% | 8: 13% | | 0,1 | 0,2 | | | 94 | ● | | 8 | 14 | 100 | 1,0 | 7,3 | 0,3 |
| Diakonie-Klinikum Schwäbisch Hall gGmbH | Schwäbisch Hall | <1000 | fg | 2862 | <50000 | 0,993 | 10 | 36 | 5: 14% | 8: 13% | 6: 11% | 36 | 1,4 | 1,0 | | P | 274 | ●●● | | 19 | 27 | 100 | 1,0 | 42,7 | 0,5 |
| Fachklinik für Neurologie Dietenbronn GmbH | Schwendi | <50 | p | 3290 | <5000 | 0,801 | 1 | 1 | 1: 86% | 8: 8% | 3: 1% | | 20,4 | 4,7 | | | | | | 42 | 80 | 100 | 1,0 | 7,1 | 0,2 |
| GRN Gesundheitszentren Rhein-Neckar gGmbH Krankenhaus Schwetzingen | Schwetzingen | <500 | ö | 3039 | <20000 | 0,986 | 10 | 31 | 8: 20% | 5: 20% | 6: 13% | 38 | 1,2 | 0,0 | | P | 171 | ●●● | | 9 | 16 | 13 | 0,5 | 3,6 | 0,1 |
| Klinik GmbH Sigmaringen Kreiskrankenhaus Sigmaringen | Sigmaringen | <500 | ö | 3098 | <20000 | 0,929 | 9 | 30 | 6: 16% | 5: 14% | 8: 12% | 38 | 0,7 | 0,2 | | P | 416 | ● | | 22 | 29 | 100 | 1,0 | 38,0 | 0,4 |
| Klinikum Sindelfingen-Böblingen gGmbH | Sindelfingen | <1000 | ö | 3063 | <50000 | 1,056 | 8 | 29 | 8: 15% | 5: 14% | 6: 12% | 37 | 1,7 | 0,1 | | | 493 | ●● | | 10 | 18 | 75 | 0,7 | 6,4 | 0,1 |

| Krankenhausname | Ort | Betten | Tr | Z-Bax | Case-mix | CMI | Leistungs-dichte Basis-DRG | | TOP 3 MDC | | | Part. in % | Budget-Anteile | | | Bes. Leist. | | QSR Cholezyst-ektomie | | | N | AOK-Patien-tenwege (PKW-km) | | | DRG-Marktanteile und -konzentration im Umkreis | | | | |
|---|---|---|---|---|---|---|---|---|---|---|---|---|---|---|---|---|---|---|---|---|---|---|---|---|---|---|---|---|---|
| | | | | | | | 25% | 50% | | | | O | ZE | SE | | B | P | Fälle | | Er-geb. | | Med | oQ | | 10 km | | 30 km | | |
| | | | | | | | | | | | | | | | | | | | | | | | | | MA | HHI | MA | HHI | |
| Hegau-Bodensee-Klinikum Singen | Singen | <1000 | ö | 3101 | <50000 | 1,005 | 8 | 29 | 5:15% | 6:13% | 8:12% | 34 | 1,2 | 0,1 | | | | 253 | | ●● | | 19 | 34 | 100 | 1,0 | 40,0 | 0,3 |
| GRN Gesundheitszentren Rhein-Neckar gGmbH Krankenhaus Sinsheim | Sinsheim | <500 | ö | 2909 | <10000 | 0,950 | 7 | 24 | 6:15% | 8:13% | 5:12% | 36 | 0,4 | 0,1 | | | | 238 | | ● | | 12 | 17 | 100 | 1,0 | 5,3 | 0,2 |
| Klinik St. Blasien GmbH | St Blasien | <50 | p | 2913 | <5000 | 1,454 | 1 | 2 | 4:84% | 5:6% | -1:5% | 5 | 0,0 | 10,1 | | | | | | | | 64 | 109 | 100 | 1,0 | 14,0 | 0,4 |
| Krankenhaus Stockach | Stockach | <50 | ö | 3138 | <5000 | 0,827 | 4 | 16 | 8:30% | 6:17% | 5:16% | 39 | 0,0 | 0,0 | | | | 44 | | ●● | | 9 | 17 | 100 | 1,0 | 5,5 | 0,3 |
| Charlottenklinik für Augenheilkunde | Stuttgart | <50 | fg | 2958 | <5000 | 0,735 | 1 | 2 | 2:100% | | | 87 | 0,0 | 0,0 | | | | | | | N | 18 | 33 | 41 | 0,6 | 19,0 | 0,4 |
| Diakonie-Klinikum Stuttgart Diakonissenkrankenhaus und Paulinenhilfe gGmbH | Stuttgart | <500 | fg | 2907 | <20000 | 1,332 | 5 | 18 | 8:33% | 11:12% | 10:11% | 61 | 4,2 | 0,1 | | | P | 87 | | ●● | | 11 | 23 | 9 | 0,3 | 3,6 | 0,1 |
| Karl-Olga-Krankenhaus GmbH | Stuttgart | <500 | p | 3040 | <20000 | 1,250 | 7 | 27 | 8:37% | 5:16% | 6:10% | 61 | 0,6 | 0,1 | | | | 100 | | ●● | | 6 | 14 | 7 | 0,3 | 3,7 | 0,1 |
| Klinikum Stuttgart | Stuttgart | >1000 | ö | 3062 | >50000 | 1,163 | 13 | 47 | 1:11% | 6:11% | 3:10% | 43 | 4,6 | 2,8 | | | P | 326 | | ●●● | | 13 | 28 | 38 | 0,3 | 15,2 | 0,1 |
| Krankenhaus Bethesda | Stuttgart | <200 | fg | 3053 | <10000 | 1,062 | 7 | 19 | 6:26% | 8:21% | 5:14% | 52 | 0,3 | 0,0 | | | | 53 | | ●●● | | 9 | 12 | 4 | 0,3 | 1,4 | 0,1 |
| Krankenhaus vom Roten Kreuz Bad Cannstatt GmbH | Stuttgart | <50 | p | 2779 | <5000 | 1,150 | 1 | 5 | 4:63% | 5:11% | 20:5% | 7 | 2,1 | 1,6 | | | | | | | | 7 | 19 | 4 | 0,3 | 2,0 | 0,1 |
| Marien-Hospital | Stuttgart | <1000 | fg | 3181 | <50000 | 1,063 | 12 | 40 | 3:18% | 8:12% | 6:11% | 51 | 1,9 | 3,9 | | B | | 435 | | ●●● | | 10 | 20 | 16 | 0,3 | 6,5 | 0,1 |
| Robert-Bosch-Krankenhaus | Stuttgart | <1000 | fg | 3149 | <50000 | 1,333 | 4 | 16 | 4:27% | 5:20% | 14:9% | 30 | 6,1 | 1,7 | | | | 232 | | ●●● | | 13 | 28 | 16 | 0,3 | 9,0 | 0,1 |
| Sana-Herzchirurgische Klinik Stuttgart GmbH | Stuttgart | <50 | p | 2984 | <20000 | 5,678 | 1 | 2 | 5:91% | -1:6% | 15:2% | 99 | 2,7 | 0,0 | | | | | | | | 30 | 47 | 8 | 0,3 | 3,4 | 0,1 |
| Sport-Klinik Stuttgart | Stuttgart | <50 | fg | 3110 | <10000 | 1,111 | 2 | 4 | 8:99% | 1:0% | 9:0% | 96 | 0,9 | 0,0 | | | | 58 | | ● | | 26 | 52 | 17 | 0,2 | 9,0 | 0,1 |
| St.-Anna-Klinik | Stuttgart | <50 | fg | 3146 | <5000 | 0,494 | 2 | 6 | 14:27% | 6:19% | 15:18% | 61 | 0,3 | 0,0 | | | | | | | | 7 | 12 | 5 | 0,2 | 2,7 | 0,1 |
| Kreiskrankenhaus Tauberbischofs-heim | Tauberbischofs-heim | <500 | ö | 3036 | <5000 | 0,911 | 8 | 23 | 8:22% | 5:19% | 6:18% | 34 | 0,7 | 0,0 | | | P | 77 | | ●●● | | 11 | 17 | 100 | 1,0 | 4,4 | 0,3 |
| Klinik Tettnang GmbH | Tettnang | <200 | p | 3075 | <10000 | 1,022 | 7 | 23 | 8:21% | 6:11% | 14:10% | 53 | 1,2 | 0,0 | | | | 76 | | ●●● | | 9 | 18 | 95 | 1,0 | 9,0 | 0,2 |
| Helios Klinik Titisee-Neustadt | Titisee-Neustadt | <200 | p | 2929 | <10000 | 0,919 | 7 | 27 | 8:17% | 6:14% | 5:11% | 35 | 0,4 | 0,1 | | | | 107 | | ●●● | | 16 | 25 | 100 | 1,0 | 5,0 | 0,3 |
| Berufsgenossenschaftliche Unfallklinik | Tübingen | <500 | ö | 3011 | <10000 | 1,559 | 5 | 12 | 8:68% | 3:12% | 1:6% | 87 | 1,4 | 11,7 | | | | | | | | 27 | 46 | 23 | 0,7 | 5,1 | 0,2 |
| Tropenklinik Paul-Lechler-Kranken-haus | Tübingen | <200 | fg | 3126 | <5000 | 0,967 | 4 | 13 | 5:18% | 6:14% | 4:13% | 0 | 1,2 | 0,2 | | | | | | | | 16 | 20 | 11 | 0,8 | 1,9 | 0,2 |
| Univeersitätsklinikum Tübingen | Tübingen | >1000 | ö | 3032 | >50000 | 1,416 | 18 | 58 | 5:11% | 1:10% | 2:9% | 49 | 7,2 | 3,4 | | | P | 337 | | ●●● | | 25 | 46 | 87 | 0,9 | 19,1 | 0,2 |

# Krankenhaus-Directory 2010

| Krankenhausname | Ort | Betten | Tr | Z-Bax | Case-mix | CMI | Leistungs-dichte Basis-DRG | | TOP 3 MDC | | | Part. in % | Budget-Anteile | | | Bes. Leist. | | QSR Cholezyst-ektomie | | | AOK-Patien-tenwege (PKW-km) | | | DRG-Marktanteile und -konzentration im Umkreis | | | | |
|---|---|---|---|---|---|---|---|---|---|---|---|---|---|---|---|---|---|---|---|---|---|---|---|---|---|---|---|---|
| | | | | | | | 25 % | 50 % | | | | O | ZE | SE | | B | P | Fälle | N | Er-geb. | Med | oQ | N | 10 km | | 30 km | | |
| | | | | | | | | | | | | | | | | | | | | | | | | MA | HHI | MA | HHI | |
| Kreiskrankenhaus Tuttlingen | Tuttlingen | <500 | ö | 2953 | <20000 | 0,910 | 10 | 30 | 8:16% | 5:15% | 6:13% | 36 | 0,4 | 0,5 | | | | 322 | | ●● | 13 | 20 | 100 | 1,0 | 15,6 | 0,3 |
| Helios Krankenhaus Überlingen GmbH | Überlingen | <500 | p | 3490 | <10000 | 0,956 | 11 | 32 | 8:19% | 6:17% | 5:10% | 42 | 0,6 | 0,0 | | | | 97 | | ●● | 12 | 17 | 83 | 0,9 | 10,1 | 0,3 |
| Agaplesion Bethesda Geriatrische Klinik Ulm gGmbH | Ulm | <50 | fg | 3011 | <5000 | 1,353 | 4 | 10 | 1:26% | 8:17% | 5:16% | 1 | 0,5 | 0,0 | | | | | | | 7 | 15 | 6 | 0,5 | 2,9 | 0,2 |
| Bundeswehrkrankenhaus Ulm | Ulm | <500 | ö | 3262 | <20000 | 1,115 | 13 | 44 | 3:19% | 8:15% | 6:11% | 59 | 3,0 | 0,6 | | | | 120 | | ● | 24 | 50 | 21 | 0,5 | 12,0 | 0,3 |
| Chirurg. und Orthop. Klinik Dr. Georg Bertele KG | Ulm | <50 | p | BE | | | | | | | | | | | | B | | | | | | | | | | | |
| RKU Universitäts- und Rehabilitationskliniken Ulm gGmbH | Ulm | <500 | p | 3074 | <10000 | 1,456 | 3 | 9 | 8:51% | 1:38% | 5: 2% | 42 | 2,7 | 18,2 | | | | | | | 26 | 55 | 16 | 0,5 | 8,2 | 0,2 |
| Universitätsklinikum Ulm Bereich Finanzen | Ulm | >1000 | ö | 2967 | >50000 | 1,380 | 14 | 52 | 5:12% | 8:10% | 3: 8% | 44 | 5,8 | 1,4 | | | P | 133 | | ●● | 21 | 47 | 59 | 0,6 | 34,6 | 0,3 |
| Krankenhaus Vaihingen Kliniken Ludwigsburg-Bietigheim gGmbH | Vaihingen | <200 | ö | 3074 | <5000 | 0,780 | 6 | 20 | 5:27% | 6:18% | 8:12% | 25 | 0,0 | 0,0 | | | | | | | 4 | 12 | 32 | 0,6 | 1,0 | 0,1 |
| Schwarzwald-Baar Klinikum Villingen-Schwenningen GmbH | Villingen-Schwenningen | <1000 | ö | 3143 | <50000 | 1,116 | 13 | 41 | 5:17% | 8:16% | 6:13% | 41 | 1,7 | 0,4 | | | P | 499 | | ●●● | 16 | 30 | 100 | 1,0 | 50,5 | 0,4 |
| Ameos Krankenhausgesellschaft Baden mbH | Vogtsburg | <50 | p | 2952 | <5000 | 0,711 | 1 | 6 | 20:30% | 5:17% | 4:12% | 0 | 0,0 | 0,0 | | | | | | | 24 | 32 | 49 | 0,6 | 4,5 | 0,3 |
| Chirurgische Privatklinik Waiblingen GmbH | Waiblingen | <50 | p | 2992 | <1000 | 0,524 | 2 | 4 | 8:78% | 6: 9% | 3: 8% | 99 | 0,0 | 0,0 | | | | | N | | 12 | 18 | 14 | 0,4 | 2,3 | 0,1 |
| Kreiskrankenhaus Waiblingen | Waiblingen | <500 | ö | 2775 | <20000 | 0,829 | 5 | 20 | 5:20% | 6:12% | 14:11% | 28 | 1,4 | 0,0 | | | | 204 | | ●● | 10 | 14 | 35 | 0,5 | 3,6 | 0,1 |
| Bruder-Klaus-Krankenhaus | Waldkirch | <200 | fg | 3083 | <5000 | 0,989 | 6 | 17 | 8:41% | 6:14% | 5:13% | 39 | 0,3 | 0,1 | | | | 46 | | ●● | 10 | 17 | 29 | 0,7 | 3,7 | 0,2 |
| Spital Waldshut GmbH | Waldshut-Tiengen | <500 | fg | 3125 | <10000 | 0,800 | 8 | 28 | 6:16% | 5:14% | 8:13% | 32 | 0,1 | 0,1 | | | | 205 | | ●● | 14 | 20 | 100 | 1,0 | 53,9 | 0,6 |
| Fachkliniken Wangen | Wangen | <200 | p | 3152 | <10000 | 1,129 | 2 | 4 | 4:83% | 5: 3% | -1:3% | 15 | 3,1 | 19,9 | | | | | | | 51 | 84 | 72 | 0,9 | 21,4 | 0,3 |
| Oberschwaben-Klinik gGmbH Ravensburg, Krankenhaus Wangen | Wangen | <200 | fg | 3205 | <10000 | 0,893 | 8 | 29 | 6:15% | 8:11% | 14:10% | 40 | 2,1 | 0,0 | | | | 192 | | ● | 13 | 24 | 50 | 0,6 | 13,5 | 0,3 |
| Krankenhaus 14 Nothelfer | Weingarten | <200 | ö | 3074 | <10000 | 0,836 | 5 | 17 | 8:21% | 6:16% | 5:13% | 47 | 0,1 | 0,0 | | | | 147 | | ●● | 8 | 19 | 26 | 0,7 | 9,1 | 0,2 |
| GRN Gesundheitszentren Rhein-Neckar gGmbH Krankenhaus Weinheim | Weinheim | <500 | ö | 3018 | <10000 | 0,901 | 7 | 24 | 6:18% | 8:18% | 5:17% | 36 | 0,3 | 0,0 | | | | 157 | | ●●● | 9 | 15 | 38 | 0,5 | 3,2 | 0,1 |
| Rotkreuzklinik Wertheim gGmbH | Wertheim | <500 | ö | 3054 | <10000 | 0,894 | 8 | 29 | 5:18% | 6:17% | 8:13% | 34 | 0,3 | 0,0 | | | | 148 | | ●●● | 11 | 17 | 100 | 1,0 | 16,6 | 0,2 |

# 458 Krankenhaus-Directory 2010

| Krankenhausname | Ort | Betten | Tr | Z-Bax | Case-mix | CMI | Leistungs-dichte Basis-DRG | | | TOP 3 MDC | | | Part. in % | Budget-Anteile | | | Bes. Leist. | | QSR Cholezyst-ektomie | | | AOK-Patien-tenwege (PKW-km) | | | DRG-Marktanteile und -konzentration im Umkreis | | | | |
|---|---|---|---|---|---|---|---|---|---|---|---|---|---|---|---|---|---|---|---|---|---|---|---|---|---|---|---|---|---|
| | | | | | | | 25% | 50% | | | | | | O | ZE | SE | B | P | Fälle | Er-geb. | N | | | | 10 km | | 30 km | | |
| | | | | | | | | | | | | | | | | | | | | | | Med | oQ | MA | HHI | MA | HHI | MA | HHI |
| Krankenhaus für Psychiatrie und Neurologie Winnenden | Winnenden | <500 | ö | 3517 | <5000 | 0,963 | 1 | 4 | 1:80% | 8:4% | 19:4% | 0 | 1,1 | 0,2 | | | | | | | 11 | 17 | 15 | 0,5 | 1,3 | 0,1 |
| Ortenau Klinikum Wolfach | Wolfach | <50 | ö | 3087 | <5000 | 0,903 | 7 | 22 | 8:20% | 5:20% | 6:19% | 30 | 0,3 | 0,1 | | | 90 | ●● | | 13 | 20 | 99 | 1,0 | 5,8 | 0,2 |
| Parkinson-Klinik Wolfach | Wolfach | <50 | p | 2924 | <5000 | 1,260 | 1 | 1 | 1:100% | 8:0% | | | 0,0 | 23,6 | | | | | | 125 | 163 | 92 | 1,0 | 33,6 | 0,4 |
| Münsterklinik Zwiefalten Zentrum für Psychiatrie | Zwiefalten | <500 | ö | BE | | | | | | | | | 0,0 | 100,0 | B | P | | | N | 52 | 67 | | | | |
| **Bayern** | | 253 | | 2982 | | 1,046 | 14 | 45 | 8:17% | 5:15% | 6:12% | 39 | 3,0 | 5,1 | 68 | 32 | | | 11 | | | | | | |
| Krankenhaus Aichach | Aichach | <200 | ö | 3025 | <5000 | 0,812 | 8 | 25 | 8:26% | 5:15% | 6:12% | 32 | 1,7 | 0,0 | | | 45 | ●● | | 10 | 19 | 100 | 1,0 | 3,6 | 0,3 |
| Kreiskrankenhaus Alt-/Neuötting | Altötting | <500 | ö | 3058 | <20000 | 0,948 | 10 | 35 | 8:15% | 5:13% | 6:13% | 36 | 1,8 | 1,5 | B | P | 358 | ●●● | | 15 | 25 | 100 | 1,0 | 26,4 | 0,3 |
| Kreiskrankenhaus Alzenau | Alzenau | <200 | ö | 2400 | <10000 | 0,944 | 9 | 25 | 5:24% | 8:22% | 6:18% | 40 | 0,4 | 0,0 | | | 107 | ●●● | | 13 | 19 | 42 | 0,6 | 2,1 | 0,1 |
| Vital-Klinik GmbH & Co. KG | Alzenau | <50 | p | 3051 | <1000 | 0,944 | 1 | 1 | 9:70% | 5:24% | 23:3% | 32 | 0,0 | 0,0 | | | | | | 30 | 52 | 69 | 0,9 | 4,0 | 0,2 |
| Klinikum St. Marien Amberg | Amberg | <1000 | ö | 3045 | <50000 | 1,021 | 11 | 36 | 5:16% | 6:13% | 8:12% | 35 | 1,9 | 1,1 | B | | 177 | ●●● | | 18 | 30 | 100 | 1,0 | 45,6 | 0,4 |
| Bezirksklinikum Ansbach | Ansbach | <500 | ö | 3528 | <1000 | 0,659 | 3 | 6 | 1:62% | 8:21% | 23:4% | 0 | 2,8 | 31,9 | | | | | | 26 | 40 | 20 | 0,8 | 8,8 | 0,3 |
| Klinikum Ansbach | Ansbach | <500 | ö | 3017 | <20000 | 0,993 | 10 | 33 | 5:19% | 8:14% | 6:12% | 37 | 1,4 | 1,9 | B | | 145 | ●●● | | 18 | 24 | 85 | 0,9 | 28,8 | 0,3 |
| Rangauklinik Ansbach GmbH | Ansbach | <50 | fg | 3092 | <5000 | 0,779 | 1 | 2 | 4:93% | 5:4% | -1:2% | 5 | 0,0 | 17,7 | | | | | | 32 | 44 | 35 | 0,8 | 14,6 | 0,3 |
| Capio Deutsche Klinik Aschaffenburg GmbH | Aschaffenburg | <50 | p | 3015 | <5000 | 0,758 | 1 | 2 | 5:37% | 3:36% | 8:19% | 97 | 0,0 | 0,0 | | | | | | 12 | 24 | 63 | 0,8 | 22,0 | 0,3 |
| Klinik am Ziegelberg Frauenklinik Aschaffenburg | Aschaffenburg | <50 | p | 3151 | <1000 | 0,411 | 1 | 3 | 14:42% | 15:30% | 13:22% | 42 | 0,0 | 0,0 | | | | | | 8 | 16 | 30 | 0,6 | 7,8 | 0,1 |
| Klinikum Aschaffenburg | Aschaffenburg | <1000 | ö | 3122 | <50000 | 1,040 | 10 | 32 | 8:16% | 6:14% | 5:12% | 35 | 2,0 | 1,0 | B | P | 323 | ●● | | 12 | 19 | 84 | 0,9 | 22,7 | 0,2 |
| Orthopädische Kinderklinik | Aschau | <50 | fg | 3074 | <5000 | 1,426 | 1 | 3 | 8:98% | 1:1% | 9:0% | 58 | 0,0 | 0,0 | B | | | | | 288 | 484 | 56 | 0,7 | 10,7 | 0,3 |
| St. Johannes-Klinik Auerbach | Auerbach | <50 | ö | 3037 | <1000 | 0,770 | 4 | 12 | 5:29% | 4:14% | 6:14% | 1 | 0,0 | 0,0 | | | | | | 1 | 11 | 30 | 0,6 | 3,9 | 0,4 |
| Evangelische Diakonissenanstalt Augsburg | Augsburg | <200 | fg | 3104 | <10000 | 0,681 | 5 | 15 | 5:28% | 11:19% | 12:12% | 50 | 1,7 | 0,0 | | | 113 | ●● | | 8 | 17 | 9 | 0,5 | 7,4 | 0,4 |
| Hessing Stiftung Fachklinik für Orthopädie | Augsburg | <500 | fg | 2925 | <10000 | 1,416 | 3 | 6 | 8:97% | 1:2% | 9:0% | 75 | 0,3 | 0,0 | | | | | | 32 | 67 | 22 | 0,4 | 19,7 | 0,3 |
| Josefinum-Kinderkrankenhaus Entbindungsklinik | Augsburg | <500 | fg | 3181 | <5000 | 0,614 | 2 | 5 | 14:29% | 15:22% | 6:11% | 27 | 0,3 | 0,1 | | | | | | 7 | 20 | 16 | 0,5 | 12,7 | 0,4 |
| Klinik Vincentinum Augsburg gGmbH | Augsburg | <500 | fg | 3133 | <10000 | 0,796 | 5 | 14 | 8:36% | 3:16% | 6:15% | 68 | 0,8 | 0,0 | | P | 170 | ●● | | 5 | 12 | 12 | 0,5 | 9,7 | 0,4 |

## Krankenhaus-Directory 2010

| Krankenhausname | Ort | Betten | Tr | Z-Bax | Case-mix | CMI | Leistungsdichte Basis-DRG 25% | Leistungsdichte Basis-DRG 50% | TOP 3 MDC | | | Part. in % | Budget-Anteile O | Budget-Anteile ZE | Budget-Anteile SE | Bes. Leist. B | Bes. Leist. P | QSR Cholezystektomie Fälle | QSR Cholezystektomie Ergeb. | N | AOK-Patientenwege (PKW-km) Med | AOK-Patientenwege (PKW-km) oQ | DRG-Marktanteile und -konzentration im Umkreis 10 km MA | DRG-Marktanteile 10 km HHI | DRG-Marktanteile 30 km MA | DRG-Marktanteile 30 km HHI |
|---|---|---|---|---|---|---|---|---|---|---|---|---|---|---|---|---|---|---|---|---|---|---|---|---|---|---|
| Krankenhauszweckverband Augsburg/Zentralklinikum | Augsburg | >1000 | ö | 3006 | >50000 | 1,177 | 18 | 51 | 5:14% | 6:12% | 1:11% | 36 | 5,3 | | 1,6 | B | | 404 | ● | | 14 | 40 | 65 | 0,6 | 49,5 | 0,4 |
| Asklepios Klinikum Bad Abbach | Bad Abbach | <500 | p | 2880 | <10000 | 1,477 | 3 | 6 | 8:95% | 1:1% | 9:1% | 63 | 3,2 | | 0,0 | | | | | | 53 | 97 | 14 | 0,4 | 9,9 | 0,3 |
| RoMed Klinik Bad Aibling | Bad Aibling | <200 | ö | 3049 | <10000 | 0,823 | 7 | 24 | 8:17% | 6:13% | 5:13% | 32 | 0,1 | | 0,1 | | | 124 | ●●● | | 8 | 12 | 21 | 0,6 | 8,1 | 0,2 |
| Schön Klinik Bad Aibling GmbH & Co. KH | Bad Aibling | <200 | p | BE | | | | | | | | | 0,1 | | 99,9 | B | | | | | 28 | 67 | | | | |
| Schön Klinik Harthausen GmbH & Co. KG | Bad Aibling | <50 | p | 3040 | <5000 | 1,497 | 2 | 4 | 8:98% | 1:1% | 21:1% | 64 | 0,8 | | 0,0 | | | | | | 26 | 65 | 30 | 0,5 | 10,2 | 0,2 |
| Capio Franz von Prümmer-Klinik | Bad Brückenau | <50 | p | 3131 | <5000 | 0,938 | 7 | 24 | 8:22% | 6:21% | 5:12% | 36 | 0,6 | | 0,0 | | | 45 | ●● | | 11 | 14 | 100 | 1,0 | 7,2 | 0,4 |
| Simsee-Klinik GmbH | Bad Endorf | <50 | p | 3046 | <1000 | 0,880 | 1 | 1 | 8:89% | 1:6% | 21:3% | 0 | 0,0 | | 48,1 | | P | | | | 63 | 98 | 20 | 0,6 | 4,1 | 0,2 |
| Fachklinik Johannesbad Bad Füssing | Bad Füssing | <50 | p | 3021 | <5000 | 0,931 | 1 | 2 | 8:66% | 1:31% | 23:3% | 1 | 0,0 | | 0,0 | | P | | | | 113 | 149 | 69 | 0,7 | 42,1 | 0,4 |
| Rheumaklinik Ostbayern | Bad Füssing | <50 | p | 3087 | <1000 | 0,770 | 1 | 2 | 8:93% | 1:1% | 6:1% | 1 | 3,2 | | 0,0 | | | | | | 38 | 62 | 30 | 0,6 | 16,0 | 0,3 |
| Reha-Zentrum Passauer Wolf | Bad Griesbach – Therme | <50 | p | BE | | | | | | | | | 0,0 | | 100,0 | B | | | | | 67 | 87 | | | | |
| Fachklinik Bad Heilbrunn | Bad Heilbrunn | <50 | p | 3140 | <1000 | 0,921 | 1 | 1 | 10:63% | 8:37% | | 7 | 0,0 | | 79,2 | B | | | | | 65 | 123 | | | | |
| St. Elisabeth-Krankenhaus Bad Kissingen | Bad Kissingen | <500 | p | 3228 | <20000 | 0,889 | 9 | 28 | 5:18% | 6:17% | 8:12% | 27 | 1,5 | | 0,0 | | | 159 | ● | | 13 | 25 | 83 | 0,9 | 14,4 | 0,4 |
| Herz- u. Gefäßklinik GmbH Bad Neustadt | Bad Neustadt | <500 | p | 3057 | <50000 | 2,705 | 4 | 8 | 5:90% | 1:3% | -1:2% | 66 | 4,2 | | 0,3 | | | | | | 68 | 138 | 59 | 0,8 | 31,9 | 0,5 |
| Klinik für Handchirurgie Herz- und Gefäßklinik GmbH | Bad Neustadt | <50 | p | 3117 | <5000 | 1,016 | 1 | 2 | 8:80% | 1:8% | 21:6% | 95 | 0,1 | | 0,0 | | | | | | 87 | 152 | 50 | 0,8 | 31,6 | 0,5 |
| Neurologische Klinik GmbH Bad Neustadt/Saale | Bad Neustadt | <200 | p | 3320 | <10000 | 1,768 | 2 | 5 | 1:75% | 8:11% | 3:4% | 3 | 2,2 | | 25,7 | | | | | | 27 | 56 | 30 | 0,7 | 12,6 | 0,4 |
| Rhön-Saale Klinik gGmbH | Bad Neustadt | <500 | p | 3021 | <10000 | 0,905 | 7 | 22 | 6:20% | 8:19% | 5:10% | 36 | 1,3 | | 0,9 | B | | 185 | ● | | 21 | 24 | 41 | 0,8 | 16,7 | 0,4 |
| Georg von Liebig-Krankenhaus | Bad Reichenhall | <50 | ö | 3366 | <1000 | 0,825 | 1 | 1 | 9:89% | 23:5% | 1:1% | 15 | 2,7 | | 0,0 | | | | | | 78 | 126 | 44 | 0,9 | 15,1 | 0,6 |
| Klinik für Schlafstörungen | Bad Reichenhall | <50 | p | BE | | | | | | | | | 0,0 | | 100,0 | B | | | | | 38 | 143 | | | | |
| Kliniken des Landkreises Berchtesgadener Land GmbH Kreiskrankenhaus Bad Reichenhall | Bad Reichenhall | <500 | ö | 3011 | <20000 | 0,928 | 9 | 29 | 8:17% | 6:14% | 5:13% | 34 | 1,3 | | 0,4 | | | 197 | ● | | 19 | 23 | 93 | 1,0 | 28,5 | 0,5 |
| Medical Park Bad Rodach GmbH Co. KG Phase B Akutbereich | Bad Rodach | <50 | p | BE | | | | | | | | | 0,0 | | 100,0 | B | | | | | 63 | 87 | | | | |

# 460 Krankenhaus-Directory 2010

| Krankenhausname | Ort | Betten | Tr | Z-Bax | Case-mix | CMI | Leistungs-dichte Basis-DRG | | TOP 3 MDC | | | Part. in % | Budget-Anteile | | | Bes. Leist. | | QSR Cholezyst-ektomie | | N | AOK-Patien-tenwege (PKW-km) | | DRG-Marktanteile und -konzentration im Umkreis | | | | |
|---|---|---|---|---|---|---|---|---|---|---|---|---|---|---|---|---|---|---|---|---|---|---|---|---|---|---|---|
| | | | | | | | 25% | 50% | | | | O | ZE | SE | | B | P | Fälle | Er-geb. | | Med | oQ | 10 km | | | 30 km | |
| | | | | | | | | | | | | | | | | | | | | | | | MA | HHI | MA | HHI | |
| Asklepios Stadtklinik Bad Tölz GmbH | Bad Tölz | <500 | p | 3056 | <20000 | 1,056 | 10 | 32 | 8:19% | 5:13% | 6:13% | 40 | 1,0 | 0,1 | | | | 144 | ● | | 19 | 24 | 100 | 1,0 | 21,5 | 0,3 |
| Kiliani-Klinik Dr. Becker Klinikgesellschaft mbH & Co. KG | Bad Windsheim | <50 | p | 2836 | <1000 | 3,463 | 1 | 2 | 1:86% | -1:14% | | 14 | 0,9 | 64,2 | | | | | | N | 86 | 120 | 37 | 0,8 | 8,5 | 0,4 |
| Klinik Bad Windsheim* | Bad Windsheim | <500 | ö | 3100 | <10000 | 0,903 | 8 | 27 | 8:35% | 6:17% | 5:11% | 43 | 0,6 | 0,0 | | | | | | | 28 | 39 | 99 | 1,0 | 18,3 | 0,3 |
| Klinikum Bamberg | Bamberg | >1000 | ö | 2944 | <50000 | 0,996 | 11 | 37 | 8:14% | 5:14% | 6:13% | 33 | 3,6 | 1,9 | | B | P | 289 | ●●● | | 15 | 25 | 100 | 1,0 | 53,9 | 0,4 |
| Bezirkskrankenhaus Bayreuth des Bezirks Oberfranken | Bayreuth | <500 | ö | 2846 | <5000 | 0,650 | 2 | 6 | 1:50% | 4:17% | 8:17% | | 2,7 | 6,5 | | | P | | | | 26 | 45 | 11 | 0,7 | 5,8 | 0,3 |
| Klinikum Bayreuth GmbH | Bayreuth | >1000 | ö | 3469 | <50000 | 1,232 | 11 | 42 | 5:17% | 1:14% | 8:12% | 32 | 4,4 | 12,4 | | B | | 268 | ●●● | | 18 | 32 | 80 | 0,9 | 41,4 | 0,4 |
| CID Asthmazentrum Berchtesgaden | Berchtesgaden | <50 | fg | 2462 | | 0,000 | | | | | | | 0,0 | 100,0 | | B | | | | | 11 | 174 | | | | |
| Kreiskrankenhaus Berchtesgaden | Berchtesgaden | <200 | ö | 3083 | <5000 | 1,013 | 5 | 17 | 8:41% | 5:15% | 6:11% | 33 | 0,9 | 0,0 | | | | | | | 7 | 17 | 100 | 1,0 | 29,9 | 0,6 |
| Marianne-Strauß-Klinik Behandlungszentrum Kempfenhausen für Multiple Sklerose Kranke gGmbH | Berg | <200 | fg | BE | | | | | | | | | 0,0 | 100,0 | | B | | | | | 83 | 160 | | | | |
| Schön Klinik Starnberger See GmbH & Co. KG | Berg | <200 | p | 3047 | <5000 | 1,000 | 4 | 13 | 5:34% | 6:12% | 17:12% | 11 | 8,2 | 0,0 | | | P | | | | 28 | 51 | 15 | 0,6 | 1,2 | 0,1 |
| Medical Park Chiemsee / Loipl GmbH & Co. KG Betriebsstätte Loipl | Bischofswiesen | <50 | p | BE | | | | | | | | | 0,0 | 100,0 | | B | | | | | 75 | 154 | | | | |
| Wertachkliniken Bobingen u. Schwabmünchen gKU Klinik Bobingen | Bobingen | <200 | ö | 3469 | <5000 | 0,821 | 7 | 19 | 8:36% | 5:13% | 6:7% | 40 | 0,2 | 0,0 | | | | | | | 10 | 16 | 47 | 0,7 | 5,2 | 0,3 |
| Kreisklinik Bogen | Bogen | <200 | p | 2715 | <10000 | 0,803 | 5 | 18 | 8:21% | 6:13% | 5:11% | 37 | 0,3 | 0,0 | | | | 126 | ● | | 12 | 21 | 25 | 0,6 | 10,5 | 0,3 |
| Veramed Klinik am Wendelstein KG | Brannenburg | <50 | p | 3195 | | 0,000 | | | | | | | 19,4 | 80,6 | | B | | | | | 122 | 189 | | | | |
| Kliniken Ostallgäu Kaufbeuren Haus St. Josef Buchloe | Buchloe | <200 | ö | 3035 | <5000 | 0,994 | 5 | 18 | 8:27% | 6:19% | 5:18% | 38 | 0,2 | 0,0 | | | | 71 | ●●● | | 13 | 18 | 32 | 0,6 | 8,7 | 0,2 |
| Therapiezentrum Burgau gGmbH | Burgau | <50 | fg | BE | | | | | | | | | 0,0 | 100,0 | | B | | | | | 59 | 88 | | | | |
| Kreisklinik Burghausen* | Burghausen | <200 | ö | 3106 | <5000 | 0,818 | 8 | 23 | 8:21% | 5:19% | 6:13% | 30 | 1,1 | 0,0 | | | | | | | 18 | 18 | 100 | 1,0 | 10,3 | 0,3 |
| Asklepios Klinik Burglengenfeld | Burglengenfeld | <200 | p | 3136 | <10000 | 0,865 | 8 | 27 | 6:18% | 5:16% | 8:11% | 32 | 0,3 | 0,0 | | | | 108 | ● | | 7 | 18 | 100 | 1,0 | 5,5 | 0,2 |
| Kliniken des Landkreises Cham | Cham | <500 | ö | 3212 | <20000 | 0,805 | 9 | 29 | 5:16% | 8:15% | 6:13% | 32 | 0,2 | 1,5 | | B | | 272 | ●● | | 21 | 28 | 100 | 1,0 | 74,1 | 0,7 |
| Klinikum Coburg gGmbH | Coburg | <1000 | ö | 3148 | <50000 | 1,176 | 10 | 34 | 5:27% | 6:13% | 8:9% | 39 | 2,4 | 0,8 | | B | | 314 | ●●● | | 14 | 28 | 100 | 1,0 | 30,6 | 0,3 |

| Krankenhausname | Ort | Betten | Tr | Z-Bax | Case-mix | CMI | Leistungs-dichte Basis-DRG | | TOP 3 MDC | | | Part. in % | Budget-Anteile | | | Bes. Leist. | | QSR Cholezyst-ektomie | | N | AOK-Patien-tenwege (PKW-km) | | | DRG-Marktanteile und -konzentration im Umkreis | | | |
|---|---|---|---|---|---|---|---|---|---|---|---|---|---|---|---|---|---|---|---|---|---|---|---|---|---|---|---|
| | | | | | | | | | | | | | | | | | | | | | | | | 10 km | | 30 km | |
| | | | | | | | 25% | 50% | | | | O | ZE | SE | B | P | Fälle | Er-geb. | | Med | oQ | MA | HHI | MA | HHI |
| Amper Kliniken AG | Dachau | <500 | p | 3110 | <50000 | 0,991 | 12 | 38 | 8:14% | 5:12% | 6:10% | 39 | 1,5 | 1,5 | | | 153 | | | 12 | 20 | 100 | 1,0 | 4,1 | 0,1 |
| Bezirksklinikum Mainkofen | Deggendorf | <1000 | ö | 3122 | <5000 | 1,035 | 2 | 5 | 1:81% | 19:5% | 8:4% | 1 | 1,1 | 44,5 | | P | | | | 31 | 48 | 23 | 0,8 | 10,2 | 0,3 |
| Klinikum des Landkreises Deggendorf | Deggendorf | <500 | ö | 3089 | <50000 | 1,143 | 9 | 32 | 5:14% | 6:12% | 8:11% | 36 | 2,1 | 1,8 | B | | 259 | ● | | 18 | 32 | 91 | 0,9 | 26,9 | 0,3 |
| Kreisklinik St. Elisabeth, Dillingen | Dillingen | <200 | ö | 2921 | <10000 | 0,862 | 9 | 30 | 8:15% | 6:13% | 5:13% | 44 | 0,4 | 0,0 | B | | 133 | ●●● | | 10 | 18 | 100 | 1,0 | 14,2 | 0,2 |
| Kreisklinikum Dingolfing-Landau – Krankenhaus Dingolfing | Dingolfing | <200 | ö | 2840 | <10000 | 0,855 | 9 | 26 | 8:22% | 6:11% | 5:11% | 38 | 0,5 | 0,0 | B | | 65 | ●●● | | 12 | 27 | 100 | 1,0 | 10,0 | 0,3 |
| Verbundkrankenhaus Dinkelsbühl-Feuchtwangen | Dinkelsbühl | <500 | ö | 3138 | <10000 | 0,864 | 8 | 24 | 8:19% | 6:15% | 5:14% | 28 | 0,6 | 0,0 | | | 213 | ●●● | | 13 | 17 | 100 | 1,0 | 28,1 | 0,3 |
| Klinik Donaustauf | Donaustauf | <200 | ö | 2849 | <5000 | 1,110 | 2 | 3 | 4:86% | -1:5% | 5:3% | 12 | 0,4 | 1,8 | | P | | | | 61 | 101 | 22 | 0,6 | 9,2 | 0,3 |
| Donau-Ries-Klinik Donauwörth | Donauwörth | <500 | ö | 3169 | <10000 | 0,867 | 10 | 29 | 8:20% | 6:16% | 5:11% | 38 | 0,4 | 0,0 | | | 211 | ● | | 14 | 22 | 100 | 1,0 | 28,6 | 0,3 |
| Bezirksklinikum Obermain | Ebensfeld | <500 | ö | 3131 | <10000 | 1,169 | 2 | 6 | 4:52% | 8:36% | 5:4% | 29 | 2,8 | 4,6 | | P | | | | 37 | 61 | 56 | 0,8 | 12,5 | 0,3 |
| Klinik Fränkische Schweiz gGmbH Ebermannstadt | Ebermannstadt | <50 | ö | 3014 | <5000 | 1,047 | 4 | 11 | 5:60% | 6:9% | 4:7% | 27 | 0,7 | 0,0 | | | | | | 14 | 22 | 100 | 1,0 | 4,6 | 0,3 |
| Haßberg-Kliniken Haus Ebern | Ebern | <50 | ö | 2946 | <5000 | 0,891 | 4 | 16 | 5:28% | 8:18% | 6:14% | 32 | 0,2 | 0,0 | | | | | | 14 | 21 | 100 | 1,0 | 3,7 | 0,3 |
| Kreisklinik Ebersberg gemeinnützige GmbH | Ebersberg | <500 | ö | 3084 | <20000 | 0,940 | 10 | 36 | 8:19% | 5:13% | 6:12% | 40 | 1,6 | 4,0 | B | | 140 | ●●● | | 13 | 18 | 100 | 1,0 | 6,5 | 0,2 |
| Kreiskrankenhaus Eggenfelden | Eggenfelden | <1000 | ö | 3180 | <20000 | 0,829 | 7 | 26 | 5:16% | 8:14% | 4:14% | 31 | 0,5 | 0,0 | | | 341 | ●●● | | 21 | 27 | 100 | 1,0 | 27,0 | 0,2 |
| Kliniken im Naturpark Altmühltal Klinik Eichstätt | Eichstätt | <200 | ö | 3070 | <10000 | 0,949 | 7 | 25 | 5:21% | 8:20% | 6:12% | 39 | 1,6 | 0,0 | | | 59 | ● | | 17 | 26 | 100 | 1,0 | 10,1 | 0,3 |
| Kreiskrankenhaus Erding | Erding | <500 | ö | 3106 | <20000 | 0,916 | 9 | 30 | 5:16% | 8:16% | 6:13% | 30 | 0,7 | 0,0 | | | 185 | ● | | 14 | 23 | 100 | 1,0 | 7,4 | 0,2 |
| Klinikum am Europakanal | Erlangen | <500 | ö | 3080 | <5000 | 1,300 | 2 | 5 | 1:69% | 8:20% | 19:2% | 1 | 0,3 | 62,0 | | | | | | 23 | 35 | 8 | 0,7 | 1,5 | 0,2 |
| Waldklinikum St. Marien gGmbH | Erlangen | <500 | fg | 2780 | <20000 | 1,175 | 9 | 24 | 8:21% | 5:17% | 6:16% | 54 | 1,8 | 0,1 | | | 169 | ●●● | | 18 | 27 | 21 | 0,7 | 4,8 | 0,2 |
| Zentrale Klinikverwaltung Uni. Erlangen-Nürnberg | Erlangen | >1000 | ö | 3028 | <50000 | 1,392 | 16 | 54 | 2:11% | 3:11% | 5:10% | 47 | 6,6 | 5,9 | B | | 105 | ●● | | 33 | 86 | 82 | 0,8 | 19,6 | 0,2 |
| Kliniken Miltenberg-Erlenbach GmbH, Klinik Erlenbach | Erlenbach | <500 | p | 3058 | <20000 | 0,900 | 10 | 29 | 5:18% | 8:16% | 6:15% | 36 | 0,8 | 0,0 | | | 245 | ●● | | 14 | 22 | 100 | 1,0 | 14,6 | 0,3 |
| Krankenhaus Eschenbach | Eschenbach | <50 | ö | 2307 | <5000 | 0,739 | 5 | 18 | 8:23% | 6:20% | 5:13% | 26 | 0,0 | 0,0 | | | 49 | ●● | | 9 | 13 | 100 | 1,0 | 3,9 | 0,3 |
| Benedictus Krankenhaus Feldafing GmbH & Co. KG | Feldafing | <50 | p | 3054 | <5000 | 1,128 | 1 | 3 | 8:65% | 6:6% | 7:6% | 43 | 3,4 | 23,0 | | | | | | 40 | 74 | 10 | 0,5 | 0,8 | 0,1 |

| Krankenhausname | Ort | Betten | Tr | Z-Bax | Case-mix | CMI | Leistungs-dichte Basis-DRG | | | TOP 3 MDC | | | Part. in % | Budget-Anteile | | | Bes. Leist. | | QSR Cholezyst-ektomie | | | N | AOK-Patien-tenwege (PKW-km) | | DRG-Marktanteile und -konzentration im Umkreis | | | | |
|---|---|---|---|---|---|---|---|---|---|---|---|---|---|---|---|---|---|---|---|---|---|---|---|---|---|---|---|---|---|
| | | | | | | | 25% | 50% | | | | | O | ZE | SE | B | P | Fälle | Erg. geb. | | | | | 10 km | | | 30 km | | |
| | | | | | | | | | | | | | | | | | | | | | | Med | oQ | MA | HHI | MA | HHI | MA | HHI |
| Städtisches Krankenhaus Forchheim | Forchheim | <500 | ö | 3102 | <10000 | 0,954 | 8 | 26 | 8:18% | 6:17% | 5:9% | 36 | 0,5 | 0,0 | | | 169 | ● ● | | 10 | 16 | 100 | 1,0 | 3,8 | 0,2 |
| Klinikum Freising GmbH | Freising | <500 | ö | 3102 | <20000 | 0,876 | 9 | 26 | 5:16% | 6:16% | 8:13% | 26 | 3,5 | 2,8 | B | P | 204 | ● ● | | 13 | 18 | 93 | 0,9 | 11,7 | 0,2 |
| Kreiskrankenhaus Freyung | Freyung | <200 | ö | 2962 | <5000 | 0,727 | 7 | 19 | 8:16% | 3:14% | 5:11% | 29 | 1,6 | 0,0 | | P | | | | 13 | 20 | 63 | 0,7 | 14,3 | 0,4 |
| Salzachklinik Fridolfing | Fridolfing | <50 | ö | 2914 | <5000 | 0,663 | 4 | 14 | 8:23% | 10:15% | 6:14% | 35 | 0,0 | 0,0 | | | | | | 12 | 16 | 100 | 1,0 | 4,3 | 0,3 |
| Krankenhaus Friedberg | Friedberg | <200 | ö | 3029 | <10000 | 0,834 | 6 | 22 | 6:24% | 5:13% | 8:10% | 32 | 0,3 | 0,0 | | | 113 | ● ● | | 9 | 15 | 20 | 0,5 | 6,2 | 0,3 |
| Klinikum Fürstenfeldbruck | Fürstenfeldbruck | <500 | ö | 3184 | <20000 | 0,925 | 10 | 35 | 8:18% | 6:13% | 5:13% | 33 | 2,0 | 1,9 | B | | 107 | ● ● | | 9 | 13 | 100 | 1,0 | 3,7 | 0,1 |
| EuroMed Allgemeines Krankenhaus GmbH | Fürth | <50 | p | | <1000 | 1,400 | 3 | 7 | 8:74% | 6:14% | 5:5% | 86 | 0,0 | 0,0 | | | | | | 13 | 30 | | | | |
| Klinikum Fürth | Fürth | <1000 | ö | 3144 | <50000 | 0,909 | 8 | 30 | 5:14% | 6:13% | 4:12% | 31 | 1,0 | 1,3 | B | | 271 | ● ● | | 6 | 13 | 24 | 0,5 | 11,3 | 0,2 |
| Fachklinik Enzensberg | Füssen | <200 | p | 2774 | <1000 | 0,800 | 1 | 1 | 8:97% | 1:3% | | 0 | 0,0 | 72,3 | | | | | | 70 | 131 | 91 | 0,8 | 48,1 | 0,5 |
| Kreiskliniken Ostallgäu Haus Füssen | Füssen | <200 | ö | 2879 | <5000 | 0,821 | 7 | 24 | 5:18% | 8:17% | 6:13% | 32 | 0,2 | 0,0 | | | 45 | ● ● | | 8 | 19 | 82 | 1,0 | 30,3 | 0,5 |
| Deutsches Zentrum für Kinder- und Jugendrheumatologie | Garmisch-Partenkirchen | <200 | fg | BE | | | | | | | | 0 | 0,0 | 100,0 | B | | | | N | 197 | 330 | | | | |
| Klinikum Garmisch-Partenkirchen GmbH | Garmisch-Partenkirchen | <500 | ö | 3065 | <50000 | 1,121 | 9 | 32 | 8:24% | 5:17% | 6:12% | 42 | 1,5 | 1,1 | B | | 148 | ● ● | | 19 | 33 | 95 | 1,0 | 71,6 | 0,8 |
| Asklepios Fachkliniken München-Gauting | Gauting | <500 | p | 3103 | <10000 | 0,940 | 1 | 2 | 4:93% | -1:2% | 8:1% | 16 | 7,0 | 16,8 | | | | | | 41 | 73 | 55 | 0,8 | 4,8 | 0,1 |
| GEOMED-KLINIK Krankenhaus Betriebs-gGmbH | Gerolzhofen | <200 | ö | 3065 | <5000 | 0,947 | 9 | 26 | 8:21% | 6:20% | 5:16% | 38 | 0,4 | 0,0 | | | 40 | ● ● | | 13 | 18 | 68 | 0,8 | 6,9 | 0,3 |
| WolfartKlinik | Gräfelfing | <50 | p | 3082 | <10000 | 0,737 | 3 | 9 | 8:46% | 6:15% | 14:11% | 79 | 0,3 | 0,0 | | | 47 | ● ● | | 13 | 33 | 5 | 0,3 | 2,1 | 0,1 |
| Kreiskrankenhaus Grafenau | Grafenau | <200 | ö | 3075 | <5000 | 0,940 | 7 | 22 | 6:19% | 5:16% | 11:15% | 41 | 0,4 | 0,4 | | | 160 | ● ● | | 13 | 22 | 100 | 1,0 | 18,5 | 0,3 |
| Bezirkskrankenhaus Günzburg | Günzburg | <500 | ö | 2930 | <10000 | 1,789 | 2 | 6 | 1:66% | 8:21% | -1:3% | 44 | 3,9 | 11,2 | B | | | | | 33 | 65 | 49 | 0,9 | 6,2 | 0,2 |
| Kreiskrankenhaus Günzburg | Günzburg | <500 | ö | 2931 | <10000 | 0,919 | 9 | 29 | 5:24% | 8:15% | 6:13% | 37 | 1,4 | 0,0 | | P | 207 | ● | | 11 | 16 | 83 | 0,9 | 7,5 | 0,2 |
| Kreisklinik Gunzenhausen | Gunzenhausen | <200 | ö | 3324 | <10000 | 1,021 | 8 | 22 | 8:32% | 5:24% | 1:7% | 38 | 1,2 | 0,0 | | | | | | 16 | 24 | 100 | 1,0 | 15,6 | 0,3 |
| Isar-Amper-Klinikum gemeinnützige GmbH Klinikum München-Ost | Haar | <1000 | ö | 2879 | <5000 | 2,001 | 3 | 8 | 1:64% | 8:10% | -1:6% | 6 | 0,6 | 13,2 | | P | | | | 20 | 38 | 5 | 0,5 | 0,9 | 0,1 |
| Hassberg-Kliniken Haus Hassfurt | Haßfurt | <200 | ö | 2890 | <10000 | 0,783 | 7 | 23 | 5:19% | 6:16% | 8:14% | 31 | 0,0 | 0,0 | | | 163 | ● ● | | 12 | 21 | 100 | 1,0 | 15,7 | 0,4 |
| Krankenhaus Agatharied GmbH | Hausham | <500 | ö | 3041 | <20000 | 0,940 | 9 | 30 | 5:20% | 8:16% | 6:14% | 31 | 1,0 | 0,1 | | | 123 | ● ● | | 15 | 23 | 100 | 1,0 | 24,1 | 0,3 |

| Krankenhausname | Ort | Betten | Tr | Z-Bax | Case-mix | CMI | Leistungs-dichte Basis-DRG | | TOP 3 MDC | | | Part. in % | Budget-Anteile | | | Bes. Leist. | | | OSR Cholezyst-ektomie | | N Er-geb. | AOK-Patien-tenwege (PKW-km) | | | DRG-Marktanteile und -konzentration im Umkreis | | | | |
|---|---|---|---|---|---|---|---|---|---|---|---|---|---|---|---|---|---|---|---|---|---|---|---|---|---|---|---|---|---|
| | | | | | | | 25% | 50% | | | | O | ZE | SE | | B | P | | Fälle | | | Med | oQ | 10 km | | 30 km | | |
| | | | | | | | | | | | | | | | | | | | | | | | | MA | HHI | MA | HHI | |
| Kreiskrankenhaus Hemau | Hemau | <50 | ö | 3088 | <1000 | 0,586 | 3 | 10 | 5:24% | 4:16% | 6:13% | | 0,0 | 0,0 | | | | | | | 2 | 9 | 100 | 1,0 | 1,7 | 0,3 | |
| Privatklinik Dr. Schindlbeck GmbH & Co. KG | Herrsching | <200 | p | 2924 | <5000 | 0,935 | 6 | 17 | 5:38% | 1:11% | 6:11% | 10 | 2,9 | 0,0 | | | | | | | 18 | 22 | 81 | 0,9 | 4,1 | 0,2 | |
| PsoriSol Therapiezentrum | Hersbruck | <200 | p | 3045 | <5000 | 0,979 | 1 | 1 | 9:92% | 21:4% | 23:2% | 3 | 1,2 | 0,0 | | | | | | | 115 | 194 | 100 | 1,0 | 15,0 | 0,4 | |
| m&i-Fachklinik Herzogenaurach GmbH / Akutkrankenhaus | Herzogenaurach | <50 | p | BE | | | | | | | | | 0,0 | 100,0 | | B | | | | | 40 | 71 | | | | | |
| Kreiskrankenhaus Höchstadt | Höchstadt | <50 | ö | 3075 | <5000 | 0,850 | 6 | 18 | 5:21% | 6:17% | 8:16% | 27 | 0,2 | 0,0 | | | | 54 | • • | | 7 | 12 | 100 | 1,0 | 2,9 | 0,3 | |
| Sana Klinikum Hof GmbH | Hof | <500 | p | 3080 | <20000 | 1,005 | 10 | 33 | 5:16% | 6:15% | 8:10% | 28 | 2,8 | 0,3 | | | | 210 | • • | | 11 | 21 | 100 | 1,0 | 31,6 | 0,4 | |
| Fachklinik Ichenhausen | Ichenhausen | <50 | p | 2878 | <1000 | 0,618 | 1 | 3 | 4:35% | 8:30% | 1:17% | | 0,5 | 61,0 | | B | | | | | 27 | 62 | 100 | 1,0 | 4,0 | 0,2 | |
| Illertalklinik Illertissen | Illertissen | <50 | ö | 3239 | <5000 | 0,568 | 2 | 11 | 14:18% | 15:16% | 5:14% | 16 | 0,7 | 0,1 | | | | | | | 10 | 14 | 100 | 1,0 | 4,6 | 0,2 | |
| Kliniken Oberallgäu gGmbH | Immenstadt | <200 | ö | 2916 | <10000 | 0,902 | 9 | 28 | 5:20% | 8:20% | 6:14% | 44 | 1,9 | 0,0 | | | | 133 | • • • | | 13 | 27 | 81 | 0,8 | 16,4 | 0,3 | |
| Klinikum Ingolstadt | Ingolstadt | >1000 | ö | 3340 | <50000 | 1,076 | 11 | 40 | 8:13% | 6:13% | 5:13% | 36 | 3,8 | 4,1 | | B | P | 245 | • • • | | 11 | 31 | 91 | 0,9 | 40,2 | 0,3 | |
| Priv.-Klinik Dr. Maul | Ingolstadt | <50 | p | 2999 | <5000 | 0,819 | 6 | 17 | 8:39% | 13:17% | 6:16% | 74 | 0,1 | 0,0 | | | | | | | 8 | 13 | 11 | 0,5 | 5,9 | 0,2 | |
| Priv.-Klinik Dr. Reiser | Ingolstadt | <50 | p | 3106 | | | | | | | | | | | | | | 59 | • • | | | | 7 | 0,5 | 3,4 | 0,2 | |
| Gesundheitsportal Karlstadt | Karlstadt | <50 | fg | 3096 | <5000 | 0,565 | 6 | 21 | 6:17% | 5:16% | 8:16% | 31 | 0,4 | 0,0 | | | | 60 | • • | | 14 | 24 | 100 | 1,0 | 4,5 | 0,3 | |
| Bezirkskrankenhaus Kaufbeuren | Kaufbeuren | <500 | ö | 2861 | <5000 | 0,863 | 2 | 5 | 1:73% | 8:9% | 19:5% | 0 | 7,8 | 3,6 | | | P | | | | 17 | 31 | 22 | 0,9 | 4,9 | 0,2 | |
| Klinikum Kaufbeuren-Ostallgäu | Kaufbeuren | <500 | ö | 3082 | <20000 | 1,006 | 9 | 31 | 5:18% | 6:15% | 8:12% | 35 | 1,9 | 0,0 | | | | 229 | • • • | | 7 | 18 | 91 | 0,9 | 17,9 | 0,2 | |
| Goldberg-Klinik Kelheim | Kelheim | <500 | ö | 3119 | <10000 | 0,786 | 7 | 24 | 5:16% | 6:13% | 8:10% | 23 | 0,1 | 0,0 | | | | 182 | • • | | 17 | 25 | 100 | 1,0 | 10,8 | 0,3 | |
| Krankenhaus Kemnath | Kemnath | <50 | ö | 3221 | <5000 | 0,869 | 6 | 19 | 8:26% | 6:18% | 5:16% | 39 | 0,1 | 0,0 | | | | 105 | • • | | 13 | 22 | 100 | 1,0 | 5,0 | 0,2 | |
| Klinikum Kempten-Oberallgäu gGmbH | Kempten | <500 | ö | 3106 | <50000 | 0,958 | 8 | 32 | 8:12% | 5:12% | 6:11% | 35 | 1,8 | 0,3 | | B | | 297 | • • • | | 11 | 22 | 100 | 1,0 | 26,6 | 0,2 | |
| Klinik Kipfenberg GmbH Neurochirurgische und Neurologische Fachklinik | Kipfenberg | <50 | p | 3096 | | 0,000 | | | | | | | 0,0 | 100,0 | | B | | | | | 70 | 95 | | | | | |
| Klinik Kitzinger Land | Kitzingen | <500 | ö | 3078 | <10000 | 0,817 | 8 | 26 | 6:18% | 5:16% | 8:12% | 29 | 0,2 | 0,0 | | | | 140 | • • | | 12 | 17 | 64 | 0,6 | 9,2 | 0,3 | |
| Kliniken im Naturpark Altmühltal Klinik Kösching | Kösching | <200 | ö | 2963 | <10000 | 0,899 | 7 | 28 | 5:19% | 8:18% | 6:17% | 42 | 1,2 | 0,0 | | | | 84 | • • | | 14 | 21 | 71 | 0,7 | 13,1 | 0,4 | |
| Frankenwaldklinik Kronach | Kronach | <500 | p | 3127 | <20000 | 1,023 | 9 | 29 | 5:24% | 8:14% | 6:14% | 39 | 1,5 | 0,0 | | | | 145 | • | | 12 | 23 | 100 | 1,0 | 13,1 | 0,3 | |

| Krankenhausname | Ort | Betten | Tr | Z-Bax | Case-mix | CMI | Leistungsdichte Basis-DRG | | | TOP 3 MDC | | | Part. in % | Budget-Anteile | | | Bes. Leist. | | QSR Cholezyst-ektomie | | N | AOK-Patientenwege (PKW-km) | | | DRG-Marktanteile und -konzentration im Umkreis | | | | | |
|---|---|---|---|---|---|---|---|---|---|---|---|---|---|---|---|---|---|---|---|---|---|---|---|---|---|---|---|---|---|---|
| | | | | | | | 25% | 50% | | | | | O | ZE | SE | B | P | Fälle | Er-geb. | | Med | oQ | | 10 km | | | 30 km | | |
| | | | | | | | | | | | | | | | | | | | | | | | | MA | HHI | MA | HHI | MA | HHI | |
| Kreiskliniken Günzburg-Krumbach Klinik Krumbach | Krumbach | <500 | ö | 3031 | <10000 | 0,869 | 8 | 24 | | 6:18% | 8:16% | 5:15% | 33 | 0,7 | 0,0 | | | 154 | ●●● | | 13 | 19 | | 97 | 1,0 | 16,2 | 0,2 | | | |
| Klinikum Kulmbach mit Fachklinik Stadtsteinach | Kulmbach | <500 | ö | 2757 | <50000 | 1,040 | 9 | 33 | | 8:22% | 5:15% | 6:12% | 41 | 2,5 | 0,0 | | | 290 | ●● | | 14 | 22 | | 100 | 1,0 | 21,2 | 0,3 | | | |
| Kreisklinikum Dingolfing-Landau – Krankenhaus Landau | Landau | <200 | ö | 3158 | <5000 | 0,780 | 10 | 29 | | 6:18% | 8:13% | 5:12% | 29 | 0,6 | 0,0 | | | 82 | ●● | | 13 | 16 | | 100 | 1,0 | 8,4 | 0,3 | | | |
| Klinikum Landsberg a. Lech | Landsberg | <500 | ö | 3103 | <10000 | 0,800 | 7 | 26 | | 6:15% | 8:14% | 5:13% | 26 | 1,2 | 2,1 | | | 125 | ●● | | 11 | 21 | | 73 | 0,7 | 17,3 | 0,2 | | | |
| Kinderkrankenhaus St. Marien | Landshut | <200 | fg | 3126 | <5000 | 0,787 | 3 | 9 | | 6:22% | 4:17% | 1:12% | 11 | 0,3 | 6,1 | | | | | | 32 | 44 | | 26 | 0,5 | 17,0 | 0,3 | | | |
| Klinikum Landshut | Landshut | <1000 | ö | 3220 | <50000 | 1,096 | 13 | 42 | | 5:15% | 8:13% | 1:12% | 39 | 3,2 | 5,2 | | | 221 | ●●● | | 12 | 24 | | 53 | 0,5 | 34,4 | 0,3 | | | |
| Krankenhaus Landshut-Achdorf | Landshut | <500 | ö | 2998 | <20000 | 0,966 | 6 | 23 | | 5:26% | 14:13% | 8:11% | 39 | 2,8 | 3,0 | | | 180 | ●●●● | | 20 | 28 | | 36 | 0,5 | 23,6 | 0,3 | | | |
| Krankenhäuser Nürnberger Land gGmbH (Lauf / Hersbruck / Altdorf) | Lauf | <500 | ö | 3140 | <20000 | 0,826 | 7 | 22 | | 6:17% | 5:16% | 8:14% | 25 | 0,3 | 0,0 | | | 186 | ●●● | | 12 | 24 | | 100 | 1,0 | 4,3 | 0,2 | | | |
| Capio Schloßklinik Abtsee GmbH | Laufen | <50 | p | 2622 | <5000 | 0,779 | 1 | 1 | | 5:100% | | | 100 | 0,0 | 0,0 | | | | | N | 79 | 120 | | 100 | 1,0 | 84,2 | 0,7 | | | |
| Fachklinik Lenggries GmbH | Lenggries | <50 | p | BE | | | | | | | | | | 0,0 | 100,0 | B | | | | | 68 | 77 | | | | | | | | |
| Helmet-G.-Walther-Klinikum gGmbH | Lichtenfels | <500 | ö | 2951 | <20000 | 0,991 | 9 | 30 | | 8:18% | 5:18% | 6:15% | 32 | 0,5 | 0,0 | | | 200 | ●● | | 12 | 20 | | 100 | 1,0 | 12,8 | 0,2 | | | |
| Asklepios Klinik Lindau GmbH | Lindau | <200 | p | 3102 | <10000 | 0,892 | 8 | 28 | | 6:15% | 5:12% | 8:12% | 35 | 0,7 | 0,1 | | | 59 | ●● | | 6 | 12 | | 100 | 1,0 | 8,0 | 0,2 | | | |
| Dr. Otto Gessler-Krankenhaus Lindenberg gGmbH | Lindenberg | <200 | fg | 3201 | <10000 | 0,910 | 8 | 26 | | 8:22% | 6:12% | 5:12% | 42 | 0,3 | 0,0 | | | 60 | ●● | | 9 | 17 | | 44 | 0,6 | 8,7 | 0,3 | | | |
| Gesundheitszentrum Lohr a. Main | Lohr | <200 | fg | 3025 | <10000 | 0,943 | 8 | 27 | | 8:24% | 6:16% | 5:16% | 34 | 0,3 | 0,0 | | | 167 | ●●●● | | 19 | 26 | | 100 | 1,0 | 21,8 | 0,4 | | | |
| Ilmtalklinik GmbH Krankenhaus Mainburg | Mainburg | <200 | ö | BE | | | | | | | | | | | | B | | 30 | | | | | | | | | | | | |
| Kreisklinik Mallersdorf | Mallersdorf-Pfaffenberg | <200 | ö | 3195 | <10000 | 1,003 | 8 | 25 | | 8:29% | 5:14% | 6:13% | 45 | 0,2 | 0,0 | | | 132 | ●● | | 14 | 22 | | 100 | 1,0 | 4,7 | 0,2 | | | |
| Kreiskliniken Ostallgäu Haus Marktoberdorf | Marktoberdorf | <200 | ö | 2800 | <5000 | 0,966 | 6 | 21 | | 8:28% | 5:17% | 6:10% | 41 | 0,1 | 0,0 | | | 68 | ●● | | 9 | 21 | | 100 | 1,0 | 7,7 | 0,3 | | | |
| Klinikum Fichtelgebirge gGmbH | Marktredwitz | <500 | ö | 3053 | <20000 | 0,969 | 12 | 33 | | 5:18% | 6:13% | 8:13% | 37 | 0,3 | 0,0 | | B | 313 | ●●●● | | 16 | 27 | | 100 | 1,0 | 38,0 | 0,4 | | | |
| Klinikum Memmingen | Memmingen | <1000 | ö | 3121 | <50000 | 0,956 | 9 | 31 | | 6:16% | 5:13% | 8:10% | 32 | 1,1 | 1,7 | | | 300 | ●●●● | | 14 | 26 | | 100 | 1,0 | 32,6 | 0,3 | | | |
| Kreisklinik Mindelheim | Mindelheim | <500 | ö | 3104 | <10000 | 0,930 | 9 | 28 | | 5:20% | 6:16% | 8:13% | 24 | 1,0 | 0,0 | | | 147 | ●● | | 10 | 14 | | 100 | 1,0 | 9,8 | 0,2 | | | |
| Kliniken Kreis Mühldorf a. Inn | Mühldorf | <500 | ö | 3076 | <20000 | 0,939 | 10 | 33 | | 5:15% | 6:13% | 8:11% | 35 | 1,1 | 1,1 | | | 266 | ●● | | 13 | 18 | | 100 | 1,0 | 19,8 | 0,3 | | | |

| Krankenhausname | Ort | Betten | Tr | Z-Bax | Case-mix | CMI | Leistungs-dichte Basis-DRG | | | TOP 3 MDC | | | Part. in % | Budget-Anteile | | | Bes. Leist. | | QSR Cholezyst-ektomie | | | N | AOK-Patien-tenwege (PKW-km) | | | DRG-Marktanteile und -konzentration im Umkreis | | | | |
|---|---|---|---|---|---|---|---|---|---|---|---|---|---|---|---|---|---|---|---|---|---|---|---|---|---|---|---|---|---|---|
| | | | | | | | 25% | 50% | | | | | | ZE | SE | | B | P | Fälle | Er-geb. | | | | | | 10 km | | 30 km | | |
| | | | | | | | | | | | | | O | | | | | | | | | Med | oQ | MA | HHI | MA | HHI | | |
| Kliniken Hochfranken, Klinik Münchberg | Münchberg | <500 | ö | 2948 | <20000 | 0,999 | 7 | 23 | 8:33% | 5:18% | 6:10% | 41 | 0,5 | 0,0 | | | 309 | ●● | | 22 | 34 | 100 | 1,0 | 21,7 | 0,3 | | |
| Arabella-Klinik GmbH | München | <50 | p | 2991 | <5000 | 0,570 | 2 | 3 | 3:52% | 8:33% | 2:14% | 64 | 0,0 | 0,0 | | | | | | 10 | 27 | 6 | 0,3 | 3,8 | 0,2 | | |
| Artemed Fachklinik München GmbH & Co. KH | München | <50 | p | 2848 | <5000 | 0,779 | 1 | 1 | 5:99% | 9:1% | 18:0% | 98 | 0,0 | 0,0 | | | | | N | 23 | 48 | 11 | 0,2 | 10,0 | 0,2 | | |
| Augenklinik Herzog Carl Theodor | München | <50 | fg | 3317 | <5000 | 0,517 | 1 | 3 | 2:97% | 9:2% | 8:0% | 95 | 0,0 | 0,0 | | | | | | 18 | 41 | 20 | 0,4 | 19,5 | 0,3 | | |
| Chirurgische Klinik Bogenhausen GmbH | München | <50 | p | 3104 | <5000 | 1,015 | 3 | 8 | 8:51% | 6:14% | 11:13% | 79 | 2,7 | 8,0 | | | 37 | ●● | | 27 | 94 | 3 | 0,2 | 1,8 | 0,1 | | |
| Chirurgische Klinik Dr. Rinecker | München | <500 | p | 2916 | <10000 | 1,812 | 6 | 17 | 8:43% | 6:16% | 5:15% | 62 | 0,3 | 0,0 | | | 59 | ●●● | | 5 | 12 | 2 | 0,1 | 1,6 | 0,1 | | |
| Clinic Dr. Decker GmbH | München | <50 | p | 3082 | <5000 | 0,929 | 6 | 13 | 8:54% | 5:20% | 1:6% | 65 | 0,7 | 1,8 | | | | | | 11 | 25 | 1 | 0,1 | 0,6 | 0,1 | | |
| Deutsches Herzzentrum München | München | <200 | ö | 2969 | <20000 | 2,056 | 2 | 5 | 5:95% | -1:2% | 1:1% | 54 | 14,2 | 15,9 | | | | | | 37 | 90 | 10 | 0,1 | 7,8 | 0,1 | | |
| Diakoniewerk München-Maxvorstadt | München | <50 | fg | 3144 | <5000 | 0,767 | 3 | 8 | 6:28% | 5:26% | 8:21% | 66 | 3,4 | 3,9 | B | | 46 | ● | | 9 | 18 | 1 | 0,1 | 1,2 | 0,1 | | |
| Frauenklinik Dr. Geisenhofer GmbH | München | <50 | p | 3002 | <5000 | 0,550 | 1 | 2 | 14:42% | 15:38% | 13:11% | 37 | 0,0 | 0,0 | | | | | | 9 | 20 | 10 | 0,2 | 7,3 | 0,1 | | |
| Frauenklinik München West GmbH & Co. KG | München | <50 | p | 3144 | <5000 | 0,498 | 2 | 4 | 13:41% | 14:31% | 15:22% | 56 | 0,0 | 0,0 | | | | | | 13 | 25 | 5 | 0,2 | 2,9 | 0,1 | | |
| Internistische Klinik Dr. Müller GmbH & Co. KG | München | <200 | p | 2989 | <5000 | 0,870 | 4 | 11 | 5:51% | 6:12% | 4:10% | 16 | 2,7 | 0,0 | | | 56 | ●● | | 6 | 10 | 2 | 0,1 | 1,8 | 0,1 | | |
| Isar-Klinik Betriebs GmbH | München | <200 | p | 3055 | <20000 | 1,110 | 2 | 10 | 8:62% | 6:15% | 5:9% | 79 | 1,1 | 0,0 | B | | | | | 11 | 43 | 3 | 0,1 | 2,6 | 0,1 | | |
| Kinderzentrum München gemeinnützige GmbH | München | <50 | ö | BE | | | | | | | | | 0,0 | 100,0 | B | | | | | 83 | 222 | | | | | | |
| Klinik Augustinum München | München | <200 | fg | 3053 | <10000 | 1,147 | 3 | 9 | 5:69% | 6:11% | 4:6% | 27 | 3,4 | 1,2 | | | | | | 12 | 42 | 3 | 0,2 | 2,1 | 0,1 | | |
| Klinik München Pasing der Kliniken München Pasing und Perlach GmbH | München | <500 | p | 3110 | <20000 | 1,114 | 10 | 30 | 5:22% | 3:16% | 8:12% | 44 | 0,8 | 0,0 | | | 143 | ●● | | 8 | 18 | 6 | 0,2 | 3,7 | 0,1 | | |
| Klinik München Perlach der Kliniken München Pasing und Perlach GmbH | München | <200 | p | 3073 | <10000 | 1,134 | 6 | 16 | 8:37% | 6:13% | 5:11% | 41 | 0,9 | 0,2 | | | 43 | ●● | | 5 | 15 | 3 | 0,2 | 1,7 | 0,1 | | |
| Klinik Thalkirchner Straße | München | <200 | ö | 3011 | <5000 | 0,776 | 2 | 4 | 9:68% | 23:11% | 5:6% | 35 | 9,8 | 10,3 | | | | | | 14 | 60 | 5 | 0,2 | 4,0 | 0,2 | | |
| Kliniken Dr. Michael Schreiber GmbH | München | <200 | p | 3207 | <5000 | 1,000 | 4 | 14 | 8:53% | 6:11% | 5:11% | 49 | 1,5 | 0,0 | | | | | | 8 | 14 | 2 | 0,2 | 1,0 | 0,1 | | |
| Klinikum Bogenhausen | München | >1000 | ö | 3004 | <50000 | 1,408 | 12 | 35 | 5:22% | 8:19% | 1:12% | 39 | 4,4 | 12,8 | B | P | 177 | ●● | | 11 | 24 | 11 | 0,2 | 6,6 | 0,1 | | |
| Klinikum der Universität München | München | >1000 | ö | 3073 | >50000 | 1,509 | 16 | 56 | 5:12% | 1:10% | 8:9% | 46 | 10,7 | 4,2 | B | | 162 | ●● | | 24 | 77 | 21 | 0,2 | 14,2 | 0,1 | | |

466 Krankenhaus-Directory 2010

| Krankenhausname | Ort | Betten | Tr | Z-Bax | Case-mix | CMI | Leistungs-dichte Basis-DRG 25% | 50% | TOP 3 MDC | | | Part. in % | Budget-Anteile O | ZE | SE | Bes. Leist. B | P | QSR Cholezyst-ektomie Fälle | Er-geb. | N AOK-Patien-tenwege (PKW-km) Med | oQ | DRG-Marktanteile und -konzentration im Umkreis 10 km MA | HHI | 30 km MA | HHI |
|---|---|---|---|---|---|---|---|---|---|---|---|---|---|---|---|---|---|---|---|---|---|---|---|---|---|
| Klinikum Dritter Orden | München | <1000 | fg | 3073 | <50000 | 0,954 | 5 | 24 | 6:14% | 8:13% | 5:11% | 37 | 2,9 | | 3,1 | | | 222 | ● ● | 8 | 16 | 7 | 0,2 | 5,6 | 0,1 |
| Klinikum Harlaching | München | <1000 | ö | 3020 | | 1,061 | | | 6:14% | | | | | | | | | 187 | ● ● | 8 | 16 | 7 | 0,2 | 6,2 | 0,1 |
| Klinikum Neuperlach | München | <1000 | ö | 3066 | <50000 | 1,061 | 7 | 25 | 6:27% | 5:20% | 8:7% | 27 | 5,1 | | 5,5 | | | 196 | ● ● | 7 | 13 | 12 | 0,2 | 5,1 | 0,1 |
| Klinikum Rechts der Isar der technischen Universität München | München | >1000 | ö | 3044 | >50000 | 1,290 | 15 | 51 | 8:14% | 1:9% | 2:8% | 47 | 6,0 | | 4,8 | | P | 150 | ● ● | 16 | 57 | 11 | 0,2 | 8,4 | 0,1 |
| Klinikum Schwabing | München | >1000 | ö | 3046 | | 1,190 | | | | | | | | | | | | | | 8 | 21 | 10 | 0,2 | 7,0 | 0,1 |
| Krankenhaus Barmherzige Brüder | München | <500 | fg | 3038 | <20000 | 1,190 | 6 | 25 | 8:29% | 6:15% | 11:13% | 43 | 2,2 | | 6,3 | | | 148 | ● ● | 9 | 13 | 4 | 0,2 | 3,1 | 0,1 |
| Krankenhaus für Naturheilweisen | München | <50 | fg | 3183 | <1000 | 1,156 | 1 | 1 | 8:68% | 1:30% | 19:3% | | | | 83,2 | B | | 97 | ● | 26 | 89 | | | | |
| Krankenhaus Martha-Maria München gGmbH | München | <200 | fg | 3024 | <5000 | 1,000 | 1 | 2 | 10:53% | 3:18% | 6:13% | 79 | | | 0,0 | B | | 39 | | 22 | 76 | 3 | 0,1 | 2,5 | 0,1 |
| Krankenhaus Neuwittelsbach | München | <200 | fg | 3091 | <5000 | 0,784 | 4 | 11 | 5:22% | 4:22% | 6:14% | 1 | 3,5 | | 13,1 | | | | | 8 | 12 | 2 | 0,1 | 1,3 | 0,1 |
| Maria-Theresia-Klinik München | München | <50 | fg | 3110 | <5000 | 1,038 | 1 | 3 | 6:41% | 10:37% | 7:9% | 94 | 0,1 | | 0,0 | | | 142 | ● ● | 9 | 21 | 2 | 0,1 | 1,4 | 0,1 |
| MediCare Flughafen München, Medizinisches Zentrum GmbH | München | <50 | p | 3014 | <5000 | 0,744 | 2 | 5 | 8:73% | 13:16% | 11:4% | 97 | 0,0 | | 0,0 | | | | | 33 | 47 | 35 | 0,7 | 2,6 | 0,2 |
| Neurologisches Krankenhaus München GmbH & Co. KG | München | <50 | p | BE | | | | | | | | | | | 100,0 | B | | | | 34 | 68 | | | | |
| Paracelsus-Klinik- München | München | <200 | p | 3203 | <5000 | 0,943 | 1 | 2 | 8:51% | 6:23% | 3:9% | 95 | 0,6 | | 0,0 | | | 129 | ● ● | 17 | 50 | 4 | 0,2 | 2,3 | 0,1 |
| Privatklinik Josephinum | München | <200 | fg | 3036 | <5000 | 0,862 | 3 | 10 | 8:37% | 6:25% | 3:13% | 68 | 0,1 | | 0,0 | | | | | 9 | 20 | 2 | 0,1 | 1,2 | 0,1 |
| Privatkliniken Dr. Gaertner | München | <50 | p | 3130 | <1000 | 0,539 | 1 | 2 | 3:100% | | | 93 | 0,0 | | 38,3 | | | | | 9 | 19 | 5 | 0,2 | 3,2 | 0,1 |
| Rotkreuzklinikum München gGmbH | München | <500 | fg | 2982 | <20000 | 0,805 | 3 | 16 | 14:21% | 15:16% | 8:12% | 41 | 3,7 | | 3,6 | | | 125 | ● ● | 7 | 17 | 5 | 0,2 | 4,1 | 0,1 |
| Sana Klinik München-Solln GmbH | München | <200 | p | 3009 | <10000 | 1,149 | 2 | 5 | 8:97% | 1:1% | 9:1% | 95 | 1,2 | | 0,0 | | | | | 19 | 49 | 8 | 0,2 | 4,9 | 0,1 |
| Schön Klinik München Harlaching | München | <200 | p | 3035 | <10000 | 1,414 | 3 | 6 | 8:93% | 1:4% | 9:1% | 70 | 3,2 | | 0,1 | | | | | 41 | 113 | 6 | 0,1 | 4,6 | 0,1 |
| Thoraxzentrum Bezirk Unterfranken | Münnerstadt | <200 | ö | 3022 | <5000 | 1,118 | 1 | 4 | 4:83% | 23:10% | -1:2% | 19 | 1,8 | | 4,1 | | | | | 48 | 77 | 25 | 0,6 | 12,1 | 0,4 |
| Berufsgenossenschaftliche Unfallklinik Murnau | Murnau | <500 | ö | 2554 | <20000 | 2,000 | 3 | 8 | 8:66% | 1:19% | 9:4% | 65 | 3,6 | | 42,1 | B | | | | 43 | 80 | 100 | 1,0 | 14,9 | 0,3 |
| Krankenhaus Nabburg* | Nabburg | <50 | fg | 3099 | <1000 | 0,554 | 1 | 5 | 4:43% | 5:22% | 6:11% | 0 | 0,0 | | 0,0 | | | | | 20 | 37 | 83 | 1,0 | 4,6 | 0,3 |
| Kliniken St. Elisabeth | Neuburg | <500 | fg | 3063 | <10000 | 0,830 | 6 | 25 | 6:16% | 8:13% | 5:9% | 27 | 0,4 | | 2,8 | | | 150 | ● ● ● | 14 | 25 | 100 | 1,0 | 16,2 | 0,3 |
| DiaMed Centrum – Clinic Neuen-dettelsau | Neuendettelsau | <200 | fg | 3097 | <10000 | 0,924 | 9 | 28 | 8:26% | 6:18% | 5:11% | 43 | 1,2 | | 0,0 | | | 136 | ● ● ● | 9 | 18 | 100 | 1,0 | 3,6 | 0,3 |

Krankenhaus-Directory 2010   467

| Krankenhausname | Ort | Betten | Tr | Z-Bax | Case-mix | CMI | Leistungs-dichte Basis-DRG 25% | 50% | TOP 3 MDC | | | Part. in % O | Budget-Anteile ZE | SE | Bes. Leist. B | P | QSR Cholezyst-ektomie Fälle | Er-geb. | N | AOK-Patien-tenwege (PKW-km) Med | oQ | DRG-Marktanteile und -konzentration im Umkreis 10 km MA | HHI | 30 km MA | HHI |
|---|---|---|---|---|---|---|---|---|---|---|---|---|---|---|---|---|---|---|---|---|---|---|---|---|
| Spezialklinik Neukirchen | Neukirchen b. Hl. Blut | <200 | p | BE | | | | | | | | | 0,0 | 100,0 | | | | | | 211 | 357 | | | | |
| Klinikum Neumarkt | Neumarkt i.d.OPf. | <500 | ö | 3005 | <50000 | 0,973 | 12 | 38 | 6:17% | 5:16% | 8:16% | 38 | 2,5 | 1,0 | B | | 286 | ● | | 14 | 22 | 100 | 1,0 | 33,9 | 0,4 |
| Klinik Neustadt an der Aisch Kliniken des Landkreises Neustadt an der Aisch- Bad Windsheim | Neustadt | <200 | ö | 3084 | <10000 | 0,784 | 7 | 25 | 5:23% | 6:12% | 8:10% | 33 | 0,4 | 0,0 | | | 319 | ● | | 14 | 22 | 100 | 1,0 | 7,0 | 0,3 |
| Krankenhaus Neustadt Inh. Dr. med. K.-H. Drogula | Neustadt | <50 | p | 2988 | <5000 | 1,054 | 3 | 11 | 8:48% | 6:15% | 5:12% | 56 | 0,2 | 0,0 | | | | | | 10 | 17 | 19 | 0,7 | 5,8 | 0,3 |
| Donauklinik Neu-Ulm | Neu-Ulm | <200 | ö | 3109 | <10000 | 0,781 | 5 | 19 | 6:19% | 5:14% | 8:10% | 27 | 0,5 | 0,1 | | | 39 | ●● | | 8 | 12 | 17 | 0,5 | 9,1 | 0,2 |
| Reha-Zentrum Nittenau | Nittenau | <50 | p | BE | | | | | | | | | 0,0 | 100,0 | B | | | | | 46 | 87 | | | | |
| Stiftungskrankenhaus Nördlingen | Nördlingen | <200 | ö | 3247 | <10000 | 0,769 | 8 | 25 | 8:17% | 6:16% | 5:15% | 33 | 0,2 | 3,7 | B | | 207 | ●● | | 13 | 19 | 100 | 1,0 | 19,5 | 0,3 |
| Cnopf'sche Kinderklinik | Nürnberg | <200 | fg | 3193 | <10000 | 0,799 | 3 | 12 | 6:17% | 15:14% | 1:14% | 17 | 1,5 | 0,0 | | | 172 | ●● | | 8 | 48 | 7 | 0,4 | 4,0 | 0,2 |
| Klinik Hallerwiese | Nürnberg | <200 | fg | 3087 | <10000 | 0,581 | 2 | 6 | 14:31% | 15:20% | 6:10% | 42 | 0,3 | 0,0 | | | 78 | ●● | | 5 | 9 | 9 | 0,3 | 5,3 | 0,2 |
| Kliniken Dr. Erler GmbH | Nürnberg | <500 | fg | 3005 | <20000 | 1,296 | 4 | 10 | 8:80% | 6:8% | 9:4% | 80 | 0,7 | 0,0 | | | 39 | ●●● | | 7 | 17 | 10 | 0,4 | 5,6 | 0,2 |
| Klinikum Nürnberg | Nürnberg | >1000 | ö | 2829 | >50000 | 1,171 | 12 | 42 | 5:14% | 4:12% | 6:11% | 34 | 3,3 | 5,4 | B | P | 469 | ●●● | | 9 | 21 | 48 | 0,4 | 27,5 | 0,2 |
| Krankenhaus Martha-Maria Nürnberg | Nürnberg | <500 | fg | 3125 | <20000 | 1,000 | 7 | 22 | 5:19% | 8:18% | 11:14% | 61 | 1,0 | 0,0 | | P | 200 | ●● | | 13 | 26 | 13 | 0,5 | 6,0 | 0,2 |
| Maximilians-Augenklinik gemein-nützige GmbH | Nürnberg | <50 | fg | 3289 | <5000 | 0,508 | 1 | 1 | 2:97% | 3:3% | 9:0% | 96 | 0,0 | 0,0 | | | | | N | 11 | 30 | 22 | 0,5 | 10,3 | 0,3 |
| Privatklinik Steger AG | Nürnberg | <50 | p | 3217 | <5000 | 0,918 | 4 | 11 | 5:42% | 10:10% | 8:10% | 16 | 2,8 | 0,0 | | | | | N | 6 | 11 | 2 | 0,6 | 1,0 | 0,2 |
| Sana-Klinik Nürnberg GmbH am Birkenwald | Nürnberg | <50 | p | | <5000 | 0,614 | 4 | 11 | 8:32% | 3:26% | 6:14% | 73 | 1,4 | 0,0 | | | | | N | | | 4 | 0,4 | 2,2 | 0,2 |
| St. Theresien- Krankenhaus gGmbH | Nürnberg | <500 | fg | 3093 | <20000 | 0,936 | 8 | 27 | 8:19% | 5:16% | 6:12% | 49 | 0,3 | 0,0 | | | 285 | ●●● | | 7 | 13 | 9 | 0,5 | 4,5 | 0,2 |
| Waldburg-Zeil-Kliniken Rheumaklinik Oberammergau | Oberammergau | <50 | p | 3010 | <5000 | 1,077 | 2 | 4 | 8:96% | 1:3% | 9:0% | 36 | 5,4 | 0,6 | | | | | | 152 | 269 | 100 | 1,0 | 14,8 | 0,3 |
| Klinik Bad Trissl GmbH & Co. KG | Oberaudorf | <500 | p | 3176 | <5000 | 1,427 | 2 | 6 | 13:18% | 6:15% | 9:10% | 21 | 12,6 | 9,0 | B | | 60 | ●● | | 85 | 109 | 100 | 1,0 | 13,4 | 0,4 |
| Kreiskliniken Ostallgäu Haus Obergünzburg | Obergünzburg | <50 | ö | 3013 | <5000 | 1,076 | 4 | 16 | 8:43% | 6:18% | 5:11% | 55 | 0,5 | 0,0 | | | | | | 14 | 22 | 100 | 1,0 | 4,3 | 0,2 |
| Helios Schloßbergklinik Oberstaufen GmbH | Oberstaufen | <200 | p | 3075 | <1000 | 0,699 | 1 | 3 | 6:34% | 13:17% | 9:13% | 4 | 17,0 | 63,2 | B | P | | | | 39 | 84 | | | | |

22

# 468 Krankenhaus-Directory 2010

| Krankenhausname | Ort | Betten | Tr | Z-Bax | Case-mix | CMI | Leistungs-dichte Basis-DRG | | TOP 3 MDC | | | Part. in % | Budget-Anteile | | | Bes. Leist. | | QSR Cholezyst-ektomie | | | N | AOK-Patien-tenwege (PKW-km) | | DRG-Marktanteile und -konzentration im Umkreis | | | | | |
|---|---|---|---|---|---|---|---|---|---|---|---|---|---|---|---|---|---|---|---|---|---|---|---|---|---|---|---|---|
| | | | | | | | 25% | 50% | | | | O | ZE | SE | B | P | Fälle | Er-geb. | | | | | 10 km | | | 30 km | | |
| | | | | | | | | | | | | | | | | | | | | | Med | oQ | MA | HHI | MA | HHI | MA | HHI |
| Kliniken Oberallgäu gGmbH, Klinik Oberstdorf* | Oberstdorf | <50 | ö | 3075 | <5000 | 0,973 | 5 | 15 | 8:49% | 5:14% | 6:9% | 56 | 0,1 | 0,0 | | | | | | 30 | 30 | 100 | 1,0 | 27,4 | 0,4 | | |
| Krankenhaus Oberviechtach | Oberviechtach | <50 | p | 2735 | <5000 | 0,744 | 7 | 21 | 6:17% | 5:15% | 8:15% | 30 | 0,1 | 0,0 | | | 59 | • | | 14 | 18 | 100 | 1,0 | 19,4 | 0,5 | | |
| Mainklinik Ochsenfurt gGmbH | Ochsenfurt | <200 | ö | 3107 | <10000 | 0,926 | 5 | 20 | 8:31% | 6:13% | 5:13% | 47 | 1,0 | 0,0 | | | 101 | •• | | 17 | 26 | 42 | 0,6 | 6,1 | 0,3 | | |
| Donau-Ries-Klinik Oettingen | Oettingen | <50 | ö | 3196 | <5000 | 0,752 | 3 | 10 | 4:35% | 5:18% | 1:11% | 1 | 0,2 | 0,7 | | | | | | 12 | 16 | 100 | 1,0 | 6,2 | 0,2 | | |
| Fachklinik für Amputationsmedizin Osterhofen | Osterhofen | <50 | ö | BE | | | | | | | | | 0,0 | 100,0 | B | | | | | 37 | 66 | | | | | | |
| Kreisklinik Ottobeuren | Ottobeuren | <200 | ö | 3195 | <5000 | 0,987 | 9 | 28 | 8:22% | 5:21% | 6:19% | 33 | 1,5 | 0,0 | | | 62 | •• | | 12 | 19 | 100 | 1,0 | 8,6 | 0,3 | | |
| Bezirkskrankenhaus Parsberg – Fachklinik für Lungen- und Bronchialheilkunde | Parsberg | <50 | ö | BE | | | | | | | | | | | B | | | | | | | | | | | | |
| Kreiskrankenhaus Parsberg | Parsberg | <50 | ö | 2868 | <5000 | 0,731 | 2 | 9 | 5:33% | 4:17% | 6:15% | 0 | 0,1 | 0,6 | | | | | | 12 | 19 | 100 | 1,0 | 5,2 | 0,3 | | |
| Kinderklinik Dritter Orden | Passau | <50 | fg | 3017 | <5000 | 0,761 | 3 | 9 | 6:21% | 1:16% | 4:15% | 7 | 0,2 | 8,9 | | | | | | 25 | 37 | 21 | 0,7 | 10,0 | 0,3 | | |
| Klinikum Passau | Passau | <1000 | ö | 2939 | <50000 | 1,100 | 11 | 36 | 5:20% | 8:14% | 6:12% | 33 | 4,1 | 0,8 | B | | 187 | ••• | | 22 | 30 | 84 | 0,8 | 44,7 | 0,3 | | |
| Privatklinik Dr. Hellge Passau | Passau | <50 | ö | 3118 | <1000 | 0,737 | 2 | 5 | 8:81% | 6:13% | 9:1% | 74 | 0,0 | 0,0 | | | 34 | •• | | 21 | 30 | 15 | 0,7 | 6,9 | 0,2 | | |
| Sana Klinik Pegnitz GmbH | Pegnitz | <200 | p | 3086 | <10000 | 0,894 | 7 | 22 | 5:18% | 8:17% | 6:15% | 36 | 1,1 | 0,0 | | | 70 | •• | | 16 | 20 | 83 | 0,8 | 12,6 | 0,5 | | |
| Klinik Peißenberg | Peißenberg | <50 | fg | 3322 | <1000 | 0,798 | 4 | 10 | 5:37% | 4:12% | 6:11% | 7 | 0,5 | 0,0 | | | | | | 6 | 14 | 33 | 0,6 | 5,7 | 0,2 | | |
| Klinik Penzberg | Penzberg | <50 | fg | 2549 | <5000 | 0,833 | 7 | 21 | 8:24% | 6:16% | 5:14% | 36 | 0,8 | 0,0 | | | 44 | •• | | 8 | 19 | 100 | 1,0 | 6,2 | 0,3 | | |
| Ilmtalklinik Pfaffenhofen GmbH | Pfaffenhofen | <500 | ö | 3063 | <20000 | 0,904 | 8 | 28 | 8:19% | 5:19% | 6:16% | 36 | 0,1 | 0,0 | | | 172 | •• | | 17 | 36 | 100 | 1,0 | 15,0 | 0,3 | | |
| St. Vinzenz Klinik Pfronten im Allgäu GmbH | Pfronten | <50 | p | 3078 | <5000 | 0,930 | 6 | 17 | 8:46% | 6:13% | 5:12% | 48 | 1,0 | 0,0 | | | 41 | •• | | 12 | 34 | 100 | 1,0 | 10,6 | 0,3 | | |
| Urologische Klinik München-Planegg | Planegg | <50 | p | 2987 | <5000 | 1,061 | 2 | 6 | 11:62% | 12:33% | 13:3% | 70 | 0,5 | 0,1 | | | | | | 24 | 49 | 12 | 0,3 | 4,5 | 0,1 | | |
| RoMed Klinik Prien a. Chiemsee | Prien | <200 | ö | 3122 | <10000 | 0,888 | 11 | 33 | 6:19% | 8:16% | 5:13% | 36 | 6,5 | 48,4 | | P | 97 | •• | | 14 | 21 | 71 | 0,8 | 8,1 | 0,2 | | |
| Bezirksklinikum Regensburg | Regensburg | <1000 | ö | 3131 | <5000 | 1,209 | 2 | 4 | 1:81% | 17:4% | 5:2% | 2 | 6,5 | 0,3 | B | | | | | 36 | 75 | 9 | 0,4 | 6,1 | 0,3 | | |
| Caritas-Krankenhaus St. Josef Regensburg | Regensburg | <500 | fg | 2957 | <20000 | 1,008 | 8 | 30 | 6:17% | 11:11% | 14:10% | 49 | 1,3 | 0,3 | | | 218 | ••• | | 13 | 33 | 18 | 0,4 | 13,5 | 0,3 | | |
| Evangelisches Krankenhaus Regensburg | Regensburg | <50 | fg | 3355 | <5000 | 0,687 | 4 | 11 | 8:23% | 3:14% | 6:10% | 63 | 0,0 | 0,0 | | | 78 | •• | | 13 | 30 | 8 | 0,4 | 6,2 | 0,2 | | |

| Krankenhausname | Ort | Betten | Tr | Z-Bax | Case-mix | CMI | Leistungs-dichte Basis-DRG | | TOP 3 MDC | | | Part. in % | Budget-Anteile | | | Bes. Leist. | QSR Cholezyst-ektomie | | N | AOK-Patien-tenwege (PKW-km) | | | DRG-Marktanteile und -konzentration im Umkreis | | | | |
|---|---|---|---|---|---|---|---|---|---|---|---|---|---|---|---|---|---|---|---|---|---|---|---|---|---|---|---|
| | | | | | | | 25% | 50% | | | | O | ZE | SE | B | P | Fälle | Er-geb. | | Med | oQ | 10 km | | 30 km | | | |
| | | | | | | | | | | | | | | | | | | | | | | MA | HHI | MA | HHI | | |
| Krankenhaus Barmherzige Brüder Regensburg | Regensburg | <1000 | fg | 2882 | <50000 | 1,088 | 12 | 42 | 5:15% | 8:14% | 6:11% | 38 | 1,2 | 1,5 | | | 205 | ••• | | 25 | 46 | 42 | 0,5 | 30,8 | 0,3 | | |
| Universitätsklinikum Regensburg | Regensburg | <1000 | ö | 3047 | >50000 | 1,901 | 18 | 57 | 5:18% | 3:13% | 2:10% | 57 | 8,4 | 1,2 | | | 55 | •• | | 59 | 94 | 33 | 0,5 | 25,5 | 0,3 | | |
| ROmed Klinikum Rosenheim | Rosenheim | <1000 | ö | 3018 | <50000 | 1,018 | 11 | 36 | 5:17% | 8:12% | 6:11% | 33 | 3,8 | 2,4 | | | 262 | •• | | 10 | 20 | 74 | 0,7 | 28,2 | 0,3 | | |
| Kreisklinik Roth | Roth | <500 | ö | 3117 | <10000 | 0,870 | 9 | 28 | 8:19% | 5:15% | 6:15% | 37 | 0,2 | 3,8 | | | 92 | •• | | 14 | 21 | 100 | 1,0 | 4,8 | 0,2 | | |
| Krankenhaus Rothenburg gGmbH | Rothenburg | <200 | ö | 3119 | <10000 | 0,859 | 7 | 25 | 5:21% | 6:15% | 8:13% | 35 | 0,5 | 0,0 | | | 131 | •• | | 17 | 24 | 100 | 1,0 | 19,4 | 0,3 | | |
| Schloßklinik Rottenburg – Fachklinik für Innere Medizin und Geriatrische Rehabilitation | Rottenburg | <50 | ö | 3435 | <1000 | 0,756 | 3 | 12 | 5:19% | 1:18% | 6:16% | 0 | 0,2 | 0,0 | | | | | | 12 | 27 | 100 | 1,0 | 2,3 | 0,3 | | |
| Krankenhaus Rotthalmünster* | Rotthalmünster | <200 | ö | 3078 | <10000 | 0,871 | 8 | 23 | 5:22% | 6:13% | 8:13% | 27 | 0,1 | 0,0 | | | | | | 33 | 39 | 84 | 0,9 | 18,2 | 0,5 | | |
| Krankenhaus Vinzentinum Ruhpolding | Ruhpolding | <50 | fg | 3783 | <5000 | 0,686 | 3 | 11 | 4:22% | 5:22% | 6:11% | 0 | 0,4 | 0,0 | | | | | | 16 | 23 | 100 | 1,0 | 8,9 | 0,4 | | |
| Juraklinik Scheßlitz | Scheßlitz | <500 | ö | 3094 | <10000 | 0,956 | 6 | 18 | 8:21% | 5:21% | 6:18% | 39 | 0,1 | 0,0 | | P | 197 | •• | | 25 | 37 | 58 | 0,8 | 11,9 | 0,3 | | |
| Krankenhaus Schongau | Schongau | <200 | fg | 2958 | <10000 | 0,892 | 8 | 26 | 8:20% | 6:13% | 5:13% | 36 | 1,2 | 0,0 | | | 86 | •• | | 7 | 22 | 100 | 1,0 | 11,5 | 0,2 | | |
| Kreiskrankenhaus Schrobenhausen GmbH | Schrobenhausen | <200 | ö | 3088 | <10000 | 0,889 | 10 | 30 | 5:19% | 8:16% | 6:15% | 32 | 1,5 | 0,5 | | | 77 | ••• | | 8 | 16 | 100 | 1,0 | 9,6 | 0,3 | | |
| Stadtkrankenhaus Schwabach GmbH | Schwabach | <200 | ö | 3141 | <10000 | 0,885 | 8 | 25 | 6:21% | 5:13% | 8:12% | 29 | 0,1 | 0,0 | | | 119 | •• | | 4 | 13 | 100 | 1,0 | 3,1 | 0,2 | | |
| Städtisches Krankenhaus | Schwabmünchen | <200 | ö | 3125 | <5000 | 0,866 | 6 | 20 | 6:25% | 5:18% | 14:8% | 38 | 0,2 | 0,0 | | | 113 | •• | | 9 | 16 | 100 | 1,0 | 4,5 | 0,3 | | |
| Asklepios Klinik Lindenlohe-Nabburg | Schwandorf | <500 | p | 3111 | <10000 | 1,452 | 3 | 6 | 8:97% | 1:1% | 21:1% | 80 | 1,8 | 0,0 | | | | | | 31 | 48 | 64 | 0,7 | 30,8 | 0,4 | | |
| St. Barbara-Krankenhaus Schwandorf | Schwandorf | <500 | fg | 2818 | <10000 | 0,807 | 11 | 32 | 6:18% | 8:13% | 5:13% | 33 | 0,2 | 0,0 | | | 213 | •• | | 12 | 23 | 76 | 0,9 | 21,5 | 0,4 | | |
| Orthopädische Fachklinik Schwarzach | Schwarzach | <200 | fg | 2807 | <5000 | 1,380 | 2 | 5 | 8:98% | 1:1% | 21:0% | 72 | 1,2 | 0,0 | | | | | | 38 | 56 | 64 | 0,7 | 18,3 | 0,3 | | |
| Krankenhaus Rummelsberg gGmbH | Schwarzenbruck | <500 | fg | 3040 | <20000 | 1,403 | 5 | 15 | 8:64% | 1:19% | 4:4% | 46 | 7,8 | 2,6 | | | | | | 28 | 55 | 76 | 0,9 | 5,9 | 0,2 | | |
| Krankenhaus St. Josef | Schweinfurt | <500 | fg | 2952 | <10000 | 0,848 | 7 | 25 | 5:18% | 8:15% | 6:13% | 41 | 0,4 | 3,3 | B | | 188 | •• | | 7 | 16 | 29 | 0,7 | 15,3 | 0,3 | | |
| Leopoldina-Krankenhaus der Stadt Schweinfurt gGmbH | Schweinfurt | <1000 | ö | 2905 | <50000 | 0,970 | 10 | 34 | 5:14% | 6:13% | 1:12% | 27 | 2,1 | 1,0 | | P | 134 | ••• | | 14 | 34 | 73 | 0,7 | 39,5 | 0,3 | | |
| Chirurgische Klinik Seefeld | Seefeld | <50 | ö | 3099 | <5000 | 1,070 | 5 | 12 | 8:41% | 6:33% | 9:10% | 68 | 0,2 | 0,0 | | | 124 | •• | | 14 | 21 | 24 | 0,6 | 1,8 | 0,1 | | |
| Kreiskrankenhaus Simbach a. Inn – Short-Stay-Chirurgie | Simbach am Inn | <50 | ö | 3122 | <1000 | 0,675 | 1 | 2 | 2:33% | 10:28% | 6:27% | 100 | 0,0 | 0,0 | | | | | N | 6 | 8 | 100 | 1,0 | 9,0 | 0,3 | | |

470 Krankenhaus-Directory 2010

| Krankenhausname | Ort | Betten | Tr | Z-Bax | Case-mix | CMI | Leistungsdichte Basis-DRG 25% | 50% | TOP 3 MDC | | | Part. in % O | Budget-Anteile ZE | SE | Bes. Leist. B | P | QSR Cholezystektomie Fälle | Er-geb. | N | AOK-Patientenwege (PKW-km) Med | oQ | DRG-Marktanteile und -konzentration im Umkreis 10 km MA | HHI | 30 km MA | HHI |
|---|---|---|---|---|---|---|---|---|---|---|---|---|---|---|---|---|---|---|---|---|---|---|---|---|---|
| Kreiskrankenhaus Simbach a. Inn* | Simbach am Inn | <200 | ö | 2950 | <5000 | 0,746 | 5 | 14 | 5:48% | 4:11% | 6:9% | 14 | 2,3 | 0,0 | | P | | | | 31 | 31 | 100 | 1,0 | 7,3 | 0,3 |
| Kliniken Oberallgäu gGmbH Klinik Sonthofen* | Sonthofen | <50 | ö | 3004 | <5000 | 0,638 | 3 | 9 | 5:21% | 1:17% | 6:14% | 0 | 0,1 | 0,0 | | | | | | 13 | 23 | 37 | 0,6 | 9,0 | 0,3 |
| Waldhausklinik Deuringen | Stadtbergen | <50 | p | 2905 | <1000 | 1,050 | 2 | 7 | 8:38% | 1:14% | 5:10% | 1 | 0,4 | 10,3 | | | | | N | 15 | 31 | 2 | 0,6 | 1,8 | 0,4 |
| Klinikum Staffelstein | Staffelstein | <50 | p | 2984 | <1000 | 6,455 | 1 | 2 | 1:67% | -1:30% | 8:2% | 30 | 0,0 | 49,0 | | P | | | | 74 | 117 | 13 | 0,7 | 2,3 | 0,2 |
| Kreiskrankenhaus Starnberg GmbH | Starnberg | <500 | ö | 3089 | <20000 | 0,766 | 4 | 19 | 14:13% | 6:13% | 8:12% | 38 | 0,6 | 0,2 | | | 70 | | | 19 | 33 | 51 | 0,7 | 3,3 | 0,1 |
| Klinikum St. Elisabeth Straubing | Straubing | <500 | fg | 3056 | <50000 | 0,954 | 12 | 34 | 8:19% | 5:18% | 6:11% | 45 | 1,4 | 1,0 | B | | 247 | ● | | 14 | 40 | 76 | 0,7 | 29,5 | 0,3 |
| St. Anna Krankenhaus Sulzbach-Rosenberg | Sulzbach-Rosenberg | <200 | ö | 3083 | <10000 | 0,910 | 9 | 27 | 8:19% | 6:17% | 5:11% | 33 | 0,4 | 0,0 | | | 99 | | | 9 | 16 | 100 | 1,0 | 19,6 | 0,5 |
| Krankenhaus Tirschenreuth | Tirschenreuth | <500 | ö | 3080 | <10000 | 0,780 | 7 | 24 | 5:17% | 6:15% | 8:15% | 27 | 0,3 | 0,0 | | | 134 | ● | | 17 | 20 | 100 | 1,0 | 10,5 | 0,4 |
| Klinikum Traunstein | Traunstein | <1000 | ö | 3060 | <50000 | 1,128 | 12 | 40 | 5:17% | 6:12% | 8:11% | 40 | 3,2 | 4,9 | B | | 242 | ● | | 20 | 28 | 100 | 1,0 | 38,5 | 0,4 |
| Gesundheitszentrum Treuchtlingen | Treuchtlingen | <50 | ö | 3217 | <1000 | 0,666 | 6 | 19 | 8:25% | 5:20% | 6:17% | 21 | 0,0 | 0,0 | | | | | | 4 | 12 | 100 | 1,0 | 7,0 | 0,3 |
| Kreisklinik Trostberg | Trostberg | <500 | ö | 3061 | <10000 | 0,995 | 8 | 22 | 8:40% | 6:13% | 5:12% | 45 | 1,1 | 0,1 | | | 140 | ● | | 11 | 19 | 100 | 1,0 | 9,7 | 0,2 |
| Benedictus Krankenhaus Tutzing GmbH & Co. KG | Tutzing | <200 | p | 2611 | <10000 | 1,205 | 7 | 21 | 8:36% | 5:25% | 1:7% | 44 | 2,9 | 7,8 | | | | | | 24 | 40 | 80 | 0,9 | 2,5 | 0,2 |
| Krankenhaus St. Camillus | Ursberg | <50 | p | 3073 | <1000 | 0,693 | 1 | 6 | 3:30% | 6:17% | 1:10% | | 2,5 | 0,0 | | P | | | N | 4 | 37 | 8 | 0,9 | 1,1 | 0,2 |
| Kreiskrankenhaus Viechtach | Viechtach | <200 | ö | 3120 | <10000 | 0,852 | 8 | 26 | 6:19% | 5:17% | 8:13% | 40 | 0,2 | 0,1 | | | 257 | ●●● | | 16 | 22 | 100 | 1,0 | 11,5 | 0,3 |
| Kreiskrankenhaus Vilsbiburg | Vilsbiburg | <200 | ö | 3104 | <10000 | 0,872 | 7 | 24 | 8:24% | 6:13% | 14:9% | 34 | 0,4 | 0,9 | | | 110 | ●●● | | 13 | 22 | 100 | 1,0 | 10,2 | 0,2 |
| Kreiskrankenhaus Vilshofen* | Vilshofen | <200 | ö | 3090 | <10000 | 1,020 | 9 | 26 | 6:21% | 8:21% | 5:14% | 39 | 0,2 | 0,0 | | | | | | 14 | 21 | 100 | 1,0 | 13,7 | 0,3 |
| Landkreis Passau Gesundheitseinrichtungen | Vilshofen | <500 | ö | | | | | | | | | | | | B | | 374 | ● | | | | | | | |
| Schön Klinik Vogtareuth | Vogtareuth | <500 | p | 2943 | <20000 | 1,921 | 4 | 11 | 8:68% | 5:16% | 1:12% | 65 | 1,7 | 23,7 | B | | 142 | ●●● | | 37 | 75 | 92 | 0,9 | 15,1 | 0,3 |
| Helios Klinik Volkach | Volkach | <50 | p | 2891 | <5000 | 0,865 | 2 | 5 | 8:53% | 6:30% | 7:7% | 86 | 0,3 | 0,0 | | | 106 | | | 27 | 47 | 46 | 0,7 | 3,1 | 0,2 |
| Kreiskrankenhaus Waldkirchen | Waldkirchen | <50 | ö | 2989 | <5000 | 0,875 | 6 | 18 | 8:28% | 6:18% | 4:14% | 35 | 2,1 | 0,3 | B | | | | | 13 | 17 | 48 | 0,6 | 10,7 | 0,4 |
| Klinik Wartenberg | Wartenberg | <50 | p | 3691 | <1000 | 1,031 | 3 | 9 | 4:31% | 6:14% | 1:12% | 0 | 0,0 | 38,7 | | | | | | 28 | 60 | 100 | 1,0 | 5,1 | 0,2 |
| Inn-Salzach-Klinikum gGmbH BKH Wasserburg | Wasserburg | <1000 | ö | 3041 | <5000 | 0,881 | 2 | 5 | 1:77% | 8:13% | 3:4% | | 6,1 | 3,9 | | | | | | 19 | 31 | 57 | 0,7 | 8,9 | 0,2 |
| RoMed Klinik Wasserburg | Wasserburg | <200 | ö | 3144 | <10000 | 0,824 | 6 | 23 | 8:17% | 5:13% | 6:12% | 27 | 0,3 | 0,0 | | P | 94 | ●●● | | 12 | 18 | 81 | 0,9 | 8,8 | 0,2 |

| Krankenhausname | Ort | Betten | Tr | Z-Bax | Case-mix | CMI | Leistungs-dichte Basis-DRG | | | TOP 3 MDC | | | Part. in % | Budget-Anteile | | | Bes. Leist. | | OSR Cholezyst-ektomie | | N | AOK-Patien-tenwege (PKW-km) | | | DRG-Marktanteile und -konzentration im Umkreis | | | | |
|---|---|---|---|---|---|---|---|---|---|---|---|---|---|---|---|---|---|---|---|---|---|---|---|---|---|---|---|---|---|
| | | | | | | | 25% | 50% | | | | | O | ZE | SE | B | P | Fälle | Er-geb. | | Med | oQ | 10 km | | 30 km | | |
| | | | | | | | | | | | | | | | | | | | | | | | MA | HHI | MA | HHI |
| Krankenhaus Wegscheid* | Wegscheid | <50 | ö | 3086 | <5000 | 0,870 | 8 | 24 | 8:20% | 5:19% | 6:14% | 30 | 0,1 | 0,0 | | | | | | 45 | 54 | 100 | 1,0 | 7,1 | 0,4 |
| Klinikum Weiden | Weiden | <1000 | ö | 3069 | <50000 | 1,075 | 11 | 37 | 5:17% | 6:14% | 8:12% | 36 | 3,4 | 2,4 | B | | 258 | ●●● | | 18 | 34 | 100 | 1,0 | 68,9 | 0,6 |
| Klinikum Weilheim | Weilheim | <200 | fg | 3065 | <10000 | 0,936 | 10 | 30 | 5:25% | 8:17% | 6:13% | 43 | 0,9 | 0,0 | | | 99 | ● | | 9 | 21 | 82 | 0,8 | 10,5 | 0,3 |
| Kreiskrankenhaus Weißenburg | Weißenburg | <200 | ö | 3153 | <10000 | 0,846 | 7 | 23 | 6:25% | 5:14% | 1:7% | 33 | 0,4 | 0,0 | | | 299 | ●●● | | 17 | 21 | 100 | 1,0 | 24,3 | 0,3 |
| Stiftungsklinik Weißenhorn | Weißenhorn | <200 | ö | 3149 | <10000 | 0,866 | 8 | 25 | 8:20% | 6:19% | 5:18% | 33 | 1,3 | 0,1 | | | 180 | ●●●● | | 11 | 14 | 100 | 1,0 | 9,5 | 0,2 |
| Krankenhaus Markt Werneck | Werneck | <50 | ö | 2935 | <5000 | 0,644 | 4 | 12 | 8:34% | 5:18% | 6:9% | 52 | 0,6 | 0,0 | | | | | | 15 | 36 | 48 | 0,8 | 2,3 | 0,2 |
| Orthopädisches Krankenhaus Schloß Werneck | Werneck | <200 | ö | 2845 | <10000 | 1,819 | 2 | 3 | 8:99% | 9:0% | 21:0% | 92 | 0,8 | 0,0 | | | | | | 38 | 60 | 73 | 0,8 | 8,8 | 0,2 |
| Kreisklinik Wertingen | Wertingen | <200 | ö | 2966 | <10000 | 0,815 | 8 | 23 | 8:26% | 5:22% | 6:12% | 35 | 0,8 | 0,0 | | | 97 | ●●● | | 14 | 21 | 100 | 1,0 | 5,2 | 0,4 |
| Kreiskrankenhaus Wolfratshausen | Wolfratshausen | <200 | ö | 2831 | <10000 | 0,930 | 9 | 27 | 8:21% | 6:16% | 5:15% | 35 | 0,7 | 0,1 | | | 90 | ●●● | | 9 | 9 | 73 | 0,8 | 1,9 | 0,1 |
| Kreiskrankenhaus Wörth a.d. Donau | Wörth a.d. Donau | <50 | ö | 2999 | <5000 | 1,008 | 7 | 24 | 5:25% | 8:24% | 6:14% | 46 | 0,4 | 0,0 | | | 93 | ●●● | | 18 | 23 | 100 | 1,0 | 4,4 | 0,2 |
| Klinikum der Universität Würzburg | Würzburg | >1000 | ö | 2973 | >50000 | 1,348 | 18 | 57 | 5:12% | 2:10% | 3:10% | 45 | 5,5 | 5,2 | B | | 72 | ●● | | 40 | 69 | 57 | 0,5 | 42,7 | 0,4 |
| Missionsärztliche Klinik | Würzburg | <500 | fg | 3095 | <20000 | 0,854 | 5 | 20 | 6:13% | 4:12% | 14:11% | 34 | 2,6 | 0,1 | | | 107 | ●●●● | | 16 | 43 | 21 | 0,5 | 15,0 | 0,3 |
| Orthopädisches Klinik König-Ludwig-Haus | Würzburg | <200 | ö | 2776 | <10000 | 1,649 | 2 | 6 | 8:98% | 18:1% | 9:1% | 94 | 1,0 | 0,0 | | | | | | 39 | 67 | 19 | 0,4 | 12,1 | 0,2 |
| Rotkreuzklinikum Würzburg gGmbH | Würzburg | <200 | fg | 2960 | <5000 | 0,811 | 2 | 5 | 8:57% | 3:22% | 5:7% | 79 | 0,2 | 0,0 | | | | | | 30 | 56 | 13 | 0,5 | 8,7 | 0,3 |
| Stiftung Juliusspital | Würzburg | <500 | ö | 3045 | <20000 | 1,052 | 11 | 31 | 8:18% | 5:17% | 6:17% | 33 | 1,8 | 7,7 | B | | 174 | ●●● | | 12 | 22 | 18 | 0,5 | 12,6 | 0,3 |
| Theresienklinik Würzburg | Würzburg | <50 | fg | 3170 | <5000 | 0,500 | 4 | 10 | 8:42% | 6:21% | 3:12% | 79 | 0,0 | 0,0 | | | | | | 12 | 24 | 6 | 0,4 | 4,3 | 0,3 |
| Zusamklinik der DRV Schwaben | Zusmarshausen | <50 | fg | 2986 | <5000 | 1,027 | 2 | 3 | 4:90% | 5:4% | -1:3% | 7 | 1,9 | 6,6 | | | | | | 34 | 49 | 100 | 1,0 | 5,6 | 0,3 |
| Kreiskrankenhaus Zwiesel | Zwiesel | <200 | ö | 3123 | <10000 | 0,737 | 8 | 22 | 8:21% | 5:14% | 6:12% | 26 | 0,4 | 0,0 | | | 34 | | | 13 | 17 | 100 | 1,0 | 21,7 | 0,4 |
| **Berlin** | | 464 | | 2927 | | 1,185 | 14 | 53 | 8:15% | 5:14% | 6:11% | 41 | 3,3 | 2,2 | | 9 | | | 15 | | | | | | |
| Augenklinik Berlin Marzahn | Berlin | <50 | p | 3008 | <5000 | 0,544 | 1 | 2 | 2:100% | | | 79 | 0,0 | 0,0 | | | | | | 10 | 13 | 84 | 0,8 | 19,6 | 0,2 |
| Augenklinik im Ringcenter GmbH | Berlin | <50 | p | 2840 | <1000 | 0,573 | 1 | 2 | 2:100% | | | 90 | 0,0 | 0,0 | | | | | N | 9 | 12 | 5 | 0,5 | 2,5 | 0,2 |
| AWO Ida-Wolff-Geriatriezentrum Neukölln gGmbH | Berlin | <200 | fg | 2991 | <5000 | 1,725 | 1 | 2 | 8:43% | 1:23% | 5:14% | 0 | 0,0 | 5,8 | | | | | N | 5 | 8 | 5 | 0,3 | 0,7 | 0,1 |
| Bundeswehr-Krankenhaus Berlin | Berlin | <200 | nb | 2943 | <10000 | 1,204 | 9 | 33 | 8:19% | 3:14% | 6:11% | 54 | 3,7 | 0,1 | | | 46 | ● | | 5 | 10 | 2 | 0,2 | 1,2 | 0,1 |
| Caritas-Klinik Pankow | Berlin | <500 | fg | 2964 | <20000 | 0,923 | 3 | 18 | 5:20% | 14:14% | 6:14% | 32 | 1,2 | 0,0 | | | 113 | ● | | 3 | 6 | 4 | 0,3 | 2,2 | 0,1 |

# Krankenhaus-Directory 2010

| Krankenhausname | Ort | Betten | Tr | Z-Bax | Case-mix | CMI | Leistungsdichte Basis-DRG 25% | Leistungsdichte Basis-DRG 50% | TOP 3 MDC | | | Part. in % | Budget-Anteile O | Budget-Anteile ZE | Budget-Anteile SE | Bes. Leist. B | Bes. Leist. P | OSR Cholezystektomie Fälle | OSR Cholezystektomie Er-geb. | N | AOK-Patientenwege (PKW-km) Med | AOK-Patientenwege (PKW-km) oQ | DRG-Marktanteile und -konzentration im Umkreis 10 km MA | 10 km HHI | 30 km MA | 30 km HHI |
|---|---|---|---|---|---|---|---|---|---|---|---|---|---|---|---|---|---|---|---|---|---|---|---|---|---|---|
| Charité Universitätsmedizin Berlin | Berlin | >1000 | ö | 2857 | >50000 | 1,502 | 18 | 61 | 8:12% | 5:11% | 1:9% | 42 | 7,4 | | 2,0 | | P | 277 | ● | | 10 | 16 | 25 | 0,2 | 16,4 | 0,1 |
| Dominikus-Krankenhaus GmbH | Berlin | <500 | fg | 2961 | | | | | | | | | | | | | | 55 | ●● | | 7 | 9 | 4 | 0,6 | 1,3 | 0,1 |
| DRK Kliniken Berlin Park-Sanatorium Dahlem GmbH | Berlin | <50 | fg | 3018 | <5000 | 0,444 | 2 | 5 | 3:45% | 6:16% | 13:10% | 86 | 0,0 | | 0,3 | | | | | N | 13 | 16 | 4 | 0,2 | 1,6 | 0,1 |
| DRK Kliniken Westend | Berlin | <500 | fg | 3098 | <50000 | 0,899 | 6 | 27 | 5:14% | 6:13% | 14:12% | 44 | 0,8 | | 0,4 | | | 205 | ●● | | 6 | 11 | 6 | 0,3 | 3,5 | 0,1 |
| DRK-Kliniken Berlin Köpenick | Berlin | <1000 | fg | 3016 | <50000 | 1,140 | 11 | 36 | 5:22% | 6:14% | 8:11% | 35 | 1,9 | | 0,9 | | | 195 | ●● | | 6 | 9 | 55 | 0,6 | 3,2 | 0,1 |
| DRK-Kliniken Mitte gGmbH | Berlin | <500 | fg | 3327 | <20000 | 1,050 | 2 | 7 | 4:43% | 5:19% | 6:12% | 28 | 1,3 | | 0,2 | | | 81 | ●● | | 4 | 10 | 4 | 0,2 | 2,4 | 0,1 |
| Ev. Elisabeth Klinik | Berlin | <200 | fg | 2963 | | | | | | | | | | | | | | 129 | ●● | | 5 | 9 | 2 | 0,2 | 1,2 | 0,1 |
| Ev. Geriatriezentrum Berlin gGmbH | Berlin | <200 | fg | 2922 | <5000 | 1,769 | 1 | 2 | 1:34% | 8:28% | 5:10% | 2 | 0,0 | | 9,1 | | | | | N | 7 | 15 | 1 | 0,2 | 0,7 | 0,1 |
| Ev. Johannesstift Wichern-Krankenhaus | Berlin | <200 | fg | 2936 | <5000 | 1,765 | 1 | 4 | 5:18% | 6:30% | 1:16% | 0 | 0,8 | | 4,4 | | | | | N | 8 | 15 | 2 | 0,5 | 0,7 | 0,1 |
| Ev. Krankenhaus Hubertus gGmbH | Berlin | <500 | fg | 3177 | <10000 | 1,331 | 3 | 10 | 5:39% | 8:30% | 1:8% | 41 | 0,1 | | 1,3 | | | 103 | ● | | 14 | 18 | 9 | 0,2 | 1,3 | 0,1 |
| Ev. Krankenhaus Königin-Elisabeth-Herzberge | Berlin | <1000 | fg | 3005 | | | | | | | | | | | | | | | | | 7 | 9 | | | | |
| Ev. Lungenklinik Berlin | Berlin | <200 | fg | 2687 | <10000 | 1,077 | 1 | 2 | 4:93% | -1:2% | 17:1% | 20 | 7,2 | | 2,1 | | | | | N | 20 | 37 | 21 | 0,5 | 2,5 | 0,1 |
| Ev. Waldkrankenhaus Spandau gGmbH | Berlin | <1000 | fg | 3015 | | | | | | | | | | | | | | 146 | ●● | | 6 | 8 | 32 | 0,4 | 2,8 | 0,1 |
| Friedrich von Bodelschwingh-Klinik | Berlin | <50 | fg | BE | | | | | | | | | | | | B | | | | | | | | | | |
| Gemeinschaftskrankenhaus Havelhöhe | Berlin | <500 | fg | 2984 | | | | | | | | | | | | | | 45 | ● | | 15 | 23 | 12 | 0,4 | 1,6 | 0,1 |
| Havelklinik GmbH | Berlin | <50 | p | 3146 | <5000 | 0,945 | 2 | 6 | 8:79% | 3:15% | 6:4% | 99 | 0,0 | | 0,0 | | | | | N | 14 | 22 | 10 | 0,2 | 1,8 | 0,1 |
| Helios Klinikum Berlin-Buch | Berlin | >1000 | p | 2618 | >50000 | 1,316 | 12 | 46 | 8:17% | 5:11% | 1:7% | 48 | 2,8 | | 2,5 | | P | 99 | ●● | | 15 | 36 | 46 | 0,5 | 5,0 | 0,1 |
| Helios Klinikum Emil von Behring GmbH | Berlin | <1000 | p | 2148 | <50000 | 1,147 | 4 | 16 | 4:36% | 8:22% | 5:13% | 39 | 2,8 | | 0,7 | | P | 73 | ●● | | 12 | 21 | 24 | 0,3 | 3,6 | 0,1 |
| Immanuel-Krankenhaus GmbH | Berlin | <500 | fg | 2953 | <10000 | 1,127 | 2 | 4 | 8:91% | 1:3% | 9:1% | 46 | 4,1 | | 2,7 | | | | | | 20 | 40 | 7 | 0,3 | 2,3 | 0,1 |
| Jüdisches Krankenhaus | Berlin | <500 | fg | 2434 | <20000 | 1,111 | 4 | 16 | 5:41% | 1:21% | 6:9% | 39 | 3,6 | | 0,0 | | P | 136 | ●● | | 2 | 7 | 3 | 0,2 | 1,9 | 0,1 |
| Klinik für MIC Minimal Invasive Chirurgie | Berlin | <50 | p | 2667 | <5000 | 1,120 | 3 | 6 | 13:44% | 6:40% | 7:9% | 99 | 0,0 | | 0,0 | | | 132 | ●●● | | 24 | 29 | 24 | 0,3 | 3,9 | 0,1 |
| Klinik Hygiea GmbH & Co. KG | Berlin | <50 | p | 3227 | <5000 | 0,559 | 3 | 7 | 8:37% | 11:21% | 3:17% | 93 | 2,3 | | 0,0 | | | | | N | 9 | 14 | 1 | 0,2 | 1,0 | 0,1 |

Krankenhaus-Directory 2010  473

| Krankenhausname | Ort | Betten | Tr | Z-Bax | Case-mix | CMI | Leistungs-dichte Basis-DRG 25% | Leistungs-dichte Basis-DRG 50% | TOP 3 MDC | | | Part. in % O | Budget-Anteile ZE | Budget-Anteile SE | Bes. Leist. B | Bes. Leist. P | QSR Cholezyst-ektomie Fälle | QSR Cholezyst-ektomie Er-geb. | N | AOK-Patientenwege (PKW-km) Med | AOK-Patientenwege (PKW-km) oQ | DRG-Marktanteile und -konzentration im Umkreis 10 km MA | 10 km HHI | 30 km MA | 30 km HHI |
|---|---|---|---|---|---|---|---|---|---|---|---|---|---|---|---|---|---|---|---|---|---|---|---|---|---|
| Krankenhaus Bethel | Berlin | <500 | fg | 2961 | <10000 | 1,266 | 5 | 18 | 8:29% | 6:21% | 5:11% | 31 | 0,1 | 1,6 | | | 61 | •• | | 4 | 7 | 6 | 0,3 | 1,1 | 0,1 |
| Krankenhaus Waldfriede | Berlin | <200 | fg | 2993 | | | | | | | | | | | | | 39 | •• | | 9 | 17 | | | | |
| Malteser Krankenhaus | Berlin | <50 | fg | 3042 | <5000 | 1,621 | 1 | 3 | 8:32% | 5:19% | 4:13% | | 1,6 | 0,0 | | | | | N | 8 | 13 | 1 | 0,2 | 0,7 | 0,1 |
| Martin-Luther-Krankenhaus | Berlin | <500 | fg | 2805 | <20000 | 1,001 | 5 | 20 | 8:23% | 14:13% | 6:12% | 50 | 0,7 | 0,0 | | | 64 | •• | | 7 | 12 | 4 | 0,2 | 1,9 | 0,1 |
| Park-Klinik Weißensee GmbH & Co Betriebs KG | Berlin | <500 | p | 2840 | <20000 | 1,024 | 9 | 28 | 8:21% | 6:15% | 3:15% | 51 | 0,4 | 0,5 | | | 152 | •• | | 5 | 8 | 4 | 0,2 | 2,6 | 0,1 |
| Paulinenkrankenhaus | Berlin | <200 | fg | 2920 | <10000 | 2,484 | 1 | 3 | 5:83% | -1:7% | 4:2% | 13 | 2,2 | 3,6 | | | | | N | 19 | 27 | 3 | 0,3 | 1,0 | 0,1 |
| Sana Klinikum Lichtenberg | Berlin | <1000 | p | 2956 | <50000 | 1,064 | 4 | 22 | 6:17% | 5:14% | 14:11% | 31 | 1,1 | 1,3 | | | 196 | ••• | | 5 | 10 | 10 | 0,3 | 3,6 | 0,1 |
| Schloßpark-Klinik KG | Berlin | <500 | p | 3020 | <10000 | 0,862 | 4 | 15 | 8:31% | 2:24% | 6:13% | 51 | 1,3 | 3,0 | | P | 94 | •• | | 9 | 15 | 3 | 0,3 | 1,9 | 0,1 |
| St. Gertrauden-Krankenhaus GmbH | Berlin | <500 | fg | 2859 | <20000 | 0,957 | 8 | 27 | 5:14% | 3:14% | 8:14% | 52 | 0,4 | 0,0 | | | 95 | ••• | | 5 | 11 | 6 | 0,3 | 2,6 | 0,1 |
| St. Hedwig-Kliniken Berlin GmbH | Berlin | <1000 | fg | 2755 | <20000 | 1,079 | 9 | 25 | 6:18% | 11:17% | 8:12% | 46 | 2,7 | 0,1 | | P | 105 | ••• | | 15 | 22 | 4 | 0,2 | 2,6 | 0,1 |
| St. Joseph Krankenhaus Berlin-Weißensee | Berlin | <500 | fg | 2205 | <1000 | 0,895 | 1 | 2 | 1:81% | 8:12% | 23:3% | | 0,4 | 47,4 | | P | | | N | 9 | 41 | 3 | 0,3 | 1,8 | 0,1 |
| St. Joseph-Krankenhaus Tempelhof | Berlin | <500 | fg | 2666 | <20000 | 0,910 | 3 | 14 | 14:18% | 15:16% | 6:15% | 27 | 3,6 | 0,0 | | P | 174 | ••• | | 6 | 9 | 9 | 0,2 | 3,8 | 0,1 |
| St. Marien-Krankenhaus Lankwitz | Berlin | <500 | fg | 2953 | <10000 | 1,238 | 7 | 23 | 8:29% | 6:23% | 5:15% | 39 | 0,3 | 0,1 | | | 123 | ••• | | 5 | 8 | 9 | 0,3 | 1,5 | 0,1 |
| Unfallkrankenhaus Berlin-Marzahn | Berlin | <1000 | p | 2968 | <50000 | 1,511 | 15 | 44 | 5:17% | 8:17% | 1:13% | 52 | 3,1 | 15,0 | | | 142 | ••• | | 6 | 13 | 27 | 0,4 | 3,1 | 0,1 |
| Vitanas Krankenhaus für Geriatrie, Berlin | Berlin | <50 | p | 3432 | <5000 | 1,802 | 2 | 4 | 8:23% | 1:17% | 10:16% | 0 | 0,0 | 0,0 | | | | | N | 9 | 15 | 1 | 0,3 | 0,6 | 0,1 |
| Vivantes GmbH | Berlin | >1000 | ö | 2941 | >50000 | 1,098 | 10 | 41 | 5:16% | 8:12% | 6:10% | 38 | 1,8 | 2,2 | | P | 215 | ••• | | 17 | 25 | 39 | 0,3 | 21,9 | 0,1 |
| Vivantes GmbH – Standort am Nordgraben | | | | | | | | | | | | | | | | | | | | | | | | | |
| Vivantes GmbH – Auguste-Viktoria-Klinikum | | | | | | | | | | | | | | | | | 89 | •• | | | | | | | |
| Vivantes GmbH – Klinikum Am Urban | | | | | | | | | | | | | | | | | 209 | •• | | | | | | | |
| Vivantes GmbH – Klinikum Hellersdorf | | | | | | | | | | | | | | | | | 125 | •• | | | | | | | |
| Vivantes GmbH – Klinikum im Friedrichshain | | | | | | | | | | | | | | | | | 207 | • | | | | | | | |
| Vivantes GmbH – Klinikum Neukölln | | | | | | | | | | | | | | | | | 152 | ••• | | | | | | | |

# 474 Krankenhaus-Directory 2010

| Krankenhausname | Ort | Betten | Tr | Z-Bax | Case-mix | CMI | Leistungs-dichte Basis-DRG 25% | 50% | TOP 3 MDC | | | Part. in % O | Budget-Anteile ZE | SE | Bes. Leist. B | P | QSR Cholezyst-ektomie Fälle | Er-geb. | N | AOK-Patien-tenwege (PKW-km) Med | oQ | DRG-Marktanteile und -konzentration im Umkreis 10 km MA | HHI | 30 km MA | HHI |
|---|---|---|---|---|---|---|---|---|---|---|---|---|---|---|---|---|---|---|---|---|---|---|---|---|---|
| Vivantes GmbH – Klinikum Spandau | | | | | | | | | | | | | | | | | | | | | | | | | |
| Vivantes GmbH – Wenckebach-Klinikum | | | | | | | | | | | | | | | | | | | | | | | | | |
| West-Klinik Dahlem | Berlin | <50 | p | 2107 | <5000 | 0,741 | 2 | 4 | 8:99% | 1:0% | 9:0% | 89 | 0,2 | 0,0 | | | 159 | ● | N | 13 | 17 | 3 | 0,2 | 1,6 | 0,1 |
| Brandenburg | | 313 | | 2893 | | 1,079 | 13 | 47 | 5:17% | 8:15% | 6:12% | 36 | 2,7 | 2,7 | | | 42 | ●●● | 2 | | | | | | |
| MSZ Uckermark, Kreiskrankenhaus Angermünde gGmbH | Angermünde | <200 | ö | 2767 | <5000 | 0,793 | 3 | 7 | 4:36% | 5:24% | 6:12% | 2 | 2,7 | 0,0 | | | | | | 7 | 22 | 100 | 1,0 | 9,4 | 0,5 |
| Helios Klinikum Bad Saarow GmbH | Bad Saarow-Pieskow | <1000 | p | 3173 | <50000 | 1,164 | 13 | 42 | 8:17% | 5:16% | 6:10% | 44 | 2,4 | 0,1 | | | 154 | ● | | 25 | 51 | 100 | 1,0 | 35,8 | 0,4 |
| Kliniken Beelitz GmbH, Fachkranken-haus für neurologische Früh-rehabilitation | Beelitz | <50 | p | 3065 | <5000 | 9,921 | 1 | 2 | 1:67% | -1:32% | 21:1% | 32 | 0,0 | 46,1 | | | | | | 53 | 78 | 87 | 1,0 | 5,7 | 0,2 |
| Kliniken Beelitz, Neurologisches Fachkrankenhaus für Bewegungs-störungen/ Parkinson GmbH | Beelitz | <50 | p | 3199 | <1000 | 1,294 | 1 | 1 | 1:100% | 19:0% | | | 0,0 | 38,4 | | | | | N | 91 | 156 | 99 | 1,0 | 57,2 | 0,5 |
| Oder-Spree Krankenhaus Beeskow GmbH | Beeskow | <200 | ö | 2988 | | | | | | | | | | | | | 93 | ● | | 1 | 31 | 100 | 1,0 | 12,2 | 0,3 |
| Johanniter-Krankenhaus im Fläming – Belzig | Belzig | <200 | fg | 2926 | | | | | | | | | | | | | 138 | ● | | 17 | 24 | 100 | 1,0 | 44,9 | 0,7 |
| Brandenburg Klinik Bernau | Bernau | <50 | p | 2901 | | 0,000 | | | | | | | 0,0 | 100,0 | B | | | | | 44 | 83 | | | | |
| Ev.-Freikirchliches Krankenhaus und Herzzentrum Brandenburg in Bernau | Bernau | <500 | fg | 3014 | <50000 | 1,808 | 7 | 21 | 5:50% | 6:10% | 8:5% | 43 | 5,9 | 0,0 | | | 140 | ●●● | | 24 | 37 | 27 | 0,7 | 2,1 | 0,1 |
| Asklepios Klinik Birkenwerder | Birkenwerder | <200 | p | 2922 | <10000 | 1,628 | 3 | 9 | 8:52% | 10:29% | 5:9% | 77 | 2,2 | 0,0 | | | | | | 29 | 55 | 37 | 0,6 | 1,9 | 0,1 |
| St. Marien-Krankenhaus Brandenburg | Brandenburg | <200 | fg | 2833 | <5000 | 1,745 | 2 | 4 | 5:28% | 8:20% | 4:16% | | 0,0 | 5,0 | | | | | | 6 | 11 | 14 | 0,8 | 6,9 | 0,4 |
| Städtisches Klinikum Brandenburg GmbH | Brandenburg | <500 | ö | 3281 | <50000 | 1,025 | 10 | 37 | 5:20% | 8:12% | 6:12% | 41 | 1,4 | 0,2 | | | 161 | ●●● | | 6 | 24 | 88 | 0,9 | 82,7 | 0,8 |
| Carl-Thiem-Klinikum Cottbus gGmbH | Cottbus | >1000 | ö | 3092 | <50000 | 1,112 | 17 | 52 | 8:13% | 5:12% | 4:9% | 38 | 3,6 | 1,0 | | | 194 | ●●● | | 21 | 37 | 95 | 0,9 | 74,5 | 0,7 |
| Sana-Herzzentrum Cottbus GmbH | Cottbus | <50 | p | 2997 | <20000 | 3,041 | 2 | 4 | 5:96% | -1:2% | 8:1% | 64 | 2,8 | 0,0 | | | | | | 59 | 85 | 42 | 0,7 | 35,2 | 0,5 |
| Klinikum Barnim, Werner-Forßmann-Krankenhaus | Eberswalde | <500 | ö | 2823 | <50000 | 1,055 | 15 | 47 | 5:17% | 6:12% | 8:11% | 40 | 4,3 | 0,6 | | | 179 | ● | | 11 | 24 | 94 | 1,0 | 24,0 | 0,4 |
| Martin Gropius Krankenhaus GmbH | Eberswalde | <500 | ö | 2184 | <5000 | 1,032 | 1 | 4 | 1:79% | 19:4% | 5:4% | 2 | 1,4 | 3,5 | | P | | | | 13 | 26 | 25 | 0,8 | 11,3 | 0,4 |

Krankenhaus-Directory 2010   475

| Krankenhausname | Ort | Betten | Tr | Z-Bax | Case-mix | CMI | Leistungsdichte Basis-DRG 25% | 50% | TOP 3 MDC | | | Part. in % | Budget-Anteile ZE | SE | Bes. Leist. B | P | OSR Cholezystektomie Fälle | Erg. | N | AOK-Patientenwege (PKW-km) Med | oQ | DRG-Marktanteile und -konzentration im Umkreis 10 km MA | HHI | 30 km MA | HHI |
|---|---|---|---|---|---|---|---|---|---|---|---|---|---|---|---|---|---|---|---|---|---|---|---|---|---|
| Städtisches Krankenhaus Eisenhüttenstadt GmbH | Eisenhüttenstadt | <500 | fg | 2992 | <10000 | 0,939 | 8 | 27 | 5:21% | 6:15% | 8:11% | 29 | 1,6 | 1,9 | | P | 89 | | | 7 | 11 | 100 | 1,0 | 17,5 | 0,4 |
| Elbe-Elster-Klinikum (Finsterwalde/Herzberg/Elsterwerda) | Finsterwalde | <500 | ö | 2963 | <20000 | 0,848 | 7 | 23 | 5:19% | 8:18% | 6:16% | 25 | 0,6 | 0,0 | | | 368 | ● | | 38 | 41 | 100 | 1,0 | 46,9 | 0,5 |
| Krankenhaus Forst GmbH | Forst | <500 | ö | 2988 | <10000 | 0,913 | 7 | 26 | 5:14% | 8:11% | 6:10% | 29 | 0,4 | 1,9 | | | 52 | ●● | | 5 | 27 | 100 | 1,0 | 12,1 | 0,4 |
| Ev. Krankenhaus Lutherstift Frankfurt (Oder)/Seelow | Frankfurt | <200 | fg | 2910 | <10000 | 1,068 | 6 | 20 | 8:20% | 5:20% | 6:16% | 21 | 0,3 | 0,1 | | | 61 | ●● | | 27 | 46 | 23 | 0,7 | 15,0 | 0,4 |
| Klinikum Frankfurt (Oder) GmbH | Frankfurt | <1000 | p | 2968 | <50000 | 1,140 | 15 | 47 | 8:17% | 5:10% | 1:10% | 43 | 4,9 | 0,2 | | P | 136 | ●● | | 19 | 33 | 87 | 0,8 | 39,6 | 0,4 |
| Median-Klinik Grünheide | Grünheide | <50 | p | BE | BE | | | | | | | | 0,0 | 100,0 | B | | | | | 58 | 93 | | | | |
| Naemi-Wilke-Stift Guben | Guben | <200 | fg | 2993 | <10000 | 0,945 | 6 | 20 | 8:36% | 6:14% | 5:13% | 34 | 0,2 | 0,0 | | | 57 | ●● | | 15 | 15 | 100 | 1,0 | 34,4 | 0,4 |
| Oberhavel Kliniken Hennigsdorf/Oranienburg GmbH | Hennigsdorf | <1000 | fg | 2852 | <20000 | 0,995 | 9 | 32 | 5:17% | 6:14% | 1:10% | 34 | 1,6 | 0,8 | | P | 255 | ●● | | 24 | 29 | 61 | 0,6 | 2,6 | 0,1 |
| Klinikum Niederlausitz GmbH | Klettwitz | <1000 | ö | 3041 | <20000 | 0,994 | 8 | 29 | 5:20% | 6:15% | 8:14% | 26 | 1,5 | 0,9 | | | 111 | ●● | | 19 | 25 | 100 | 1,0 | 31,6 | 0,4 |
| KMG Kliniken Aktiengesellschaft | Kyritz | <500 | p | 3001 | | | | | | | | | | | | | 268 | ●● | | 32 | 45 | 100 | 1,0 | 43,7 | 0,5 |
| Ev. Diakonissenhaus Berlin Teltow Lehnin | Lehnin | <50 | fg | 3226 | <5000 | 0,812 | 5 | 16 | 5:25% | 6:18% | 4:12% | 2 | 5,1 | 0,2 | | | | | | 14 | 28 | 100 | 1,0 | 3,7 | 0,3 |
| Epilepsie-Zentrum Berlin-Brandenburg, Epilepsieklinik Tabor | Lobetal | <50 | fg | BE | BE | | | | | | | | | | B | | | | | | | | | | |
| Klinikum Dahme-Spreewald GmbH | Lübben | <500 | fg | 2893 | <50000 | 0,876 | 7 | 26 | 5:16% | 8:15% | 6:15% | 37 | 0,6 | 0,0 | | | 219 | ●● | | 19 | 24 | 94 | 1,0 | 73,4 | 0,7 |
| Ev. Krankenhaus Luckau gGmbH | Luckau | <200 | fg | 2985 | | | | | | | | | | | | | 61 | ●● | | | | 100 | 1,0 | 14,2 | 0,4 |
| DRK Krankenhaus Luckenwalde | Luckenwalde | <500 | fg | 3291 | <20000 | 0,904 | 9 | 30 | 5:19% | 8:13% | 6:12% | 32 | 0,8 | 0,0 | | | 119 | ●● | | 17 | 17 | 100 | 1,0 | 36,7 | 0,6 |
| Ev. Krankenhaus Ludwigsfelde-Teltow gGmbH | Ludwigsfelde | <500 | fg | 3231 | <10000 | 0,867 | 7 | 27 | 6:17% | 5:15% | 8:13% | 27 | 0,5 | 0,0 | | | 118 | ●● | | 16 | 18 | 100 | 1,0 | 2,6 | 0,1 |
| Havelland Kliniken GmbH | Nauen | <1000 | ö | 3156 | <20000 | 0,875 | 8 | 27 | 6:17% | 5:16% | 8:9% | 27 | 0,7 | 0,0 | | | 248 | ●● | | 41 | 45 | 100 | 1,0 | 13,6 | 0,2 |
| Ruppiner Kliniken GmbH | Neuruppin | <1000 | ö | 3107 | <50000 | 1,101 | 15 | 45 | 5:14% | 3:11% | 6:10% | 39 | 2,3 | 1,2 | | P | 187 | ●● | | 28 | 46 | 100 | 1,0 | 50,3 | 0,6 |
| Oberhavel Klinik Gransee GmbH | Oranienburg | <50 | ö | 3191 | <5000 | 0,803 | 5 | 17 | 5:26% | 6:23% | 8:16% | 27 | 0,8 | 0,0 | | | | | | 46 | 46 | | | | |
| Kreiskrankenhaus Prignitz gGmbH | Perleberg | <500 | ö | 2936 | <20000 | 0,902 | 8 | 26 | 5:20% | 8:14% | 6:12% | 25 | 1,2 | 0,0 | | P | 129 | ●● | | 12 | 29 | 100 | 1,0 | 69,1 | 0,6 |
| Ev. Krankenhaus für Geriatrie Potsdam | Potsdam | <200 | fg | 3280 | <5000 | 1,507 | 2 | 6 | 8:27% | 5:21% | 1:20% | 0 | 0,3 | 6,0 | | | | | | 9 | 22 | 7 | 0,5 | 0,7 | 0,1 |

# 476 Krankenhaus-Directory 2010

| Krankenhausname | Ort | Betten | Tr | Z-Bax | Case-mix | CMI | Leistungsdichte Basis-DRG 25% | Leistungsdichte Basis-DRG 50% | TOP 3 MDC | | | Part. in % O | Budget-Anteile ZE | Budget-Anteile SE | Bes. Leist. B | Bes. Leist. P | QSR Cholezystektomie Fälle | QSR Cholezystektomie Ergeb. | N | AOK-Patientenwege (PKW-km) Med | AOK-Patientenwege (PKW-km) oQ | DRG-Marktanteile und -konzentration im Umkreis 10 km MA | 10 km HHI | 30 km MA | 30 km HHI |
|---|---|---|---|---|---|---|---|---|---|---|---|---|---|---|---|---|---|---|---|---|---|---|---|---|
| Klinikum Ernst von Bergmann gGmbH | Potsdam | >1000 | ö | 2968 | <50000 | 1,148 | 13 | 48 | 5:14% | 6:9% | 8:9% | 39 | 5,4 | 2,0 | | | 149 | | | 15 | 36 | 57 | 0,5 | 5,4 | 0,2 |
| Oberlinklinik gGmbH | Potsdam | <200 | fg | 2882 | <10000 | 1,714 | 2 | 5 | 8:98% | 18:1% | 1:0% | 87 | 3,8 | 2,0 | | | | | | 26 | 48 | 37 | 0,4 | 4,2 | 0,1 |
| St. Josefs-Krankenhaus Potsdam | Potsdam | <500 | fg | 3056 | <20000 | 1,052 | 8 | 27 | 5:23% | 6:14% | 8:11% | 32 | 2,1 | 0,1 | | | 109 | ●● | | 11 | 15 | 25 | 0,6 | 2,0 | 0,2 |
| MSZ Uckermark, Kreiskrankenhaus Prenzlau GmbH | Prenzlau | <200 | ö | 3384 | <5000 | 0,796 | 7 | 21 | 6:18% | 5:17% | 8:8% | 24 | 0,5 | 0,0 | | | 113 | ●● | | 2 | 2 | 100 | 1,0 | 36,9 | 0,6 |
| Immanuel Klinik Rüdersdorf | Rüdersdorf | <500 | fg | 3043 | <10000 | 0,895 | 6 | 20 | 6:15% | 8:11% | 5:11% | 24 | 1,4 | 1,9 | | | 85 | ●● | | 10 | 21 | 94 | 0,9 | 3,4 | 0,2 |
| Asklepios Klinikum Uckermark Schwedt GmbH | Schwedt | <500 | p | 3067 | <20000 | 1,099 | 16 | 47 | 5:19% | 8:14% | 6:10% | 37 | 4,7 | 2,0 | | | 174 | ●● | | 19 | 38 | 100 | 1,0 | 89,6 | 0,9 |
| Sana Kliniken Sommerfeld GmbH Hellmuth-Ulrici-Kliniken | Sommerfeld | <500 | p | 2869 | <10000 | 1,677 | 2 | 3 | 8:88% | 1:11% | 19:1% | 59 | 8,7 | 2,8 | | | | | | 64 | 87 | 100 | 1,0 | 28,9 | 0,3 |
| Spremberger Krankenhausgesellschaft mbH, Kreiskrankenhaus Spremberg | Spremberg | <500 | p | 2976 | <5000 | 0,855 | 7 | 22 | 6:17% | 5:17% | 8:13% | 33 | 0,0 | 0,0 | | | 59 | ● | | 6 | 18 | 100 | 1,0 | 7,5 | 0,4 |
| Krankenhaus Märkisch-Oderland GmbH | Strausberg | <500 | ö | 2947 | <20000 | 0,949 | 10 | 29 | 8:19% | 6:17% | 5:16% | 37 | 1,5 | 0,1 | | | 292 | ●● | | 21 | 32 | 100 | 1,0 | 10,3 | 0,2 |
| Sana Krankenhaus Templin | Templin | <200 | p | 2959 | <5000 | 0,748 | 8 | 23 | 5:18% | 6:15% | 8:13% | 27 | 0,1 | 0,0 | | P | 205 | ●● | | 8 | 8 | 100 | 1,0 | 100,0 | 1,0 |
| Johanniter-Krankenhaus im Fläming Treuenbrietzen gGmbH | Treuenbrietzen | <500 | fg | 3014 | | | | | | | | | | | | | | | | 55 | 73 | 100 | 1,0 | 26,8 | 0,4 |
| Ev. Krankenhaus Gottesfriede GmbH | Woltersdorf | <200 | fg | 2642 | <5000 | 1,712 | 1 | 3 | 8:39% | 1:19% | 5:16% | 2 | 0,0 | 8,7 | | | | | | 21 | 33 | 27 | 0,9 | 1,2 | 0,1 |
| **Bremen** | | **465** | | **2991** | | **1,094** | **14** | **49** | **8:15%** | **5:14%** | **6:11%** | **38** | **3,1** | **4,1** | | | | | **0** | | | | | | |
| DIAKO Ev. Diakonie-Krankenhaus gGmbH | Bremen | <500 | fg | 2900 | <20000 | 1,065 | 10 | 31 | 8:19% | 6:14% | 3:14% | 47 | 4,4 | 4,0 | | | 137 | ●● | | 5 | 15 | 20 | 0,4 | 9,8 | 0,2 |
| Klinikum Bremen-Mitte gGmbH | Bremen | <1000 | ö | 3104 | <50000 | 1,164 | 14 | 51 | 1:13% | 8:11% | 3:11% | 43 | 5,0 | 5,5 | | | 87 | ●● | | 15 | 29 | 31 | 0,4 | 21,9 | 0,2 |
| Klinikum Bremen-Nord gGmbH | Bremen | <1000 | ö | 3093 | <20000 | 0,935 | 7 | 26 | 5:16% | 6:13% | 8:10% | 23 | 2,7 | 5,4 | | | 121 | ●●●● | | 8 | 11 | 100 | 1,0 | 8,6 | 0,2 |
| Klinikum Bremen-Ost gGmbH | Bremen | <1000 | ö | 2933 | <20000 | 1,168 | 6 | 21 | 4:28% | 1:22% | 5:11% | 18 | 4,4 | 12,1 | | | 92 | ●● | | 11 | 26 | 13 | 0,3 | 8,3 | 0,2 |
| Klinikum Links der Weser gGmbH | Bremen | <500 | ö | 3081 | <50000 | 1,303 | 6 | 18 | 5:43% | 14:10% | 6:10% | 38 | 3,2 | 2,7 | | | 105 | ●● | | 14 | 30 | 24 | 0,4 | 14,2 | 0,2 |
| Paracelsus-Kurfürstenklinik Bremen | Bremen | <50 | p | 2829 | <5000 | 1,106 | 3 | 6 | 8:71% | 3:22% | 6:2% | 84 | 2,0 | 0,0 | | | | | | 9 | 23 | 9 | 0,3 | 5,6 | 0,2 |
| Roland-Klinik | Bremen | <200 | fg | 3028 | <10000 | 1,296 | 3 | 6 | 8:92% | 1:3% | 9:2% | 79 | 1,0 | 0,0 | | | | | | 21 | 35 | 22 | 0,3 | 14,8 | 0,2 |

Krankenhaus-Directory 2010  477

| Krankenhausname | Ort | Betten | Tr | Z-Bax | Case-mix | CMI | Leistungs-dichte Basis-DRG | | | TOP 3 MDC | | | Part. in % | Budget-Anteile | | | Bes. Leist. | | QSR Cholezyst-ektomie | | N | AOK-Patien-tenwege (PKW-km) | | | DRG-Marktanteile und -konzentration im Umkreis | | | | |
|---|---|---|---|---|---|---|---|---|---|---|---|---|---|---|---|---|---|---|---|---|---|---|---|---|---|---|---|---|---|
| | | | | | | | 25% | 50% | | | | | | | | | | | | | | | | | 10 km | | 30 km | | |
| | | | | | | | | | | | | O | ZE | SE | P | B | P | Fälle | Er-geb. | | Med | oQ | MA | HHI | MA | HHI | | |
| Rotes Kreuz Krankenhaus Bremen gGmbH | Bremen | <500 | fg | 3118 | <20000 | 1,181 | 8 | 25 | 8:32% | 5:20% | 6:14% | 36 | 1,7 | 2,2 | | | | 77 | ●● | | 7 | 21 | 14 | 0,3 | 9,6 | 0,2 | |
| St.-Joseph-Stift | Bremen | <500 | fg | 3001 | <20000 | 0,889 | 6 | 21 | 3:13% | 2:13% | 6:11% | 44 | 1,7 | 4,3 | | | | 98 | ●●● | | 10 | 28 | 16 | 0,3 | 10,7 | 0,2 | |
| DRK Krankenanstalten Wesermünde | Bremerhaven | <500 | fg | 3010 | <10000 | 0,915 | 5 | 19 | 6:23% | 4:22% | 5:10% | 20 | 1,7 | 0,0 | | | | 195 | ●●●● | | 11 | 21 | 30 | 0,5 | 25,2 | 0,3 | |
| Klinikum Bremerhaven Reinkenheide | Bremerhaven | <1000 | ö | 2981 | <50000 | 1,134 | 12 | 39 | 8:16% | 1:16% | 5:12% | 39 | 1,8 | 2,9 | | | | 147 | ●●● | | 13 | 23 | 49 | 0,6 | 41,7 | 0,5 | |
| St.-Joseph-Hospital gGmbH | Bremerhaven | <500 | fg | 3151 | <10000 | 0,856 | 7 | 25 | 5:18% | 6:15% | 8:10% | 32 | 2,2 | 0,1 | | | | 129 | ● | | 7 | 15 | 27 | 0,5 | 22,4 | 0,4 | |
| Hamburg | | 398 | | 2975 | | 1,183 | 14 | 47 | 8:17% | 5:13% | 6:11% | 43 | 1,8 | 4,5 | 1 | | | | | 9 | | | | | | | |
| AKK Altonaer Kinderkrankenhaus gGmbH | Hamburg | <200 | fg | 3347 | <20000 | 1,028 | 4 | 15 | 8:18% | 6:18% | 1:12% | 27 | 0,7 | 3,4 | 5 | | | | | | 15 | 31 | 8 | 0,2 | 3,4 | 0,1 | |
| Albertinen-Krankenhaus/Albertinen-Haus gemeinnützige GmbH | Hamburg | <1000 | fg | 2896 | <50000 | 1,366 | 8 | 26 | 5:22% | 8:14% | 6:9% | 40 | 1,3 | 1,1 | | P | | 95 | ●● | | 7 | 16 | 11 | 0,2 | 5,0 | 0,1 | |
| AMF Facharztklinik Hamburg GmbH | Hamburg | <50 | fg | 2912 | <10000 | 0,814 | 4 | 11 | 8:56% | 6:10% | 9:7% | 97 | 0,6 | 0,0 | | | | | | N | 8 | 17 | | | | | |
| Asklepios Klinik Altona | Hamburg | <1000 | p | 3109 | <50000 | 1,098 | 8 | 32 | 5:13% | 8:13% | 1:10% | 40 | 2,8 | 1,1 | | | | 191 | ●● | | 9 | 18 | 21 | 0,2 | 8,5 | 0,1 | |
| Asklepios Klinik Barmbek | Hamburg | <1000 | p | 3098 | <50000 | 1,068 | 8 | 29 | 14:11% | 5:11% | 11:10% | 38 | 1,6 | 0,8 | | | | 115 | ●● | | 7 | 12 | 16 | 0,2 | 8,1 | 0,1 | |
| Asklepios Klinik Eimsbüttel GmbH – CardioClinic | Hamburg | <50 | p | 2695 | <500 | 3,924 | 1 | 2 | 5:97% | -1:2% | 18:1% | 72 | 0,9 | 0,0 | | | | | | | 26 | 84 | 3 | 0,2 | 1,5 | 0,1 | |
| Asklepios Klinik Harburg | Hamburg | <1000 | p | 3074 | <50000 | 1,167 | 9 | 30 | 4:20% | 5:16% | 1:9% | 36 | 2,3 | 0,9 | | | | 131 | ●● | | 11 | 22 | 61 | 0,6 | 6,5 | 0,1 | |
| Asklepios Klinik Nord Ochsenzoll und Heidberg | Hamburg | >1000 | p | 3040 | <50000 | 1,042 | 8 | 29 | 2:15% | 1:12% | 3:11% | 39 | 1,2 | 0,4 | | P | | 113 | ●● | | 9 | 19 | 27 | 0,3 | 7,3 | 0,1 | |
| Asklepios Klinik St. Georg | Hamburg | <1000 | p | 2997 | <50000 | 1,810 | 10 | 31 | 5:28% | 8:13% | 3:11% | 59 | 4,1 | 3,9 | | | | 172 | ●● | | 11 | 20 | 14 | 0,2 | 6,5 | 0,1 | |
| Asklepios Klinik Wandsbek | Hamburg | <1000 | p | 3098 | <50000 | 1,248 | 9 | 28 | 5:21% | 1:16% | 8:15% | 29 | 1,3 | 0,0 | | | | 172 | ●● | | 6 | 9 | 14 | 0,2 | 5,0 | 0,1 | |
| Asklepios Westklinikum Hamburg GmbH | Hamburg | <1000 | p | 2726 | <20000 | 1,306 | 8 | 26 | 8:26% | 6:16% | 5:14% | 41 | 2,9 | 2,3 | | | | 36 | ●● | | 9 | 19 | 11 | 0,4 | 2,5 | 0,1 | |
| Berufsgenossenschaftliches Unfallkrankenhaus Hamburg | Hamburg | <500 | fg | 2996 | <10000 | 1,669 | 2 | 7 | 8:75% | 1:6% | 9:6% | 85 | 0,3 | 64,4 | | | | | | | 43 | 106 | 13 | 0,4 | 2,0 | 0,1 | |
| Bethesda – Allgemeines Krankenhaus gGmbH Bergedorf | Hamburg | <500 | fg | 3073 | <20000 | 0,877 | 6 | 20 | 6:20% | 5:16% | 14:11% | 27 | 0,7 | 0,0 | | P | | 144 | ● | | 9 | 11 | 40 | 0,5 | 3,5 | 0,1 | |
| Bundeswehrkrankenhaus Hamburg | Hamburg | <50 | ö | 2816 | <10000 | 1,044 | 12 | 35 | 3:18% | 8:15% | 11:10% | 47 | 1,8 | 0,9 | | | | 34 | ●● | | 5 | 11 | 4 | 0,2 | 2,0 | 0,1 | |
| Diakonie-Klinikum Hamburg gGmbH | Hamburg | <1000 | fg | 3051 | <20000 | 0,924 | 5 | 17 | 6:16% | 8:13% | 9:12% | 39 | 1,3 | 1,6 | | | | 67 | ●● | | 7 | 14 | 8 | 0,2 | 4,6 | 0,1 | |

# 478 Krankenhaus-Directory 2010

| Krankenhausname | Ort | Betten | Tr | Z-Bax | Case-mix | CMI | Leistungsdichte Basis-DRG 25% | 50% | TOP 3 MDC | | | Part. in % O | Budget-Anteile ZE | SE | Bes. Leist. B | P | QSR Cholezystektomie Fälle | Er-geb. | N | AOK-Patientenwege (PKW-km) Med | oQ | DRG-Marktanteile und -konzentration im Umkreis 10 km MA | HHI | 30 km MA | HHI |
|---|---|---|---|---|---|---|---|---|---|---|---|---|---|---|---|---|---|---|---|---|---|---|---|---|---|
| Endo-Klinik Hamburg GmbH | Hamburg | <500 | p | 2942 | <20000 | 2,460 | 1 | 3 | 8:99% | 21:1% | 1:0% | 94 | 2,8 | 0,0 | | | | | N | 73 | 208 | 17 | 0,2 | 9,3 | 0,1 |
| Ev. Amalie Sieveking-Krankenhaus gGmbH | Hamburg | <500 | fg | 3031 | <20000 | 1,072 | 6 | 22 | 5:27% | 6:14% | 8:12% | 29 | 1,2 | 0,6 | | | 89 | ● | | 7 | 8 | 13 | 0,3 | 3,2 | 0,1 |
| Evangelisches Krankenhaus Alsterdorf gGmbH | Hamburg | <500 | fg | 3165 | <5000 | 1,142 | 3 | 11 | 8:33% | 20:20% | 1:12% | 29 | 2,0 | 41,2 | | P | | | N | 10 | 32 | 2 | 0,2 | 1,2 | 0,1 |
| HELIOS Mariahilf Klinik Hamburg | Hamburg | <200 | p | 2899 | <10000 | 0,724 | 3 | 12 | 6:18% | 14:15% | 15:13% | 26 | 0,6 | 0,1 | | | 82 | ●● | | 8 | 11 | 15 | 0,4 | 3,3 | 0,1 |
| Israelitisches Krankenhaus | Hamburg | <200 | fg | 2971 | <10000 | 1,139 | 3 | 9 | 6:63% | 7:14% | 5:5% | 42 | 1,2 | 0,0 | | | 82 | ●● | N | 10 | 19 | 5 | 0,1 | 2,5 | 0,1 |
| Kath. Kinderkrankenhaus Wilhelmstift gGmbH | Hamburg | <200 | fg | 2910 | <10000 | 0,813 | 3 | 10 | 6:19% | 1:13% | 4:12% | 15 | 0,1 | 22,2 | B | P | | | | 11 | 21 | 10 | 0,2 | 2,9 | 0,1 |
| Kath. Marienkrankenhaus gGmbH | Hamburg | <1000 | fg | 3044 | <50000 | 1,090 | 6 | 31 | 3:14% | 14:12% | 8:11% | 48 | 1,0 | 1,3 | | | 130 | ●● | | 6 | 12 | 12 | 0,2 | 5,5 | 0,1 |
| Klinik Dr. Guth | Hamburg | <50 | p | 2899 | <5000 | 1,213 | 2 | 7 | 8:49% | 6:29% | 5:4% | 81 | 0,1 | 0,0 | | | | | N | 14 | 30 | 5 | 0,3 | 1,3 | 0,1 |
| Krankenhaus Jerusalem | Hamburg | <200 | p | 3280 | <5000 | 0,770 | 2 | 5 | 9:64% | 8:17% | 3:15% | 90 | 0,5 | 0,0 | | | | | N | 11 | 22 | 6 | 0,2 | 3,3 | 0,1 |
| Krankenhaus Tabea GmbH | Hamburg | <50 | p | 2710 | <5000 | 0,977 | 1 | 1 | 5:55% | 8:38% | 9:6% | 98 | 0,5 | 0,0 | | | | | N | 25 | 39 | 20 | 0,4 | 4,5 | 0,1 |
| Praxis-Klinik Bergedorf GmbH | Hamburg | <50 | p | 3179 | <5000 | 1,097 | 1 | 2 | 8:85% | 6:13% | 1:1% | 99 | 4,3 | 0,0 | | | | | N | 13 | 28 | 18 | 0,4 | 2,0 | 0,1 |
| Praxisklinik Mümmelmannsberg | Hamburg | <50 | p | 3338 | <1000 | 0,430 | 3 | 12 | 4:20% | 8:15% | 3:12% | 39 | 0,0 | 0,0 | | | | | N | 1 | 7 | 2 | 0,2 | 0,7 | 0,1 |
| Schön Klinik Hamburg-Eilbek | Hamburg | <1000 | p | 2782 | <50000 | 1,527 | 6 | 22 | 8:44% | 6:13% | 10:9% | 54 | 1,6 | 5,7 | | | 87 | ●● | | 6 | 14 | 8 | 0,2 | 3,4 | 0,1 |
| Universitäts-Krankenhaus Eppendorf | Hamburg | >1000 | ö | 2934 | | | | | | | | | | | | | 51 | ●●●● | | 16 | 55 | | | | |
| Wilhelmsburger Krankenhaus Groß Sand | Hamburg | <500 | fg | 3245 | <10000 | 1,195 | 5 | 17 | 6:22% | 8:20% | 5:16% | 29 | 0,8 | 8,2 | | | 62 | ●● | | 3 | 12 | 6 | 0,3 | 1,9 | 0,1 |
| **Hessen** | | 278 | | 2952 | | 1,086 | 14 | 47 | 5:16% | 8:16% | 6:12% | 39 | 2,0 | 2,3 | 10 | 12 | | | 27 | | | | | | |
| Kreiskrankenhaus Alsfeld | Alsfeld | <200 | ö | 2901 | <10000 | 0,907 | 6 | 24 | 8:24% | 5:16% | 6:16% | 31 | 0,2 | 0,0 | | | 160 | ● | | 12 | 23 | 100 | 1,0 | 37,5 | 0,4 |
| Krankenhaus Bad Arolsen GmbH | Bad Arolsen | <200 | ö | 3044 | <10000 | 0,847 | 7 | 22 | 4:19% | 5:18% | 8:15% | 22 | 0,4 | 0,0 | | | 83 | ●● | | 9 | 15 | 72 | 0,8 | 14,0 | 0,2 |
| Hessische Berglandklinik Koller GmbH | Bad Endbach | <50 | p | 2911 | <5000 | 1,919 | 1 | 1 | 8:67% | 1:13% | 5:9% | | 0,0 | 12,1 | | | | | N | 30 | 44 | 44 | 0,9 | 2,9 | 0,2 |
| Rheumazentrum Mittelhessen GmbH & Co. KG Bad Endbach | Bad Endbach | <50 | p | 2358 | <5000 | 0,790 | 1 | 2 | 8:96% | 1:2% | 9:1% | 36 | 0,0 | 0,0 | | | | | N | 38 | 54 | 92 | 0,9 | 7,4 | 0,2 |
| Klinikum Bad Hersfeld GmbH | Bad Hersfeld | <1000 | ö | 3037 | | | | | | | | | | | | | 128 | ●● | | 17 | 32 | 86 | 0,9 | 48,8 | 0,5 |
| Krankenhaus St. Elisabeth Bad Hersfeld | Bad Hersfeld | <50 | fg | 2982 | <1000 | 0,514 | 3 | 9 | 14:20% | 6:15% | 15:14% | 36 | 0,2 | 0,0 | | | | | N | 14 | 25 | 9 | 0,8 | 5,0 | 0,4 |

| Krankenhausname | Ort | Betten | Tr | Z-Bax | Case-mix | CMI | Leistungs-dichte Basis-DRG | | TOP 3 MDC | | | Part. in % | Budget-Anteile | | | Bes. Leist. | | QSR Cholezyst-ektomie | | | N | AOK-Patien-tenwege (PKW-km) | | DRG-Marktanteile und -konzentration im Umkreis | | | | | |
|---|---|---|---|---|---|---|---|---|---|---|---|---|---|---|---|---|---|---|---|---|---|---|---|---|---|---|---|---|---|
| | | | | | | | 25% | 50% | | | | O | ZE | SE | B | P | Fälle | Er-geb. | | | | | 10 km | | | 30 km | | |
| | | | | | | | | | | | | | | | | | | | | | Med | oQ | MA | HHI | MA | HHI | | | |
| Orthopädie Bad Hersfeld GmbH | Bad Hersfeld | <50 | fg | 2820 | <5000 | 1,493 | 2 | 3 | 8:99% | 1:0% | 9:0% | 91 | 0,5 | 0,0 | | | | | | 20 | 33 | 46 | 0,7 | 26,3 | 0,4 | | | |
| Hochtaunus Kliniken gGmbH | Bad Homburg | <500 | ö | 2743 | <50000 | 0,909 | 8 | 26 | 5:17% | 6:15% | 8:14% | 33 | 0,8 | 0,0 | | | 205 | ••• | | 7 | 18 | 54 | 0,6 | 5,5 | 0,1 | | | |
| Kreisklinik Helmarshausen Kreiskliniken Kassel gGmbH* | Bad Karlshafen | <50 | ö | 3492 | <5000 | 0,881 | 5 | 16 | 8:34% | 5:15% | 6:14% | 32 | 0,1 | 0,0 | | | | | | 26 | 35 | 53 | 0,6 | 5,2 | 0,2 | | | |
| Diabetes-Klinik Bad Nauheim GmbH | Bad Nauheim | <50 | p | 2872 | <5000 | 1,064 | 1 | 1 | 10:99% | 9:1% | 5:0% | 23 | 0,0 | 0,0 | | | | | N | 31 | 60 | 62 | 0,7 | 8,8 | 0,1 | | | |
| Helios William-Harvey-Klinik | Bad Nauheim | <50 | p | 3001 | <5000 | 1,339 | 1 | 2 | 5:84% | 1:6% | 10:3% | 87 | 2,4 | 0,0 | | | | | | 30 | 46 | 43 | 0,7 | 7,0 | 0,1 | | | |
| Hochwaldkrankenhaus | Bad Nauheim | <500 | fg | 3040 | <10000 | 0,889 | 6 | 23 | 6:15% | 8:13% | 14:11% | 35 | 0,1 | 0,0 | | | 123 | ••• | | 12 | 16 | 41 | 0,6 | 2,7 | 0,1 | | | |
| Kerckhoff-Klinik GmbH | Bad Nauheim | <200 | fg | 2756 | <50000 | 2,352 | 3 | 8 | 5:80% | 8:12% | 4:6% | 56 | 3,5 | 0,1 | | | | | | 43 | 71 | 58 | 0,7 | 7,7 | 0,1 | | | |
| Helios Klinik Bad Schwalbach | Bad Schwalbach | <200 | p | 3575 | <5000 | 0,872 | 6 | 19 | 5:23% | 8:22% | 6:17% | 33 | 0,1 | 0,0 | | | 75 | •• | | 12 | 12 | 76 | 0,8 | 2,8 | 0,2 | | | |
| Otto-Fricke-Krankenhaus Paulinenberg | Bad Schwalbach | <200 | p | 2901 | <5000 | 1,753 | 1 | 3 | 8:55% | 1:22% | 5:15% | 0 | 0,0 | 2,7 | | | | | | 24 | 30 | 55 | 0,8 | 5,3 | 0,2 | | | |
| Kliniken d. Main-Taunus-Krs. Krankenhaus Bad Soden | Bad Soden | <1000 | ö | 3027 | <50000 | 1,082 | 9 | 30 | 5:20% | 8:13% | 6:13% | 39 | 0,6 | 0,0 | | | 164 | ••• | | 14 | 19 | 18 | 0,4 | 3,3 | 0,1 | | | |
| Asklepios Stadtklinik Bad Wildungen | Bad Wildungen | <200 | p | 3030 | | | 1 | 3 | 8:74% | 11:17% | 1:4% | 48 | 4,5 | 50,5 | | | 75 | •• | | 18 | 35 | 61 | 0,8 | 14,9 | 0,2 | | | |
| Werner-Wicker-Klinik | Bad Wildungen | <500 | p | 2974 | <10000 | 1,946 | 1 | 3 | 1:70% | 8:19% | 19:3% | 0 | 1,4 | 0,0 | | | | | | 133 | 214 | 48 | 0,7 | 19,5 | 0,3 | | | |
| Neurologische Akutklinik Werner Wicker KG | Bad Zwesten | <50 | p | 3027 | <5000 | 0,876 | 2 | 4 | 1:70% | 8:19% | 5:12% | 38 | 0,8 | 0,1 | | | | | N | 25 | 38 | 35 | 0,7 | 9,7 | 0,2 | | | |
| Heilig-Geist-Hospital | Bensheim | <200 | fg | 3269 | <5000 | 0,835 | 5 | 17 | 6:23% | 8:16% | 5:12% | 38 | 0,8 | 0,1 | | | 92 | ••• | | 2 | 10 | 28 | 0,5 | 1,7 | 0,1 | | | |
| DRK-Krankenhaus | Biedenkopf | <200 | fg | 3034 | <5000 | 0,611 | 7 | 27 | 5:15% | 6:12% | 11:10% | 31 | 0,5 | 0,0 | | | 72 | •• | | 13 | 19 | 91 | 1,0 | 8,4 | 0,3 | | | |
| BDH-Klinik Braunfels GmbH Fachklinik für Neurologie und neurologische Rehabilitation | Braunfels | <50 | fg | 2968 | <5000 | 1,263 | 2 | 4 | 1:63% | 8:26% | 3:3% | 1 | 0,1 | 39,5 | | | | | N | 17 | 28 | 18 | 0,6 | 4,2 | 0,2 | | | |
| Orthopädische Klinik Braunfels | Braunfels | <200 | p | 2870 | <5000 | 1,520 | 2 | 3 | 8:100% | | | 72 | 0,0 | 0,0 | | | | | | 23 | 39 | 72 | 0,8 | 9,1 | 0,2 | | | |
| Capio Mathilden-Hospital | Büdingen | <500 | p | 3025 | <5000 | 0,926 | 9 | 26 | 6:23% | 8:17% | 5:15% | 34 | 0,2 | 0,0 | | | 125 | ••• | N | 13 | 16 | 100 | 1,0 | 6,1 | 0,2 | | | |
| Agaplesion Elisabethenstift Evangelisches Krankenhaus | Darmstadt | <500 | fg | 1855 | <20000 | 1,117 | 8 | 25 | 8:21% | 6:20% | 5:13% | 37 | 1,1 | 2,1 | | P | 139 | ••• | | 11 | 16 | 18 | 0,5 | 3,0 | 0,1 | | | |
| Alice-Hospital und Eleonoren-Kinderklinik | Darmstadt | <200 | fg | 3502 | <10000 | 0,618 | 5 | 16 | 5:34% | 6:19% | 14:8% | 42 | 1,4 | 0,0 | | | 111 | ••• | N | 10 | 16 | 20 | 0,5 | 3,5 | 0,1 | | | |
| Darmstädter Kinderkliniken Prinzessin Margaret | Darmstadt | <50 | fg | 2523 | <5000 | 0,831 | 2 | 6 | 6:23% | 4:16% | 15:16% | 3 | 1,0 | 1,2 | | P | | | | 16 | 25 | 15 | 0,4 | 2,7 | 0,1 | | | |

| Krankenhausname | Ort | Betten | Tr | Z-Bax | Case-mix | CMI | Leistungs-dichte Basis-DRG | | TOP 3 MDC | | | Part. in % | Budget-Anteile | | | Bes. Leist. | | OSR Cholezyst-ektomie | | | N | AOK-Patien-tenwege (PKW-km) | | DRG-Marktanteile und -konzentration im Umkreis | | | | | |
|---|---|---|---|---|---|---|---|---|---|---|---|---|---|---|---|---|---|---|---|---|---|---|---|---|---|---|---|---|---|
| | | | | | | | 25% | 50% | | | | O | ZE | SE | | B | P | Fälle | | Er-geb. | | Med | oQ | 10 km | | | 30 km | | |
| | | | | | | | | | | | | | | | | | | | | | | | | MA | HHI | MA | HHI | MA | HHI |
| Marien-Hospital | Darmstadt | <200 | fg | 2981 | | 0,997 | 14 | 43 | 1:14% | 5:14% | 3:9% | 39 | 2,9 | 1,1 | | | P | 90 | ●● | | | 9 | 13 | 14 | 0,5 | 3,1 | 0,1 | | |
| Städt. Kliniken Darmstadt Hessenklinik | Darmstadt | <1000 | ö | 2903 | <50000 | | | | | | | | | | | | | 86 | ●● | | | 14 | 22 | 53 | 0,5 | 8,3 | 0,1 | | |
| St.-Rochus-Krankenhaus | Dieburg | <50 | fg | 2941 | <5000 | 0,953 | 3 | 9 | 8:38% | 5:12% | 14:12% | 48 | 2,9 | 0,0 | | | | | | | N | 8 | 14 | 36 | 0,7 | 1,3 | 0,1 | | |
| Kreiskrankenhaus Dillenburg/Herborn | Dillenburg | <500 | ö | 3048 | <10000 | 0,799 | 10 | 30 | 6:16% | 8:13% | 5:13% | 35 | 0,4 | 0,1 | | | | 115 | ●●● | | | 11 | 17 | 100 | 1,0 | 10,2 | 0,2 | | |
| Kaiserin-Auguste-Viktoria-Kranken-haus | Ehringshausen | <50 | fg | 2989 | <5000 | 0,665 | 4 | 12 | 5:27% | 6:23% | 10:9% | 38 | 0,0 | 0,0 | | | | 67 | ● | | | 16 | 21 | 46 | 0,8 | 5,1 | 0,2 | | |
| Gesundheitszentrum Odenwaldkreis GmbH Kreiskrankenhaus Erbach | Erbach | <500 | ö | 3177 | <10000 | 0,920 | 9 | 31 | 8:16% | 6:16% | 5:14% | 37 | 0,1 | 0,0 | | | | 184 | ●●● | | | 13 | 19 | 100 | 1,0 | 12,2 | 0,2 | | |
| Klinikum Werra-Meißner GmbH | Eschwege | <1000 | ö | | | | | | | | | | | | | B | | 215 | ●●● | | | | | | | | | | |
| Kreiskrankenhaus Eschwege GmbH* | Eschwege | <500 | fg | 2874 | <10000 | 0,904 | 11 | 31 | 5:18% | 6:15% | 4:11% | 24 | 0,8 | 0,2 | | | P | | | | | 12 | 18 | 100 | 1,0 | 11,4 | 0,3 | | |
| Marien-Krankenhaus | Flörsheim | <50 | fg | 3258 | <5000 | 0,607 | 1 | 1 | 8:77% | 6:15% | 5:2% | 36 | 0,0 | 0,0 | | | | 152 | ●●● | | N | 16 | 22 | 16 | 0,9 | 0,9 | 0,1 | | |
| Kreiskrankenhaus Frankenberg | Frankenberg | <500 | ö | 3021 | | | | | | | | | | | | | | 229 | ●●● | | | 14 | 20 | 100 | 1,0 | 11,4 | 0,3 | | |
| Agaplesion Frankfurter Diakonie-Kliniken | Frankfurt | <1000 | fg | 2795 | <50000 | 1,016 | 11 | 35 | 5:27% | 6:16% | 8:10% | 43 | 3,2 | 1,4 | | | P | | | | | 8 | 15 | 12 | 0,2 | 6,0 | 0,1 | | |
| Berufsgenossenschaft Unfallkl. Frankfurt a. Main | Frankfurt | <500 | fg | 2930 | <10000 | 1,552 | 3 | 9 | 8:88% | 1:4% | 9:4% | 86 | 0,8 | 15,2 | | | | | | | | 23 | 44 | 8 | 0,2 | 4,2 | 0,1 | | |
| Frankfurter Rotkreuz- Kliniken | Frankfurt | <500 | fg | 3600 | <20000 | 0,868 | 7 | 20 | 5:41% | 8:17% | 6:8% | 54 | 3,9 | 0,2 | | | | 32 | ●●● | | | 10 | 19 | 8 | 0,2 | 3,6 | 0,1 | | |
| Hospital Zum Heiligen Geist | Frankfurt | <500 | fg | 3006 | <10000 | 0,928 | 5 | 21 | 5:18% | 14:14% | 8:13% | 34 | 0,8 | 0,8 | | | P | 103 | ●●● | | | 7 | 10 | 5 | 0,2 | 2,3 | 0,1 | | |
| Katharina Kasper gGmbH | Frankfurt | <500 | fg | 3020 | <20000 | 0,954 | 6 | 25 | 3:16% | 4:13% | 6:10% | 46 | 1,1 | 1,1 | | | | 181 | ●●● | | | 8 | 14 | 9 | 0,2 | 3,9 | 0,1 | | |
| Klinikum der Joh.-Wolfgang-Goethe-Universität | Frankfurt | >1000 | fg | 2882 | <50000 | 1,561 | 16 | 53 | 1:11% | 2:10% | 5:10% | 44 | 6,3 | 1,8 | | | | 78 | ●●● | | | 15 | 31 | 16 | 0,2 | 8,2 | 0,1 | | |
| Klinikum Franfurt-Höchst | Frankfurt | >1000 | ö | 2972 | <50000 | 1,116 | 8 | 31 | 8:13% | 5:10% | 6:9% | 38 | 1,4 | 0,8 | | | P | 204 | ●●● | | | 7 | 15 | 23 | 0,3 | 5,3 | 0,1 | | |
| Krankenhaus Nordwest | Frankfurt | <1000 | fg | 2959 | <50000 | 1,078 | 9 | 36 | 6:17% | 1:14% | 4:12% | 30 | 2,6 | 0,7 | | | | 130 | ●●● | | | 10 | 18 | 9 | 0,2 | 4,7 | 0,1 | | |
| Krankenhaus Sachsenhausen | Frankfurt | <500 | fg | 3013 | <10000 | 0,891 | 3 | 10 | 10:17% | 13:14% | 4:14% | 41 | 0,1 | 0,0 | | | | 125 | ●● | | | 8 | 19 | 5 | 0,2 | 2,3 | 0,1 | | |
| Orthopädische Universitätsklinik Friedrichsheim gGmbH | Frankfurt | <500 | fg | 2971 | <10000 | 1,560 | 4 | 9 | 8:96% | 9:2% | 21:1% | 71 | 1,7 | 1,2 | | | | | | | | 22 | 39 | 12 | 0,2 | 5,2 | 0,1 | | |
| St. Katharinen Krankenhaus GmbH | Frankfurt | <500 | fg | 2997 | <20000 | 1,166 | 7 | 21 | 8:20% | 11:17% | 1:16% | 37 | 0,3 | 2,3 | | | | | | | | 10 | 17 | 7 | 0,2 | 3,2 | 0,1 | | |

| Krankenhausname | Ort | Betten | Tr | Z-Bax | Case-mix | CMI | Leistungsdichte Basis-DRG | | | TOP 3 MDC | | | Part. in % | Budget-Anteile | | | Bes. Leist. | | QSR Cholezystektomie | | | N | AOK-Patientenwege (PKW-km) | | DRG-Marktanteile und -konzentration im Umkreis | | | | |
|---|---|---|---|---|---|---|---|---|---|---|---|---|---|---|---|---|---|---|---|---|---|---|---|---|---|---|---|---|---|
| | | | | | | | 25% | 50% | | | | | | ZE | SE | B | B | P | Fälle | Er-geb. | | | | | 10 km | | | 30 km | |
| | | | | | | | | | | | | | | | | | | | | | | Med | oQ | MA | HHI | MA | HHI | | |
| Verein Frankfurter Stiftungskrankenhäuser e.V. | Frankfurt | <500 | fg | 3599 | <20000 | 0,876 | 3 | 9 | 14:17% | 15:16% | 6:12% | 34 | 0,1 | 6,0 | | | 111 | ●● | | 8 | 14 | 8 | 0,2 | 3,7 | 0,1 |
| Kreiskrankenhaus Bürger-Hospital Friedberg Kliniken des Wetteraukreises Friedberg-Schotten-Gedern | Friedberg | <500 | fg | 3033 | <10000 | 0,987 | 8 | 24 | 6:21% | 5:18% | 8:15% | 20 | 1,3 | 0,0 | | P | 82 | ●●● | | 12 | 16 | 32 | 0,6 | 2,2 | 0,1 |
| Hospital zum Heiligen Geist | Fritzlar | <200 | fg | 2996 | <10000 | 0,775 | 8 | 23 | 6:19% | 5:19% | 8:11% | 31 | 0,5 | 0,0 | | | 55 | ● | | 11 | 19 | 100 | 1,0 | 5,8 | 0,2 |
| Herz-Jesu-Krankenhaus Fulda | Fulda | <500 | fg | 3015 | <20000 | 1,105 | 7 | 24 | 8:22% | 6:22% | 5:9% | 41 | 0,7 | 2,7 | | | 118 | ● | | 11 | 22 | 27 | 0,7 | 15,4 | 0,4 |
| Klinikum Fulda gAG | Fulda | <1000 | ö | 3058 | <50000 | 1,189 | 13 | 43 | 5:13% | 6:12% | 8:12% | 41 | 1,8 | 0,2 | | | 272 | ●●● | | 18 | 29 | 80 | 0,7 | 48,2 | 0,4 |
| Main-Kinzig-Kliniken gGmbH Gelnhausen | Gelnhausen | <500 | ö | 2732 | <50000 | 0,965 | 7 | 23 | 8:14% | 5:14% | 6:11% | 31 | 0,5 | 0,1 | | | 238 | ●●● | | 19 | 27 | 100 | 1,0 | 15,5 | 0,2 |
| Rhön-Klinik Prof. Dr. Dr. Elmar Keck | Gersfeld | <50 | p | 2849 | <1000 | 0,617 | 1 | 4 | 8:74% | 1:6% | 6:6% | 44 | 0,0 | 0,0 | | | | | N | 18 | 30 | 100 | 1,0 | 1,8 | 0,3 |
| Evangelisches Krankenhaus Mittelhessen gGmbH | Gießen | <500 | fg | 2978 | <20000 | 0,960 | 6 | 24 | 4:25% | 8:17% | 6:16% | 40 | 2,3 | 0,9 | | | 227 | ●● | | 18 | 33 | 20 | 0,6 | 6,1 | 0,2 |
| Krankenhaus Balserische Stiftung | Gießen | <50 | p | 2687 | <5000 | 0,639 | 2 | 7 | 8:36% | 5:22% | 6:13% | 8 | 0,0 | 0,0 | | | | | N | 10 | 21 | 12 | 0,6 | 3,4 | 0,2 |
| St.-Josefs-Krankenhaus | Gießen | <200 | fg | 3000 | <10000 | 0,837 | 2 | 6 | 14:18% | 3:17% | 15:15% | 54 | 1,1 | 0,0 | | | 115 | ●● | | 13 | 23 | 19 | 0,5 | 5,5 | 0,2 |
| Universitätsklinikum Gießen und Marburg GmbH — Standort Gießen | Gießen | >1000 | p | 3021 | >50000 | 1,545 | 18 | 57 | 5:14% | 8:11% | 1:10% | 42 | 3,7 | 1,1 | | P | 70 | ● | | 26 | 46 | 69 | 0,6 | 21,5 | 0,2 |
| Helios Klinik Oberwald GmbH Grebenhain | Grebenhain | <200 | p | 6842 | <5000 | 0,669 | 1 | 2 | 5:62% | 6:19% | 9:9% | 81 | 1,0 | 0,0 | | | | | N | 37 | 58 | 100 | 1,0 | 25,1 | 0,4 |
| Kreiskrankenhaus Groß-Gerau | Groß-Gerau | <500 | ö | 3062 | <10000 | 0,889 | 8 | 24 | 8:21% | 6:19% | 5:13% | 38 | 0,1 | 0,0 | | | 105 | ●● | | 11 | 13 | 30 | 0,6 | 1,9 | 0,1 |
| Kreiskrankenhaus Groß-Umstadt | Groß-Umstadt | <500 | ö | 3652 | <50000 | 1,002 | 11 | 33 | 5:15% | 6:13% | 1:11% | 32 | 1,1 | 0,3 | | | 112 | ●● | | 12 | 13 | 69 | 0,7 | 3,7 | 0,1 |
| Klinikum Hanau gGmbH | Hanau | <1000 | ö | 3033 | <50000 | 1,059 | 6 | 21 | 8:21% | 6:16% | 14:11% | 35 | 1,8 | 0,8 | | | 227 | ●● | | 9 | 17 | 73 | 0,7 | 6,4 | 0,1 |
| St. Vinzenz-Krankenhaus gGmbH | Hanau | <500 | ö | 3015 | <20000 | 0,910 | 9 | 29 | 5:21% | 8:16% | 6:16% | 36 | 0,6 | 0,0 | | | 169 | ● | | 7 | 12 | 30 | 0,7 | 2,7 | 0,1 |
| Kreiskrankenhaus Bergstraße gGmbH | Heppenheim | <500 | ö | 3038 | <20000 | 1,566 | 2 | 5 | 8:94% | 1:4% | 9:1% | 61 | 0,4 | 19,8 | | | 200 | ● | | 14 | 19 | 44 | 0,4 | 3,6 | 0,1 |
| Orthopädische Klinik Hessisch Lichtenau gGmbH | Hessisch Lichtenau | <200 | fg | 2967 | <10000 | | | | | | | | | | | | | | | | | | | | |
| Ev. Krankenhaus Gesundbrunnen gGmbH Hofgeismar | Hofgeismar | <200 | p | 2973 | <5000 | 2,157 | 1 | 2 | 8:45% | 1:35% | 5:9% | 2 | 0,0 | 12,6 | | | | | N | 23 | 33 | 57 | 0,9 | 5,3 | 0,2 |
| Kreisklinik Hofgeismar Kreiskliniken Kassel GmbH* | Hofgeismar | <200 | ö | 3445 | <5000 | 0,800 | 7 | 23 | 5:24% | 6:15% | 8:10% | 22 | 0,3 | 0,0 | | | | | | 13 | 16 | 95 | 0,9 | 3,9 | 0,2 |

| Krankenhausname | Ort | Betten | Tr | Z-Bax | Case-mix | CMI | Leistungs-dichte Basis-DRG 25% 50% | | TOP 3 MDC | | | Part. in % O | Budget-Anteile ZE SE | | Bes. Leist. B P | | QSR Cholezyst-ektomie Fälle Er-geb. | | N | AOK-Patien-tenwege (PKW-km) Med oQ | | DRG-Marktanteile und -konzentration im Umkreis 10 km 30 km MA HHI MA HHI | | | | |
|---|---|---|---|---|---|---|---|---|---|---|---|---|---|---|---|---|---|---|---|---|---|---|---|---|---|
| Kreiskliniken Kassel GmbH | Hofgeismar | <500 | ö | 2960 | <10000 | 0,753 | 6 | 22 | 6:16% | 8:14% | 5:12% | 34 | 0,2 | 0,0 | B | | 170 | | | 11 | 19 | 100 | 1,0 | 9,3 | 0,3 |
| Helios St. Elisabeth Klinik Hünfeld | Hünfeld | <200 | p | 3581 | <5000 | 0,831 | 7 | 19 | 8:33% | 6:18% | 5:16% | 40 | 0,0 | 0,0 | | | 82 | ••• | | 9 | 14 | 100 | 1,0 | 1,7 | 0,1 |
| Helios Klinik Idstein | Idstein | <50 | p | 2789 | <5000 | 1,093 | 1 | 3 | 4:91% | 5:4% | -1:2% | 21 | 0,4 | 3,7 | | | 43 | ••• | | 33 | 50 | 100 | 1,0 | 6,6 | 0,2 |
| Fachklinik für Lungenerkrankungen Immenhausen | Immenhausen | <200 | fg | 2970 | <5000 | | | | | | | | | | | | | | N | 6 | 13 | | | | |
| Diakonie-Kliniken Kassel | Kassel | <500 | fg | 3016 | <20000 | 1,041 | 7 | 22 | 5:32% | 6:15% | 14:9% | 28 | 0,3 | 0,7 | | | 76 | • | | 7 | 15 | 14 | 0,4 | 8,9 | 0,2 |
| Diakonie-Kliniken Kassel gemeinnützige GmbH* | Kassel | <500 | fg | | | | | | | | | | | | | | | | | | | | | | |
| Elisabeth-Krankenhaus | Kassel | <200 | fg | 3057 | <10000 | 0,925 | 8 | 25 | 6:18% | 5:15% | 3:13% | 46 | 0,2 | 0,0 | | | 84 | • | | | | 11 | 0,4 | 7,4 | 0,2 |
| Kinderkrankenhaus Park Schönfeld GmbH | Kassel | <200 | ö | | <5000 | 0,763 | 3 | 10 | 6:23% | 1:13% | 4:11% | 22 | 0,2 | 25,2 | B | | | | | 16 | 45 | 9 | 0,4 | 5,6 | 0,2 |
| Klinik Dr. Koch GmbH & Co. KG* | Kassel | <50 | p | 3131 | <5000 | 0,445 | 2 | 4 | 14:37% | 15:24% | 13:17% | 44 | 0,4 | 0,0 | | | | | | | | | | | |
| Klinikum Kassel gGmbH | Kassel | >1000 | ö | 2941 | >50000 | 1,211 | 16 | 49 | 5:11% | 9:11% | 1:10% | 42 | 2,7 | 2,0 | | | 68 | ••• | | 7 | 15 | 13 | 0,3 | 9,3 | 0,3 |
| Marienkrankenhaus | Kassel | <200 | fg | 3038 | <10000 | 0,893 | 3 | 12 | 6:32% | 4:24% | 5:10% | 36 | 0,4 | 0,0 | | | 85 | ••• | | 17 | 40 | 43 | 0,4 | 28,0 | 0,2 |
| Rotes-Kreuz-Krankenhaus gGmbH | Kassel | <500 | fg | 2942 | <20000 | 1,000 | 11 | 32 | 8:20% | 6:17% | 5:17% | 46 | 0,5 | 1,0 | | | 101 | ••• | | 7 | 14 | 13 | 0,4 | 7,9 | 0,2 |
| Vitos Orthopädische Klinik gGmbH Kassel | Kassel | <200 | ö | 3014 | <10000 | 1,336 | 2 | 7 | 8:95% | 1:4% | 23:1% | 60 | 0,8 | 0,0 | | | | | | 11 | 22 | 14 | 0,4 | 8,8 | 0,2 |
| Deutsches-Rotes-Kreuz Klinik Kaufungen | Kaufungen | <50 | fg | 2927 | <5000 | 1,846 | 1 | 2 | 8:34% | 1:29% | 5:14% | | 0,0 | 2,7 | | | | | N | 18 | 40 | 27 | 0,5 | 18,2 | 0,3 |
| Wolfgang-Winckler-Haus Jugendberatung und Jugendhilfe e.V. | Kelkheim | <50 | fg | BE | | | | | | | | | | | B | | | | | 15 | 22 | 88 | 1,0 | 2,6 | 0,2 |
| St.-Josef-Krankenhaus | Königstein | <50 | ö | 3145 | <5000 | 0,639 | 3 | 10 | 8:56% | 6:10% | 4:6% | 54 | 0,3 | 0,0 | | | 53 | • | N | 8 | 18 | 16 | 0,8 | 0,7 | 0,1 |
| Hessenklinik Stadtkrankenhaus Korbach | Korbach | <500 | ö | 3009 | <10000 | 0,922 | 9 | 29 | 5:17% | 8:15% | 6:15% | 33 | 0,6 | 0,0 | | | | | | 14 | 16 | 100 | 1,0 | 14,0 | 0,2 |
| St.-Marien-Krankenhaus | Lampertheim | <50 | fg | 2916 | <5000 | 0,988 | 2 | 7 | 5:27% | 8:20% | 4:12% | 0 | 0,0 | 4,6 | | | | | | 10 | 15 | 82 | 1,0 | 1,5 | 0,1 |
| Asklepios Kliniken Langen-Seligen-stadt GmbH Klinik Langen | Langen | <500 | p | 3076 | <20000 | 0,955 | 6 | 22 | 5:22% | 6:20% | 8:12% | 30 | 1,5 | 0,0 | | P | 188 | ••• | | 10 | 12 | 100 | 1,0 | 2,8 | 0,1 |
| Krankenhaus Eichhof Medizinisches Zentrum Eichhof | Lauterbach | <500 | fg | 2887 | <10000 | 1,020 | 7 | 25 | 8:19% | 6:16% | 11:14% | 37 | 0,6 | 0,0 | | P | 194 | ••• | | 16 | 21 | 100 | 1,0 | 12,2 | 0,3 |
| Asklepios Klinik Lich GmbH | Lich | <500 | p | 3113 | <10000 | 1,037 | 6 | 24 | 8:20% | 6:15% | 5:11% | 33 | 0,4 | 0,0 | | | 104 | ••• | | 16 | 24 | 100 | 1,0 | 8,2 | 0,2 |

| Krankenhausname | Ort | Betten | Tr | Z-Bax | Case-mix | CMI | Leistungs-dichte Basis-DRG | | | TOP 3 MDC | | | Part. in % | Budget-Anteile | | | Bes. Leist. | | QSR Cholezyst-ektomie | | N | AOK-Patien-tenwege (PKW-km) | | DRG-Marktanteile und -konzentration im Umkreis | | | | |
|---|---|---|---|---|---|---|---|---|---|---|---|---|---|---|---|---|---|---|---|---|---|---|---|---|---|---|---|---|
| | | | | | | | 25% | 50% | | | | | O | ZE | SE | | B | P | Fälle | Er-geb. | | Med | oQ | 10 km | | 30 km | | |
| | | | | | | | | | | | | | | | | | | | | | | | | MA | HHI | MA | HHI |
| Krankenhausgesellschaft St. Vincenz mbH | Limburg | <500 | fg | 3188 | <50000 | 1,131 | 11 | 36 | 5:16% | 6:16% | 8:11% | 35 | 3,2 | 0,1 | | | | 180 | ● | | 12 | 21 | 79 | 0,7 | 27,9 | 0,3 |
| Agaplesion Elisbethenstift gGmbH Luisenkrankenhaus Lindenfels | Lindenfels | <200 | fg | | | 1,024 | 8 | 24 | 8:23% | 5:19% | 6:11% | 33 | 0,1 | 0,4 | | | | | | | | | | | | | |
| Chirurg.-Orthop. Fachklinik Lorsch GmbH u. Co. KG | Lorsch | <50 | p | 2961 | <5000 | 1,800 | 2 | 3 | 8:97% | 9:2% | 18:1% | 74 | 0,8 | 0,0 | | | | | | | 16 | 29 | 42 | 0,5 | 4,7 | 0,1 |
| Diakonie-Krankenhaus Marburg-Wehrda | Marburg | <500 | fg | 2992 | <10000 | 1,019 | 6 | 16 | 5:23% | 8:21% | 6:14% | 29 | 0,1 | 0,0 | | | | 138 | ●● | | 16 | 25 | 21 | 0,7 | 7,4 | 0,3 |
| Dr. Schweckendiek GmbH Klinik KG | Marburg | <50 | p | 3249 | <1000 | 0,367 | 1 | 2 | 3:97% | 9:2% | 5:1% | 90 | 0,0 | 0,0 | | | | | | N | 23 | 29 | 18 | 0,7 | 8,8 | 0,3 |
| Universitätsklinikum Gießen und Marburg GmbH – Standort Marburg | Marburg | >1000 | p | 2995 | >50000 | 1,361 | 17 | 57 | 8:12% | 5:11% | 3:10% | 44 | 3,6 | 1,8 | | | P | 156 | ● | | 24 | 41 | 84 | 0,8 | 31,9 | 0,3 |
| Schwalm-Eder-Kliniken GmbH, Klinikum Melsungen | Melsungen | <50 | p | 3051 | | | | | | | | | | | | | | 48 | ●● | | 10 | 15 | 100 | 1,0 | 3,3 | 0,2 |
| Ketteler-Krankenhaus | Offenbach | <500 | fg | 3072 | <10000 | 0,805 | 5 | 18 | 6:25% | 14:12% | 4:9% | 33 | 0,1 | 0,0 | | | | 225 | ● | | 5 | 8 | 8 | 0,2 | 2,6 | 0,1 |
| Klinik Dr. Frühauf | Offenbach | <50 | p | 3045 | <1000 | 0,604 | 1 | 2 | 20:45% | 5:24% | 10:8% | | 0,0 | 0,0 | | | | | | N | 5 | 12 | 2 | 0,2 | 0,7 | 0,1 |
| Klinikum Offenbach GmbH | Offenbach | <1000 | ö | 3042 | | | | | | | | | | | | | | 193 | ● | | 10 | 15 | 16 | 0,2 | 6,6 | 0,1 |
| HKZ GmbH & Co. Betriebs KG Herz- und Kreislaufzentrum Rotenburg a. d. Fulda | Rotenburg | <200 | p | 3001 | <20000 | 1,551 | 2 | 6 | 5:89% | 1:5% | 4:2% | 38 | 0,5 | 0,9 | | | | | | | 34 | 55 | 75 | 0,9 | 27,6 | 0,4 |
| Kreiskrankenhaus Rotenburg/Fulda | Rotenburg | <200 | fg | 2986 | <10000 | 1,013 | 6 | 21 | 8:38% | 6:17% | 5:9% | 45 | 0,1 | 0,0 | | | | 113 | ●● | | 10 | 20 | 59 | 0,9 | 14,3 | 0,4 |
| Scivias Caritas gGmbH Krankenhaus St. Josef Rüdesheim | Rüdesheim am Rhein | <200 | fg | 3261 | <10000 | 1,020 | 6 | 20 | 8:27% | 6:17% | 5:16% | 43 | 0,3 | 0,0 | | | | 43 | ●● | | 14 | 21 | 46 | 0,6 | 3,1 | 0,2 |
| Stadtkrankenhaus Rüsselsheimneu GPR Rüsselsheim | Rüsselsheim | <500 | fg | 2766 | | | | | | | | | | | | | | 146 | ●● | | 9 | 12 | 68 | 0,6 | 4,2 | 0,1 |
| Main-Kinzig-Kliniken gGmbH Schlüchtern | Schlüchtern | <500 | fg | 3030 | <10000 | 1,038 | 8 | 23 | 8:21% | 6:16% | 5:15% | 32 | 0,0 | 0,2 | | | | 97 | ●● | | 13 | 25 | 100 | 1,0 | 9,8 | 0,4 |
| Kreiskrankenhauses Schotten Kliniken des Wetteraukreises Friedberg-Schotten-Gedern gGmbH | Schotten | <200 | fg | 3022 | <5000 | 0,930 | 7 | 22 | 8:21% | 6:18% | 5:15% | 24 | 0,1 | 0,0 | | | | 83 | ●● | | 12 | 19 | 100 | 1,0 | 18,6 | 0,4 |
| Asklepios Schwalm-Eder-Kliniken GmbH Klinikum Schwalmstadt | Schwalmstadt | <500 | p | 3038 | | | | | | | | | | | | | | 167 | ● | | 13 | 21 | 81 | 0,9 | 18,9 | 0,3 |

| Krankenhausname | Ort | Betten | Tr | Z-Bax | Case-mix | CMI | Leistungs-dichte Basis-DRG | | | TOP 3 MDC | | | Part. in % | Budget-Anteile | | | Bes. Leist. | | QSR Cholezyst-ektomie | | | AOK-Patien-tenwege (PKW-km) | | | DRG-Marktanteile und -konzentration im Umkreis | | | |
|---|---|---|---|---|---|---|---|---|---|---|---|---|---|---|---|---|---|---|---|---|---|---|---|---|---|---|---|---|
| | | | | | | | 25% | 50% | | | | | | | | | | | | | | | | | 10 km | | 30 km | |
| | | | | | | | | | | | | O | ZE | SE | | B | P | Fälle | Er-geb. | N | Med | oQ | MA | HHI | MA | HHI |
| Kreiskrankenhaus Jugenheim | Seeheim-Jugenheim | <50 | ö | 2974 | | 0,993 | | | | | | | | | | | | | | | 14 | 26 | 48 | 0,8 | 2,3 | 0,1 |
| Asklepios Kliniken Langen-Seligenstadt GmbH Klinik Seligenstadt | Seligenstadt | <200 | p | 3039 | <10000 | 0,993 | 8 | 26 | 8:20% | 6:16% | 5:16% | 30 | 0,2 | 1,3 | | | 78 | •• | | 13 | 17 | 59 | 0,6 | 1,9 | 0,1 |
| St.-Josefs-Krankenhaus | Viernheim | <50 | fg | 3044 | <5000 | 0,615 | 7 | 19 | 8:23% | 5:18% | 6:16% | 43 | 0,0 | 0,0 | | | | | | 3 | 4 | 5 | 0,5 | 1,3 | 0,1 |
| St.-Elisabeth Krankenhaus Volkmarsen | Volkmarsen | <50 | fg | 3019 | <5000 | 0,792 | 2 | 5 | 5:48% | 14:14% | 15:9% | 62 | 0,0 | 0,0 | | | 50 | •• | | 14 | 29 | 30 | 0,6 | 4,3 | 0,2 |
| Klinik und Rehabilitationszentrum Lippoldsberg gGmbH | Wahlsburg | <50 | fg | 2752 | | | | | | | | | | | | | | | | 11 | 11 | 38 | 0,5 | 3,3 | 0,2 |
| Verein Arbeits- und Erziehungshilfe e.V. | Waldsolms | <50 | fg | BE | | | | | | | | | | | B | | | | | | | | | | |
| Kreiskrankenhaus | Weilburg | <200 | ö | 1897 | <10000 | 1,040 | 8 | 23 | 8:31% | 6:20% | 5:11% | 42 | 0,1 | 0,0 | | | 141 | •• | | 14 | 18 | 100 | 1,0 | 8,8 | 0,3 |
| Vitos Weilmünster gemeinnützige GmbH | Weilmünster | <200 | ö | 2705 | <5000 | 1,364 | 2 | 5 | 1:63% | 8:13% | 4:9% | 2 | 0,8 | 25,2 | B | | | | | 23 | 33 | 100 | 1,0 | 4,6 | 0,2 |
| Klinikum Wetzlar-Braunfels | Wetzlar | <1000 | ö | 3031 | <50000 | 1,018 | 13 | 40 | 5:21% | 6:15% | 8:10% | 34 | 1,7 | 0,4 | | | 183 | •• | | 16 | 28 | 95 | 0,9 | 17,1 | 0,2 |
| Asklepios-Paulinen Klinik | Wiesbaden | <500 | p | 3031 | <20000 | 1,029 | 7 | 28 | 8:17% | 6:12% | 3:9% | 42 | 0,7 | 1,5 | | | 114 | ••• | | 6 | 13 | 8 | 0,3 | 4,3 | 0,1 |
| Aukammklinik | Wiesbaden | <50 | p | 3166 | <5000 | 1,150 | 2 | 4 | 8:97% | 1:2% | 18:1% | 98 | 2,2 | 0,0 | | | | | N | 16 | 50 | 15 | 0,4 | 3,0 | 0,1 |
| Deutsche Klinik für Diagnostik | Wiesbaden | <50 | p | 2977 | <10000 | 1,222 | 3 | 11 | 6:23% | 5:15% | 10:11% | 65 | 10,1 | 20,6 | | | | | N | 39 | 76 | 10 | 0,5 | 1,8 | 0,1 |
| HSK, Dr.-Horst-Schmidt-Kliniken GmbH | Wiesbaden | <1000 | ö | 2929 | <50000 | 1,095 | 11 | 38 | 6:11% | 1:10% | 14:9% | 35 | 1,6 | 2,6 | B | | 184 | ••• | | 13 | 32 | 29 | 0,4 | 14,3 | 0,2 |
| Neurologisches Rehabilitationszentrum Wiesbaden GmbH | Wiesbaden | <50 | p | BE | | | | | | | | | | | B | | | | | | | | | | |
| St.-Josefs-Hospital Wiesbaden GmbH | Wiesbaden | <500 | fg | 2864 | <50000 | 1,154 | 6 | 25 | 8:22% | 6:18% | 5:16% | 53 | 1,1 | 0,0 | | | 165 | ••• | | 9 | 20 | 14 | 0,3 | 5,8 | 0,1 |
| Kreis- und Stadtkrankenhaus* | Witzenhausen | <200 | ö | 3063 | <5000 | 0,742 | 7 | 22 | 5:19% | 6:17% | 8:13% | 19 | 0,5 | 0,1 | | | | | | 29 | 34 | 100 | 1,0 | 4,5 | 0,2 |
| Kreisklinik Wolfhagen Kreiskliniken Kassel gGmbH* | Wolfhagen | <200 | ö | 3120 | <5000 | 0,698 | 9 | 26 | 6:16% | 5:12% | 8:10% | 28 | 0,0 | 0,0 | | | | | | 28 | 41 | 100 | 1,0 | 3,7 | 0,2 |
| Mecklenburg-Vorpommern | | 301 | | 2855 | | 1,073 | 13 | 46 | 5:16% | 8:13% | 6:11% | 35 | 3,2 | 2,4 | | 3 | | | 0 | | | | | | |
| Sana-Krankenhaus Rügen GmbH | Bergen | <500 | p | 2992 | <10000 | 0,748 | 7 | 22 | 6:16% | 5:14% | 8:10% | 24 | 1,0 | 0,1 | | | 135 | •• | | 19 | 23 | 100 | 1,0 | 36,7 | 0,6 |
| Krankenhaus und Integratives Gesundheitszentrum Boizenburg | Boizenburg | <50 | p | 2812 | <5000 | 0,783 | 6 | 19 | 5:33% | 6:17% | 8:13% | 29 | 0,3 | 0,0 | | | 60 | •• | | 8 | 23 | 100 | 1,0 | 8,7 | 0,5 |

| Krankenhausname | Ort | Betten | Tr | Z-Bax | Case-mix | CMI | Leistungs-dichte Basis-DRG | | TOP 3 MDC | | | Part. in % | Budget-Anteile | | | Bes. Leist. | | QSR Cholezyst-ektomie | | N | AOK-Patien-tenwege (PKW-km) | | DRG-Marktanteile und -konzentration im Umkreis | | | |
|---|---|---|---|---|---|---|---|---|---|---|---|---|---|---|---|---|---|---|---|---|---|---|---|---|---|---|
| | | | | | | | 25% | 50% | | | | O | ZE | SE | | B | P | Fälle | Er-geb. | | | | 10 km | | 30 km | |
| | | | | | | | | | | | | | | | | | | | | | Med | oQ | MA | HHI | MA | HHI |
| Warnow-Klinik Bützow gGmbH | Bützow | <50 | fg | 2965 | <5000 | 0,734 | 6 | 18 | 5:22% | 6:19% | 8:13% | 22 | 0,9 | 0,0 | | | | 66 | ●● | | 6 | 7 | 100 | 1,0 | 6,6 | 0,3 |
| Krankenhaus am Crivitzer See GmbH | Crivitz | <50 | p | 2917 | | 0,775 | 5 | 20 | 8:17% | 6:15% | 14:10% | 25 | 0,1 | 2,3 | | | | 65 | ●● | | 18 | 29 | 100 | 1,0 | 7,8 | 0,5 |
| Kreiskrankenhaus Demmin | Demmin | <500 | ö | 2875 | <10000 | 1,370 | 18 | 57 | 8:13% | 5:12% | 1:11% | 42 | 4,9 | 2,2 | | | | 194 | ●● | | 16 | 25 | 100 | 1,0 | 70,4 | 0,7 |
| Klinikum der Ernst-Moritz-Arndt-Universität Greifswald | Greifswald | <1000 | ö | 2902 | <50000 | | | | | | | | | | | | | 145 | ● | | 35 | 58 | 100 | 1,0 | 63,0 | 0,6 |
| Neurologisches Rehabilitationszentrum Greifswald gGmbH | Greifswald | <50 | fg | BE | | | | | | | | | 0,0 | 100,0 | | | | | | | 71 | 109 | | | | |
| DRK-Krankenhaus Grevesmühlen gGmbH | Grevesmühlen | <200 | fg | 2859 | <5000 | 0,912 | 6 | 21 | 6:21% | 5:19% | 8:15% | 27 | 0,4 | 0,0 | | B | | 134 | ● | | 15 | 30 | 100 | 1,0 | 10,8 | 0,5 |
| KMG Klinikum Güstrow GmbH | Güstrow | <500 | p | 2826 | <20000 | 0,958 | 9 | 28 | 5:20% | 8:13% | 6:11% | 30 | 1,3 | 0,4 | | | P | 109 | | | 16 | 27 | 100 | 1,0 | 70,1 | 0,6 |
| Kreiskrankenhaus Hagenow | Hagenow | <200 | fg | 2890 | | | | | | | | | | | | | | 101 | | | 13 | 30 | 100 | 1,0 | 15,8 | 0,6 |
| Krankenhaus Bad Doberan GmbH | Hohenfelde | <200 | p | 2920 | <10000 | 0,809 | 7 | 20 | 5:21% | 6:19% | 8:12% | 23 | 0,1 | 0,0 | | | | 138 | ● | | 14 | 20 | 100 | 1,0 | 14,5 | 0,5 |
| Klinikum Karlsburg | Karlsburg | <500 | p | 2804 | <20000 | 2,045 | 2 | 5 | 5:72% | 10:23% | -1:1% | 41 | 2,7 | 0,0 | | | | | | | 55 | 89 | 100 | 1,0 | 34,0 | 0,6 |
| Helios Klinik Leezen | Leezen | <50 | p | BE | | | | | | | | | | | | B | | | | | | | | | | |
| Ev. Krankenhaus Stift Bethlehem gGmbH | Ludwigslust | <200 | fg | 3003 | <50000 | 1,059 | 15 | 47 | 8:17% | 5:12% | 6:11% | 39 | 4,4 | 3,0 | | | | 152 | ●● | | 14 | 24 | 100 | 1,0 | 30,9 | 0,3 |
| Evang. Krankenhausbetriebsgesellschaft mbH Dietrich-Bonhoeffer-Klinikum Neubrandenburg | Neubrandenburg | <1000 | fg | 2955 | <10000 | 0,910 | 8 | 29 | 5:20% | 6:13% | 8:13% | 32 | 1,5 | 0,0 | | | P | 345 | ●● | | 25 | 45 | 100 | 1,0 | 84,1 | 0,8 |
| DRK-Krankenhaus Mecklenburg-Strelitz gGmbH | Neustrelitz | <200 | fg | 2856 | <10000 | | | | | | | | | | | | | 111 | ●● | | 11 | 26 | 100 | 1,0 | 18,7 | 0,7 |
| Asklepios Klinik Parchim | Parchim | <200 | p | 2878 | <20000 | 0,894 | 8 | 27 | 8:14% | 5:14% | 6:14% | 32 | 0,8 | 0,4 | | | | 163 | ●●●● | | 14 | 16 | 100 | 1,0 | 28,9 | 0,4 |
| Asklepios Klinik Pasewalk GmbH i.G. | Pasewalk | <500 | p | 2884 | <20000 | | | | | | | | | | | | P | 201 | ●●●● | | 23 | 31 | 100 | 1,0 | 45,2 | 0,4 |
| Klinikum Plau am See | Plau | <500 | p | 2909 | | | | | | | | | | | | | | 68 | | | 26 | 49 | 100 | 1,0 | 32,1 | 0,5 |
| Bodden-Kliniken Ribnitz-Damgarten GmbH | Ribnitz-Damgarten | <200 | ö | 2844 | <10000 | 0,906 | 6 | 19 | 5:18% | 6:17% | 8:17% | 31 | 0,4 | 0,0 | | B | | 133 | ●● | | 18 | 25 | 100 | 1,0 | 100,0 | 1,0 |
| Klinikum der Universität Rostock | Rostock | >1000 | ö | 2854 | >50000 | 1,369 | 15 | 49 | 5:17% | 8:13% | 1:12% | 46 | 6,3 | 2,1 | | | P | 91 | ●● | | 14 | 37 | 69 | 0,7 | 58,5 | 0,6 |
| Klinikum Südstadt | Rostock | <500 | ö | 2976 | <50000 | 0,972 | 3 | 21 | 14:20% | 15:13% | 8:11% | 35 | 1,7 | 3,7 | | | | 202 | ●●● | | 15 | 23 | 44 | 0,7 | 36,8 | 0,6 |
| Fachklinik Waldeck Schwaan | Schwaan | <50 | p | BE | | | | | | | | | | | | | | | | | | | | | | |

| Krankenhausname | Ort | Betten | Tr | Z-Bax | Case-mix | CMI | Leistungs-dichte Basis-DRG 25% | 50% | TOP 3 MDC | | | Part. in % O | Budget-Anteile ZE | SE | Bes. Leist. B | P | QSR Cholezyst-ektomie Fälle | Er-geb. | N | AOK-Patien-tenwege (PKW-km) Med | oQ | DRG-Marktanteile und -konzentration im Umkreis 10 km MA | HHI | 30 km MA | HHI |
|---|---|---|---|---|---|---|---|---|---|---|---|---|---|---|---|---|---|---|---|---|---|---|---|---|---|
| Helios- Kliniken Schwerin, Klinikum Schwerin | Schwerin | >1000 | p | 2888 | >50000 | 1,061 | 14 | 49 | 5:14% | 8:14% | 4:12% | 38 | 2,5 | 1,1 | | | 179 | ● | | 25 | 47 | 100 | 1,0 | 57,8 | 0,5 |
| Hanse-Klinikum Stralsund | Stralsund | <1000 | p | 2858 | <50000 | 1,041 | 11 | 36 | 5:14% | 6:12% | 1:9% | 33 | 3,2 | 1,9 | | | 156 | ● | | 16 | 37 | 100 | 1,0 | 59,2 | 0,5 |
| DRK-Krankenhaus Grimmen GmbH Bartmannshagen | Süderholz | <200 | fg | 2840 | | | | | | | | | | | | | 80 | ●●● | | 14 | 26 | 100 | 1,0 | 8,7 | 0,4 |
| DRK-Krankenhaus Teterow gGmbH | Teterow | <200 | fg | 2874 | <5000 | 0,789 | 6 | 20 | 5:20% | 6:18% | 8:11% | 26 | 0,4 | 0,0 | | | 140 | ● | | 12 | 24 | 100 | 1,0 | 15,1 | 0,5 |
| Ameos Kliniken Anklam-Uecker-münde gGmbH | Ueckermünde | <500 | fg | 2871 | | | | | | | | | | | | | 230 | ●●● | | 23 | 34 | 100 | 1,0 | 45,4 | 0,6 |
| Müritz-Klinikum GmbH Waren | Waren | <500 | p | 2861 | | | | | | | | | | | | | 140 | ● | | 22 | 30 | 88 | 0,9 | 50,5 | 0,6 |
| Hanse-Klinikum Wismar GmbH | Wismar | <500 | p | 2921 | <20000 | 0,880 | 9 | 29 | 5:18% | 6:15% | 1:10% | 25 | 3,5 | 0,9 | | | 150 | ●●● | | 14 | 29 | 100 | 1,0 | 26,6 | 0,6 |
| Kreiskrankenhaus Wolgast gGmbH | Wolgast | <200 | ö | 2888 | <10000 | 0,767 | 6 | 20 | 5:16% | 6:16% | 8:12% | 23 | 0,1 | 0,0 | | | 147 | ●●● | | 14 | 31 | 100 | 1,0 | 23,3 | 0,6 |
| Niedersachsen | | 216 | | 2909 | | 1,063 | 13 | 43 | 8:16% | 5:15% | 6:12% | 38 | 2,3 | 1,5 | 1 | 14 | | | 26 | | | | | | |
| Aller-Weser-Klinik | Achim | <50 | ö | 2987 | <10000 | 0,912 | 8 | 24 | 8:27% | 5:15% | 6:13% | 41 | 0,1 | 0,0 | | | 55 | ●●● | | 14 | 21 | 38 | 0,7 | 4,2 | 0,2 |
| AMEOS Klinikum Alfeld | Alfeld | <200 | p | 2972 | <10000 | 0,951 | 9 | 27 | 5:18% | 6:16% | 8:14% | 31 | 0,7 | 0,0 | | | 102 | ●● | | 9 | 13 | 100 | 1,0 | 9,1 | 0,2 |
| Marienhospital Ankum-Bersenbrück | Ankum | <200 | fg | 3077 | <5000 | 0,707 | 4 | 16 | 14:16% | 6:15% | 8:13% | 31 | 0,1 | 0,0 | | | 131 | ● | | 14 | 16 | 100 | 1,0 | 14,4 | 0,2 |
| Ubbo-Emmius-Klinik Aurich | Aurich | <500 | ö | 3084 | <20000 | 0,922 | 7 | 23 | 8:17% | 6:14% | 4:10% | 33 | 1,2 | 0,1 | | | 225 | ●● | | 12 | 23 | 100 | 1,0 | 23,5 | 0,2 |
| Fachklinik Bad Bentheim | Bad Bentheim | <50 | p | 2908 | <5000 | 1,181 | 1 | 1 | 9:99% | 8:1% | 1:1% | 0 | 0,0 | 0,0 | | | | | N | 153 | 203 | 99 | 1,0 | 42,9 | 0,4 |
| Paulinenkrankenhaus | Bad Bentheim | <50 | fg | 3017 | <5000 | 1,449 | 2 | 4 | 8:98% | 18:1% | 5:1% | 73 | 0,0 | 0,0 | | | | | | 22 | 32 | 96 | 1,0 | 7,7 | 0,2 |
| Diana-Klinik | Bad Bevensen | <50 | p | 3048 | <5000 | 1,750 | 1 | 2 | 1:40% | 8:28% | 5:18% | | 0,2 | 0,0 | | | | | N | 37 | 68 | 29 | 0,9 | 4,0 | 0,5 |
| Herz- und Gefäßzentrum Bad Bevensen | Bad Bevensen | <200 | p | 2897 | <20000 | 2,403 | 4 | 11 | 5:87% | 1:3% | 10:2% | 61 | 2,7 | 0,0 | | | | | N | 40 | 63 | 98 | 1,0 | 31,1 | 0,5 |
| Klinik Fallingbostel | Bad Fallingbostel | <50 | p | 3280 | <1000 | 0,639 | 1 | 2 | 5:99% | 21:1% | | | 0,0 | 54,9 | B | | | | | 70 | 82 | 32 | 0,7 | 18,7 | 0,4 |
| Helios Klinik Bad Gandersheim | Bad Gandersheim | <200 | p | 2935 | <5000 | 0,932 | 7 | 23 | 8:24% | 5:12% | 6:12% | 31 | 0,2 | 0,0 | | | 32 | ●● | | 11 | 22 | 100 | 1,0 | 7,6 | 0,2 |
| Asklepios Harzkliniken GmbH Fritz-König-Stift | Bad Harzburg | <50 | p | 2935 | <5000 | 1,424 | 2 | 6 | 8:75% | 5:8% | 4:3% | 62 | 1,6 | 0,0 | | | | | | 14 | 27 | 100 | 1,0 | 6,0 | 0,3 |
| Fachklinik für Diabetes und Stoffwechselkrankheiten | Bad Lauterberg | <50 | fg | 3023 | <5000 | 0,914 | 1 | 1 | 10:99% | 14:1% | 1:0% | 4 | 0,0 | 0,0 | | | | | | 64 | 103 | 100 | 1,0 | 63,6 | 0,6 |
| Kirchberg-Klinik | Bad Lauterberg | <50 | p | 3011 | <1000 | 0,627 | 1 | 2 | 5:100% | | | | 0,0 | 0,0 | | | | | | 84 | 97 | 100 | 1,0 | 26,0 | 0,4 |

| Krankenhausname | Ort | Betten | Tr | Z-Bax | Case-mix | CMI | Leistungs-dichte Basis-DRG 25% | 50% | TOP 3 MDC | | | Part. in % O | Budget-Anteile ZE | SE | Bes. Leist. B | P | QSR Cholezyst-ektomie Fälle | Er-geb. | N | AOK-Patien-tenwege (PKW-km) Med | oQ | DRG-Marktanteile und -konzentration im Umkreis 10 km MA | HHI | 30 km MA | HHI |
|---|---|---|---|---|---|---|---|---|---|---|---|---|---|---|---|---|---|---|---|---|---|---|---|---|---|
| Orthopädische Klinik Dr. Muschinsky | Bad Lauterberg | <50 | p | 2889 | <1000 | 0,702 | 1 | 1 | 8:88% | 1:12% | | 13 | 0,0 | 0,0 | | | | | | 19 | 35 | 100 | 1,0 | 23,0 | 0,3 |
| Deister-Süntel-Klinik, AWO Gesundheitsdienste gGmbH | Bad Münder | <50 | p | 2860 | <5000 | 1,040 | 5 | 13 | 5:25% | 3:18% | 4:10% | | 12,9 | 4,5 | | | | | | 11 | 26 | 43 | 0,7 | 1,9 | 0,1 |
| Evang. Bathildiskrankenhaus Bad Pyrmont gGmbH | Bad Pyrmont | <500 | fg | 3002 | <20000 | 1,262 | 6 | 24 | 8:31% | 1:17% | 5:16% | 36 | 1,4 | 0,5 | | | 94 | ••• | | 15 | 25 | 92 | 0,9 | 9,5 | 0,2 |
| Augenklinik Dr. Georg | Bad Rothenfelde | <50 | p | 3269 | <1000 | 0,450 | 1 | 1 | 2:100% | | | 86 | 0,0 | 0,0 | | | | | N | 31 | 42 | 100 | 1,0 | 26,5 | 0,3 |
| Johann-Wilhelm-Ritter Klinik | Bad Rothenfelde | <50 | p | 3033 | <1000 | 1,006 | 1 | 1 | 9:100% | | | | 0,0 | 0,0 | | | | | N | 30 | 69 | 87 | 0,9 | 23,3 | 0,2 |
| Schüchtermann Klinik | Bad Rothenfelde | <200 | p | 2936 | <50000 | 2,953 | 2 | 5 | 5:95% | -1:2% | 4:1% | 63 | 1,9 | 0,0 | | | | | | 46 | 83 | 88 | 0,9 | 16,7 | 0,2 |
| Klinik Hildesheimer Land GmbH | Bad Salzdetfurth | <50 | p | 2860 | <1000 | 0,982 | 3 | 6 | 5:25% | 8:18% | 1:16% | | 0,0 | 0,0 | | | | | | 22 | 34 | 4 | 0,5 | 1,3 | 0,1 |
| St. Ansgar Klinik Bassum | Bassum | <200 | fg | 3080 | <5000 | 0,792 | 4 | 15 | 6:18% | 5:14% | 14:11% | 34 | 0,2 | 0,0 | | | 229 | ••• | | 14 | 24 | 91 | 0,9 | 4,8 | 0,2 |
| St. Bernhard-Hospital Brake | Brake | <200 | fg | 2984 | <5000 | 0,990 | 7 | 19 | 5:18% | 8:18% | 6:16% | 31 | 2,9 | 0,0 | | | 95 | ••• | | 13 | 20 | 100 | 1,0 | 3,9 | 0,2 |
| Johanniter-Krankenhaus-Bramsche gGmbH | Bramsche | <50 | fg | 3297 | <5000 | 0,849 | 8 | 20 | 8:28% | 6:20% | 5:14% | 36 | 0,1 | 0,0 | | | 108 | ••• | | 3 | 12 | 100 | 1,0 | 4,7 | 0,2 |
| Augenklinik Dr. Hoffmann | Braunschweig | <50 | p | | <1000 | 0,464 | 1 | 2 | 2:100% | | | 94 | 0,0 | 0,0 | | | | | N | 60 | 81 | 45 | 0,7 | 42,8 | 0,6 |
| Evang.-luth. Diakonissenanstalt Marienstift | Braunschweig | <200 | fg | 3103 | <10000 | 0,811 | 4 | 15 | 6:19% | 14:16% | 15:10% | 38 | 1,0 | 0,0 | | | 88 | ••• | | 6 | 12 | 10 | 0,5 | 5,0 | 0,2 |
| Herzogin-Elisabeth-Hospital | Braunschweig | <500 | fg | 2970 | <20000 | 1,332 | 6 | 17 | 8:47% | 6:16% | 5:10% | 63 | 1,6 | 0,1 | | | 107 | ••• | | 13 | 27 | 12 | 0,5 | 6,4 | 0,2 |
| St. Vinzenz-Krankenhaus Braunschweig | Braunschweig | <200 | fg | 3002 | <5000 | 0,730 | 5 | 14 | 4:30% | 5:17% | 14:10% | 31 | 1,6 | 1,2 | | | | | | 6 | 12 | 7 | 0,5 | 3,7 | 0,2 |
| Städtisches Klinikum Braunschweig gGmbH | Braunschweig | >1000 | fg | 2983 | >50000 | 1,232 | 15 | 46 | 5:14% | 6:11% | 8:11% | 40 | 3,1 | 0,7 | | P | 193 | • | | 9 | 26 | 63 | 0,6 | 34,5 | 0,3 |
| Venenzentrum Braunschweig GmbH | Braunschweig | <50 | p | 2723 | <5000 | 0,703 | 1 | 1 | 5:85% | 6:15% | | 99 | 0,0 | 0,0 | | | | | N | 23 | 34 | 35 | 0,5 | 19,6 | 0,3 |
| OsteMed Klinik Bremervörde | Bremervörde | <200 | ö | 3111 | <5000 | 0,799 | 6 | 24 | 6:15% | 5:14% | 8:12% | 27 | 0,2 | 0,0 | | | 90 | ••• | | 6 | 16 | 100 | 1,0 | 19,2 | 0,5 |
| Krankenhaus Buchholz und Winsen gGmbH | Buchholz | <500 | ö | 2826 | <20000 | 0,957 | 10 | 31 | 5:15% | 1:13% | 8:12% | 31 | 0,6 | 1,0 | | | 112 | ••• | | 14 | 21 | 100 | 1,0 | 5,8 | 0,2 |
| Evang. Krankenhaus Bethel gemeinnützige GmbH | Bückeburg | <200 | fg | 3005 | <10000 | 0,903 | 6 | 21 | 8:31% | 6:15% | 14:9% | 52 | 0,1 | 0,0 | | | 115 | ••• | | 14 | 21 | 60 | 0,7 | 7,4 | 0,2 |
| Klinikum Großburgwedel | Burgwedel | <500 | ö | 2870 | <20000 | 0,903 | 8 | 27 | 8:17% | 6:15% | 5:12% | 35 | 0,5 | 0,0 | | | 138 | •• | | 16 | 25 | 70 | 0,7 | 4,9 | 0,1 |
| Elbe Klinikum Buxtehude | Buxtehude | <500 | ö | 2863 | <10000 | 0,859 | 7 | 23 | 8:18% | 6:16% | 5:12% | 35 | 0,3 | 2,9 | | | 94 | •• | | 12 | 22 | 100 | 1,0 | 3,9 | 0,1 |

| Krankenhausname | Ort | Betten | Tr | Z-Bax | Case-mix | CMI | Leistungs-dichte Basis-DRG | | | TOP 3 MDC | | | Part. in % | Budget-Anteile | | | Bes. Leist. | | QSR Cholezyst-ektomie | | | N | AOK-Patien-tenwege (PKW-km) | | | DRG-Marktanteile und -konzentration im Umkreis | | | | | |
|---|---|---|---|---|---|---|---|---|---|---|---|---|---|---|---|---|---|---|---|---|---|---|---|---|---|---|---|---|---|---|
| | | | | | | | 25% | 50% | | | | | O | ZE | SE | B | P | Fälle | Er-geb. | | Med | oQ | | 10 km | | 30 km | | |
| | | | | | | | | | | | | | | | | | | | | | | | MA | HHI | MA | HHI | |
| Allgemeines Krankenhaus Celle | Celle | <1000 | fg | 2647 | <50000 | 1,037 | 12 | 38 | 6:15% | 5:13% | 8:13% | 36 | 1,0 | 0,4 | | | 275 | ● | | 14 | 24 | | 92 | 0,9 | 56,2 | 0,5 |
| St.-Josef-Stift* | Celle | <200 | fg | 2644 | <5000 | 1,406 | 4 | 10 | 5:32% | 8:12% | 1:12% | 26 | 0,1 | 1,4 | | | | | | 12 | 21 | | 24 | 0,8 | 10,6 | 0,3 |
| Asklepios Harzkliniken GmbH Robert-Koch-Krankenhaus | Clausthal-Zellerfeld | <50 | p | 3020 | <5000 | 0,877 | 5 | 14 | 5:25% | 8:15% | 6:15% | 8 | 0,0 | 0,0 | | | 37 | ● | | 1 | 9 | | 100 | 1,0 | 4,7 | 0,3 |
| St. Josefs-Hospital Cloppenburg | Cloppenburg | <200 | fg | 2860 | <10000 | 0,907 | 8 | 25 | 5:20% | 6:13% | 3:10% | 38 | 1,2 | 0,0 | | | 179 | ● | | 11 | 16 | | 85 | 0,9 | 19,0 | 0,3 |
| Krankenhaus Lindenbrunn | Coppenbrügge | <50 | p | 2865 | <5000 | 1,384 | 3 | 9 | 1:55% | 4:11% | 5:8% | 0 | 0,2 | 63,1 | | | | | | 35 | 61 | | 29 | 0,8 | 1,8 | 0,2 |
| HELIOS Seehospital Sahlenburg | Cuxhaven | <50 | p | 2959 | <5000 | 1,541 | 2 | 6 | 8:97% | 1:1% | 23:1% | 54 | 2,2 | 0,0 | | | | | | 39 | 67 | | 51 | 0,7 | 24,5 | 0,5 |
| Krankenhaus Cuxhaven | Cuxhaven | <500 | p | 2927 | <20000 | 1,065 | 10 | 33 | 5:18% | 8:14% | 6:13% | 41 | 1,6 | 0,1 | | | 102 | ● | | 6 | 12 | | 83 | 0,9 | 44,5 | 0,6 |
| Krankenhaus St. Elisabeth gGmbH | Damme | <500 | fg | 2931 | <10000 | 0,889 | 8 | 22 | 8:23% | 1:14% | 6:12% | 34 | 0,7 | 0,0 | | | 146 | ● | | 11 | 26 | | 100 | 1,0 | 10,5 | 0,2 |
| Elbe-Jeetzel-Klinik, Dannenberg | Dannenberg (Elbe) | <200 | p | 3092 | <5000 | 0,824 | 8 | 25 | 8:19% | 5:16% | 6:15% | 30 | 0,7 | 0,0 | | | 92 | ● | | 14 | 23 | | 100 | 1,0 | 26,6 | 0,6 |
| Klinikum Delmenhorst | Delmenhorst | <500 | ö | 3082 | <20000 | 0,942 | 10 | 32 | 6:15% | 8:12% | 4:10% | 35 | 2,0 | 0,1 | | | 105 | ● | | 6 | 8 | | 59 | 0,6 | 5,2 | 0,1 |
| St. Josef-Stift Delmenhorst | Delmenhorst | <200 | fg | 3163 | <5000 | 0,820 | 5 | 21 | 5:18% | 6:16% | 8:13% | 30 | 0,6 | 0,0 | | | 90 | ● | | 5 | 7 | | 36 | 0,6 | 3,1 | 0,1 |
| Lungenklinik Diekholzen GmbH | Diekholzen | <50 | ö | 3022 | <5000 | 0,960 | 1 | 3 | 4:94% | 5:2% | -1:2% | 16 | 1,7 | 9,8 | | | | | | 33 | 52 | | 40 | 0,5 | 23,6 | 0,2 |
| St. Ansgar Klinik Diepholz | Diepholz | <200 | fg | 2975 | <10000 | 0,942 | 9 | 27 | 8:20% | 5:15% | 6:12% | 43 | 0,7 | 0,0 | | | 103 | ● | | 18 | 20 | | 100 | 1,0 | 14,0 | 0,3 |
| St. Anna-Hospital Dinklage | Dinklage | <50 | fg | 3113 | <1000 | 0,856 | 1 | 2 | 8:97% | 6:2% | 18:1% | 99 | 1,8 | 0,0 | | | | | N | 8 | 16 | | 43 | 0,6 | 8,3 | 0,2 |
| Diakonie Klinikum Osnabrücker Land, Dissen | Dissen | <200 | fg | 2984 | <5000 | 0,734 | 6 | 22 | 6:17% | 11:10% | 8:10% | 28 | 0,3 | 0,0 | | | 85 | ● | | 11 | 14 | | 58 | 0,7 | 2,8 | 0,1 |
| Krankenhaus St. Martini | Duderstadt | <200 | fg | 3007 | <10000 | 1,000 | 8 | 23 | 5:21% | 8:17% | 6:12% | 28 | 0,8 | 0,0 | | | 123 | ● | | 13 | 15 | | 100 | 1,0 | 5,8 | 0,3 |
| Sertürner Krankenhaus Einbeck | Einbeck | <200 | ö | 3199 | <5000 | 0,855 | 7 | 19 | 6:22% | 8:21% | 5:18% | 27 | 1,3 | 0,0 | | | 56 | ● | | 3 | 24 | | 100 | 1,0 | 9,5 | 0,2 |
| Klinikum Emden Hans-Susemihl-Krankenhaus gGmbH | Emden | <500 | ö | 2962 | <20000 | 0,963 | 7 | 25 | 1:19% | 8:15% | 6:12% | 27 | 1,2 | 0,4 | | P | 239 | ● | | 8 | 15 | | 100 | 1,0 | 20,9 | 0,3 |
| St. Antonius-Stift Emstek | Emstek | <50 | fg | 2920 | <5000 | 1,545 | 2 | 3 | 8:100% | 18:0% | 1:0% | 67 | 0,3 | 0,0 | | | | | N | 34 | 49 | | 63 | 0,7 | 17,6 | 0,2 |
| St. Marien-Hospital gGmbH Friesoythe | Friesoythe | <200 | fg | 3093 | <5000 | 0,806 | 7 | 22 | 8:19% | 6:14% | 5:12% | 31 | 0,1 | 0,0 | | | 103 | ● | | 17 | 24 | | 100 | 1,0 | 16,0 | 0,3 |
| Krankenhaus Stenum Ganderkesee | Ganderkesee | <50 | fg | 3073 | <5000 | 1,529 | 2 | 5 | 8:95% | 1:4% | 18:0% | 70 | 1,1 | 0,0 | | | | ● | N | 38 | 61 | | 47 | 0,6 | 4,8 | 0,1 |
| Klinikum Robert-Koch Gehrden | Gehrden | <500 | ö | 2938 | <20000 | 0,920 | 8 | 27 | 5:24% | 6:13% | 8:10% | 36 | 1,2 | 0,0 | | | 104 | ● | | 12 | 19 | | 100 | 1,0 | 5,1 | 0,1 |

Krankenhaus-Directory 2010   489

| Krankenhausname | Ort | Betten | Tr | Z-Bax | Case-mix | CMI | Leistungs-dichte Basis-DRG | | TOP 3 MDC | | | Part. in % | Budget-Anteile | | | Bes. Leist. | | QSR Cholezyst-ektomie | | N | AOK-Patienten-tenwege (PKW-km) | | | DRG-Marktanteile und -konzentration im Umkreis | | | | | |
|---|---|---|---|---|---|---|---|---|---|---|---|---|---|---|---|---|---|---|---|---|---|---|---|---|---|---|---|---|---|
| | | | | | | | 25% | 50% | | | | O | ZE | SE | | B | P | Fälle | Er-geb. | | Med | oQ | 10 km | | | 30 km | | |
| | | | | | | | | | | | | | | | | | | | | | | | MA | HHI | MA | HHI | MA | HHI |
| Diakonie Klinikum Osnabrücker Land, Georgsmarienhütte | Georgsmarien-hütte | <50 | fg | 3007 | <5000 | 0,990 | 1 | 3 | 20:51% | 6:8% | 4:8% | | 0,0 | 0,0 | | | | | | | 14 | 29 | 6 | 0,4 | 2,6 | 0,1 | | |
| Klinikum St. Georg – Franziskus Hospital Hardenberg | Georgsmarien-hütte | <500 | fg | 3039 | <20000 | 1,022 | 7 | 23 | 8:22% | 6:18% | 9:9% | 49 | 0,7 | 0,0 | | | | 164 | ● ● | | 12 | 23 | 20 | 0,4 | 10,8 | 0,2 | | |
| Klinikum Gifhorn GmbH | Gifhorn | <500 | p | 2963 | <20000 | 0,939 | 7 | 26 | 6:14% | 5:14% | 8:13% | 32 | 1,3 | 0,1 | | | | 183 | ● ● | | 10 | 18 | 100 | 1,0 | 13,2 | 0,3 | | |
| ASKLEPIOS Harzkliniken GmbH Dr. Herbert-Nieper-Krankenhaus | Goslar | <500 | p | 2972 | <20000 | 0,981 | 10 | 33 | 5:20% | 6:16% | 8:10% | 37 | 1,5 | 0,0 | | | | 231 | ● ● | | 14 | 19 | 100 | 1,0 | 18,3 | 0,2 | | |
| Evang. Krankenhaus Göttingen-Weende gGmbH | Göttingen | <500 | fg | 2882 | <20000 | 1,154 | 8 | 31 | 4:24% | 8:21% | 6:11% | 44 | 0,7 | 0,5 | | | | 121 | ● ● | | 21 | 37 | 25 | 0,6 | 13,9 | 0,3 | | |
| Krankenhaus Neu-Bethlehem | Göttingen | <200 | fg | 2726 | <10000 | 0,801 | 4 | 13 | 5:38% | 14:12% | 6:11% | 60 | 1,0 | 0,0 | | | | 97 | ● ● | | 18 | 34 | 15 | 0,5 | 9,3 | 0,3 | | |
| Krankenhaus Neu-Mariahilf gGmbH | Göttingen | <200 | fg | 3036 | <5000 | 0,961 | 4 | 15 | 8:26% | 6:15% | 14:14% | 42 | 0,8 | 0,0 | | | | 34 | ● ● | | 14 | 23 | 10 | 0,5 | 6,2 | 0,3 | | |
| Parkklinik am Hainberg | Göttingen | <50 | p | 2897 | <1000 | 0,800 | 3 | 6 | 8:59% | 5:22% | 1:9% | 67 | 0,0 | 0,0 | | | | | | | 34 | 42 | 3 | 0,5 | 2,0 | 0,2 | | |
| Universitätsmedizin Göttingen | Göttingen | >1000 | ö | 2920 | >50000 | 1,506 | 17 | 54 | 1:15% | 5:15% | 8:10% | 40 | 7,8 | 2,4 | | | P | 38 | ● ● | | 32 | 54 | 63 | 0,6 | 36,8 | 0,3 | | |
| Johanniter – Krankenhaus Gronau gGmbH | Gronau | <200 | fg | 2870 | <10000 | 1,069 | 6 | 18 | 5:22% | 8:19% | 6:16% | 27 | 0,1 | 0,0 | | | | 46 | ● ● | | 8 | 15 | 68 | 0,9 | 4,8 | 0,2 | | |
| Reha-Zentrum Gyhum | Gyhum | <50 | p | 3025 | <1000 | 1,334 | 2 | 3 | 1:27% | 6:27% | 8:17% | | 0,0 | 0,0 | | | | | | N | 56 | 84 | 25 | 0,8 | 2,6 | 0,3 | | |
| Sana Klinikum Hameln-Pyrmont | Hameln | <500 | ö | 2806 | <50000 | 0,955 | 10 | 34 | 5:18% | 6:14% | 8:8% | 33 | 1,8 | 0,1 | | | | 197 | ● ● | | 12 | 18 | 100 | 1,0 | 25,2 | 0,2 | | |
| Evang. Vereinskrankenhaus Hann. Münden | Hann. Münden | <200 | fg | 3009 | <5000 | 0,882 | 10 | 27 | 8:18% | 5:16% | 6:13% | 42 | 0,4 | 0,0 | | | | 74 | ● ● | | 7 | 15 | 73 | 0,8 | 3,5 | 0,2 | | |
| Nephrologisches Zentrum Niedersachsen | Hann. Münden | <200 | fg | 3047 | <10000 | 1,379 | 6 | 18 | 11:35% | 5:19% | 12:10% | 40 | 10,0 | 0,0 | | | | | | | 32 | 62 | 75 | 0,9 | 7,8 | 0,2 | | |
| Annastift Hannover | Hannover | <200 | fg | 2936 | <10000 | 1,801 | 3 | 7 | 8:98% | 18:1% | 21:0% | 77 | 0,9 | 0,0 | | | | | | | 40 | 74 | 13 | 0,2 | 8,0 | 0,1 | | |
| Diakoniekrankenhaus Friederikenstift gGmbH | Hannover | <500 | fg | 2906 | <50000 | 1,017 | 6 | 28 | 8:26% | 1:11% | 14:10% | 42 | 1,6 | 0,2 | | | | 173 | ● ● | | 6 | 13 | 11 | 0,2 | 7,0 | 0,1 | | |
| Diakoniekrankenhaus Henriettenstiftung gGmbH | Hannover | <1000 | fg | 3064 | <50000 | 1,018 | 8 | 31 | 8:13% | 5:13% | 14:10% | 42 | 0,6 | 0,0 | | | | 72 | ● ● | | 9 | 19 | 11 | 0,2 | 7,4 | 0,1 | | |
| DRK-Krankenhaus Clementinenhaus | Hannover | <200 | fg | 2953 | <10000 | 0,836 | 6 | 19 | 5:25% | 6:21% | 8:15% | 43 | 0,6 | 0,0 | | | | 251 | ● ● | | 6 | 12 | 7 | 0,2 | 4,7 | 0,1 | | |
| Kinderkrankenhaus Auf der Bult | Hannover | <500 | fg | 3059 | <10000 | 0,919 | 3 | 9 | 6:22% | 1:17% | 3:14% | 19 | 3,4 | 4,1 | | | | | | | 13 | 32 | | | | | | |
| Klinikum Nordstadt | Hannover | <1000 | ö | 3020 | <50000 | 1,038 | 9 | 31 | 3:14% | 1:13% | 8:13% | 46 | 0,9 | 0,6 | | | | 108 | ● | | 8 | 15 | 14 | 0,2 | 9,9 | 0,2 | | |
| Klinikum Oststadt-Heidehaus | Hannover | <500 | ö | 2878 | <20000 | 1,230 | 5 | 13 | 4:40% | 5:22% | 6:10% | 28 | 3,9 | 1,1 | | | | 68 | ● ● | | 14 | 24 | 10 | 0,2 | 6,6 | 0,2 | | |

| Krankenhausname | Ort | Betten | Tr | Z-Bax | Case-mix | CMI | Leistungs-dichte Basis-DRG | | TOP 3 MDC | | | Part. in % | Budget-Anteile | | | Bes. Leist. | | QSR Cholezyst-ektomie | | N | AOK-Patienten-wege (PKW-km) | | | DRG-Marktanteile und -konzentration im Umkreis | | | | | |
|---|---|---|---|---|---|---|---|---|---|---|---|---|---|---|---|---|---|---|---|---|---|---|---|---|---|---|---|---|---|
| | | | | | | | | | | | | | | | | | | | | | | | | 10 km | | 30 km | | | |
| | | | | | | | 25% | 50% | | | | O | ZE | SE | B | P | Fälle | Er-geb. | | Med | oQ | MA | HHI | MA | HHI | MA | HHI |
| Klinikum Region Hannover GmbH Hautklinik Linden | Hannover | <50 | ö | 3163 | <5000 | 0,771 | 2 | 4 | 9:71% | 23:15% | 8:3% | 48 | 0,9 | 21,1 | | | | | | 23 | 51 | 15 | 0,3 | 10,5 | 0,2 | | |
| Klinikum Siloah | Hannover | <500 | ö | 2830 | <20000 | 1,029 | 7 | 22 | 6:28% | 5:22% | 11:13% | 38 | 2,3 | 1,5 | | | 207 | ● | | 8 | 15 | 11 | 0,2 | 6,8 | 0,1 | | |
| Lister Krankenhaus | Hannover | <50 | fg | 3078 | <1000 | 0,422 | 1 | 2 | 3:69% | 2:29% | 21:1% | 96 | 0,0 | 0,0 | | | | | | 9 | 21 | 10 | 0,3 | 8,0 | 0,2 | | |
| Medizinische Hochschule Hannover | Hannover | >1000 | ö | 2985 | >50000 | 1,779 | 20 | 60 | 5:12% | 3:11% | 1:11% | 45 | 9,8 | 2,7 | | | 51 | ● | | 28 | 68 | 26 | 0,3 | 16,7 | 0,2 | | |
| Sophienklinik | Hannover | <50 | p | 3002 | <5000 | 0,645 | 2 | 6 | 8:80% | 5:6% | 3:5% | 50 | 0,1 | 0,0 | | | | | | 10 | 14 | 4 | 0,2 | 2,8 | 0,1 | | |
| Sophienklinik Vahrenwald | Hannover | <50 | p | 3030 | <1000 | 0,621 | 2 | 4 | 8:71% | 13:16% | 6:8% | 99 | 0,0 | 0,0 | | | | | | 13 | 26 | 4 | 0,2 | 2,9 | 0,1 | | |
| Vinzenzkrankenhaus | Hannover | <500 | fg | 2995 | <20000 | 0,955 | 7 | 25 | 5:19% | 6:13% | 11:13% | 35 | 0,7 | 0,0 | | | 141 | ● | | 7 | 14 | 10 | 0,2 | 5,8 | 0,1 | | |
| St. Vinzenz – Hospital | Haselünne | <200 | fg | 3057 | <5000 | 0,782 | 4 | 11 | 5:30% | 6:17% | 4:15% | 2 | 0,8 | 0,0 | | P | | | | 3 | 18 | 100 | 1,0 | 6,6 | 0,3 | | |
| Helios St. Marienberg Klinik | Helmstedt | <500 | ö | 3068 | <10000 | 0,825 | 9 | 28 | 6:18% | 5:16% | 8:13% | 25 | 0,8 | 0,0 | | | 63 | ●●● | | 14 | 23 | 100 | 1,0 | 22,0 | 0,3 | | |
| Kliniken Herzberg u. Osterode GmbH | Herzberg am Harz | <500 | p | 3038 | <20000 | 0,935 | 8 | 28 | 5:18% | 6:17% | 8:14% | 29 | 0,6 | 0,0 | | | 171 | ●●● | | 10 | 19 | 100 | 1,0 | 11,5 | 0,3 | | |
| BDH-Klinik Hessisch Oldendorf | Hessisch Oldendorf | <200 | fg | 2837 | <5000 | 2,873 | 1 | 2 | 1:91% | -1:7% | 3:1% | 7 | 0,1 | 63,2 | | | | | | 43 | 65 | 100 | 1,0 | 6,7 | 0,2 | | |
| Klinikum Hildesheim GmbH | Hildesheim | <500 | p | 3025 | <50000 | 1,138 | 10 | 33 | 8:19% | 5:16% | 6:11% | 40 | 2,1 | 1,0 | | | 160 | ●●● | | 13 | 22 | 46 | 0,6 | 9,0 | 0,2 | | |
| St. Bernward Krankenhaus | Hildesheim | <1000 | fg | 2961 | <50000 | 1,000 | 9 | 31 | 5:16% | 1:12% | 6:12% | 31 | 1,2 | 0,2 | | | 180 | ●●● | | 13 | 23 | 49 | 0,6 | 9,3 | 0,1 | | |
| Evang. Krankenhaus Holzminden | Holzminden | <200 | fg | 2959 | <10000 | 0,961 | 9 | 32 | 5:23% | 6:12% | 8:9% | 35 | 1,9 | 0,1 | | | 138 | ●●● | | 15 | 21 | 36 | 0,6 | 15,6 | 0,2 | | |
| Waldklinik Jesteburg | Jesteburg | <50 | p | 2968 | <1000 | 3,327 | 1 | 2 | 1:91% | -1:9% | | 9 | 0,0 | 79,7 | | | | | N | 62 | 108 | 10 | 0,9 | 1,1 | 0,1 | | |
| Klinikum Agnes-Karll Laatzen | Laatzen | <500 | ö | 2811 | <20000 | 1,052 | 6 | 20 | 8:24% | 1:20% | 5:16% | 30 | 1,3 | 0,2 | | | 103 | ●●● | | 8 | 15 | 9 | 0,3 | 4,5 | 0,1 | | |
| Seepark Klinik Debstedt | Langen-Debstedt | <500 | fg | 2999 | <10000 | 1,226 | 4 | 8 | 8:56% | 11:24% | 12:10% | 66 | 3,6 | 0,0 | | P | | | | 19 | 44 | 27 | 0,5 | 18,1 | 0,3 | | |
| Geriatrie Langenhagen | Langenhagen | <50 | ö | 2780 | <5000 | 1,450 | 2 | 5 | 8:29% | 1:22% | 6:17% | | 0,1 | 0,4 | | | | | | 21 | 32 | 2 | 0,2 | 1,0 | 0,1 | | |
| Paracelsus-Klinik am Silbersee | Langenhagen | <50 | p | 2905 | <5000 | 0,724 | 3 | 11 | 14:16% | 8:16% | 15:14% | 32 | 0,4 | 0,0 | | | 43 | ●●● | | 7 | 16 | 3 | 0,2 | 2,6 | 0,1 | | |
| Borromäus-Hospital gGmbH | Leer | <500 | fg | 2882 | <20000 | 0,865 | 8 | 32 | 8:18% | 11:14% | 6:13% | 47 | 0,4 | 0,1 | | | 197 | ●●● | | 19 | 27 | 48 | 0,6 | 20,3 | 0,3 | | |
| Kreiskrankenhaus Leer | Leer | <500 | ö | 2941 | <20000 | 0,885 | 6 | 18 | 5:24% | 8:16% | 6:16% | 29 | 0,9 | 0,1 | | | 124 | ●●● | | 15 | 23 | 54 | 0,6 | 20,2 | 0,3 | | |
| Klinikum Lehrte | Lehrte | <200 | ö | 2939 | <10000 | 0,960 | 9 | 24 | 5:18% | 8:18% | 6:18% | 39 | 1,2 | 0,0 | | | 133 | ●●● | | 7 | 13 | 100 | 1,0 | 3,5 | 0,1 | | |
| Residenz Kliniken GmbH | Lilienthal | <50 | p | 3038 | <5000 | 0,996 | 7 | 20 | 5:25% | 5:18% | 8:14% | 25 | 0,8 | 0,0 | | | 45 | ●●● | | 10 | 16 | 7 | 0,5 | 2,7 | 0,2 | | |
| Hedon-Klinik GmbH & Co. KG | Lingen (Ems) | <50 | p | 2842 | <1000 | 2,132 | 1 | 1 | 1:100% | | | | 0,0 | 88,4 | | | | | N | 99 | 140 | 38 | 0,6 | 7,5 | 0,3 | | |

Krankenhaus-Directory 2010   491

| Krankenhausname | Ort | Betten | Tr | Z-Bax | Case-mix | CMI | Leistungs-dichte Basis-DRG | | | TOP 3 MDC | | | Part. in % | Budget-Anteile | | | Bes. Leist. | | QSR Cholezyst-ektomie | | | AOK-Patien-tenwege (PKW-km) | | | DRG-Marktanteile und -konzentration im Umkreis | | | | |
|---|---|---|---|---|---|---|---|---|---|---|---|---|---|---|---|---|---|---|---|---|---|---|---|---|---|---|---|---|---|
| | | | | | | | 25% | 50% | | | | | | O | ZE | SE | B | P | Fälle | Er-geb. | N | | | | 10 km | | 30 km | |
| | | | | | | | | | | | | | | | | | | | | | | Med | oQ | MA | HHI | MA | HHI |
| St. Bonifatius-Hospital, Lingen | Lingen (Ems) | <500 | fg | 2967 | <20000 | 1,100 | 8 | 35 | 8:17% | 5:16% | 6:12% | 44 | 0,8 | 0,2 | | | 151 | ••• | | 15 | 25 | 100 | 1,0 | 20,4 | 0,3 |
| St. Franziskus-Hospital Lohne | Lohne | <200 | fg | 2952 | <10000 | 0,832 | 9 | 26 | 8:17% | 6:13% | 11:13% | 45 | 0,4 | 0,1 | | | 119 | ••• | | 9 | 14 | 35 | 0,6 | 11,3 | 0,2 |
| Kath. Kliniken OM gGmbH, KH St. Anna-Stift | Löningen | <200 | fg | 3024 | <5000 | 0,762 | 6 | 19 | 6:16% | 11:15% | 8:13% | 38 | 0,1 | 0,3 | | | 100 | ••• | | 13 | 19 | 100 | 1,0 | 12,4 | 0,3 |
| Orthoklinik Lüneburg | Lüneburg | <50 | ö | 3293 | <5000 | 1,130 | 2 | 4 | 8:100% | | | 84 | 0,7 | 0,0 | | | | | N | 20 | 35 | 33 | 0,6 | 15,6 | 0,2 |
| Privatklinik Dr. Havemann | Lüneburg | <50 | p | 3398 | <1000 | 0,603 | 2 | 5 | 13:33% | 14:27% | 15:19% | 56 | 0,0 | 0,0 | | | | | N | 6 | 12 | 9 | 0,8 | 3,9 | 0,3 |
| Städtisches Klinikum Lüneburg | Lüneburg | <500 | ö | 2981 | <50000 | 0,981 | 8 | 30 | 6:14% | 5:14% | 8:10% | 35 | 1,5 | 0,1 | | | 248 | ••• | | 11 | 25 | 87 | 0,9 | 34,8 | 0,3 |
| Christliches Klinikum Melle GmbH | Melle | <200 | fg | 2950 | <10000 | 0,933 | 7 | 22 | 8:23% | 6:14% | 5:13% | 41 | 0,9 | 0,0 | | | 91 | ••• | | 5 | 9 | 100 | 1,0 | 3,4 | 0,1 |
| Ludmillenstift | Meppen | <500 | fg | 3024 | <20000 | 1,044 | 8 | 27 | 8:20% | 1:15% | 6:11% | 36 | 1,7 | 4,9 | | | 118 | ••• | | 19 | 26 | 100 | 1,0 | 36,3 | 0,4 |
| Altus-Klinik | Munster | <50 | p | 3012 | <1000 | 0,626 | 1 | 1 | 5:96% | 8:2% | 9:2% | 97 | 0,0 | 0,0 | | | | | N | 34 | 54 | 100 | 1,0 | 31,7 | 0,7 |
| Flüggenhofseeklinik | Munster | <50 | p | 2843 | <1000 | 0,414 | 1 | 2 | 3:66% | 21:34% | | 62 | 0,0 | 0,0 | | | | | N | 20 | 23 | 99 | 1,0 | 14,8 | 0,5 |
| Klinikum Neustadt a. Rbge. | Neustadt a. Rbge. | <500 | ö | 2936 | <20000 | 0,897 | 7 | 27 | 5:19% | 6:15% | 8:13% | 27 | 0,4 | 0,0 | | | 139 | ••• | | 14 | 17 | 100 | 1,0 | 6,3 | 0,2 |
| Mittelweserkliniken GmbH, Krankenhaus Nienburg | Nienburg | <500 | p | 2729 | <20000 | 1,025 | 7 | 24 | 5:24% | 6:13% | 1:13% | 29 | 1,0 | 0,1 | | | 194 | ••• | | 12 | 25 | 100 | 1,0 | 30,2 | 0,3 |
| Ubbo-Emmius-Klinik Norden | Norden | <500 | ö | 3057 | <10000 | 0,775 | 7 | 20 | 5:22% | 6:20% | 8:11% | 20 | 1,8 | 0,0 | | P | 140 | ••• | | 7 | 14 | 100 | 1,0 | 24,9 | 0,4 |
| Wesermarsch-Klinik Nordenham | Nordenham | <200 | p | 3006 | <5000 | 0,848 | 9 | 25 | 8:17% | 5:13% | 6:12% | 31 | 0,6 | 0,0 | | | 41 | •• | | 4 | 18 | 100 | 1,0 | 6,1 | 0,2 |
| Allergie- und Hautklinik | Norderney | <50 | p | 3164 | <5000 | 0,715 | 1 | 13 | 9:37% | 5:14% | 8:9% | 16 | 0,7 | 0,0 | | | | | | 5 | 26 | 100 | 1,0 | 26,0 | 0,8 |
| Grafschafter Klinikum | Nordhorn | <500 | ö | 3003 | <10000 | 0,873 | 5 | 18 | 5:20% | 14:12% | 8:11% | 27 | 1,3 | 0,1 | | P | 63 | ••• | | 12 | 20 | 52 | 0,7 | 18,4 | 0,3 |
| Marienkrankenhaus Nordhorn | Nordhorn | <500 | fg | 3028 | <10000 | 0,871 | 7 | 21 | 6:23% | 1:14% | 11:12% | 28 | 0,5 | 0,0 | | | 162 | ••• | | 8 | 19 | 57 | 0,7 | 15,0 | 0,3 |
| Helios Albert-Schweitzer-Klinik Northeim | Northeim | <500 | p | 2959 | <20000 | 1,011 | 11 | 35 | 5:24% | 8:14% | 6:11% | 44 | 0,9 | 0,0 | | | 97 | ••• | | 13 | 27 | 100 | 1,0 | 10,9 | 0,3 |
| Evang. Krankenhaus Oldenburg | Oldenburg | <500 | fg | 2939 | <20000 | 1,077 | 6 | 21 | 8:23% | 1:18% | 3:17% | 45 | 1,5 | 4,4 | | P | 174 | ••• | | 18 | 40 | 31 | 0,5 | 14,6 | 0,2 |
| Klinikum Oldenburg | Oldenburg | <1000 | ö | 3019 | <50000 | 1,395 | 13 | 40 | 5:22% | 3:11% | 6:10% | 45 | 3,7 | 1,2 | | | | | | 29 | 61 | 53 | 0,6 | 26,1 | 0,3 |
| Pius-Hospital Oldenburg | Oldenburg | <500 | fg | 2918 | <20000 | 1,220 | 10 | 31 | 2:15% | 8:13% | 6:13% | 62 | 5,0 | 1,6 | | | 188 | ••• | | 21 | 50 | 31 | 0,6 | 14,6 | 0,2 |
| Kinderhospital | Osnabrück | <50 | fg | 2993 | <5000 | 0,827 | 2 | 7 | 4:25% | 6:18% | 15:12% | 3 | 0,7 | 8,2 | | | | | | 25 | 40 | 11 | 0,4 | 5,8 | 0,2 |
| Klinikum Osnabrück GmbH | Osnabrück | <1000 | ö | 2298 | <50000 | 1,267 | 11 | 39 | 8:19% | 5:13% | 1:11% | 42 | 2,6 | 4,3 | | | 112 | ••• | | 14 | 29 | 32 | 0,4 | 18,2 | 0,2 |
| Marienhospital Osnabrück | Osnabrück | <500 | fg | 3042 | <50000 | 1,128 | 11 | 37 | 5:18% | 6:14% | 8:11% | 41 | 3,6 | 0,3 | | | 166 | ••• | | 10 | 27 | 38 | 0,4 | 19,8 | 0,2 |

| Krankenhausname | Ort | Betten | Tr | Z-Bax | Case-mix | CMI | Leistungs-dichte Basis-DRG | | TOP 3 MDC | | | Part. in % | Budget-Anteile | | | Bes. Leist. | | QSR Cholezyst-ektomie | | | N | AOK-Patien-tenwege (PKW-km) | | | DRG-Marktanteile und -konzentration im Umkreis | | | | | |
|---|---|---|---|---|---|---|---|---|---|---|---|---|---|---|---|---|---|---|---|---|---|---|---|---|---|---|---|---|---|---|
| | | | | | | | 25% | 50% | | | | O | ZE | SE | | B | P | Fälle | | Er-geb. | | Med | oQ | | 10 km | | | 30 km | | |
| | | | | | | | | | | | | | | | | | | | | | | | | MA | HHI | MA | HHI | | | |
| Paracelsus- Klinik Osnabrück | Osnabrück | <500 | p | 2863 | <10000 | 1,146 | 6 | 21 | 8:22% | 1:21% | 3:14% | 60 | 5,4 | 0,3 | | | | | | | | 13 | 31 | 13 | 0,4 | 6,6 | 0,2 | | |
| Klinikum St. Georg – Krankenhaus St. Raphael | Ostercappeln | <200 | fg | 2968 | <10000 | 1,108 | 5 | 18 | 4:29% | 6:19% | 8:12% | 39 | 1,2 | 0,5 | | | | 123 | ● | | | 13 | 24 | 100 | 1,0 | 5,8 | 0,2 | | |
| Kreiskrankenhaus Osterholz | Osterholz | <200 | ö | 3230 | <10000 | 0,801 | 7 | 21 | 8:16% | 5:15% | 6:12% | 25 | 0,2 | 0,0 | | | | 109 | ● | | | 5 | 16 | 100 | 1,0 | 4,2 | 0,2 | | |
| Krankenhaus Land Hadeln | Otterndorf | <50 | p | 2892 | <5000 | 0,916 | 7 | 19 | 6:21% | 5:19% | 8:19% | 41 | 0,7 | 0,0 | | | | 200 | ● | | | 16 | 28 | 100 | 1,0 | 22,3 | 0,5 | | |
| Marienkrankenhaus Papenburg | Papenburg – Aschendorf | <500 | fg | 3069 | <20000 | 1,009 | 7 | 26 | 8:19% | 5:15% | 6:13% | 36 | 1,0 | 0,0 | | | P | 189 | ● | | | 11 | 16 | 100 | 1,0 | 21,4 | 0,3 | | |
| Klinikum Peine gGmbH | Peine | <500 | fg | 2892 | <20000 | 1,039 | 11 | 31 | 5:22% | 6:14% | 8:13% | 32 | 0,6 | 0,0 | | | | 134 | ● | | | 7 | 14 | 100 | 1,0 | 6,6 | 0,2 | | |
| Christliches Krankenhaus Quakenbrück e.V. | Quakenbrück | <1000 | fg | 2694 | <20000 | 1,173 | 6 | 20 | 8:21% | 5:21% | 1:18% | 32 | 0,5 | 0,6 | | | P | 92 | ● | | | 17 | 31 | 100 | 1,0 | 15,1 | 0,2 | | |
| Kreiskrankenhaus Rinteln | Rinteln | <200 | ö | 3180 | <5000 | 0,867 | 9 | 23 | 6:17% | 8:16% | 5:15% | 30 | 0,1 | 0,1 | | | | 93 | ● | | | 9 | 17 | 42 | 0,6 | 4,4 | 0,2 | | |
| Diakoniekrankenhaus Rotenburg | Rotenburg | <1000 | fg | 2926 | <50000 | 1,060 | 10 | 35 | 8:12% | 1:12% | 4:12% | 36 | 1,7 | 1,4 | | | P | 191 | ● | | | 25 | 37 | 100 | 1,0 | 48,4 | 0,4 | | |
| Klinikum Salzgitter GmbH | Salzgitter | <500 | p | 3005 | <20000 | 0,980 | 10 | 31 | 8:15% | 5:15% | 6:14% | 35 | 1,1 | 0,0 | | | | 108 | ● | | | 9 | 16 | 100 | 1,0 | 9,7 | 0,2 | | |
| St. Elisabeth-Krankenhaus Salzgitter | Salzgitter | <200 | fg | 2768 | <5000 | 0,810 | 7 | 21 | 6:16% | 5:15% | 8:11% | 23 | 0,3 | 0,0 | | | | 62 | ● | | | 3 | 13 | 100 | 1,0 | 5,0 | 0,2 | | |
| Krankenhaus Salzhausen | Salzhausen | <50 | fg | 3179 | <5000 | 0,733 | 5 | 14 | 8:20% | 11:17% | 4:15% | 34 | 0,7 | 0,0 | | | | | | | | 16 | 20 | 100 | 0,5 | 3,9 | 0,2 | | |
| Nordwest-Krankenhaus Sanderbusch gGmbH | Sande | <500 | ö | 2937 | <20000 | 1,125 | 8 | 25 | 8:28% | 1:20% | 5:12% | 33 | 1,4 | 1,2 | | | | 98 | ● | | | 16 | 25 | 40 | 0,5 | 21,2 | 0,2 | | |
| Krankenhaus Scharnebeck | Scharnebeck | <50 | p | 3103 | <1000 | 0,623 | 2 | 5 | 8:81% | 6:9% | 5:4% | 98 | 0,0 | 0,0 | | | | | | | N | 17 | 24 | 19 | 0,7 | 6,5 | 0,2 | | |
| ASKLEPIOS Kliniken Schildautal GmbH | Seesen | <500 | p | 2901 | <20000 | 1,437 | 5 | 16 | 1:34% | 8:20% | 5:19% | 29 | 1,9 | 6,9 | | | | 38 | ● | | | 23 | 38 | 100 | 1,0 | 14,4 | 0,2 | | |
| Hümmling Krankenhaus Sögel | Sögel | <200 | ö | 2946 | <10000 | 0,890 | 8 | 25 | 8:19% | 6:18% | 5:13% | 40 | 0,4 | 0,0 | | | | 121 | ● | | | 19 | 23 | 100 | 1,0 | 16,5 | 0,3 | | |
| Heidekreis-Klinikum Soltau | Soltau | <200 | ö | 3001 | <10000 | 0,969 | 6 | 24 | 8:17% | 6:16% | 5:11% | 31 | 0,4 | 0,0 | | | | 168 | ● | | | 20 | 22 | 92 | 0,9 | 46,6 | 0,5 | | |
| MediClin Klinikum Soltau | Soltau | <50 | p | 3052 | <1000 | 0,901 | 1 | 3 | 8:51% | 1:39% | 5:4% | 0 | 0,7 | 57,3 | | | | | | | | 22 | 54 | 43 | 0,7 | 25,5 | 0,5 | | |
| Klinikum Springe | Springe | <200 | ö | 2966 | <5000 | 0,895 | 9 | 26 | 8:23% | 6:18% | 5:17% | 34 | 0,2 | 0,0 | | | | 74 | ● | | | 7 | 11 | 64 | 0,7 | 2,0 | 0,1 | | |
| Elbe Klinikum Stade | Stade | <1000 | ö | 2896 | <50000 | 1,010 | 10 | 33 | 5:15% | 8:15% | 6:12% | 37 | 1,5 | 0,1 | | | | 203 | ● | | | 18 | 26 | 92 | 1,0 | 24,4 | 0,3 | | |
| Klinik Dr. Hancken | Stade | <50 | p | 3001 | <5000 | 1,001 | 1 | 2 | 10:42% | 6:11% | 4:11% | 62 | 10,1 | 4,0 | | | | | | | N | 24 | 43 | 48 | 0,9 | 10,5 | 0,2 | | |
| Klinik Dr. Witvity | Stade | <50 | p | 2624 | <1000 | 1,013 | 1 | 2 | 8:100% | | | 99 | 0,0 | 0,0 | | | | | | | N | 164 | 272 | 51 | 0,7 | 10,0 | 0,2 | | |
| Augenklinik Stadthagen GmbH | Stadthagen | <50 | p | 3000 | <1000 | 0,435 | 1 | 2 | 2:100% | | | 95 | 0,0 | 0,0 | | | | | | | N | 28 | 32 | 100 | 1,0 | 45,0 | 0,5 | | |

| Krankenhausname | Ort | Betten | Tr | Z-Bax | Case-mix | CMI | Leistungs-dichte Basis-DRG | | TOP 3 MDC | | | Part. in % | Budget-Anteile | | | Bes. Leist. | | QSR Cholezyst-ektomie | | N | AOK-Patien-tenwege (PKW-km) | | | DRG-Marktanteile und -konzentration im Umkreis | | | | |
|---|---|---|---|---|---|---|---|---|---|---|---|---|---|---|---|---|---|---|---|---|---|---|---|---|---|---|---|---|
| | | | | | | | 25% | 50% | | | | O | ZE | SE | B | P | Fälle | Er-geb. | | Med | oQ | 10 km | | | 30 km | | |
| | | | | | | | | | | | | | | | | | | | | | | MA | HHI | MA | HHI | MA | HHI |
| Kreiskrankenhaus Stadthagen | Stadthagen | <200 | ö | 2913 | <10000 | 1,013 | 8 | 27 | 5:24% | 6:15% | 8:14% | 37 | 0,7 | 0,0 | | | 93 | ●● | | 9 | 16 | 100 | 1,0 | 7,8 | 0,2 |
| Charlotten-Hospital Stadtoldendorf GmbH | Stadtoldendorf | <50 | ö | 2982 | <5000 | 0,955 | 5 | 16 | 8:29% | 6:15% | 5:12% | 26 | 2,1 | 0,0 | | | 71 | ●● | | 9 | 20 | 100 | 1,0 | 7,6 | 0,2 |
| Mittelweserkliniken GmbH, Krankenhaus Stolzenau | Stolzenau | <50 | p | 3432 | <5000 | 0,748 | 6 | 18 | 6:17% | 8:16% | 5:15% | 16 | 0,2 | 0,0 | | | 50 | ●● | | 14 | 17 | 100 | 1,0 | 4,6 | 0,3 |
| St. Ansgar Klinik Sulingen | Sulingen | <200 | fg | 2912 | <10000 | 1,186 | 7 | 16 | 8:47% | 5:12% | 4:9% | 37 | 1,3 | 0,0 | | | | | | 13 | 24 | 100 | 1,0 | 18,3 | 0,3 |
| Elisabeth-Krankenhaus | Thuine | <200 | fg | 2936 | <5000 | 1,014 | 7 | 23 | 6:23% | 8:15% | 5:15% | 34 | 1,2 | 0,3 | | | 177 | ● | | 16 | 19 | 99 | 1,0 | 6,7 | 0,2 |
| Klinik Veerssen | Uelzen | <50 | p | 2886 | <1000 | 0,813 | 2 | 3 | 8:87% | 9:6% | 6:3% | 93 | 0,0 | 0,0 | | | | | N | 21 | 39 | 27 | 0,8 | 22,0 | 0,6 |
| Klinikum Uelzen | Uelzen | <500 | p | 2869 | <20000 | 1,056 | 10 | 31 | 5:16% | 8:15% | 1:14% | 30 | 1,4 | 0,4 | | | 244 | ●● | | 17 | 25 | 93 | 1,0 | 69,9 | 0,8 |
| Psychiatrische Klinik Uelzen | Uelzen | <200 | fg | | <50000 | 1,055 | 12 | 39 | 6:14% | 5:14% | 8:13% | 35 | 0,0 | 0,0 | | | | | | | | | | | |
| GSO – Gesundheitszentrum Solling-Oberweser gGmbH | Uslar | <50 | fg | 3465 | <5000 | 0,689 | 6 | 18 | 5:19% | 6:18% | 8:17% | 26 | 0,0 | 0,0 | | | 41 | ●● | | 3 | 3 | 54 | 0,7 | 2,5 | 0,2 |
| St. Johannes-Hospital | Varel | <200 | fg | 2990 | <10000 | 0,903 | 8 | 24 | 8:18% | 5:14% | 6:14% | 39 | 1,8 | 0,0 | | | 108 | ●●●● | | 11 | 19 | 100 | 1,0 | 6,9 | 0,2 |
| St. Marien-Hospital Vechta | Vechta | <500 | fg | 2895 | <20000 | 0,847 | 5 | 22 | 5:15% | 6:15% | 3:11% | 30 | 1,3 | 0,1 | | | 155 | ●●● | | 15 | 26 | 70 | 0,7 | 24,3 | 0,2 |
| Aller-Weser-Klinik Verden | Verden | <200 | ö | 3030 | <10000 | 0,759 | 7 | 23 | 5:18% | 6:16% | 8:13% | 23 | 0,1 | 0,0 | | | 92 | ●●● | | 11 | 14 | 100 | 1,0 | 10,8 | 0,3 |
| Heidekreis-Klinikum Walsrode | Walsrode | <200 | ö | 2884 | <10000 | 0,861 | 7 | 24 | 5:16% | 6:14% | 8:10% | 26 | 0,8 | 0,0 | | P | 146 | ●●● | | 16 | 19 | 98 | 1,0 | 19,1 | 0,4 |
| Rheiderland-Krankenhaus | Weener/Ems | <50 | fg | 3043 | <5000 | 1,103 | 3 | 12 | 5:33% | 20:16% | 6:12% | 36 | 0,4 | 0,0 | | | | | | 14 | 28 | 27 | 0,7 | 7,8 | 0,3 |
| Ammerland Klinik Westerstede | Westerstede | <500 | ö | 2929 | <20000 | 1,064 | 12 | 34 | 5:18% | 6:13% | 1:12% | 46 | 1,8 | 0,2 | | | 282 | ●● | | 19 | 35 | 87 | 0,9 | 15,8 | 0,3 |
| Bundeswehrkrankenhaus Westerstede | Westerstede | <50 | ö | 3022 | <5000 | 1,210 | 4 | 11 | 8:69% | 4:11% | 1:4% | 60 | 0,5 | 0,3 | | | | | | 19 | 26 | 29 | 0,8 | 5,1 | 0,3 |
| Krankenhaus Johanneum | Wildeshausen | <200 | fg | 3098 | <5000 | 0,800 | 8 | 24 | 6:16% | 8:13% | 5:11% | 27 | 0,7 | 0,1 | | | 83 | ●● | | 11 | 18 | 100 | 1,0 | 6,8 | 0,2 |
| Reinhard-Nieter-Krankenhaus | Wilhelmshaven | <1000 | ö | 3135 | <20000 | 0,943 | 10 | 31 | 5:21% | 6:15% | 11:9% | 32 | 1,3 | 0,8 | | P | 161 | ●●●● | | 8 | 20 | 48 | 0,5 | 31,3 | 0,3 |
| St. Willehad-Hospital | Wilhelmshaven | <200 | fg | 3007 | <10000 | 0,944 | 10 | 33 | 8:19% | 5:18% | 6:13% | 36 | 3,1 | 0,0 | | | 71 | ●●● | | 4 | 13 | 20 | 0,5 | 13,1 | 0,3 |
| Krankenhaus Buchholz und Winsen gGmbH | Winsen/Luhe | <500 | ö | 2969 | <20000 | 0,917 | 7 | 26 | 8:23% | 3:14% | 6:12% | 42 | 0,8 | 0,1 | | | 151 | ●●● | | 9 | 23 | 100 | 1,0 | 4,8 | 0,1 |
| Städtisches Krankenhaus Wittingen GmbH | Wittingen | <50 | p | 3498 | <5000 | 0,658 | 6 | 19 | 6:17% | 5:14% | 8:13% | 21 | 0,0 | 0,0 | | | 40 | ●● | | 13 | 20 | 100 | 1,0 | 74,1 | 0,9 |
| Kreiskrankenhaus Wittmund | Wittmund | <200 | ö | 2772 | <10000 | 0,799 | 7 | 23 | 8:20% | 5:14% | 6:14% | 34 | 0,2 | 0,0 | | | 138 | ●● | | 19 | 20 | 100 | 1,0 | 13,3 | 0,3 |

| Krankenhausname | Ort | Betten | Tr | Z-Bax | Case-mix | CMI | Leistungs-dichte Basis-DRG | | TOP 3 MDC | | | Part. in % | Budget-Anteile | | | Bes. Leist. | | QSR Cholezyst-ektomie | | | AOK-Patien-tenwege (PKW-km) | | DRG-Marktanteile und -konzentration im Umkreis | | | | |
|---|---|---|---|---|---|---|---|---|---|---|---|---|---|---|---|---|---|---|---|---|---|---|---|---|---|---|---|
| | | | | | | | 25% | 50% | | | | O | ZE | SE | B | P | Fälle | Er-geb. | N | Med | oQ | 10 km | | | 30 km | |
| | | | | | | | | | | | | | | | | | | | | | | MA | HHI | MA | HHI | HHI |
| Städtisches Klinikum Wolfenbüttel gGmbH | Wolfenbüttel | <500 | ö | 2855 | <20000 | 0,920 | 8 | 29 | 5:20% | 6:17% | 8:14% | 30 | 0,7 | 0,0 | | | 152 | •• | | 12 | 20 | 19 | 0,5 | 11,6 | 0,2 |
| Städtisches Klinikum Wolfsburg | Wolfsburg | <1000 | ö | 2976 | <50000 | 0,946 | 9 | 33 | 5:16% | 6:12% | 3:12% | 38 | 1,4 | 0,9 | | | 159 | ••• | | 11 | 24 | 100 | 1,0 | 23,0 | 0,3 |
| OsteMed Martin-Luther-Krankenhaus | Zeven | <50 | p | 3192 | <5000 | 0,800 | 7 | 20 | 5:20% | 6:18% | 8:17% | 26 | 0,3 | 0,0 | | | 65 | •• | | 2 | 20 | 93 | 0,9 | 15,8 | 0,5 |
| Nordrhein-Westfalen | | 341 | | 2895 | | 1,079 | 14 | 47 | 5:15% | 8:15% | 6:13% | 37 | 2,3 | 1,4 | 23 | 48 | | | 15 | | | | | | |
| Luisen-Hospital | Aachen | <500 | fg | 2979 | <20000 | 0,997 | 8 | 28 | 5:15% | 6:15% | 8:12% | 44 | 0,2 | 0,1 | | | 161 | • | | 5 | 11 | 18 | 0,4 | 8,8 | 0,2 |
| Marien-Hospital Aachen | Aachen | <500 | fg | 2730 | <20000 | 0,951 | 8 | 26 | 8:18% | 5:14% | 9:13% | 53 | 1,6 | 0,0 | | | 77 | ••• | | 7 | 11 | 13 | 0,3 | 7,4 | 0,2 |
| St.-Franziskus-Krankenhaus | Aachen | <200 | fg | 2963 | <5000 | 0,906 | 8 | 21 | 8:24% | 11:15% | 5:13% | 53 | 0,1 | 0,0 | | | 39 | • | | 6 | 13 | 7 | 0,3 | 3,9 | 0,2 |
| Universitätsklinikum Aachen | Aachen | >1000 | ö | 3188 | >50000 | 1,533 | 19 | 57 | 5:18% | 1:11% | 6:9% | 42 | 6,0 | 2,5 | B | | 97 | •• | | 20 | 36 | 44 | 0,4 | 27,3 | 0,3 |
| St.-Marien-Krankenhaus Ahaus-Vreden | Ahaus | <500 | fg | 3031 | <20000 | 0,842 | 10 | 31 | 8:21% | 5:11% | 6:10% | 41 | 0,6 | 0,1 | | P | 105 | •• | | 15 | 22 | 100 | 1,0 | 14,9 | 0,2 |
| St-Vincenz-Gesellschaft mbH | Ahlen | <500 | fg | 3089 | <10000 | 0,811 | 5 | 22 | 6:16% | 14:11% | 8:10% | 23 | 0,3 | 0,3 | | | 90 | •• | | 6 | 14 | 38 | 0,6 | 4,5 | 0,1 |
| St.-Vinzenz-Krankenhaus | Altena | <200 | fg | | <5000 | 0,925 | 6 | 20 | 8:23% | 6:17% | 5:14% | 30 | 0,0 | 0,0 | | | 32 | | | | | 6 | 0,4 | 1,1 | 0,1 |
| Kath. Krankenhaus St. Johannes-Hospital | Arnsberg | <500 | fg | 2967 | <10000 | 0,958 | 5 | 13 | 1:37% | 6:12% | 5:10% | 1 | 1,3 | 4,0 | | P | | | | 11 | 19 | 28 | 0,5 | 3,6 | 0,1 |
| Städt. Krankenhaus Marienhospital Arnsberg gGmbH | Arnsberg | <500 | ö | 3042 | <10000 | 0,881 | 8 | 28 | 8:19% | 6:16% | 11:16% | 40 | 0,5 | 0,0 | | | 60 | •• | | 12 | 15 | 34 | 0,6 | 6,1 | 0,1 |
| Karolinen-Hospital Hüsten | Arnsberg-Hüsten | <500 | fg | 2931 | <20000 | 0,853 | 5 | 20 | 5:25% | 6:17% | 14:10% | 30 | 1,0 | 0,0 | | | 133 | •• | | 12 | 16 | 50 | 0,6 | 6,3 | 0,1 |
| Krankenhaus St. Barbara Attendorn GmbH | Attendorn | <500 | p | 2996 | <20000 | 1,042 | 7 | 27 | 8:27% | 5:16% | 6:11% | 37 | 0,4 | 1,8 | | | 134 | •• | | 16 | 19 | 69 | 0,7 | 7,2 | 0,2 |
| Helios Klinik Bad Berleburg, Wittgensteiner Akutkliniken Bad Berleburg GmbH | Bad Berleburg | <200 | fg | 3033 | <5000 | 1,016 | 9 | 28 | 8:20% | 5:20% | 6:15% | 35 | 0,2 | 0,0 | | | 116 | •• | | 1 | 21 | 100 | 1,0 | 13,4 | 0,3 |
| St.-Josef-Hospital | Bad Driburg | <500 | fg | 3110 | <5000 | 0,880 | 7 | 23 | 6:25% | 5:19% | 4:10% | 25 | 0,0 | 0,0 | | P | 91 | ••• | | 3 | 19 | 100 | 1,0 | 4,4 | 0,2 |
| Katholisches Krankenhaus im Siebengebirge | Bad Honnef | <500 | fg | 3003 | <10000 | 0,893 | 7 | 24 | 8:16% | 5:14% | 6:14% | 38 | 0,0 | 1,2 | | | 67 | •• | | 15 | 15 | 23 | 0,4 | 3,3 | 0,1 |
| Karl-Hansen-Klinik | Bad Lippspringe | <500 | fg | 3115 | <10000 | 0,808 | 2 | 4 | 3:46% | 4:43% | 9:2% | 35 | 2,1 | 6,4 | | | | | | 27 | 46 | 28 | 0,5 | 15,0 | 0,3 |
| Artemed Fachklinik Prof. Dr. Dr. Salfeld GmbH Bad Oeynhausen | Bad Oeynhausen | <50 | p | 2986 | <5000 | 0,731 | 1 | 1 | 5:100% | | | 100 | 0,0 | 0,0 | | | | | N | 58 | 80 | 87 | 0,8 | 78,0 | 0,6 |
| Auguste-Viktoria-Klinik | Bad Oeynhausen | <200 | fg | 2981 | <10000 | 1,779 | 2 | 5 | 8:97% | 21:1% | 18:1% | 78 | 2,0 | 0,1 | | | | | | 24 | 39 | 60 | 0,6 | 8,8 | 0,2 |

| Krankenhausname | Ort | Betten | Tr | Z-Bax | Case-mix | CMI | Leistungs-dichte Basis-DRG | | | TOP 3 MDC | | | Part. in % | Budget-Anteile | | | Bes. Leist. | | QSR Cholezyst-ektomie | | N | AOK-Patien-tenwege (PKW-km) | | | DRG-Marktanteile und -konzentration im Umkreis | | | | |
|---|---|---|---|---|---|---|---|---|---|---|---|---|---|---|---|---|---|---|---|---|---|---|---|---|---|---|---|---|---|
| | | | | | | | 25% | 50% | | | | | O | ZE | SE | B | P | Fälle | Er-geb. | | Med | oQ | 10 km | | 30 km | | |
| | | | | | | | | | | | | | | | | | | | | | | | MA | HHI | MA | HHI |
| Gollwitzer-Meier-Klinik | Bad Oeynhausen | <50 | fg | 3196 | <1000 | 1,373 | 1 | 1 | 5:100% | | | | | 8,1 | 68,4 | | | | | N | 177 | 211 | 4 | 0,7 | 0,7 | 0,1 |
| Herz- und Diabeteszentrum Nordrhein Westfalen Universitäts-klinik der Ruhr- Universität Bochum | Bad Oeynhausen | <500 | fg | 2927 | <50000 | 3,013 | 3 | 7 | 5:74% | 10:15% | 4:5% | | 51 | 13,4 | 0,0 | | | | | | 44 | 97 | 39 | 0,6 | 9,6 | 0,2 |
| Rheuma-Klinik Dr. Lauven | Bad Oeynhausen | <50 | p | 2394 | <1000 | 0,862 | 1 | 1 | 8:99% | 9:0% | 18:0% | | | 0,0 | 0,0 | | | | | N | 7 | 22 | 41 | 0,6 | 6,5 | 0,2 |
| Zweckverband Krankenhaus Bad Oeynhausen | Bad Oeynhausen | <500 | ö | 2989 | <20000 | 0,922 | 7 | 23 | 5:19% | 6:14% | 8:14% | | 27 | 0,9 | 0,0 | | | | | | 7 | 9 | 25 | 0,6 | 4,9 | 0,2 |
| St.-Elisabeth-Hospital Beckum GmbH | Beckum | <500 | fg | 2997 | <10000 | 0,953 | 7 | 22 | 8:33% | 5:15% | 6:12% | | 38 | 0,3 | 0,0 | | | 121 | ● | | 2 | 15 | 100 | 1,0 | 5,0 | 0,1 |
| St.-Hubertus-Stift | Bedburg | <50 | fg | 2985 | <5000 | 0,915 | 6 | 19 | 5:22% | 6:18% | 8:18% | | 21 | 0,0 | 0,0 | | | 128 | ● | | 4 | 15 | 32 | 0,6 | 0,9 | 0,1 |
| LVR-Klinik Bedburg-Hau | Bedburg-Hau | <500 | ö | 2969 | <5000 | 0,977 | 1 | 4 | 1:80% | 19:5% | 3:3% | | 0 | 1,0 | 0,3 | | P | 48 | ● | | 10 | 15 | 24 | 0,6 | 15,1 | 0,3 |
| Krankenhaus Maria Hilf | Bergheim | <500 | fg | 2867 | <10000 | 0,829 | 7 | 21 | 5:17% | 8:14% | 6:13% | | 27 | 0,0 | 0,0 | | | 150 | ● | | 6 | 15 | 74 | 0,7 | 1,9 | 0,1 |
| Ev. Krankenhaus gGmbH | Bergisch Gladbach | <500 | fg | 3188 | <20000 | 0,981 | 7 | 27 | 5:33% | 8:12% | 6:11% | | 38 | 0,5 | 0,1 | | P | 48 | ● | | 7 | 14 | 13 | 0,3 | 2,4 | 0,1 |
| Marien-Krankenhaus gGmbH | Bergisch Gladbach | <500 | fg | 3020 | <20000 | 1,226 | 8 | 27 | 8:24% | 1:18% | 11:14% | | 39 | 0,6 | 0,2 | | | 62 | ● | | 8 | 15 | 13 | 0,3 | 2,3 | 0,1 |
| Vinzenz-Pallotti-Hospital | Bergisch Gladbach | <500 | fg | 2969 | <10000 | 0,877 | 3 | 16 | 14:19% | 8:19% | 6:13% | | 34 | 1,3 | 0,1 | | | 66 | ● | | 12 | 18 | 16 | 0,4 | 1,9 | 0,1 |
| Ev. Krankenhaus Bielefeld gGmbH | Bielefeld | >1000 | fg | 2967 | <50000 | 1,176 | 10 | 33 | 1:16% | 6:12% | 8:11% | | 27 | 3,0 | 1,5 | B | | 180 | ● | | 9 | 17 | 49 | 0,5 | 17,5 | 0,2 |
| Franziskus-Hospital gGmbH | Bielefeld | <500 | fg | 3049 | <20000 | 1,013 | 7 | 28 | 6:14% | 11:12% | 8:10% | | 35 | 3,9 | 0,1 | | | 120 | ● | | 8 | 12 | 17 | 0,5 | 5,7 | 0,2 |
| Frauenklinik Dr. Hartog | Bielefeld | <50 | p | 2975 | <1000 | 0,620 | 2 | 4 | 13:29% | 14:26% | 15:23% | | 61 | 0,0 | 0,0 | | | | | N | 9 | 17 | 6 | 0,4 | 2,0 | 0,1 |
| Krankenhaus Mara gGmbH | Bielefeld | <200 | fg | BE | | | | | | | | | | | | B | | | | | | | | | | | |
| Städtische Kliniken Bielefeld gGmbH Klinikum Mitte | Bielefeld | <1000 | ö | 3024 | <50000 | 1,061 | 14 | 42 | 8:15% | 5:15% | 6:13% | | 45 | 2,1 | 0,1 | | | 482 | ● | | 9 | 17 | 38 | 0,5 | 13,3 | 0,2 |
| St.-Agnes-Hospital | Bocholt | <500 | fg | 3067 | <20000 | 0,975 | 8 | 31 | 5:22% | 6:15% | 8:10% | | 34 | 0,5 | 0,1 | | | 112 | ● | | 7 | 18 | 100 | 1,0 | 23,8 | 0,2 |
| Augusta-Kranken-Anstalt gGmbH | Bochum | <1000 | fg | 2960 | <20000 | 1,107 | 9 | 33 | 5:16% | 6:15% | 11:14% | | 37 | 2,1 | 0,1 | | P | 140 | ● | | 7 | 10 | 10 | 0,2 | 2,5 | 0,0 |
| Berufsgenossenschaftliches Universitätsklinikum Bergmannsheil GmbH | Bochum | <1000 | fg | 2864 | <50000 | 1,600 | 11 | 29 | 5:25% | 8:25% | 1:12% | | 41 | 2,5 | 7,5 | | | | | | 7 | 29 | 8 | 0,2 | 1,9 | 0,0 |
| Knappschaftskrankenhaus Bochum-Langedreer | Bochum | <500 | ö | 2859 | <50000 | 1,331 | 10 | 33 | 2:19% | 1:15% | 8:14% | | 48 | 3,1 | 0,1 | | | 49 | ● | | 12 | 25 | 10 | 0,2 | 1,7 | 0,0 |

# 496 Krankenhaus-Directory 2010

| Krankenhausname | Ort | Betten | Tr | Z-Bax | Case-mix | CMI | Leistungs-dichte Basis-DRG | | | TOP 3 MDC | | | Part. in % | Budget-Anteile | | | Bes. Leist. | | QSR Cholezyst-ektomie | | | AOK-Patien-tenwege (PKW-km) | | DRG-Marktanteile und -konzentration im Umkreis | | | | |
|---|---|---|---|---|---|---|---|---|---|---|---|---|---|---|---|---|---|---|---|---|---|---|---|---|---|---|---|---|
| | | | | | | | 25% | 50% | | | | | | ZE | SE | | B | P | Fälle | Er-geb. | N | | | 10 km | | 30 km | | |
| | | | | | | | | | | | | | O | | | | | | | | | Med | oQ | MA | HHI | MA | HHI |
| Martin-Luther-Krankenhaus Bochum-Wattenscheid gGmbH | Bochum | <500 | fg | 2918 | <10000 | 0,923 | 6 | 19 | 8:23% | 6:21% | 5:13% | 35 | 0,0 | 0,0 | | | 65 | ●●● | | 1 | 4 | 3 | 0,2 | 0,7 | 0,0 |
| St. Josef- u. St. Elisabeth-Hospital Bochum gGmbH | Bochum | >1000 | fg | 2874 | <50000 | 1,110 | 11 | 36 | 5:13% | 8:13% | 1:12% | 33 | 1,7 | 0,5 | | | 61 | ●● | | 10 | 17 | 15 | 0,2 | 3,4 | 0,0 |
| St. Josefs-Hospital Linden | Bochum | <200 | p | 2546 | <5000 | 0,842 | 2 | 6 | 5:20% | 2:20% | 6:18% | 49 | 0,2 | 0,0 | | P | | | | 5 | 12 | 4 | 0,2 | 0,6 | 0,0 |
| St. Marien-Hospital Wattenscheid gGmbH | Bochum | <50 | p | 2678 | <5000 | 1,653 | 1 | 3 | 8:39% | 5:15% | 1:13% | 0 | 0,0 | 0,0 | | | | | | 7 | 12 | 1 | 0,2 | 0,2 | 0,0 |
| Ev. Krankenhaus Bonn-Bad Godesberg | Bonn | <500 | fg | 3005 | <20000 | 1,020 | 7 | 24 | 3:20% | 8:17% | 6:14% | 48 | 2,0 | 0,1 | | | 45 | ●●● | | 11 | 24 | 11 | 0,3 | 4,2 | 0,1 |
| Gemeinschaftskrankenhaus St. Elisabeth/St. Petrus/St. Johannes gGmbH | Bonn | <500 | fg | 3010 | <50000 | 1,146 | 8 | 23 | 5:32% | 8:29% | 6:10% | 49 | 1,0 | 0,4 | | | 78 | ●● | | 9 | 17 | 15 | 0,2 | 4,0 | 0,1 |
| Johanniter-Krankenhaus Friedr.-Wilhelm-Stift GmbH | Bonn | <500 | fg | 2967 | <20000 | 0,924 | 7 | 24 | 6:14% | 2:12% | 8:9% | 41 | 5,3 | 0,7 | | | 88 | ●● | | 8 | 20 | 12 | 0,2 | 3,9 | 0,1 |
| Klinik Dardenne | Bonn | <50 | p | 2492 | <1000 | 0,580 | 1 | 1 | 2:100% | | | 97 | 0,0 | 0,0 | | | | | N | 36 | 87 | 15 | 0,4 | 9,2 | 0,3 |
| Malteser Krankenhaus Bonn/Rhein-Sieg | Bonn | <500 | fg | 3113 | <20000 | 1,006 | 9 | 26 | 8:15% | 4:15% | 6:13% | 43 | 0,3 | 2,9 | B | | 128 | ●●● | | 15 | 21 | 12 | 0,3 | 3,0 | 0,1 |
| MediClin Robert Janker Klinik | Bonn | <50 | p | 3037 | <5000 | 1,462 | 2 | 5 | 8:34% | 1:33% | 4:12% | 56 | 5,1 | 0,0 | | | | | | 28 | 56 | 7 | 0,3 | 2,2 | 0,1 |
| St.-Josef-Hospital | Bonn | <500 | fg | 3008 | <10000 | 0,954 | 4 | 17 | 8:32% | 6:18% | 2:14% | 52 | 0,1 | 0,0 | | | 68 | ●●● | | 7 | 17 | 7 | 0,2 | 2,2 | 0,1 |
| St.-Marien-Hospital | Bonn | <500 | fg | 3089 | <20000 | 0,943 | 4 | 17 | 5:22% | 6:19% | 14:14% | 32 | 0,6 | 0,0 | | P | 75 | ●● | | 13 | 23 | 14 | 0,2 | 4,1 | 0,1 |
| Universitätsklinikum Bonn | Bonn | >1000 | ö | 2909 | >50000 | 1,543 | 15 | 48 | 5:13% | 1:12% | 8:10% | 46 | 6,3 | 2,5 | | P | 41 | ● | | 25 | 51 | 32 | 0,3 | 9,6 | 0,1 |
| St.-Marien-Hospital Borken GmbH | Borken | <500 | fg | 3004 | <20000 | 1,029 | 8 | 25 | 8:27% | 1:14% | 6:14% | 34 | 0,4 | 1,7 | | | 82 | ●●● | | 9 | 19 | 100 | 1,0 | 8,7 | 0,1 |
| Marien-Hospital Zur Heiligen Familie | Bornheim | <50 | fg | 3045 | <5000 | 1,573 | 1 | 5 | 1:36% | 8:17% | 5:14% | 35 | 0,0 | 0,0 | | | | | | 15 | 23 | 11 | 0,5 | 0,4 | 0,0 |
| Knappschaftskrankenhaus Bottrop | Bottrop | <500 | ö | 3011 | <20000 | 1,287 | 10 | 32 | 5:20% | 1:16% | 11:14% | 35 | 3,1 | 0,1 | | | 60 | ●●● | | 4 | 8 | 13 | 0,2 | 2,5 | 0,0 |
| Marienhospital Bottrop gGmbH | Bottrop | <500 | fg | 3011 | <20000 | 0,924 | 6 | 24 | 6:20% | 5:14% | 8:13% | 34 | 0,6 | 0,0 | | | 63 | ●●● | | 4 | 9 | 13 | 0,2 | 1,9 | 0,0 |
| St.-Vincenz-Hospital* | Brakel | <200 | fg | 2985 | <5000 | 1,028 | 3 | 10 | 8:65% | 5:10% | 6:7% | 41 | 1,4 | 0,0 | | | | | | 20 | 35 | 100 | 1,0 | 5,6 | 0,2 |
| Städt. Krankenhaus Maria-Hilf-Brilon | Brilon | <500 | fg | 3042 | <10000 | 0,838 | 9 | 28 | 5:17% | 8:16% | 6:13% | 39 | 0,5 | 0,0 | | | 82 | ●●● | | 15 | 24 | 62 | 0,8 | 14,7 | 0,2 |
| Marienhospital Brühl GmbH | Brühl | <500 | fg | 3331 | <10000 | 0,822 | 6 | 24 | 6:16% | 5:13% | 8:12% | 30 | 0,2 | 0,0 | | | 96 | ●●● | | 2 | 10 | 43 | 0,4 | 1,7 | 0,1 |
| Lukas-Krankenhaus Bünde | Bünde | <500 | fg | 2955 | <20000 | 1,048 | 10 | 31 | 8:23% | 5:16% | 6:16% | 42 | 0,6 | 2,4 | B | | 223 | ●●● | | 5 | 12 | 99 | 1,0 | 5,3 | 0,2 |

| Krankenhausname | Ort | Betten | Tr | Z-Bax | Case-mix | CMI | Leistungs-dichte Basis-DRG | | | TOP 3 MDC | | | Part. in % | Budget-Anteile | | | Bes. Leist. | | QSR Cholezyst-ektomie | | | N | AOK-Patien-tenwege (PKW-km) | | | DRG-Marktanteile und -Konzentration im Umkreis | | | |
|---|---|---|---|---|---|---|---|---|---|---|---|---|---|---|---|---|---|---|---|---|---|---|---|---|---|---|---|---|---|
| | | | | | | | 25% | 50% | | | | | O | ZE | SE | B | P | Fälle | | Er-geb. | | Med | oQ | 10 km MA | 10 km HHI | 30 km MA | 30 km HHI |
| St. Nikolaus-Hospital Büren GmbH | Büren | <50 | p | 3025 | <5000 | 0,748 | 3 | 9 | 5:35% | 6:16% | 4:13% | 1 | 0,0 | 0,0 | | | | | | 3 | 3 | 100 | 1,0 | 2,2 | 0,2 |
| Ev. Krankenhaus Castrop-Rauxel | Castrop-Rauxel | <500 | fg | 2832 | <20000 | 0,984 | 6 | 20 | 8:20% | 1:17% | 5:14% | 27 | 0,3 | 1,6 | | P | 55 | ● ● | 6 | 11 | 10 | 0,2 | 1,3 | 0,0 |
| St.-Rochus-Hospital | Castrop-Rauxel | <500 | fg | 3118 | <10000 | 0,846 | 5 | 21 | 6:15% | 5:15% | 14:11% | 39 | 0,2 | 0,0 | | | 55 | ● ● | 6 | 8 | 7 | 0,2 | 1,0 | 0,0 |
| Christophorus-Kliniken GmbH Betriebsteil St. Vincenz-Hospital GmbH | Coesfeld | <1000 | fg | 3046 | <50000 | 0,899 | 8 | 25 | 6:16% | 5:16% | 4:10% | 23 | 1,2 | 1,0 | | | 170 | ● | 17 | 19 | 100 | 1,0 | 21,6 | 0,3 |
| St.-Vincenz-Krankenhaus | Datteln | <500 | fg | 2863 | <20000 | 0,829 | 6 | 24 | 14:14% | 6:11% | 5:11% | 40 | 0,7 | 0,0 | | | 68 | ● | 8 | 13 | 48 | 0,5 | 2,2 | 0,1 |
| Vestische Kinderklinik | Datteln | <500 | fg | 3370 | | 0,000 | | | | | | | 0,8 | 99,2 | B | | | | 19 | 28 | | | | |
| Klinikum Lippe GmbH – Detmold | Detmold | >1000 | ö | 3073 | <50000 | 1,079 | 11 | 39 | 5:16% | 8:16% | 6:12% | 36 | 1,9 | 0,1 | | P | 541 | ● ● ● ● | 13 | 20 | 100 | 1,0 | 15,3 | 0,2 |
| St.-Vincenz-Hospital gGmbH | Dinslaken | <500 | fg | 3224 | <20000 | 0,850 | 5 | 20 | 6:16% | 8:15% | 14:13% | 29 | 1,0 | 0,1 | | | 75 | ● ● | 5 | 12 | | | | |
| Kreiskrankenhaus Dormagen | Dormagen | <500 | ö | 3037 | <20000 | 0,973 | 8 | 25 | 8:20% | 5:17% | 6:16% | 40 | 1,1 | 0,1 | | P | 91 | | 8 | 12 | 46 | 0,5 | 1,7 | 0,0 |
| St. Elisabeth Krankenhaus Dorsten | Dorsten | <500 | fg | 3018 | <20000 | 0,840 | 7 | 23 | 5:17% | 4:15% | 6:14% | 28 | 0,3 | 0,3 | | | 70 | ● | 5 | 19 | 41 | 0,4 | 2,0 | 0,1 |
| Ev. Krankenhaus Bethanien GmbH | Dortmund | <200 | fg | 2956 | <10000 | 1,047 | 4 | 13 | 8:39% | 5:24% | 20:8% | 29 | 0,2 | 0,0 | | | | | 6 | 10 | 7 | 0,3 | 1,2 | 0,1 |
| Ev. Krankenhaus Lütgendortmund GmbH | Dortmund | <500 | fg | 2898 | <10000 | 1,108 | 6 | 19 | 8:23% | 6:18% | 5:12% | 46 | 0,6 | 0,0 | | P | 51 | ● ● ● | 4 | 10 | 3 | 0,1 | 0,7 | 0,0 |
| Hüttenhospital Dortmund-Hörde | Dortmund | <200 | ö | 2850 | <5000 | 1,545 | 2 | 5 | 1:32% | 5:15% | 20:11% | 0 | 0,1 | 6,1 | | | | | 9 | 12 | 5 | 0,3 | 1,0 | 0,1 |
| Kath.-Krankenhaus Dortmund West | Dortmund | <500 | fg | 3062 | <10000 | 0,961 | 4 | 15 | 8:35% | 6:17% | 5:15% | 28 | 0,2 | 0,0 | | | 57 | ● ● ● | 4 | 12 | 6 | 0,2 | 1,3 | 0,0 |
| Klinikum Dortmund gGmbH | Dortmund | >1000 | ö | 2914 | >50000 | 1,349 | 17 | 50 | 8:14% | 5:10% | 1:10% | 47 | 1,7 | 0,7 | | | 127 | ● ● | 8 | 21 | 37 | 0,4 | 7,1 | 0,1 |
| Knappschaftskrankenhaus Dortmund | Dortmund | <500 | ö | 2829 | <20000 | 1,031 | 9 | 30 | 8:16% | 6:15% | 4:11% | 32 | 1,7 | 0,0 | | | 108 | ● ● | 6 | 9 | 16 | 0,3 | 3,0 | 0,1 |
| Marien Hospital Dortmund-Hom-bruch | Dortmund | <200 | fg | 2898 | <5000 | 0,896 | 3 | 6 | 20:25% | 5:20% | 10:15% | 5 | 0,0 | 0,0 | | P | | | 6 | 9 | 3 | 0,2 | 0,7 | 0,0 |
| St.-Elisabeth-Krankenhaus Dortmund | Dortmund | <50 | fg | 2828 | <5000 | 1,453 | 1 | 4 | 1:40% | 5:18% | 8:16% | 0 | 0,0 | 5,1 | | | | | 10 | 16 | 3 | 0,2 | 0,5 | 0,1 |
| St.-Johannes-Hospital Dortmund | Dortmund | <1000 | fg | 2845 | <50000 | 1,146 | 8 | 26 | 5:35% | 2:12% | 6:10% | 48 | 2,7 | 0,7 | B | | 166 | ● ● | 8 | 19 | 25 | 0,3 | 4,8 | 0,1 |
| St.-Josefs-Hospital | Dortmund | <500 | fg | 2953 | <20000 | 0,897 | 7 | 25 | 6:16% | 11:12% | 5:11% | 32 | 0,5 | 0,0 | | | 73 | ● ● | 5 | 9 | 10 | 0,3 | 1,9 | 0,1 |
| Berufsgenossenschaftliche Unfallklinik Duisburg-Buchholz | Duisburg | <50 | fg | 2868 | <5000 | 1,591 | 2 | 7 | 8:79% | 9:7% | 1:5% | 86 | 0,8 | 46,8 | B | | | | 20 | 39 | 6 | 0,2 | 0,8 | 0,0 |
| Evang. Krankenhaus Bethesda | Duisburg | <500 | fg | 3063 | <20000 | 0,943 | 6 | 19 | 8:14% | 4:14% | 6:11% | 45 | 0,2 | 0,1 | | | 112 | ● ● ● | 4 | 8 | 11 | 0,2 | 1,9 | 0,0 |

## 498 Krankenhaus-Directory 2010

| Krankenhausname | Ort | Betten | Tr | Z-Bax | Case-mix | CMI | Leistungsdichte Basis-DRG | | TOP 3 MDC | | | Part. in % | Budget-Anteile | | Bes. Leist. | | QSR Cholezyst-ektomie | | N AOK-Patientenwege (PKW-km) | | | DRG-Marktanteile und -konzentration im Umkreis | | | | | |
|---|---|---|---|---|---|---|---|---|---|---|---|---|---|---|---|---|---|---|---|---|---|---|---|---|---|---|---|
| | | | | | | | 25% | 50% | | | | O | ZE | SE | B | P | Fälle | Er-geb. | Med | oQ | 10 km | | 10 km | | 30 km | | |
| | | | | | | | | | | | | | | | | | | | | | MA | HHI | MA | HHI | MA | HHI | |
| Evangelisches und Johanniter Klinikum Niederrhein gGmbH | Duisburg | >1000 | fg | 3010 | >50000 | 1,473 | 11 | 31 | 5:28% | 4:12% | 8:11% | 44 | 1,6 | 0,2 | | P | 121 | ● | 11 | 20 | 24 | 0,3 | 4,0 | 0,1 | | | |
| Johanniter-Krankenhaus Rheinhausen | Duisburg | <500 | fg | 2928 | <20000 | 1,185 | 8 | 26 | 5:36% | 6:17% | 8:16% | 38 | 3,9 | 0,8 | | | 68 | ● | 4 | 7 | 10 | 0,2 | 1,5 | 0,0 | | | |
| Katholisches Klinikum Duisburg | Duisburg | >1000 | fg | 3182 | <50000 | 1,181 | 10 | 33 | 6:14% | 5:14% | 8:12% | 30 | 5,9 | 0,1 | | P | 192 | ● | 5 | 8 | 12 | 0,2 | 2,6 | 0,1 | | | |
| Klinikum Duisburg gGmbH | Duisburg | <1000 | ö | 2958 | <50000 | 1,385 | 8 | 25 | 1:23% | 8:17% | 6:10% | 33 | 1,1 | 6,8 | | | 75 | ● | 7 | 15 | 20 | 0,3 | 2,3 | 0,0 | | | |
| Malteser Krankenhaus St. Johannes Stift | Duisburg | <500 | fg | 2483 | <10000 | 1,198 | 9 | 29 | 8:22% | 3:19% | 5:18% | 49 | 0,3 | 0,9 | | | 45 | ● | 6 | 14 | 7 | 0,2 | 1,1 | 0,0 | | | |
| Malteser-Krankenhaus St. Anna | Duisburg | <500 | fg | 2773 | <20000 | 0,992 | 7 | 28 | 3:24% | 6:15% | 5:11% | 42 | 2,8 | 0,0 | | | 76 | ●● | 10 | 18 | 13 | 0,3 | 1,4 | 0,0 | | | |
| St.-Barbara-Hospital* | Duisburg | <500 | fg | 3251 | <10000 | 0,932 | 5 | 15 | 6:24% | 9:21% | 8:21% | 40 | 0,3 | 0,0 | | | | | 6 | 11 | 5 | 0,1 | 1,1 | 0,0 | | | |
| Krankenhaus Düren gGmbH | Düren | <500 | ö | 2899 | <20000 | 0,999 | 10 | 31 | 5:23% | 6:14% | 8:10% | 32 | 1,8 | 0,0 | | | 176 | ● | 6 | 14 | 44 | 0,5 | 9,3 | 0,1 | | | |
| St.-Augustinus-Krankenhaus GmbH | Düren | <500 | fg | 2985 | <20000 | 1,077 | 7 | 22 | 8:32% | 1:19% | 6:14% | 31 | 0,8 | 0,1 | | | 79 | ● | 10 | 14 | 29 | 0,5 | 6,0 | 0,1 | | | |
| St.-Marien-Hospital gGmbH Düren-Birkesdorf | Düren | <500 | fg | 2925 | <20000 | 0,816 | 5 | 19 | 6:17% | 14:11% | 4:10% | 24 | 0,2 | 0,7 | | | 131 | ● | 10 | 18 | 37 | 0,5 | 8,4 | 0,1 | | | |
| Dominikus-Krankenhaus | Düsseldorf | <500 | fg | 2968 | <10000 | 1,133 | 3 | 15 | 3:33% | 5:22% | 6:11% | 59 | 0,6 | 0,0 | | | 54 | ● | 8 | 25 | 7 | 0,2 | 1,6 | 0,0 | | | |
| Evangelisches Krankenhaus Düsseldorf | Düsseldorf | <1000 | fg | 3079 | <50000 | 0,926 | 7 | 31 | 5:15% | 6:15% | 3:13% | 38 | 2,2 | 1,6 | B | | 190 | ●●● | 5 | 9 | 14 | 0,2 | 2,8 | 0,1 | | | |
| Florence-Nightingale-Krankenhaus | Düsseldorf | <1000 | fg | 3189 | <20000 | 0,901 | 4 | 16 | 4:24% | 6:15% | 14:11% | 30 | 1,7 | 6,6 | B | | 62 | ● | 11 | 15 | 21 | 0,3 | 2,2 | 0,0 | | | |
| Krankenhaus Moersenbroich-Rath | Düsseldorf | <500 | fg | 2946 | <20000 | 1,346 | 7 | 19 | 5:45% | 8:25% | 6:10% | 47 | 1,5 | 0,0 | B | | 34 | ● | 6 | 10 | 9 | 0,2 | 1,3 | 0,0 | | | |
| LVR-Klinikum Düsseldorf | Düsseldorf | <1000 | ö | 3054 | <1000 | 0,904 | 2 | 4 | 1:83% | 19:6% | 5:3% | 0 | 0,0 | 0,0 | | | | | 12 | 21 | 6 | 0,2 | 0,5 | 0,0 | | | |
| Marien-Hospital Düsseldorf | Düsseldorf | <500 | fg | 3029 | <20000 | 0,942 | 8 | 31 | 6:14% | 1:12% | 2:8% | 35 | 2,6 | 2,8 | B | | 76 | ● | 4 | 9 | 11 | 0,2 | 2,1 | 0,0 | | | |
| Paracelsus Klinik Golzheim | Düsseldorf | <200 | p | 3302 | <5000 | 0,935 | 2 | 4 | 11:72% | 12:25% | 6:1% | 64 | 0,8 | 0,0 | | | | | 8 | 13 | 9 | 0,2 | 1,8 | 0,0 | | | |
| Sana Kliniken Düsseldorf GmbH Krankenhaus Benrath | Düsseldorf | <500 | p | 2980 | | | | | | | | | | | | | 161 | ● | 8 | 11 | 10 | 0,3 | 1,4 | 0,0 | | | |
| Sana Kliniken Düsseldorf GmbH Krankenhaus Gerresheim | Düsseldorf | <1000 | p | 2957 | | | | | | | | | | | | | 144 | ● | 6 | 9 | 9 | 0,2 | 1,3 | 0,0 | | | |
| St.-Martinus-Krankenhaus | Düsseldorf | <500 | fg | 3010 | <10000 | 1,091 | 4 | 16 | 2:32% | 6:14% | 8:10% | 45 | 0,0 | 2,2 | | | | | 5 | 11 | 5 | 0,2 | 1,0 | 0,0 | | | |
| St.-Vinzenz-Krankenhaus | Düsseldorf | <500 | fg | 3102 | <20000 | 1,154 | 6 | 20 | 8:41% | 6:23% | 5:8% | 43 | 1,4 | 2,4 | | | 112 | ● | 4 | 7 | 7 | 0,2 | 1,1 | 0,0 | | | |

| Krankenhausname | Ort | Betten | Tr | Z-Bax | Case-mix | CMI | Leistungs-dichte Basis-DRG | | | TOP 3 MDC | | | Part. in % | Budget-Anteile | | | Bes. Leist. | | QSR Cholezyst-ektomie | | N | AOK-Patien-tenwege (PKW-km) | | DRG-Marktanteile und -konzentration im Umkreis | | | |
|---|---|---|---|---|---|---|---|---|---|---|---|---|---|---|---|---|---|---|---|---|---|---|---|---|---|---|---|
| | | | | | | | 25% | 50% | | | | | O | ZE | SE | B | P | Fälle | Er-geb. | | Med | oQ | 10 km | | 30 km | |
| | | | | | | | | | | | | | | | | | | | | | | | MA | HHI | MA | HHI |
| Universitätsklinikum Düsseldorf | Düsseldorf | >1000 | ö | 2933 | >50000 | 1,609 | 16 | 53 | 5:15% | 1:12% | 8:9% | 43 | 8,2 | 1,8 | | | 84 | ● | | 12 | 24 | 23 | 0,2 | 4,8 | 0,1 |
| St. Franziskus-Krankenhaus Eitorf gGmbH | Eitorf | <200 | fg | 2933 | <5000 | 0,739 | 7 | 19 | 5:20% | 6:17% | 8:11% | 19 | 0,1 | 0,0 | | | 32 | ●● | | 0 | 22 | 100 | 1,0 | 1,7 | 0,1 |
| St-Willibrord-Spital Emmerich-Rees GmbH | Emmerich | <500 | fg | 3010 | <20000 | 1,036 | 4 | 17 | 8:38% | 4:16% | 6:10% | 34 | 0,3 | 0,2 | | | 69 | ●● | | 13 | 17 | 43 | 0,7 | 17,2 | 0,3 |
| Marienhospital GmbH | Emsdetten | <500 | fg | 2883 | <10000 | 1,060 | 6 | 22 | 8:25% | 5:18% | 6:15% | 33 | 3,8 | 0,1 | | | 73 | ●●● | | 2 | 15 | 100 | 1,0 | 4,5 | 0,2 |
| Katholische Kliniken Oberberg KKO | Engelskirchen | <500 | fg | 3061 | <20000 | 1,198 | 6 | 19 | 8:27% | 11:15% | 6:15% | 41 | 0,0 | 0,8 | | | 116 | ●●● | | 17 | 22 | 100 | 1,0 | 3,6 | 0,1 |
| Ev. Krankenhaus Enger gGmbH | Enger | <50 | fg | 2963 | <5000 | 1,845 | 1 | 2 | 8:49% | 1:23% | 5:11% | 0 | 0,0 | 0,0 | | | | | N | 15 | 23 | 10 | 0,5 | 1,9 | 0,2 |
| Marien-Hospital | Erftstadt | | | 3004 | | | | | | | | | | | | | 73 | ● | | 5 | 5 | | | | |
| Hermann-Josef-Krankenhaus | Erkelenz | <500 | p | 3024 | <20000 | 0,911 | 8 | 31 | 5:22% | 6:14% | 11:11% | 36 | 1,3 | 0,4 | | | 166 | ●●● | | 10 | 17 | 88 | 0,8 | 6,0 | 0,1 |
| Von Hoerde'sches Marien-Hospital | Erwitte | <200 | fg | 3412 | <5000 | 0,819 | 1 | 4 | 11:66% | 12:32% | 6:0% | 70 | 0,1 | 0,0 | | | 40 | ●●●● | | 13 | 25 | 25 | 0,5 | 7,8 | 0,2 |
| St.-Antonius-Hospital | Eschweiler | <500 | fg | 3189 | <20000 | 1,064 | 11 | 38 | 5:25% | 8:15% | 6:9% | 50 | 2,0 | 0,0 | | | 129 | ●●● | | 6 | 15 | 37 | 0,5 | 9,9 | 0,2 |
| Alfried Krupp von Bohlen und Halbach Krankenhaus gemeinnützige GmbH | Essen | <1000 | fg | 2937 | <50000 | 1,176 | 8 | 29 | 8:21% | 5:15% | 1:13% | 45 | 3,4 | 0,0 | | | 105 | ●●● | | 8 | 13 | 11 | 0,2 | 2,1 | 0,0 |
| Elisabeth-Krankenhaus Essen GmbH | Essen | <1000 | fg | 2847 | <50000 | 1,084 | 6 | 24 | 5:31% | 6:13% | 14:10% | 30 | 2,2 | 0,4 | | | 121 | ●●● | | 6 | 8 | 14 | 0,2 | 2,6 | 0,0 |
| Ev-Krankenhaus Essen-Werden gGmbH | Essen | <500 | fg | 2985 | <10000 | 1,185 | 5 | 13 | 8:32% | 2:26% | 5:15% | 55 | 6,3 | 3,8 | | P | | | | 9 | 14 | 5 | 0,2 | 0,8 | 0,0 |
| Ev-Krankenhaus Lutherhaus gGmbH | Essen | <500 | fg | 2955 | <20000 | 1,034 | 5 | 23 | 6:19% | 8:19% | 4:14% | 40 | 1,0 | 0,0 | | | 87 | ●●● | | 3 | 8 | 5 | 0,2 | 1,1 | 0,0 |
| Kath. Kliniken Essen-Nord gGmbH | Essen | <1000 | fg | 3088 | <20000 | 1,022 | 8 | 30 | 5:24% | 6:14% | 8:12% | 34 | 1,3 | 0,0 | | | 142 | ●●● | | 4 | 7 | 7 | 0,1 | 1,9 | 0,0 |
| Kath. Krankenhaus St. Josef Essen Werden | Essen | <200 | fg | 2977 | <10000 | 0,888 | 5 | 19 | 6:20% | 8:17% | 3:16% | 44 | 2,3 | 0,0 | | | 84 | ●● | | 8 | 12 | 5 | 0,2 | 0,7 | 0,0 |
| Katholische Kliniken Ruhrhalbinsel gGmbH | Essen | <500 | fg | 2989 | <20000 | 1,010 | 6 | 21 | 8:30% | 6:14% | 1:13% | 46 | 0,4 | 0,1 | | P | 86 | ●●● | | 9 | 14 | 9 | 0,2 | 1,3 | 0,0 |
| Katholisches Krankenhaus Philippusstift gGmbH Essen-Borbeck | Essen | <500 | fg | 2954 | <20000 | 1,114 | 7 | 21 | 5:30% | 1:16% | 8:15% | 28 | 1,0 | 0,1 | | P | 95 | ●● | | 4 | 4 | 5 | 0,1 | 1,3 | 0,0 |
| Kliniken Essen Mitte Ev-Huyssens-Stiftung/ Knappschaft gGmbH/ Akademisches Lehrkrankenhaus | Essen | <1000 | fg | 2925 | <50000 | 1,023 | 7 | 28 | 4:21% | 6:15% | 3:8% | 37 | 6,9 | 7,5 | B | P | 79 | ● | | 7 | 14 | 9 | 0,2 | 1,8 | 0,0 |

| Krankenhausname | Ort | Betten | Tr | Z-Bax | Case-mix | CMI | Leistungs-dichte Basis-DRG | | TOP 3 MDC | | | Part. in % | Budget-Anteile | | | Bes. Leist. | | QSR Cholezyst-ektomie | | | N | AOK-Patien-tenwege (PKW-km) | | | DRG-Marktanteile und -konzentration im Umkreis | | | | | |
|---|---|---|---|---|---|---|---|---|---|---|---|---|---|---|---|---|---|---|---|---|---|---|---|---|---|---|---|---|---|---|
| | | | | | | | 25% | 50% | | | | O | ZE | SE | | B | P | Fälle | | Er-geb. | | Med | oQ | | 10 km | | | 30 km | | |
| | | | | | | | | | | | | | | | | | | | | | | | | MA | HHI | MA | HHI | MA | HHI |
| Ruhrlandklinik, Westdeutsches Lungenzentrum am Universitätsklinikum Essen gGmbH | Essen | <500 | ö | 2785 | <20000 | 1,389 | 1 | 3 | 4:90% | −1:3% | 5:1% | 29 | 0,8 | 1,3 | | | | | | | | 32 | 63 | 11 | 0,3 | 1,5 | 0,0 | | |
| Universitätsklinikum Essen | Essen | >1000 | ö | 2879 | >50000 | 1,711 | 19 | 52 | 2:11% | 5:10% | 1:10% | 47 | 8,8 | 0,7 | | | | 30 | | | | 14 | 40 | 16 | 0,2 | 3,6 | 0,0 | | |
| Marien-Hospital | Euskirchen | <500 | fg | 2939 | <20000 | 0,974 | 7 | 28 | 5:21% | 6:15% | 1:12% | 35 | 0,9 | 1,6 | | | | 219 | | ●● | | 12 | 17 | 100 | 1,0 | 6,1 | 0,1 | | |
| St.-Katharinen-Hospital | Frechen | <500 | fg | 2991 | <20000 | 0,928 | 10 | 31 | 5:20% | 1:16% | 8:11% | 27 | 0,7 | 0,1 | | | | 116 | | ●● | | 11 | 21 | 16 | 0,3 | 3,1 | 0,1 | | |
| St.-Elisabeth-Krankenhaus | Geilenkirchen | <500 | fg | 2941 | <10000 | 0,983 | 6 | 21 | 8:30% | 6:21% | 5:15% | 41 | 0,3 | 0,0 | | | | 170 | | ●● | | 7 | 16 | 100 | 1,0 | 5,8 | 0,1 | | |
| St.-Clemens-Hospital Geldern | Geldern | <500 | fg | 3147 | <10000 | 0,866 | 5 | 23 | 6:20% | 11:10% | 14:10% | 28 | 0,6 | 0,0 | | | | 91 | | ●● | | 9 | 15 | 72 | 0,8 | 7,5 | 0,1 | | |
| Ev. Kliniken Gelsenkirchen GmbH | Gelsenkirchen | <500 | fg | 2782 | <20000 | 0,976 | 7 | 26 | 1:15% | 9:14% | 6:12% | 38 | 1,3 | 0,1 | | | P | 76 | | ●● | | 4 | 7 | 5 | 0,2 | 1,1 | 0,0 | | |
| Marienhospital GmbH | Gelsenkirchen | <1000 | fg | 3018 | <50000 | 0,967 | 8 | 28 | 5:30% | 6:10% | 3:10% | 35 | 1,5 | 0,0 | | | | 121 | | ●● | | 5 | 9 | 10 | 0,2 | 2,4 | 0,0 | | |
| Bergmannsheil und Kinderklinik Buer GmbH | Gelsenkirchen-Buer | <500 | fg | 2880 | <20000 | 1,049 | 5 | 21 | 8:31% | 6:13% | 1:11% | 43 | 0,2 | 3,7 | | | P | 41 | | ●● | | 8 | 11 | 9 | 0,2 | 1,9 | 0,0 | | |
| Sankt Marien-Hospital Buer GmbH | Gelsenkirchen-Buer | <500 | fg | 2922 | <20000 | 1,024 | 6 | 21 | 5:19% | 8:18% | 14:15% | 47 | 1,2 | 0,0 | | | | 64 | | ●● | | 5 | 7 | 8 | 0,2 | 1,3 | 0,0 | | |
| Elisabeth-Krankenhaus GmbH | Gelsenkirchen-Erle | <500 | fg | 2852 | <5000 | 1,356 | 3 | 11 | 5:21% | 10:15% | 8:15% | 8 | 0,3 | 0,0 | | | P | | | | | 3 | 8 | 2 | 0,2 | 0,5 | 0,0 | | |
| St. Josef-Hospital* | Gelsenkirchen-Horst | <500 | fg | 2967 | <10000 | 1,065 | 5 | 18 | 6:23% | 4:18% | 5:12% | 18 | 6,0 | 4,0 | | B | | | | | | 7 | 14 | 6 | 0,2 | 1,1 | 0,0 | | |
| Hospital Zum Hl. Geist gGmbH | Geseke | <50 | fg | 2984 | <5000 | 0,687 | 5 | 13 | 8:26% | 5:18% | 6:15% | 23 | 0,0 | 0,0 | | | | 34 | | ●● | | 2 | 14 | 31 | 0,6 | 2,8 | 0,1 | | |
| Katholischen Kliniken Emscher Lippe | Gladbeck | <500 | fg | 2988 | <20000 | 0,924 | 8 | 29 | 1:16% | 8:13% | 6:12% | 35 | 1,4 | 0,6 | | | | 160 | | ●● | | 4 | 5 | 11 | 0,2 | 1,5 | 0,0 | | |
| Wilhelm-Anton-Hospital | Goch | <500 | fg | 3085 | <10000 | 0,855 | 5 | 19 | 4:27% | 6:15% | 8:7% | 27 | 1,9 | 0,1 | | | | 75 | | ●● | | 11 | 22 | 83 | 0,9 | 13,7 | 0,2 | | |
| Maria-Josef-Hospital GmbH | Greven | <500 | fg | 3038 | <10000 | 0,898 | 7 | 26 | 5:15% | 8:14% | 6:13% | 36 | 0,2 | 0,0 | | | | 83 | | ●●●● | | 4 | 14 | 100 | 1,0 | 4,9 | 0,2 | | |
| Kreiskrankenanstalten | Grevenbroich | <500 | fg | 2945 | <20000 | 0,966 | 8 | 27 | 5:18% | 6:18% | 8:10% | 28 | 0,5 | 1,0 | | | | 211 | | ●●●● | | 5 | 10 | 100 | 1,0 | 2,1 | 0,1 | | |
| Lukas-Krankenhaus | Grevenbroich | <200 | fg | 2951 | <5000 | 1,521 | 2 | 4 | 1:31% | 8:25% | 4:12% | | 0,0 | 6,0 | | | P | | | | | 3 | 19 | 24 | 0,9 | 3,4 | 0,2 | | |
| St. Antonius-Hospital GmbH | Gronau | <500 | fg | 2940 | <20000 | 0,962 | 8 | 27 | 6:16% | 5:13% | 8:12% | 37 | 0,3 | 0,0 | | | | 131 | | ●●●● | | 3 | 13 | 95 | 0,9 | 12,2 | 0,2 | | |
| Kreiskrankenhaus Gummersbach GmbH | Gummersbach | <1000 | ö | 3146 | <50000 | 1,010 | 7 | 26 | 6:14% | 1:14% | 8:14% | 36 | 1,1 | 0,9 | | | P | 234 | | ●●●● | | 11 | 24 | 100 | 1,0 | 15,4 | 0,2 | | |
| St.-Elisabeth-Hospital | Gütersloh | <500 | fg | 2995 | <20000 | 0,978 | 6 | 24 | 8:23% | 6:11% | 1:11% | 31 | 1,2 | 0,0 | | | | 134 | | ●● | | 12 | 19 | 45 | 0,5 | 8,7 | 0,2 | | |
| Städtisches Klinikum Gütersloh | Gütersloh | <500 | ö | 3016 | <20000 | 1,014 | 9 | 37 | 5:23% | 8:15% | 6:12% | 43 | 0,8 | 0,1 | | | | 130 | | ●● | | 10 | 14 | 47 | 0,5 | 8,9 | 0,2 | | |

| Krankenhausname | Ort | Betten | Tr | Z-Bax | Case-mix | CMI | Leistungs-dichte Basis-DRG | | | TOP 3 MDC | | | Part. in % | Budget-Anteile | | | Bes. Leist. | | QSR Cholezyst-ektomie | | N | AOK-Patien-tenwege (PKW-km) | | DRG-Marktanteile und -konzentration im Umkreis | | | | |
|---|---|---|---|---|---|---|---|---|---|---|---|---|---|---|---|---|---|---|---|---|---|---|---|---|---|---|---|---|
| | | | | | | | 25% | 50% | | | | | O | ZE | SE | B | B | P | Fälle | Er-geb. | | Med | oQ | 10 km | | 30 km | | |
| | | | | | | | | | | | | | | | | | | | | | | | | MA | HHI | MA | HHI |
| Westfälische Klinik Gütersloh | Gütersloh | <500 | ö | 3310 | <5000 | 1,245 | 2 | 7 | 1:49% | 8:9% | 4:9% | 0 | 1,1 | 6,2 | | | | | | | 10 | 19 | 9 | 0,4 | 1,7 | 0,2 |
| St.-Josef-Krankenhaus | Haan | <500 | fg | 2970 | <10000 | 1,106 | 3 | 17 | 5:21% | 10:17% | 8:15% | 34 | 0,4 | 0,6 | | | | 74 | ●● | | 7 | 12 | 12 | 0,3 | 1,1 | 0,0 |
| Allgemeines Krankenhaus Hagen gGmbH | Hagen | <1000 | fg | 2989 | <50000 | 0,998 | 8 | 34 | 6:18% | 5:13% | 8:12% | 32 | 1,8 | 0,2 | | | | 143 | ●● | | 6 | 12 | 29 | 0,4 | 2,9 | 0,1 |
| Helios Klinik Hagen-Ambrock Fach-klinik für Pneumologie | Hagen | <50 | p | 2985 | <5000 | 1,107 | 1 | 1 | 4:92% | -1:5% | 5:2% | 11 | 0,2 | 0,6 | | | | | | | 21 | 38 | 18 | 0,4 | 1,9 | 0,0 |
| Kath. Krankenhaus Hagen gGmbH | Hagen | <1000 | fg | 3005 | <50000 | 1,049 | 13 | 38 | 5:17% | 2:14% | 1:14% | 45 | 2,8 | 1,6 | | | | 111 | ●●● | | 7 | 15 | 31 | 0,4 | 3,0 | 0,1 |
| Ev. Krankenhaus Elsey gGmbH | Hagen-Elsey | <200 | fg | 2891 | <5000 | 0,835 | 2 | 11 | 20:31% | 6:16% | 8:12% | 27 | 0,0 | 0,0 | | | | 58 | ●● | | 8 | 23 | 7 | 0,3 | 0,9 | 0,1 |
| Ev. Krankenhaus Hagen-Haspe GmbH | Hagen-Haspe | <500 | fg | 3012 | <10000 | 0,926 | 8 | 25 | 8:26% | 6:17% | 5:9% | 31 | 0,6 | 0,7 | | | | 156 | ●●● | | 9 | 15 | 14 | 0,3 | 1,3 | 0,0 |
| St.-Sixtus-Hospital | Haltern | <500 | fg | 3018 | <10000 | 0,831 | 6 | 21 | 8:32% | 5:12% | 6:11% | 38 | 0,5 | 0,0 | | | | | | | 3 | 21 | 100 | 1,0 | 1,8 | 0,1 |
| Ev. Krankenhaus Hamm | Hamm | <500 | fg | 2928 | <20000 | 0,983 | 7 | 27 | 5:18% | 6:14% | 14:10% | 27 | 2,0 | 0,2 | | | | 124 | ●●● | | 7 | 15 | 35 | 0,4 | 7,9 | 0,1 |
| Klinik für Manuelle Therapie e.V. | Hamm | <200 | fg | 2820 | <5000 | 1,237 | 1 | 1 | 8:54% | 1:46% | 19:1% | 0 | 8,3 | 0,0 | | | | | | N | 74 | 109 | 52 | 0,6 | 18,3 | 0,2 |
| Marien-Hospital Hamm gGmbH | Hamm | <1000 | fg | 2964 | <20000 | 1,141 | 9 | 31 | 5:23% | 8:16% | 1:13% | 32 | 3,9 | 0,1 | | P | | 88 | ●●● | | 9 | 14 | 32 | 0,4 | 7,4 | 0,1 |
| St. Barbara-Klinik Hamm-Heessen GmbH | Hamm | <500 | fg | 2858 | <20000 | 1,169 | 9 | 31 | 8:22% | 11:11% | 6:10% | 56 | 2,0 | 0,2 | | | | 83 | ●●● | | 11 | 18 | 30 | 0,4 | 8,6 | 0,1 |
| St. Josef-Krankenhaus Bockum-Hövel GmbH | Hamm | <500 | fg | 2985 | <10000 | 0,833 | 5 | 17 | 8:22% | 6:18% | 5:14% | 33 | 1,0 | 0,0 | | | | 96 | ●●● | | 3 | 8 | 14 | 0,4 | 2,3 | 0,1 |
| Ev. Krankenhaus Hattingen gGmbH | Hattingen | <500 | fg | 2903 | <10000 | 1,015 | 11 | 35 | 8:23% | 6:16% | 1:13% | 38 | 0,3 | 2,8 | | | | 64 | ●●●● | | 6 | 10 | 18 | 0,3 | 1,0 | 0,0 |
| Kath. Krankenhaus St. Elisabeth Blankenstein gGmbH | Hattingen | <200 | fg | 2941 | <10000 | 0,929 | 4 | 11 | 8:39% | 5:25% | 6:14% | 21 | 5,3 | 0,0 | | | | | | | 9 | 21 | 5 | 0,2 | 0,7 | 0,0 |
| Städtisches Krankenhaus Heinsberg GmbH | Heinsberg | <500 | ö | 3171 | <10000 | 0,844 | 6 | 24 | 5:16% | 6:15% | 14:13% | 31 | 0,1 | 0,0 | | | | 115 | ●● | | 2 | 14 | 100 | 1,0 | 5,6 | 0,2 |
| Lungenklinik Hemer des Deutschen Gemeinschafts- Diakonieverbandes GmbH | Hemer | <500 | fg | 2936 | <10000 | 1,366 | 1 | 2 | 4:94% | -1:2% | 17:1% | 29 | 3,1 | 1,2 | | | | | | | 28 | 60 | 42 | 0,5 | 5,9 | 0,1 |
| Paracelsus-Klinik Hemer GmbH | Hemer | <200 | p | 2997 | <10000 | 0,981 | 7 | 24 | 8:23% | 6:15% | 5:15% | 38 | 1,0 | 0,0 | | | | 82 | ●●● | | 3 | 3 | 17 | 0,4 | 1,6 | 0,1 |
| Gemeinnütziges Gemeinschafts-krankenhaus | Herdecke | <500 | fg | 2878 | <20000 | 0,972 | 5 | 18 | 8:18% | 1:12% | 5:11% | 28 | 2,4 | 13,4 | | | | 41 | ●● | | 10 | 24 | 11 | 0,2 | 1,2 | 0,0 |
| Klinikum Herford | Herford | <1000 | ö | 2907 | <50000 | 1,024 | 11 | 33 | 6:16% | 5:13% | 1:11% | 31 | 1,0 | 0,2 | | P | | 292 | ●● | | 12 | 18 | 46 | 0,5 | 9,3 | 0,2 |
| Mathilden-Hospital gGmbH | Herford | <500 | fg | 3068 | <10000 | 0,902 | 9 | 26 | 6:18% | 8:18% | 5:15% | 39 | 0,4 | 0,0 | | | | 101 | ●● | | 8 | 12 | 26 | 0,7 | 3,2 | 0,2 |

| Krankenhausname | Ort | Betten | Tr | Z-Bax | Case-mix | CMI | Leistungs-dichte Basis-DRG | | | TOP 3 MDC | | | Part. in % | Budget-Anteile | | | Bes. Leist. | | QSR Cholezyst-ektomie | | | N | AOK-Patien-tenwege (PKW-km) | | | DRG-Marktanteile und -konzentration im Umkreis | | | | | |
|---|---|---|---|---|---|---|---|---|---|---|---|---|---|---|---|---|---|---|---|---|---|---|---|---|---|---|---|---|---|---|---|
| | | | | | | | 25% | 50% | | | | | | ZE | SE | | B | P | Fälle | Er-geb. | | | Med | oQ | | 10 km | | | 30 km | | |
| | | | | | | | | | | | | | O | | | | | | | | | | | | | MA | HHI | MA | HHI | | |
| Ev.-Krankenhaus Herne | Herne | <500 | fg | 2771 | <50000 | 1,177 | 9 | 29 | 6:18% | 4:17% | 1:12% | 43 | 0,8 | 1,4 | | | | 135 | ● | | 5 | 7 | 8 | 0,2 | 1,8 | 0,0 | | | | |
| Kath. Krankenhaus Marienhospital | Herne | <1000 | fg | 3114 | <50000 | 1,246 | 10 | 33 | 5:21% | 11:18% | 6:12% | 42 | 2,6 | 1,1 | | | | 64 | ● | | 6 | 13 | 9 | 0,2 | 2,2 | 0,0 | | | | |
| Rheumazentrum Ruhrgebiet St.-Josef-Krankenhaus | Herne | <200 | fg | 2266 | <5000 | 0,951 | 1 | 2 | 8:98% | 4:1% | 9:0% | 0 | 1,9 | 0,0 | | | N | | | | 15 | 27 | 8 | 0,3 | 2,6 | 0,1 | | | | |
| St.-Anna-Hospital | Herne Wanne-Eickel | <500 | fg | 2565 | <50000 | 0,925 | 1 | 5 | 8:65% | 6:7% | 14:5% | 39 | 0,4 | 0,0 | | | | 85 | ● | | 8 | 23 | 11 | 0,1 | 2,6 | 0,0 | | | | |
| Gertrudis-Hospital | Herten | <200 | fg | 2998 | <5000 | 1,053 | 5 | 17 | 6:30% | 8:14% | 5:13% | 21 | 1,0 | 2,6 | | | | 30 | ● | | 7 | 13 | 4 | 0,2 | 0,8 | 0,0 | | | | |
| St.-Elisabeth-Hospital Herten gGmbH | Herten | <500 | fg | 2856 | <20000 | 1,052 | 7 | 21 | 8:32% | 5:16% | 6:12% | 35 | 0,6 | 0,0 | | | | 57 | ● | | 4 | 9 | 7 | 0,2 | 1,5 | 0,0 | | | | |
| Capio Klinik im Park | Hilden | <50 | p | 2509 | <5000 | 0,759 | 1 | 1 | 5:100% | | | 99 | 0,0 | 0,0 | | | N | | | | 19 | 40 | 82 | 0,8 | 27,2 | 0,2 | | | | |
| St.-Josefs-Krankenhaus Hilden GmbH | Hilden | <500 | fg | 2998 | <10000 | 0,850 | 6 | 23 | 6:22% | 8:12% | 5:12% | 42 | 0,6 | 0,1 | | | | 111 | ●●● | | 3 | 9 | 10 | 0,2 | 1,0 | 0,0 | | | | |
| St.-Ansgar-Krankenhaus | Höxter | <500 | fg | 3104 | <20000 | 0,993 | 9 | 35 | 5:18% | 6:14% | 8:9% | 35 | 0,9 | 0,1 | | | | 225 | ●●● | | 17 | 27 | 70 | 0,6 | 33,2 | 0,3 | | | | |
| Sana-Krankenhaus Hürth GmbH | Hürth | <200 | p | 3005 | <10000 | 0,960 | 6 | 18 | 5:32% | 6:18% | 8:15% | 23 | 0,5 | 0,1 | | | | 67 | ●●● | | 4 | 4 | 5 | 0,2 | 1,2 | 0,1 | | | | |
| Klinikum Ibbenbüren gGmbH | Ibbenbüren | <500 | fg | 2873 | <20000 | 0,973 | 10 | 31 | 8:15% | 6:15% | 5:15% | 33 | 0,8 | 0,1 | | | | 116 | ● | | 12 | 19 | 100 | 1,0 | 12,1 | 0,2 | | | | |
| Ev. Krankenhaus Bethanien Iserlohn gGmbH | Iserlohn | <500 | fg | 3053 | <10000 | 0,844 | 4 | 13 | 1:17% | 14:16% | 5:13% | 17 | 0,2 | 4,4 | | | | | | | 6 | 12 | 29 | 0,4 | 2,7 | 0,1 | | | | |
| Katholische Kliniken im Märkischen Kreis | Iserlohn | <1000 | nb | 2969 | | | | | | | | | | | | | | 299 | ● | | 14 | 17 | | | | | | | | |
| Marienhospital Letmathe | Iserlohn-Letmathe | <50 | ö | 3023 | <5000 | 0,958 | 4 | 15 | 8:28% | 6:16% | 5:16% | 31 | 2,4 | 0,0 | | | | 44 | ● | | 6 | 10 | 6 | 0,2 | 0,8 | 0,1 | | | | |
| Augusta-Hospital Anholt GmbH | Isselburg-Anholt | <50 | fg | 2638 | <5000 | 1,573 | 1 | 1 | 1:99% | 8:1% | 3:0% | | 1,8 | 3,1 | | | N | | | | 51 | 90 | | | | | | | | |
| Krankenhaus St. Elisabeth | Jülich | <200 | fg | | <10000 | 0,842 | 8 | 25 | 5:19% | 6:19% | 8:16% | 27 | 0,8 | 0,0 | | | | 129 | ● | | | | 59 | 0,6 | 2,7 | 0,1 | | | | |
| St.-Nikolaus-Hospital | Kalkar | <50 | fg | 3470 | <1000 | 0,715 | 2 | 7 | 5:32% | 6:21% | 4:12% | | 0,4 | 0,0 | | P | | | | | 3 | 15 | 22 | 0,9 | 0,9 | 0,2 | | | | |
| Hellmig-Krankenhaus Kamen gGmbH | Kamen | <500 | fg | 2978 | <10000 | 0,893 | 9 | 25 | 8:18% | 6:16% | 5:14% | 31 | 0,2 | 0,0 | | | | 55 | ●●● | | 6 | 6 | 18 | 0,4 | 1,9 | 0,1 | | | | |
| St.-Bernhard-Hospital Kamp-Lintfort GmbH | Kamp-Lintfort | <500 | fg | 2964 | <20000 | 1,100 | 6 | 23 | 8:28% | 5:26% | 6:16% | 32 | 1,4 | 0,0 | | | | 85 | ●●● | | 12 | 20 | 27 | 0,5 | 2,6 | 0,1 | | | | |
| Hospital zum Heiligen Geist | Kempen | <500 | fg | 3017 | <10000 | 0,836 | 8 | 27 | 8:14% | 5:12% | 6:12% | 39 | 0,9 | 4,4 | | | | 90 | ●●● | | 6 | 12 | 48 | 0,5 | 2,7 | 0,1 | | | | |
| Marienhospital gGmbH Kevelaer | Kevelaer | <500 | fg | 3056 | <10000 | 0,982 | 6 | 19 | 5:28% | 1:21% | 6:12% | 43 | 0,2 | 0,1 | | | | 41 | ●●● | | 8 | 19 | 51 | 0,7 | 7,8 | 0,1 | | | | |
| St.-Antonius-Hospital gGmbH | Kleve | <500 | fg | 3135 | <20000 | 0,832 | 7 | 24 | 5:22% | 6:15% | 11:10% | 29 | 1,1 | 0,0 | | | | 134 | ●●● | | 6 | 14 | 71 | 0,8 | 46,6 | 0,5 | | | | |
| Dreifaltigkeits-Krankenhaus | Köln | <50 | fg | 2954 | <10000 | 1,430 | 3 | 6 | 8:98% | 1:0% | 18:0% | 88 | 3,1 | 0,0 | | | | | | | 16 | 31 | 9 | 0,2 | 3,0 | 0,1 | | | | |

# Krankenhaus-Directory 2010

| Krankenhausname | Ort | Betten | Tr | Z-Bax | Case-mix | CMI | Leistungsdichte Basis-DRG 25% | 50% | TOP 3 MDC | | | Part. in % O | Budget-Anteile ZE | SE | Bes. Leist. B | P | QSR Cholezyst-ektomie Fälle | Er-geb. | N | AOK-Patientenwege (PKW-km) Med | oQ | DRG-Marktanteile und -konzentration im Umkreis 10 km MA | HHI | 30 km MA | HHI |
|---|---|---|---|---|---|---|---|---|---|---|---|---|---|---|---|---|---|---|---|---|---|---|---|---|---|
| Eduardus-Krankenhaus gGmbH | Köln | <500 | fg | 3016 | | | | | | | | | | | | | 38 | ●● | | 5 | 14 | 4 | 0,1 | 1,6 | 0,0 |
| Ev. Krankenhaus Kalk | Köln | <500 | fg | 2966 | | | | | | | | | | | | | 122 | ●● | | 3 | 10 | 5 | 0,1 | 2,1 | 0,1 |
| Evang. Krankenhaus Köln Weyertal gGmbH | Köln | <500 | fg | 2990 | <10000 | 0,785 | 4 | 17 | 6:19% | 8:15% | 13:11% | 51 | 0,5 | 0,1 | | | 31 | ●● | | 8 | 16 | 6 | 0,1 | 2,2 | 0,1 |
| Heilig-Geist-Krankenhaus | Köln | <500 | fg | 2985 | <20000 | 0,904 | 6 | 21 | 11:14% | 6:13% | 1:13% | 29 | 0,8 | 0,2 | | | 119 | ●● | | 7 | 8 | 7 | 0,1 | 2,4 | 0,0 |
| Kliniken der Stadt Köln gGmbH Betriebsteil Holweide | Köln | <500 | ö | 3037 | <50000 | 1,004 | 6 | 23 | 14:13% | 6:12% | 3:11% | 44 | 2,5 | 0,0 | | | 135 | ●● | | 7 | 13 | 10 | 0,1 | 3,3 | 0,1 |
| Kliniken der Stadt Köln gGmbH Betriebsteil Merheim | Köln | <1000 | ö | 2764 | <50000 | 1,573 | 10 | 33 | 8:20% | 4:16% | 5:13% | 48 | 4,3 | 4,1 | | | 54 | ●● | | 14 | 26 | 13 | 0,2 | 4,5 | 0,1 |
| Kliniken der Stadt Köln gGmbH Betriebsteil Riehl | Köln | <500 | ö | 2701 | <20000 | 1,086 | 5 | 20 | 6:20% | 15:11% | 4:11% | 24 | 4,5 | 1,3 | | P | | | | 14 | 26 | 6 | 0,1 | 2,4 | 0,1 |
| Krankenhaus der Augustinerinnen | Köln | <500 | fg | 3007 | <20000 | 0,991 | 3 | 14 | 8:22% | 14:16% | 15:13% | 38 | 0,5 | 0,2 | | | 60 | ●● | | 5 | 11 | 6 | 0,1 | 2,4 | 0,1 |
| Krankenhaus Porz am Rhein | Köln | <500 | fg | 2990 | <20000 | 0,924 | 6 | 20 | 5:29% | 6:12% | 4:9% | 31 | 1,3 | 0,0 | | | 84 | ●● | | 6 | 15 | 12 | 0,2 | 3,4 | 0,1 |
| Malteser-Krankenhaus St.-Hildegardis | Köln | <500 | fg | 3012 | <10000 | 0,872 | 5 | 19 | 4:27% | 8:16% | 11:15% | 31 | 0,4 | 0,9 | | | 34 | ●● | | 6 | 14 | 5 | 0,1 | 2,1 | 0,1 |
| St.-Agatha-Krankenhaus | Köln | <200 | fg | 3079 | <5000 | 0,922 | 4 | 16 | 6:18% | 8:17% | 10:14% | 36 | 0,1 | 0,0 | | | | | | 3 | 10 | 3 | 0,1 | 1,1 | 0,0 |
| St.-Antonius-Krankenhaus | Köln | <500 | fg | 3029 | <10000 | 0,920 | 4 | 16 | 5:19% | 6:16% | 8:15% | 37 | 0,1 | 0,0 | | | 51 | ●● | | 6 | 8 | 4 | 0,1 | 1,6 | 0,1 |
| St.-Elisabeth-Krankenhaus | Köln | <500 | fg | 3136 | <20000 | 0,864 | 5 | 19 | 3:15% | 2:14% | 6:10% | 58 | 0,4 | 0,0 | | | 127 | ●● | | 10 | 21 | 11 | 0,2 | 3,9 | 0,1 |
| St.-Franziskus-Hospital GmbH | Köln | <500 | fg | 3010 | <20000 | 1,034 | 6 | 23 | 8:30% | 3:20% | 6:14% | 50 | 0,5 | 0,0 | | | 89 | ●●● | | 4 | 8 | 7 | 0,1 | 2,4 | 0,1 |
| St.-Marien-Hospital GmbH | Köln | <200 | fg | 2872 | <10000 | 1,425 | 2 | 6 | 1:28% | 5:19% | 4:12% | 4 | 0,0 | 1,8 | | | | | | 6 | 12 | 4 | 0,1 | 1,3 | 0,0 |
| St.-Vinzenz-Hospital GmbH | Köln | <500 | fg | 2714 | <20000 | 0,972 | 8 | 25 | 5:34% | 8:15% | 6:11% | 43 | 2,0 | 0,0 | | P | 89 | ●● | | 5 | 10 | 6 | 0,1 | 2,3 | 0,1 |
| Universitätsklinikum Köln | Köln | >1000 | ö | 3130 | >50000 | 1,620 | 16 | 51 | 5:15% | 1:12% | 2:11% | 49 | 6,9 | 3,0 | B | | | | | 16 | 37 | 18 | 0,2 | 7,6 | 0,1 |
| Helios Klinik Hüls | Krefeld | <200 | p | 2551 | <5000 | 1,156 | 6 | 20 | 5:26% | 8:15% | 6:15% | 21 | 0,9 | 2,0 | | | 36 | ●● | | 6 | 10 | 8 | 0,4 | 0,9 | 0,0 |
| Helios Klinikum Krefeld | Krefeld | >1000 | p | 3014 | >50000 | 1,168 | 14 | 47 | 5:17% | 1:10% | 6:10% | 39 | 2,1 | 1,4 | | | 118 | ●● | | 7 | 14 | 52 | 0,5 | 5,7 | 0,1 |
| Klinik Königshof | Krefeld | <200 | fg | 3175 | <1000 | 1,077 | 1 | 2 | 1:83% | 4:15% | 19:1% | | 0,0 | 0,0 | | | | | | 13 | 25 | 7 | 0,4 | 0,8 | 0,1 |
| Krankenhaus Maria-Hilf | Krefeld | <1000 | fg | 2980 | <20000 | 0,970 | 10 | 30 | 6:21% | 8:15% | 5:14% | 34 | 0,5 | 10,5 | | P | 194 | ●● | | 5 | 10 | 20 | 0,4 | 2,1 | 0,1 |
| St.-Josefs-Hospital Uerdingen | Krefeld | <500 | fg | 3026 | <20000 | 0,936 | 8 | 28 | 8:15% | 11:13% | 6:13% | 50 | 0,6 | 0,0 | | | 82 | ●●● | | 6 | 12 | 11 | 0,3 | 1,4 | 0,0 |
| St.-Martinus-Krankenhaus | Langenfeld | <200 | fg | 3088 | <10000 | 0,748 | 8 | 25 | 6:17% | 8:13% | 5:13% | 37 | 0,1 | 0,0 | | | 127 | ●● | | 3 | 7 | 14 | 0,3 | 1,2 | 0,0 |

| Krankenhausname | Ort | Betten | Tr | Z-Bax | Case-mix | CMI | Leistungs-dichte Basis-DRG 25% | 50% | TOP 3 MDC | | | Part. in % O | Budget-Anteile ZE | SE | Bes. Leist. B | P | QSR Cholezyst-ektomie Fälle | Er-geb. | N | AOK-Patien-tenwege (PKW-km) Med | oQ | DRG-Marktanteile und -konzentration im Umkreis 10 km MA | HHI | 30 km MA | HHI |
|---|---|---|---|---|---|---|---|---|---|---|---|---|---|---|---|---|---|---|---|---|---|---|---|---|---|
| Helios Klinik Lengerich GmbH | Lengerich | <200 | p | 2694 | <10000 | 0,920 | 10 | 28 | 8:25% | 6:23% | 5:12% | 44 | 0,9 | 0,1 | | | 65 | ● ● | | 4 | 12 | 84 | 0,9 | 3,2 | 0,1 |
| Westfälische Klinik Lengerich | Lengerich | <500 | ö | 2997 | <5000 | 0,956 | 2 | 4 | 1:78% | 8:7% | 4:6% | 0 | 3,9 | 5,4 | | P | | | | 11 | 28 | 47 | 0,8 | 2,5 | 0,1 |
| Kath. Hospitalgesellschaft Südwestfalen gGmbH St. Josefs-Hospital | Lennestadt | <200 | fg | 2903 | <10000 | 0,839 | 9 | 27 | 8:15% | 6:13% | 5:9% | 36 | 0,2 | 0,0 | | | 89 | ● ● | | 11 | 17 | 100 | 1,0 | 6,4 | 0,2 |
| Klinikum Leverkusen gGmbH | Leverkusen | <1000 | ö | 2952 | <50000 | 1,094 | 10 | 35 | 6:17% | 5:17% | 1:9% | 33 | 2,7 | 0,9 | | | 141 | ● ● | | 10 | 16 | 21 | 0,2 | 4,2 | 0,1 |
| Remigius-Krankenhaus Opladen | Leverkusen | <500 | fg | 2958 | <20000 | 1,348 | 8 | 26 | 8:26% | 4:15% | 6:12% | 41 | 0,3 | 0,8 | | | 97 | ● ● | | 6 | 12 | 20 | 0,3 | 2,0 | 0,0 |
| St.-Josef-Krankenhaus | Linnich | <200 | fg | 3083 | <5000 | 0,985 | 7 | 20 | 8:23% | 5:23% | 6:17% | 31 | 1,9 | 0,0 | | | 82 | ● ● | | 10 | 13 | 67 | 0,7 | 4,7 | 0,1 |
| Dreifaltigkeits-Hospital gem. GmbH | Lippstadt | <500 | fg | 2995 | <20000 | 1,097 | 8 | 28 | 8:25% | 5:23% | 6:11% | 43 | 1,1 | 1,1 | | | 77 | ● ● | | 7 | 14 | 53 | 0,6 | 9,4 | 0,1 |
| Ev. Krankenhaus Lippstadt | Lippstadt | <500 | fg | 3018 | <20000 | 0,866 | 6 | 24 | 6:16% | 1:14% | 8:10% | 26 | 0,3 | 0,1 | | | 96 | ● ● | | 10 | 20 | 54 | 0,6 | 8,4 | 0,1 |
| Krankenhaus Lübbecke | Lübbecke | <500 | ö | 2986 | | | | | | | | | | | | | 170 | ● ● ● | | 12 | 16 | 100 | 1,0 | 9,6 | 0,2 |
| Berglandklinik Lüdenscheid | Lüdenscheid | <50 | p | 2934 | <1000 | 0,449 | 2 | 4 | 14:51% | 15:24% | 13:19% | 34 | 0,0 | 0,0 | | | | | N | 6 | 15 | 18 | 0,7 | 2,6 | 0,1 |
| Klinikum Lüdenscheid | Lüdenscheid | <1000 | ö | 3050 | <50000 | 1,007 | 13 | 41 | 5:16% | 6:12% | 4:9% | 34 | 2,0 | 0,4 | | P | 258 | ● ● ● ● | | 14 | 19 | 70 | 0,7 | 13,7 | 0,1 |
| Sportklinik Hellersen | Lüdenscheid | <500 | fg | 3002 | <10000 | 1,177 | 2 | 5 | 8:98% | 1:1% | 21:0% | 71 | 1,2 | 0,0 | | | | | | 21 | 54 | 52 | 0,6 | 11,9 | 0,1 |
| St. Marien-Hospital Lüdinghausen GmbH | Lüdinghausen | <200 | fg | 2966 | <10000 | 1,054 | 8 | 24 | 5:22% | 8:21% | 6:17% | 25 | 0,1 | 0,5 | | | 61 | ● ● | | 10 | 13 | 100 | 1,0 | 1,4 | 0,1 |
| Klinik am Park – Krankenhaus Lünen- Brambauer GmbH | Lünen | <200 | fg | 2877 | <10000 | 1,044 | 5 | 15 | 8:25% | 6:15% | 5:15% | 42 | 0,2 | 0,0 | | | 43 | ● ● | | 5 | 11 | 6 | 0,3 | 1,0 | 0,0 |
| St.-Marien-Hospital | Lünen | <1000 | fg | 2900 | <50000 | 1,200 | 11 | 38 | 5:20% | 8:13% | 6:12% | 39 | 1,3 | 1,2 | | | 163 | ● ● ● | | 6 | 11 | 55 | 0,5 | 3,3 | 0,1 |
| Klinikum Vest BZ Paracelsus-Klinik* | Marl | <500 | p | 3046 | <20000 | 0,966 | 9 | 25 | 8:33% | 5:12% | 6:8% | 42 | 1,0 | 0,0 | | | | | | 10 | 19 | 18 | 0,3 | 1,7 | 0,1 |
| Marien-Hospital | Marl | <500 | fg | 2944 | <20000 | 1,016 | 7 | 22 | 5:27% | 11:20% | 6:19% | 36 | 1,7 | 0,0 | | | 92 | ● ● | | 6 | 15 | 18 | 0,2 | 2,5 | 0,1 |
| St. Marien-Hospital Marsberg | Marsberg | <200 | fg | 2974 | <5000 | 0,927 | 8 | 24 | 8:26% | 6:21% | 5:14% | 33 | 0,0 | 0,0 | | | 66 | ● ● | | 2 | 17 | 100 | 1,0 | 4,4 | 0,2 |
| Kreiskrankenhaus Mechernich | Mechernich | <500 | ö | 2637 | <20000 | 1,032 | 9 | 32 | 8:16% | 5:16% | 6:12% | 32 | 0,5 | 0,8 | | | 138 | ● ● ● | | 18 | 23 | 100 | 1,0 | 18,0 | 0,2 |
| St. Elisabeth-Hospital Meerbusch-Lank | Meerbusch | <200 | fg | 2990 | <5000 | 1,231 | 2 | 4 | 8:95% | 19:1% | 4:1% | 42 | 0,4 | 5,3 | | | | | | 16 | 29 | 7 | 0,3 | 0,8 | 0,0 |
| St. Walburga-Krankenhaus GmbH | Meschede | <500 | fg | 3016 | <10000 | 0,887 | 8 | 28 | 6:20% | 8:15% | 5:10% | 38 | 1,3 | 0,0 | | | 96 | ● ● | | 4 | 20 | 91 | 0,9 | 13,5 | 0,2 |
| Ev.-Krankenhaus Mettmann GmbH | Mettmann | <500 | fg | 3139 | <10000 | 0,862 | 8 | 25 | 5:18% | 6:17% | 8:14% | 27 | 0,9 | 0,0 | | | 151 | ● ● ● ● | | 3 | 7 | 13 | 0,3 | 1,1 | 0,0 |
| Innenstadtklinik Minden | Minden | <50 | p | 2934 | <5000 | 0,977 | 2 | 6 | 8:43% | 6:18% | 10:17% | 88 | 2,4 | 0,0 | | | 53 | ● ● | | 11 | 25 | 11 | 0,9 | 2,2 | 0,2 |

| Krankenhausname | Ort | Betten | Tr | Z-Bax | Case-mix | CMI | Leistungs-dichte Basis-DRG | | | TOP 3 MDC | | | Part. in % | Budget-Anteile | | | Bes. Leist. | | QSR Cholezyst-ektomie | | | N | AOK-Patien-tenwege (PKW-km) | | DRG-Marktanteile und -konzentration im Umkreis | | | |
|---|---|---|---|---|---|---|---|---|---|---|---|---|---|---|---|---|---|---|---|---|---|---|---|---|---|---|---|---|
| | | | | | | | 25% | 50% | | | | | O | ZE | SE | B | P | Fälle | Er-geb. | | | Med | oQ | 10 km | | 30 km | |
| | | | | | | | | | | | | | | | | | | | | | | | | MA | HHI | MA | HHI |
| Johannes Wesling Klinikum Minden | Minden | <1000 | ö | 2912 | <50000 | 1,104 | 14 | 42 | 5:12% | 8:11% | 1:10% | 34 | 3,1 | 0,3 | | | 152 | ••• | | 17 | 29 | 95 | 1,0 | 23,4 | 0,2 |
| Krankenhaus Bethanien | Moers | <1000 | fg | 3062 | <20000 | 0,995 | 6 | 22 | 4:21% | 5:16% | 6:15% | 28 | 1,2 | 0,1 | | | 88 | •• | | 6 | 13 | 31 | 0,4 | 3,6 | 0,0 |
| St.-Josef-Krankenhaus Moers | Moers | <500 | fg | 2980 | <20000 | 0,879 | 8 | 25 | 1:16% | 5:14% | 6:12% | 34 | 0,8 | 0,3 | | | 82 | ••• | | 6 | 10 | 16 | 0,3 | 1,9 | 0,0 |
| Evang. Krankenhaus Bethesda | Mönchengladbach | <500 | fg | 2952 | | | | | | | | | | | | | 140 | •• | | 5 | 15 | 15 | 0,3 | 3,2 | 0,1 |
| Krankenhaus Maria Hilf GmbH I u. II | Mönchengladbach | <1000 | fg | 2967 | | | | | | | | | | | | | 154 | •• | | 7 | 22 | 44 | 0,4 | 9,2 | 0,1 |
| Krankenhaus Neuwerk Maria von den Aposteln | Mönchengladbach | <500 | fg | 2973 | <20000 | 0,897 | 5 | 20 | 8:25% | 6:18% | 14:10% | 37 | 0,1 | 0,0 | | | 142 | • | | 8 | 14 | 15 | 0,3 | 2,8 | 0,1 |
| Städtische Kliniken Mönchengladbach GmbH | Mönchengladbach | <1000 | ö | 2997 | <50000 | 0,940 | 6 | 26 | 5:14% | 6:14% | 14:11% | 26 | 0,8 | 0,5 | | | 152 | • | | 7 | 17 | 29 | 0,4 | 5,2 | 0,1 |
| St-Josef Krankenhaus Monheim GmbH | Monheim | <200 | fg | 3120 | | | | | | | | | | | | | 78 | •• | | 1 | 1 | 7 | 0,3 | 0,7 | 0,0 |
| Evangelisches Krankenhaus Mülheim an der Ruhr GmbH | Mülheim | <1000 | fg | 3056 | <50000 | 1,155 | 11 | 39 | 5:20% | 2:16% | 6:13% | 48 | 1,5 | 0,1 | | | 114 | •• | | 5 | 6 | 11 | 0,2 | 1,8 | 0,0 |
| St.-Marien-Hospital Mülheim an der Ruhr GmbH | Mülheim | <500 | fg | 3182 | <10000 | 1,094 | 8 | 24 | 8:27% | 6:21% | 5:14% | 31 | 1,6 | 0,0 | | P | 105 | •• | | 5 | 6 | 10 | 0,2 | 1,8 | 0,0 |
| Clemenshospital GmbH | Münster | <500 | fg | 2924 | <20000 | 1,097 | 6 | 22 | 4:20% | 6:16% | 8:14% | 31 | 1,1 | 5,9 | | | 63 | •• | | 17 | 32 | 15 | 0,3 | 8,0 | 0,2 |
| Ev. Krankenhaus Johannisstift gGmbH | Münster | <200 | fg | 2971 | <10000 | 1,082 | 5 | 20 | 8:26% | 14:11% | 1:9% | 34 | 0,1 | 3,4 | | | | | | 7 | 10 | 6 | 0,3 | 3,7 | 0,2 |
| Herz-Jesu-Krankenhaus Hiltrup GmbH | Münster | <500 | fg | 2954 | <20000 | 0,879 | 10 | 29 | 1:17% | 8:14% | 6:13% | 37 | 1,9 | 0,2 | | | 91 | •• | | 16 | 28 | 15 | 0,4 | 6,7 | 0,2 |
| LWL-Klinik Münster | Münster | <500 | ö | 2773 | <1000 | 0,747 | 1 | 6 | 20:34% | 4:15% | 19:12% | 0 | 4,2 | 0,0 | | P | | | | 7 | 12 | 2 | 0,3 | 1,1 | 0,1 |
| Raphaelsklinik GmbH | Münster | <500 | fg | 2888 | <20000 | 1,141 | 9 | 24 | 8:22% | 6:18% | 5:14% | 48 | 1,4 | 0,0 | | | 62 | ••• | | 10 | 25 | 10 | 0,3 | 6,6 | 0,2 |
| St. Franziskus-Hospital GmbH | Münster | <1000 | fg | 3091 | <50000 | 1,050 | 8 | 29 | 5:18% | 8:16% | 6:11% | 48 | 3,4 | 0,0 | | | 132 | •• | | 18 | 34 | 26 | 0,4 | 16,9 | 0,2 |
| Universitätsklinikum Münster | Münster | >1000 | ö | 2912 | >50000 | 1,713 | 18 | 60 | 8:15% | 5:12% | 1:10% | 50 | 7,2 | 4,6 | | | | | | 49 | 88 | 37 | 0,4 | 22,0 | 0,2 |
| Fachklinik Hornheide | Münster-Handorf | <200 | fg | 2894 | <10000 | 1,074 | 2 | 4 | 9:76% | 17:6% | 2:5% | 79 | 2,0 | 0,0 | | | | | | 76 | 105 | 14 | 0,5 | 7,9 | 0,3 |
| Städt. Krankenhaus Nettetal GmbH | Nettetal | <200 | ö | 2956 | <10000 | 0,964 | 7 | 22 | 8:26% | 6:19% | 5:16% | 36 | 0,8 | 0,0 | | | 111 | •• | | 2 | 14 | 49 | 0,5 | 3,5 | 0,1 |
| Johanna-Etienne-Krankenhaus | Neuss | <500 | fg | 2843 | <20000 | 1,167 | 9 | 31 | 8:17% | 5:17% | 1:14% | 39 | 0,9 | 0,0 | | | 175 | •• | | 5 | 15 | 12 | 0,2 | 2,4 | 0,0 |

# 506 Krankenhaus-Directory 2010

| Krankenhausname | Ort | Betten | Tr | Z-Bax | Case-mix | CMI | Leistungs-dichte Basis-DRG 25% | 50% | TOP 3 MDC | | | Part. in % O | Budget-Anteile ZE | SE | Bes. Leist. B | P | QSR Cholezyst-ektomie Fälle | Er-geb. | N | AOK-Patien-tenwege (PKW-km) Med | oQ | DRG-Marktanteile und -konzentration im Umkreis 10 km MA | HHI | 30 km MA | HHI |
|---|---|---|---|---|---|---|---|---|---|---|---|---|---|---|---|---|---|---|---|---|---|---|---|---|---|
| Rheintor Klinik Städtische Kliniken Neuss Lukaskrankenhaus GmbH | Neuss | <50 | ö | 2653 | | | | | | | | | | | | | | | | 10 | 22 | 9 | 0,2 | 1,7 | 0,0 |
| Städtische Kliniken Neuss Lukaskrankenhaus GmbH | Neuss | <1000 | ö | 2993 | <50000 | 0,935 | 7 | 24 | 5:20% | 6:11% | 3:9% | 39 | 2,5 | 0,1 | | | 169 | ●● | | 8 | 13 | 17 | 0,3 | 3,5 | 0,1 |
| Evangelisches Krankenhaus Oberhausen GmbH | Oberhausen | <1000 | fg | 3099 | <20000 | 1,018 | 6 | 26 | 5:23% | 6:13% | 14:11% | 33 | 1,1 | 0,5 | | | 93 | ●● | | 3 | 7 | 9 | 0,2 | 2,0 | 0,0 |
| HELIOS St.-Elisabeth Klinik gGmbH | Oberhausen | <500 | p | 2922 | <10000 | 0,906 | 6 | 19 | 8:25% | 9:17% | 6:16% | 49 | 0,5 | 0,1 | | | 57 | ●●● | | 3 | 7 | 4 | 0,1 | 0,8 | 0,0 |
| Katholische Kliniken Oberhausen gGmbH | Oberhausen | <500 | fg | 3070 | <20000 | 1,000 | 7 | 26 | 8:19% | 6:18% | 1:16% | 27 | 0,8 | 0,2 | | | 113 | ●●● | | 7 | 11 | 8 | 0,1 | 1,5 | 0,0 |
| St. Clemens Hospitale Sterkrade gGmbH | Oberhausen | <500 | fg | 2892 | <20000 | 0,968 | 7 | 27 | 6:19% | 5:14% | 8:11% | 25 | 1,5 | 1,1 | | | 82 | ●● | | 4 | 5 | 9 | 0,2 | 1,4 | 0,0 |
| Pius-Hospital | Ochtrup | <50 | fg | 3070 | <5000 | 0,779 | 4 | 11 | 5:28% | 6:15% | 4:12% | 0 | 0,0 | 0,1 | | | | | | 1 | 22 | 100 | 1,0 | 3,1 | 0,2 |
| Marien-Hospital | Oelde | <200 | fg | 3022 | <10000 | 0,804 | 5 | 22 | 6:15% | 8:14% | 14:11% | 35 | 0,1 | 0,0 | | | 101 | ●● | | 13 | 13 | 100 | 1,0 | 4,3 | 0,1 |
| Kath. Hospitalgesellschaft Südwestfalen gGmbH St. Martinus Hospital | Olpe | <500 | fg | 2985 | <20000 | 1,024 | 9 | 33 | 5:24% | 6:12% | 8:10% | 42 | 2,6 | 0,5 | | P | 137 | ●● | | 10 | 18 | 100 | 1,0 | 9,1 | 0,2 |
| Elisabeth-Klinik Bigge | Olsberg | <200 | fg | 2869 | <10000 | 1,187 | 3 | 9 | 8:77% | 5:6% | 1:4% | 49 | 0,8 | 6,8 | | | | | | 26 | 45 | 51 | 0,7 | 11,9 | 0,2 |
| Brüderkrankenhaus St. Josef Paderborn | Paderborn | <500 | fg | 2989 | <20000 | 0,966 | 9 | 30 | 8:22% | 6:18% | 11:10% | 38 | 4,1 | 2,4 | | | 161 | ●●● | | 10 | 22 | 33 | 0,5 | 12,3 | 0,2 |
| St.-Johannis-Stift | Paderborn | <500 | fg | 3053 | <10000 | 0,843 | 4 | 16 | 5:18% | 14:16% | 15:11% | 28 | 0,0 | 0,0 | | | 54 | ●●● | | 8 | 17 | 17 | 0,5 | 6,2 | 0,2 |
| St.-Vincenz-Krankenhaus | Paderborn | <1000 | fg | 3027 | <50000 | 0,856 | 6 | 24 | 5:21% | 1:13% | 6:13% | 22 | 1,9 | 0,0 | | | 118 | ●●● | | 11 | 22 | 50 | 0,6 | 18,8 | 0,2 |
| Krankenhaus Plettenberg gGmbH | Plettenberg | <200 | fg | 3032 | <5000 | 0,884 | 6 | 18 | 5:25% | 8:17% | 6:17% | 32 | 0,1 | 0,0 | | | 46 | ●● | | 3 | 3 | 31 | 0,4 | 3,9 | 0,1 |
| Institut für Venenchirurgie Porta Westfalica | Porta Westfalica | <50 | p | 3012 | <1000 | 0,713 | 1 | 1 | 5:100% | | | 100 | 0,0 | 0,0 | | | | | N | 19 | 29 | 12 | 0,8 | 11,7 | 0,7 |
| Johanniter-Krankenhaus Radevormwald gGmbH | Radevormwald | <200 | fg | 3060 | <5000 | 1,135 | 6 | 19 | 8:23% | 6:20% | 5:16% | 27 | 0,1 | 0,0 | | | 73 | ●● | | 3 | 12 | 41 | 0,6 | 1,1 | 0,1 |
| Krankenhaus Rahden | Rahden | <50 | ö | 3030 | <5000 | 0,858 | 7 | 21 | 8:22% | 5:19% | 6:17% | 28 | 0,0 | 0,1 | | | 68 | ●●● | | 9 | 13 | 100 | 1,0 | 4,7 | 0,2 |
| Ev. Fachkrankenhaus und Altenhilfe Ratingen gGmbH | Ratingen | <200 | fg | 2871 | <5000 | 1,422 | 2 | 6 | 8:98% | 9:1% | 4:1% | 61 | 2,3 | 0,0 | | | | | | 12 | 23 | 10 | 0,2 | 0,9 | 0,0 |
| St.-Marien-Krankenhaus GmbH | Ratingen | <500 | fg | 2954 | <10000 | 0,917 | 7 | 25 | 6:21% | 5:12% | 8:10% | 36 | 0,4 | 0,0 | | | 142 | ● | | 3 | 7 | 9 | 0,2 | 0,9 | 0,0 |
| Elisabeth-Krankenhaus GmbH | Recklinghausen | <500 | fg | 2845 | <20000 | 1,055 | 9 | 26 | 5:36% | 8:19% | 1:12% | 34 | 2,6 | 2,2 | B | | 46 | ●● | | 6 | 12 | 6 | 0,2 | 1,3 | 0,0 |

Krankenhaus-Directory 2010  507

| Krankenhausname | Ort | Betten | Tr | Z-Bax | Case-mix | CMI | Leistungsdichte Basis-DRG | | | TOP 3 MDC | | | Part. in % | Budget-Anteile | | | Bes. Leist. | | QSR Cholezystektomie | | N | AOK-Patientenwege (PKW-km) | | | DRG-Marktanteile und -konzentration im Umkreis | | | | | |
|---|---|---|---|---|---|---|---|---|---|---|---|---|---|---|---|---|---|---|---|---|---|---|---|---|---|---|---|---|---|---|
| | | | | | | | 25% | 50% | | | | | | ZE | SE | | B | P | Fälle | Er-geb. | | Med | oQ | | 10 km | | | 30 km | | |
| | | | | | | | | | | | | | O | | | | | | | | | | | MA | HHI | MA | HHI | | | |
| Klinikum Vest GmbH | Recklinghausen | <500 | fg | 2947 | <20000 | 1,207 | 10 | 35 | 1:16% | 8:13% | 6:11% | 37 | 1,3 | 0,1 | | | | 30 | ●● | | 10 | 19 | 14 | 0,3 | 2,1 | 0,1 | | | |
| Prosper-Hospital | Recklinghausen | <1000 | fg | 2948 | <20000 | 1,039 | 10 | 34 | 6:20% | 3:13% | 11:11% | 44 | 1,3 | 1,0 | | | | 91 | ●● | | 7 | 12 | 13 | 0,2 | 2,6 | 0,1 | | | |
| Ev. Stiftung Tannenhof | Remscheid | <500 | fg | 3048 | <1000 | 0,892 | 2 | 5 | 1:66% | 19:20% | 8:11% | 0 | 0,0 | 20,7 | | P | | | | | 10 | 17 | 4 | 0,3 | 0,6 | 0,0 | | | |
| Fabricius-Klinik Remscheid GmbH | Remscheid | <50 | fg | 2819 | <5000 | 1,190 | 3 | 7 | 8:75% | 1:10% | 5:4% | 67 | 0,2 | 1,7 | | | | | | | 8 | 11 | 7 | 0,4 | 0,7 | 0,0 | | | |
| Sana-Klinikum Remscheid GmbH | Remscheid | <1000 | p | 2985 | | | | | | | | | | | | | | 134 | ●●● | | 7 | 9 | 34 | 0,4 | 3,7 | 0,1 | | | |
| St. Vincenz-Hospital gGmbH | Rheda-Wiedenbrück | <200 | fg | 3043 | <10000 | 1,070 | 9 | 26 | 8:24% | 6:24% | 5:12% | 46 | 0,5 | 0,0 | | | | 120 | ●●● | | 3 | 9 | 20 | 0,4 | 3,9 | 0,1 | | | |
| Gesundheitszentrum Rheine | Rheine | <1000 | fg | 3021 | <50000 | 1,032 | 8 | 28 | 5:20% | 6:13% | 14:9% | 32 | 1,5 | 1,1 | | P | | 210 | ● | | 7 | 21 | 100 | 1,0 | 22,7 | 0,2 | | | |
| St.Josefs-Krankenhaus gGmbH | Salzkotten | <500 | fg | 3074 | <10000 | 0,850 | 6 | 24 | 8:22% | 6:14% | 14:10% | 39 | 0,3 | 0,0 | | | | 113 | ●● | | 14 | 20 | 78 | 0,7 | 6,8 | 0,2 | | | |
| ASKLEPIOS Klinik Sankt Augustin | Sankt Augustin | <500 | p | 2709 | <20000 | 1,634 | 5 | 22 | 8:15% | 1:14% | 6:14% | 29 | 2,6 | 0,1 | | | | | | | 20 | 47 | 8 | 0,2 | 2,2 | 0,1 | | | |
| St.-Antonius-Krankenhaus | Schleiden | <200 | fg | 2899 | <5000 | 0,843 | 6 | 17 | 8:30% | 5:16% | 6:13% | 35 | 0,1 | 0,1 | | | | 77 | ●● | | 15 | 23 | 100 | 1,0 | 14,2 | 0,4 | | | |
| St.-Georg-Krankenhaus Fredeburg | Schmallenberg – Bad Fredeburg | <50 | p | 3155 | <5000 | 0,704 | 6 | 22 | 8:20% | 6:15% | 5:14% | 24 | 0,4 | 0,0 | | | | 35 | ●● | | 1 | 1 | 42 | 0,8 | 4,9 | 0,2 | | | |
| Fachkrankenhaus Kloster- Grafschaft | Schmallenberg-Grafschaft | <200 | fg | 2960 | <5000 | 0,834 | 2 | 3 | 4:75% | 23:5% | 5:4% | 3 | 0,0 | 17,5 | B | | | | | | 37 | 68 | 78 | 0,8 | 25,4 | 0,3 | | | |
| Helios Klinikum Schwelm | Schwelm | <500 | p | 2959 | <20000 | 0,972 | 10 | 32 | 8:16% | 6:13% | 5:11% | 36 | 1,3 | 1,2 | | | | 126 | ●● | | 9 | 9 | 17 | 0,4 | 1,7 | 0,1 | | | |
| Marienhospital Schwelm | Schwelm | <50 | fg | 2957 | <5000 | 1,143 | 4 | 12 | 8:46% | 5:14% | 4:10% | 45 | 0,0 | 0,0 | | | | | | | 4 | 11 | 7 | 0,4 | 0,6 | 0,0 | | | |
| Ev. Krankenhaus Schwerte GmbH | Schwerte | <200 | fg | 2988 | <5000 | 0,958 | 3 | 9 | 4:20% | 5:20% | 1:19% | 1 | 0,2 | 5,5 | | | | | | | 2 | 10 | 7 | 0,3 | 0,8 | 0,0 | | | |
| Marienkrankenhaus Schwerte gGmbH | Schwerte | <500 | fg | 3054 | <20000 | 0,982 | 9 | 31 | 8:24% | 6:12% | 5:10% | 50 | 0,7 | 0,0 | B | | | 79 | ●● | | 3 | 11 | 20 | 0,3 | 2,1 | 0,1 | | | |
| St.-Josef-Stift | Sendenhorst | <500 | p | 2923 | <20000 | 1,319 | 2 | 4 | 8:98% | 9:0% | 21:0% | 36 | 1,8 | 0,0 | | | | | | | 68 | 112 | 68 | 0,8 | 10,1 | 0,1 | | | |
| HELIOS Herzzentrum Siegburg | Siegburg | <50 | p | 2681 | | 0,000 | | 1 | | | | | | | | | | | | | 28 | 45 | 21 | 0,5 | 2,2 | 0,1 | | | |
| HELIOS Klinikum Siegburg | Siegburg | <500 | p | 2880 | <50000 | 1,395 | 6 | 25 | 5:47% | 6:11% | 8:8% | 39 | 2,1 | 0,0 | | P | | 164 | ●● | | 11 | 20 | 28 | 0,4 | 3,1 | 0,1 | | | |
| Diakonie Klinikum Siegen GmbH | Siegen | <1000 | fg | 3016 | <50000 | 1,057 | 11 | 37 | 8:15% | 6:15% | 9:9% | 41 | 1,5 | 1,3 | | | | 196 | ●●● | | 20 | 38 | 43 | 0,5 | 20,1 | 0,2 | | | |
| DRK Kinderklinik Siegen gGmbH | Siegen | <200 | fg | 3499 | | | 3 | 11 | 6:21% | 1:18% | 4:12% | 18 | 100,0 | 0,0 | | | | | | | 27 | 44 | | | | | | | |
| Kreisklinikum Siegen gGmbH | Siegen | <1000 | ö | 3072 | <20000 | 1,055 | 8 | 26 | 1:20% | 8:17% | 6:12% | 33 | 2,0 | 0,5 | | P | | 105 | ●●● | | 14 | 21 | 37 | 0,6 | 19,6 | 0,3 | | | |
| St. Marien-Krankenhaus gGmbH | Siegen | <500 | fg | 2957 | <50000 | 1,047 | 9 | 24 | 5:30% | 8:19% | 6:11% | 48 | 4,7 | 0,0 | | | | 169 | ●● | | 13 | 21 | 35 | 0,5 | 15,0 | 0,2 | | | |

| Krankenhausname | Ort | Betten | Tr | Z-Bax | Case-mix | CMI | Leistungs-dichte Basis-DRG | | | TOP 3 MDC | | | Part. in % | Budget-Anteile | | | Bes. Leist. | | QSR Cholezyst-ektomie | | | N | AOK-Patien-tenwege (PKW-km) | | DRG-Marktanteile und -konzentration im Umkreis | | | | | |
|---|---|---|---|---|---|---|---|---|---|---|---|---|---|---|---|---|---|---|---|---|---|---|---|---|---|---|---|---|---|---|
| | | | | | | | 25% | 50% | | | | | O | ZE | SE | | B | P | Fälle | | Er-geb. | | Med | oQ | 10 km | | | 30 km | | |
| | | | | | | | | | | | | | | | | | | | | | | | | | MA | HHI | MA | HHI | HHI | |
| St.-Brigida-Krankenhaus | Simmerath | <200 | fg | 2986 | <5000 | 0,774 | 7 | 21 | 5:20% | 6:15% | 8:14% | 24 | 0,0 | 0,0 | | | | 64 | | ● ● | | 14 | 15 | | | | | | |
| Klinikum Stadt Soest gGmbH | Soest | <500 | ö | 3001 | <20000 | 0,915 | 8 | 28 | 8:25% | 5:14% | 6:14% | 40 | 0,3 | 1,2 | | | | 67 | | ● ● | | 11 | 21 | 64 | 0,7 | 6,5 | 0,1 | | |
| Marienkrankenhaus gGmbH | Soest | <500 | fg | 2962 | <10000 | 1,036 | 6 | 23 | 5:25% | 4:21% | 6:13% | 31 | 1,4 | 0,1 | | | | 69 | | ● ● | | 12 | 22 | 43 | 0,6 | 5,2 | 0,1 | | |
| Krankenhaus Bethanien gGmbH | Solingen | <200 | fg | 3001 | <10000 | 1,215 | 1 | 3 | 4:85% | -1:6% | 5:4% | 13 | 2,0 | 3,1 | | | | | | | | 14 | 27 | 14 | 0,3 | 1,4 | 0,0 | | |
| St.-Lukas-Klinik GmbH | Solingen | <500 | fg | 3045 | <20000 | 1,017 | 6 | 24 | 1:24% | 3:13% | 6:13% | 30 | 0,5 | 2,0 | | | | 108 | | ● ● | | 8 | 13 | 13 | 0,3 | 1,5 | 0,0 | | |
| Städtisches Klinikum Solingen | Solingen | <1000 | ö | 3092 | <50000 | 0,997 | 10 | 32 | 5:18% | 6:14% | 8:11% | 34 | 2,4 | 0,2 | | | | 194 | | ● ● | | 5 | 8 | 32 | 0,3 | 3,9 | 0,1 | | |
| Krankenhaus und MVZ Maria-Hilf Stadtlohn GmbH | Stadtlohn | <200 | fg | 2982 | <10000 | 0,897 | 6 | 20 | 8:20% | 5:17% | 6:12% | 29 | 1,1 | 0,0 | | | | 40 | | ● ● | | 3 | 12 | 60 | 0,7 | 7,5 | 0,2 | | |
| Marienhospital Steinfurt gGmbH | Steinfurt-Borghorst | <500 | fg | 3028 | <10000 | 0,865 | 7 | 26 | 5:18% | 6:15% | 8:12% | 32 | 0,4 | 0,0 | | P | | 61 | | ● ● | | 5 | 12 | 100 | 1,0 | 4,1 | 0,1 | | |
| St.-Rochus-Krankenhaus* | Steinheim | <200 | fg | 2728 | <5000 | 0,942 | 8 | 23 | 5:18% | 8:18% | 6:14% | 34 | 0,3 | 0,0 | | | | | | | | 29 | 35 | 100 | 1,0 | 3,1 | 0,2 | | |
| Bethlehem Gesundheitszentrum Stolberg gGmbH | Stolberg | <500 | fg | 2990 | <20000 | 0,875 | 5 | 21 | 8:17% | 6:15% | 14:12% | 25 | 0,7 | 0,1 | | | | 168 | | ● ● | | 4 | 9 | 22 | 0,4 | 7,9 | 0,2 | | |
| Klinik Dr. Evers | Sundern | <50 | p | 3354 | <1000 | 1,460 | 1 | 2 | 1:97% | 8:2% | 19:1% | | 0,3 | 8,0 | | | | | | | N | 76 | 204 | 19 | 0,7 | 2,6 | 0,2 | | |
| Sauerlandklinik Hachen | Sundern | <200 | fg | 2888 | <5000 | 1,331 | 1 | 1 | 1:100% | 8:0% | 19:0% | | 0,3 | 0,0 | | | | | | | N | 86 | 153 | 60 | 0,6 | 27,3 | 0,3 | | |
| Antoniuszentrum GmbH | Tönisvorst | <50 | ö | 3011 | <5000 | 0,697 | 3 | 13 | 5:28% | 6:18% | 8:14% | 18 | 0,0 | 0,0 | | | | | | | | 6 | 7 | 6 | 0,3 | 0,7 | 0,0 | | |
| St. Johannes-Krankenhaus | Troisdorf | <200 | fg | 3039 | <10000 | 0,787 | 3 | 14 | 1:19% | 14:17% | 6:13% | 21 | 0,4 | 0,1 | | | | 77 | | ● ● | | 9 | 15 | 10 | 0,2 | 2,1 | 0,1 | | |
| St.-Josef-Hospital | Troisdorf | <500 | fg | 3071 | | | | | | | | | | | | | | 149 | | ● ● ● ● | | 9 | 18 | 27 | 0,4 | 3,0 | 0,1 | | |
| Ev.-Krankenhaus Unna | Unna | <500 | fg | 2996 | <20000 | 1,033 | 8 | 26 | 8:24% | 1:18% | 6:16% | 33 | 0,9 | 2,8 | | | | 71 | | ● ● | | 8 | 9 | 36 | 0,5 | 2,9 | 0,1 | | |
| Fachklinik für Kinderneurologie und Sozialpädiatrie Königsborn | Unna | <50 | fg | BE | | | | | | | | | 0,0 | 100,0 | | B | | | | | | 30 | 56 | | | | | | |
| Katharinen-Hospital gGmbH | Unna | <500 | fg | 3063 | <20000 | 0,918 | 6 | 24 | 5:34% | 6:13% | 9:9% | 33 | 1,3 | 1,8 | | B | | 118 | | ● ● | | 10 | 19 | 56 | 0,6 | 5,0 | 0,1 | | |
| Klinikum Niederberg | Velbert | <1000 | ö | 3050 | <20000 | 0,883 | 7 | 25 | 5:17% | 6:14% | 11:10% | 34 | 1,2 | 0,1 | | | P | 150 | | ● ● | | 6 | 10 | 17 | 0,4 | 1,5 | 0,0 | | |
| Allgemeines Krankenhaus Viersen GmbH | Viersen | <500 | fg | 2987 | <20000 | 0,818 | 7 | 24 | 5:16% | 6:13% | 8:11% | 31 | 0,7 | 0,0 | | | | 121 | | ● ● | | 6 | 16 | 21 | 0,4 | 3,5 | 0,1 | | |
| LVR Klinik für Orthopädie Viersen | Viersen | <200 | fg | 2979 | <5000 | 1,294 | 1 | 3 | 8:98% | 1:1% | 21:0% | 67 | 0,1 | 0,0 | | | | | | | N | 20 | 32 | 32 | 0,3 | 5,4 | 0,1 | | |
| St.-Irmgardis-Krankenhaus Süchteln | Viersen | <200 | fg | 3037 | <5000 | 0,841 | 7 | 22 | 5:18% | 6:18% | 8:16% | 27 | 0,1 | 0,1 | | | | 85 | | ● ● | | 6 | 9 | 12 | 0,2 | 1,6 | 0,1 | | |
| Kreiskrankenhaus Waldbröl GmbH | Waldbröl | <500 | ö | 3307 | <20000 | 0,964 | 7 | 24 | 5:36% | 6:14% | 8:10% | 32 | 1,3 | 0,1 | | | | 159 | | ● ● | | 15 | 20 | 100 | 1,0 | 11,2 | 0,2 | | |

Krankenhaus-Directory 2010   509

| Krankenhausname | Ort | Betten | Tr | Z-Bax | Case-mix | CMI | Leistungs-dichte Basis-DRG 25% | 50% | TOP 3 MDC | | | Part. in % O | Budget-Anteile ZE | SE | Bes. Leist. B | P | QSR Cholezyst-ektomie Fälle | Er-geb. | N | AOK-Patien-tenwege (PKW-km) Med | oQ | DRG-Marktanteile und -konzentration im Umkreis 10 km MA | HHI | 30 km MA | HHI |
|---|---|---|---|---|---|---|---|---|---|---|---|---|---|---|---|---|---|---|---|---|---|---|---|---|---|
| St. Laurentius-Stift | Waltrop | <200 | fg | 2943 | <5000 | 1,402 | 2 | 6 | 1:27% | 8:22% | 5:21% | 0 | 0,3 | 9,2 | | P | 56 | | | 1 | 10 | 6 | 0,3 | 0,5 | 0,1 |
| St. Petri-Hospital Warburg gGmbH | Warburg | <200 | p | 2992 | <5000 | 0,727 | 7 | 21 | 5:18% | 6:16% | 11:16% | 28 | 0,2 | 0,0 | | | 157 | ●● | | 10 | 18 | 83 | 0,9 | 9,1 | 0,2 |
| Josephs-Hospital | Warendorf | <500 | fg | 3061 | <20000 | 0,916 | 9 | 30 | 5:26% | 6:13% | 8:10% | 33 | 0,9 | 0,1 | | | | ●● | | 11 | 18 | 100 | 1,0 | 5,3 | 0,2 |
| Krankenhaus Maria-Hilf | Warstein | <200 | fg | 3035 | <5000 | 0,898 | 7 | 23 | 5:19% | 8:17% | 6:13% | 29 | 0,3 | 0,2 | | | 64 | ● | | 10 | 12 | 100 | 1,0 | 5,6 | 0,1 |
| St-Antonius-Krankenhaus Wegberg GmbH | Wegberg | <50 | p | 3118 | <5000 | 0,904 | 4 | 11 | 5:25% | 6:17% | 4:16% | 12 | 0,7 | 0,0 | | | | | | 10 | 11 | 9 | 0,5 | 1,1 | 0,1 |
| Märkische Kliniken GmbH Stadtklinik Werdohl | Werdohl | <200 | ö | 3111 | <5000 | 0,743 | 4 | 16 | 8:22% | 5:19% | 3:15% | 37 | 0,0 | 0,0 | | | 34 | | | 3 | 10 | 10 | 0,6 | 2,2 | 0,1 |
| Mariannen-Hospital gGmbH | Werl | <200 | fg | 2988 | <5000 | 1,034 | 7 | 22 | 5:20% | 6:19% | 8:17% | 32 | 0,1 | 0,0 | | | 62 | ●● | | 1 | 9 | 56 | 0,6 | 2,0 | 0,1 |
| Krankenhaus Wermelskirchen GmbH | Wermelskirchen | <500 | ö | 3065 | <10000 | 0,824 | 7 | 27 | 6:17% | 5:14% | 8:14% | 31 | 0,2 | 0,0 | | | 88 | ●●●● | | 3 | 12 | 25 | 0,6 | 1,7 | 0,1 |
| St. Christophorus-Krankenhaus GmbH | Werne | <500 | fg | 2881 | <10000 | 1,012 | 5 | 18 | 8:35% | 5:16% | 6:15% | 42 | 0,2 | 0,0 | | | 98 | ● | | 10 | 15 | 30 | 0,4 | 2,8 | 0,1 |
| Ev. Krankenhaus Wesel | Wesel | <500 | fg | 3039 | <20000 | 1,012 | 9 | 32 | 8:18% | 1:18% | 6:17% | 35 | 2,3 | 0,1 | | | 100 | ●●● | | 11 | 15 | 57 | 0,7 | 4,7 | 0,1 |
| Marien-Hospital gGmbH | Wesel | <500 | fg | 3126 | <20000 | 0,911 | 8 | 27 | 5:24% | 6:14% | 4:11% | 29 | 0,4 | 1,6 | | | 115 | ●●● | | 10 | 17 | 57 | 0,7 | 5,2 | 0,1 |
| Dreifaltigkeits-Krankenhaus | Wesseling | <200 | fg | 2658 | <10000 | 1,076 | 9 | 27 | 6:24% | 8:18% | 5:15% | 39 | 0,2 | 0,0 | | | 81 | ●●● | | 9 | 11 | 14 | 0,3 | 1,6 | 0,1 |
| Orthopädische Klinik Volmarstein | Wetter | <200 | fg | 2907 | <10000 | 1,658 | 2 | 5 | 8:97% | 1:1% | 21:1% | 91 | 2,2 | 0,0 | | | | | | 18 | 30 | 18 | 0,2 | 1,9 | 0,1 |
| Marienkrankenhaus Wickede-Wimbern gGmbH | Wickede-Wimbern | <200 | fg | 2944 | <5000 | 1,061 | 5 | 21 | 8:31% | 6:18% | 1:13% | 26 | 0,5 | 0,1 | | | 59 | ● | | 11 | 11 | 21 | 0,4 | 1,3 | 0,1 |
| Katharinen-Hospital Willich gGmbH | Willich | <200 | fg | 2978 | | | | | | | | | | | | | 44 | | | 3 | 8 | 7 | 0,3 | 1,0 | 0,1 |
| St-Franziskus-Hospital | Winterberg | <50 | fg | 2966 | <5000 | 0,870 | 7 | 23 | 8:20% | 5:17% | 6:17% | 28 | 0,1 | 0,0 | | | 62 | ●● | | 15 | 15 | 100 | 1,0 | 7,9 | 0,2 |
| St.-Josef-Krankenhaus | Wipperfürth | <200 | fg | 3092 | <10000 | 0,880 | 6 | 24 | 6:18% | 8:15% | 5:11% | 36 | 0,1 | 0,1 | | | 123 | ●●● | | 9 | 16 | 68 | 0,7 | 2,1 | 0,1 |
| Ev Krankenhaus Witten gGmbH | Witten | <500 | fg | 2971 | <10000 | 1,118 | 9 | 33 | 11:18% | 8:15% | 6:15% | 40 | 0,7 | 2,1 | | | 57 | ● | | 4 | 8 | 7 | 0,2 | 1,0 | 0,0 |
| Marien-Hospital Witten gGmbH | Witten | <500 | fg | 2957 | <20000 | 0,968 | 6 | 24 | 5:25% | 6:12% | 14:11% | 36 | 1,1 | 0,0 | | | 92 | ● | | 4 | 9 | 13 | 0,2 | 1,8 | 0,0 |
| Geriatrische Kliniken St. Antonius gGmbH | Wuppertal | <50 | fg | 3373 | <5000 | 1,455 | 3 | 8 | 1:27% | 5:22% | 4:17% | 0 | 0,0 | 0,0 | | | | | | 5 | 8 | 3 | 0,3 | 0,3 | 0,0 |
| Helios Klinikum Wuppertal GmbH | Wuppertal | <1000 | p | 2902 | >50000 | 1,243 | 13 | 42 | 5:21% | 8:10% | 6:10% | 44 | 2,2 | 0,1 | | | 213 | ●●● | | 7 | 14 | 45 | 0,4 | 4,1 | 0,1 |
| Klinikverbund St. Antonius und St. Josef GmbH | Wuppertal | <1000 | fg | 2995 | <20000 | 0,925 | 5 | 21 | 6:17% | 14:14% | 4:11% | 36 | 0,9 | 4,6 | B | | 189 | ●●● | | 6 | 13 | 23 | 0,4 | 2,3 | 0,1 |

| Krankenhausname | Ort | Betten | Tr | Z-Bax | Case-mix | CMI | Leistungs-dichte Basis-DRG | | TOP 3 MDC | | | Part. in % | Budget-Anteile | | | Bes. Leist. | | QSR Cholezyst-ektomie | | | AOK-Patien-tenwege (PKW-km) | | DRG-Marktanteile und -konzentration im Umkreis | | | |
|---|---|---|---|---|---|---|---|---|---|---|---|---|---|---|---|---|---|---|---|---|---|---|---|---|---|---|
| | | | | | | | | | | | | | | | | | | | | | | | 10 km | | 30 km | |
| | | | | | | | 25% | 50% | | | | O | ZE | SE | B | P | Fälle | N | Er-geb. | Med | oQ | MA | HHI | MA | HHI |
| Krankenhaus Bethesda | Wuppertal | <500 | fg | 3098 | <20000 | 1,044 | 7 | 24 | 8:19% | 6:14% | 5:13% | 42 | 0,6 | 0,2 | | | 209 | | ● | 6 | 10 | 21 | 0,5 | 1,6 | 0,0 |
| Krankenhaus St. Josef | Wuppertal | <200 | fg | 3046 | <10000 | 1,364 | 2 | 6 | 8:96% | 1:1% | 18:0% | 60 | 2,5 | 7,5 | | | | | | 8 | 17 | 9 | 0,3 | 1,0 | 0,0 |
| Medizinisches Zentrum StädteRegion Aachen gGmbH, Würselen | Würselen | <1000 | ö | 3016 | <50000 | 1,068 | 11 | 33 | 8:21% | 1:14% | 5:14% | 32 | 1,0 | 2,6 | B | | 176 | | ● | 10 | 18 | 20 | 0,3 | 12,8 | 0,2 |
| St.-Josef-Hospital | Xanten | <200 | fg | 2905 | <5000 | 0,992 | 5 | 20 | 8:32% | 6:16% | 5:13% | 36 | 0,1 | 2,1 | | | 49 | | ● | 9 | 18 | 100 | 1,0 | 2,6 | 0,1 |
| Rheinland-Pfalz | | 338 | | 3120 | | 1,015 | 12 | 42 | 5:17% | 8:14% | 6:13% | 36 | 2,0 | 1,4 | 8 | 5 | | 5 | | | | | | | |
| DRK Krankenhaus Alzey | Alzey | <200 | fg | 3255 | <5000 | 0,780 | 6 | 21 | 6:23% | 5:16% | 8:11% | 31 | 0,5 | 0,0 | | | 88 | | ● | 9 | 17 | 80 | 0,9 | 3,8 | 0,2 |
| Rheinhessen-Fachklinik Alzey | Alzey | <1000 | ö | 3104 | <5000 | 0,906 | 2 | 6 | 1:68% | 8:19% | 3:4% | 0 | 0,8 | 0,3 | | | | | | 23 | 35 | 69 | 0,8 | 5,2 | 0,3 |
| Rhein-Mosel-Fachklinik | Andernach | <500 | ö | 3080 | <5000 | 0,826 | 2 | 5 | 1:82% | 3:4% | 8:4% | 1 | 1,5 | 0,3 | | | | | | 16 | 27 | 27 | 0,5 | 5,9 | 0,1 |
| St. Nikolaus Stiftshospital GmbH | Andernach | <500 | fg | 3221 | | | | | | | | | | | | | 128 | | ● | 9 | 13 | | | | |
| Kamillus-Klinik | Asbach | <200 | fg | 3218 | <5000 | 0,911 | 1 | 6 | 1:59% | 5:11% | 4:10% | 0 | 1,5 | 0,0 | | | | | | 18 | 35 | 100 | 1,0 | 2,7 | 0,1 |
| BioMed-Fachklinik | Bad Bergzabern | <50 | p | 3169 | <5000 | 0,742 | 2 | 4 | 9:20% | 6:15% | 13:12% | 0 | 2,1 | 0,0 | | | | N | | 131 | 215 | 99 | 1,0 | 27,5 | 0,4 |
| Capio Mosel-Eifel-Klinik | Bad Bertrich | <50 | p | 3152 | <5000 | 0,802 | 1 | 1 | 5:98% | 9:1% | 21:1% | 96 | 0,0 | 0,0 | | | | | | 85 | 134 | 100 | 1,0 | 79,7 | 0,8 |
| Evangelisches Krankenhaus | Bad Dürkheim | <200 | fg | 3145 | <10000 | 0,980 | 7 | 22 | 8:26% | 5:19% | 6:18% | 35 | 0,1 | 5,7 | B | P | 57 | | ● | 9 | 14 | 100 | 1,0 | 2,6 | 0,1 |
| Paracelsus-Klinik | Bad Ems | <500 | p | 3226 | | | | | | | | | | | | | 49 | | ●●● | 17 | 27 | | | | |
| Diakonie-Krankenhaus | Bad Kreuznach | <1000 | fg | 3211 | <20000 | 0,863 | 8 | 28 | 8:19% | 5:14% | 6:13% | 34 | 1,1 | 0,0 | | | 251 | | ●●● | 19 | 36 | 64 | 0,6 | 28,5 | 0,2 |
| Krankenhaus St. Marienwörth | Bad Kreuznach | <500 | fg | 3266 | <10000 | 0,803 | 8 | 27 | 6:19% | 5:12% | 8:12% | 35 | 0,9 | 0,2 | | | 183 | | ●●●● | 8 | 20 | 34 | 0,6 | 14,8 | 0,2 |
| Marienhaus Klinikum im Kreis Ahrweiler | Bad Neuenahr-Ahrweiler | <500 | fg | 3179 | <20000 | 0,977 | 10 | 33 | 5:19% | 8:18% | 6:12% | 33 | 0,5 | 0,0 | B | | 96 | | ●● | 18 | 41 | 62 | 0,6 | 5,9 | 0,1 |
| Venen-Clinic | Bad Neuenahr-Ahrweiler | <50 | p | 3499 | <5000 | 0,774 | 1 | 1 | 5:97% | 6:1% | 9:1% | 96 | 0,0 | 0,0 | | | | | | 56 | 75 | 32 | 0,5 | 7,9 | 0,1 |
| Klinikum Idar-Oberstein GmbH Fachklinik Baumholder | Baumholder | <50 | p | 3298 | <1000 | 0,469 | 4 | 11 | 5:26% | 6:15% | 4:11% | 0 | 0,0 | 0,0 | | | | | | 7 | 13 | 100 | 1,0 | 3,8 | 0,3 |
| Heilig-Geist-Hospital | Bingen | <200 | fg | 3522 | <5000 | 0,726 | 10 | 28 | 6:18% | 8:15% | 5:14% | 31 | 0,2 | 0,0 | | | 57 | | ●● | 9 | 17 | 53 | 0,6 | 3,5 | 0,2 |
| DRK-Elisabeth-Krankenhaus | Birkenfeld | <200 | fg | 3053 | <5000 | 0,735 | 4 | 16 | 5:21% | 8:19% | 6:15% | 24 | 2,8 | 0,0 | | | 52 | | ●●● | 3 | 17 | 100 | 1,0 | 10,5 | 0,3 |
| Krankenhaus-Verbund Bitburg/Neuerburg | Bitburg | <1000 | fg | 2563 | <20000 | 0,860 | 9 | 28 | 8:20% | 6:14% | 5:13% | 35 | 0,7 | 0,2 | | P | 230 | | ●●● | 18 | 29 | 100 | 1,0 | 12,5 | 0,3 |

| Krankenhausname | Ort | Betten | Tr | Z-Bax | Case-mix | CMI | Leistungs-dichte Basis-DRG | | TOP 3 MDC | | | Part. in % | Budget-Anteile | | | Bes. Leist. | | QSR Cholezyst-ektomie | | N | AOK-Patien-tenwege (PKW-km) | | | DRG-Marktanteile und -konzentration im Umkreis | | | |
|---|---|---|---|---|---|---|---|---|---|---|---|---|---|---|---|---|---|---|---|---|---|---|---|---|---|---|---|
| | | | | | | | 25% | 50% | | | | O | ZE | SE | B | P | Fälle | Er-geb. | | Med | oQ | MA | 10 km | | 30 km | |
| | | | | | | | | | | | | | | | | | | | | | | | HHI | MA | HHI | |
| Marienkrankenhaus Cochem | Cochem | <200 | fg | 3160 | <5000 | 0,865 | 6 | 21 | 6:25% | 5:14% | 8:13% | 36 | 0,4 | 0,0 | | | 66 | ●● | | 16 | 25 | 100 | 1,0 | 11,6 | 0,3 |
| Krankenhaus Maria Hilf | Daun | <500 | fg | 3196 | | | | | | | | | | | | | 106 | ●●● | | 17 | 22 | 100 | 1,0 | 21,0 | 0,4 |
| Herz-Jesu Krankenhaus Dernbach | Dernbach | <500 | fg | 3224 | | | | | | | | | | | | | 109 | ●●● | | 12 | 24 | 67 | 0,7 | 6,8 | 0,1 |
| Ev. und Johanniter-Krankenhaus Dierdorf-Selters gGmbH | Dierdorf | <200 | fg | 2762 | <10000 | 0,807 | 7 | 24 | 8:20% | 5:17% | 6:15% | 34 | 0,2 | 2,7 | | | 124 | ● | | 11 | 20 | 100 | 1,0 | 4,7 | 0,1 |
| DRK Krankenhaus Diez | Diez | <200 | fg | 3235 | <5000 | 0,840 | 5 | 14 | 8:21% | 6:15% | 5:13% | 32 | 0,2 | 0,0 | | | 49 | ●● | | 10 | 17 | 25 | 0,7 | 5,9 | 0,2 |
| Stadtklinik Frankenthal | Frankenthal | <500 | ö | 3214 | | | | | | | | | | | | | 119 | ●● | | 3 | 6 | 18 | 0,7 | 2,2 | 0,1 |
| Gesellschaft MikroNeuroChirurgie, Dr. Klein | Gensingen | <50 | p | 3137 | <5000 | 1,512 | 1 | 1 | 8:99% | 1:1% | | 100 | 0,0 | 0,0 | | | | | N | 98 | 133 | 80 | 0,7 | 32,8 | 0,2 |
| St. Elisabeth Krankenhaus* | Gerolstein | <200 | fg | 3442 | <5000 | 0,739 | 6 | 18 | 5:20% | 6:18% | 8:12% | 15 | 0,5 | 0,0 | | | | | | 37 | 58 | 100 | 1,0 | 29,6 | 0,4 |
| Kreiskrankenhaus Grünstadt | Grünstadt | <200 | ö | 3291 | <10000 | 0,784 | 7 | 22 | 8:15% | 5:15% | 6:15% | 34 | 0,1 | 0,0 | | | 124 | ●●● | | 11 | 14 | 100 | 1,0 | 4,2 | 0,2 |
| DRK Krankenhaus Altenkirchen/Hachenburg | Hachenburg | nb | fg | 3312 | <10000 | 0,773 | 7 | 23 | 8:17% | 5:16% | 6:16% | 28 | 0,2 | 0,0 | | | | | | 16 | 22 | | | | |
| St. Josef-Krankenhaus | Hermeskeil | <200 | fg | 3360 | <10000 | 0,904 | 6 | 22 | 8:18% | 6:17% | 5:17% | 28 | 0,3 | 0,0 | | | 103 | ●● | | 15 | 17 | 100 | 1,0 | 5,6 | 0,2 |
| Klinikum Idar-Oberstein | Idar-Oberstein | <1000 | p | 3228 | <20000 | 0,936 | 9 | 30 | 5:17% | 6:15% | 8:14% | 29 | 1,9 | 0,6 | | | 194 | ●● | | 9 | 24 | 100 | 1,0 | 54,1 | 0,4 |
| Diakonie Krankenhaus | Ingelheim | <200 | fg | 3214 | | | | | | | | | | | | | 39 | | | 8 | 19 | | | | |
| Lutrina Klinik | Kaiserslautern | <50 | p | 3164 | <1000 | 0,587 | 1 | 3 | 8:79% | 6:17% | 5:2% | 98 | 0,8 | 0,0 | | P | | | N | 35 | 61 | 23 | 0,8 | 8,1 | 0,2 |
| Westpfalz-Klinikum GmbH Standorte I + II | Kaiserslautern | >1000 | p | 3535 | >50000 | 1,228 | 11 | 40 | 5:16% | 8:11% | 6:10% | 38 | 2,0 | 2,1 | | | 351 | ●●● | | 21 | 39 | 97 | 1,0 | 56,9 | 0,5 |
| ASKLEPIOS Südpfalzkliniken | Kandel | <500 | p | 3220 | | | | | | | | | | | | | 212 | ●●●● | | 18 | 26 | 100 | 1,0 | 7,8 | 0,2 |
| DRK Krankenhaus Kirchen | Kirchen | <500 | fg | 3295 | <10000 | 0,767 | 5 | 18 | 6:15% | 4:14% | 5:11% | 25 | 0,1 | 2,6 | B | | | | | 15 | 22 | | | | |
| Westpfalzklinikum III + IV | Kirchheim-bolanden | <500 | ö | 3650 | <10000 | 0,894 | 6 | 20 | 6:25% | 8:25% | 5:18% | 39 | 0,2 | 0,0 | | | 126 | ●● | | 20 | 25 | 100 | 1,0 | 10,4 | 0,2 |
| Pfalzklinikum für Psychiatrie und Neurologie | Klingenmünster | <1000 | ö | 2623 | <5000 | 0,834 | 2 | 5 | 1:79% | 8:5% | 19:4% | 0 | 3,7 | 3,9 | | | | | | 17 | 25 | 19 | 0,5 | 5,6 | 0,2 |
| Bundeswehrzentralkrankenhaus | Koblenz | <200 | ö | 3512 | <20000 | 1,399 | 13 | 44 | 5:19% | 8:16% | 3:13% | 54 | 2,9 | 0,4 | | | 46 | ● | | 24 | 41 | 13 | 0,3 | 8,9 | 0,2 |
| Gemeinschaftsklinikum Mayen-Koblenz Kemperhof | Koblenz | <1000 | ö | 3253 | <20000 | 0,997 | 6 | 30 | 6:25% | 8:9% | 11:9% | 31 | 2,5 | 1,2 | | | 221 | ●● | | 19 | 37 | 30 | 0,4 | 13,8 | 0,2 |

| Krankenhausname | Ort | Betten | Tr | Z-Bax | Case-mix | CMI | Leistungs-dichte Basis-DRG | | TOP 3 MDC | | | Part. in % | Budget-Anteile | | | Bes. Leist. | | QSR Cholezyst-ektomie | | | AOK-Patien-tenwege (PKW-km) | | DRG-Marktanteile und -konzentration im Umkreis | | | | | |
|---|---|---|---|---|---|---|---|---|---|---|---|---|---|---|---|---|---|---|---|---|---|---|---|---|---|---|---|---|
| | | | | | | | 25% | 50% | | | | O | ZE | SE | | B | P | Fälle | | Er-geb. | Med | oQ | 10 km | | | 30 km | | |
| | | | | | | | | | | | | | | | | | | | N | | | | MA | HHI | MA | HHI | MA | HHI |
| Katholisches Klinikum Marienhof/ St. Josef gGmbH | Koblenz | <500 | fg | 3056 | <50000 | 1,066 | 7 | 21 | 5:24% | 8:21% | 4:13% | 46 | 1,4 | 0,5 | | | | | | | 22 | 39 | 27 | 0,4 | 13,1 | 0,2 | | |
| Stiftungsklinikum Mittelrhein | Koblenz | <1000 | fg | 3190 | <20000 | 1,095 | 12 | 36 | 5:20% | 8:20% | 6:14% | 44 | 3,7 | 7,5 | | | | 201 | | ••• | 27 | 39 | 24 | 0,4 | 12,0 | 0,2 | | |
| Medizinisches Zentrum Lahnhöhe | Lahnstein | <500 | p | 3466 | <5000 | 0,997 | 1 | 2 | 8:91% | 1:8% | 17:0% | 0 | 7,7 | 0,0 | | | | | | | 34 | 55 | 42 | 0,5 | 19,3 | 0,2 | | |
| St. Elisabeth Krankenhaus | Lahnstein | <500 | fg | 2977 | <5000 | 0,775 | 4 | 17 | 6:30% | 5:11% | 8:9% | 48 | 0,0 | 0,0 | | | | 54 | | ••• | 11 | 21 | 7 | 0,3 | 3,4 | 0,1 | | |
| Klinikum Landau-Südliche Weinstrasse GmbH | Landau | <1000 | ö | 3250 | <20000 | 1,002 | 8 | 28 | 8:22% | 5:21% | 6:15% | 30 | 1,4 | 0,0 | | | | 153 | | ••• | 17 | 22 | 51 | 0,6 | 10,9 | 0,3 | | |
| Vinzentius-Krankenhaus | Landau | <500 | fg | 3315 | | 0,934 | 6 | 21 | 8:23% | 6:14% | 5:12% | 38 | 0,0 | 0,0 | | | | 126 | | ••• | 12 | 18 | 46 | 0,6 | 8,3 | 0,2 | | |
| St. Johannis-Krankenhaus gem. GmbH | Landstuhl | <500 | fg | 3467 | <20000 | 0,957 | 5 | 15 | 8:38% | 6:17% | 4:14% | 44 | 0,2 | 0,0 | | | | 174 | | ••• | 14 | 25 | 100 | 1,0 | 7,7 | 0,2 | | |
| Franziskus Krankenhaus | Linz | <200 | fg | 3293 | <10000 | 1,331 | 15 | 45 | 5:19% | 6:11% | 3:9% | 43 | 3,1 | 1,6 | | | | 60 | | • | 12 | 16 | 57 | 0,6 | 2,8 | 0,1 | | |
| BG Unfallklinik | Ludwigshafen | <500 | fg | 3035 | | | | | | | | | | | | | | 172 | | ••• | 32 | 60 | 11 | 0,3 | 4,9 | 0,1 | | |
| Klinikum der Stadt Ludwigshafen am Rhein gGmbH | Ludwigshafen | <1000 | ö | 3017 | <50000 | 0,953 | 4 | 18 | 8:15% | 6:14% | 14:11% | 30 | 0,4 | 3,8 | | B | | 139 | | ••• | 9 | 27 | 26 | 0,3 | 11,0 | 0,2 | | |
| St. Marien- und St. Annastifts-krankenhaus | Ludwigshafen | <500 | fg | 3430 | <20000 | 1,310 | 1 | 2 | 8:75% | 1:22% | 23:2% | 37 | 0,0 | 45,0 | | | | | | | 8 | 13 | 12 | 0,3 | 4,8 | 0,1 | | |
| DRK Schmerz-Zentrum Mainz | Mainz | <50 | fg | 3131 | <5000 | | | | | | | | | | | | | 301 | | ••• | 35 | 78 | 10 | 0,5 | 2,9 | 0,1 | | |
| Katholisches Klinikum Mainz: St.-Hildegardis,St.-Vincenz und St.-Elisabeth | Mainz | <1000 | fg | 3219 | | | | | | | | | | | | | | | | | 8 | 20 | 26 | 0,4 | 9,1 | 0,1 | | |
| Klinikum der Johannes Gutenberg-Universität | Mainz | >1000 | ö | 2912 | >50000 | 1,388 | 19 | 56 | 5:15% | 2:9% | 1:9% | 46 | 5,4 | 1,8 | | B | P | 103 | | ••• | 20 | 51 | 38 | 0,4 | 21,2 | 0,2 | | |
| St. Elisabeth Krankenhaus Mayen | Mayen | <500 | ö | 3692 | <10000 | 0,877 | 9 | 30 | 6:14% | 5:13% | 8:13% | 38 | 0,3 | 0,0 | | | | 168 | | •••• | 12 | 18 | 100 | 1,0 | 6,7 | 0,2 | | |
| Glantal-Klinik Meisenheim | Meisenheim | <200 | ö | 3372 | <5000 | 0,750 | 5 | 16 | 1:30% | 8:19% | 6:14% | 16 | 0,0 | 0,3 | | | | 66 | | ••• | 13 | 23 | 100 | 1,0 | 4,8 | 0,3 | | |
| Krankenhaus der barmherzigen Brüder | Montabaur | <200 | fg | 3213 | <10000 | 0,814 | 7 | 24 | 6:20% | 8:19% | 5:11% | 37 | 0,0 | 1,6 | | | | 112 | | ••• | 11 | 22 | 46 | 0,6 | 4,5 | 0,1 | | |
| Marienkrankenhaus | Nassau | <50 | fg | 2965 | <1000 | 1,188 | 4 | 9 | 5:21% | 1:17% | 4:14% | 0 | 0,0 | 0,0 | | | | | | | 11 | 24 | 40 | 0,8 | 1,1 | 0,1 | | |
| Krankenhaus Hetzelstift | Neustadt | <500 | fg | 3284 | | | | | | | | | | | | | | 205 | | • | 7 | 12 | 100 | 1,0 | 6,2 | 0,2 | | |
| DRK Krankenhaus Neuwied | Neuwied | <500 | fg | 2865 | <20000 | 0,888 | 6 | 20 | 5:33% | 6:12% | 8:12% | 32 | 1,3 | 0,1 | | | | 127 | | ••• | 12 | 24 | 30 | 0,5 | 7,6 | 0,1 | | |
| Marienhaus Klinikum | Neuwied | <1000 | fg | 3237 | <50000 | 1,045 | 9 | 32 | 8:19% | 5:12% | 6:12% | 40 | 1,8 | 0,8 | | | | 152 | | ••• | 12 | 25 | 47 | 0,5 | 12,4 | 0,2 | | |

| Krankenhausname | Ort | Betten | Tr | Z-Bax | Case-mix | CMI | Leistungs-dichte Basis-DRG | | TOP 3 MDC | | | Part. in % | Budget-Anteile | | | Bes. Leist. | | | QSR Cholezyst-ektomie | | | N | AOK-Patien-tenwege (PKW-km) | | | DRG-Marktanteile und -konzentration im Umkreis | | | |
|---|---|---|---|---|---|---|---|---|---|---|---|---|---|---|---|---|---|---|---|---|---|---|---|---|---|---|---|---|---|
| | | | | | | | 25% | 50% | | | | O | ZE | SE | | B | P | Fälle | Er-geb. | | | Med | oQ | 10 km | | 30 km | | |
| | | | | | | | | | | | | | | | | | | | | | | | | MA | HHI | MA | HHI |
| Loreley-Kliniken St. Goar-Oberwesel | Oberwesel | <500 | fg | 3126 | <5000 | 0,833 | 2 | 3 | 8:71% | 6:7% | 5:6% | 19 | 16,0 | 0,0 | | | | 213 | | | 24 | 52 | 100 | 1,0 | 6,7 | 0,2 |
| Städtisches Krankenhaus Pirmasens gGmbH | Pirmasens | <500 | ö | 3149 | <20000 | 0,924 | 7 | 27 | 5:22% | 6:16% | 8:10% | 30 | 1,0 | 0,0 | | | P | | | | 7 | 12 | 75 | 0,7 | 11,3 | 0,3 |
| St. Joseph-Krankenhaus | Prüm | <200 | fg | 3223 | | | | | | | | | | | | | | 50 | • | | 11 | 24 | 100 | 1,0 | 25,5 | 0,4 |
| Krankenhaus Maria Stern | Remagen | <200 | fg | 3277 | <5000 | 0,875 | 5 | 17 | 8:20% | 6:19% | 5:17% | 27 | 2,1 | 0,0 | | | | 47 | • | | 8 | 16 | 16 | 0,4 | 2,5 | 0,1 |
| St. Elisabeth-Krankenhaus Rodalben | Rodalben | <200 | fg | 3162 | | | | | | | | | | | | | | 99 | • | | 10 | 14 | 33 | 0,6 | 4,9 | 0,3 |
| Kreiskrankenhaus St. Franziskus Saarburg GmbH | Saarburg | <500 | ö | 3712 | <10000 | 0,772 | 11 | 29 | 6:19% | 8:17% | 5:12% | 36 | 0,5 | 0,0 | | | | 79 | ••• | | 11 | 17 | 100 | 1,0 | 9,4 | 0,3 |
| Hunsrück Klinik Kreuznacher Diakonie | Simmern | <500 | fg | 3290 | <10000 | 0,780 | 8 | 24 | 5:19% | 6:14% | 8:11% | 29 | 0,4 | 0,0 | | | | 149 | • | | 14 | 21 | 100 | 1,0 | 13,8 | 0,2 |
| Diakonissen-Stiftungs-Krankenhaus Speyer | Speyer | <500 | fg | 3164 | <20000 | 0,936 | 4 | 19 | 5:18% | 6:15% | 14:13% | 29 | 0,6 | 1,8 | | | | 158 | • | | 12 | 20 | 74 | 0,8 | 5,3 | 0,1 |
| St.-Vincentius-Krankenhaus Speyer | Speyer | <500 | fg | 3210 | | | | | | | | | | | | | | 85 | | | 10 | 18 | 42 | 0,7 | 2,7 | 0,1 |
| Klinikum Mutterhaus der Borromäerinnen gGmbH | Trier | <1000 | fg | 3223 | <50000 | 0,998 | 9 | 32 | 3:15% | 6:14% | 9:10% | 40 | 1,1 | 2,2 | | B | | 103 | • | | 24 | 46 | 41 | 0,5 | 29,2 | 0,3 |
| Krankenhaus der Barmherzigen Brüder Trier | Trier | <1000 | fg | 2971 | <50000 | 1,336 | 11 | 33 | 5:29% | 8:13% | 1:12% | 45 | 2,7 | 1,4 | | B | | 93 | • | | 28 | 53 | 52 | 0,6 | 38,3 | 0,4 |
| Ökumenisches Verbundkrankenhaus Trier gGmbH | Trier | <500 | fg | | <20000 | 0,764 | 6 | 22 | 6:16% | 8:16% | 5:11% | 37 | 0,3 | 0,0 | | | | 180 | • | | | | | | | |
| BDH-Klinik Vallendar GmbH | Vallendar | <50 | fg | BE | | | | | | | | 0 | 0,0 | 0,0 | | B | | | | | | | | | | |
| St. Antonius Krankenhaus | Wissen | <200 | fg | 3217 | <1000 | 0,892 | 4 | 10 | 5:29% | 6:17% | 4:13% | 30 | 0,0 | 0,0 | | | | 179 | • | | 2 | 15 | 100 | 1,0 | 2,2 | 0,2 |
| Verbundkrankenhaus Bernkastel-Wittlich | Wittlich | <1000 | fg | 3463 | <20000 | 0,881 | 8 | 30 | 5:19% | 8:15% | 6:14% | 28 | 0,7 | 0,3 | | | | | | | 16 | 29 | 100 | 1,0 | 30,0 | 0,3 |
| Ev. Krankenhaus Hochstift Worms | Worms | <200 | fg | 3235 | | | | | | | | | | | | | | 146 | •• | | 3 | 11 | | | | |
| Klinikum Worms gGmbH | Worms | <1000 | ö | 3132 | <50000 | 0,986 | 9 | 30 | 5:14% | 6:12% | 8:10% | 30 | 0,4 | 0,1 | | | | 167 | ••• | | 9 | 17 | 100 | 1,0 | 9,5 | 0,2 |
| St. Josef-Krankenhaus Zell | Zell | <500 | fg | 3224 | | | | | | | | | | | | | | 57 | ••• | | 20 | 29 | 83 | 0,8 | 15,1 | 0,4 |
| Evangelisches Krankenhaus | Zweibrücken | <500 | fg | 3068 | <10000 | 0,804 | 7 | 19 | 5:20% | 6:20% | 4:13% | 25 | 0,4 | 0,0 | | | | 119 | •• | | 8 | 14 | 20 | 0,6 | 5,7 | 0,1 |
| St. Elisabeth-Krankenhaus gem. GmbH | Zweibrücken | <500 | fg | 3650 | <10000 | 0,980 | 9 | 26 | 5:20% | 6:18% | 8:16% | 30 | 0,0 | 1,7 | | | | 65 | •• | | 8 | 16 | 15 | 0,6 | 4,5 | 0,1 |

# 514 Krankenhaus-Directory 2010

| Krankenhausname | Ort | Betten | Tr | Z-Bax | Case-mix | CMI | Leistungs-dichte Basis-DRG | | | TOP 3 MDC | | | Part. in % | Budget-Anteile | | | Bes. Leist. | | QSR Cholezyst-ektomie | | | | AOK-Patien-tenwege (PKW-km) | | | DRG-Marktanteile und -konzentration im Umkreis | | | | |
|---|---|---|---|---|---|---|---|---|---|---|---|---|---|---|---|---|---|---|---|---|---|---|---|---|---|---|---|---|---|---|
| | | | | | | | 25% | 50% | | | | | O | ZE | SE | | B | P | Fälle | | | Erg-eb. | N | Med | oQ | | 10 km | | 30 km | |
| | | | | | | | | | | | | | | | | | | | | | | | | | | MA | HHI | MA | HHI |
| **Saarland** | | 280 | | 3068 | | 1,089 | 14 | 45 | 5:16% | 8:13% | 6:12% | 35 | 2,8 | 1,4 | | 1 | 6 | | | | | 0 | | | | | | | |
| Caritas-Krankenhaus Dillingen | Dillingen | <200 | fg | 3216 | <10000 | 0,916 | 6 | 19 | 1:24% | 6:20% | 5:14% | 20 | 1,2 | 0,2 | | | | 114 | ● | ● | ● | | 10 | 11 | 28 | 0,5 | 5,6 | 0,1 |
| Universitätskliniken des Saarlandes | Homburg | >1000 | ö | 3160 | >50000 | 1,398 | 17 | 56 | 5:15% | 8:10% | 1:9% | 45 | 6,1 | 0,6 | | | | 105 | ● | ● | ● | | 22 | 43 | 70 | 0,6 | 23,0 | 0,2 |
| Caritas-Krankenhaus Lebach | Lebach | <200 | fg | 3153 | <10000 | 0,932 | 8 | 26 | 5:18% | 6:18% | 8:17% | 31 | 0,8 | 0,2 | | | | 86 | ● | ● | ● | | 9 | 17 | 100 | 1,0 | 4,8 | 0,1 |
| SHG Kliniken Merzig Von-Fellenberg-Stift | Merzig | <500 | ö | 3340 | <20000 | 0,874 | 7 | 24 | 8:17% | 1:15% | 6:12% | 24 | 1,3 | 0,2 | | | P | 89 | ● | ● | ● | | 12 | 20 | 99 | 1,0 | 12,6 | 0,2 |
| DRK Klinik Mettlach | Mettlach | <50 | fg | 3179 | <1000 | 1,515 | 1 | 3 | 1:42% | 8:26% | 5:7% | | | | | | | | | | | | 11 | 21 | 6 | 1,0 | 0,7 | 0,1 |
| Marienhausklinik St. Josef Kohlhof | Neunkirchen | <200 | fg | | | | | | | | | | | | | B | | | | | | | | | | | | | |
| Marienhauskliniken Kinderklinik Kohlhof* | Neunkirchen | <50 | fg | 3240 | <5000 | 0,615 | 3 | 10 | 6:23% | 1:16% | 4:14% | 8 | 0,1 | 31,2 | | | | 111 | ● | ● | ● | | 18 | 34 | 10 | 0,4 | 3,4 | 0,1 |
| Saarland Klinik kreuznacher diakonie Fliedner Krankenhaus Neunkirchen | Neunkirchen | <200 | fg | 3282 | <5000 | 0,916 | 3 | 8 | 10:28% | 5:25% | 6:10% | 9 | 0,4 | 0,0 | | | | | | | | | 6 | 13 | 11 | 0,4 | 1,7 | 0,1 |
| St. Josef-Krankenhaus* | Neunkirchen | <200 | fg | 3254 | <5000 | 0,762 | 6 | 20 | 6:19% | 14:12% | 5:11% | 35 | 0,4 | 0,0 | | | | 73 | ● | ● | ● | | 9 | 16 | 22 | 0,4 | 3,2 | 0,1 |
| Städtisches Klinikum Neunkirchen gGmbH | Neunkirchen | <500 | ö | 3164 | <20000 | 0,932 | 10 | 30 | 6:13% | 5:13% | 1:12% | 33 | 3,1 | 1,3 | | | | | | | | | 4 | 14 | 41 | 0,4 | 6,1 | 0,1 |
| Marienhausklinik Ottweiler | Ottweiler | <200 | fg | 3181 | | | | | | | | | | | | | | | | | | | 11 | 15 | | | | |
| Knappschafts-Krankenhaus Püttlingen | Püttlingen | <500 | fg | 3267 | <20000 | 1,116 | 8 | 25 | 8:24% | 1:17% | 6:14% | 31 | 0,9 | 1,3 | | | | 96 | ● | ● | ● | | 11 | 16 | 20 | 0,3 | 7,3 | 0,1 |
| Caritasklinik St. Theresia-Rastpfuhl | Saarbrücken | <500 | fg | 3196 | <20000 | 0,938 | 8 | 31 | 3:18% | 6:11% | 5:9% | 40 | 4,1 | 2,0 | | | P | 157 | ● | ● | ● | | 8 | 18 | 20 | 0,3 | 8,1 | 0,1 |
| Klinikum Saarbrücken gGmbH | Saarbrücken | <1000 | ö | 2513 | >50000 | 1,198 | 11 | 41 | 5:14% | 8:13% | 1:12% | 38 | 0,9 | 0,5 | | | | 104 | ● | ● | ● | | 13 | 20 | 38 | 0,4 | 11,1 | 0,1 |
| Krankenhaus St. Josef | Saarbrücken | <200 | fg | 3233 | <10000 | 0,818 | 4 | 12 | 5:19% | 6:18% | 8:15% | 47 | 1,2 | 0,0 | | | P | 30 | ● | ● | ● | | 7 | 12 | 12 | 0,3 | 3,8 | 0,1 |
| Saarland Klinik kreuznacher diakonie EVK Saarbrücken | Saarbrücken | <200 | fg | 3107 | <5000 | 0,971 | 6 | 19 | 8:27% | 5:17% | 6:15% | 34 | 0,2 | 0,0 | | | | 61 | ● | ● | ● | | 5 | 11 | 11 | 0,3 | 3,0 | 0,1 |
| Saarland-Heilstätten GmbH Kliniken-Sonnenberg | Saarbrücken | <500 | fg | 3119 | <5000 | 1,651 | 1 | 4 | 8:54% | 1:23% | 5:6% | 19 | 1,0 | 23,4 | | | P | | | | | | 13 | 19 | 10 | 0,4 | 2,5 | 0,1 |
| Krankenhaus Saarlouis vom DRK | Saarlouis | <500 | fg | 3194 | <10000 | 0,910 | 8 | 28 | 5:12% | 6:11% | 13:11% | 37 | 0,5 | 0,0 | | | | 73 | ● | ● | ● | | 9 | 13 | 20 | 0,3 | 6,7 | 0,1 |
| St. Elisabeth-Klinik | Saarlouis | <500 | fg | 3267 | <20000 | 0,973 | 6 | 25 | 5:22% | 8:20% | 6:15% | 35 | 1,8 | 0,0 | | | | 102 | ● | ● | ● | | 10 | 18 | 28 | 0,3 | 11,0 | 0,2 |
| Kreiskrankenhaus St. Ingbert gGmbH | St Ingbert | <200 | ö | 3113 | <10000 | 0,969 | 8 | 24 | 8:22% | 5:19% | 6:17% | 39 | 0,0 | 0,0 | | | | 96 | ● | ● | ● | | 5 | 18 | 16 | 0,3 | 3,4 | 0,1 |
| Marien-Krankenhaus | St. Wendel | <500 | fg | 3232 | <10000 | 0,843 | 7 | 21 | 6:18% | 5:15% | 8:11% | 30 | 0,7 | 0,0 | | | P | 164 | ● | ● | ● | | 15 | 23 | 100 | 1,0 | 5,2 | 0,1 |

Krankenhaus-Directory 2010    515

| Krankenhausname | Ort | Betten | Tr | Z-Bax | Case-mix | CMI | Leistungs-dichte Basis-DRG | | TOP 3 MDC | | | Part. in % | Budget-Anteile | | | Bes. Leist. | | QSR Cholezyst-ektomie | | N | AOK-Patien-tenwege (PKW-km) | | | DRG-Marktanteile und -konzentration im Umkreis | | | |
|---|---|---|---|---|---|---|---|---|---|---|---|---|---|---|---|---|---|---|---|---|---|---|---|---|---|---|---|---|
| | | | | | | | | | | | | | | | | | | | | | | | | | 10 km | | 30 km | |
| | | | | | | | 25% | 50% | | | | O | ZE | SE | | B | P | Fälle | Er-geb. | | Med | oQ | MA | HHI | MA | HHI |
| Knappschafts-Krankenhaus Sulzbach | Sulzbach | <500 | fg | 3320 | | | | | | | | | | | | | | | | | | 12 | 21 | 19 | 0,3 | 5,9 | 0,1 |
| SHG Kliniken Völklingen | Völklingen | <500 | ö | 3101 | <20000 | 1,424 | 6 | 16 | 5:51% | 11:16% | 4:12% | 33 | 2,8 | 0,0 | | | | 63 | ●● | | 12 | 30 | 42 | 0,5 | 17,6 | 0,2 |
| Marienhauskliniken St. Elisabeth-Krankenhaus Wadern/St. Josef Losheim am See | Wadern | <200 | fg | 3279 | <10000 | 0,836 | 3 | 12 | 8:25% | 5:21% | 6:16% | 13 | 4,6 | 0,1 | | | | | | | 8 | 18 | 100 | 1,0 | 7,6 | 0,1 |
| St. Nikolaus-Hospital | Wallerfangen | <200 | fg | 3063 | <1000 | 1,403 | 2 | 7 | 1:40% | 8:19% | 10:8% | | 0,0 | 4,0 | | | P | 59 | ●● | | 11 | 16 | 3 | 0,4 | 0,6 | 0,1 |
| **Sachsen** | | 352 | | 2864 | | 1,101 | 14 | 46 | 5:15% | 8:15% | 6:12% | 37 | 2,9 | 2,0 | | 5 | 12 | | | 0 | | | | | | |
| EKA Erzgebirgsklinikum Annaberg gGmbH | Annaberg-Buchholz | <500 | fg | 2758 | <20000 | 0,941 | 8 | 24 | 5:18% | 6:17% | 8:11% | 26 | 1,9 | 0,0 | | | | 280 | ●●● | | 11 | 17 | 100 | 1,0 | 9,4 | 0,3 |
| Sächsisches Krankenhaus für Psychiatrie und Neurologie Arnsdorf | Arnsdorf | <500 | ö | 2863 | <5000 | 1,095 | 3 | 5 | 1:73% | 8:11% | 19:4% | 3 | 3,2 | 0,7 | | | P | | | | 27 | 38 | 57 | 0,8 | 4,5 | 0,1 |
| HELIOS Klinikum Aue GmbH | Aue | <1000 | p | 2609 | <50000 | 1,048 | 10 | 37 | 5:16% | 8:13% | 6:10% | 36 | 1,3 | 1,0 | | | | 170 | ● | | 13 | 21 | 91 | 0,9 | 12,8 | 0,2 |
| MediClin Waldkrankenhaus Bad Düben Fachkrankenhaus für Orthopädie | Bad Düben | <200 | p | 2908 | <10000 | 1,411 | 2 | 5 | 8:96% | 1:1% | 9:1% | 78 | 1,0 | 0,0 | | | | | | | 26 | 37 | 100 | 1,0 | 15,9 | 0,3 |
| Oberlausitz-Kliniken gGmbH, KH Bautzen | Bautzen | <500 | ö | 2933 | <20000 | 0,830 | 11 | 32 | 6:14% | 5:14% | 1:8% | 31 | 0,6 | 0,4 | | | | 243 | ●●● | | 13 | 17 | 100 | 1,0 | 38,3 | 0,3 |
| Neurologisches Rehabilitations-zentrum Leipzig-Bennewitz | Bennewitz | <50 | p | BE | | | | | | | | | | 100,0 | | B | | | | | 58 | 97 | | | | |
| Oberlausitz-Kliniken gGmbH, KH Bischofswerda | Bischofswerda | <200 | ö | 3319 | <10000 | 0,987 | 7 | 23 | 8:24% | 5:14% | 6:13% | 37 | 0,5 | 0,0 | | | | 123 | ●●● | | 9 | 15 | 100 | 1,0 | 7,3 | 0,2 |
| HELIOS Klinikum Borna | Borna | <500 | p | 2944 | <50000 | 1,011 | 10 | 35 | 5:15% | 6:14% | 8:11% | 32 | 0,9 | 0,2 | | | | 170 | ●●● | | 17 | 23 | 100 | 1,0 | 11,4 | 0,2 |
| Kliniken Erlabrunn | Breitenbrunn | <500 | p | 2973 | <20000 | 1,037 | 6 | 23 | 8:30% | 5:13% | 6:13% | 33 | 1,3 | 0,4 | | | | 118 | ●●● | | 18 | 26 | 84 | 0,9 | 13,5 | 0,2 |
| DRK-Krankenhaus Chemnitz-Rabenstein | Chemnitz | <500 | fg | 2812 | <10000 | 0,740 | 4 | 16 | 9:19% | 14:14% | 6:11% | 33 | 1,6 | 2,6 | | | | 96 | ● | | 13 | 21 | 15 | 0,5 | 6,4 | 0,2 |
| Klinikum Chemnitz gGmbH | Chemnitz | >1000 | ö | 2774 | >50000 | 1,180 | 11 | 39 | 5:19% | 6:11% | 8:10% | 35 | 3,2 | 1,1 | | | | 292 | ● | | 13 | 31 | 66 | 0,6 | 38,5 | 0,3 |
| Zeisigwaldkliniken Bethanien Chemnitz | Chemnitz | <500 | fg | 2979 | <20000 | 1,120 | 6 | 18 | 8:32% | 11:24% | 6:14% | 48 | 1,9 | 0,2 | | | | 257 | ● | | 10 | 21 | 18 | 0,7 | 8,3 | 0,2 |
| Fachkrankenhaus Coswig GmbH Zentrum für Pneumologie, Thorax-und Gefäßchirurgie | Coswig | <200 | p | 2790 | <10000 | 1,175 | 1 | 3 | 4:91% | 5:2% | -1:2% | 26 | 5,3 | 5,7 | | | | | | | 33 | 57 | 25 | 0,5 | 7,6 | 0,2 |

516 Krankenhaus-Directory 2010

| Krankenhausname | Ort | Betten | Tr | Z-Bax | Case-mix | CMI | Leistungsdichte Basis-DRG 25% | 50% | TOP 3 MDC | | | Part. in % O | Budget-Anteile ZE | SE | Bes. Leist. B | P | QSR Cholezystektomie Fälle | Er-geb. | N | AOK-Patientenwege (PKW-km) Med | oQ | DRG-Marktanteile und -konzentration im Umkreis 10 km MA | HHI | 30 km MA | HHI |
|---|---|---|---|---|---|---|---|---|---|---|---|---|---|---|---|---|---|---|---|---|---|---|---|---|---|
| Kreiskrankenhaus Delitzsch GmbH – Klinik Delitzsch* | Delitzsch | <200 | ö | 3135 | <10000 | 0,957 | 8 | 24 | 6:20% | 5:19% | 8:16% | 32 | 0,1 | 0,0 | | | 138 | ● | | | | 100 | 1,0 | 3,0 | 0,1 |
| Klinikum Döbeln | Döbeln | <200 | p | 2993 | <10000 | 1,074 | 8 | 26 | 8:31% | 5:22% | 6:12% | 46 | 0,4 | 0,0 | | | 160 | ●● | | 4 | 13 | 100 | 1,0 | 10,9 | 0,2 |
| Diakonissenkrankenhaus Dresden | Dresden | <500 | fg | 3028 | <20000 | 0,848 | 4 | 20 | 6:16% | 11:15% | 14:11% | 37 | 0,8 | 0,1 | | | 147 | ●●● | | 8 | 16 | 10 | 0,3 | 7,0 | 0,2 |
| Herzzentrum Dresden GmbH Universitätsklinik | Dresden | <200 | p | 2788 | <50000 | 2,986 | 3 | 8 | 5:93% | -1:3% | 4:2% | 62 | 4,4 | 0,1 | | | | | | 29 | 56 | 18 | 0,3 | 10,7 | 0,2 |
| Krankenhaus Dresden-Friedrichstadt Städtisches Klinikum | Dresden | <1000 | ö | 3018 | <50000 | 1,152 | 15 | 45 | 8:16% | 5:15% | 6:13% | 46 | 4,1 | 1,8 | | P | 238 | ● | | 8 | 28 | 20 | 0,3 | 16,3 | 0,2 |
| Krankenhaus St.Joseph-Stift Dresden | Dresden | <500 | fg | 2968 | <20000 | 0,903 | 3 | 14 | 6:19% | 14:13% | 15:11% | 37 | 4,1 | 2,6 | | | 294 | ●●● | | 6 | 9 | 11 | 0,3 | 7,1 | 0,2 |
| St. Marien-Krankenhaus Dresden | Dresden | <200 | fg | 2698 | <5000 | 0,956 | 2 | 5 | 1:66% | 8:23% | 19:6% | 0 | 1,8 | 8,3 | | P | | | | 14 | 29 | 9 | 0,3 | 5,4 | 0,1 |
| Städtisches Krankenhaus Dresden-Neustadt | Dresden | <1000 | ö | 2932 | <50000 | 0,969 | 6 | 21 | 5:16% | 8:12% | 6:11% | 21 | 1,6 | 0,2 | | P | 156 | ●● | | 9 | 19 | 16 | 0,3 | 12,1 | 0,2 |
| Universitätsklinikum Carl Gustav Carus Dresden an der Technischen Universität Dresden | Dresden | >1000 | ö | 2838 | >50000 | 1,346 | 11 | 43 | 1:12% | 2:12% | 8:12% | 46 | 7,0 | 3,9 | | | 115 | ● | | 13 | 52 | 37 | 0,4 | 23,7 | 0,2 |
| Kreiskrankenhaus Delitzsch GmbH – Klinik Eilenburg* | Eilenburg | <200 | ö | 3075 | <5000 | 0,808 | 6 | 22 | 5:19% | 6:17% | 14:8% | 26 | 0,3 | 0,0 | | | 140 | ●● | | | | 100 | 1,0 | 3,9 | 0,2 |
| Kreiskrankenhaus Freiberg gGmbH | Freiberg | <500 | p | 2972 | <20000 | 0,939 | 8 | 31 | 6:14% | 5:13% | 8:11% | 27 | 0,5 | 0,1 | | | 271 | ●●● | | 13 | 25 | 100 | 1,0 | 18,5 | 0,2 |
| Weißeritztal-Kliniken GmbH | Freital | <500 | p | 3508 | <20000 | 0,940 | 8 | 26 | 5:17% | 6:17% | 8:14% | 31 | 0,4 | 0,1 | | | 226 | ●● | | 13 | 24 | 35 | 0,6 | 7,8 | 0,2 |
| Kreiskrankenhaus Rudolf Virchow Glauchau gGmbH | Glauchau | <500 | ö | 2622 | <20000 | 0,845 | 7 | 24 | 6:17% | 5:16% | 8:13% | 33 | 2,1 | 0,2 | | | 193 | ●● | | 8 | 17 | 68 | 0,6 | 6,4 | 0,2 |
| Malteser Krankenhaus St. Carolus | Görlitz | <200 | fg | 3150 | <5000 | 0,905 | 7 | 24 | 11:20% | 5:18% | 6:14% | 34 | 1,7 | 0,9 | | | 46 | ● | | 6 | 32 | 25 | 0,7 | 10,5 | 0,4 |
| Städtisches Klinikum Görlitz gGmbH | Görlitz | <1000 | ö | 2878 | <50000 | 1,042 | 15 | 48 | 5:13% | 8:11% | 6:9% | 40 | 4,4 | 2,8 | | P | 153 | ● | | 16 | 30 | 82 | 0,8 | 62,9 | 0,6 |
| Sächsisches Krankenhaus für Psychiatrie, Psychotherapie und Neurologie Großschweidnitz | Großschweidnitz | <500 | ö | 2815 | <5000 | 0,906 | 2 | 4 | 1:71% | 8:23% | 19:2% | | 1,1 | 4,2 | | | | | | 17 | 25 | 100 | 1,0 | 11,6 | 0,2 |
| Diakoniekrankenhaus Chemnitzer Land Hartmannsdorf – DIAKOMED gGmbH | Hartmannsdorf | <500 | fg | 3046 | <10000 | 0,925 | 9 | 28 | 8:22% | 5:15% | 6:13% | 30 | 0,9 | 0,0 | | | 178 | ● | | 6 | 16 | 14 | 0,6 | 6,3 | 0,2 |
| Asklepios Orthopädische Klinik Hohwald | Hohwald | <200 | p | 3001 | <10000 | 1,581 | 2 | 3 | 8:98% | 1:1% | 21:0% | 80 | 1,9 | 0,0 | | | | | | 35 | 42 | 72 | 0,8 | 25,2 | 0,3 |

Krankenhaus-Directory 2010  517

| Krankenhausname | Ort | Betten | Tr | Z-Bax | Case-mix | CMI | Leistungs-dichte Basis-DRG | | | TOP 3 MDC | | | Part. in % | Budget-Anteile | | | Bes. Leist. | | QSR Cholezyst-ektomie | | N | AOK-Patien-tenwege (PKW-km) | | | DRG-Marktanteile und -konzentration im Umkreis | | | | |
|---|---|---|---|---|---|---|---|---|---|---|---|---|---|---|---|---|---|---|---|---|---|---|---|---|---|---|---|---|---|
| | | | | | | | 25% | 50% | | | | | O | ZE | SE | B | P | Fälle | Er-geb. | | Med | oQ | | 10 km | | 30 km | | |
| | | | | | | | | | | | | | | | | | | | | | | | MA | HHI | MA | HHI | | |
| Lausitzer Seenland Klinikum GmbH | Hoyerswerda | <1000 | ö | 3044 | <50000 | 1,011 | 11 | 34 | 8:15% | 5:14% | 6:10% | 38 | 2,9 | 0,6 | | | 132 | ● | | 11 | 29 | 100 | 1,0 | 36,4 | 0,3 | | |
| Malteser Krankenhaus St. Johannes Kamenz | Kamenz | <200 | fg | 3489 | <10000 | 0,832 | 6 | 21 | 5:18% | 6:14% | 8:10% | 26 | 0,9 | 0,1 | | | 171 | ● | | 3 | 17 | 100 | 1,0 | 13,7 | 0,3 | | |
| Kreiskrankenhaus Kirchberg GmbH | Kirchberg | <200 | ö | 3007 | <5000 | 0,935 | 6 | 20 | 5:23% | 8:19% | 6:18% | 28 | 0,3 | 0,8 | | | 92 | ● | | 10 | 13 | 100 | 1,0 | 3,6 | 0,1 | | |
| Evangelisches Diakonissenkranken-haus Leipzig gGmbH | Leipzig | <500 | fg | 2908 | <20000 | 0,967 | 10 | 30 | 8:20% | 6:14% | 5:13% | 51 | 1,8 | 0,0 | | | 263 | ● | | 4 | 8 | 9 | 0,3 | 5,2 | 0,2 | | |
| Herzzentrum Leipzig | Leipzig | <500 | p | 2869 | <50000 | 2,934 | 3 | 7 | 5:91% | -1:4% | 4:1% | 62 | 5,8 | 1,3 | | | | | | 50 | 81 | 23 | 0,4 | 16,3 | 0,3 | | |
| Klinikum St. Georg GmbH Leipzig | Leipzig | >1000 | fg | 2972 | <50000 | 1,170 | 11 | 36 | 5:14% | 4:13% | 8:11% | 33 | 2,9 | 4,9 | B | | 235 | ●● | | 9 | 15 | 30 | 0,4 | 16,4 | 0,2 | | |
| Park-Krankenhaus Leipzig | Leipzig | <1000 | p | 2903 | <20000 | 1,583 | 5 | 17 | 8:32% | 5:28% | 6:12% | 60 | 3,1 | 0,1 | | P | 138 | ● | | 11 | 36 | 9 | 0,4 | 6,5 | 0,2 | | |
| St. Elisabeth Krankenhaus Leipzig GmbH | Leipzig | <500 | fg | 2750 | <20000 | 0,945 | 6 | 23 | 8:16% | 6:13% | 11:13% | 48 | 1,7 | 0,0 | | | 357 | ●● | | 6 | 10 | 15 | 0,3 | 9,1 | 0,2 | | |
| Universitätsklinikum Leipzig AöR | Leipzig | >1000 | ö | 2996 | >50000 | 1,541 | 15 | 49 | 8:15% | 1:10% | 3:8% | 46 | 7,4 | 2,0 | | P | 111 | ● | | 9 | 36 | 35 | 0,4 | 22,6 | 0,2 | | |
| HELIOS Krankenhaus Leisnig | Leisnig | <200 | p | 2404 | <10000 | 0,940 | 6 | 22 | 5:17% | 6:16% | 4:14% | 31 | 0,1 | 0,0 | | | 116 | ● | | 13 | 22 | 91 | 1,0 | 11,1 | 0,2 | | |
| DRK Krankenhaus Lichtenstein gGmbH | Lichtenstein | <200 | fg | 2865 | <10000 | 0,893 | 6 | 22 | 6:19% | 8:16% | 5:11% | 31 | 0,6 | 0,0 | | | 111 | ● | | 10 | 15 | 36 | 0,6 | 3,2 | 0,1 | | |
| Elblandklinikum Meißen | Meißen | <500 | fg | 2965 | <20000 | 0,863 | 7 | 25 | 6:17% | 8:16% | 5:13% | 25 | 0,7 | 0,1 | | | 237 | ●● | | 9 | 20 | 77 | 0,9 | 7,7 | 0,2 | | |
| Landkreis Mittelsachsen Krankenhaus gGmbH Krankenhaus Mittweida | Mittweida | <500 | ö | 3047 | <20000 | 0,911 | 8 | 27 | 6:17% | 5:16% | 8:12% | 28 | 0,4 | 0,1 | | | 290 | ●● | | 15 | 20 | 100 | 1,0 | 9,3 | 0,3 | | |
| Klinik am Tharandter Wald | Niederschöna, OT Hetzdorf | <50 | p | BE | | | | | | | | | | | B | | | | | | | | | | | | |
| Krankenhaus der Diakonissenanstalt „Emmaus" Niesky | Niesky | <200 | fg | 3182 | <5000 | 0,810 | 6 | 20 | 5:19% | 8:18% | 6:17% | 26 | 1,3 | 0,4 | | | 98 | ● | | 9 | 18 | 100 | 1,0 | 9,9 | 0,3 | | |
| Klinikum Mittleres Erzgebirge gGmbH Haus Olbernhau | Olbernhau | <50 | ö | 3256 | <5000 | 0,760 | 6 | 18 | 6:23% | 5:20% | 8:13% | 20 | 0,2 | 0,0 | | | 134 | ● | | 10 | 18 | 100 | 1,0 | 11,3 | 0,3 | | |
| Collm Klinik Oschatz gGmbH | Oschatz | <500 | ö | 2871 | <10000 | 1,064 | 6 | 22 | 8:26% | 5:15% | 6:14% | 40 | 0,5 | 0,0 | | | 150 | ● | | 10 | 17 | 100 | 1,0 | 13,3 | 0,3 | | |
| Klinikum Pirna GmbH | Pirna | <500 | p | 3441 | <20000 | 0,989 | 10 | 34 | 5:17% | 8:14% | 6:11% | 43 | 1,6 | 0,1 | | | 173 | ● | | 12 | 18 | 94 | 0,9 | 7,4 | 0,2 | | |
| HELIOS Vogtland-Klinikum Plauen GmbH | Plauen | <1000 | p | 2942 | <50000 | 1,143 | 11 | 41 | 5:14% | 8:14% | 6:9% | 38 | 2,5 | 0,1 | | P | 210 | ● | | 8 | 21 | 87 | 0,9 | 21,9 | 0,2 | | |
| Krankenhaus Bethanien Plauen | Plauen | <50 | fg | 3259 | <5000 | 0,650 | 3 | 8 | 3:53% | 8:17% | 6:10% | 75 | 0,0 | 0,0 | | | 41 | ● | | 17 | 32 | 31 | 0,8 | 8,4 | 0,2 | | |

| Krankenhausname | Ort | Betten | Tr | Z-Bax | Case-mix | CMI | Leistungs-dichte Basis-DRG | | TOP 3 MDC | | | Part. in % | Budget-Anteile | | | Bes. Leist. | | QSR Cholezyst-ektomie | | N | AOK-Patien-tenwege (PKW-km) | | DRG-Marktanteile und -konzentration im Umkreis | | | | | |
|---|---|---|---|---|---|---|---|---|---|---|---|---|---|---|---|---|---|---|---|---|---|---|---|---|---|---|---|---|
| | | | | | | | | | | | | | | | | | | | | | | | 10 km | | | 30 km | | |
| | | | | | | | 25% | 50% | | | | O | ZE | SE | B | P | Fälle | Erg. | | Med | oQ | MA | HHI | MA | HHI | | | |
| HELIOS Klinik Schloss Pulsnitz | Pulsnitz | <50 | p | BE | | | | | | | | | 0,0 | 100,0 | B | | | | | 68 | 107 | | | | | | | |
| Asklepios-ASB Klinik Radeberg | Radeberg | <200 | p | 2981 | <10000 | 1,041 | 7 | 22 | 5:24% | 8:20% | 6:18% | 29 | 0,8 | 0,0 | | | 128 | ●● | | 8 | 9 | 74 | 0,9 | 3,4 | 0,2 | | | |
| Kleinwachau Sächsisches Epilepsiezentrum Radeberg gGmbH | Radeberg, OT Liegau-Augustusbad | <50 | fg | BE | | | | | | | | | 0,0 | 100,0 | B | | | | | 81 | 121 | | | | | | | |
| Elblandklinikum Radebeul | Radebeul | <500 | ö | 2650 | <20000 | 0,960 | 9 | 29 | 8:21% | 5:12% | 6:11% | 47 | 1,5 | 0,8 | | | 135 | ● | | 8 | 22 | 14 | 0,4 | 5,6 | 0,2 | | | |
| Paracelsus-Klinik Reichenbach GmbH | Reichenbach | <200 | p | 3052 | <10000 | 0,954 | 11 | 30 | 8:16% | 6:14% | 11:11% | 43 | 0,3 | 0,0 | | | 131 | ●● | | 4 | 9 | 39 | 0,6 | 5,7 | 0,1 | | | |
| Elblandkliniken Riesa-Großenhain gGmbH | Riesa | <1000 | ö | 2989 | <20000 | 0,988 | 13 | 41 | 5:13% | 6:12% | 8:12% | 38 | 2,4 | 0,8 | | | 285 | ●● | | 14 | 23 | 100 | 1,0 | 36,5 | 0,4 | | | |
| Klinikum Obergöltzsch Rodewisch | Rodewisch | <500 | ö | 2616 | <20000 | 0,955 | 8 | 25 | 6:18% | 8:14% | 5:12% | 37 | 2,0 | 0,1 | | | 235 | ●● | | 10 | 14 | 92 | 0,9 | 9,2 | 0,1 | | | |
| Sächsisches Krankenhaus für Psychiatrie und Neurologie | Rodewisch | <500 | ö | 2889 | <1000 | 0,822 | 3 | 5 | 1:67% | 8:15% | 19:8% | | 3,9 | 13,0 | | | | | | 12 | 20 | 46 | 0,7 | 5,0 | 0,1 | | | |
| Orthopädisches Zentrum Martin-Ulbrich-Haus Rothenburg gGmbH | Rothenburg | <50 | fg | 2913 | <5000 | 1,592 | 2 | 3 | 8:98% | 1:1% | 18:0% | 80 | 0,5 | 0,0 | | | | | | 45 | 64 | 100 | 1,0 | 41,8 | 0,5 | | | |
| HELIOS Klinik Schkeuditz | Schkeuditz | <200 | p | 2552 | <10000 | 1,020 | 4 | 18 | 6:17% | 8:14% | 5:13% | 43 | 0,4 | 0,0 | | | 168 | ●●● | | 13 | 19 | 40 | 0,6 | 2,8 | 0,1 | | | |
| Sächsisches Krankenhaus für Psychiatrie und Neurologie Altscherbitz | Schkeuditz | <500 | ö | 2961 | <5000 | 0,992 | 2 | 5 | 1:74% | 8:10% | 19:4% | 0 | 1,0 | 9,1 | | P | | | | 16 | 23 | 35 | 0,6 | 2,1 | 0,1 | | | |
| Paracelsus-Klinik Adorf/ Schöneck | Schöneck | <500 | p | 3055 | <10000 | 0,966 | 7 | 22 | 8:33% | 5:17% | 6:14% | 36 | 0,6 | 0,0 | | | 218 | ●●● | | 16 | 22 | 55 | 0,6 | 10,8 | 0,2 | | | |
| Sächsische Schweiz Klinik Sebnitz | Sebnitz | <200 | p | 3628 | <10000 | 0,951 | 10 | 32 | 5:16% | 6:15% | 8:13% | 34 | 1,2 | 0,5 | | | 209 | ●● | | 10 | 21 | 78 | 0,9 | 14,5 | 0,3 | | | |
| Kreiskrankenhaus Stollberg gGmbH | Stollberg | <500 | ö | 3037 | <10000 | 0,881 | 9 | 26 | 5:16% | 3:16% | 6:14% | 37 | 0,6 | 0,3 | | | 153 | ●● | | 11 | 13 | 100 | 1,0 | 5,5 | 0,2 | | | |
| Kreiskrankenhaus Torgau „Johann Kentmann" gGmbH | Torgau | <500 | ö | 3035 | <10000 | 0,777 | 7 | 23 | 6:17% | 5:16% | 8:11% | 34 | 0,6 | 0,0 | | | 182 | ●● | | 12 | 19 | 100 | 1,0 | 30,8 | 0,4 | | | |
| Kreiskrankenhaus Weißwasser gGmbH | Weißwasser | <200 | ö | 3603 | <10000 | 0,850 | 6 | 22 | 5:19% | 6:15% | 8:9% | 22 | 0,7 | 0,2 | | | 126 | ●●● | | 20 | 20 | 100 | 1,0 | 20,2 | 0,3 | | | |
| PleißBental-Klinik GmbH | Werdau | <500 | ö | 2856 | <10000 | 0,862 | 7 | 26 | 6:16% | 8:14% | 5:12% | 29 | 0,7 | 0,0 | | | 222 | ● | | 8 | 12 | 26 | 0,5 | 6,1 | 0,1 | | | |
| Fachkrankenhaus Hubertusburg gGmbH | Wermsdorf | <500 | ö | 2782 | <5000 | 1,142 | 3 | 8 | 1:53% | 6:10% | 4:9% | 3 | 2,3 | 7,3 | | P | | | | 23 | 36 | 100 | 1,0 | 9,4 | 0,3 | | | |

# Krankenhaus-Directory 2010

| Krankenhausname | Ort | Betten | Tr | Z-Bax | Case-mix | CMI | Leistungs-dichte Basis-DRG 25% | 50% | TOP 3 MDC | | | Part. in % O | Budget-Anteile ZE | SE | Bes. Leist. B | P | QSR Cholezyst-ektomie Fälle | Er-geb. | N | AOK-Patienten-tenwege (PKW-km) Med | oQ | DRG-Marktanteile und -konzentration im Umkreis 10 km MA | HHI | 30 km MA | HHI |
|---|---|---|---|---|---|---|---|---|---|---|---|---|---|---|---|---|---|---|---|---|---|---|---|---|---|
| Muldentalkliniken GmbH – Gemein-nützige Gesellschaft | Wurzen | <500 | ö | 2795 | <20000 | 0,809 | 8 | 26 | 6:16% | 5:16% | 8:13% | 29 | 0,2 | 0,0 | | | 300 | ●●● | | 16 | 23 | 100 | 1,0 | 9,5 | 0,2 |
| Klinikum Oberlausitzer Bergland gemeinnützige GmbH | Zittau | <1000 | ö | 3589 | <20000 | 0,856 | 9 | 29 | 5:17% | 6:16% | 8:13% | 27 | 3,3 | 0,4 | | | 469 | ●●● | | 15 | 26 | 100 | 1,0 | 81,3 | 0,8 |
| Diakoniewerk Zschadraß gGmbH | Zschadraß | <200 | fg | 2906 | <1000 | 0,916 | 2 | 3 | 1:75% | 8:16% | 19:2% | | 0,0 | 0,0 | | | | | | 21 | 36 | 52 | 0,7 | 6,0 | 0,2 |
| Klinikum Mittleres Erzgebirge gGmbH Haus Zschopau | Zschopau | <500 | ö | 2806 | <10000 | 0,947 | 8 | 26 | 8:19% | 6:16% | 5:15% | 33 | 0,3 | 0,0 | | | 194 | ● | | 14 | 19 | 100 | 1,0 | 7,1 | 0,2 |
| Heinrich-Braun-Klinikum Zwickau gGmbH | Zwickau | <1000 | ö | 2949 | <50000 | 1,083 | 12 | 45 | 5:13% | 8:13% | 6:10% | 40 | 3,8 | 0,6 | | | 165 | ●● | | 9 | 19 | 63 | 0,6 | 17,5 | 0,2 |
| Paracelsus-Klinik Zwickau | Zwickau | <500 | p | 3805 | <10000 | 1,162 | 5 | 18 | 1:25% | 8:22% | 4:14% | 31 | 2,3 | 0,4 | | | 100 | ●● | | 7 | 18 | 20 | 0,5 | 5,1 | 0,1 |
| Sachsen-Anhalt | | 377 | | 2884 | | 1,063 | 13 | 45 | 5:16% | 8:14% | 6:13% | 35 | 3,0 | 1,7 | 1 | 17 | | | 0 | | | | | | |
| Klinikum Aschersleben- Staßfurt GmbH | Aschersleben | <1000 | ö | 3025 | <20000 | 0,833 | 9 | 27 | 6:17% | 5:15% | 8:10% | 26 | 1,6 | 0,3 | | P | 244 | ● | | 16 | 18 | 100 | 1,0 | 31,0 | 0,3 |
| Lungenklinik Ballenstedt/Harz | Ballenstedt | <200 | fg | 3038 | <5000 | 0,807 | 1 | 3 | 4:83% | 23:5% | 5:5% | 8 | 7,4 | 4,3 | | | | | | 24 | 38 | 100 | 1,0 | 9,1 | 0,3 |
| Klinikum Bernburg gGmbH | Bernburg | <500 | ö | 3293 | <10000 | 0,957 | 8 | 25 | 5:18% | 1:18% | 6:16% | 22 | 1,0 | 0,0 | | | 134 | ●● | | 3 | 13 | 94 | 1,0 | 20,2 | 0,3 |
| Waldklinik Bernburg GmbH | Bernburg | <50 | p | 2880 | <1000 | 1,240 | 1 | 1 | 1:100% | | | | 0,0 | 34,3 | | | | | | 86 | 136 | 81 | 0,8 | 68,4 | 0,6 |
| Gesundheitszentrum Bitterfeld/Wolfen gGmbH | Bitterfeld | <500 | ö | 2943 | <20000 | 0,944 | 8 | 28 | 5:22% | 6:14% | 8:11% | 26 | 1,3 | 0,6 | | P | 211 | ●● | | 12 | 15 | 100 | 1,0 | 14,8 | 0,2 |
| Medigreif Kreiskrankenhaus Burg GmbH | Burg | <500 | p | 2952 | <10000 | 0,895 | 7 | 27 | 6:19% | 8:14% | 5:13% | 27 | 0,3 | 0,0 | | | 119 | ●● | | 15 | 17 | 74 | 0,9 | 10,5 | 0,3 |
| Stadtkrankenhaus Calbe | Calbe | <200 | ö | 2965 | <5000 | 1,106 | 3 | 8 | 5:33% | 1:15% | 6:12% | 0 | 0,0 | 0,0 | | | | | | 10 | 21 | 100 | 1,0 | 4,3 | 0,2 |
| MediClin Herzzentrum Coswig | Coswig | <200 | p | 2944 | <20000 | 2,498 | 3 | 6 | 5:94% | -1:3% | 1:1% | 58 | 2,3 | 0,0 | | | | | | 35 | 55 | 100 | 1,0 | 20,9 | 0,3 |
| Diakonissenkrankenhaus Dessau gGmbH | Dessau | <200 | fg | 3019 | <10000 | 1,020 | 5 | 16 | 11:29% | 6:23% | 12:13% | 49 | 2,8 | 0,8 | | | 77 | ●● | | 14 | 23 | 23 | 0,8 | 7,5 | 0,3 |
| Städtisches Klinikum Dessau | Dessau | <1000 | ö | 2954 | <50000 | 1,077 | 14 | 40 | 5:14% | 8:13% | 6:9% | 37 | 2,9 | 0,3 | | | 154 | ●● | | 14 | 24 | 88 | 0,9 | 38,3 | 0,4 |
| Diakonie-Krankenhaus Harz GmbH Elbingerode | Elbingerode | <50 | fg | 3043 | <5000 | 0,808 | 1 | 1 | 20:65% | 5:11% | 6:5% | 0 | 0,0 | 0,0 | | P | | | | 137 | 155 | 16 | 0,9 | 3,4 | 0,2 |
| Medigreif Verwaltungs- und Betriebsgesellschaft Fachkranken-haus Vogelsang-Gommern mbH | Gommern | <200 | p | 2886 | <5000 | 1,041 | 2 | 5 | 8:96% | 1:2% | 9:0% | 46 | 0,3 | 0,0 | | | | | | 36 | 68 | 52 | 0,6 | 18,4 | 0,3 |

# 520 Krankenhaus-Directory 2010

| Krankenhausname | Ort | Betten | Tr | Z-Bax | Case-mix | CMI | Leistungs-dichte Basis-DRG 25% | 50% | TOP 3 MDC | | | Part. in % O | Budget-Anteile ZE | SE | Bes. Leist. B | P | QSR Cholezyst-ektomie Fälle | Er-geb. | N | AOK-Patien-tenwege (PKW-km) Med | oQ | DRG-Marktanteile und -konzentration im Umkreis 10 km MA | HHI | 30 km MA | HHI |
|---|---|---|---|---|---|---|---|---|---|---|---|---|---|---|---|---|---|---|---|---|---|---|---|---|---|
| Ameos Klinikum St. Salvator Halberstadt GmbH | Halberstadt | <500 | p | 2884 | <50000 | 0,896 | 9 | 30 | 3:17% | 5:13% | 8:12% | 36 | 0,9 | 0,1 | | | 187 | ● | | 13 | 22 | 100 | 1,0 | 32,6 | 0,4 |
| AMEOS Klinikum Haldensleben | Haldensleben | <500 | p | 2944 | <1000 | 0,701 | 1 | 2 | 1:53% | 8:38% | 5:4% | | 0,0 | 0,0 | | p | | | | 25 | 35 | 25 | 0,8 | 4,2 | 0,2 |
| Sana Ohre-Klinikum GmbH | Haldensleben | <500 | p | 2985 | <1000 | 1,733 | 7 | 24 | 8:33% | 1:18% | 6:13% | 46 | 1,4 | 15,8 | | | 167 | ●●● | | 23 | 26 | 96 | 1,0 | 12,0 | 0,3 |
| Berufsgenossenschaftliche Kliniken Bergmannstrost | Halle | <500 | fg | 2927 | <20000 | 1,179 | 3 | 12 | 4:26% | 5:18% | 6:16% | 33 | 0,6 | 0,7 | | | 70 | | | 5 | 19 | 15 | 0,4 | 6,6 | 0,2 |
| Krankenhaus des Evangelischen Diakoniewerk Halle | Halle | <500 | fg | 3040 | <10000 | 1,170 | 9 | 29 | 8:18% | 1:14% | 4:12% | 41 | 1,7 | 0,1 | | p | 49 | ●●● | | 7 | 17 | 10 | 0,4 | 5,0 | 0,2 |
| Krankenhaus Martha-Maria Halle-Dölau gGmbH | Halle | <1000 | fg | 2940 | <50000 | 0,952 | 5 | 23 | 5:19% | 6:17% | 14:12% | 29 | 4,6 | 0,7 | | | 106 | ●●● | | 14 | 30 | 23 | 0,4 | 14,3 | 0,2 |
| Krankenhaus St. Elisabeth & St. Barbara | Halle | <1000 | fg | 2943 | <20000 | 1,517 | 19 | 58 | 5:13% | 8:11% | 2:8% | 48 | 8,0 | 1,3 | | p | 219 | ●●● | | 7 | 14 | 26 | 0,4 | 15,8 | 0,2 |
| Universitätsklinikum Halle | Halle | >1000 | ö | 2958 | >50000 | 0,830 | 6 | 20 | 8:21% | 5:20% | 6:17% | 29 | 0,1 | 0,0 | | | 73 | | | 15 | 46 | 40 | 0,4 | 24,4 | 0,2 |
| KMG Klinikum Havelberg GmbH | Havelberg | <50 | p | 3115 | <5000 | 0,881 | 2 | 4 | 1:89% | 8:5% | 5:2% | | 0,0 | 7,1 | | | 47 | | | 24 | 24 | 100 | 1,0 | 7,2 | 0,4 |
| AWO Fachkrankenhaus Jerichow | Jerichow | <200 | fg | 3055 | <1000 | 0,973 | 9 | 27 | 5:19% | 8:18% | 6:16% | 39 | 3,2 | 0,0 | | | 131 | ●●● | | 25 | 33 | 100 | 1,0 | 12,8 | 0,5 |
| Krankenhaus Köthen GmbH | Köthen | <500 | p | 2957 | <20000 | 1,142 | 1 | 3 | 4:80% | 23:10% | 5:2% | 25 | 3,0 | 5,1 | | | | | | 4 | 14 | 100 | 1,0 | 7,8 | 0,2 |
| Lungenklinik Lostau | Lostau | <200 | fg | 3101 | <5000 | 1,067 | 9 | 31 | 8:22% | 5:18% | 3:11% | 36 | 1,4 | 0,7 | | p | | | | 42 | 66 | 57 | 0,9 | 11,7 | 0,3 |
| Helios Klinikum Mansfelder Land und Pflege gGmbH* | Lutherstadt Eiseleben | <1000 | p | 2822 | <20000 | 0,706 | 2 | 4 | 1:68% | 8:19% | 5:5% | | 0,0 | 25,9 | | | | | | 20 | 23 | 100 | 1,0 | 15,5 | 0,3 |
| Klinik Bosse Wittenberg | Lutherstadt Wittenberg | <200 | fg | 2985 | <5000 | 0,974 | 9 | 31 | 6:16% | 5:15% | 8:13% | 28 | 1,9 | 0,0 | | | | | | 17 | 28 | 37 | 0,7 | 22,4 | 0,6 |
| Paul Gerhardt Diakonie Krankenhaus und Pflege GmbH | Lutherstadt Wittenberg | <500 | fg | 2925 | <20000 | 0,780 | 3 | 11 | 8:16% | 6:16% | 13:14% | 59 | 1,2 | 0,5 | | p | 180 | ●●● | | 15 | 24 | 93 | 0,9 | 53,1 | 0,6 |
| Klinik St. Marienstift Magdeburg | Magdeburg | <200 | fg | 2972 | <10000 | 1,149 | 5 | 17 | 8:34% | 5:23% | 6:14% | 36 | 1,2 | 1,5 | | | 94 | ●●● | | 8 | 21 | 12 | 0,4 | 6,7 | 0,2 |
| Klinikum in den Pfeiffersche Stiftungen GmbH | Magdeburg | <500 | fg | 2929 | <20000 | 1,075 | 11 | 37 | 5:17% | 6:14% | 8:11% | 35 | 4,8 | 0,9 | | | 98 | ●●● | | 7 | 13 | 13 | 0,4 | 8,3 | 0,3 |
| Klinikum Magdeburg GmbH | Magdeburg | <1000 | ö | 2606 | <50000 | 17,490 | 1 | 2 | 1:59% | -1:40% | 21:1% | 40 | 0,0 | 40,3 | | | 234 | ●●● | | 9 | 19 | 33 | 0,5 | 19,9 | 0,3 |
| Median Klinik Neurologisches Rehabilitationszentrum Magdeburg | Magdeburg | <50 | p | 2901 | <5000 | 1,397 | | | | | | | | | | | | | | 41 | 74 | 5 | 0,5 | 3,5 | 0,2 |
| Otto-von-Guericke Universität | Magdeburg | >1000 | ö | 2881 | >50000 | | 20 | 62 | 8:15% | 5:12% | 3:9% | 51 | 5,7 | 1,6 | | p | 138 | ● | | 19 | 44 | 52 | 0,5 | 31,1 | 0,3 |

Krankenhaus-Directory 2010    521

| Krankenhausname | Ort | Betten | Tr | Z-Bax | Case-mix | CMI | Leistungs-dichte Basis-DRG | | TOP 3 MDC | | | Part. in % | Budget-Anteile | | | Bes. Leist. | | OSR Cholezyst-ektomie | | | N | AOK-Patienten-wege (PKW-km) | | | DRG-Marktanteile und -konzentration im Umkreis | | | |
|---|---|---|---|---|---|---|---|---|---|---|---|---|---|---|---|---|---|---|---|---|---|---|---|---|---|---|---|---|
| | | | | | | | 25% | 50% | | | | O | ZE | SE | B | P | Fälle | Er-geb. | | | | | | 10 km | | 30 km | |
| | | | | | | | | | | | | | | | | | | | | | Med | oQ | MA | HHI | MA | HHI |
| Carl-von-Basedow-Klinikum Saalekreis GmbH | Merseburg | <1000 | ö | 2761 | <20000 | 0,967 | 9 | 30 | 5:20% | 6:18% | 8:13% | 28 | 2,8 | 1,1 | | P | 219 | ● | | 14 | 45 | 100 | 1,0 | 7,7 | 0,1 |
| Klinikum Burgenlandkreis gGmbH | Naumburg | <500 | fg | 2975 | <20000 | 0,879 | 9 | 28 | 5:17% | 6:15% | 8:15% | 29 | 0,6 | 0,3 | | P | 234 | ●●● | | 26 | 32 | 100 | 1,0 | 29,4 | 0,3 |
| Medigreif Bördekrankenhaus gGmbH | Oschersleben | <500 | p | 3019 | <10000 | 0,946 | 7 | 23 | 5:17% | 6:16% | 8:11% | 28 | 0,4 | 0,0 | | | 93 | ●● | | 11 | 21 | 100 | 1,0 | 7,3 | 0,3 |
| Klinikum Dorothea Christiane Erxleben Quedlinburg GmbH | Quedlinburg | <500 | ö | 3017 | <20000 | 0,985 | 8 | 26 | 5:25% | 6:15% | 6:14% | 35 | 0,8 | 0,0 | | P | 177 | ●● | | 17 | 21 | 100 | 1,0 | 22,4 | 0,3 |
| Altmark-Klinikum gGmbH | Salzwedel | <500 | ö | 2999 | <20000 | 0,805 | 8 | 28 | 6:17% | 5:14% | 8:14% | 25 | 0,8 | 0,2 | | | 254 | ● | | 33 | 49 | 100 | 1,0 | 75,2 | 0,7 |
| Helios Klinik Sangerhausen* | Sangerhausen | <500 | p | 2983 | <20000 | 0,865 | 7 | 26 | 6:15% | 5:14% | 8:9% | 28 | 1,3 | 0,5 | | | 242 | ● | | 23 | 42 | 100 | 1,0 | 27,5 | 0,4 |
| Helios Kliniken Mansfeld-Südharz GmbH | Sangerhausen | <1000 | p | | | | | | | | | | | | B | | | | | | | | | | | |
| Klinikum Schönebeck gGmbH | Schönebeck | <500 | ö | 2929 | <20000 | 0,786 | 6 | 24 | 6:17% | 5:14% | 8:10% | 26 | 2,0 | 1,6 | | | 197 | ●● | | 1 | 21 | 78 | 0,9 | 11,1 | 0,3 |
| Diakoniekrankenhaus Seehausen gGmbH | Seehausen | <200 | fg | 3090 | <5000 | 0,751 | 9 | 26 | 5:19% | 6:17% | 8:14% | 28 | 0,1 | 0,1 | | | 82 | ●● | | 15 | 21 | 100 | 1,0 | 27,7 | 0,5 |
| Johanniter KH Genthin-Stendal gGmbH | Stendal | <1000 | fg | 2972 | <50000 | 0,976 | 10 | 36 | 8:17% | 5:17% | 6:12% | 34 | 2,5 | 0,1 | | | 252 | ● | | 24 | 41 | 100 | 1,0 | 83,7 | 0,8 |
| SALUS gGmbH Fachklinikum Uchtspringe | Uchtspringe | <500 | p | 2999 | <5000 | 0,720 | 2 | 4 | 1:54% | 8:21% | 4:19% | 35 | 2,8 | 6,4 | | | | | | 29 | 58 | 100 | 1,0 | 28,8 | 0,8 |
| Asklepios Kliniken Weißenfels-Hohenmölsen GmbH | Weißenfels | <500 | p | 3045 | <20000 | 0,969 | 10 | 33 | 6:16% | 5:13% | 8:10% | 35 | 1,9 | 0,1 | | P | 250 | ●● | | 2 | 15 | 92 | 0,9 | 19,3 | 0,3 |
| Harzklinikum Wernigerode-Blankenburg GmbH | Wernigerode | <1000 | ö | 2971 | <20000 | 0,945 | 9 | 31 | 5:19% | 6:15% | 1:11% | 27 | 5,3 | 3,7 | | P | 148 | ●● | | 14 | 24 | 100 | 1,0 | 26,6 | 0,3 |
| Medigreif Krankenhaus Anhalt-Zerbst gGmbH | Zerbst | <500 | p | 2949 | <10000 | 0,857 | 6 | 20 | 8:24% | 6:16% | 5:15% | 30 | 0,1 | 0,0 | | | 83 | ●● | | 5 | 24 | 100 | 1,0 | 11,9 | 0,3 |
| Schleswig-Holstein | | 275 | | 2855 | | 1,091 | 15 | 50 | 5:16% | 8:14% | 6:11% | 39 | 2,8 | 2,5 | 6 | 3 | | | 2 | 1 | 8 | 18 | 0,8 | 0,8 | 0,1 |
| Klinik Ahrensburg Betreiber GmbH & Co. KG | Ahrensburg | <50 | p | 2620 | <1000 | 0,620 | 2 | 6 | 8:51% | 1:15% | 9:11% | 36 | 0,0 | 0,0 | | | | | | | | | | | |
| Klinikum Bad Bramstedt GmbH | Bad Bramstedt | <500 | fg | 2980 | <10000 | 1,473 | 1 | 3 | 8:92% | 1:2% | 9:1% | 36 | 3,8 | 0,0 | | | | | | 41 | 82 | 55 | 0,8 | 10,9 | 0,2 |
| Asklepios Klinik Bad Oldesloe | Bad Oldesloe | <200 | p | 2997 | <10000 | 0,975 | 8 | 25 | 5:18% | 6:14% | 8:13% | 29 | 0,7 | 0,2 | | | 123 | ●●● | | 10 | 15 | 100 | 1,0 | 6,1 | 0,2 |
| Helios Agnes Karll Krankenhaus Bad Schwartau | Bad Schwartau | <50 | p | 3040 | <5000 | 0,785 | 3 | 10 | 8:51% | 11:12% | 6:7% | 79 | 1,4 | 0,4 | | | 43 | ●● | | 11 | 18 | 8 | 0,5 | 4,2 | 0,2 |
| Segeberger Kliniken GmbH | Bad Segeberg | <500 | p | 2749 | <50000 | 1,285 | 7 | 25 | 5:40% | 6:10% | 8:8% | 36 | 2,8 | 3,0 | | P | 177 | ●● | | 14 | 30 | 100 | 1,0 | 10,6 | 0,2 |

## 522 Krankenhaus-Directory 2010

| Krankenhausname | Ort | Betten | Tr | Z-Bax | Case-mix | CMI | Leistungsdichte Basis-DRG 25% | Leistungsdichte Basis-DRG 50% | TOP 3 MDC | | | Part. in % O | Budget-Anteile ZE | Budget-Anteile SE | Bes. Leist. B | Bes. Leist. P | QSR Cholezystektomie Fälle | QSR Cholezystektomie Er-geb. | N | AOK-Patientenwege (PKW-km) Med | AOK-Patientenwege (PKW-km) oQ | DRG-Marktanteile und -konzentration im Umkreis 10 km MA | DRG-Marktanteile 10 km HHI | DRG-Marktanteile 30 km MA | DRG-Marktanteile 30 km HHI |
|---|---|---|---|---|---|---|---|---|---|---|---|---|---|---|---|---|---|---|---|---|---|---|---|---|---|
| Krankenhaus Borstel | Borstel | <50 | fg | 3184 | <5000 | 0,981 | 1 | 3 | 4:85% | 5:3% | -1:3% | 11 | 2,2 | 8,0 | | | | | | 33 | 52 | 100 | 1,0 | 4,0 | 0,2 |
| Ostseeklinik Damp GmbH | Damp | <500 | p | 2968 | <20000 | 1,353 | 3 | 6 | 8:89% | 1:8% | 5:1% | 67 | 2,2 | 2,2 | | | | | | 56 | 87 | | | | |
| Sana Kliniken Ostholstein GmbH Klinik Eutin | Eutin | <500 | p | 3148 | <20000 | 0,887 | 7 | 27 | 5:17% | 6:13% | 8:10% | 30 | 1,4 | 3,8 | | | 165 | ••• | | 27 | 45 | 96 | 0,9 | 33,4 | 0,4 |
| St.-Elisabeth-Krankenhaus | Eutin | <50 | fg | 2964 | <5000 | 1,761 | 1 | 2 | 8:40% | 5:26% | 4:11% | 2 | 0,0 | 24,0 | B | | | | | 26 | 43 | 10 | 0,8 | 3,7 | 0,3 |
| Ev. Luth. Diakonissenanstalt zu Flensburg | Flensburg | <1000 | fg | 2963 | <50000 | 1,022 | 9 | 27 | 5:20% | 8:17% | 1:12% | 38 | 2,0 | 0,7 | | | | | | 7 | 26 | 79 | 0,9 | 79,5 | 0,9 |
| Katharinen Hospiz am Park | Flensburg | <50 | fg | BE | | | | | | | | | 0,0 | 100,0 | B | | | | | 6 | 33 | | | | |
| St.-Franziskus-Hospital | Flensburg | <500 | fg | 3010 | <20000 | 1,205 | 5 | 17 | 6:30% | 4:19% | 7:10% | 36 | 1,3 | 2,9 | | | 286 | • | | 7 | 26 | 42 | 0,8 | 42,4 | 0,8 |
| Helios Klinik Geesthacht | Geesthacht | <50 | p | BE | | | | | | | | | 0,0 | 100,0 | B | | | | | 102 | 139 | | | | |
| Johanniter-Krankenhaus Geesthacht/Lauenburg | Geesthacht | <500 | fg | 2942 | <10000 | 0,795 | 7 | 25 | 5:16% | 6:14% | 8:13% | 29 | 0,3 | 0,0 | | | 107 | ••• | | 13 | 18 | 100 | 1,0 | 4,6 | 0,1 |
| Vitanas Klinik für Geriatrie Geesthacht | Geesthacht | <50 | p | 2361 | <5000 | 1,957 | 1 | 2 | 8:43% | 1:24% | 5:16% | | 0,0 | 13,2 | | | | | N | 19 | 23 | | | | |
| Krankenhaus Großhansdorf | Großhansdorf | <200 | fg | 2592 | <10000 | 1,116 | 1 | 2 | 4:93% | 5:1% | -1:1% | 12 | 4,2 | 2,8 | | | | | | 39 | 84 | 58 | 0,8 | 5,4 | 0,1 |
| Parkklinik Manhagen | Großhansdorf | <50 | p | 2981 | | | | | | | | | | | | | | | | 24 | 35 | | | | |
| Westküstenklinik Heide | Heide | <1000 | ö | 2950 | <50000 | 1,040 | 10 | 31 | 5:17% | 8:16% | 6:14% | 30 | 1,7 | 2,6 | | | 189 | ••• | | 18 | 36 | 100 | 1,0 | 100,0 | 1,0 |
| Ameos Krankenhausgesellschaft Holstein mbH | Heiligenhafen | <500 | p | 3291 | <1000 | 0,744 | 2 | 3 | 1:73% | 8:19% | 3:4% | | 1,8 | 0,0 | | | | | | 22 | 23 | 100 | 1,0 | 100,0 | 1,0 |
| Paracelsus Nordseeklinik Helgoland | Helgoland | <50 | p | 11901 | <1000 | 0,416 | 3 | 10 | 6:28% | 5:20% | 1:10% | 1 | 0,0 | 72,4 | B | | | | | 104 | 193 | | | | |
| Klinikum Nordfriesland gGmbH | Husum | <500 | ö | 3002 | <20000 | 0,911 | 11 | 32 | 5:23% | 6:14% | 8:12% | 35 | 1,1 | 0,7 | | | 258 | ••• | | 26 | 43 | 96 | 1,0 | 95,5 | 1,0 |
| KLW Krankenhausbetriebsgesellschaft mbH & Co. KG | Husum | <50 | p | 3100 | <1000 | 0,669 | 2 | 4 | 8:86% | 6:7% | 9:4% | 96 | 0,0 | 0,0 | | | | | | 19 | 30 | 22 | 0,8 | 21,9 | 0,8 |
| Zweckverb. Krankenhaus Itzehoe | Itzehoe | <1000 | ö | 2942 | <50000 | 0,991 | 9 | 33 | 5:15% | 6:14% | 8:10% | 29 | 1,3 | 1,5 | | | 219 | •• | | 16 | 23 | 100 | 1,0 | 80,4 | 0,9 |
| Paracelsus-Klinik Henstedt-Ulzburg/Kaltenkirchen | Kaltenkirchen | <500 | p | 2982 | <10000 | 0,818 | 4 | 22 | 6:15% | 8:15% | 9:14% | 32 | 4,5 | 0,0 | | | 128 | •• | | 12 | 15 | 67 | 0,9 | 4,6 | 0,1 |
| Klinik Flechsig – Klinik für Hals-, Nasen- und Ohrenkrankheiten GmbH | Kiel | <50 | p | 2950 | <1000 | 0,435 | 1 | 2 | 3:99% | 9:0% | 4:0% | 98 | 0,0 | 0,0 | | | | | | 14 | 40 | 22 | 0,6 | 21,5 | 0,6 |
| Lubinus-Klinik | Kiel | <200 | p | 2819 | | | | | | | | | | | | | | | | 26 | 53 | 22 | 0,5 | 20,9 | 0,4 |

| Krankenhausname | Ort | Betten | Tr | Z-Bax | Case-mix | CMI | Leistungsdichte Basis-DRG | | TOP 3 MDC | | | Part. in % | Budget-Anteile | | | Bes. Leist. | | | QSR Cholezystektomie | | | AOK-Patientenwege (PKW-km) | | DRG-Marktanteile und -konzentration im Umkreis | | | | |
|---|---|---|---|---|---|---|---|---|---|---|---|---|---|---|---|---|---|---|---|---|---|---|---|---|---|---|---|---|
| | | | | | | | 25% | 50% | | | | O | ZE | SE | B | P | | Fälle | | Ergeb. | Med | oQ | 10 km | | 30 km | | |
| | | | | | | | | | | | | | | | | | | | | | | | MA | HHI | MA | HHI | HHI |
| Ostseeklinik Kiel GmbH | Kiel | <50 | p | 2945 | <5000 | 0,748 | 4 | 9 | 8:58% | 6:16% | 11:9% | 97 | 0,6 | 0,0 | | | | 54 | • | | 7 | 17 | 10 | 0,4 | 6,8 | 0,3 |
| Park-Klinik GmbH | Kiel | <50 | p | 3105 | <5000 | 0,574 | 2 | 7 | 6:33% | 13:19% | 9:16% | 86 | 3,8 | 0,0 | | | | 30 | • • | | 16 | 35 | 13 | 0,5 | 11,6 | 0,4 |
| St.-Elisabeth-Krankenhaus | Kiel | <50 | fg | 2997 | <5000 | 0,799 | 4 | 9 | 8:73% | 6:15% | 11:3% | 95 | 0,2 | 0,0 | | | | | | | 17 | 35 | 10 | 0,4 | 7,9 | 0,3 |
| Städtisches Krankenhaus | Kiel | <1000 | ö | 3066 | <50000 | 0,933 | 6 | 24 | 6:15% | 5:15% | 14:9% | 19 | 7,2 | 1,5 | | | | 345 | • • • | | 7 | 10 | 34 | 0,5 | 18,5 | 0,3 |
| Universitätsklinikum Schleswig-Holstein | Kiel & Lübeck | >1000 | ö | 2918 | >50000 | 1,445 | 19 | 60 | 5:15% | 1:9% | 3:9% | 46 | 5,3 | 2,2 | | P | | 190 | • • | | | | 58 | 0,6 | 43,2 | 0,4 |
| Praxisklinik Kronshagen GmbH KG | Kronshagen | <50 | p | 3027 | <1000 | 0,498 | 1 | 2 | 8:62% | 5:36% | 9:1% | 99 | 0,0 | 0,0 | | | | | | | 38 | 57 | 6 | 0,5 | 3,2 | 0,2 |
| DRK Therapiezentrum Marli GmbH | Lübeck | <200 | p | 2921 | <5000 | 1,706 | 1 | 3 | 8:36% | 1:17% | 5:17% | 0 | 0,0 | 7,7 | | | | | | | 9 | 15 | 16 | 0,5 | 10,1 | 0,3 |
| Marien-Krankenhaus Lübeck | Lübeck | <50 | fg | 2985 | <5000 | 0,465 | 2 | 6 | 14:21% | 15:19% | 3:17% | 62 | 0,0 | 0,0 | | | | 143 | • | | 5 | 12 | 29 | 0,6 | 17,2 | 0,3 |
| Sana Kliniken Lübeck GmbH | Lübeck | <500 | p | 3006 | <20000 | 1,102 | 9 | 27 | 5:26% | 6:17% | 8:12% | 29 | 2,2 | 3,3 | | | | 163 | • | | 8 | 17 | 98 | 1,0 | 23,0 | 0,3 |
| FEK-Friedrich-Ebert- Krankenhaus Neumünster GmbH | Neumünster | <1000 | ö | 3011 | <50000 | 1,186 | 11 | 37 | 5:16% | 6:13% | 8:13% | 35 | 1,7 | 1,6 | B | P | | 245 | • • • | | 8 | 18 | | | | |
| Klinik Klosterstr. | Neumünster | <50 | p | 3258 | <1000 | 0,659 | 1 | 5 | 13:70% | 9:16% | 14:6% | 90 | 0,0 | 0,0 | | | | | | | 5 | 10 | 23 | 0,7 | 4,0 | 0,2 |
| Ameos Krankenhausgesellschaft Holstein mbH | Neustadt | <500 | p | 3265 | <1000 | 0,862 | 3 | 6 | 1:80% | 8:10% | 19:4% | | 0,2 | 7,6 | | | | | | | 18 | 31 | 18 | 0,7 | 5,2 | 0,3 |
| Kinderzentrum Pelzerhaken | Neustadt | <50 | fg | BE | | | | | | | | | | | B | | | | | | 102 | 152 | | | | |
| Klinikum Neustadt | Neustadt | <500 | p | 2980 | | | | | | | | | 0,0 | 100,0 | | | | 107 | • • • | | 21 | 48 | 94 | 0,9 | 13,2 | 0,3 |
| Regio.Kliniken gGmbH | Pinneberg | <1000 | ö | 2934 | | | | | | | | | | | | | | 396 | | | 17 | 22 | 42 | 0,4 | 7,9 | 0,1 |
| Klinik Preetz Krankenhaus des Kreises Plön | Preetz | <200 | ö | 2954 | <10000 | 0,899 | 8 | 26 | 6:17% | 5:17% | 8:10% | 31 | 0,2 | 0,0 | | | | 158 | • • | | 14 | 21 | 96 | 1,0 | 6,8 | 0,3 |
| DRK Krankenhaus Mölln / Ratzeburg | Ratzeburg | <200 | fg | 2956 | <10000 | 0,953 | 9 | 28 | 5:22% | 6:14% | 8:13% | 30 | 0,5 | 0,1 | | | | 154 | • • | | 11 | 23 | 99 | 1,0 | 12,3 | 0,4 |
| DRK Röpersberg Klinik, Klinik für Geriatrie Ratzeburg GmbH | Ratzeburg | <50 | p | 2681 | <5000 | 1,983 | 1 | 2 | 8:42% | 1:20% | 5:16% | | 0,0 | 6,6 | | | | | | | 24 | 42 | 23 | 0,9 | 3,8 | 0,4 |
| Krankenhaus Reinbek St.-Adolf-Stift | Reinbek | <500 | p | 2960 | <20000 | 0,979 | 8 | 28 | 5:20% | 6:18% | 8:9% | 32 | 1,1 | 0,0 | | | | 202 | • • | | 9 | 18 | 47 | 0,5 | 4,4 | 0,1 |
| Kreiskrankenhäuser und Kreissenioreneinrichtungen Rendsburg-Eckernförde gGmbH | Rendsburg | <1000 | ö | 3136 | <50000 | 0,931 | 10 | 32 | 5:15% | 6:15% | 8:11% | 37 | 1,0 | 0,8 | | | | 403 | • • | | 22 | 28 | 100 | 1,0 | 43,8 | 0,4 |
| Schlei-Klinikum Schleswig MLK GmbH | Schleswig | <500 | p | 2799 | <20000 | 0,972 | 9 | 31 | 5:25% | 6:15% | 8:11% | 38 | 2,4 | 0,5 | | | | 161 | • | | 15 | 25 | 100 | 1,0 | 32,3 | 0,6 |

| Krankenhausname | Ort | Betten | Tr | Z-Bax | Case-mix | CMI | Leistungs-dichte Basis-DRG 25% | 50% | TOP 3 MDC | | | Part. in % O | Budget-Anteile ZE | SE | Bes. Leist. B | P | QSR Cholezyst-ektomie Fälle | Er-geb. | N | AOK-Patienten-tenwege (PKW-km) Med | oQ | DRG-Marktanteile und -konzentration im Umkreis 10 km MA | HHI | 30 km MA | HHI |
|---|---|---|---|---|---|---|---|---|---|---|---|---|---|---|---|---|---|---|---|---|---|---|---|---|---|
| Krankenhaus Middelburg | Süsel | <50 | fg | 2867 | <5000 | 2,404 | 1 | 2 | 8:36% | 1:27% | 5:13% | 3 | 0,0 | 26,7 | | | | | | 25 | 38 | 7 | 0,5 | 2,3 | 0,3 |
| Curschmann-Klinik | Timmendorfer Strand | <50 | p | 3003 | <1000 | 0,727 | 2 | 5 | 5:48% | 6:13% | 4:13% | 1 | 0,0 | 0,0 | | | | | N | 76 | 85 | 100 | 1,0 | 3,4 | 0,3 |
| Nordseeklinik Westerland | Westerland | <200 | ö | 3452 | <5000 | 0,830 | 5 | 20 | 5:17% | 9:14% | 8:13% | 20 | 0,1 | 0,1 | | | | | | 9 | 18 | 100 | 1,0 | 100,0 | 1,0 |
| Klinikum Nordfriesland gGmbH, Klinik Föhr-Amrum | Wyk | <50 | ö | 5321 | <1000 | 0,611 | 6 | 20 | 5:21% | 6:15% | 8:10% | 14 | 0,1 | 0,0 | | | | | | 7 | 7 | 100 | 1,0 | 100,0 | 1,0 |
| **Thüringen** | | **385** | | **2834** | | **1,103** | **14** | **46** | **5:16%** | **8:15%** | **6:13%** | **36** | **2,7** | **2,2** | | | | | **0** | | | | | | |
| Kreiskrankenhaus Altenburg gGmbH | Altenburg | <500 | ö | 2920 | <20000 | 0,978 | 8 | 27 | 5:19% | 6:15% | 8:13% | 23 | 2,8 | 0,3 | | | 208 | • | | 9 | 16 | 100 | 1,0 | 13,4 | 0,2 |
| Kreiskrankenhaus Apolda | Apolda | <500 | ö | 2968 | <10000 | 0,866 | 6 | 23 | 8:17% | 5:14% | 4:14% | 31 | 0,4 | 0,6 | | | 162 | ••• | | 2 | 16 | 100 | 1,0 | 8,8 | 0,3 |
| Ilm- Kreis- Kliniken Arnstadt-Ilmenau gGmbH | Arnstadt | <500 | ö | 2930 | <20000 | 0,876 | 9 | 26 | 5:18% | 8:13% | 6:12% | 27 | 0,7 | 0,0 | | | 243 | •• | | 24 | 26 | 89 | 0,9 | 13,9 | 0,2 |
| Marienstift Arnstadt, Orthopädische Klinik | Arnstadt | <50 | fg | 2816 | <5000 | 1,504 | 3 | 6 | 8:97% | 1:2% | 9:0% | 83 | 0,3 | 2,0 | | | | | | 37 | 70 | 49 | 0,7 | 9,9 | 0,2 |
| Zentralklinik Bad Berka GmbH | Bad Berka | <1000 | p | 2876 | <50000 | 1,964 | 5 | 20 | 5:33% | 4:20% | 8:20% | 49 | 5,6 | 6,3 | | | | | | 60 | 91 | 54 | 0,7 | 13,4 | 0,2 |
| DRK – Manniske Krankenhaus | Bad Frankenhausen | <500 | fg | 2883 | <50000 | 0,941 | 8 | 30 | 6:21% | 5:19% | 8:13% | 31 | 1,0 | 0,0 | | | 401 | ••• | | 30 | 33 | 100 | 1,0 | 36,3 | 0,4 |
| Moritz Klinik Bad Klosterlausnitz | Bad Klosterlausnitz | <50 | p | BE | | | | | | | | | | | B | | | | | | | | | | |
| Heinrich- Mann- Klinik Bad Liebenstein | Bad Liebenstein | <50 | p | BE | | | | | | | | | | | B | | | | | 82 | 104 | | | | |
| m & i Fachklinik Bad Liebenstein | Bad Liebenstein | <500 | p | 2850 | | | | | | | | | 0,0 | 100,0 | B | P | | | | 70 | 94 | | | | |
| Klinikum Bad Salzungen | Bad Salzungen | <500 | ö | BE | <20000 | 0,833 | 8 | 26 | 5:17% | 6:14% | 8:14% | 30 | 1,4 | 0,0 | B | P | 123 | • | | 15 | 21 | 100 | 1,0 | 29,9 | 0,3 |
| MEDIAN- Klinik Bad Tennstedt | Bad Tennstedt | <50 | p | BE | | | | | | | | | 0,0 | 100,0 | B | | | | | 69 | 114 | | | | |
| HELIOS Klinik Blankenhain | Blankenhain | <200 | p | 2772 | <10000 | 1,256 | 9 | 29 | 8:27% | 6:16% | 11:14% | 53 | 0,6 | 0,6 | | | 85 | • | | 19 | 33 | 29 | 0,8 | 4,1 | 0,2 |
| Helios Klinik Bleicherode | Bleicherode | <50 | p | 3311 | <10000 | 1,308 | 1 | 3 | 8:92% | 1:7% | 21:0% | 54 | 1,3 | 0,4 | | | | | | 34 | 51 | 100 | 1,0 | 14,7 | 0,3 |
| St. Georg Klinikum gGmbH | Eisenach | <500 | fg | 2921 | <20000 | 0,952 | 8 | 31 | 5:19% | 6:19% | 8:11% | 30 | 3,7 | 0,1 | | P | 219 | •• | | 11 | 20 | 100 | 1,0 | 19,4 | 0,2 |
| Waldkrankenhaus „Rudolf Elle" gGmbH | Eisenberg | <500 | ö | 2913 | <20000 | 1,272 | 4 | 17 | 8:58% | 6:13% | 5:9% | 52 | 1,5 | 0,0 | | | 83 | •• | | 20 | 43 | 100 | 1,0 | 9,6 | 0,3 |
| HELIOS Klinikum Erfurt | Erfurt | >1000 | p | 2718 | >50000 | 1,159 | 15 | 49 | 5:12% | 8:10% | 3:10% | 42 | 2,4 | 0,4 | | | 117 | • | | 15 | 37 | 76 | 0,7 | 31,9 | 0,3 |

Krankenhaus-Directory 2010   525

| Krankenhausname | Ort | Betten | Tr | Z-Bax | Case-mix | CMI | Leistungs-dichte Basis-DRG | | TOP 3 MDC | | | Part. in % | Budget-Anteile | | | Bes. Leist. | | QSR Cholezyst-ektomie | | N | AOK-Patien-tenwege (PKW-km) | | | DRG-Marktanteile und -konzentration im Umkreis | | | | |
|---|---|---|---|---|---|---|---|---|---|---|---|---|---|---|---|---|---|---|---|---|---|---|---|---|---|---|---|---|
| | | | | | | | 25% | 50% | | | | O | ZE | SE | B | P | Fälle | Er-geb. | | Med | oQ | 10 km | | 30 km | | | |
| | | | | | | | | | | | | | | | | | | | | | | MA | HHI | MA | HHI | | |
| Katholisches Krankenhaus St. Johann Nepomuk | Erfurt | <500 | fg | 2890 | <20000 | 0,958 | 9 | 29 | 5:18% | 6:17% | 8:9% | 38 | 2,2 | 0,0 | | P | 255 | ••• | | 6 | 12 | 29 | 0,6 | 11,4 | 0,3 | | |
| Krankenhaus Waltershausen-Friedrichroda GmbH | Friedrichroda | <500 | p | 2952 | <10000 | 0,916 | 8 | 25 | 5:19% | 6:18% | 8:14% | 32 | 1,5 | 0,0 | | | 157 | • | | 10 | 16 | 100 | 1,0 | 11,3 | 0,2 | | |
| SRH Waldklinikum Gera | Gera | >1000 | p | 2900 | <50000 | 1,137 | 12 | 40 | 5:13% | 8:11% | 6:11% | 39 | 2,9 | 0,5 | | P | 303 | • | | 11 | 24 | 100 | 1,0 | 40,1 | 0,4 | | |
| Gotha/Ohrdruf | Gotha | <500 | p | 2722 | <20000 | 0,916 | 8 | 31 | 5:18% | 8:15% | 6:14% | 30 | 1,6 | 0,1 | | | 241 | • | | 3 | 9 | 100 | 1,0 | 13,8 | 0,2 | | |
| Keiskrankenhaus Greiz | Greiz | <500 | ö | 2787 | <20000 | 0,956 | 10 | 33 | 6:17% | 5:16% | 8:13% | 31 | 2,5 | 0,0 | | | 156 | • | | 14 | 21 | 64 | 0,6 | 8,9 | 0,2 | | |
| Fachkrankenhaus f. Psychiatrie und Neurologie | Hildburghausen | <500 | p | 2893 | <5000 | 0,864 | 2 | 4 | 1:77% | 8:18% | 3:2% | | 2,7 | 0,9 | | | | | | 18 | 38 | 61 | 0,7 | 14,3 | 0,3 | | |
| Henneberg-Kliniken gGmbH | Hildburghausen | <500 | ö | 2956 | <10000 | 0,868 | 7 | 25 | 5:21% | 6:20% | 8:16% | 34 | 0,3 | 0,0 | | | 193 | • | | 15 | 21 | 86 | 0,9 | 12,3 | 0,3 | | |
| Klinikum der Friedrich-Schiller-Universität Jena | Jena | >1000 | ö | 2868 | >50000 | 1,476 | 18 | 58 | 5:13% | 8:9% | 6:8% | 44 | 6,4 | 2,4 | | P | 139 | • | | 34 | 64 | 100 | 1,0 | 39,2 | 0,4 | | |
| St.-Elisabeth-Krankenhaus Fachkrankenhaus für Geriatrie | Lengenfeld u. Stein | <50 | fg | 2864 | <5000 | 1,977 | 1 | 1 | 8:56% | 1:25% | 5:13% | 0 | 0,0 | 1,1 | | | | | | 35 | 59 | 100 | 1,0 | 17,4 | 0,3 | | |
| Fachkrankenhaus für Dermatologie Schloß Friedensburg GmbH | Leutenberg | <50 | ö | | | | | | | | | | | | B | | | | | | | | | | | | |
| Geriatrische Fachklinik Georgenhaus Meiningen | Meiningen | <200 | fg | 2926 | <5000 | 1,816 | 1 | 1 | 8:62% | 1:22% | 5:9% | | 0,0 | 5,7 | | | | | | 30 | 38 | 36 | 1,0 | 10,6 | 0,3 | | |
| Klinikum Meiningen GmbH | Meiningen | <1000 | p | 2966 | <50000 | 1,251 | 11 | 39 | 8:18% | 5:16% | 6:13% | 43 | 2,9 | 0,5 | | | 215 | •• | | 21 | 31 | 100 | 1,0 | 24,4 | 0,3 | | |
| Hufeland-Klinikum GmbH Bad Langensalza | Mühlhausen | <1000 | ö | 2920 | <50000 | 0,976 | 9 | 30 | 5:20% | 6:19% | 8:16% | 36 | 1,4 | 0,0 | | | 419 | • | | 16 | 20 | 92 | 1,0 | 30,1 | 0,3 | | |
| Ökumenisches Hainichklinikum gGmbH | Mühlhausen | <500 | fg | 2624 | <5000 | 0,934 | 1 | 4 | 1:80% | 19:8% | 8:3% | 0 | 0,0 | 0,4 | | | | | | 21 | 31 | 33 | 0,8 | 10,6 | 0,3 | | |
| Ev. Fachkrankenhaus für Atemwegserkrankungen | Neustadt | <50 | fg | 2912 | <5000 | 0,770 | 1 | 2 | 4:92% | 5:6% | 16:0% | 2 | 0,5 | 7,2 | | | | | | 38 | 60 | 35 | 0,8 | 18,0 | 0,5 | | |
| Südharz-Krankenhaus Nordhausen gGmbH | Nordhausen | <1000 | ö | 2904 | <50000 | 1,035 | 11 | 40 | 5:13% | 6:12% | 8:11% | 39 | 2,3 | 0,3 | | | 196 | •• | | 15 | 28 | 89 | 0,9 | 43,7 | 0,6 | | |
| Eichsfeldklinikum gGmbH | Reifenstein | <500 | fg | 2927 | <20000 | 0,898 | 8 | 25 | 5:18% | 6:17% | 8:10% | 33 | 1,0 | 0,4 | | | 273 | •• | | 26 | 28 | 100 | 1,0 | 30,7 | 0,3 | | |
| Kreiskrankenhaus Ronneburg | Ronneburg | <200 | ö | 2787 | <5000 | 1,963 | 1 | 1 | 8:77% | 1:21% | 5:2% | | 0,0 | 1,4 | | | | | | 23 | 33 | 32 | 1,0 | 8,0 | 0,2 | | |
| Thüringen Kliniken „Georgius Agricola" GmbH | Saalfeld | <1000 | ö | 3024 | <50000 | 1,039 | 9 | 33 | 8:17% | 6:17% | 5:16% | 33 | 0,9 | 0,4 | | P | 427 | • | | 20 | 26 | 100 | 1,0 | 41,9 | 0,6 | | |

| Krankenhausname | Ort | Betten | Tr | Z-Bax | Case-mix | CMI | Leistungs-dichte Basis-DRG | | TOP 3 MDC | | | Part. in % | Budget-Anteile | | | Bes. Leist. | | QSR Cholezyst-ektomie | | | AOK-Patien-tenwege (PKW-km) | | | DRG-Marktanteile und -konzentration im Umkreis | | | | | |
|---|---|---|---|---|---|---|---|---|---|---|---|---|---|---|---|---|---|---|---|---|---|---|---|---|---|---|---|---|---|
| | | | | | | | 25% | 50% | | | | | | | | | | | | | | | | 10 km | | | 30 km | | |
| | | | | | | | | | | | | O | ZE | SE | B | P | Fälle | Er-geb. | N | Med | oQ | MA | HHI | MA | MA | HHI | MA | HHI |
| Kreiskrankenhaus Schleiz | Schleiz | <200 | ö | 2820 | <5000 | 0,866 | 7 | 22 | 5:17% | 8:14% | 6:14% | 25 | 0,2 | 0,0 | | | 105 | ●● | | 18 | 23 | 100 | 1,0 | 15,6 | 1,0 | 0,3 | | |
| Kreiskrankenhaus Schmalkalden gGmbH | Schmalkalden | <200 | ö | 2893 | <10000 | 0,867 | 9 | 26 | 6:18% | 5:15% | 8:14% | 33 | 1,8 | 0,0 | | | 169 | ●● | | 10 | 16 | 100 | 1,0 | 10,4 | 1,0 | 0,2 | | |
| Kreiskrankenhäuser Sonneberg und Neuhaus gGmbH | Sonneberg | <500 | ö | 2874 | <20000 | 0,989 | 9 | 28 | 5:23% | 8:16% | 6:14% | 33 | 0,8 | 4,2 | | | 279 | ● | | 14 | 25 | 85 | 0,8 | 24,3 | 1,0 | 0,3 | | |
| Asklepios Fachklinik Stadtroda | Stadtroda | <500 | p | 2943 | <5000 | 0,915 | 1 | 2 | 1:85% | 8:6% | 19:2% | | 0,8 | 16,2 | | P | | | | 38 | 64 | 100 | 1,0 | 7,5 | 1,0 | 0,3 | | |
| SRH Zentralklinikum Suhl gGmbH | Suhl | <1000 | p | 2903 | <5000 | 1,027 | 11 | 41 | 5:14% | 6:12% | 4:10% | 39 | 3,5 | 0,2 | | | 176 | ●●● | | 14 | 32 | 100 | 1,0 | 39,8 | 1,0 | 0,4 | | |
| KMG Rehabilitationszentrum Sülzhayn GmbH | Sülzhayn | <50 | | BE | | | | | | | | | 0,0 | 100,0 | B | | | | | 132 | 196 | | | | | | | |
| Rheumaklinik Weißenburg | Uhlstädt-Kirchhasel | <50 | p | 2157 | <5000 | 1,020 | 1 | 2 | 8:95% | 1:5% | | 30 | 5,3 | 0,0 | | | | | | 48 | 70 | 100 | 1,0 | 17,6 | 1,0 | 0,3 | | |
| Sophien- und Hufeland Klinikum gGmbH | Weimar | <1000 | fg | 3102 | <20000 | 0,908 | 8 | 28 | 8:15% | 1:13% | 6:12% | 30 | 3,7 | 0,7 | | | 133 | ● | | 9 | 25 | 49 | 0,8 | 10,8 | 0,8 | 0,2 | | |

# Der Krankenhaus-Report 2012 im Internet

Alle Tabellen und Abbildungen des Krankenhaus-Reports 2012 stehen im Internetportal unter der Adresse www.krankenhaus-report-online.de zur Verfügung und können unter Berücksichtigung des Copyrights heruntergeladen und in eigene Arbeiten übernommen werden. Mit den Daten können eigene Berechnungen durchgeführt werden.

**Registrierung:**
Gehen Sie bitte auf die oben genannte Internetseite und lassen Sie sich – falls noch nicht geschehen – registrieren. Folgen Sie dem Link: „Dann registrieren Sie sich [hier]!" Nach dem Klick öffnet sich ein Formular zur Registrierung. Bitte füllen Sie die mit einem Stern markierten Pflichtfelder aus und klicken Sie dann unten auf den Button „absenden". Sobald Ihre Angaben vom Schattauer Verlag überprüft wurden, erhalten Sie per E-Mail die Zugangsberechtigung zum Internetportal. Jetzt können Sie sich anmelden und den vorne in der Innenseite des Buchumschlags eingedruckten Code eingeben und die unten aufgeführten Materialien herunterladen.

Sollten Sie schon im Internetportal des Krankenhaus-Reports registriert sein, so müssen Sie nach dem Einloggen nur den Code für den Krankenhaus-Report 2012 zusätzlich eingeben. Sie erhalten dann Zugang zu den Daten für 2007, 2008/2009, 2010, 2011 und 2012.

**Im Internetportal zum Krankenhaus-Report 2012 finden Sie:**
- Inhaltsverzeichnis
- Zusammenfassungen der Beiträge (deutsch/englisch)
- alle Abbildungen im eps- und pdf-Format
- alle Tabellen im xls- und pdf-Format
- das Krankenhaus-Directory 2010 mit erweiterten Informationen im pdf-Format
- die Krankenhauspolitische Chronik 2001 bis 7/2011

**Zusätzlich zum Buch finden Sie im Internetportal:**
- Inhaltsverzeichnisse der Krankenhaus-Reporte 1993 bis 2011
- Zusammenfassungen der Krankenhaus-Reporte 1997 bis 2011

**Ergänzende Tabellen zu Kapitel 19, 20 und 21:**
**Kapitel 19**
Tabelle 19–a: Zentrale Indikatoren der Krankenhäuser für 1999–2009
Tabelle 19–b: Bettendichte im Ländervergleich 1999–2009
Tabelle 19–c: Personal nach Trägerschaft 2009
Tabelle 19–d: Krankenhäuser nach Trägerschaft 1991 bis 2009

## Kapitel 20

Tabelle 20–a: Patienten nach Krankheitsklasse und Wohnort je 100 000 Einwohner 2009 – rohe Rate –

## Kapitel 21

Tabelle 21–a: Ausgewählte Hauptdiagnosen und ihre zehn häufigsten Nebendiagnosen der Krankenhauspatienten 2009

Tabelle 21–b: Die 50 häufigsten Nebendiagnosen der Krankenhauspatienten 2009 – insgesamt –

Tabelle 21–c: Die 50 häufigsten Nebendiagnosen der Krankenhauspatienten 2009 – männlich –

Tabelle 20–d: Die 50 häufigsten Nebendiagnosen der Krankenhauspatienten 2009 – weiblich –

Tabelle 21–e: Die 50 häufigsten Operationen (Viersteller) – insgesamt –

Tabelle 21–f: Die 50 häufigsten Operationen (Viersteller) – männlich –

Tabelle 21–g: Die 50 häufigsten Operationen (Viersteller) – weiblich –

Tabelle 21–h: Die 50 häufigsten Operationen (Dreisteller) – insgesamt –

Tabelle 21–i: Die 50 häufigsten Operationen (Dreisteller) – männlich –

Tabelle 21–j: Die 50 häufigsten Operationen (Dreisteller) – weiblich –

Tabelle 21–k: Die Operationen mit den größten Veränderungen von 2008 auf 2009 (Viersteller)

Tabelle 21–l: Die Operationen mit den größten Veränderungen von 2007 auf 2008 (Dreisteller)

**Krankenhaus-Directory** (Kapitel 22)

Die Internetversion enthält die folgenden zusätzlichen Spalten:

| | |
|---|---|
| CMI Abw. Land | Vergleich zwischen dem individuellen CMI und dem entsprechenden Landeswert |
| Leistungsdichte Basis-DRG 75 % | Gibt an, mit wie vielen Basis-DRGs 75 % aller Leistungen eines Hauses erbracht werden |
| TOP 5 MDC | Weist die fünf stärksten MDCs mit ihrer Nummer und ihrem Prozentanteil an allen DRG-Leistungen aus (im Buch werden nur die drei stärksten MDC ausgewiesen) |
| Partitionen A und M in % | A = andere und M = medizinische Partition |
| Besondere Leistungen. Spalten N und H | N = neue Untersuchungs- und Behandlungsmethoden<br>H = hochspezialisierte Leistungen |
| Vereinbarte regionale DRG-Marktanteile und -konzentration im Umkreis von 20 km | Beschreibt die regionale Markt- und Wettbewerbssituation eines Krankenhauses für DRG-Leistungen im Umkreis von 20 km anhand des Marktanteils (MA) und des Herfindahl-Hirschman-Index (HHI) |

| | |
|---|---|
| QSR-Behandlungsergebnisse: | Weist jeweils Fälle und Ergebnis der Qualitäts- |
| Hüft-EP | bewertung aus (im Buch sind nur Fälle und Ergeb- |
| Oberschenkelfraktur | nisse für den neuen QSR-Leistungsbereich Gallen- |
| Knie-TEP | blasenentfernung bei Gallensteinen ausgewiesen) |

Informationen zum Krankenhaus-Report finden Sie auch unter www.wido.de/khreport.html.

# Autorenverzeichnis

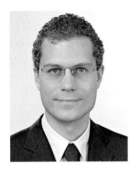

**Dr. rer. pol. Boris Augurzky**
Rheinisch-Westfälisches Institut für Wirtschaftsforschung
e. V. (RWI), Hohenzollernstraße 1–3, 45128 Essen

Studium der Volkswirtschaftslehre und Mathematik an der Universität Heidelberg. 2001–2003 Berater bei der Boston Consulting Group. Seit 2003 Leiter des Bereichs Gesundheit am RWI. Seine Forschungsinteressen gelten angewandten ökonometrischen Fragestellungen im Bereich der Gesundheitsökonomie. Ein Fokus seiner Arbeit liegt auf dem stationären Gesundheitssektor, u. a. ist er Autor des Krankenhaus Rating Reports.

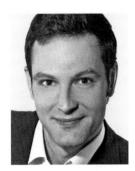

**Prof. Dr. rer. pol. Andreas Beivers**
Hochschule Fresenius München, Infanteriestraße 11a, 80797 München

Jahrgang 1979. Studium der Volkswirtschaftslehre an der Ludwig-Maximilians-Universität München. 2004–2009 zunächst wissenschaftlicher Mitarbeiter, dann Bereichsleiter für stationäre Versorgung am Institut für Gesundheitsökonomik in München, Prof. Dr. Günter Neubauer. Promotion an der Universität der Bundeswehr München. Seit 2010 Studiendekan für Gesundheitsökonomik an der Hochschule Fresenius in München. März 2011 Berufung zum Professor an der Hochschule Fresenius durch das Hessische Kultusministerium.

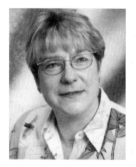

### Ute Bölt
**Statistisches Bundesamt, Zweigstelle Bonn, Gruppe VIII A Gesundheit, Graurheindorfer Straße 198, 53117 Bonn**

Geboren 1959. Diplom-Verwaltungswirtin (FH). Seit 1978 Beamtin des Landschaftsverbandes Rheinland. 1992 Wechsel in das Bundesministerium des Innern, Abteilung Öffentlicher Dienst. Federführende Erstellung des Ersten Versorgungsberichts der Bundesregierung zur Prognose der künftigen Entwicklung der Versorgungskosten. Seit 1999 Mitarbeiterin des Statistischen Bundesamtes in der Gruppe Gesundheit. Schwerpunkt: Methodische Weiterentwicklung der Krankenhausstatistik.

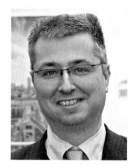

### Dirk Bürger
**AOK-Bundesverband, Rosenthaler Straße 31, 10178 Berlin**

10/1986–12/2000 Fachkrankenpfleger in der Abteilung für Anästhesie und Intensivmedizin des Marienhospitals in Bottrop/NRW. 01/2001–10/2009 wissenschaftlicher Mitarbeiter und Büroleiter des Bundestagsabgeordneten und stellvertretenden Vorsitzenden des Gesundheitsausschusses des Deutschen Bundestages, Dr. med. Hans Georg Faust. 11/2009–02/2010 wissenschaftlicher Mitarbeiter und Büroleiter des Bundestagsabgeordneten Rudolf Henke, CDU/CSU-Bundestagsfraktion, Mitglied des Gesundheitsausschusses. Seit 03/2010 Referent für Gesundheitspolitik beim AOK-Bundesverband, Stabsbereich Politik und Unternehmensentwicklung.

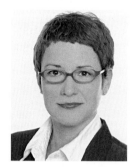

### Simone Burmann
**AOK-Bundesverband, Rosenthaler Straße 31, 10178 Berlin**

Examinierte Gesundheits- und Krankenschwester und Co-Abteilungsleiterin Pflege in der Zürcher Höhenklinik Davos. Studium der Betriebswirtschaft im Gesundheitswesen (BIG) in Osnabrück mit den Schwerpunkten Gesundheitsökonomie, Krankenhausfinanzierung/-controlling und Personalmanagement. Seit 2006 Referentin in der Abteilung Stationäre Versorgung, Rehabilitation im AOK-Bundesverband für den Bereich Krankenhauspolitik und -vergütung.

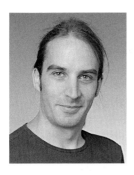

**Guido Büscher**
Institut für Gesundheitsökonomie und Klinische Epidemiologie (IGKE), Klinikum der Universität zu Köln, Gleueler Straße 176–178, 50935 Köln

Geboren 1980. Studium der Statistik mit Schwerpunkt Biometrie in Dortmund. Seit 2006 im Institut für Gesundheitsökonomie und Klinische Epidemiologie der Universität zu Köln. 2008–2009 Teilnahme am Traineeship Programme des European Centre for Disease Prevention and Control (ECDC) in Stockholm.

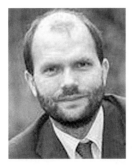

**Prof. Dr. med. Reinhard Busse, MPH, FFPH**
Technische Universität Berlin, Fachgebiet Management im Gesundheitswesen, Straße des 17. Juni 135, 10623 Berlin

Geboren 1963. Lehrstuhlinhaber für Management im Gesundheitswesen an der Technischen Universität Berlin. 1999 Habilitation für Epidemiologie, Sozialmedizin und Gesundheitssystemforschung an der Medizinischen Hochschule Hannover. Zahlreiche Ämter und Funktionen, u. a. Assoziierter Leiter für Forschungspolitik des Europäischen Observatoriums für Gesundheitssysteme und Gesundheitspolitik und Leiter von dessen Berliner Zentrum, 2006–2009 Dekan der Fakultät VII „Wirtschaft und Management" der Technischen Universität Berlin, 2009–2011 Koordinator des von der Europäischen Kommission im 7. Forschungsrahmenprogramm geförderten EuroDRG-Projekts, seit 2011 Editor-in-Chief des internationalen Peer-Review-Journals „Health Policy". Forschungsschwerpunkte: Gesundheitssystemforschung, insbesondere im europäischen Vergleich, Versorgungsforschung, u. a. Auswirkungen von Vergütung und geografische Variationen, Gesundheitsökonomie sowie Health Technology Assessment (HTA).

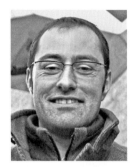

## Michael Coenen
Düsseldorfer Institut für Wettbewerbsökonomie (DICE),
Heinrich-Heine-Universität, Universitätsstraße 1,
40225 Düsseldorf

Geboren 1975. Seit 2009 Geschäftsführer des Düsseldorfer Instituts für Wettbewerbsökonomie (DICE) der Heinrich-Heine-Universität Düsseldorf. Studium der Volkswirtschaftslehre in Bonn und Edinburgh. 2000–2006 wissenschaftlicher Mitarbeiter an der Universität zu Köln. Betreute als wissenschaftlicher Mitarbeiter der Monopolkommission zwischen 2006 und 2009 u. a. Gutachten der Monopolkommission zu Ministererlaubnisanträgen in Fusionskontrollverfahren bei Krankenhäusern sowie das Sonderkapitel zum Krankenhausmarkt im Siebzehnten Hauptgutachten (2008). Forschungsschwerpunkte: Wettbewerbstheorie und -politik, insbesondere zu Fragestellungen auf Gesundheitsmärkten, Netztechnologien und Verhaltensökonomik.

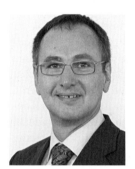

## Claus Fahlenbrach, MPH
AOK-Bundesverband, Rosenthaler Straße 31, 10178 Berlin

1983–1989 Studium der Humanmedizin an den Universitäten Marburg und Göttingen. Klinisch tätig in Krankenhäusern in Bremen, Neuss und Potsdam. Facharzt für Innere Medizin. 1997–2003 leitender Notarzt der Landeshauptstadt Potsdam. 2000–2002 Public-Health-Studium an der Technischen Universität Berlin, Magister Public Health. 2003–2009 Deutsche Krankenhausgesellschaft. Seit September 2009 AOK-Bundesverband, Referent in der Abteilung Stationäre Versorgung, Rehabilitation.

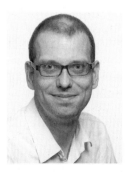

## Jörg Friedrich
Wissenschaftliches Institut der AOK (WIdO),
Rosenthaler Straße 31, 10178 Berlin

Geboren 1970. Studium der Sozialwissenschaften in Hannover. 1996–1999 Stabsstelle der Pflegedienstleitung des Agnes-Karll-Krankenhauses Laatzen. 1999–2002 Abteilung Stationäre Leistungen, Rehabilitation des AOK-Bundesverbandes. Seit 2002 wissenschaftlicher Mitarbeiter im Wissenschaftlichen Institut der AOK (WIdO). Seit 2006 Leiter des Forschungsbereichs Krankenhaus.

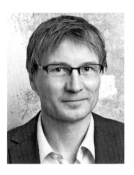

### Dr. med. Torsten Fürstenberg
IGES Institut GmbH, Friedrichstraße 180, 10117 Berlin

Geboren 1967. Studium der Medizin in Heidelberg und der Betriebswirtschaftslehre in Hagen. Zusatzbezeichnung Medizinische Informatik. 1999–2002 klinische Tätigkeit im stationären und ambulanten Sektor in Brandenburg und Berlin. 2002–2005 wissenschaftlicher Mitarbeiter der DRG-Research-Group am Universitätsklinikum Münster. 2005–2007 Referent der Kassenärztlichen Bundesvereinigung im Dezernat Vergütung, Gebührenordnung und Morbiditätsorientierung. Seit 2007 Leiter des Bereichs Vergütung und Risikostruktur des IGES Instituts.

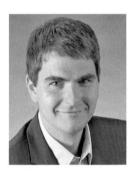

### Alexander Geissler
Technische Universität Berlin, Institut für Management im Gesundheitswesen, Straße des 17. Juni 135, 10623 Berlin

Geboren 1979. 2003–2008 Studium und Diplom des Wirtschaftsingenieurwesens an der Technischen Universität Berlin u. a. mit dem Schwerpunkt Management im Gesundheitswesen. Während des Studiums Tätigkeiten in verschiedenen Beratungsunternehmen. Seit 2008 wissenschaftlicher Mitarbeiter und Doktorand am Fachgebiet Management im Gesundheitswesen (Prof. Dr. Busse) an der Technischen Universität Berlin.

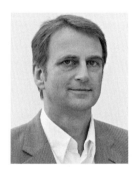

### Prof. Dr. med. Max Geraedts, M. san.
Institut für Gesundheitssystemforschung, Private Universität Witten/Herdecke gGmbH, Alfred-Herrhausen-Straße 50, 58448 Witten

Geboren 1962. Studium der Medizin in Marburg und der Gesundheitswissenschaften und Sozialmedizin in Düsseldorf. Ärztliche Tätigkeit am Universitätsklinikum Marburg. Wissenschaftlicher Mitarbeiter am Institut für Medizinische Informationsverarbeitung der Universität Tübingen. DFG-Forschungsstipendium und Postdoctoral Fellowship „Health Services Research" am Institute for Health Policy Studies der University of California, San Francisco. Habilitation für das Fach Gesundheitssystemforschung an der Eberhard-Karls-Universität Tübingen. 2000–2008 Professur für Public Health an der Heinrich-Heine-Universität Düsseldorf. Seit 2009 Lehrstuhlinhaber für Gesundheitssystemforschung an der Universität Witten/Herdecke.

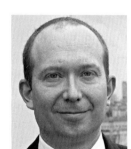

### Thomas Göbel
**AOK – Die Gesundheitskasse in Hessen, Hauptabteilung Krankenhaus – Rehabilitation – Fahrkosten,**
**Rollwiesenweg 1, 35039 Marburg**

Geboren 1971. Ausbildung bei der AOK Korbach. Berufsbegleitendes Studium der Wirtschaftswissenschaften. Seit 2001 im Bereich Krankenhausmanagement, 2004 Abteilungsleiter Controlling und Strategie. 2010 Wechsel zum AOK-Bundesverband als Referatsleiter Stationäre Versorgung. 2011 Wechsel zur AOK Hessen als Hauptabteilungsleiter Krankenhaus – Rehabilitation – Fahrkosten.

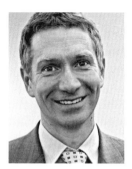

### Christian Günster
**Wissenschaftliches Institut der AOK (WIdO),**
**Rosenthaler Straße 31, 10178 Berlin**

Geboren 1966. Studium der Mathematik und Philosophie in Bonn. Seit 1990 im Wissenschaftlichen Institut der AOK tätig. Im Forschungsbereich Krankenhaus Leitung des Projektbereichs Krankenhaus-Analysen. Mitglied der Sachverständigengruppe des Bundesministeriums für Gesundheit und Soziale Sicherung nach § 17b Abs. 7 KHG. Seit 2006 Forschungsbereichsleiter Integrierte Analysen. Mitherausgeber des Versorgungs-Reports.

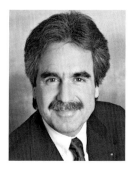

### Prof. Dr. med. Klaus-Peter Günther
Klinik und Poliklinik für Orthopädie am Universitätsklinikum Carl Gustav Carus, Fetscherstraße 74, 01307 Dresden

Studium der Humanmedizin an der Ludwig-Maximilians-Universität München sowie in San Francisco und Los Angeles. Assistenzarzt am Krankenhaus Traunstein, am Uniklinikum Zürich und später an der Universität Ulm. 1992 Facharzt und 1997 Habilitierung. 2002 Ruf an die Medizinische Fakultät der Technischen Universität Dresden, seither Lehrstuhlinhaber für Orthopädie und Ärztlicher Direktor der Klinik und Poliklinik für Orthopädie. Seit 2003 Vorstandsmitglied der Europäischen Orthopädenvereinigung (EFORT) und seit 2004 Mitglied im Steering Committee der OMERACT/OARSI-Arbeitsgruppe „Outcome measures in osteoarthritis". 2009 für ein Jahr Präsident der Deutschen Gesellschaft für Orthopädie und Orthopädische Chirurgie (DGOOC). Aktuell Präsident der Arbeitsgemeinschaft Endoprothetik (AE) für die Jahre 2010–2012. Forschungsschwerpunkte: Epidemiologie, Versorgungsforschung degenerativer Gelenkerkrankungen und rekonstruktive Hüftchirurgie.

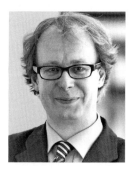

### Univ.-Prof. Dr. rer. pol. Justus Haucap
Düsseldorfer Institut für Wettbewerbsökonomie (DICE), Heinrich-Heine-Universität, Universitätsstraße 1, 40225 Düsseldorf

Geboren 1969. Direktor des Düsseldorfer Instituts für Wettbewerbsökonomie (DICE) an der Heinrich-Heine-Universität Düsseldorf und Vorsitzender der Monopolkommission der Bundesregierung. Nach dem Studium der Volkswirtschaftslehre und Promotion an der Universität des Saarlandes folgten berufliche Stationen an der University of California (Berkeley, USA), der New Zealand Treasury in Wellington (Neuseeland) und der Universität der Bundeswehr in Hamburg, wo er sich auch habilitierte. Vor seinem Ruf an die Heinrich-Heine-Universität (dort seit 8/2009) hatte er Lehrstühle an der Ruhr-Universität Bochum (2003–2007) und der Friedrich-Alexander-Universität Erlangen-Nürnberg (2007–2009) inne. Forschungsprofessor am Deutschen Institut für Wirtschaftsforschung (DIW) Berlin und Mitglied des wissenschaftlichen Beirats des Rheinisch-Westfälischen Instituts für Wirtschaftsforschung (RWI) in Essen.

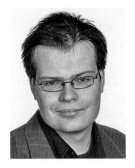

### Robert Haustein
**IGES Institut GmbH, Friedrichstraße 180, 10117 Berlin**

Geboren 1980. Studium der Betriebswirtschaftslehre an der Universität Magdeburg und der Asia Pacific University, Japan. Seit 2007 wissenschaftlicher Mitarbeiter/Doktorand im IGES Institut Berlin in den Bereichen Arzneimittelmarkt und Gesundheitspolitik. Schwerpunkt der Tätigkeit sind ökonometrische Analysen des GKV-Arzneimittelmarktes sowie die Vergütung stationärer und ambulanter Leistungen im vertragsärztlichen und vertragszahnärztlichen Bereich.

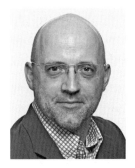

### PD Dr. med. Günther Heller
**AQUA-Institut für angewandte Qualitätsförderung und Forschung im Gesundheitswesen GmbH, Maschmühlenweg 8–10, 37073 Göttingen**

Geboren 1962. Studium der Medizin und Soziologie in Mannheim, Berlin, Frankfurt und Heidelberg. Wissenschaftlicher Mitarbeiter/Assistent am Institut für Medizinische Soziologie und Sozialmedizin der Universität Marburg. 2002–2010 im Wissenschaftlichen Institut der AOK tätig. 2006 Habilitation am Fachbereich Humanmedizin der Universität Marburg. Seit August 2010 Mitarbeiter des AQUA-Instituts für angewandte Qualitätsforschung im Gesundheitswesen.

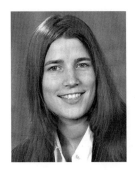

### Dr. rer. pol. Annika Herr
**Düsseldorfer Institut für Wettbewerbsökonomie (DICE), Heinrich-Heine-Universität, Universitätsstraße 1, 40225 Düsseldorf**

Geboren 1980. Seit 2009 wissenschaftliche Mitarbeiterin am Düsseldorfer Institut für Wettbewerbsökonomie (DICE) an der Heinrich-Heine-Universität Düsseldorf. Studium der Betriebs- und der Volkswirtschaftslehre an der Technischen Universität Dortmund. Nach einem Promotionsstudium im Rahmen der Ruhr Graduate School in Economics und einem Aufenthalt an der University of California, Berkeley, 2009 Promotion an der Friedrich-Alexander-Universität Erlangen-Nürnberg. Forschungsschwerpunkte: theoretische und empirische Gesundheitsökonomie und Arbeitsmarktforschung mit einem Fokus auf Wettbewerbsfragen.

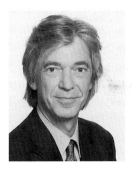

### Prof. Dr. rer. pol. Klaus Jacobs
**Wissenschaftliches Institut der AOK (WIdO),
Rosenthaler Straße 31, 10178 Berlin**

Geboren 1957. Studium der Volkswirtschaftslehre in Bielefeld. Promotion an der Freien Universität Berlin. 1981–1987 wissenschaftlicher Mitarbeiter an der Freien Universität Berlin und am Wissenschaftszentrum Berlin für Sozialforschung (WZB). 1988–2002 Gesundheitsökonom im Institut für Gesundheits- und Sozialforschung (IGES), Berlin. Seit 2008 Mitglied im Erweiterten Vorstand der Deutschen Gesellschaft für Gesundheitsökonomie. Seit 2011 Honorarprofessor an der Universität Duisburg-Essen.

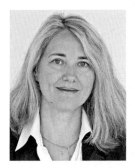

### Dr. rer. nat. Elke Jeschke
**Wissenschaftliches Institut der AOK (WIdO),
Rosenthaler Straße 31, 10178 Berlin**

Promotion im Fachbereich Organische Chemie an der Universität Rostock. 1995–2010 wissenschaftliche Mitarbeiterin und Projektkoordinatorin in verschiedenen wissenschaftlichen Einrichtungen. 2009 Abschluss als Master of Science in Epidemiologie. Seit Februar 2011 beim Wissenschaftlichen Institut der AOK (WIdO) und dort Projektleiterin des QSR-Verfahrens.

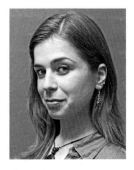

### Csilla Jeszenszky
**Klinik und Poliklinik für Orthopädie, Universitätsklinikum Carl Gustav Carus, Fetscherstraße 74, 01307 Dresden**

Studium der Psychologie an der Universität Debrecen in Ungarn. Mit dem Herbert-Quandt/Altana-Stipendium zwei Semester an der Technischen Universität Dresden. Seit 2008 Promotion im Bereich der medizinischen Psychologie und wissenschaftliche Mitarbeiterin am Fachbereich Klinische Epidemiologie der Klinik und Poliklinik der Orthopädie am Universitätsklinikum Carl Gustav Carus Dresden.

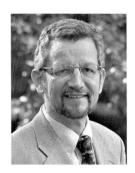

**Prof. Dr. rer. pol. Alexander Karmann**
Technische Universität Dresden, Georg-Schumann-Bau,
Münchner Platz 2–3, 01187 Dresden

Geboren 1948. Studium der Mathematik an der Universität Erlangen-Nürnberg. 1979 Promotion an der Fakultät Wirtschaftswissenschaften der Universität Karlsruhe; 1983 Habilitation und venia legendi für das Lehrgebiet Volkswirtschaftslehre und Statistik an der Universität Karlsruhe. 1986 Professor für Volkswirtschaftslehre an der Universität Hamburg. Seit 1993 Inhaber des Lehrstuhls für Volkswirtschaftslehre, insbesondere Geld, Kredit und Währung, an der Technischen Universität Dresden mit den Lehrgebieten Monetäre Ökonomie und Gesundheitsökonomie. 2006–2011 Dekan der Fakultät Wirtschaftswissenschaften der Technischen Universität Dresden.

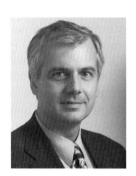

**Jürgen Klauber**
Wissenschaftliches Institut der AOK (WIdO),
Rosenthaler Straße 31, 10178 Berlin

Geboren 1961. Studium der Mathematik, Sozialwissenschaften und Psychologie in Aachen und Bonn. Seit 1990 im Wissenschaftlichen Institut der AOK (WIdO). 1992–1996 Leitung des Projekts GKV-Arzneimittelindex im WIdO, 1997–1998 Leitung des Referats Marktanalysen im AOK-Bundesverband, ab 1998 stellvertretender Institutsleiter und ab 2000 Leiter des WIdO. Inhaltliche Tätigkeitsschwerpunkte: Themen des Arzneimittelmarktes und stationäre Versorgung.

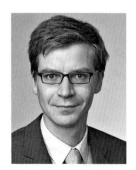

**Uwe Klein-Hitpaß**
GKV-Spitzenverband, Abteilung Krankenhäuser,
Mittelstraße 51, 10117 Berlin

Geboren 1978. Studium der Volkswirtschaftslehre an der Freien Universität Berlin mit dem Abschluss zum Diplom-Volkswirt im Jahr 2004. 2005–2009 Referent bei der Berliner Krankenhausgesellschaft im Bereich Krankenhausfinanzierung und Pflegesatzverfahren sowie im Jahr 2008 zusätzlich im Bereich Pflegeeinrichtungen. Seit 2009 Referent im Referat Krankenhausvergütung in der Abteilung Krankenhäuser des GKV-Spitzenverbandes.

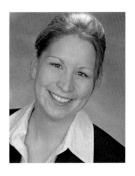

### Helena Kramer
**Wissenschaftliches Institut der AOK (WIdO), Rosenthaler Straße 31, 10178 Berlin**

Geboren 1982. Studium der Betriebswirtschaftslehre an der FH Gießen-Friedberg. 2005–2010 Mitarbeiterin der AOK Hessen in der Abteilung Planen und Steuern/Grundsatzfragen für die Bereiche Krankenhaus, Rehabilitation und Fahrkosten. Seit 2010 wissenschaftliche Mitarbeiterin im Forschungsbereich Krankenhaus des WIdO.

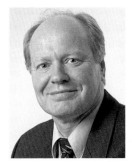

### Dr. rer. pol. Wulf-Dietrich Leber
**GKV-Spitzenverband, Abteilung Krankenhäuser, Mittelstraße 51, 10117 Berlin**

Geboren 1957. Studium der Physik und Volkswirtschaft in Aachen und Kiel. 1986–1990 wissenschaftlicher Mitarbeiter beim Sachverständigenrat für die Konzertierte Aktion im Gesundheitswesen sowie Promotion über Risikostrukturausgleich. Seit 1990 Tätigkeiten in Berlin (Leiter der Dependance des AOK-BV) und in Magdeburg (Leiter der Grundsatzabteilung beim AOK-Landesverband Sachsen-Anhalt). Projektleiter des AOK-Hausarztmodells und 1998–2004 Leiter der Abteilung „Stationäre Leistungen, Rehabilitation" im AOK-Bundesverband. Seit 2005 leitet er dort den Geschäftsbereich Gesundheit. Seit 2008 Abteilungsleiter Krankenhäuser beim GKV-Spitzenverband.

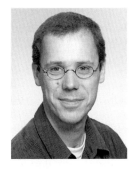

### Dr. rer. pol. Gregor Leclerque
**Wissenschaftliches Institut der AOK (WIdO), Rosenthaler Straße 31, 10178 Berlin**

Geboren 1970. Studium der Volkswirtschaftslehre. 1997–2002 wissenschaftlicher Mitarbeiter an der Professur für Verteilungs- und Sozialpolitik, Johann-Wolfgang-Goethe-Universität, Frankfurt am Main. Promotion zum Thema „Arbeitnehmervertretungen in Japan". 2003–2006 wissenschaftlicher Mitarbeiter am Institut für Wirtschaft, Arbeit und Kultur (IWAK), Frankfurt am Main. Seit Jahresbeginn 2007 wissenschaftlicher Mitarbeiter im Forschungsbereich Krankenhaus des WIdO.

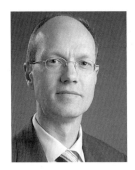

### Prof. Dr. rer. pol. Markus Lüngen
**Hochschule Osnabrück, Fakultät Wirtschafts- und Sozialwissenschaften, Caprivistraße 33a, 49076 Osnabrück**

Studium der Volkswirtschaft und Soziologie an der Universität zu Köln. Anschließend Referent für Krankenhausorganisation bei der Krankenhausgesellschaft Nordrhein-Westfalen. 1999–2011 im Institut für Gesundheitsökonomie und Klinische Epidemiologie (IGKE) der Universität zu Köln. Habilitation im Fach Gesundheitsökonomie an der Wirtschafts- und Sozialwissenschaftlichen Fakultät. Ab 2005 kommissarischer Leiter des IGKE und Vertreter der Professur Gesundheitsökonomie. Seit Oktober 2011 Professor für Volkswirtschaft, insbesondere Gesundheitsökonomie, an der Hochschule Osnabrück. Arbeitsschwerpunkte: Gesundheitspolitik, Finanzierungs- und Verteilungsfragen des Gesundheitswesens sowie Kosten-Nutzen Analysen.

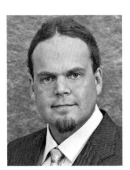

### Marc Malik
**Institut für Gesundheitssystemforschung, Universität Witten/Herdecke, Alfred-Herrhausen-Straße 50, 58448 Witten**

Geboren 1974. Studium der Informatik mit Nebenfach Psychologie an der Universität Dortmund. 2005–2009 Mitarbeiter im Bereich Informationstechnologie der Universität Witten/Herdecke. Seit 2009 wissenschaftlicher Mitarbeiter an der Fakultät für Gesundheit, Department für Humanmedizin. Neben Projekttätigkeiten in den Bereichen XML-Datenbanken und E-Learning liegen die Arbeitsschwerpunkte am Institut für Gesundheitssystemforschung in der Softwareentwicklung zur Datentransformation sowie in statistischen und geoinformatischen Analysen von Primär- und Sekundärdaten aus der Versorgungsforschung.

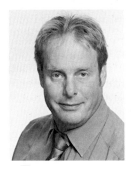

### Jürgen Malzahn
**AOK-Bundesverband, Rosenthaler Straße 31, 10178 Berlin**

Studium der Humanmedizin in Berlin und Frankfurt am Main. Seit 1997 im AOK-Bundesverband tätig, dort bis zum Jahr 2000 im Referat Krankenhaus-Fallmanagement beschäftigt, dann Wechsel in das Referat Krankenhäuser und spätere Übernahme der Referatsleitung. Seit Januar 2007 Abteilungsleiter Stationäre Einrichtungen/Rehabilitation.

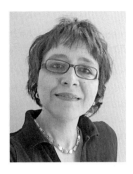

### Ulla Mielke
**Wissenschaftliches Institut der AOK (WIdO), Rosenthaler Straße 31, 10178 Berlin**

Geboren 1965. Ausbildung zur Apothekenhelferin. Anschließend zwei Jahre als Apothekenhelferin tätig. Ausbildung zur Bürokauffrau im AOK-Bundesverband. Ab 1987 Mitarbeiterin im damaligen Selbstverwaltungsbüro des AOK-Bundesverbandes. Seit 1991 Mitarbeiterin des Wissenschaftlichen Instituts der AOK (WIdO) im Bereich Mediengestaltung. Verantwortlich für die grafische Gestaltung des Krankenhaus-Reports und für die Aufbereitung der Daten für das Internet.

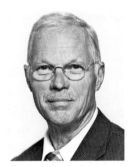

### Prof. Dr. med. Fritz Uwe Niethard
**Deutsche Gesellschaft für Orthopädie und Orthopädische Chirurgie e. V. (DGOOC), Deutsche Gesellschaft für Orthopädie und Unfallchirurgie e. V. (DGOU), Langenbeck-Virchow-Haus, Luisenstraße 58/59, 10117 Berlin**

Nach Studium in Berlin und Göttingen chirurgische Weiterbildung in Salzgitter. 1974–1996 fachorthopädischer Werdegang in Heidelberg. Dort 1978 Habilitation, 1984 außerplanmäßige Professur und 1991 Abteilungsleiter. 1996–2010 Ordinarius und ärztlicher Direktor der Orthopädischen Universitätsklinik Aachen. Herausgeber mehrerer Zeitschriften, Veranstalter mehrerer Kongresse. 2000 Präsident der Deutschen Gesellschaft für Orthopädie und orthopädische Chirurgie (DGOU), seit 2002 Generalsekretär.

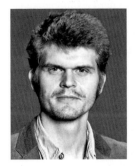

### Wilm Quentin
**Technische Universität Berlin, Fachgebiet Management im Gesundheitswesen, Straße des 17. Juni 135, 10623 Berlin**

Geboren 1980. Medizinstudium in Würzburg, München, Madrid, Leipzig und Marburg. Wissenschaftlicher Mitarbeiter und Promotion am Institut für Gesundheitsökonomie, Universität Leipzig. Master in Health Policy, Planning & Financing (HPPF) an der London School of Hygiene and Tropical Medicine und der London School of Economics. Seit 12/2009 wissenschaftlicher Mitarbeiter am Fachgebiet für Management im Gesundheitswesen an der Technischen Universität Berlin.

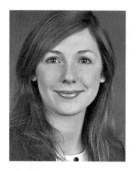

### Claudia Reiche
Technische Universität Berlin, Fachgebiet Management im Gesundheitswesen, Straße des 17. Juni 135, 10623 Berlin

Geboren 1987. Bachelor-Studium des Wirtschaftsingenieurwesens an der Universität Rostock mit dem Schwerpunkt Maschinenbau. Seit 2010 Masterstudium des Wirtschaftsingenieurwesens (MSc) an der Technischen Universität Berlin mit dem Schwerpunkt Gesundheitstechnik sowie studentische Mitarbeiterin am Fachgebiet Management im Gesundheitswesen der Technischen Universität Berlin.

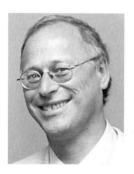

### Prof. Dr. med. Bernt-Peter Robra, MPH
Institut für Sozialmedizin und Gesundheitsökonomie (ISHME), Otto-von-Guericke-Universität, Leipziger Straße 44, 39120 Magdeburg

Geboren 1950. Studium der Medizin in Hannover und der öffentlichen Gesundheitspflege in Jerusalem. Wissenschaftlicher Mitarbeiter am Institut für Epidemiologie und Sozialmedizin der Medizinischen Hochschule Hannover und am Zentralinstitut für die Kassenärztliche Versorgung in Köln. Habilitation für Epidemiologie und Sozialmedizin, seit 1992 Institutsdirektor in Magdeburg.

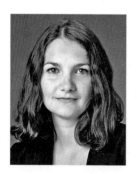

### Julia Röttger
Forschungsschwerpunkt Public Health, Fakultät Life Sciences, Hochschule für Angewandte Wissenschaften Hamburg, Lohbrügger Kirchstraße 65, 21033 Hamburg

Geboren 1985. 2006–2011 Studium der Gesundheitswissenschaften in Hamburg. Während des Studiums Tätigkeiten in verschiedenen Forschungsprojekten, u. a. am Fachgebiet Management im Gesundheitswesen der Technischen Universität Berlin. Seit 2011 wissenschaftliche Mitarbeiterin am Forschungsschwerpunkt Public Health der Hochschule für Angewandte Wissenschaften Hamburg.

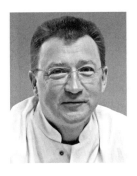

**Prof. Dr. med. Torsten Schäfer, MPH**
Dermatologische Praxis, Kemptener Straße 8,
87509 Immenstadt im Allgäu

Studium der Humanmedizin in München und Wien. 1988 Approbation als Arzt und Promotion. 1995 Anerkennung als Facharzt für Haut- und Geschlechtskrankheiten mit der Zusatzbezeichnung „Allergologie". 1995–1996 Studiengang Public Health, Harvard School of Public Health, Boston, USA. 1996 Master of Public Health (MPH) und Anerkennung der Zusatzbezeichnung „Umweltmedizin". 1999 Ernennung zum Dr. med. habil. und zum Privatdozenten. 1989–2001 wissenschaftlicher Mitarbeiter an der Universität München, am Universitätskrankenhaus Eppendorf, Hamburg, an der Harvard School of Public Health, Boston, und der technischen Universität München. 2001–2008 C3-Professor und wissenschaftlicher Mitarbeiter für Klinische Epidemiologie am Institut für Sozialmedizin, Universitätsklinikum Schleswig-Holstein, Lübeck. 2008–2010 freiberufliche Tätigkeit. Seit 01/2011 niedergelassen in dermatologischer Praxis, Immenstadt im Allgäu.

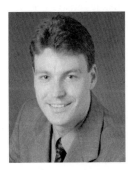

**Torsten Schelhase**
Statistisches Bundesamt, Gruppe VIII A Gesundheit,
Zweigstelle Bonn, Graurheindorfer Straße 198,
53117 Bonn

Geboren 1970. Studium der Geographie mit Schwerpunkten Wirtschafts- und Sozialgeographie in Bayreuth und Bonn. 2002–2003 Kassenärztliche Bundesvereinigung, Bereich Bedarfsplanung. Seit 2003 Mitarbeiter im Statistischen Bundesamt, seit 2005 Leiter des Referats Gesundheitsstatistiken.

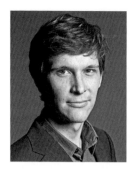

**David Scheller-Kreinsen**
Technische Universität Berlin, Fachgebiet Management im Gesundheitswesen, Straße des 17. Juni 135, 10623 Berlin

Geboren 1982. Studium der Public Policy (MPP) sowie Industrial Relations and Human Resource Management (Bsc) an der Hertie School of Governance, der Georgetown University sowie der London School of Economics (LSE). Anschließend Referent im Präsidialbüro der Leuphana Universität Lüneburg. Seit 2008 wissenschaftlicher Mitarbeiter am Fachgebiet Management im Gesundheitswesen der Technischen Universität Berlin. Forschungsschwerpunkte: Krankenhausmanagement und Finanzierung, DRG-Systeme, Health Policy. Seit 2011 Managing Editor der Zeitschrift Health Policy.

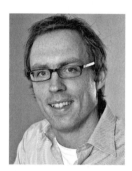

**Dr. rer. pol. Hendrik Schmitz**
Rheinisch-Westfälisches Institut für Wirtschaftsforschung e. V. (RWI), Hohenzollernstraße 1–3, 45128 Essen

Studium der Volkswirtschaftslehre an der Freien Universität Berlin und an der Universidad Carlos III de Madrid. 2006–2010 als Stipendiat der Ruhr Graduate School in Economics Promotion an der Universität Duisburg-Essen bei Prof. Dr. Reinhold Schnabel mit einer Arbeit zu ausgewählten Themen der empirischen Gesundheitsökonomik (u. a. Anreizeffekte von Krankenversicherungen sowie Arztvergütungssystemen). Forschungsschwerpunkte: Untersuchung von Determinanten der Inanspruchnahme von Gesundheitsleistungen und der Krankenhauseffizienz.

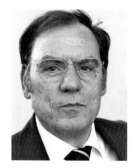

**Wilhelm F. Schräder**
AGENON Gesellschaft für Unternehmensentwicklung im Gesundheitswesen mbH, Friedrichstraße 94, 10117 Berlin

Geboren 1941. 1966 Mitarbeiter im Büro für Regionalplanung an der Technischen Universität Berlin. 1969 wissenschaftlicher Assistent an der Universität Dortmund; 1975 Mitarbeiter am Sonderforschungsbereich Krankenhaus der Technischen Universität Berlin und Sprecher der Berliner Arbeitsgruppe Strukturforschung im Gesundheitswesen (BASiG). 1980–2007 Gründungsgesellschafter und Geschäftsführer des Instituts für Gesundheits- und Sozialforschung (IGES Berlin). Seit 2007 Geschäftsführer der AGENON Gesellschaft für Unternehmensentwicklung im Gesundheitswesen mbH in Berlin.

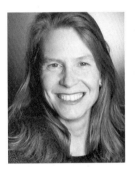

### Susanne Sollmann
Wissenschaftliches Institut der AOK (WIdO), Rosenthaler Straße 31, 10178 Berlin

Studium der Anglistik und Kunsterziehung an der Rheinischen Friedrich-Wilhelms-Universität Bonn und am Goldsmiths College, University of London. 1986–1988 wissenschaftliche Hilfskraft am Institut für Informatik der Universität Bonn. Seit 1989 Mitarbeiterin des Wissenschaftlichen Instituts der AOK (WIdO) u. a im Projekt Krankenhausbetriebsvergleich und im Forschungsbereich Krankenhaus. Verantwortlich für Lektorat und Redaktion des Krankenhaus-Reports.

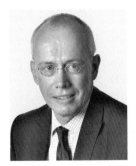

### Martin Spangenberg
Bundesinstitut für Bau-, Stadt- und Raumforschung (BBSR) im Bundesamt für Bauwesen und Raumordnung (BBR), Deichmanns Aue 31–37, 53179 Bonn

Geboren 1964 in Düsseldorf. Studium der Geographie in Bonn. Nach verschiedenen Stationen innerhalb der Bundesforschungsanstalt für Landeskunde und Raumordnung (BfLR) bzw. dem Bundesamt für Bauwesen und Raumordnung seit 2002 Projektleiter im Referat I 1 „Raumentwicklung". Arbeitsschwerpunkte: Erarbeitung von Informationsgrundlagen, Durchführung von Fachanalysen, Berichterstattung und Forschungsbetreuung insbesondere in den Themenfeldern regionale Infrastrukturausstattung und -versorgung, Erreichbarkeit/Zentralität, Projektleitung bei Modellvorhaben der Raumordnung zur regionalen Daseinsvorsorge.

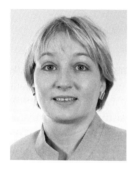

### Jutta Spindler
Statistisches Bundesamt, Gruppe VIII A, Zweigstelle Bonn, Graurheindorfer Straße 198, 53117 Bonn

Jahrgang 1965. Studium der Sozialwissenschaften mit den Schwerpunkten Empirische Sozialforschung und Sozialstrukturanalyse in Duisburg. Wissenschaftliche Mitarbeiterin u. a. an den Universitäten Köln und Duisburg in berufs- und medizinsoziologischen Forschungsprojekten und Leitung der Geschäftsstelle eines Modellprojekts zur Verbesserung regionaler Ausbildungschancen von Jugendlichen. Seit 2002 im Statistischen Bundesamt zunächst in der Gruppe Mikrozensus, seit 2006 in der Gruppe Gesundheit zuständig für die Leitung, Organisation und Koordination im Bereich der Gesundheitsstatistiken sowie für die konzeptionelle und methodische Weiterentwicklung der Statistiken.

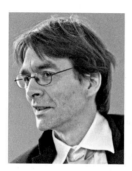

### Philipp Storz-Pfennig, M. A., MPH
Abteilung Medizin, GKV-Spitzenverband, Mittelstraße 51, 10117 Berlin

Geboren 1965. Studium u. a. Soziologie, Gesundheitswissenschaften/Public Health in Hamburg, Hannover und Berlin. 2004–2008 Mitarbeiter beim IGES Institut in Berlin. Seit 2009 Mitarbeiter beim GKV-Spitzenverband, Abteilung Medizin.

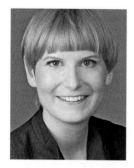

### Dr. rer. oec. Leonie Sundmacher
Technische Universität Berlin, Fachgebiet Management im Gesundheitswesen, Straße des 17. Juni 135, 10623 Berlin

Wissenschaftliche Mitarbeiterin am Fachgebiet Management im Gesundheitswesen. Studium der Volkswirtschaftslehre, Gesundheitsökonomie und Politikwissenschaft an der University of York und an der Freien Universität in Berlin. Im Jahr 2010 Promotion im Fach Wirtschaftswissenschaften an der Technischen Universität in Berlin. Managing Editor der Zeitschrift Health Policy.

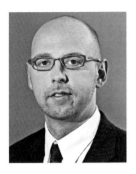

## Thomas Topf
Dresden Leibniz Graduate School, Weberplatz 1, 01217 Dresden

Geboren 1981. 2001–2009 Studium des trinationalen Diplomprogramms Internationales Management an der Technischen Universität Dresden (Diplom-Kaufmann), der Jagielonischen Universität Krakau (Dyplom Magisterski) und des IECS Straßburg (Diplôme de Formation International à la Gestion). 2009 wissenschaftlicher Mitarbeiter der Technischen Universität Dresden und am Leibniz-Institut für ökologische Raumentwicklung. Seit 2010 Promotionsstipendiat an der Dresden Leibniz Graduate School.

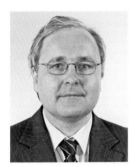

## Prof. Dr. rer. pol. Jürgen Wasem
Universität Duisburg-Essen, Lehrstuhl für Medizinmanagement, Schützenbahn 70, 45127 Essen

Diplom-Volkswirt. 1985–1989 Referententätigkeit im Bundesministerium für Arbeit und Sozialordnung. 1991–1994 Max-Planck-Institut für Gesellschaftsforschung. 1989–1991 und 1994–1997 Fachhochschule Köln. 1997–1999 Universität München. 1999–2003 Universität Greifswald. Seit 2003 Inhaber des Alfried Krupp von Bohlen und Halbach-Stiftungslehrstuhls für Medizinmanagement der Universität Duisburg-Essen. Vorsitzender der Deutschen Gesellschaft für Disease Management und Mitglied im Vorstand der Deutschen Gesellschaft für Sozialmedizin und Prävention sowie des Geschäftsführenden Vorstands der Gesellschaft für Sozialen Fortschritt.

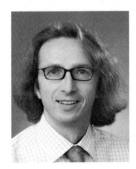

## Dr. rer. pol. Andreas Werblow
Technische Universität Dresden, Gesundheitsökonomisches Zentrum (GÖZ), Helmholtzstraße 10, 01069 Dresden

Geboren 1965. Studium der Volkswirtschaftslehre in Dresden. 1998 Diplom, 2004 Promotion an der Universität Magdeburg. 1998 wissenschaftlicher Mitarbeiter an der Technischen Universität Dresden. 1999–2005 wissenschaftlicher Mitarbeiter am Institut für Sozialmedizin und Gesundheitsökonomie in Magdeburg. Seit 2006 wissenschaftlicher Mitarbeiter an der Technischen Universität Dresden. Seit September 2011 außerdem im Bereich Versorgungsmanagement bei der AOK PLUS tätig.

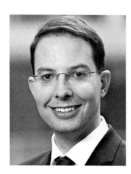

**Johannes Wolff**
GKV-Spitzenverband, Abteilung Krankenhäuser, Mittelstraße 51, 10117 Berlin

Geboren 1978. 1999–2003 Studium der Volkswirtschaftslehre an der Christian-Albrechts-Universität Kiel. Abschluss Diplom-Volkswirt. 2004–2008 Referent und Referatsleiter im AOK-Bundesverband. 2008–2009 Referent in der Abteilung Krankenhäuser im GKV-Spitzenverband. Seit 2010 Referatsleiter Krankenhausvergütung in der Abteilung Krankenhäuser im GKV-Spitzenverband.

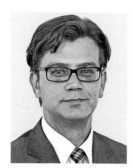

**Karsten Zich**
IGES Institut GmbH, Friedrichstraße 180, 10117 Berlin

Geboren 1972. Studium der Betriebswirtschaft in Chemnitz und Hull/UK. 1997 wissenschaftlicher Mitarbeiter am Lehrstuhl für Unternehmensrechnung und Controlling der Technischen Universität Chemnitz, 1998–2000 Controller im Evangelischen Waldkrankenhaus Berlin-Spandau. Seit 2000 Mitarbeiter des IGES Instituts. Ab 2007 Stellvertretender Bereichsleiter Qualitäts- und Versorgungsmanagement.

# Index

## A

Abwanderung 25
ambulant-sensitive Krankenhausfälle (ASK) 183–201
angebotsinduzierte Nachfrage 13, 64, 73–74, 112, 130, 150, 186, 200–201
AOK 13, 18, 30, 45–49, 63, 65–66, 74, 80, 100, 114, 122, 124, 133, 147, 235, 273, 275–276, 279, 285–286, 338, 439, 443–448
Arthroskopien 50, 228–229
Ärzteatlas 226, 235
Ärztedichte 93, 183, 185–186, 188, 196, 199–201
ASK-Rate 183–191, 196, 199–201
Asthma 187
Augenheilkunde 130, 159, 357
Ausbildungsstätten 335, 342, 346, 370

## B

Baden-Württemberg 14, 52, 54–56, 69, 85, 180, 221, 298, 322, 375, 388–398, 401, 410, 418
Ballungsräume 9, 100, 134, 146, 156, 162
Ballungszentren 17, 129, 139, 143, 145–146, 155, 222, 227–228
Bandscheibenendoprothesen 77–80, 82, 85–87, 89–95
Bandscheibenoperationen 93, 127
Bayern 14, 20, 29, 45, 51–57, 59, 159, 171, 175, 179, 221, 226, 322, 348, 352, 388
Bedarfsplanung 9–12, 14–15, 18, 103, 201, 209, 218, 226–229, 231, 235–236, 289, 295, 299–300, 307
Behandlungsdichte 186

Berlin 5–8, 13–14, 18, 30–31, 44, 51, 53, 60, 85, 122, 132, 147, 165–166, 171, 175, 180, 235, 286, 303, 338, 346, 348, 363, 387–388, 410, 418
Betriebskrankenkassen 4–5
Bevölkerungsdichte 8, 15, 20, 23, 28–29, 57, 190
Brandenburg 13, 54, 56, 85, 104, 132, 303, 348, 363, 388, 398, 410, 416
Bremen 49, 328, 346, 357, 363, 375, 387–388, 401, 410, 416
Budget 43, 127, 214, 315–320, 323, 327, 332–333, 442
Budgetparameter 315
Budgetveränderung 328
Budgetverhandlungen 223, 271, 318, 328, 337
Bundesamt für Bauwesen und Raumordnung (BBR) 20, 23, 27, 100, 108–109, 410
Bundesinstitut für Bau-, Stadt- und Raumforschung (BBSR) 80, 100
Bundeskartellamt 149–150, 154–155, 157–160, 162
Bundesregierung 9–11, 17–18, 80, 207, 209, 219, 228, 289, 294, 296–298, 304, 307–308, 310
Bundesversicherungsamt (BVA) 4–5, 14, 18

## C

Casemix-Anstieg 337
Casemix-Entwicklung 324
Casemix-Index (CMI) 24, 168, 181, 320, 323–327, 440–441, 445
Casemix-Summe 316, 325–326
Casemix-Volumen 129, 137, 316, 324, 327, 333

Chirurgie 23, 29, 37, 100–101, 104, 159, 168, 170, 172, 274, 355, 357, 366, 420, 426–428

## D

Dänemark 56, 58
Dartmouth-Atlas 34–37
DDR 52–56, 107
DEA 165–168, 170, 173, 175, 178, 180
Deckungsquoten 7–8
Dekonzentration 20
Diagnosestatistik 377–378, 382, 402, 405
Diagnosis Related Groups 43, 77, 270, 342, 408
Direktverträge 123–147, 209, 218, 232, 234
DMP 208, 215
DRG 24, 65, 74, 79, 95–96, 111–116, 118, 122, 125, 128–131, 147, 151, 153–154, 158–160, 162, 168, 174, 210, 213, 216, 224–225, 235–236, 259–263, 265, 267–269, 291–292, 307, 316–320, 323–325, 328–342, 377, 382, 402, 405, 407–409, 426, 433, 435, 439, 440–443, 445
DRG-Begleitforschung 96, 122, 126, 147, 216, 235, 292
DRG-Entwicklung 125, 236, 339

## E

EBM 212, 217–218, 224, 235, 426
Effizienz 147, 157, 165–167, 169, 171, 173–181, 308, 379
Effizienzanalyse 167, 169, 171, 179
EHEC 4, 291, 293
Endoprothese 47–48, 51, 59, 139, 439, 445
Endoprothetik 118, 127, 130, 286, 445
England 12, 39, 44, 64, 75, 184, 261
Epidemiologie 46

Ergebnisqualität 114, 125, 132–133, 139–140, 145, 152, 273–286, 305
Erlösbudget 129
Estland 261, 266, 268

## F

Fachärzte 9, 108, 200, 284
faktencheck-gesundheit.de 12–13
Fallpauschalen 99, 107, 126, 136–137, 141, 154, 259, 262, 267–268, 270, 307, 323, 327, 407–408, 433
Fallzahlenanstieg 320
Fallzahlenentwicklung 325, 327
Fehlbelegung 179, 294
Finnland 57, 261, 268
Frankreich 47, 261, 264
freigemeinnützig 156, 166, 178, 352, 362
Fusion 5, 13, 96, 161, 316, 346
Fusionskontrolle 149–150, 154, 157, 160–162

## G

Gallenblasenentfernung 273–285, 428, 439, 445–448
G-BA 114, 130, 136–137, 147, 205, 212, 219, 221–222, 228–234, 293, 295, 299, 301, 303–305, 309
Geburt 139, 338, 379, 383, 392–394, 396, 402, 414, 426, 442
Gemeinden 97, 104, 151
Gesundheitsfonds 4–8, 14, 17–18, 127, 302, 307, 311
Gini-Koeffizienten 85–87
GKV 4–18, 44, 132, 206–207, 210–215, 218, 222, 225, 226–227, 231–236, 289–298, 301–312, 317, 338, 366, 414
GKV-Versorgungsstrukturgesetz 4, 18, 231, 292
Großbritannien 34, 37, 39–40, 56
Größenstruktur 352, 354
Grund- und Kleinzentren 104

Grundversorger 19, 24–25, 28–29
Grundversorgungsleistungen 26, 28
Gynäkologie 63–64, 69, 75, 100, 104, 130, 159

## H

Hamburg 5–8, 13–14, 51, 147, 154, 163, 175, 179, 320–323, 328, 348, 363, 375, 387–388, 401, 410, 418
Hauptdiagnose 65, 275, 388, 395, 398, 402, 414–416, 428
Herfindahl-Hirschman-Index (HHI) 165–167, 173, 177–179, 181, 443, 445
Hessen 14, 54–55, 57–59, 85, 100, 123, 134–135, 137, 139, 144–146, 230, 322, 387–388, 401, 416
Hochschulambulanzen 205, 208, 212–217, 225, 234–235
Hüft- und Kniegelenkarthrose 47
Hüftendoprothetik 56
Hüft-EP 237–256, 439, 445
Hypertonie 187, 191, 199–200, 414, 416, 428
Hysterektomien 38–39, 63–75

## I

ICD 65, 126, 129, 187, 274, 286, 383, 388–389, 392, 396, 414
Infrastruktur 21, 75, 104
Infrastruktureinrichtungen 20, 108
Innere Medizin 23, 29, 100–101, 104, 114, 159, 168, 170, 172, 355, 366, 426–428
Innovationen 3, 33, 234, 259–272, 305
Investitionsförderung 153
Irland 261, 268

## K

Kassenärztliche Vereinigungen 9–11, 15, 93, 207–208, 211, 214, 223, 230

KHG 96, 100, 122, 134, 147, 152–153, 180, 225, 235, 290–293, 297, 339, 342, 352, 408–409
KHRG 153, 213, 296, 315–316, 318, 332–333, 337, 339
Klinikvergleich 274–275, 280
Knie- und Hüftgelenksimplantationen 58
Knieendoprothesen 45, 54, 56, 123, 126, 132, 136–137, 139, 141–145
Knieendoprothetik 56
Kollektivvertrag 16, 125, 128–129, 134, 146
Konvergenzverlängerung 315–319, 321–332, 336–337, 440
Koronarangiographien 228–229
Kostenermittlungsprinzip 370
Kostensenkungen 263
Kostensteigerungen 260, 263
Krankenhausfinanzierung 99, 127, 147, 149–150, 153, 163, 213, 402, 408
Krankenhauskosten 299, 370–371, 375
Krankenhauslandschaft 14, 98, 107, 162, 348, 353
Krankenhausleistungen 28, 35, 99, 100, 105, 122, 146–147, 149–155, 158–159, 162, 206, 209, 215–217, 290, 295, 341–342, 345, 365, 433, 440
Krankenhausplanung 14, 42–44, 98–99, 109, 112–113, 121, 125, 129, 131, 134, 137, 139, 142, 145, 152, 154, 212, 227–228, 306, 352
Krankenhaussektor 79, 123, 149–151, 154, 157, 159, 162, 179, 304
Krankenhausstandorte 20, 27, 29, 97–101, 107
Krankenhausstatistik 77, 96, 98, 170, 187, 309, 341–342, 346, 355, 360, 365–366, 377, 384, 388, 402, 407–410, 414, 418, 426, 433
Krankenkassenverbände 12
Krankenversicherung 3, 9, 18, 31, 113, 161, 208, 210–211, 222, 232, 235, 289, 292–293, 297, 304, 309–311, 315, 317, 409, 414

Kreise 7–8, 20, 23, 44, 49–51, 56, 65, 77, 80, 85–87, 92–94, 102–103, 139, 183, 185, 187–189, 200–201, 233
Kreistypen 8, 23, 27, 90, 136, 139

## L

Landesbasisfallwert (LBFW) 80, 92, 126, 129, 223, 291–292, 304, 307, 316–318, 321, 328, 331–335, 338
Landkreise 8, 80, 103, 139, 142, 144, 187
ländlicher Raum 17, 19–20, 23–24, 29, 107, 109, 154, 157
Lebensqualität 46, 184
Leistungsausgaben 4, 6, 8, 13–14, 40
Lohnentwicklung 317

## M

Marktabgrenzung 149–150, 154–155, 158–163, 169, 173, 175, 177–178
Marktzulassung 270
MDC 325, 338, 407–408, 433, 441–442, 445
MDK 180
Mecklenburg-Vorpommern 13, 53–54, 56, 100, 126, 160, 175, 189, 291, 321–323, 375, 388
Mehrleistungen 315–319, 336, 440
Mehrleistungsabschlag 129–130, 306–310, 316, 318, 332–333, 336–337
Mengenentwicklung 79, 81, 316, 322, 337
Mittelzentren 23, 97, 104, 107–108
Monitoring 108, 112–113, 122
Monopolkommission 124, 147–155, 158–163, 304
Morbidität 6, 34, 57, 64, 74, 90, 92–94, 201
Mortalität 42, 177, 233, 284
muskuloskelettale Erkrankungen 46

## N

Neue Untersuchungs- und Behandlungsmethoden (NUB) 271, 328, 443
NHS-Atlas 34, 37, 39, 41
Niederlande 261
Nordrhein-Westfalen 6, 11, 44, 51, 85, 100, 189, 346, 348, 375, 388, 410
Nuklearmedizin 357

## O

Oberzentren 97, 104, 196
OECD 35, 43, 261, 271
Onkologie 115, 118, 121, 212, 366
Operationshäufigkeiten 79–82, 85–89, 93–95
Operationsrate 45, 51, 55, 77, 81–82, 85–90, 93–96
OPS 45–46, 48, 65, 79–80, 93–94, 126, 129, 136, 402, 418–420, 423, 428
Ostdeutschland 57, 178
Österreich 261
Ovariektomien 63–74

## P

Pay for Performance (P4P) 233, 237–256
Patientenacquise 58
Patientenklassifikationssysteme 267
Personalkosten 370–371
Pflege 5, 212, 291, 298, 301, 312, 317, 414, 433
Pflegepersonal 168, 293, 296, 363
Pflegesonderprogramm 291, 312, 316–317, 333, 336, 338
Pflegeversicherung 212, 290
Plankrankenhäuser 153, 158
Planungsbereich 10
PLZ-Regionen 66
Polen 261
Postcholezystektomie-Syndrom 274

Postleitzahl-Bereiche 114
Postleitzahlengebiet 155
Preisentwicklung 320, 323, 331
Preiskomponente 316, 319, 321, 331
Preiswettbewerb 126, 151, 162
Primärversorgung 15, 39, 108
Psychiatrische Institutsambulanzen 208, 213

# Q

Qualitätssicherung mit Routinedaten (QSR) 114, 122, 132–133, 139, 285, 286, 439, 445–447
Qualität 3, 15, 17, 29, 41, 43, 98–100, 111–114, 118, 121–133, 137, 146–147, 150, 152, 162, 177, 184, 186–187, 233, 273–286, 305, 308–309, 379, 390, 446–447
Qualitätsanforderungen 10, 139–140, 145, 303
Qualitätsdimensionen 111
Qualitätsindex 273–274, 276, 279–281, 284–286
Qualitätsindikator 64, 168, 279, 285
Qualitätsprobleme 42
Qualitätssicherung 64, 75, 113–114, 122, 125, 128, 132–133, 147, 152, 210, 218, 222, 230, 233, 273–286, 299, 301–305, 439, 445, 448
Qualitätstransparenz 151–152, 157

# R

Raumordnung 20, 23, 30–31, 80, 100, 104, 108–109, 276, 281, 410
Rechtsform 165, 167, 173, 175, 207, 298, 354
Regionalebene 16, 93
Regionalisierung 9–11, 117
Regionalität 3–4, 6, 11–13, 149–150, 154, 157, 160, 162
Regionen 6, 9, 11, 13–15, 17, 20, 23, 27–29, 33–34, 39–40, 52–58, 63, 66–74, 77, 89, 93, 95, 99, 107–108, 112, 116, 121–123, 129–134, 139–144, 149–150, 153–155, 160, 162, 173, 178–179, 185, 187, 226, 273, 285, 309, 443
Rehabilitationseinrichtungen 31, 75, 80, 98, 158, 180, 301, 378
Relaparatomien 275, 279
Rheinland-Pfalz 348
Risikostrukturausgleich (RSA) 6–7, 10, 13–14, 18, 127, 302

# S

Saarland 20, 57, 85, 165–166, 189, 357, 398, 401, 410, 418
Sachkosten 165, 168, 172, 224, 341–342, 370–371, 375, 377
Sachsen 29, 51, 85, 104, 107, 189, 285, 321–322, 328, 346, 363, 387–398, 410, 416, 418
Scheininnovationen 260
Schleswig-Holstein 20, 51, 85, 126, 171, 221, 307, 328, 354, 357, 387–388, 401
Schonbetrag 332
Schweden 64, 261, 264
Selektivvertrag 16–17
SGB 47, 80, 104, 113, 124–125, 130–133, 137, 152, 206–214, 218–219, 222, 225, 227–232, 295, 297, 303–304, 366, 418, 426
Spanien 39, 184, 261
spezialärztliche Versorgung 205–235
Statistisches Bundesamt 79, 96, 341, 377, 402, 407–408
Struktureffekt 326–327
Strukturkomponente 322
Surgical signatures 95

# T

Tariflohnentwicklung 317
technologische Innovationen 259–270
Teilstationäre Leistungen 214

Thüringen 45, 51–56, 59, 85, 107, 175, 179, 189, 320–322, 346, 363, 387–388, 398, 410, 416, 418
Träger 166, 171, 352, 354

## U

Universitätskliniken 56, 154, 160, 173, 177, 212, 354
Unterversorgung 10, 15, 17, 104, 112–113, 122, 154, 226–227, 229

## V

Verdichtungsräume 8
Vereinbarkeit von Familie und Beruf 9, 295, 298, 300
Vereinigte Staaten 34–35, 39–41, 261
Vergütungssystem 9, 79, 95, 111, 125, 226, 259–263, 268–270, 291, 409, 426, 433
Versorgungsbedarf 10, 131, 300
Versorgungsengpässe 17
Versorgungsstrukturen 3, 9, 17–18, 20, 31, 42, 63, 74, 93, 108, 112–113, 235, 292–293
Versorgungsstrukturgesetz 9, 20, 28, 30, 207, 212, 219, 226, 228, 235, 289, 292–293
Versorgungsvariabilität 58–59, 63–65, 67, 69, 73–75
Vertragsarztdichte 183, 189–190, 199, 200–201

Verweildauer 99, 101, 153–154, 180, 266, 294, 309, 345, 357, 365–366, 368, 377, 379, 384, 386–387, 396, 398, 409, 420, 426–428, 440

## W

Westdeutschland 21, 57–58
Wettbewerb 3, 16–18, 99, 113, 123, 125, 127, 130, 132, 139, 141, 146–156, 162–163, 165, 167, 173, 179, 181, 183, 201, 211, 232, 264, 299, 304, 308, 310–311, 443
Wettbewerbsbedingungen 14, 157, 162
Wirbelsäulenchirurgie 37, 77–95, 118–119, 121
Wirbelsäulenerkrankungen 95
Wirtschaftlichkeit 3, 15, 17, 41–42, 123, 125, 146, 294–295, 354
Wissenschaftliches Institut der AOK (WIdO) 18, 47, 49, 60, 75, 100, 114, 122, 235, 275, 285–286, 338, 447–448

## Z

Zahlbasisfallwert (Z-Bax) 335–337, 440
Zentrale-Orte-Konzept 31, 104–105, 109
Zentralisierung 111–122
Zusatzentgelte 260, 307, 319–320, 327–329, 443

# Gesundheitsökonomie bei Schattauer

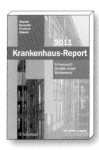

Klauber,
Geraedts,
Friedrich,
Wasem (Hrsg.)

## Krankenhaus-Report 2011
**Qualität durch Wettbewerb**

Mit Online-Zugang zum Internetportal:
www.krankenhaus-report-online.de
2011. 512 Seiten, 80 Abb., 56 Tab., kart.
€ 54,95 (D) / € 56,50 (A) • ISBN 978-3-7945-2802-8

Der Krankenhaus-Report 2011 beleuchtet eingehend den Stellenwert der Qualität in der stationären Versorgung: Er gibt den aktuellen Stand der Qualitätssicherung wieder, analysiert gegenwärtige und künftige Entwicklungen und befasst sich mit der Bedeutung der Qualität als Wettbewerbsparameter der Krankenhäuser.

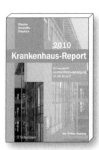

Klauber,
Geraedts,
Friedrich (Hrsg.)

## Krankenhaus-Report 2010
**Krankenhausversorgung in der Krise?**

Mit Online-Zugang zum Internetportal:
www.krankenhaus-report-online.de
2010. 561 Seiten, 112 Abb., 100 Tab., kart.
€ 54,95 (D) / € 56,50 (A) • ISBN 978-3-7945-2726-7

Der Krankenhaus-Report liefert verlässliche empirische Daten zur tatsächlichen wirtschaftlichen Lage der Kliniken und erläutert Auswirkungen auf die stationäre Gesamtversorgung. Experten aus Forschung und Praxis diskutieren aktuelle Entwicklungen.

Klauber, Robra, Schellschmidt (Hrsg.)

## Krankenhaus-Report 2008/2009
**Versorgungszentren**

Mit Online-Zugang zum Internetportal:
www.krankenhaus-report-online.de
2009. 477 Seiten, 87 Abb., 75 Tab., kart.
€ 54,95 (D) / € 56,50 (A) • ISBN 978-3-7945-2646-8

Klauber, Robra, Schellschmidt (Hrsg.)

## Krankenhaus-Report 2007
**Krankenhausvergütung –
Ende der Konvergenzphase?**

Mit Online-Zugang zum Internetportal:
www.krankenhaus-report-online.de
2008. 512 Seiten, 54 Abb., 75 Tab., kart.
Nur als eBook lieferbar
€ 49,95 (D) / € 49,95 (A) • ISBN 978-3-7945-6434-7

Klauber, Robra, Schellschmidt (Hrsg.)

## Krankenhaus-Report 2006
**Krankenhausmarkt im Umbruch**

Mit CD-ROM
2007. 462 Seiten, 65 Abb., 68 Tab., kart.
€ 49,95 (D) / € 51,40 (A) • ISBN 978-3-7945-2490-7

Klauber, Robra, Schellschmidt (Hrsg.)

## Krankenhaus-Report 2005
**Wege zur Integration**

Mit CD-ROM
2006. 422 Seiten, 71 Abb., 65 Tab., kart.
€ 49,95 (D) / € 51,40 (A) • ISBN 978-3-7945-2408-2

Klauber, Robra, Schellschmidt (Hrsg.)

## Krankenhaus-Report 2004
**Qualitätstransparenz –
Instrumente und Konsequenzen**

Mit CD-ROM
2005. 447 Seiten, 47 Abb., 35 Tab., kart.
€ 49,95 (D) / € 51,40 (A) • ISBN 978-3-7945-2350-4

Klauber, Robra, Schellschmidt (Hrsg.)

## Krankenhaus-Report 2003
**G-DRGs im Jahre 1**

Mit CD-ROM
2004. 487 Seiten, 74 Abb., 72 Tab., kart.
€ 49,95 (D) / € 51,40 (A) • ISBN 978-3-7945-2284-2

**Schattauer**

www.schattauer.de

# Gesundheitsökonomie bei Schattauer

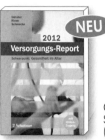

Günster, Klose, Schmacke (Hrsg.)

## Versorgungs-Report 2012
### Gesundheit im Alter

Mit Online-Zugang zum Internetportal:
versorgungs-report-online.de
2012. 440 Seiten, 84 Abb., 64 Tab., kart.,
€ 49,95 (D) / € 51,40 (A) • ISBN 978-3-7945-2850-9

Die Zahl der über 65-Jährigen steigt bis Ende der 2030er Jahre von heute knapp 16 Millionen auf rund 22 Millionen Menschen. Dadurch nimmt auch die Anzahl der Pflegebedürftigen deutlich zu. Dieser Trend stellt nicht nur Gesundheitspolitiker, sondern alle Akteure im Gesundheitswesen vor immense Herausforderungen:

- Wie und von wem sollen künftig Menschen mit Alterskrankheiten, mehreren chronischen Erkrankungen oder Pflegebedürftige versorgt werden?
- In welchem Verhältnis sollen Lebensqualität und leitliniengerechte Versorgung stehen?
- Welche Schwierigkeiten stellen sich für die versorgenden Berufsgruppen und Institutionen?
- Welche zukunftsweisenden Ansätze in der Prävention, Pflege und Gesundheitsversorgung alter Menschen gibt es?

Der Versorgungs-Report 2012 liefert den Interessenten umfassende und aktuelle Informationen über den Behandlungsbedarf alter und hochbetagter Menschen. Er analysiert sektorübergreifend Routinedaten über die ambulante und stationäre Therapie und stellt die derzeitige Inanspruchnahme von Gesundheitsleistungen bei ausgewählten Alterserkrankungen dar. Steuerungsansätze wie Disease-Management-Programme stehen ebenso im Fokus wie Prävention, gesundheitspolitische Rahmenbedingungen und Anreizstrukturen mit ihren Auswirkungen auf die Versorgung.

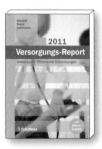

Günster, Klose, Schmacke (Hrsg.)

## Versorgungs-Report 2011
### Chronische Erkrankungen

Mit Online-Zugang zum Internetportal:
www.versorgungs-report-online.de
2010. 372 Seiten, 65 Abb., 79 Tab., kart.
€ 44,95 (D) / € 46,30 (A) • ISBN 978-3-7945-2803-5

Der Versorgungs-Report 2011 liefert wertvolle Informationen über das Ausmaß chronischer Erkrankungen und deren Behandlungsbedarf in Deutschland. Im Fokus stehen Steuerungsansätze wie Disease-Management-Programme, Patienten-Coaching sowie Prävention und gesundheitspolitische Rahmenbedingungen.

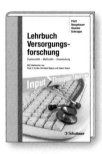

Pfaff, Neugebauer, Glaeske, Schrappe (Hrsg.)

## Lehrbuch Versorgungsforschung
### Systematik – Methodik – Anwendung

2011. 462 Seiten, 19 Abb., 19 Tab., geb.
€ 79,– (D) / € 81,30 (A) • ISBN 978-3-7945-2797-7

- Systematischer Überblick über Methoden und Möglichkeiten der Versorgungsforschung
- Namhaftes interdisziplinäres Autorenteam
- Beispiele für die Umsetzung in ausgewählten klinischen Fachgebieten

**Schattauer**

www.schattauer.de